伤口造口失禁患者个案护理

WOUND, OSTOMY & CONTINENCE CARE - PROFESSIONAL CASE MANAGEMENT SERIES

主　编　张惠芹　黄漫容　郑美春

副主编　叶新梅　龙小芳　陈玉盘

中国医药科技出版社

内容提要

本书共15章，包括伤口、造口、失禁患者145个案例的护理。每个案例详细介绍了患者资料、全身评估、局部评估、护理目标、处理过程、对个案患者及家属的健康教育、个案护理的结果、个案护理的重点/难点等。特别是对很多临床护理的热点问题，如咽瘘、食管瘘、肠瘘、胰瘘、局部腹腔感染、外科术后感染伤口、淋巴水肿、临时造口术后麻痹性肠梗阻、失禁并发压力性损伤、失禁等护理问题进行了深入的阐述。

全书从实际案例的护理问题出发，理论联系实际，彰显个性化的护理方案，同时配有660余幅彩色图，形象、直观，实用性、指导性、有效性强，适合造口治疗师、护士、外科医生使用。

图书在版编目（CIP）数据

伤口造口失禁患者个案护理/张惠芹，黄漫容，郑美春主编.—北京：中国医药科技出版社，2017.6

ISBN 978-7-5067-9334-6

Ⅰ.①伤… Ⅱ.①张… ②黄… ③郑… Ⅲ.①创伤外科学—尿失禁—护理 Ⅳ.①R473.6

中国版本图书馆CIP数据核字（2017）第113541号

美术编辑 陈君杞
版式设计 锋尚设计

出版 中国医药科技出版社
地址 北京市海淀区文慧园北路甲22号
邮编 100082
电话 发行：010-62227427 邮购：010-62236938
网址 www.cmstp.com
规格 889×1194mm 1/16
印张 30
字数 697千字
版次 2017年6月第1版
印次 2022年11月第3次印刷
印刷 北京盛通印刷股份有限公司
经销 全国各地新华书店
书号 ISBN 978-7-5067-9334-6
定价 128.00元

编 委 会

张丽娟　中山大学附属肿瘤医院
张玲玲　广州医科大学附属肿瘤医院
张艳红　广东省东莞市大朗医院
张惠芹　中山大学附属肿瘤医院
张惠芬　广东省梅州市蕉岭县幸福养老中心
张慧珍　中山大学附属肿瘤医院
陈玉盘　湖南省肿瘤医院
陈秀娟　香港九龙基督教联合医院
陈淑贤　汕头大学医学院第一附属医院
林慧惠　台湾彰化基督教医院
罗宝嘉　中山大学附属肿瘤医院
周　琴　第四军医大学西京医院
郑美春　中山大学附属肿瘤医院
胡爱玲　中山大学附属第三医院
钟巧玲　中山大学附属肿瘤医院
钟就娣　中山大学附属肿瘤医院
钟献满　香港明爱医院九龙西医院联网
侯兵兵　中山大学附属肿瘤医院
班翠珍　广西医科大学附属第一医院
袁　艺　广州医科大学附属肿瘤医院
莫雪滢　澳门工联工人医疗所家居护理服务队
原静民　长江大学医学院
唐小丹　华中科技大学同济医学院荆州医院
高敏芝　中山大学附属肿瘤医院
陶　芝　广州市红十字会医院
陶　岚　成都市第三人民医院
黄　蕾　中山大学附属第三医院
黄广合　香港将军澳医院九龙东医院联网
黄健敏　广东省东莞市大朗医院
黄漫容　中山大学附属第一医院
梁晓燕　深圳市第六人民医院
曾海燕　广东省东莞市大朗医院
蒋梦笑　中山大学附属肿瘤医院
傅晓瑾　北京大学第一医院
童翠芳　第四军医大学西京医院
雷育青　中山大学附属第六医院
黎自强　香港玛丽医院
蔡佩娟　台湾省秀传医疗财团法人彰滨秀传纪念医院
颜巧兰　香港基督教联合医院

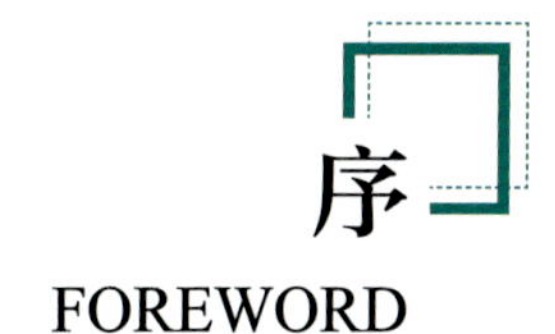

序

FOREWORD

我到内地协助开展造口治疗师（enterostomal therapist，ET）的工作不知不觉已经15个年头。很开心看见ET这门专业已经走上轨道，一直向前发展；而现在发展的势头，全赖各ET的努力打拼。发展当中，看到很多优秀的ET付出时间、汗水，矢力为患者解决健康上的问题；还有的同仁，在迷雾中摸索，找到了方法，然后留下答案；但更多的是在反反复复、继续寻找路向和答案。

探索的路虽然很有趣，但亦很艰难，大家都希望可以有一盏明灯去引路。也许课本便是一盏提灯，在你需要的时候可以拿来照亮前路。然而，学习从来都是需要时间，而时间的长短则要视乎学习的内容和学习者的悟性。但如果学员拿到一本秘籍，学习便能加快，如能找到伤口、造口、失禁的秘籍，ET在工作上的进步便更能一日千里。

当看到张惠芹老师主编的这本书时，就感觉好像看见一本秘籍，它记载了各家医院、各专科的高手如何将其所学及浑身解数施展在解决患者个案的问题上。虽然截稿之时仍未能一睹全貌，但依然感觉有点像武侠小说中的论剑大会；各家各派藏剑多年，磨剑十载，乃而亮剑于此！

我极力向各位推荐《伤口造口失禁患者个案护理》这本秘籍！

自古以来，文无第一，武无第二，但在此论剑不必定成败！很喜欢金庸大师的小说，特别喜爱杨过在剑冢中发现独孤求败一生中用过的几柄剑，各有特色，而杨过最后选了“重剑无锋，大巧不工”的玄铁剑，正好代表中国人的厚道。作为医疗行业，我们看重的是如何帮助患者解决问题，而不是谁胜谁败。

同是金庸的小说，在笑傲江湖里面，令狐冲用的独孤九剑，表面是无招，但其实视对方招式而定，仔细观察对方招式，便迅速找到破解之法！这亦正好验证Patricia Benner教授的“从新手到专家”（From Novice to Expert）理论中的“专家”特质。

我希望这本书可以很快埋藏到各位心中的剑冢中，埋送冢中的还有专属你自己的个案秘籍；到时，你便是“招”在心中的专家、高手。

“The expert nurse has an intuitive grasp of each situation and zeroes in on the accurate region of the problem without wasteful consideration of a large range of unfruitful, alternative diagnosis and solutions. The expert operates from a deep understanding of the total situation. His/her performance becomes fluid and flexible and highly proficient. Highly skilled analytic ability is necessary for those situations with which the nurse has had no previous experience.”

Benner, P. (1984). From novice to expert: Excellence and power in clinical nursing practice. Menlo Park: Addison-Wesley, pp. 13-34.

武　林　彭泽厚

2017年3月

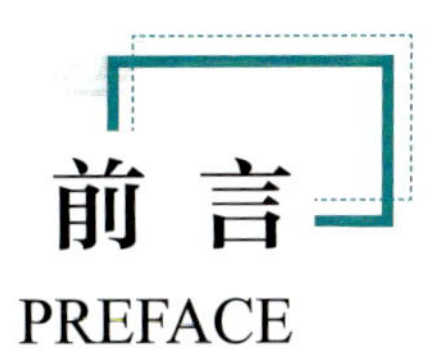

前 言

PREFACE

2001 年在万德森教授倡导、李伟娟老师及中国香港造瘘治疗师协会的大力帮助下，广州成立了我国内地第一所造口治疗师学校。随后，国内各地的造口治疗师学校先后成立，国内的造口治疗师队伍逐渐发展壮大，越来越多的造口治疗师已经在临床独立开展工作。造口治疗师在临床护理实践工作中，面对不同患者的护理问题，需要采取个性化的护理措施，以满足患者的需要，而这仅凭一个造口治疗师培训课程是不能解决所有的临床护理问题的。《伤口造口失禁患者个案护理》一书来自临床造口治疗师个案的实践，在一定程度上可以满足临床实践经验不足的造口治疗师、相关专业的医护人员的需要。这本书由内地、香港、澳门及台湾的资深造口治疗师根据临床实践经验，热心参与写成。本书写作过程遵循临床护理程序的工作方法，通过临床患者个案资料、全身评估、局部评估，设立护理目标，显示处理过程，包括健康教育，最后显示结果。此外，作者还就其个案提出护理的重点 / 难点，回答了造口治疗师临床上常见的护理问题。本书兼顾实用性、先进性，图文并茂，突出了重点、难点。在个案阐述中，实事求是，强调医护团队合作，并重视患者的生存质量。

我国地域辽阔，各地造口治疗师教育培训资源不尽相同，不同造口治疗师遇到的医疗资源也各不相同，本书有助于广大造口治疗师解决临床工作中常见的疑难问题，也可作为相关专业医生、护士的学习教材。

本书编写过程中，特别感谢中山大学肿瘤医院护理部覃惠英主任等的大力支持，感谢中山大学造口治疗师学校副校长郑美春提供临床指导和帮助！感谢中山大学肿瘤医院结直肠科万德森教授、潘志忠主任等的帮助和鼓励！感谢光华口腔医院的邓益君老师和长江大学医学院的原静民老师对个案写作前期的准备工作、个案图片的编辑、个案格式的调整、部分个案英文的翻译等繁琐工作所做的贡献。

由于时间仓促及个案本身的局限性，书中必定存在一些不足之处，敬请读者批评匡正，以利于再版时完善。

编　者

2017 年 3 月

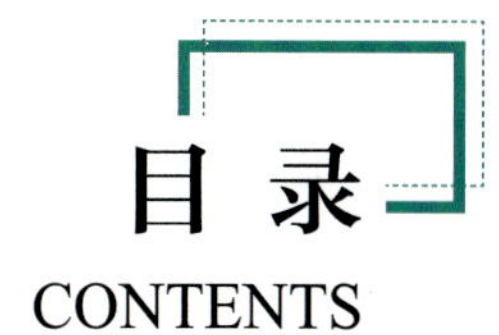

目录
CONTENTS

第一章　瘘管患者的护理　1

第一节　头颈部瘘管患者的护理　1

个案 1　墙式负压吸引配合冲洗运用在喉癌术后咽瘘患者中的护理　1
个案 2　墙式负压吸引配合冲洗运用在喉癌术后左、右颏下咽瘘患者中的护理　6
个案 3　现代敷料运用在喉癌切除术后切口感染并咽瘘患者中的护理　10
个案 4　墙式负压吸引运用在口底癌术后口底瘘患者中的护理　13
个案 5　墙式负压吸引运用在口颊癌术后口颊瘘患者中的护理　16

第二节　胸部瘘管患者的护理　20

个案 1　墙式负压吸引运用在食管癌术后颈部食管胃吻合口瘘合并肉芽过长患者中的护理　20
个案 2　墙式负压吸引配合间歇冲洗运用在食管癌术后颈部食管胃吻合口瘘患者中的护理　27
个案 3　墙式负压吸引并冲洗运用在食管癌术后胸壁食管胃吻合口瘘患者中的护理　31

第三节　腹部瘘管患者的护理　35

个案 1　墙式负压吸引配合肠液回输运用在高位肠瘘患者中的护理　35
个案 2　墙式负压吸引配合冲洗运用在胆总管结石术后胆瘘患者中的护理　39
个案 3　墙式负压吸引运用在肠结核术后肠瘘患者中的护理　43
个案 4　现代敷料配合肠内营养运用在肠外瘘患者中的护理　46
个案 5　腹膜腔间隙综合征腹腔开放伴肠瘘患者的护理　50
个案 6　造口袋运用在空肠造瘘管渗漏患者中的护理　54
个案 7　墙式负压吸引配合冲洗运用在肠癌术后肠外瘘患者中的护理　56
个案 8　盲肠癌腹壁转移瘤射频消融术术后肠瘘患者的护理　61

第二章　创伤伤口患者的护理　65

第一节　头部创伤伤口患者的护理　65

个案　湿性愈合敷料运用在头皮挫裂伤患者中的护理　65

第二节　四肢创伤伤口患者的护理　68

个案 1　湿性愈合敷料运用在左上肢皮肤机械伤患者中的护理　68
个案 2　墙式负压吸引运用在足底撕脱伤患者中的护理　70
个案 3　真空负压辅助愈合配合高压氧在下肢撕裂伤并发坏死性筋膜炎患者中的护理　73

第三章　术后伤口延迟愈合患者的护理　77

第一节　头颈、胸部术后伤口患者的护理　77

个案 1　气管造瘘口旁颈部溃疡患者的护理　77

个案 2　乳腺癌术后胸壁慢性伤口患者的护理　79

第二节　腹部术后伤口患者的护理　81

个案 1　保湿敷料运用在腹部伤口感染全层裂开并肠管外露伤口患者中的护理　81

个案 2　现代敷料配合墙式负压吸引运用在腹部切口感染患者中的护理　84

个案 3　墙式负压吸引运用在肠造口旁切口感染患者中的护理　87

个案 4　墙式负压吸引运用在造口旁疝修补术后切口感染患者中的护理　90

个案 5　局部冲洗配合抗菌敷料运用在术后腹部切口感染患者中的护理　93

个案 6　先天性直肠阴道瘘术后伤口感染患者的护理　96

个案 7　恶性胃肠道间质性瘤术后伤口感染并脂肪液化患者的护理　98

第三节　其他部位术后伤口患者的护理　100

个案 1　伤口内镜运用在术后会阴伤口患者中的护理　100

个案 2　黑色素瘤术后伤口延期愈合患者的护理　103

个案 3　产后会阴伤口感染患者的护理　107

个案 4　亲水性纤维银运用在会阴癌术后切口感染患者中的护理　109

个案 5　骶尾部畸胎瘤切除术后伤口延迟愈合患者的护理　113

个案 6　复杂性藏毛窦切除术后伤口延迟愈合患者的护理　115

个案 7　臀部肿瘤微波消融术后患者伤口的护理　118

个案 8　截肢术后残端伤口延迟愈合患者的护理　122

个案 9　跟骨骨折术后伤口延迟愈合患者的护理　125

个案 10　全尿道阴茎切除术后伤口愈合不良患者的护理　128

个案 11　阴茎癌双侧腹股沟淋巴结清扫术后伤口感染患者的护理　130

第四节　术后切口感染并腹、盆腔感染患者的护理　132

个案 1　消化道穿孔修补术后切口感染并肠瘘腹腔感染患者的护理　132

个案 2　肠内支架取出肠穿孔修补术后切口感染并腹腔感染患者的护理　137

个案 3　肠梗阻穿孔术后切口感染并严重腹腔感染患者的护理　141

个案 4　胰尾切除术后切口感染并腹腔局部感染患者的护理　145

个案 5　Whipple 术后胰漏合并腹腔感染肠瘘患者的护理　149

个案 6　Whipple 术后胰漏腹腔感染患者的护理　155

第四章　皮肤感染伤口患者的护理　161

个案 1　糖尿病枕部痈患者的护理　161

个案 2　糖尿病合并颈部巨大痈患者的护理　163

个案 3　脐部感染患者的护理　166
个案 4　白血病合并会阴部软组织感染患者的护理　168
个案 5　2 型糖尿病合并肛周巨大脓肿患者的护理　172
个案 6　糖尿病合并会阴部皮肤感染患者的护理　176
个案 7　肛周脓肿合并坏死性筋膜炎患者的护理　179
个案 8　会阴部坏死性筋膜炎患者的护理　183
个案 9　痛风石溃疡感染并发骨筋膜室综合征患者的护理　186
个案 10　糖尿病合并痛风石感染性伤口患者的护理　188
个案 11　坏疽性脓皮病患者的护理　190
个案 12　系统性红斑狼疮合并带状疱疹伤口感染患者的护理　193
个案 13　草药五色梅治疗带状疱疹患者的护理　195
个案 14　新生儿皮下坏疽患者的护理　197

第五章　压力性损伤患者的护理　201

个案 1　2 期压力性损伤患者的护理　201
个案 2　3 期压力性损伤患者的护理　203
个案 3　真空负压辅助愈合及粪液分流运用在大面积 4 期压力性损伤患者中的护理　205
个案 4　墙式负压吸引运用在 4 期压力性损伤患者中的护理　208
个案 5　骶尾部 4 期压力性损伤患者的护理　211
个案 6　锐性清创配合保湿敷料运用在 4 期压力性损伤患者中的护理　214
个案 7　骶尾部压力性损伤患者的护理　216
个案 8　4 期压力性损伤患者的居家护理　219
个案 9　超声清创运用在高龄患者 4 期压力性损伤中的护理　223
个案 10　压力性损伤合并失禁性皮炎患者的护理　227
个案 11　医疗器械相关性压力性损伤患者的护理　230

第六章　下肢血管性溃疡患者的护理　233

第一节　下肢静脉性溃疡患者的护理　233

个案 1　不同弹力的压力绷带运用在静脉性溃疡患者中的护理　233
个案 2　压力疗法配合中医艾灸运用在下肢静脉性溃疡患者中的护理　236
个案 3　压力疗法运用在下肢静脉性溃疡患者中的护理　238
个案 4　银离子敷料及湿性愈合配合压力疗法运用在下肢静脉性溃疡并感染患者中的护理　241
个案 5　超声清创及压力疗法运用在下肢大面积静脉性溃疡患者中的护理　244
个案 6　湿性愈合配合压力疗法运用在下肢静脉性溃疡患者中的护理　247
个案 7　下肢静脉性溃疡患者的居家护理　249
个案 8　湿性愈合敷料运用在下肢混合型血管性溃疡患者中的护理　253
个案 9　K-T 综合征合并右下肢静脉曲张伴溃疡患者的护理　255
个案 10　反复性下肢静脉性溃疡患者的护理　258

第二节　糖尿病足部溃疡患者的护理　262

个案 1　肉芽阶段局部加压运用在 Wagner 2 级糖尿病足患者中的护理　262

个案 2　全身抗菌和局部清创引流运用在 Wagner 3 级糖尿病足感染患者中的护理　265

个案 3　全身抗菌和局部清创运用在 Wagner 3 级糖尿病足患者中的护理　268

个案 4　真空负压辅助愈合运用在 Wagner 4 级糖尿病足患者中的护理　271

个案 5　全身抗菌和局部引流运用在 Wagner 4 级糖尿病足感染患者中的护理　275

个案 6　全身抗菌和局部保湿敷料运用在糖尿病足截肢术后创面患者中的护理　277

第七章　肿瘤伤口患者的护理　280

个案 1　乳腺癌Ⅳ期伤口患者的护理　280

个案 2　牙龈癌复发蕈状溃疡患者的护理　283

第八章　急性放射性皮炎患者的护理　286

个案 1　鼻咽癌放射性皮炎患者的护理　286

个案 2　乳腺癌放射性皮炎患者的护理　288

个案 3　直肠癌会阴部放射性皮炎患者的护理　290

个案 4　乳腺癌局部复发放射性皮炎患者的护理　293

第九章　静脉药物外渗伤口患者的护理　297

个案 1　葡萄糖酸钙外渗皮肤坏死早产儿的护理　297

个案 2　碳酸氢钠外渗患者的护理　300

个案 3　夫西地酸钠外渗早产儿的护理　302

个案 4　多巴胺外渗组织坏死患者的护理　304

个案 5　氯化钾外渗组织坏死患者的护理　308

个案 6　乳腺癌静脉化疗药物外渗创面患者的护理　310

第十章　其他伤口患者的护理　313

第一节　烧烫伤患者的护理　313

个案 1　电热水袋导致足背损伤患者的护理　313

个案 2　Ⅲ度烫伤并低蛋白血症患者的护理　315

第二节　表皮松解症伤口患者的护理　318

个案 1　先天性大疱性表皮松解症患者的护理　318

个案 2　双下肢遗传性大疱性表皮松解症患者的护理　321

个案 3　膀胱癌晚期综合治疗后并发大疱性皮肤病患者的护理　325

第三节 化疗相关性皮肤毒性反应伤口患者的护理 330

个案 1 手足综合征患者的护理 330

个案 2 化疗相关性剥脱性皮炎患者的护理 333

第四节 皮肤撕脱伤患者的护理 339

个案 外科术后切口周围皮肤撕脱伤患者的护理 339

第十一章 淋巴水肿患者的护理 343

个案 1 综合消肿治疗在象皮腿（全下肢淋巴水肿）患者管理中的运用 344

个案 2 下肢继发性淋巴水肿患者的保守处理 346

个案 3 乳腺癌术后患者患侧上肢淋巴水肿的护理 349

第十二章 肠造口并发症的护理 354

第一节 肠造口缺血坏死患者的护理 354

个案 1 直肠癌 Hartmann 术后造口缺血坏死患者的护理 354

个案 2 结肠造口黏膜缺血坏死患者的护理 357

个案 3 乙状结肠造口黏膜坏死患者的护理 360

第二节 肠造口皮肤黏膜分离患者的护理 362

个案 1 Miles 术后结肠造口皮肤黏膜分离患者的护理 362

个案 2 贝赫切特综合征术后回肠造口皮肤黏膜分离患者的护理 365

个案 3 系统性红斑狼疮造口术后皮肤黏膜分离患者的护理 368

个案 4 回肠造口皮肤黏膜分离并伤口感染患者的护理 371

个案 5 拉合方法运用在肠造口皮肤黏膜分离患者中的护理 373

第三节 其他造口并发症患者的护理 376

个案 1 临时肠造口术后早期肠造口水肿引致梗阻患者的护理 376

个案 2 横结肠袢式造口远端肠管脱垂患者的护理 380

个案 3 乙状结肠袢式造口远端肠袢脱垂患者的护理 383

个案 4 泌尿造口缺血坏死合并尿漏患者的护理 386

个案 5 输尿管造口狭窄患者的护理 389

个案 6 泌尿造口术后疑似尿酸结晶患者的护理 391

第十三章 肠造口周围并发症患者的护理 395

第一节 肠造口周围皮炎患者的护理 395

个案 1 回肠造口回缩并刺激性皮炎患者的护理 395

个案 2　高排出量回肠造口凹陷并刺激性皮炎患者的护理　398
个案 3　回肠造口凹陷并刺激性皮炎患者的护理　401
个案 4　高排出量回肠造口并刺激性皮炎患者的护理　403
个案 5　造口周围放射性皮炎患者的护理　407
个案 6　肠造口旁瘘患者的护理　409

第二节　造口周围脓肿患者的护理　412

个案 1　伤口感染、造口周围脓肿合并造口皮肤黏膜分离患者的护理　412
个案 2　结肠造口周围脓肿患者的护理　416

第十四章　其他肠造口患者的护理　420

第一节　双造口患者的护理　420

个案　全盆清扫术后双造口患者的护理　420

第二节　小儿肠造口患者的护理　425

个案 1　肠造口患者的护理　425
个案 2　泌尿造口患者的护理　429
个案 3　切口上造口患者的护理　432
个案 4　罕见多发畸形肠造口患者的护理　435

第三节　肠造口患者的肠道清洁　439

个案 1　结肠造口灌洗患者的护理　439
个案 2　乙状结肠远端袢式造口清洁灌肠患者的护理　442
个案 3　双肠造口清洁灌肠患者的护理　445

第十五章　尿失禁、大便失禁患者的护理　449

第一节　尿失禁患者的护理　449

个案 1　压力性尿失禁患者的护理　449
个案 2　急切性尿失禁患者的护理　450
个案 3　神经源性膀胱患者的护理　452

第二节　大便失禁患者的护理　454

个案 1　自制置入式粪便收集器运用在大便失禁患者中的护理　454
个案 2　一次性负压引流瓶配合冲洗运用在大便失禁患者中的护理　457

参考文献　461

第一章　瘘管患者的护理

第一节　头颈部瘘管患者的护理

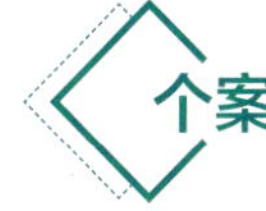

个案 1　墙式负压吸引配合冲洗运用在喉癌术后咽瘘患者中的护理

近年来，我国喉癌患者呈增多趋势。上海市 1996 ～ 2005 年男性喉癌发病率由 3.6/10 万上升到 4.21/10 万，女性由 0.5/10 万上升到 0.59/10 万；广东中山市 1979 ～ 2002 年喉癌发病率由 0.69/10 万增至 2.18/10 万；这与世界上一些国家喉癌发病率呈下降趋势相反。美国国立癌症研究院资料显示，美国喉癌发病率由 1975 年的 9.9/10 万下降到 2005 年的 6.5/10 万。到目前为止，喉癌的病因尚未明了，一般认为喉癌的发生与吸烟、病毒感染、癌基因、抑癌基因、性激素因素有关。喉癌的治疗以手术和放射治疗为主。声门下区癌，一般行全喉切除术。咽瘘是全喉切除术后最常见的棘手的并发症，据国内外的文献报道其发生率为 13% ～ 25%，发生时间一般为术后 7 ～ 14 天。咽瘘是指唾液贮积于皮下或切口下组织，形成脓腔破溃至皮肤或切口缘，使下咽、食管腔与皮肤相通，唾液或食物经此向皮肤外溢出所形成的皮肤瘘。咽瘘相关因素包括：①术前因素，含术前全身性因素慢性阻塞性肺气肿、糖尿病、肿瘤的 T 分期、术前气管切开、术前放疗等；②术中因素，手术缝合技巧、引流方式、皮肤切口、手术时间、术前抗生素、同期颈部淋巴结清扫等；③术后因素，术后切口感染、引流不畅或引流过久、鼻胃管的作用、瘘口复发癌等。咽瘘分三级：口径≤ 1cm 为小咽瘘，口径 1 ～ 2cm 为中咽瘘，口径≥ 2cm 为大咽瘘；分 3 期：红肿化脓期 、肉芽生长期、上皮覆盖期。传统咽瘘的处理方法，扩创引流，清除坏死及异物，碘仿纱条填充引流。据报道，中小型瘘口常采取保守治疗，89% 可以治愈；对于瘘腔过大、严重感染坏死、长期换药不愈、肿瘤复发至咽瘘的，需要手术治疗。

负压吸引治疗是一种促进急、慢性创面愈合的治疗方法。负压吸引治疗又称局部负压治疗、伤口负压治疗、真空吸引治疗、真空辅助愈合、封闭负压引流等。负压吸引治疗在 20 世纪 80 年代形成，是运用低于大气压的负压或真空，通过一个和敷料附在一起的装置作用到伤口床上，敷料的应用和类型根据不同的厂商而不同，将开放性伤口变成受控制的密闭环境，是利用负压吸引体液流量真空控制原理的一种治疗方法。负压吸引治疗的主要原理是移除伤口过多的渗液，增进血管新生，促进肉芽组织成长，提供一个保护性的屏障，减少伤口细菌的数量以及降低伤口感染的机会。负压吸引治疗一般是借助墙式负压装置或真空负压治疗仪达到负压吸引引流的目的。目前，国内外市场有便携式真空负压治疗仪器，例如，真空负压辅助愈合（VAC）是 1989 年由美国 KCI 公司制造的真空仪器商品名称。国内同类产品是封闭负压引流（VSD）及负压创伤治疗仪等。负压吸引治疗的适应证：慢性开放性伤口，包括糖尿病伤口和第三、四期的压力性损伤；急或亚急性伤口，包括创伤、切开的伤口、网状植皮和肌肉皮瓣移植；烧伤；术后纵隔炎；足部截肢伤口、翻裂性伤口、妇科慢性伤口；儿科软组织缺损等。负压吸引治疗不能在下列情况使用：恶性肿瘤伤口；没有治疗的骨髓炎；有坏疽的伤口；一些瘘管伤口，但对肠皮下瘘管有用；伤口附近有大血管或曾发生急性出血的伤口或使用抗凝血剂、血友病、镰状细胞疾病等血液方面障碍的患者。负压吸引治疗开始禁用在瘘管治疗中，但是，在低排出量瘘管中已经产生好的结果。Brian T.Andrews 等学者报道利用 VAC 成功治愈 1 例咽瘘、1 例口底瘘（2/3），在 2 个案例中完成瘘管愈合时间分别是 3 天和 11 天。另一例不能愈合的咽瘘患者因为术前接受过放射治疗，颈部组织硬结、纤维变性，连续负压不能闭合瘘管。Brian T.Andrews 等用 VAC 处理咽瘘的负压压力 150mmHg（20kPa），口底瘘负压压力是 125mmHg（16.7kPa）。

利用双套管，一边持续负压吸引，主动吸出咽瘘管唾液、脓液、细菌等；一边通过冲洗稀释浓稠的唾液、脓液，避免唾液、脓液及坏死组织和细菌等堆积损伤组织，阻碍引流，能促进咽瘘的愈合。

【患者资料】

患者严先生，52 岁，因声门下区癌，行全喉切除 + 左颏下梨状窝肿物切除 + 双颈淋巴结清扫 + 气管造瘘术，术后第 10 天见颈前手术切口有渗液，撑开伤口有唾液流出。术后一直执行肠内营养及静脉营养。咽瘘后，医生更改原来使用的抗生素；颈前左右颏下毛细引流管（术中放置）从连接普通一次性负压引流瓶，改为连接墙式负压吸引引流，引流效果欠佳，咽瘘口变大，导致唾液从咽瘘口流至气管造瘘中，引起刺激性咳嗽。术后第 18 天，请造口治疗师会诊。

【全身评估】

患者术后第 10 天发生咽瘘，此时实验室检查异常的结果是白蛋白 28.6g/L，血红蛋白 115.2g/L，C-反应蛋白 47.74mg/L；术后第 16 天实验室检查异常的结果是白蛋白 31.6g/L，血红蛋白 120.0g/L，C-反应蛋白 11.12mg/L。白细胞计数、体温正常。身高 171cm，体重 53kg，睡眠差，担忧手术切口不能愈合，心情烦躁。术后 18 天全身静脉营养及肠内营养，更改了抗生素，能下床活动。平素身体健康，诊断出该病前平均每天抽烟 40 支、喝酒 2 两（100g）。有医保，经济好，脾气急躁，有家属关爱照顾。术后第 18 天请造口治疗师会诊。

【局部评估】

患者颈部手术切口下端与气管造瘘口 12 点位置相连处有浑浊唾液流出（咽瘘外口），流到气管时引起患者刺激性咳嗽，用左、右手的示指和中指分别放置在颈部切口中段的两边，轻轻挤压切口中段，有浑浊棕红色液体流出。颈部切口下段裂开 3cm × 2cm，周围皮肤泛红，较硬。请主管医生拆掉切口中段缝钉，轻轻撑开中段疏松组织，有浑浊的唾液流出，看不清内瘘口位置。患者颈部当时形成了 2 个咽瘘外口——原手术切口中段及切口下段（2 个咽瘘外口的皮下隧道是相通的）。颈部左、右颏下有两条毛细引流管接普通负压引流瓶，引流管都经过咽瘘口，有少量黄白色脓液引出，左边的引流液比右边多（图 1-1-1a）。咽瘘口流出液气味较重。

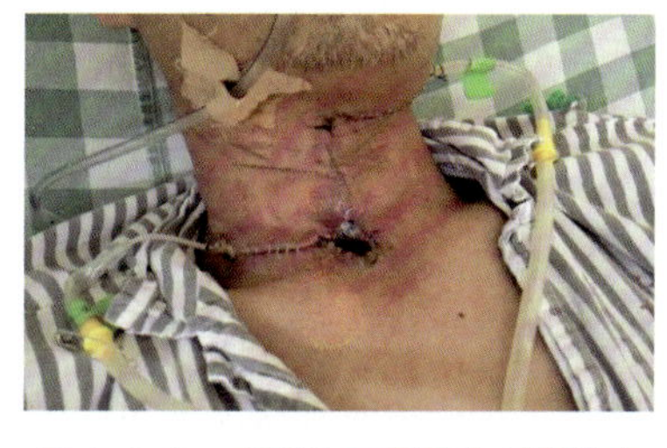
图 1-1-1a　初诊时见唾液在气管造瘘12 点出现

【护理目标】

1. 引流唾液、痰液、细菌等咽瘘排泄物，控制感染。
2. 保持咽瘘清洁，引流通畅，促进愈合。
3. 患者及家属理解咽瘘愈合方面的知识。

【处理过程】

1. 墙式负压吸引配合持续冲洗的方法处理有脓液的咽瘘　因为浑浊的咽瘘分泌物通过普通一次性负压引流瓶引流难以引出，通过墙式负压引流容易造成堵管；通过负压配合冲洗，既保持了负压的吸引，又保持清洁和通畅，能促进咽瘘愈合。这方法得到主管医生的许可。

（1）每次换药时，都用碘伏消毒咽瘘周围的皮肤，抹干。

（2）利用自制双套管达到负压吸引和冲洗的目的（图 1-1-1b）。双套管即是吸痰管内套入头皮针软管。首先，根据瘘管的尺寸选择相应吸痰管，使瘘管和吸痰管空间不太松，也不太紧，选择 14 号的一次性吸痰管，将其原有的侧孔稍微增大，0.5cm 左右，隔 0.5cm 剪另一个同样大的对侧侧孔；其次，将头皮针除去钢针部分，剩余头皮针软管套入吸痰管中（从吸痰管侧孔进入），直至与吸痰管头平齐。侧孔总长比置管长度小 0.5~1cm。

（3）双套管前端的侧孔端用脂质水胶体敷料包裹，外科缝线扎紧，置入咽瘘内 1.5cm，用小号无菌伤口引流袋收集咽瘘口周围的渗液。具体步骤：小号伤口引流袋正面贴上水胶体超薄片，其上剪孔；然后，将双套管从此孔穿入伤口引流袋，并穿过底盘（底盘孔径比伤口大 3mm），贴紧引流袋底盘（图 1-1-1c），而将双套管置入咽瘘内；最后，引流袋外面的头皮针软管接上输液管，连接冲洗液，持续冲洗咽瘘；吸痰管的另一端接墙式负压吸引。

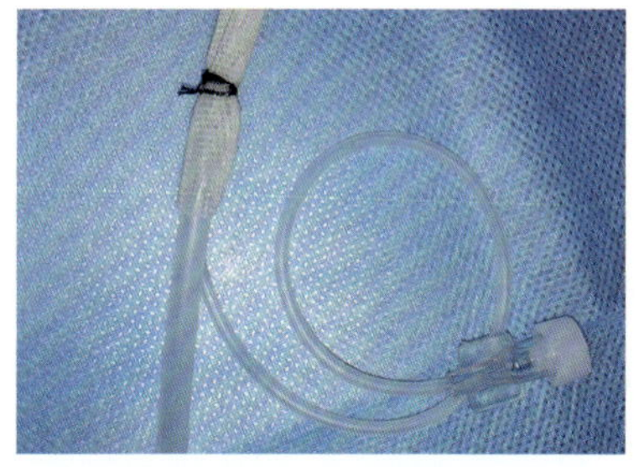
图 1-1-1b　自制双套管

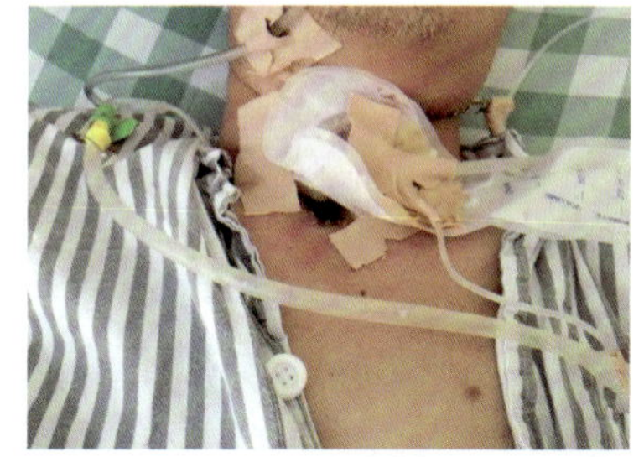
图 1-1-1c　咽瘘及左颏下引流管负压及冲洗

（4）用 1000ml 0.9% 氯化钠注射液作为冲洗液。每天滴入瘘口中，灌洗速度是 10 滴 / 分左右，以不漏入气管造口及口腔为宜，每天持续冲洗。

2. 左颏下原有的单腔引流管制作成双套管，用墙式负压吸引配合持续冲洗的方法处理有脓液的引流管

（1）了解颈部原来手术中左颏下引流管在颈部伤口中的长度，测量是 10cm；将一次性 6 号吸痰管在 9cm 处做出标记。

（2）左颏下引流管内套入 6 号的吸痰管。在颈部左颏下引流管距离皮肤水平上 2cm 处用碘伏消毒，剪出一个小孔，将 6 号吸痰管从此侧孔插入引流管内（也从此侧孔置入一条头皮针软管作为排气管排气，以防堵管），进管长度与引流管同长或短 1cm。此吸痰管另一端接口接冲洗液，输入冲洗液 500ml 0.9% 氯化钠注射液，灌洗速度是 5 滴 / 分左右，以不漏入气管造口及口腔为宜，每天持续冲洗。而同时左颏下毛细引流管连接墙式负压吸引。右颏下毛细引流管脓液少，继续连接普通一次性负压引流瓶。

（3）用 Y 型连接管把左颏下毛细引流管和咽瘘的吸引用吸痰管外接头连接（这 2 根引流管的引流液性质一致）（图 1–1–1c），再接墙式负压吸引，压力 150mmHg（20kPa），配合局部冲洗，每天持续负压吸引和冲洗，每天引出冲洗量 5 ~ 10ml，浑浊，黄色。

3. 阻断 2 个咽瘘外口皮下隧道相通处 由于颈部中段切口的咽瘘外口与气管造瘘口 12 点位置上的咽瘘外口两者相通，造成唾液流向气管造瘘口，再加上颈中段咽瘘局部冲洗，使得更多的液体有可能流向气管造瘘。

（1）堵塞 2 个咽瘘外口的皮下隧道相通处。从隧道上面加压，用一小块纱布堵塞通道（纱布一端置于墙式负压下的伤口引流袋下，通过负压增加通道局部压力，达到堵塞通道的目的，另一端用胶布固定），12 小时更换 1 次纱布。

（2）维持墙式负压吸引治疗的有效性，维持伤口引流袋内负压状态，直接向隧道加压，阻断隧道相通处；同时保持局部引流通畅，促进咽瘘渗液的吸收，减轻局部水肿和感染，促进肉芽生长。

4. 咽瘘口的变化

（1）会诊第 3 天，第 1 次更换墙式负压引流管及敷料，更换咽瘘敷料时，发现原来咽瘘口周围皮肤的泛红现象已经缓解，2 个咽瘘外口皮下隧道大小同前，看上去很洁净，也没有以前很重的气味。颈部中段咽瘘外口 12 点位置棉签向内探查，有 2.5cm 通道，能见到内瘘口小于 1cm，吞咽时见少量唾液涌出（图 1–1–1d），唾液清稀、不浑浊。继续在原来方案的基础上，增加两咽瘘外口隧道局部手指按压（患者或家属执行）。医嘱停止抗生素治疗，继续肠内营养及静脉营养。

（2）会诊第 7 天，更换负压吸引管及敷料时，由于冲洗液漏出到气管造瘘口，造成咳嗽，发现患者咽瘘冲洗已经停止 1 天，负压也停止了 1 天。咽瘘口有些气味，颈部中段咽瘘外口皮肤稍微红肿。但是，2 个咽瘘外口皮下隧道已经不通，气管造瘘 12 点位置的咽瘘外口皮肤缺损处的组织洁净、伤口缩小（图 1–1–1e）。继续进行颈部中段咽瘘口的墙式负压吸引并配合冲洗，增加 1 根吸痰管（吸痰管的侧孔端包裹了脂质水胶体敷料放置在伤口引流袋内，吸痰管另一端接墙式负压吸引），加强

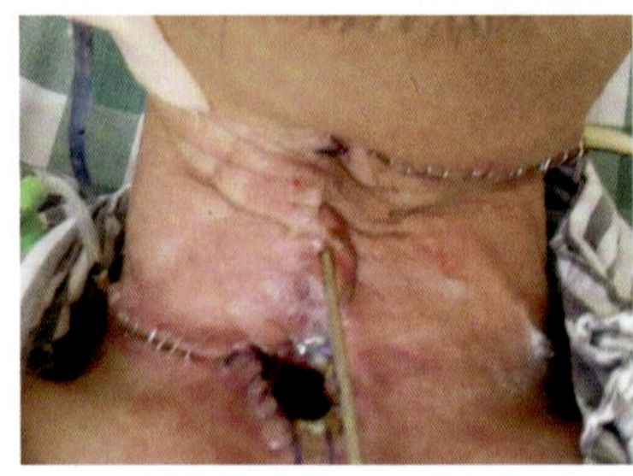

图 1–1–1d 切口中段咽口 12 点能探 2.5cm 深

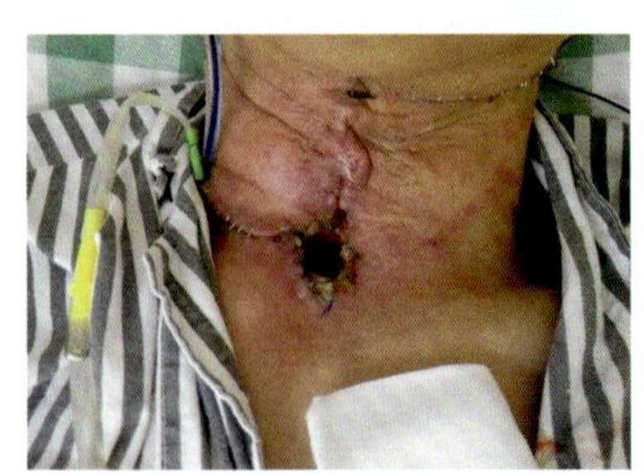

图 1–1–1e 两个咽瘘外口已经不相通

吸引，避免冲洗液渗漏到气管造瘘口。患者白细胞计数、红细胞计数、白蛋白水平、C- 反应蛋白水平都正常，血红蛋白稍微偏低，129g/L。

（3）会诊第 10 天，更换负压吸引管及敷料时，发现咽瘘外口肉芽生长，瘘口洁净，没有臭味，敷料没有颜色，外瘘口变小（图 1-1-1f），冲洗引流液很清，冲洗出入量平衡。同时，颈部左颏下的引流管没有引流液流出，引流管干净，主管医生拔出左右颏下的引流管。继续墙式负压吸引及冲洗。

5. 咽瘘愈合　会诊第 12 天，咽瘘没有液体吸出，停止墙式负压吸引及冲洗。会诊第 15 天（术后第 33 天）患者出院，咽瘘愈合，表皮没有完全愈合（图 1-1-1g）。

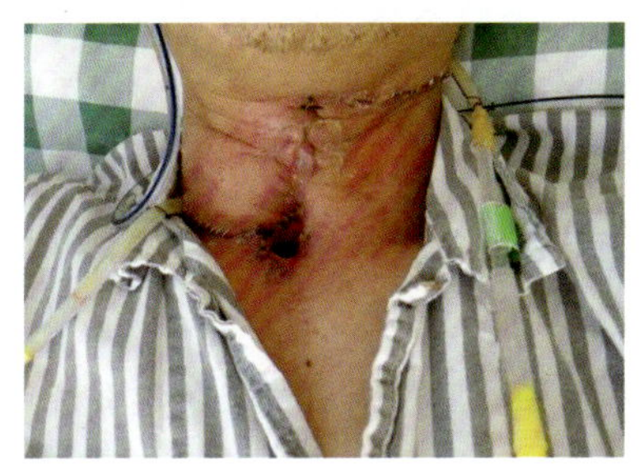

图 1-1-1f　瘘口缩小

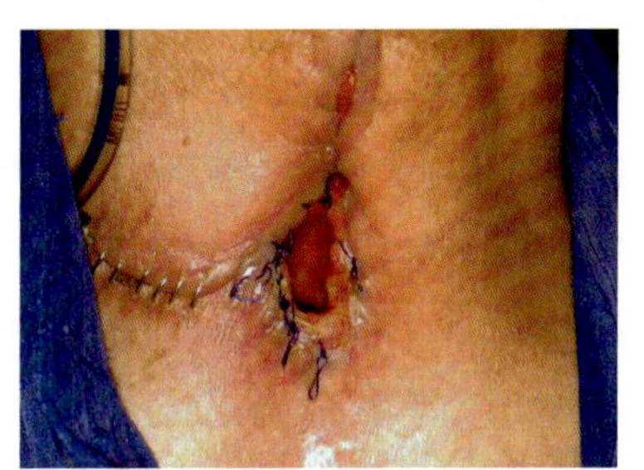

图 1-1-1g　咽瘘愈合

【健康教育】

1. 换药时解释所用治疗方法的原因和目的，说明伤口目前情况。墙式负压配合冲洗治疗得到患者的理解配合。本案例患者是知识分子，术后口头沟通困难，用笔写字交流，可以积极主动表达治疗中出现的问题。

2. 解释墙式负压吸引的注意事项，注意负压的有效或无效的表现，伤口引流管有无浓稠血液。解释护理人员会加强巡视观察。

3. 解释睡眠也会影响咽瘘的愈合，鼓励下床活动，本例患者，能自己每天下床散步活动约 2 小时。每次活动前先关闭冲洗液，再持续负压吸引 15 分钟后，才脱管活动，每次活动 15 分钟，每天 6 次。及时告知咽瘘愈合的进展，树立信心。

4. 每天 4 次口腔清洁漱口。继续肠内营养，直至咽瘘愈合。解释营养对咽瘘愈合的重要性。

【结果】

患者严先生，52 岁，因声门下区癌，行全喉切除 + 左颏下梨状窝肿物切除 + 双颈淋巴结清扫 + 气管造瘘术。术后第 10 天见咽瘘；术后第 18 天，开始通过墙式负压吸引配合冲洗，负压及冲洗 12 天后，咽瘘口肉芽生长，咽瘘收缩变小，停止负压及冲洗；术后第 33 天（会诊第 15 天），咽瘘愈合。治疗期间，有肠内营养、静脉营养；及时调整抗生素的使用；监测实验室检查结果，如白细胞、红细胞、血小板、C- 反应蛋白、白蛋白等；建议患者适当下床活动。

【重点 / 难点】

1. 患者咽瘘中的液体有唾液、脓液、细菌等，含有消化酶能刺激周围组织，仅用墙式负压吸引的方法容易堵管，引流不畅，加速局部感染，或需要频繁地更换敷料。墙式负压吸引配合冲洗能保持局部引流通畅，保持清洁，减轻水肿，减少细菌孳生，促进愈合。使用此方法需要征得医生及患者同意。

2. 患者咽瘘直接与气管造瘘口相通，唾液容易流到气管造瘘口，引起刺激性咳嗽。找到更靠近咽瘘内口的颈部中段咽瘘口，并进行引流，有利于减少唾液流到气管造瘘口。

3. 阻断颈部中段咽瘘外口与气管造瘘口12点的咽瘘外口的通道，在通道上增加纱布块压迫，并配合墙式负压压力而达到目的。

4. 墙式负压吸引前，了解手术中有没有新吻合血管在负压吸引的位置经过，有没有血管暴露，了解有没有负压伤口治疗的适应证、禁忌证等。

5. 当咽瘘口比较大、又配合冲洗治疗时，选用伤口引流袋收集瘘口渗液，避免渗漏，配合墙式负压。在伤口引流袋内放置一根吸引管，另一端接负压也可避免渗漏。当咽瘘口比较小时可以不用造口袋，只用透明敷料密封咽瘘口配合墙式负压吸引治疗即可。

6. 脂质水胶体敷料包裹双套管侧孔端的目的是预防瘘管分泌物堵管，保持引流通畅，又因为脂质水胶体敷料能保持伤口湿润，取出敷料时能避免创伤脆弱的肉芽。

7. 左颏下单腔引流管制成双套管时，需要有排气管。可用伤口引流袋收集引流管周围渗液。此条双套管的必要性还有待进一步的观察研究。

（张惠芹）

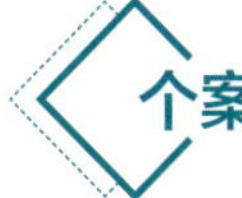

个案2 墙式负压吸引配合冲洗运用在喉癌术后左、右颏下咽瘘患者中的护理

外科感染伤口常常需要扩开引流，常用的引流方式有胶片引流、抗生素纱条引流、胶管连接一次性普通负压引流瓶引流，而负压吸引伤口治疗引流因为能主动引流，引流作用比较快。但由于坏死组织、浓稠的伤口分泌物等容易造成堵管，负压伤口吸引治疗也有局限。使用0.9%氯化钠注射液冲洗配合负压伤口治疗，或许与抗生素和抗菌液的冲洗效果一样，且安全经济。

喉癌切除术后咽瘘，因咽瘘口有唾液、脓液、细菌和坏死组织，用负压吸引伤口治疗的方法常出现堵管的情况，引流失败而引起感染或频繁更换敷料，最终咽瘘难以愈合。用墙式负压吸引配合冲洗的方法，能保持引流通畅，维持瘘管床的干净，促进肉芽生长，促进瘘管愈合。

【患者资料】

患者李先生，男性，51岁，诊断为下咽癌，术前曾行放、化疗。3个月前在全身麻醉（全麻）下行全喉切除+左颈淋巴结清扫+右颈淋巴结清扫术。术后第8天发现颈部左右颏下的两条毛细引流管有唾液，浑浊，主管医生诊断为咽瘘，把毛细引流管接墙式负压吸引治疗，效果欠佳，术后第10天，请造口治疗师会诊。

【全身评估】

患者术后第10天，痛苦面容；因为气管造瘘，不容易口头交流，靠书面文字交流，多数由家属代为陈述病史、要求。身高164cm，体重67.5kg，造口治疗师会诊前连续4天体温37.7℃ ~ 37.8℃，医生更换了抗生素，每天采用胃黏膜保护剂、白蛋白、静脉营养、肠内营养，并进行口腔清洁；能下床活动；有医保，经济好，家人关心照顾，患者及家属十分担心咽瘘不能愈合；睡眠差。每天抽烟 1 ~ 2 包，30 多年，已经戒烟 3 个月。没有糖尿病等基础疾病。近 4 天没有做实验室检查。

【局部评估】

患者面部左右脸颊、下颌下、左右颏下肿胀，皮肤硬、泛红，颈部左右颏下有毛细引流管接墙式负压引流，有头皮针软管（去掉头皮针）在引流管旁边，接输液管缓慢滴入 0.9% 氯化钠注射液冲洗咽瘘，导致引流管周围有液体渗漏，流到气管造瘘而引起咳嗽；流到衣服上，造成患者不适。少量黄色脓液、唾液及淡红色液体从毛细管流出，引流管周围皮肤泛红、肿胀；患者诉引流管周围疼痛（图 1–1–2a），咽瘘气味重，睡眠差。

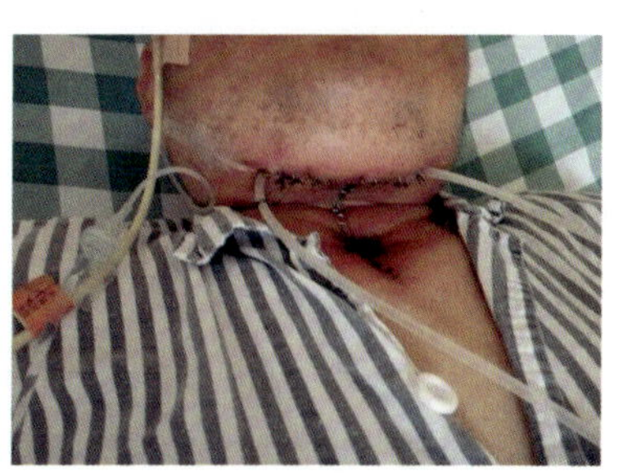

图 1–1–2a　初诊时左右颏下肿胀泛红疼痛

【护理目标】

1. 充分引流唾液、痰液、细菌等瘘口排泄物，控制感染。
2. 保持咽瘘清洁，引流通畅，促进愈合。
3. 减轻患者及家属的心理压力。

【护理过程】

1. 评估咽瘘情况，提出护理计划，获得主管医生同意

（1）主管医生同意拔出原先疏松的毛细引流管及头皮针软管。用碘伏消毒瘘口周围的皮肤。

（2）用不同大小的棉签探查左右两边的咽瘘周围情况，右边的咽瘘能探到 3cm 管状隧道，约 4mm 宽；左边的咽瘘管状隧道 5cm，管腔比右边大，约 5mm 宽，都有唾液排出。用注射器带头皮针软管向咽瘘轻轻注入 0.9% 氯化钠注射液，从左边咽瘘隧道进水，右边咽瘘隧道出；从右边咽瘘隧道进水，不能从左边咽瘘隧道出来。操作过程中患者伤口疼痛，应操作轻柔，分散患者注意力。

（3）建议墙式负压吸引配合冲洗，并需要用伤口引流袋收集渗液，以免冲洗液渗漏，得到医生同意。咽瘘导致分泌物黏稠，单纯用墙式负压吸引的方法难以吸出分泌物，需要用负压配合冲洗的方法，以保持引流通畅，保持局部清洁，减轻水肿，促进血液循环，促进瘘管愈合。

2. 用墙式负压吸引配合持续冲洗的方法处理有脓液的咽瘘的具体步骤

（1）利用自制双套管达到负压吸引和冲洗的目的（双套管制作方法同第一章第一节个案 1）。

（2）双套管材料的准备　首先，根据咽瘘大小选择吸痰管，选择 14 号一次性吸痰管，将其原有的侧孔稍微加大成 0.5cm 左右，隔 0.5cm，剪另一个同样大的对侧侧孔，再隔 0.5cm 以此法再剪出一个侧孔，拟定放在颈部左颏下咽瘘；颈部右颏下咽瘘，拟定 12 号一次性吸痰管，只需要 2 个侧孔，剪法同前；其次，将头皮针除去钢针部分，剩余头皮针软管套入吸痰管中（从吸痰管最远端的侧孔进入），直至与吸痰管头平齐；这双套管的侧孔端用脂质水胶体敷料包裹，扎紧，待用。

（3）把上述 2 根双套管各置入左右颏下咽瘘，各置入管 4cm 和 3cm，各用小号伤口引流袋收集

咽瘘周围的渗液。小号伤口引流袋上贴上水胶体超薄片，其上剪孔；然后，双套管从此孔穿入伤口引流袋，并穿过底盘（底盘孔径比伤口大 3mm）；置入咽瘘中，贴紧引流袋底盘；最后，引流袋外的头皮针软管接头接上输液管，连接冲洗液，持续冲洗瘘口；左右两根双套管的外接口用 Y 型连接管连接墙式负压吸引（图 1–1–2b），压力 150mmHg（20kPa）。为避免冲洗液渗漏到气管造瘘中，在伤口引流袋内增加一根包裹脂质水胶体的吸痰管头端，另一端接负压。

（4）用 0.9% 氯化钠注射液 1000ml 及甲硝唑 100ml 作为两个咽瘘的冲洗液。每天滴入咽瘘中（持续 24 小时），灌洗速度 10 滴 / 分左右，以不漏入气管造瘘及口腔为宜。墙式负压配合冲洗的第 2 天，引流出的冲洗液为黄色有些浑浊的唾液、痰液等。冲洗液出量 5ml 左右。

（5）加强巡视，维持墙式负压吸引治疗的有效性，维持伤口引流袋内负压状态，保持局部引流通畅，促进咽瘘渗液的吸收，减轻局部水肿和感染，促进肉芽生长，促进咽瘘的愈合。

3. 咽瘘变化

（1）会诊第 3 天，咽瘘口周围感染现象改善，体温正常。第 1 次更换墙式负压引流管及敷料，发现患者脸颊、下颌下、下颏红肿减轻，疼痛减轻，咽瘘口原来很重的气味变清，2 个咽瘘隧道大小同前，但是咽瘘显得清洁（图 1–1–2c），唾液清稀不浑浊。继续原来治疗方案，停止抗生素治疗，继续肠内营养及静脉营养。继续 3~4 天更换管道、敷料 1 次。

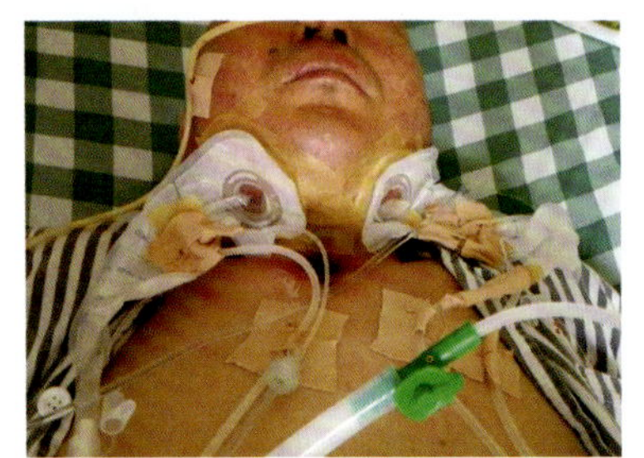

图 1–1–2b 左、右颏下咽瘘用双套管负压及冲洗

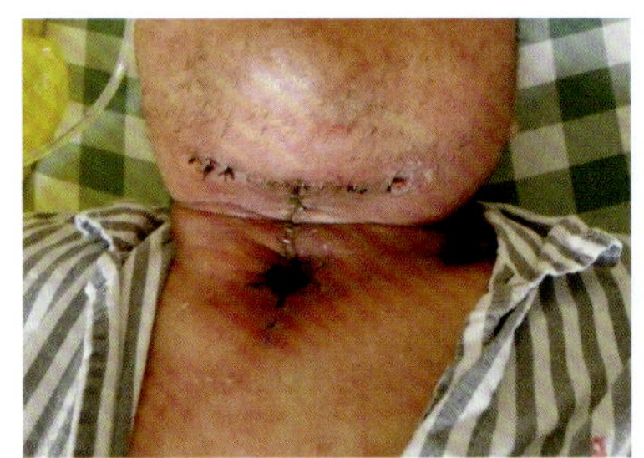

图 1–1–2c 处理 5 天颏下红肿、胀痛有减轻

（2）会诊第 7 天，更换负压吸引管及敷料，发现患者右颏下咽瘘愈合。更换敷料前，墙式负压吸引出来的冲洗液很清，冲洗液出入量平衡。除去负压吸引的敷料后，咽瘘口没有臭味；用注射器带头皮针软管轻轻向咽瘘口注入 0.9% 氯化钠注射液，从左边咽瘘隧道进水，不见右边咽瘘隧道出；从右边咽瘘隧道进水，不能从左边隧道出来，即左右两边的咽瘘口已经不相通；患者吞咽动作时，没有见到唾液从右颏下咽瘘口出来，左颏下仍有唾液出来。右颏下咽瘘口停止负压及冲洗，只用纱布覆盖（图 1–1–2d）。再过 3 天后右颏下咽瘘口表皮愈合。脸颊、下颌下、颏下红肿减轻明显，疼痛减轻显著。患者心情较前好转，睡眠好转。左颏下继续负压吸引和冲洗，会诊 14 天后更换敷料时，患者左颏下咽瘘口内，仍有少量黄白色脓液（图 1–1–2e），也有红色肉芽组织；嘱患者做吞咽动作，见到左咽瘘口有唾液流出，继续墙式负压吸引及冲洗。

（3）会诊 20 天，更换敷料时，嘱咐患者做吞咽动作，左侧咽瘘口没有唾液流出，无异常气味，脸颊、下颌下、颏下红肿热痛消失，覆盖纱布。此后 2 天有少量唾液从左侧咽瘘口流出，再观察 5 天，其中，后 3 天流质饮食，没有唾液、食物流出，医生确诊咽瘘愈合，患者出院（图 1–1–2f）。1 周后复查，

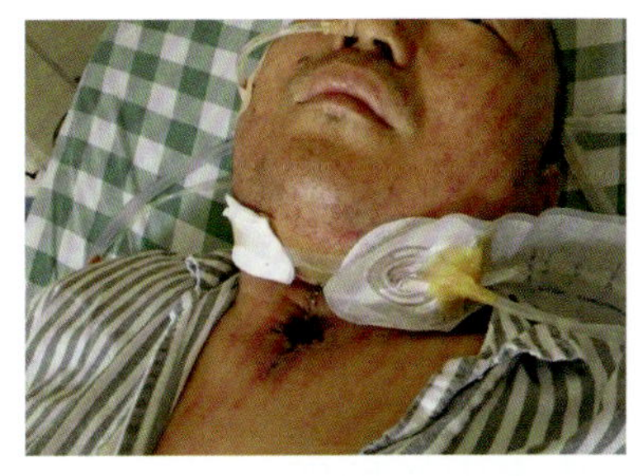
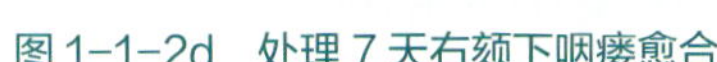
图 1-1-2d　处理 7 天右颏下咽瘘愈合

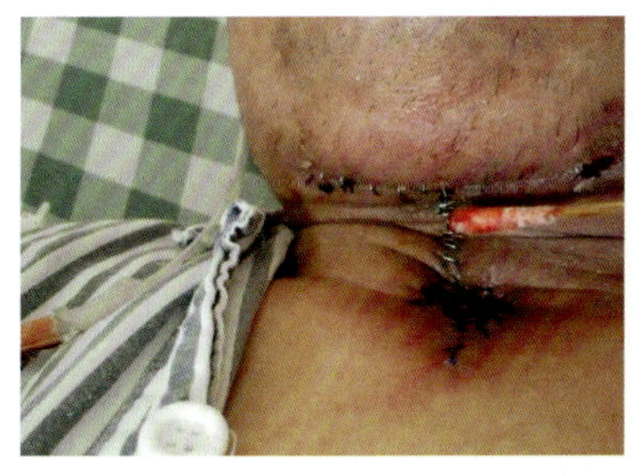
图 1-1-2e　处理 14 天左颏下咽瘘少量脓液

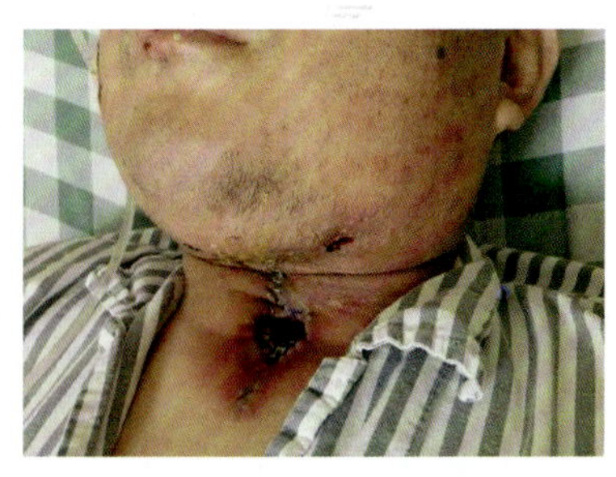
图 1-1-2f　处理 22 天左颏下咽瘘愈合

左颏下咽瘘口表皮愈合。

【健康教育】

1. 患者是商人，上网查找咽瘘的处理方法，所看见的方法与墙式负压吸引配合冲洗的治疗方法不同，所以需要向其解释这个治疗的作用和目的，以取得配合。解释后也得到患者的理解、配合。

2. 解释墙式负压吸引的注意事项，注意负压的有效或无效的现象，伤口引流管有无浓稠血液。解释护理人员会加强巡视观察。

3. 鼓励下床活动，并解释墙式负压吸引配合冲洗时间，24 小时内只能停止治疗 2 小时，并把它分在不同时间段，以方便活动。患者能每天下床散步活动约 2 小时。每次活动前先关闭冲洗液，再持续负压吸引 15 分钟后，才脱管活动，每次活动 15 分钟，每天 4 次。及时告知瘘口愈合的进展，树立其信心。

4. 每天 4 次口腔清洁漱口。继续肠内营养，直至咽瘘愈合。解释营养对瘘口愈合的重要性。

5. 解释每项操作的意义，解释咽瘘愈合进展，解释治疗需要营养、需要时间，患者及家属理解并配合。

【结果】

患者行全喉切除 + 左颈淋巴结清扫 + 右颈淋巴结清扫术，术后第 8 天发现颈部左右颏下咽瘘，术后第 10 天用墙式负压吸引配合冲洗的方法处理咽瘘，术后第 17 天右颏下咽瘘愈合。继续墙式负压吸引配合冲洗治疗，术后 32 天左颏下咽瘘愈合。墙式负压吸引配合冲洗前 4 天连续低热，墙式负压配合冲洗治疗 2 天以后就没有发热现象。治疗期间有肠内营养、静脉营养、白蛋白等的支持；及时调整抗生素的使用；患者适当下床活动，增加沟通，减轻患者心理压力。

【重点 / 难点】

1. 处理咽瘘前先充分评估咽瘘外口数目、有没有窦道等。咽瘘中的组织有没有暴露的血管或新吻合的血管，有没有负压吸引治疗的禁忌证、适应证。拔除术中留置的引流管需要主管医生同意和执行。

2. 患者咽瘘感染，咽瘘中的液体不仅含有消化酶能刺激组织，而且有唾液、脓液、细菌等，仅用墙式负压吸引的方法容易堵管，引流不畅，加速局部感染，或需要频繁地更换敷料。墙式负压吸引配合冲洗能保持局部引流的通畅，保持局部的清洁，减轻局部水肿，减少细菌，促进愈合。此方法取得医生及患者同意。

3. 用伤口引流袋收集咽瘘排泄物及冲洗的渗漏液，避免渗液流到气管造瘘口引起刺激性咳嗽。

4. 为避免冲洗液渗漏气管造瘘中，在伤口引流袋内增加一条包裹脂质水胶体敷料的吸痰管头端，另一端接负压。

（张惠芹）

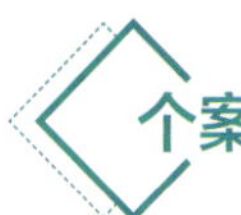

个案 3　现代敷料运用在喉癌切除术后切口感染并咽瘘患者中的护理

切口感染与咽瘘是喉癌全喉切除术后常见的早期并发症。咽瘘是指唾液在皮下或者是切口下组织内贮积，形成脓腔破溃至切口缘以及皮肤，使得食管腔、下咽部开放与皮肤相通，最终形成窦道。食物或者是唾液可以通过此窦道向外溢于皮肤，形成皮肤瘘。其发生率为 3.2% ~ 38.6%。咽瘘的临床表现为颈部皮肤发生红肿、压痛，可出现瘘口，唾液、食物和水顺着瘘道流出，污染颈部伤口和皮肤，延迟伤口的愈合。一旦发生咽瘘，不仅影响预后，往往经久不愈，增加患者痛苦和经济负担，还可影响患者发声和吞咽功能恢复，严重者导致营养不良、肺部感染，增加病死率。对 1 例喉癌切除术后切口感染并咽瘘患者运用伤口床准备理论，对伤口进行清创、抗感染、合理选择伤口敷料，维持湿性环境，以及针对伤口基底过长及水肿的肉芽组织联合应用高渗盐敷料、泡沫敷料及加压包扎的方法进行处理，同时加强呼吸道感染控制、营养支持、心理护理及口腔护理等，促进了咽瘘和切口的愈合。

【患者资料】

患者陈某，男性，62 岁。因右颈部肿块 2 个月余，1 个月前出现声音嘶哑伴左颈部肿块增大，经检查拟喉癌收入院治疗。入院后做好术前各项常规检查和准备工作后，在全身麻醉下行气管切开、颈部清扫及喉癌切除术。术后予抗炎、营养支持、对症处理和伤口换药等处理，术后第 4 天患者觉伤口疼痛，切口部位红肿、渗液，病区应用传统换药方法进行伤口处理，第 7 天发现切口上方内侧有一瘘口，有唾液等呼吸道分泌物流出，经用凡士林油纱及碘仿纱等换药处理伤口未能愈合，术后第 21 天请造口治疗师会诊，要求协助处理伤口。

【全身评估】

患者体重 66kg，身高 171cm，体温 37.4℃ ~ 38.2℃，脉搏 92 次 / 分，血压 138/74mmHg。血常规示血红蛋白 125g/L，白蛋白 36g/L，白细胞计数 7.64×10^9/L，空腹血糖 4.5mmol/L。留置胃饲管鼻饲流质饮食。患者大小便正常，能下床活动。有咳嗽、咳痰，痰液较多，稀薄。由于伤口经换药治疗 3 周未愈，患者心情焦急，担心预后及经济负担。发病前患者吸烟史近 40 年，每天吸烟 20 ~ 30 支。家庭关系良好，妻子每天陪伴左右。

【局部评估】

伤口位于左颌下，大小约 5cm × 2.8cm；基底可见 100% 红色肉芽，但肉芽水肿、过长，高于皮肤平面约 0.3cm，基底疏松，触碰易出血；伤口上缘内侧见一瘘口，瘘管外口直径约 0.5cm，患者吞咽和咳嗽时见大量痰液从瘘口流出，瘘管壁肉芽水肿；伤口渗液令伤口敷料变绿色，呈漏出状态（3 块小方纱及 2 块大方纱加压包扎）；伤口有臭味；伤口周围组织无红肿、浸渍现象，皮温正常，按压无疼痛，周围皮肤组织弹性差；疼痛评分为 3 分（10 分法）；痰液和伤口分泌物培养均示铜绿假单胞菌感染。伤口旁气管切开已堵管封闭，患者呼吸平顺（图 1–1–3a）。

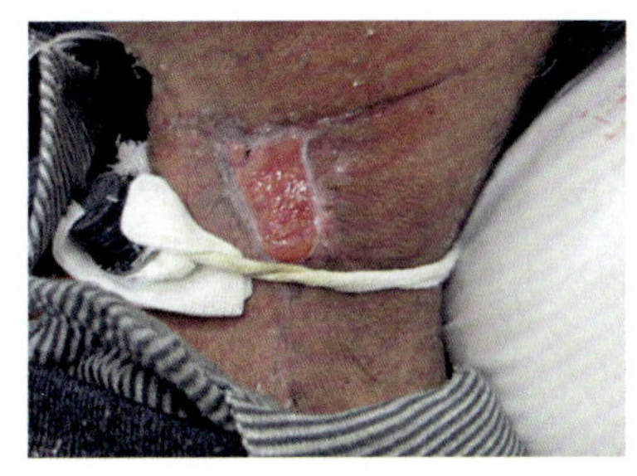

图 1–1–3a 接诊时咽瘘及伤口情况

【护理目标】

1. 控制呼吸道感染，减少痰液分泌。
2. 减少痰液漏出，促进瘘管闭合。
3. 控制肉芽水肿及过长，促进伤口愈合。

【处理过程】

1. 控制呼吸道感染 由于咽瘘周围的呼吸道黏膜纤毛功能与腺体功能的改变，分泌物增多，致手术部位痰液积聚。瘘管不断有大量感染的痰液流出污染伤口，令伤口感染难以控制。因此，控制呼吸道感染，减少痰液分泌是瘘管和伤口愈合的首要环节。根据痰液及伤口分泌物细菌培养结果应用敏感的抗生素治疗感染，雾化吸入以消除局部炎症、水肿，稀释痰液，并加强翻身、拍背，鼓励患者咳嗽、咳痰，必须及时予以吸痰，并严格遵守无菌操作。术后禁食期间，指导患者及时吐出口内分泌物，勿咽下，减少分泌物流入下咽部，观察口腔黏膜的变化，口腔有无异味。指导或协助患者每天进行口腔清洁或漱口 3 ~ 4 次，保持口腔清洁。

2. 减少痰液漏出，促进瘘管闭合 由于长时间大量感染性呼吸道分泌物从瘘口流出，导致瘘管内肉芽组织水肿及过长而影响瘘管的闭合。因此，减少痰液从瘘管漏出也是瘘管和伤口愈合的重要方面。用 0.5% 聚维酮碘溶液消毒瘘管及周围皮肤后，用血管钳钳夹瘘管内过长肉芽，并用小方纱布按压止血，再用 0.9% 氯化钠注射液棉球清洗干净及用小方纱布轻轻拭干瘘口及周围皮肤水分，剪裁适当大小与长度的高渗盐敷料填塞瘘管外口处，然后用折叠的小方纱布做外层敷料覆盖并稍加压。由于瘘管与咽部相通，填塞引流条时为防止填塞过深引致呛咳或引流条误入咽喉部，注意引流条不能填塞过深，同时引流条尾端要预留足够长度（2 ~ 3cm）在瘘口外并做好固定。患者咽瘘瘘口位于左颌下，指导患者采取右侧半卧位，尽可能减少呼吸道分泌物从瘘口流出。感染期瘘管填塞的引流条每天更换 1 次，感染控制后可 2 ~ 3 天更换 1 次。高渗盐敷料是含结晶的高渗性氯化钠的无纺布敷料，有吸收渗液、吸附细菌和坏死组织、降低水肿、促进愈合、顺应伤口轮廓、整块取出的优点。使用高渗盐敷料处理肉芽水肿伤口，是利用水从低渗向高渗移动的原理，在伤口局部造成高渗环境，将肉芽组织内水分移向组织外而减轻肉芽组织水肿。

3. 控制伤口肉芽水肿及过长，促进伤口愈合 肉芽组织在伤口修复、愈合过程中起关键作用。肉芽组织质量直接影响着伤口的修复愈合程度及其预后。评估患者出、凝血功能正常后，用无菌手术剪剪除或用血管钳钳夹伤口过长或水肿的肉芽，用小方纱布压迫止血后，根据伤口的大小和形态将裁剪好的高渗盐敷料覆盖于伤口上（图 1–1–3b），确保敷料与伤口充分接触，不留死腔，外层以泡沫敷料覆盖，再将小方纱布折叠放于泡沫敷料上，最后用弹性柔棉宽胶带进行加压固定（图 1-1-3c）。根据伤口渗液量确定更换频率，感染期或瘘管流出量多时可每天更换 1 次，情况改善后可 2 ~ 3 天更换 1 次。泡沫敷料具体高吸收性，同时能够维持伤口适当的湿润度，不与伤口粘连，可避免更换敷料时再次引起伤口的机械性损伤。泡沫敷料加压包扎的方法用于肉芽组织水肿的伤口，是利用虹吸现象及分子内吸收的物理原理，使水肿肉芽组织的水分迅速被吸出以减轻水肿，通过折叠小方纱布加压包扎，进一步抑制肉芽组织的超常增生，同时还保证了伤口的湿润。因为湿润的环境能增加表皮细胞的迁移速度，可维持创缘到伤口中央正常的电势梯度，促使更多的生长因子结合，以促进伤口的愈合。待瘘管闭合，伤口肉芽组织恢复正常，可改用泡沫敷料或水胶体敷料覆盖伤口，4 ~ 5 天更换 1 次至愈合。

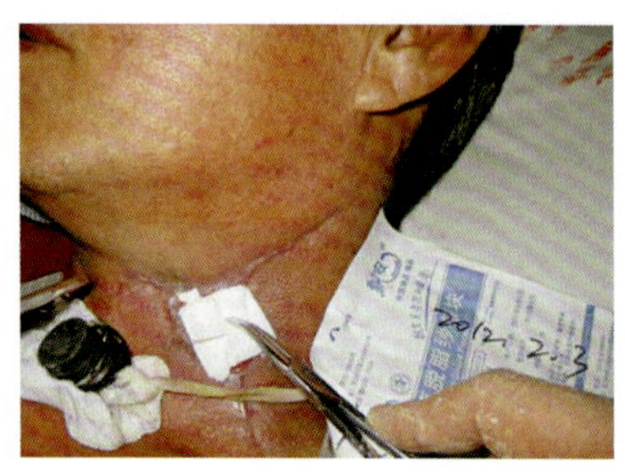

图 1-1-3b　瘘管及伤口应用高渗盐敷料

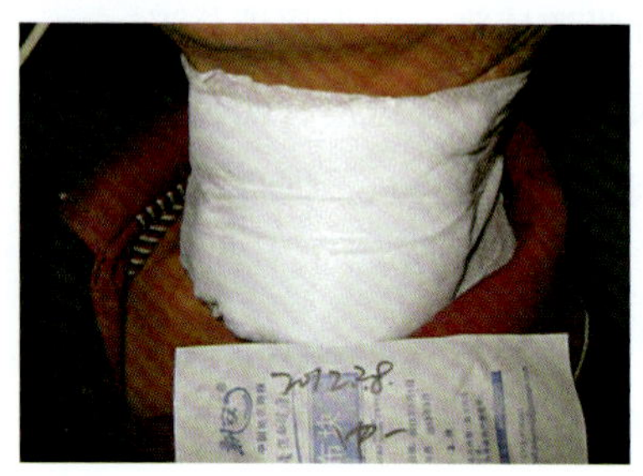

图 1-1-3c　方纱布折叠后加压包扎

【健康教育】

1. 心理护理　患者术后会有一段时间失去部分或全部的发声功能，若发生咽瘘还会延长患者的住院时间。因此，患者容易出现情绪低落、悲观、烦躁、易怒等不良心理情绪。接诊患者后，应即刻向患者及家属做好解释工作，说明伤口目前的情况、拟执行的治疗方案、伤口敷料应用的目的和意义、伤口处理过程可能出现的问题及患者如何配合等，指导其积极应对，在心理上有充足的准备。

2. 营养支持指导　因患者出现咽瘘，暂时不能经口进食，要延长鼻饲时间，并且合并呼吸道感染而加重了患者营养的消耗，不利于咽瘘愈合，因此补充营养显得十分重要。建议请营养科医师会诊，制订个性化的鼻饲营养食谱，多鼻饲肉汤、鱼汤、果汁、蔬菜汁、牛奶等，必要时按医嘱给予脂肪乳剂、白蛋白、氨基酸等静脉营养补充，以促进伤口愈合。瘘管闭合前嘱患者尽量少做吞咽动作，切勿从口中进食，避免食物从瘘口中流出，加重瘘口和伤口感染。咽瘘闭合后指导患者经口试行进食，如无呛咳现象，再拔除胃管。指导患者经口进食，早期宜选择可控性较强的食物，即食物可以在口腔停留且在咽喉移动缓慢的食物，如土豆泥，泡好的蛋糕、馒头，黏稠的燕麦粥，调好的藕粉等。稀薄液体是最难控制的食物，不宜早期食用。如试吃无呛咳现象，再改为流汁和半流汁，最后进软食。进食后注意检查伤口敷料情况，注意有无饮食经由原瘘口流出。

3. 劝导患者戒烟　向患者解释烟草中所含的单氧化物、尼古丁直接影响伤口局部的氧供，降低细胞增殖及迁移的速度，导致伤口愈合延迟。指导患者采取有效的戒烟策略，如劝导、行为治疗等方式，以增加组织的供氧量，促进伤口的愈合。

【结果】

经过呼吸道感染控制、瘘管及伤口异常肉芽局部处理等全身综合性治疗护理措施，患者痰液逐日减少，3 天后经由瘘管流出的痰液也明显减少，伤口分泌物由绿色转变为淡黄色，体温降到正常，痰液及伤口分泌物培养均无菌生长；4 天后肉芽组织结实，鲜红色及小颗粒状，伤口周围可见上皮组织生长，伤口缩小到 4cm × 2.5cm；17 天后瘘管完全愈合，按医嘱拔除胃管，改为经口进食流质，逐渐过渡至半流质饮食，伤口进一步缩小至 2cm × 1cm，改用泡沫敷料覆盖伤口，4 ~ 5 天更换 1 次，换药第 30 天伤口完全愈合（图 1-1-3d）。

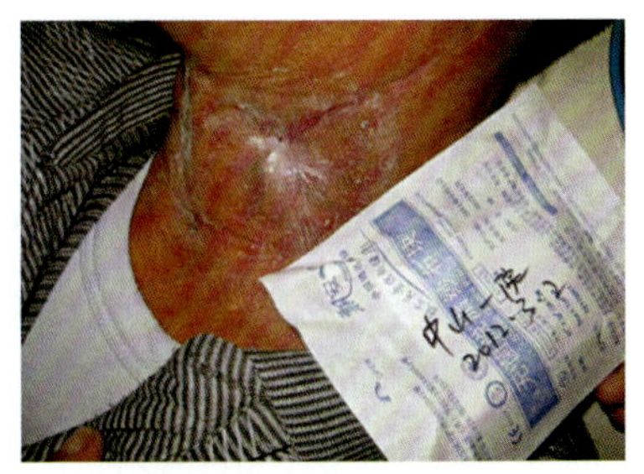

图 1-1-3d　伤口愈合情况

【重点 / 难点】

1. 喉癌术后如并发咽瘘，呼吸道分泌物通过瘘管流至伤口，致使伤口感染难以控制。
2. 控制呼吸道感染，减少痰液分泌及经瘘管漏出至伤口是伤口愈合的保证。
3. 瘘管内填塞引流条时应特别注意引流条放置的安全性，防止引流条滑落至咽部。
4. 瘘管流出量多时，指导患者采取右侧半卧位，以减少呼吸道分泌物从瘘管流出。
5. 颈部伤口敷料避免采用环形包扎，避免颈静脉回流受阻及影响患者呼吸。

（黄漫容）

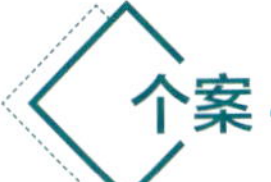

个案 4　墙式负压吸引运用在口底癌术后口底瘘患者中的护理

口底癌是指发生于口底黏膜的癌，绝大多数为原发于黏膜的鳞癌及少量来源于口底小涎腺的癌，在我国发病率呈逐渐上升趋势。口底瘘是口底癌术后棘手的并发症之一，许多因素可以导致瘘管的形成，如患者有颈部放射治疗史、手术中皮角角度过小或术后局部皮瓣血供不足、术后感染等。头颈部术后形成的瘘管，传统局部处理常是扩大皮肤创口，促进脓液引流，根据经验选用碘仿纱条、红霉素纱条、凡士林纱条等引流，无感染后，以加压包扎为主，结果瘘口愈合时间长，不少瘘口还要清创缝合、瘘口修补、肌皮瓣修复或局部植皮，影响患者术后功能恢复、生活质量，增加住院费用。Andrews 等报道，真空负压辅助愈合是促进头颈部瘘管愈合的可行选择。

国内有报道应用墙式负压吸引处理 6 例头颈部恶性肿瘤术后患者的口底瘘，压力在 100 ~ 125mmHg（13.33 ~ 16.67kPa），在 5 ~ 28 天内愈合。

【患者资料】

患者严先生，45 岁，因口腔疼痛 1 年余，发现右侧口底肿物 3 个月余，入院后予口底镜检查，送检口底黏膜组织中见高分化鳞状细胞癌浸润。在全身麻醉下行右侧口底癌根治术 + 右下颏骨部分切除术 + 右侧钛板修复术 + 右侧股前外侧皮瓣修复术 + 右颈淋巴结清扫术 + 气管切开术。术后第 5 天发现口底转移皮瓣坏死，第 6 天急诊行口腔坏死皮瓣清创缝合术，术后 1 个月伤口愈合不佳，转介造口治疗师处理。

【全身评估】

患者严先生，男性，身高 175cm，体重 65kg，精神好，鼻饲饮食，体温 36.7℃，血压 125/80mmHg，血常规、生化检查正常。既往体健，没有糖尿病、高血压等基础疾病。吸烟 30 余年，10 支 / 天，饮酒 20 余年，2kg/ 周，已戒烟酒 3 月余，有两年嚼食槟榔史。家庭关系好，有妻子照顾，经济一般。对瘘管不能愈合有些烦恼，担心影响后续放射治疗。

【局部评估】

接诊时见患者右侧颏下 0.2cm × 0.5cm 伤口，周围皮肤 0.5cm 泛红，有淡黄色脓液流出、腥味。清洗干净伤口后，用装有 0.9% 氯化钠注射液无菌注射器，冲洗伤口，见到 0.9% 氯化钠注射液从口腔流出。患者诉日常见有唾液从伤口流出。诊断为口底瘘（图 1-1-4a），接诊前每天用 75% 乙醇消毒伤口，一块纱布覆盖，纱布湿润，每天换药 1 次。没有诉伤口疼痛。

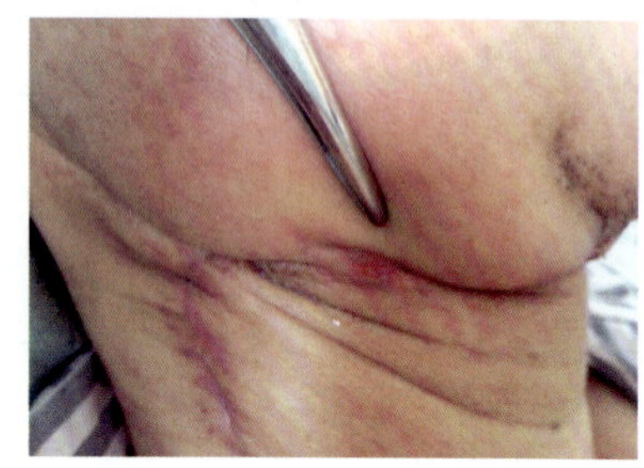

图 1-1-4a　术后 1 个月的口底瘘

【护理目标】

1. 瘘管引流通畅，消除局部炎症，促进口底瘘的愈合。
2. 理解瘘管愈合的康复知识。

【处理过程】

采用墙式负压吸引的方法处理，促进瘘管愈合。

（1）每次用 0.9% 氯化钠注射液冲洗口腔，冲洗液从口底瘘口流出来，再清洗瘘口周围的皮肤，抹干。

（2）用超薄水胶体贴在瘘口周围皮肤，保持瘘管周围皮肤平顺。

（3）剪一小条脂质水胶体敷料 0.2cm × 3cm 大小，填塞在口底瘘中，敷料露出瘘管口外 1cm（图 1-1-4b），利于引流。因为瘘口小、很浅，分泌物少，常规负压引流用的脂质水胶体包裹吸痰管不能置入瘘口，也不必置入瘘口，以免影响愈合。

（4）单腔负压吸引管的制作　准备一根一次性 14 号硅胶吸痰管，剪 2 个侧孔（加大它原有的 2 个侧孔），侧孔大小 0.5cm，隔 0.5cm 再剪下一个对侧 0.5cm 的侧孔；用脂质水胶体敷料半块，包裹吸痰管侧孔端。包裹时，注意脂质水胶体敷料在吸痰管头端要反折，外科缝线固定。

（5）用上述脂质水胶体敷料包裹的吸痰管放置在颏下瘘口外，与瘘口中引流用的脂质水胶体敷料外露部分相接触，用透明敷料 2 块覆盖包裹的吸痰管和引流用脂质水胶体敷料，密封瘘口。吸痰管外口再接上墙式负压，压力在 125mmHg（17kPa）（图 1-1-4c）。

（6）3 天更换敷料 1 次，负压引流管吸出少量淡红色渗液。第 2 次更换敷料后瘘口没有液体流出，但是喝水后还是有水漏出，继续墙式负压吸引。第 3 次更换敷料时，口底瘘周围皮肤颜色正常，没有脓液从瘘口流出，周围皮肤泛红消失，因此瘘口不再用引流用的脂质水胶体敷料，以免影响愈合，把脂质水胶体敷料包裹的吸痰管放置在瘘口附近，用透明敷料密封，继续负压。3 天后口底瘘愈合。

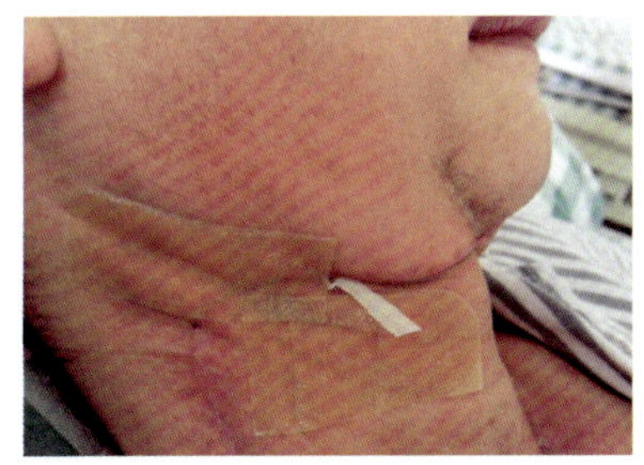

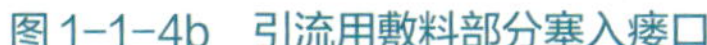

图 1-1-4b　引流用敷料部分塞入瘘口

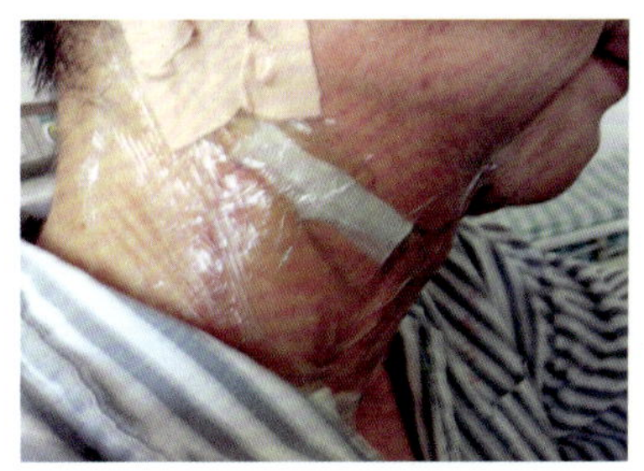

图 1-1-4c　用透明敷料密封

【健康教育】

1. 向患者及家属解释，右侧颏下的口底瘘只用敷料局部换药，耗时长。

2. 解释墙式负压吸引的目的是为了减少瘘管的细菌，减轻局部水肿，促进局部血液循环，促进肉芽生长，加快瘘管的愈合。

3. 强调墙式负压吸引治疗过程中，不能自己调节压力表，超过压力范围时，及时报告医务人员。

4. 说明当墙式负压吸引的引流液的颜色变成浓稠血性时，及时报告医务人员。

5. 说明墙式负压有效或无效负压表现形式。

6. 鼓励患者下床活动，不脱离中心负压机时也可以下床，在床边活动。脱离中心负压机时，报告护士，先关闭负压，用无菌纱布包裹导管的两个分离端。暂停负压的时间每天共不超过 2 小时。

7. 患者鼻饲饮食时，先关闭中心负压，鼻饲完成后 30 分钟中，再开启墙式负压机吸引治疗，以防鼻饲液从瘘管吸出。

8. 术后患者抵抗力下降，舌功能受损，口腔自净能力减弱，加上口底位置低，长期浸泡在唾液中易发生感染。因此，口腔护理非常重要，督促患者晨起、睡前或进食后用 0.9% 氯化钠注射液漱口，每日 6 次。

【结果】

患者口底瘘通过墙式负压吸引处理，12 天愈合。

【重点 / 难点】

1. 因为瘘口很小又有脓液，需要充分引流脓液，而又无法把吸痰管放置到瘘口内，因此，需要先在瘘口内放置小块脂质水胶体敷料做引流条，让瘘管外的吸痰管与引流条相接触。透明敷料封闭瘘口后连接负压后，才能充分引流瘘口内的细菌、脓液，同时又能促进血液循环。

2. 当瘘管内引流液变少、变清，没有脓液时，可以不在瘘口内放置引流条，只在瘘管外放置脂质水胶体敷料包裹的吸痰管，透明敷料密封瘘口和吸痰管，吸痰管另一端连接负压就可以了。

3. 脂质水胶体敷料是微型网状结构，有利于引流，用它包裹有多个侧孔的吸引管，可以避免没有包裹的吸引管在压力下吸附组织，造成损伤，也可避免堵管。含有亲水性颗粒的脂质水胶体敷料，且能维持湿性愈合环境，停止负压后敷料容易取出，不易损伤肉芽组织。在这个案中，也可用纱布包裹吸痰管侧孔端，预防堵管，保持引流通畅。

（张惠芹）

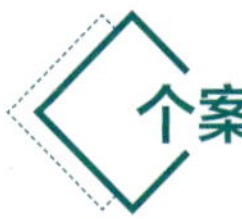

个案5 墙式负压吸引运用在口颊癌术后口颊瘘患者中的护理

口腔癌为颌面部最常见的恶性肿瘤，其发病率位居恶性肿瘤的第8位，占全身恶性肿瘤的3%，好发于男性。据统计，每年约有27万人被诊断为口腔癌，14.5万人死于该病，其中有1/2的病例发生于发展中国家。2010年，美国疾病控制中心的统计结果表明，全球每年约50万人患口腔癌，死亡人数约为12000人。

目前口腔癌治疗手段主要依靠手术，肿瘤切除根治术后往往遗留大面积软硬组织缺损，需要皮瓣移植，若术后切口愈合不良会形成口颊瘘、口底瘘等。瘘管形成后，伤口渗液增多，传统置入引流管引流的方法效果不好，易引起伤口感染，伤口延迟愈合，甚至发展为难愈性伤口。本案例利用负压封闭吸引的原理，采用墙式负压吸引装置治疗伤口，取得了不错的效果。

负压创面治疗（negative pressure wound therapy，NPWT）作为创面治疗的新方法，已经成为治疗各种急性创伤和慢性难愈性伤口的最先进的技术之一。20世纪70年代，前苏联就有关于负压治疗创面的文献报道。1993年，德国创伤外科Fleischmann博士将负压封闭引流法的概念带到中国，其工作原理是将带有引流管的医用海绵敷料覆盖或者填充缺损的创面，再用半透膜对其进行封闭，最后将引流管连接负压源，通过负压可控装置引流出渗液以及坏死物质，清洁创面，促进伤口愈合。1997年，美国外科医师Argenta和Morykwas利用负压封闭吸引原理发明了真空负压辅助愈合装置（VAC）。大量临床研究证明，NPWT促进伤口愈合方面具有显著的效果。本案例使用墙式负压吸引引流技术进行治疗。

【患者资料】

患者朱某，男，68岁，因发现左口颊肿物1年而入院。入院诊断为左侧口颊鳞癌，全身麻醉下行“左侧颊部恶性肿物局部扩大切除术+左口腔颌面部缺损颞肌筋膜瓣修复+左上颌骨部分切除+左上半颈淋巴结清扫术”，术后第1天全身麻醉下行左侧颈部清创止血术。第2次手术后第3天引流液浑浊，术后第11天伤口愈合不良，有脓性分泌物，左颊面部肿胀明显；术后第12天，伤口出现恶臭，其他一般状况良好。术后第13天，请造口治疗师会诊。鼻饲饮食。

【全身评估】

患者身高176cm，体重82kg，意识清楚，既往有高血压史，无糖尿病史，无食物药物过敏史。血常规显示：白细胞计数13.72×10^9/L，红细胞计数3.9×10^{12}/L，血红蛋白118g/L。生化检查结果：超敏C-反应蛋白132.71mg/L，白蛋白30.5g/L，其余检查结果均正常，术后血压、血糖控制良好。接诊时患者为术后第13天，血红蛋白含量较低，白蛋白低于正常水平，全身营养状况不佳。患者担心伤口愈合，情绪焦虑，伤口疼痛（数字等级评定量表法评分4～6分），睡眠差。

【局部评估】

术后13天，头颈部切口3个，位于左侧的颊部、颏下和下颌下部（图1-1-5a）、左侧头顶部至左耳前。左颊部切口全长9cm，该切口下2/4段见2个小裂口（间隔0.5cm），各约1cm×0.7cm左右，上裂口12～1点位置与口腔相通，即口颊瘘，下裂口与颈部切口相通，患者感觉左颊内似乎有鸡蛋大的球状物。下颏和下颌部切口全长12cm，内有1根引流管接一次性普通负压瓶，引流液见黄褐色脓液，与切口渗液同，渗液恶臭，虽然胡须覆盖切口，仍见周围皮肤2～5cm范围红、肿、热、痛。切口基底75%黄色组织、25%红色组织，头顶左侧到左耳前切口见缝钉连续，内置1根引流管接一次性普通负压瓶，引流管出口渗液量大，3层中纺纱敷料湿透，渗液溢出至衣服，渗液呈淡黄色，浑浊，轻微恶臭。头顶左侧到颞后切口缝钉周围皮肤正常，而耳郭上缘上3cm的缝钉周围皮肤红肿（图1-1-5b）。

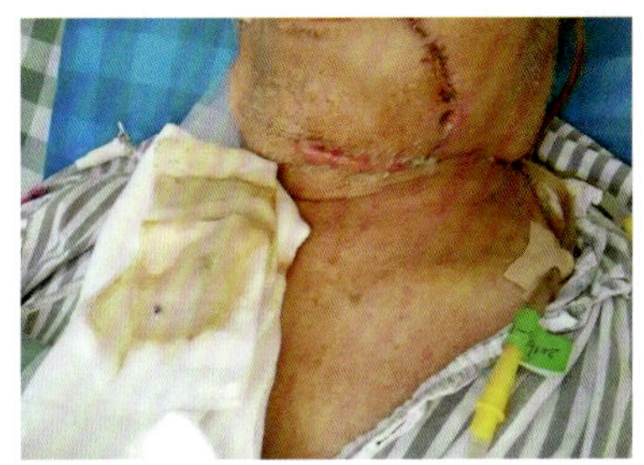

图1-1-5a　初诊时颊部、颏下部及耳前切口感染

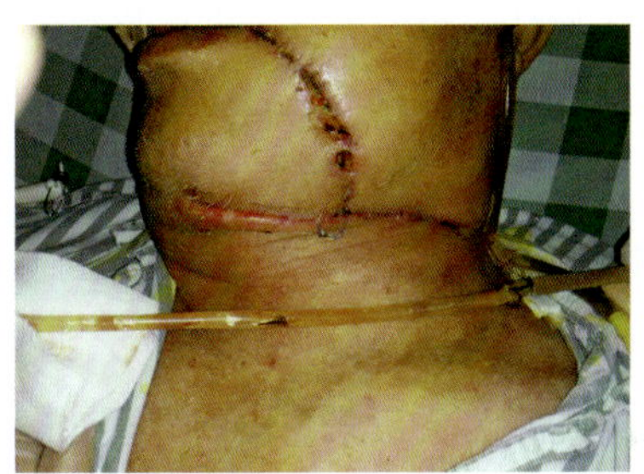

图1-1-5b　拔出颈部引流管

【护理目标】

1. 充分吸收伤口渗液，充分引流，保护伤口周围皮肤。
2. 保持伤口清洁，控制感染。
3. 使患者及家属理解伤口愈合方面的知识，减少患者及家属的心理压力。

【处理过程】

1. 拔出下颌下、颏下部的引流管，充分清洁伤口及周围皮肤　因为下颌下、颏下部切口内的引流管接一次性普通负压吸引瓶，引流液浑浊、恶臭，不能充分引流，征求医生意见后，拔出该伤口内的引流管，见部分伤口基底暴露，75%黄色组织、25%红色组织。使用0.9%氯化钠注射液清洗伤口，伤口瘘管周围皮肤用电动剃须刀剃须。使用安尔碘皮肤消毒剂消毒伤口周围的皮肤，包括左面颊部瘘管、下颌下颏伤口及耳前伤口周围皮肤及耳前伤口近端的引流管。

2. 墙式负压吸引配合冲洗的方法处理伤口　因为左面颊切口存在口颊瘘并与下颌下、颏下伤口相通，伤口渗液量大，渗液浑浊，周围皮肤发红，选择利用双套管进行墙式负压吸引配合冲洗的治疗方法处理瘘管及伤口（图1-1-5c），征得医生同意，具体步骤如下（双套管制作方法同第一章第一节个案1）。

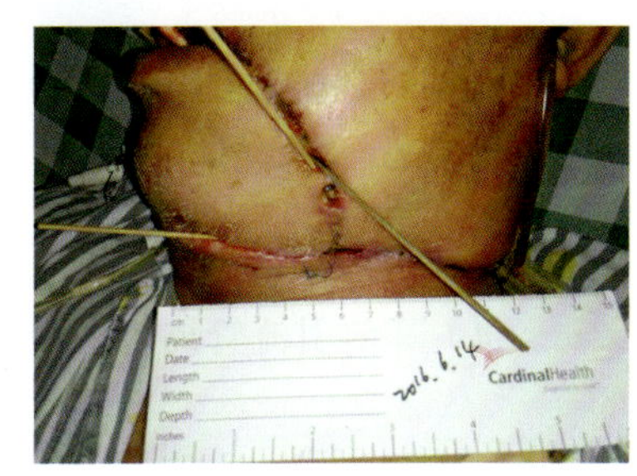

图1-1-5c　颊部裂口与口腔及颈部切口相通

（1）根据伤口的长度准备 2 根 14Fr 抽吸管，吸管前端螺旋式剪出数个侧孔，侧孔间距离 0.5cm。

（2）剪去头皮针的针头，并将其置入抽吸管的侧孔中，作冲洗使用。

（3）使用脂质水胶体敷料将抽吸管带有侧孔的前端包裹，并用外科缝线将其固定。

（4）将 1 根双套管放入左颊部切口的口颊瘘中，从裂口 12 点位置向上置入 1.5cm，也就是患者感觉有鸡蛋大的肿物的位置，并使用透明薄膜密封固定抽吸管。

（5）双套管放置在下颌下颏部伤口中，置入 11cm，并用透明敷料密封固定。

（6）2 根双套管末端用 Y 型管连接负压吸引装置。

（7）左颊部及下颌下颏部伤口双套管套入的头皮针软管另一端接 0.9% 氯化钠注射液持续点滴冲洗，速度 20 滴 / 分左右，压力调至 125mmHg（16.7kPa）。

3. 耳前引流管间歇冲洗及负压吸引 对耳前引流管进行消毒后，在距离缝钉末端 2cm 处使用无菌剪剪出一个侧孔，将剪去针头的头皮针软管置入引流管中，并胶布固定，每天用 0.9% 氯化钠注射液冲洗引流管 3 次，每次 80ml，冲洗时接墙式负压吸引，冲洗完后用透明敷料密封剪口接一次性普通负压吸引瓶；3 天后引流管周围红肿、疼痛明显减退（图 1-1-5d、图 1-1-5e）。

4. 伤口瘘管的变化情况及处理方法的调整

（1）每天巡查患者情况，每 2 ~ 4 天更换伤口敷料及引流管。

（2）术后 15 天（会诊第 3 天），第 2 次更换敷料，更换敷料前见持续墙式负压吸引配合冲洗过程没有堵管、没有渗漏液体现象，引流液红褐色浑浊。左面颊部瘘管、下颌下、颏下部伤口、耳前引流管周围皮肤臭味明显减轻、红肿减轻，患者诉疼痛减轻，但是仍然感觉口腔内有肿物，肿物没有变小。

（3）调整左颊部瘘管的置管方向。考虑到左颊部切口下 2/4 是口颊瘘，从口颊瘘 12 点向上置入的双套管与口腔相通，是对患者感觉口腔内有肿物位置的局部清洁、引流。这次双套管置入点更改为从口颊瘘口 6 点向下置入 2cm（图 1-1-5f），这样管几乎靠近下颏部伤口的负压吸引管，而下颌下、颏下部的负压吸引管的置管同前。

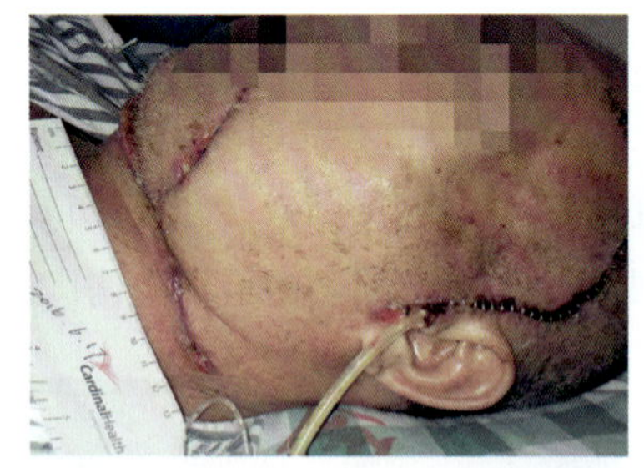

图 1-1-5d 耳前引流管周围炎症减轻

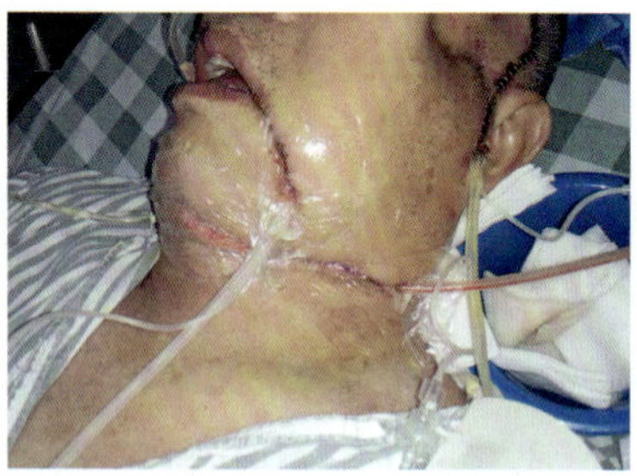

图 1-1-5e 耳前引流管内套头皮针软管注射器冲洗

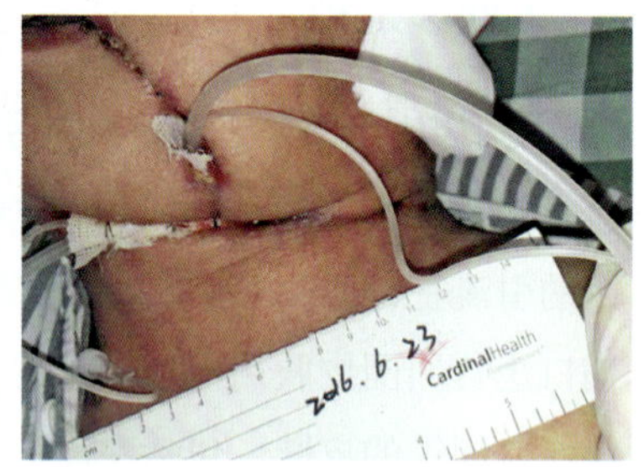

图 1-1-5f 面颊裂口 6 点向下置入双套管

（4）耳前引流管周围渗液浑浊，引流液也浑浊，其缝钉周围皮肤红肿减退明显。继续同前处理。

（5）术后 19 天，第 3 次更换敷料，左面颊瘘管、下颌下、颏下部伤口周围皮肤红肿完全消退，恢复正常皮肤颜色，冲洗液呈淡红色，性质清晰，无恶臭。下颌下、颏下部伤口基底呈 75% 红色组织、

25% 黄色组织，患者仍觉得左面颊部内有肿物，觉得肿物如黄豆大小，疼痛减轻，睡眠好转。左面颊部及耳前皮肤恢复正常颜色，冲洗液呈淡黄色，较浑浊。耳前伤口情况已经好转，主管医生拔出引流，外敷酒精湿纱布保护。

（6）术后 27 天，即会诊 14 天时患者下颌部位伤口愈合，颏下部伤口基底组织呈 100% 红色肉芽，见上皮生长，左面颊口颊瘘见周围皮肤肉芽生长、无臭味；患者不再觉得左面颊部内有肿物，无疼痛感，睡眠好。停止负压吸引及冲洗，纱布覆盖伤口。指导患者按压口颊瘘部位，促进愈合。2 周后口颊瘘愈合。（图 1-1-5g、图 1-1-5h）

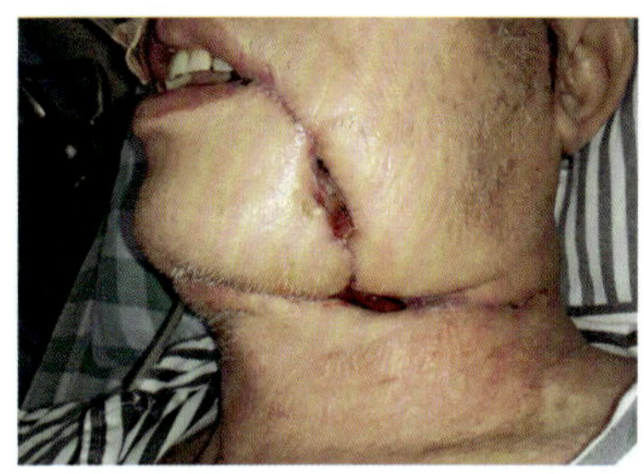

图 1-1-5g　2 周后感染控制停止负压和冲洗

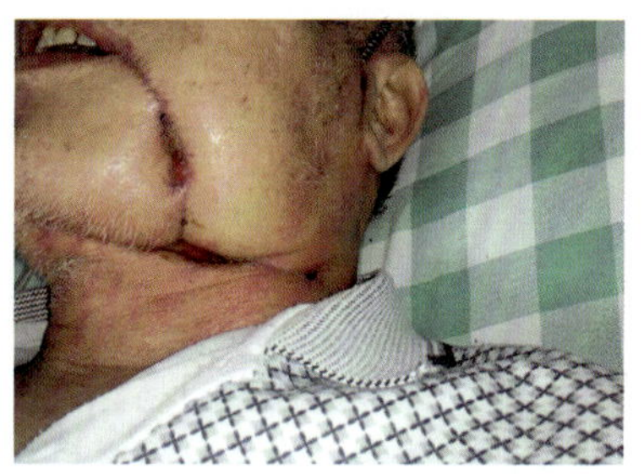

图 1-1-5h　停止负压和冲洗 5 天后肉芽生长

【健康教育】

1. 饮食指导　伤口的愈合能力与患者自身的营养状况关系密切。术后 12 天为鼻饲饮食，嘱其家属给予清淡易消化食物，加强营养，保证足够的蛋白质，如鱼类、蛋类等，摄入适量富含纤维素食物，如新鲜的水果蔬菜，保持排便通畅。由于家属提供鼻饲饮食营养不足，营养师提供营养液鼻饲，每天 6 次，每次 200ml，以保证营养。

2. 观察护理　观察伤口渗液情况，嘱患者及家属发现渗漏或出血情况时及时告知医务人员。

3. 心理护理　换药时为患者提供隐蔽空间，保护患者的隐私。动作应轻柔，主动积极地与患者家属沟通交流，耐心解答患者的疑虑，了解患者需求，给予针对性的心理疏导，并满足患者提出的合理要求，逐渐消除患者的不良情绪。同时，及时向患者及家属反馈伤口的好转情况，增强患者的信心。另外，鼓励家属加强与患者的沟通，给予患者心理支持和安慰。

【结果】

本案例患者术后切口愈合不良，并多处伤口感染和形成口颊瘘管，伤口渗液多，周围皮肤红肿有炎症反应，用 2 周时间使用负压引流技术配合冲洗，可有效引流渗液，减轻红肿，充分清洁创面，保持引流通畅，能有效预防感染，促进创面修复。口颊瘘在会诊 27 天愈合。

【重点 / 难点】

1. 负压引流配合冲洗技术相对于传统的创面治疗手段具有明显的优势

（1）负压引流技术作为创面治疗的新方法，通过负压装置和特殊的伤口敷料使得创面保持负压环境，负压能够加强创面血液循环，促进微血管的形成和肉芽组织的生长，减轻组织水肿。同时，负压产生的机械力能够促进细胞增殖和组织修复，并对创伤边缘形成物理牵拉，促进创面的愈合。另外，负压能够通过增强神经末梢神经肽类物质的分泌，以及增强血管内皮生长因子、活性形式明胶酶、IL-8等表达，降低某些原癌基因和基质金属蛋白酶等的表达来减轻创伤后免疫抑制，抑制细胞凋亡，从而促进创面的愈合。

（2）抽吸管型号的选择不可过小，本案例可选10～14Fr，太小的引流管容易堵塞，影响治疗效果。带有侧孔的抽吸管长度应与伤口长度一致或小1cm。带有侧孔的前端必须使用脂质水胶体敷料包裹，避免损伤基底组织，同时敷料具有传导和均衡压力的作用；薄膜封闭严密，维持负压环境；持续冲洗速度适宜，过快过慢均影响冲洗效果；负压吸引全程需严格遵守无菌操作原则。负压引流抽吸管具有多个侧孔并配合冲洗，保证了引流管在较长时间内保持通畅，不易堵塞，能够彻底清除病灶内的渗液和滑丝物质，保持创面的清洁。

（3）负压能够使得腔壁内陷，并且及时引流出病灶内的渗液，避免脓肿和死腔的形成，具有清除细菌培养基的作用，有效抑制感染。

（4）透明薄膜透气防水，有效阻隔微生物入侵，且利于观察伤口。

（5）负压吸引配合冲洗能够有显著降低换药频率，减轻患者痛苦，缩短住院时间，降低医务人员的工作负荷。

2. 营养调整很重要　营养是伤口愈合的原动力，蛋白质缺乏可减慢微血管形成、成纤维细胞的增殖以及胶原的合成，维生素和微量元素对促进伤口的愈合也有着十分重要的意义。本案例中患者白蛋白低于正常水平，营养状况不佳，对伤口的愈合有着不良影响。营养师及时营养评估，发现患者家属自己配置的营养不够，及时增加营养液量。

（马圆圆　张惠芹）

第二节　胸部瘘管患者的护理

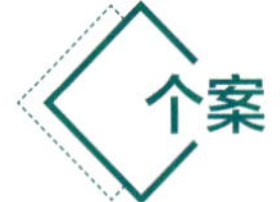

个案1　墙式负压吸引运用在食管癌术后颈部食管胃吻合口瘘合并肉芽过长患者中的护理

食管癌是恶性程度很高的肿瘤，西方国家主要是腺癌，病变位置主要在下段食管或食管胃连接处。在亚洲，腺癌和下段食管癌所占比例逐渐增长，超过90%食管癌患者病理类型是鳞癌，将近50%的肿瘤位置在胸中段。国内，食管鳞癌占发病总数的95%，肿瘤位置以胸中段食管癌最多见，占52.7%。随着手术技巧的提高、新技术的应用、外科营养支持治疗的成熟以及患者术前体质状况的改善，近数十年以来吻合口瘘的发病率不断下降，但是颈部瘘的发病率却没有明显下降。传统颈部吻合口瘘的处理方法是局部伤口的敞开换药、营养支持等。李桂珍等2010年报道，颈部切口最低处放置无菌尿管加用负压吸引，可以有效治疗食管癌术后颈部食管胃吻合口瘘，加快瘘口愈合。墙式负压吸引治疗在处理食管癌患者颈部食管胃吻合口瘘方面，也取得很好的效果。

【患者资料】

患者陈先生，57 岁，诊断为食管癌 $T_3N_1M_0$ 术后，7 个月前因食管癌，在全身麻醉下经右胸上腹食管部分切除 + 左颈食管胃吻合术。术后第 6 天出现颈部食管胃吻合口瘘（颈皮瘘），经墙式负压吸引治疗，半个月后瘘管愈合。但是由于术后化疗及放疗，在放疗的最后 3 周，出现颈部食管吻合口瘘，碘仿纱填塞，瘘口不愈。放疗结束后，即术后 7 个月，因颈部食管胃吻合口瘘入院。

【全身评估】

患者食管癌术后 7 个月，复发性颈部食管胃吻合口瘘 3 周，2 型糖尿病 2 年，血糖 10.62mmol/L，血常规、白蛋白、肝肾功能正常。身高 165cm，体重 55kg，留置鼻胃管，接受肠内营养，能下床活动。诊断为食管癌前每天抽烟 1 包，习惯每天喝功夫茶，发病后停止了抽烟、饮浓茶。家庭经济状况一般，有妻女等家人陪伴、关爱，心情开朗。

【局部评估】

左颈部食管胃吻合口瘘由大棉垫覆盖，有唾液、胃液渗出，每天 1 次更换药。见瘘口由肉芽覆盖，范围 1cm × 0.5cm，结实的肉芽高出皮肤约 2mm，周围皮肤泛红，宽 5 ~ 10cm（图 1-2-1a），疼痛可视数字评分 2 ~ 4 分。

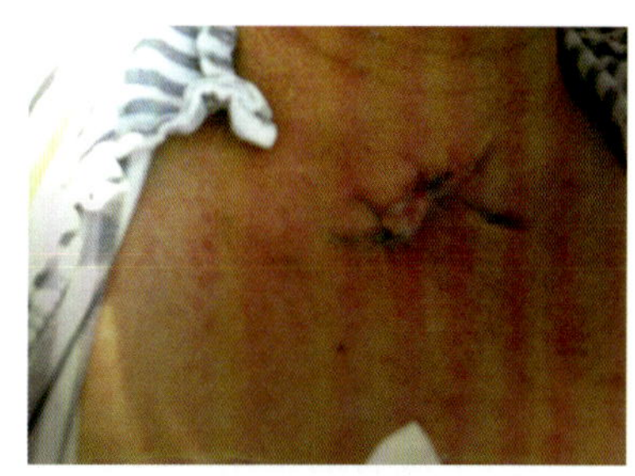

图 1-2-1a　颈部食管胃吻合口瘘见高出皮肤的肉芽

【护理目标】

1. 收集瘘管渗液，保护周围皮肤。
2. 清除肉芽、纤维化创面，促进瘘管愈合。
3. 患者及家人理解瘘管形成因素。

【处理过程】

1. 保护瘘管周围皮肤　食管瘘周围皮肤泛红是因唾液和胃液渗出刺激皮肤引起的，因此需要保护瘘管周围的皮肤。首先，更换敷料前都用 0.9% 氯化钠注射液清洗伤口，用一薄层造口皮肤保护粉保护泛红皮肤，然后距离皮肤 10cm 左右喷洒创口保护膜，以加强瘘口周围皮肤的保护。其次，控制食管瘘的渗液。

2. 采用墙式负压吸引方法治疗，收集食管瘘渗液，促进瘘管愈合。

（1）单腔负压吸引管的制作　第一步，在 14 号一次性硅胶吸痰管前段上，剪出 2 个对侧侧孔，每个侧孔约 0.5cm，每个侧孔间隔 0.5cm。第二步，用半块脂质水胶体包裹有侧孔的吸痰管前端，用外科缝线包扎固定（如果没有外科缝线包扎固定，患者脱离墙式负压活动时，吸痰管和敷料会分离开来），脂质水胶体敷料包裹吸痰管侧孔端的目的是预防瘘管分泌物堵管，保持引流通畅，取出敷料时又能避免创伤脆弱的肉芽，因为脂质水胶体敷料能保持伤口湿润。负压吸引管如图 1-2-1b 所示。

（2）选用的造口袋的底盘比外瘘口形状大一些；裁剪造口底盘口径比外瘘口大 2 ~ 3mm；在造口袋正面大约 1/2 位置上，贴上一小块水胶体超薄片，在这超薄片上面剪出一个小孔，待用。

（3）置管　置管前用硝酸银笔烧灼外瘘口上过长的肉芽。将负压吸引管置于瘘管 1cm 深处。

（4）固定　将负压吸引管的外接口端从造口底盘穿进造口袋，经造口袋正面剪好的小孔（正面大约 1/2 位置）穿出造口袋。因为当时没有无菌造口袋，负压吸引管外接口的从造口底盘穿入造口袋，再穿出造口袋表面的目的是减少污染负压吸引管头端。粘贴造口袋，用水胶体超薄片密封造口袋的缝隙，也起到固定负压吸引管的作用（图 1-2-1c）。

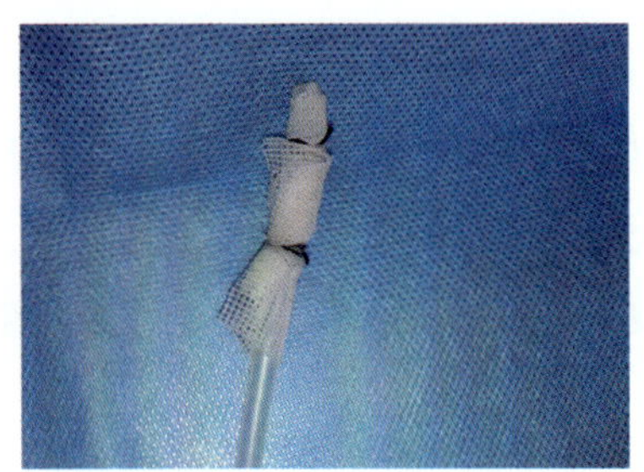

图 1-2-1b　单腔负压吸引管

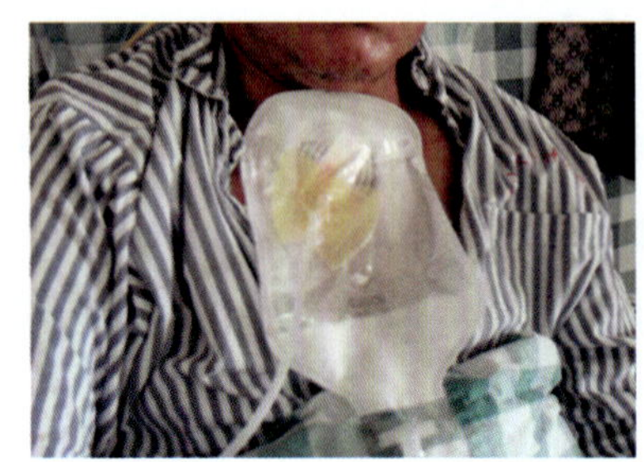

图 1-2-1c　一件式造口袋在瘘管上形成密封

（5）负压吸引管的外接口接上墙式负压吸引装置，调节负压在 125mmHg（16.7kPa），持续负压吸引。

（6）贴造口袋前，仔细评估瘘管周围的皮肤，用猪油膏补片补平瘘口周围凹陷的皮肤，再贴上造口袋。

（7）瘘管的变化　每 2 ~ 3 天更换敷料、造口袋及管道 1 次，造口袋没有渗漏现象。1 周后，每天吸收到的瘘管液还有 150ml 左右，淡黄色浑浊，伤口没有愈合，但是瘘口周围皮肤泛红消失，为正常肤色。外瘘口的肉芽又重新长出来，请来主管医生用无菌手术刀片刮除肉芽，同时对瘘管内周围纤维化层进行创刮，至出现新鲜的红色组织。继续墙式负压吸引，每 2 ~ 3 天更换敷料、造口袋及管道 1 次。

3. 创刮 1 周后，瘘管每天引流唾液和胃液 30ml 左右，近外瘘口的瘘道变得很狭窄，很难置入负压吸引管。剪一 2cm × 0.4cm 条状的脂质水胶体敷料做引流条，替代负压吸引管放入食管瘘道内 1cm 深处做引流，引流条的另一端与负压吸引管接触，继续墙式负压以充分引流，促进血液循环，促进肉芽生长，以避免瘘口表皮愈合，皮下没有愈合的假性愈合。每 3 天更换 1 次敷料、造口袋及管道。

4. 创刮 2 周后，负压吸引液体减少，每天约 5ml 唾液。瘘道内不再填充脂质水胶体敷料引流条，只在食管瘘口外放置负压吸引管，然后用透明敷料覆盖，负压吸引管尾端继续连接墙式负压抽吸。3 天后，没有唾液吸出，停止负压，吞钡试验瘘管愈合，进食 3 天流质，没有唾液渗出（图 1-2-1d）。

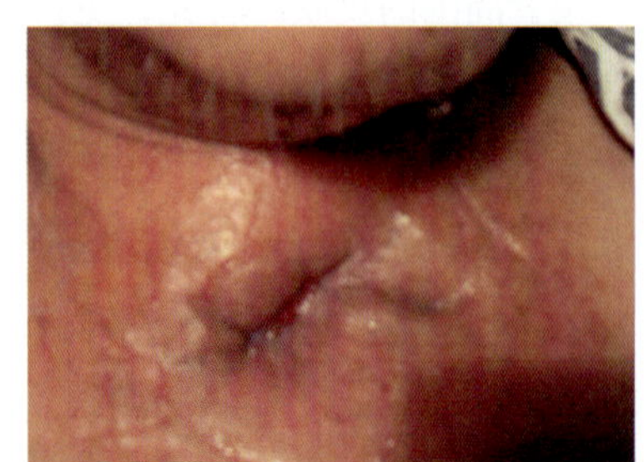

图 1-2-1d　刮除瘘管上过高的肉芽和纤维化组织后愈合

【知识拓展】

食管癌术后护理

1．密切观察生命体征的变化，持续低流量吸氧。

2．呼吸道管理，有效咳嗽、排痰（手术日清醒开始）

（1）护士用双手按压胸部切口周围胸壁或嘱患者自己双手抱胸，护士一手按压背部伤口，患者上身向前倾，稍弯腰，可减少因咳嗽引起胸壁振动而产生的疼痛。

（2）深吸一口气，憋气 2 秒后做爆破性咳嗽，使气道内空气冲出，咳声应该短促有力。

（3）不愿意主动咳嗽的患者护士可用手指在呼气终末压迫胸骨上窝，向下按压主支气管，刺激患者做不自主的咳嗽，可重复多次，但不可暗示患者此动作作为刺激咳嗽动作，否则无效。

（4）翻身、活动体肢、坐起拍背咳嗽。

（5）雾化吸入。

（6）吹气球练习　每天 5 组，每组 5 次。

（7）呼吸肌锻炼　坐位，用鼻深吸气，屏住 2 秒钟，用口缓慢呼出气体，每天 10 组，每组 10 次。

3．胃管的护理

（1）调整深度　患者回室后，应根据术式对胃管的留置深度进行调整，一般弓下吻合的深度为 45 ~ 50cm；弓上、颈部吻合的为 35 ~ 40cm。

（2）固定好胃管　用工型鼻贴联合活瓣式脸贴胃管固定法妥善固定。做好患者的健康教育，反复强调胃管的重要性，加强看护，防止患者自行拔管。早期一旦发生胃管脱出，应在手术医生的指导下内镜引导下重置胃管，以免损伤吻合口；5 天以后脱出的，患者胃肠功能已经恢复，可不必重插。

（3）保持胃管引流通畅，防止胃液潴留　发现胃管不通时，可以用甘油注射器吸 0.9% 氯化钠注射液 20ml 冲洗胃管，必要时调整胃管位置，重新固定胃管。

（4）注意观察胃液的量和颜色　胃液量每天 300 ~ 500ml，术后早期胃液的颜色一般为暗红色，然后向咖啡色→黄色→淡绿色或淡白色演变。如果发现胃液持续为暗红色甚至鲜红色、量较多，应怀疑吻合口出血，或有消化道应激性溃疡出血，要报告医生处理，术后胃液的量每天应不超过 500ml，并且随着胃功能的恢复而减少；如果持续在 500ml 以上的，可能出现了胃动力障碍（胃瘫）。

4．胸腔闭式引流护理

（1）保持管道系统的密闭性和完整性　特别是引流管周围皮肤是否有皮下气肿、各处连接口有无松动或滑脱；水封瓶内的长玻璃管是否没入水面下 3 ~ 4cm，并保持直立。

（2）观察胸腔积液的颜色和量　术后 24 小时内，正常的水柱波动 4 ~ 6cm，胸液呈暗红色，少于 500ml，如呈鲜红色，每小时超过 100ml 或 24 小时超过 500ml，警惕胸内出血；当发现术后引流量持续多（> 500ml/24h）、颜色淡红、粉红或乳白色时，应考虑乳糜胸；当胸腔积液颜色浑浊、有沉渣，结合 X 射线胸片结果、患者的临床症状，考虑发生了吻合口瘘，可通过口服亚甲蓝或吞钡得到证实。

（3）保持胸腔引流管通畅　如水柱波动弱，引流液少，注意检查连接管道是否正确，管道是否有血块阻塞，是否有受压、折叠、扭转，接头是否漏气，内口是否脱出胸壁等。

如出现上述情况，应迅速予相应处理，其中胸管上端血块阻塞的处理：钳夹胸管离胸壁 20cm 处，反复挤压胸管近端部，使引流通畅。一旦发现胸管脱出时，不要惊慌，不要离开患者，马上用示指、拇指捏起管口的皮肤，封闭管口，不让空气进入，然后让其他护士或家属通知医生处理，安慰患者不要惊慌，暂不要大力呼吸。

（4）每日更换水封胸瓶内液体，做好记录　更换时注意无菌操作，更换胸瓶前先钳夹胸管，防止气体进入胸腔，胸瓶位置不能高于胸腔，患者应取半坐卧位，便于引流。

5. 颈部术后引流胶片　对三切口的患者，颈部伤口会放置引流胶片，每天要检查敷料的渗液情况，触摸局部有捻发感或囊性感，及时发现出血或颈瘘情况。

6. 腹腔引流管　三切口的患者，腹部伤口有时会放置腹腔引流管，注意观察引流液的颜色、性状和量，及时发现出血或胰漏情况。

7. 尿管　每天会阴抹洗 2 次，患者如果术后留置了硬膜外镇痛的，必须在拔除了镇痛管后才能拔尿管，否则容易发生尿潴留；拔尿管后发生排尿困难的，可以用开塞露塞肛门、热敷下腹部或听流水声等物理方法刺激排尿，必要时重新留置尿管。

8. 中心静脉导管　由于食管癌患者术后禁食的时间较长，输液量大、输液时间较长，大部分患者需要进行 TPN 治疗，所以维护好静脉输液管路非常重要。一旦静脉管道脱出，最好及时重置经外周静脉留置中心静脉导管（PICC），以保护外周血管，也保证患者输液治疗的进行。

9. 镇痛　按医嘱按时使用镇痛药，减轻患者的疼痛感觉，便于配合咳嗽排痰；术后留置静脉镇痛或硬外镇痛，注意观察镇痛泵是否正常工作、患者有没有出现呼吸抑制、皮肤瘙痒、恶心呕吐、头晕、血压低等麻醉药的不良反应，及时关闭镇痛泵或对症处理。

10. 术后早期并发症的观察和护理

（1）吻合口瘘　分吻合口胸内瘘、颈部吻合口瘘。

早期吻合口瘘发生在术后的 1 ~ 2 天，可能吻合口处张力过大、局部血运氧供不良、吻合技术欠佳等有关。

中期瘘发生在术后 2 ~ 7 天，可能营养状况不佳，年龄过大，局部炎症、术后出现低氧血症等并发症有关。其临床表现为胸腔感染、胸液腐臭味、浑浊；患者突然寒战、高热或出现胸痛、气促、呼吸困难；颈部吻合口红、肿、热、痛、脓液渗出。护理措施：关键措施是及早发现、充分引流、控制感染、营养支持。开始进食的患者，要告诉患者禁食、禁水，协助医生确诊（口服亚甲蓝、吞钡、照 X 射线、抽血查白细胞、胸腔穿刺）。立即做胸腔闭式引流、胸腔冲洗；可用甲硝唑或 0.9% 氯化钠注射液 + 庆大霉素进行胸腔冲洗，冲洗时要注意速度、患者的反应，记录冲洗液的出入量、冲洗引流出液体的颜色、量；做好胸管周围皮肤的护理，及时更换伤口敷料；患者冲洗时体位的变动，保证冲洗液有效地将污染物带出体内。抗感染，使用有效的抗生素；营养支持，尽早开始肠内营养或静脉营养，补充足量的液体及蛋白质，保证营养，促进吻合口的愈合。胃肠减压：重置胃管，加强口腔护理；颈部吻合口瘘处理：开放局部伤口，清洗、保持伤口清洁，充分引流。必要时手术修补或放置带膜支架堵住瘘口。

（2）乳糜胸　原因是术中误伤胸导管引流；一般出现于术后 2 ~ 5 天，胸液呈粉红或淡黄，输入肠内营养的患者胸液可呈乳白色，胸液＞ 500ml/24 小时（苏丹Ⅲ染色可确诊）。护理上，禁食，观察引流量的变化，保持有效的胸腔闭式引流；抗感染，补充足量液体及营养；必要时可向胸内注射高渗糖或其他物质（纤维蛋白原等，与利多卡因一起注入可减轻疼痛症状），注入药物后夹管1～2小时，嘱咐患者多翻身，以利于药物与胸膜充分接触，刺激胸膜发生无菌性炎症，促进上皮细胞纤维组织增生，使胸膜肥厚粘连而闭锁胸导管瘘口；保守治疗效果差要重新开胸结扎胸导管。

（3）喉返神经损伤　术后早期患者表现为声音嘶哑、说话费劲、咳嗽排痰困难；开始进食时会有明显的呛咳。护理：解释发生的原因、鼓励患者多说话促进功能的恢复、协助排痰，必要时行吸痰或支气管纤维镜吸引；进食半流或软食，不躺着进食。

（4）腹部并发症　特别是三切口的患者和结肠代食管的患者，注意膈疝、胰肠漏、肠袢坏死、应激性溃疡、胃穿孔等情况的发生。

（5）其他并发症　食管－气管瘘、吻合口狭窄、反流性食管炎等。

11．术后饮食指导

（1）术后1～5天，患者刚好处在手术的创伤期，吻合口尚未愈合，胃肠功能也未能恢复，此期应绝对禁食。术后5～7天患者胃肠功能恢复，医生将胃管与负压瓶分离，封管观察，患者没有出现腹胀、胸闷，食管吞钡检查示无吻合口瘘时方可拔胃管。

（2）拔胃管后医生嘱患者试饮水，开始进食时嘱患者小口慢咽，每2小时饮水100ml（1～2天后）→半流→3周后可吃软饭、馒头、成团软饭→1个月后可普食。不要老停留在半流饮食阶段，因为后期需要食物团对吻合口产生机械性扩张作用，才可防止吻合口狭窄。

（3）进餐后2小时内不能平卧，睡觉时采取低坡卧位，床头抬高30°，防止胃内容物的反流，裤带不宜系得太紧，进食后避免做低头弯腰的动作。

（4）进食高蛋白、高热量、高维生素、少渣易消化食物，少量多餐，宜细嚼慢咽，不能进食过饱。

（5）饮食要规律，避免刺激性食物及生冷食物，避免进食过快、过量、过热、过硬。质硬的药片可碾碎后服用。

12．口腔卫生方面　禁食期间用漱口液或淡盐水漱口3次/天。若经常感觉口干不适者，可用淡绿茶或柠檬水漱口，以减轻口干的感觉。开始进食后养成良好的口腔卫生习惯，每餐进食前后最好漱口并喝30ml温开水，以达到清洁口腔和冲洗食管的作用。行结肠代食管的患者，因结肠的逆蠕动，患者会经常嗅到粪臭气味，需向患者解释原因，并指导注意口腔卫生，一般在半年后能逐步缓解。

13．呼吸道方面　继续加强呼吸功能的锻炼，做一些力所能及的活动，不主张进行剧烈的有氧活动。

14．康复锻炼、运动与休息　患者术后完全清醒后可取半卧位，开始做握拳伸掌运动，每次3～5分钟；术后第1天开始肘部屈伸运动，鼓励患者用患侧完成日常生活的动作（如刷牙、洗脸、梳头），走路时不要斜颈，肘部抬高，保持自然位置；术后第3天开始做患侧上肢上举、肩膀旋转等活动，并随着体质的恢复，逐渐增加运动量，避免因长期卧床及术中切断了斜方肌、前锯肌等原因引起肢体产生废用性肌肉萎缩。鼓励患者尽早下床活动。活动以不自觉劳累为宜，保证充足的睡眠。

15. 复查和后续的治疗　定期复查，第 1 次复查时间为出院后的 1 个月，以后两年内每 3 个月复查 1 次，两年后每 6 个月复查 1 次，5 年后以每年复查 1 次。以后要坚持继续治疗，如放疗、化疗等，并定期随访。期间如出现异常情况（重新有进食梗阻感、呛咳、吞咽疼痛、呼吸困难等），应及时联系医生和及时就诊。

【健康教育】

1. 告知患者及家属负压吸引治疗食管胃吻合口瘘方面的知识，使其理解负压吸引治疗的作用和目的。

2. 告知患者及家属放射治疗、糖尿病及曾经发生的食管胃吻合瘘都与现在瘘管形成有关。

3. 告知患者及家属继续肠内营养的必要性。

4. 告知患者及家属按时监控血糖的必要性，解释血糖过高会延长局部的炎症反应，不利于瘘口的愈合。

5. 告知患者及家属抽烟、浓茶的危害，患者表示理解。

【结果】

患者食管癌术后早期颈部食管胃吻合口瘘，经过墙式负压吸引处理 2 周后瘘管愈合。但是由于患者术后放疗化疗，在放疗的最后 3 周又出现颈部食管胃吻合口瘘，外瘘口肉芽过长，经过清除肉芽及对瘘口周围纤维化层创刮，同时墙式负压吸引治疗，食管瘘 24 天愈合，期间积极控制血糖、肠内营养支持。

【重点 / 难点】

1. 瘘管复发存在的一段时间里，唾液、胃液反复刺激与瘘管外口的肉芽过长密切相关。

2. 过长的肉芽抑制周围上皮的爬行。瘘管的长期不愈也容易纤维化，抑制瘘管的愈合，因此，对这种瘘管需要先清除肉芽、刮除纤维化层（医生执行），才能采用墙式负压吸引治疗，促进瘘管愈合。

3. 控制好血糖有利于瘘管的愈合。

4. 用猪油膏补片填平瘘口周围凹陷的皮肤，有利于保持造口袋粘贴稳固，维持有效负压。

5. 墙式负压吸引的阶段，患者下床活动脱离负压吸引的时间不能超过 2 小时，保持负压吸引的连续性。

6. 墙式负压吸引的注意事项需要与主管护士说明清楚，做好观察，填写交接记录（包括瘘管中敷料记录）。

7. 瘘口比较大的时期，会有一阵阵的唾液、胃液涌出，需要选用造口袋收集液体，以防渗漏而刺激皮肤。瘘口比较小的时候，流出的液体每天少于 10ml 时，可以不用造口袋，只用透明敷料密封瘘口及敷料包裹的吸引管，继续负压治疗到愈合。

（张惠芹　钟就娣）

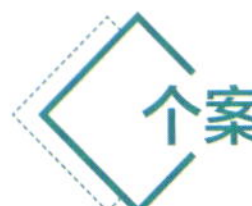

个案 2　墙式负压吸引配合间歇冲洗运用在食管癌术后颈部食管胃吻合口瘘患者中的护理

当食管癌术后吻合口瘘发生时，国内外处理的关键共识在于渗出液充分引流、抗生素控制炎症、营养支持，其中引流和炎症控制较易普及实施，院际间差别较小；但现今我国临床营养科室不健全，且吻合口瘘患者因较长时间无法进食（最新文献统计吻合口瘘平均 2 个月愈合，故患者平均 2 个月禁食），完全依赖营养支持，处理不当，易引起患者营养不良、电解质紊乱、肝功能损害等，使吻合口愈合缓慢，故本章节前言，就食管外科术后营养支持方式及优缺点进行简要概述。

食管外科术后营养支持分为完全胃肠道外营养和完全胃肠道内营养：前者主要通过静脉途径供给机体足够的营养需要，适用于短期内营养供给。食管癌患者术后肠道功能正常，应尽早过渡为完全肠内营养，以避免静脉炎、空气栓塞、导管相关感染及肝功能损害等并发症。

完全肠内营养按输送管道建立的方式不同分为鼻导管肠内营养、鼻胃空肠管肠内营养和空肠造口置管肠内营养等。鼻导管方式是现今国内医院特别是广大基层医院最常采用的，简单易行，副作用及并发症较少，但因食管癌手术贲门功能不复存在，易造成反流和误吸；鼻胃空肠管方式同样运用广泛，一般采用胃减压引流管和空肠营养管，既能持续胃肠减压，防止误吸，又能满足营养需要，但缺点是患者经鼻呼吸不畅，需辅助张口呼吸；而空肠造瘘置管方式，为术中同时空肠造瘘放置营养管，术后即可早期行肠内营养，促进肠功能恢复，避免菌群失调及肝功能损害，另可减轻患者呼吸不畅感，有助于术后咳嗽、咳痰，临床应用前景好。

在吻合口瘘护理时，也应密切关注患者全身营养状况，这样才使得两者相得益彰，最终受益于患者。通常判断患者全身营养状况，可参考体重、体质指数、皮褶厚度与臂围、握力测定及血常规（淋巴细胞计数）、生化常规（血清白蛋白）。

【患者资料】

患者周先生，64 岁，主因“进食后胸骨后梗咽感”1 个月，入院诊断为胸上段食管癌，全身麻醉下行右胸 / 上腹 / 左颈部三切口食管癌根治术 + 三野清扫 + 胃食管左颈部吻合术 + 空肠造瘘术，术程顺利，术后入住重症监护室 7 天。术后第 7 天发现患者左侧颈部切口引流米黄色恶臭味引流液，伴有胃液浑浊，血象白细胞计数升高，考虑术后并发颈部食管吻合口瘘（颈皮瘘）可能性大，打开颈部手术切口，彻底清创术，并通畅引流，主管医生每天换药，局部清洗后碘仿纱换药 1 ~ 2 次 / 天，术后第 18 天，颈部食管胃吻合口瘘转介造口治疗师会诊。

【全身评估】

患者术后第 18 天，生命体征平稳，近 10 天的血氧饱和度 92% ~ 99%。实验室检查见白细胞计数 10.33×10^9/L，红细胞计数 3.32×10^{12}/L，血红蛋白浓度 99.00g/L，C-反应蛋白 108.38mg/L；碱性磷酸酶 217.8U/L，γ - 谷氨酰转肽酶 401.1U/L。白蛋白水平正常，没有糖尿病等基础疾病。身高 167cm，体重 62kg。情绪低落，睡眠差，担心伤口能否愈合。安静时不觉伤口疼痛，清洗伤口时可视数字伤口疼痛评分 4 分。经济良好，妻女关心患者。诊断为食管癌前每天抽烟 2 包，喝白酒 250g，发病后停止了抽烟喝酒。目前的全身治疗采取静脉滴注抗生素、护胃、护肝治疗；空肠造瘘以内肠内营养。

【局部评估】

棉垫覆盖颈部食管胃吻合口瘘口，揭开 1 块棉垫 3 块中方纱布敷料，渗液饱和，米黄色浑浊液体，见瘘管周围伤口 3cm × 1cm，肉芽组织红色，覆盖 100% 黄白色生物膜，擦洗不能清除，内瘘口在伤口 9 点位置，不能见到胃食管黏膜，腥臭味。外瘘口边缘完整，没有新生上皮现象。瘘口周围皮肤泛红，宽 0.5 ~ 1cm，轻度肿胀（图 1-2-2a）。

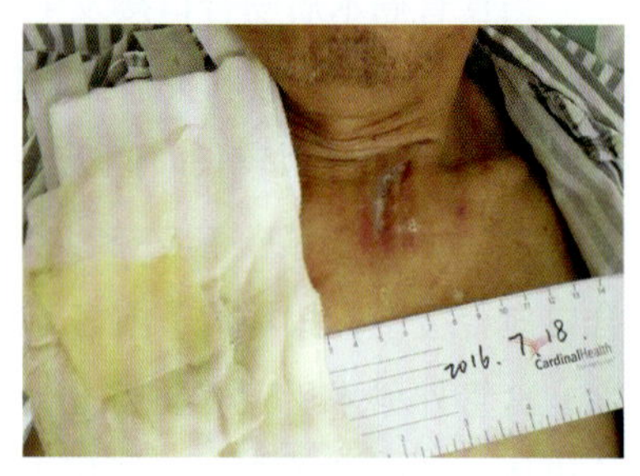

图 1-2-2a　颈部食管吻合口瘘传统换药 15 天

【护理目标】

1. 引流、收集颈部食管胃吻合口瘘管渗液。
2. 维持颈部食管胃吻合口瘘管清洁，促进颈部食管胃吻合口瘘管愈合。
3. 患者及家属理解颈部食管胃吻合口瘘管愈合知识。
4. 心理支持。

【处理过程】

1. 用墙式负压吸引配合间歇冲洗的方法引流吸收瘘管液体，维持局部清洁，促进瘘管愈合

（1）用 0.9% 氯化钠注射液清洁颈部食管胃吻合口瘘管外伤口，用碘伏消毒周围皮肤，抹干。

（2）准备双套管（双套管制作方法同第一章第一节个案 1）　准备 2 根 14 号一次性硅胶吸痰管，前段剪出 2 个侧孔，每个侧孔长约 0.5cm，每个侧孔间隔 0.5cm；2 根吸痰管侧孔总长都是 2cm，侧孔与侧孔的走向呈螺旋形。用一根头皮针软管（除去钢针部分）套入上述一根吸痰管中，从吸痰管末端的侧孔套入，头皮针软管前端与吸痰管平齐；并用脂质水胶体敷料包裹其侧孔段，并用外科缝线绑紧（绑紧敷料的目的是防止患者起床活动时，因停止墙式负压而造成敷料与吸痰管分离），待用。

（3）自制单腔负压吸引管（制作方法同第一章第二节个案 1）　用脂质水胶体敷料包裹剪有侧孔的另一根吸痰管侧孔段，并用外科缝线绑紧［绑紧敷料的目的见【处理过程】2.（1）］、待用。

（4）置管　把自制双套管置于瘘管内约 1.5cm 深，没有达到瘘管内口，以不影响食管瘘愈合又能吸收瘘管液体，减少细菌，消除局部肿胀，促进血液循环。另一根自制单腔负压吸引管置于食管瘘外的周围，以及时吸收涌出的瘘管唾液、胃液，以防渗漏发生。

（5）用一次性造口袋收集瘘管涌出的液体及冲洗的漏出液体。为了避免污染双套管及负压吸引管前端，2 根引流管的外接口端从造口底盘进入，穿入一次性造口袋，再穿出造口袋外层（大约在造口袋外层的中间位置上，先在其上贴上水胶体超薄片 2cm × 2cm，并从中剪出 2 个小孔以便引流管外端穿出来）。

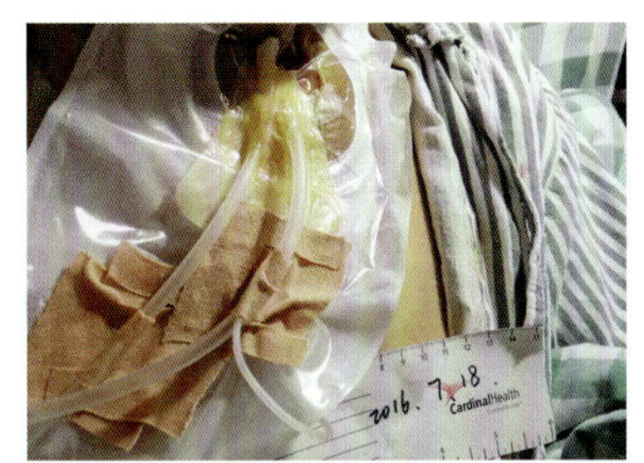

图 1-2-2b　用墙式负压吸引配合间断冲洗

（6）密封固定　水胶体超薄片敷料密封造口袋与引流管交叉位置上的缝隙，固定好引流管。用 Y 型管连接 2 根引流管外接口，接墙式负压调节负压在 125mmHg（16.7kPa），持续负压吸引。

（7）间歇性冲洗　头皮针软管外接口连接 30ml 一次性注射器，每天冲洗 3 次，每次用 0.9% 氯化钠注射液 60ml 冲洗，间歇性冲洗（图 1-2-2b）。颈部食管胃吻合口外瘘口有一些浑浊的分泌物，但没有特别多的残渣，分泌物有一些气味，没有严重感染表现可考虑给予间歇性冲洗，保持局部干净，以促进愈合。2 ~ 3 天应更换敷料、管道 1 次。每次间歇冲洗完成后，用头皮针活塞拧紧头皮针软管，以维持负压。

2. 瘘管变化情况

（1）巡视患者情况，注意是否能维持负压效果、患者有无呼吸不适情况，注意冲洗量、颜色的变化。墙式负压吸引及间歇冲洗过程中，患者生命体征平稳，吻合口瘘负压引流液从负压第 1 天 40ml，到第 2 天 30ml，第 3 天 20ml，逐日减少。在颈部食管胃吻合口瘘处理过程中，一直给予空肠造瘘肠内营养（图 1-2-2c），营养师跟进营养评估。

（2）造口治疗师会诊第 6 天，即术后 24 天，第 3 次更换敷料，外瘘口周围组织变红色，100% 红色肉芽组织，瘘口变得很小，睡眠好。每天下床活动（扶持下）3 次，每次 20 分钟左右。停止墙式负压吸引及冲洗，用免缝胶带牵拉外瘘口。2 天后见瘘管愈合（图 1-2-2d）。食管吞钡显示没有吻合口瘘的现象，停止全身用抗生素。一般情况好，给予出院。

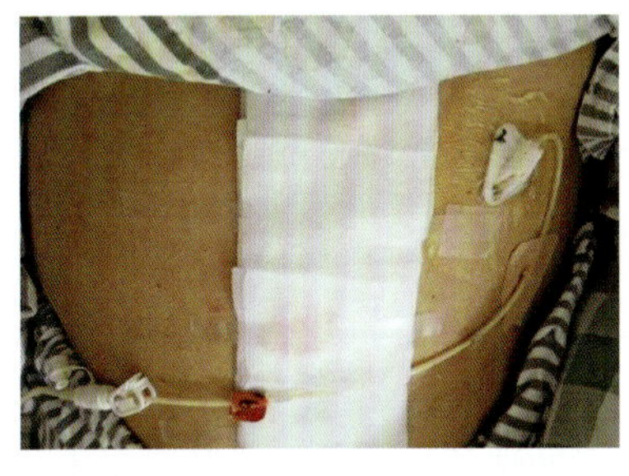

图 1-2-2c　腹部见空肠造瘘管输入肠内营养

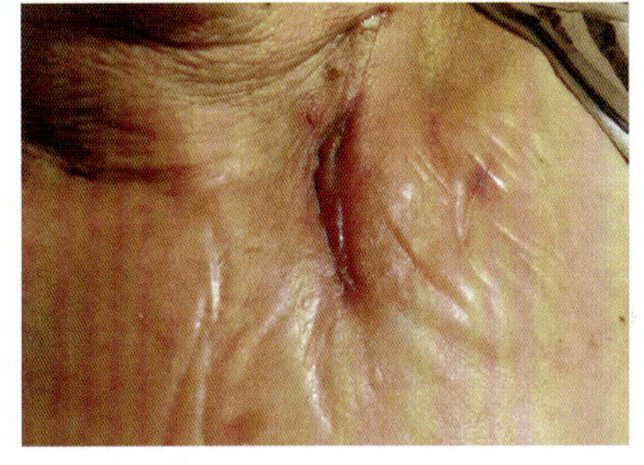

图 1-2-2d　负压吸引并间歇冲洗 6 天后愈合

【知识拓展】

空肠造瘘营养管的护理

术中经空肠造瘘将营养管放置于空肠内，营养管留置的长度一般为 20 ~ 30cm，空肠造瘘管内滴注肠内营养液，可以使营养液直接吸收利用，提供足够的营养，纠正氮平衡，维持正常生理功能的需要，从而改善患者术后营养状况，减少术后并发症，提高患者的治愈率。

1. 妥善固定空肠造瘘管，每次滴注肠内营养液前要确认空肠造瘘管的刻度在正确位置，避免牵拉、扭曲和脱出。

2. 术后嘱患者应取半卧位（头部抬高 30°～45°），避免胃液或营养液反流损伤吻合口；进行肠内营养期间，注意观察胃管引出的胃液颜色，如出现与肠内营养液颜色相同的胃液，可能是营养管滑脱到了胃内，应及时通知医生和营养师。

3. 注意营养液的温度、速度，肠内营养从术后第一天开始，开始时滴注速度较慢，25 ～ 40ml/h；如患者无不适，可每 12 ～ 24 小时内逐渐提高为 70ml/h，总量增加 500ml；最快逐渐增加输注速度至 100 ～ 125ml/h，全天的营养液注意 24 小时均衡泵注维持。

4. 开始用空肠造瘘管滴注肠内营养液时，每 4 ～ 6 小时诊视患者 1 次，如患者出现恶心、腹胀、腹泻，给予减慢速度或停注，报告医生处理。

5. 空肠造口处的敷料应每隔 2 ～ 3 天更换 1 次，更换时注意固定的缝线有无松动，观察造瘘口周围有无皮肤红肿、发热及渗液等情况，一旦发生局部渗漏，损伤皮肤的，应及时更换敷料，保护皮肤，预防皮炎的发生，保持周围皮肤干燥清洁，预防感染。

6. 输注导管及膳食容器应每天更换一次，不能循环使用，以免因污染引起患者腹泻。

7. 保持空肠造瘘管通畅，在连续输注营养液时或喂药前后，每 4 ～ 6 小时用 25 ～ 50ml 0.9% 氯化钠注射液或灭菌水对管道进行冲洗，每日输注完毕后，均应冲洗管道，以防管道堵塞。

8. 从空肠造瘘管内注入药物时，禁止经空肠造瘘管内注入颗粒状或粉末状药物，以防止堵管，尽可能以液体形式给药；如不能以液体形式给药，也应制成一种液体或混悬液，混悬液或乳剂使用前应充分摇匀，以保证用药量的准确；不能将药物直接加入营养液中给药，因为有些药物会引起营养液性状改变凝结，导致堵管或一些药物和营养液的配伍不当，会导致药物吸收下降。

9. 采用腹带保护腹部伤口，以减少腹部伤口张力和减轻伤口疼痛。

10. 每半年更换一次空肠造瘘管。

11. 做好患者的心理护理，术前详细向患者说明手术后的营养支持方法，讲述留置空肠造瘘管的重要性及早期给予肠内营养的必要性，让患者充分了解肠内营养的重要性，增强安全感、消除患者的疑虑和恐惧。

【健康教育】

1. 解释伤口瘘管不愈合的原因和墙式负压吸引配合冲洗的作用，患者及家属表示理解，并配合治疗。

2. 强调墙式负压吸引治疗过程中，压力维持在 125mmHg（16.7kPa），不能自己调节压力表，压力超过范围时，及时报告医务人员。

3. 说明当墙式负压吸引的引流液的颜色变成浓稠鲜红色血性时，及时报告医务人员。

4. 说明墙式负压吸引有效时，伤口透明敷料紧紧黏附在伤口上，引流管的液体会晃动；如果没有负压时，伤口覆盖的透明敷料内会有气体，或引流管液体不晃动，及时报告医务人员。

5. 鼓励患者下床活动，促进身体恢复。陪伴照顾患者的妻子记忆力很差，将陪伴照顾方面的注意事项写下来（写的字体应大一些），交给她，指导她。患者的妻子觉得这样做体贴。

6. 解释继续肠内营养的必要性。

【结果】

患者食管癌术后颈部食管胃吻合口瘘，主管医生局部换药 2 周。造口治疗师接诊后，利用自制的双套管，通过墙式负压吸引配合间歇冲洗 6 天，清除了浑浊的瘘管液体，清除了瘘口周围的黄白色的生物膜，促进了血液循环、肉芽生长，颈部食管胃吻合口瘘 7 天愈合。

【重点 / 难点】

1. 重视伤口瘘管的局部评估，当颈部食管胃吻合口瘘排出液体浑浊，有一些臭味时可以考虑局部间歇冲洗。置入瘘管的负压吸引管深度由主管医生决定。

2. 墙式负压吸引的阶段，患者下床活动时，脱离墙式负压吸引的时间不能超过 2 小时（每天），保持负压吸引的连续性。注意冲洗出入量的记录，注意患者冲洗期间有无不适的表现。

3. 墙式负压吸引的注意事项需要与主管护士说明清楚，做好观察，交接记录。

4. 注意巡视，及时发现问题。

5. 负压吸引方法需取得主管医生和患者的同意。

（张惠芹　余向洋　钟就娣）

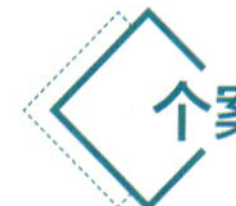

个案 3　墙式负压吸引并冲洗运用在食管癌术后胸壁食管胃吻合口瘘患者中的护理

食管癌是我国十大肿瘤之一，其在我国的发病率远高于世界其他国家，居全国各类恶性肿瘤第 5 位，病死率居第 4 位；其发病呈明显的地区差异，以河北省、河南省、福建省、重庆市等地为高发。我国虽在食管癌防治方面取得了显著成就（5 年生存率逐年上升，国内多家单位食管癌手术切除率可高达 97%，且手术并发症及围术期病死率亦降至历史新低），但术后吻合口瘘仍是食管切除消化道重建术后最常见、病死率最高的并发症；据最新文献报道，食管癌术后吻合口瘘的发生率仍为 8% ~ 24%，病死率为 11% ~ 35.7%。

目前，手术仍是局部食管癌（0、Ⅰ、Ⅱ、Ⅲ期中的 $T_3N_1M_0$）治疗中的“金标准”，能够得到确切的生存获益，同时能够缓解症状，如吞咽困难、吞咽疼痛等。现今尚无一种食管癌根治性手术适用于所有食管癌患者，手术方式的选择，主要根据肿瘤所在部位、体质、既往手术史和伴随基础疾病等，因此，较多的食管癌根治术式在临床实践中被推广。虽然食管癌根治性手术的方式众多，但手术均旨在切除病变食管后行胃食管吻合术，以及淋巴结清扫；临床最常见的是以下两种手术方式。

1. 经右胸 – 左颈 – 腹正中三切口食管癌根治术　该术式由于胸段食管、降主动脉、奇静脉全程暴露，且可以很好地解剖两侧喉返神经和胸段胸导管，在淋巴结清扫，避免胸段喉返神经损伤、乳糜胸防范上有其他术式无法比拟的优势；食管肿物切除后，将胃拉伸至左颈部行胃食管吻合术，但因其吻合位置较高、张力较胸内吻合大，其吻合口瘘发生率较胸内吻合高。

2. 经左胸食管癌根治术　适用于绝大多数胸下段和部分胸中段食管癌，国内报道其吻合口瘘发生率是 3% ~ 5%，但瘘后病死率高达 50% ~ 75%。

由上可见，食管癌术后吻合口瘘按胃食管吻合部位不同，可分为胸内吻合口瘘和颈部吻合口瘘：胸内吻合口瘘会发生严重的胸腔或纵隔的感染，处理不及时或不正确可能危及患者生命，其病死率远高于颈部吻合口瘘。胸内吻合口瘘主要临床表现以中毒症状为主，持续高热，咳大量脓痰，剧烈胸痛，呼吸困难，术侧液气胸，切口脓性渗出，部分患者诊断及治疗不及时会出现中毒性休克。颈部吻合口瘘以颈部局部皮肤红肿、压痛、皮下气肿，并有腐臭脓液流出为主要临床表现，可伴或不伴有发热，且颈部吻合口瘘位置表浅，全身反应相对轻微。综上所述，鉴于胸内吻合口瘘更加凶险，切口护理更加困难，故重点以胸内吻合口瘘并发脓性切口护理个案为例。熟练掌握本方法后，颈部吻合口瘘处理会更加容易、安全。

经过多年研究，食管癌术后吻合口瘘发生率并未见大幅度降低，其仍然是全球胸外科医生所面临的重要课题。鉴于此，当该并发症发生时，积极的切口护理，有助于减轻全身炎症反应，改善营养状况，促进瘘管愈合，从而显著缩短患者的禁食时间及住院时间，大大减轻患者的痛苦和经济负担。

【患者资料】

患者麦先生，男性，51 岁，因“吞咽时胸骨后疼痛伴呃逆 3 个月，加重 1 周”入院。入院完善超声胃镜检查并行镜下取活组织送病理学检查，病理诊断回报：食管中分化鳞状细胞癌，其余术前检查无特殊，未见手术禁忌证，遂行经左胸食管胃部分切除 + 胃食管弓上吻合术 + 胸导管结扎术。术后病理诊断：胸下段食管中分化鳞癌（$pT_2N_1M_0$ ⅡA 期）。术后第 7 天患者在无明显诱因下出现发热（体温波动在 37.5℃ ~ 38.5℃），切口按压可见咖啡色脓性分泌物溢出，味臭，量多，主管医生予切口缝线拆除，切口敞开。后立即行超细经鼻胃镜检查：吻合口半周大量坏死组织覆盖局部，并见一瘘口，直径约 0.4cm，瘘口边缘覆盖坏死组织，其余吻合口黏膜未见异常。遂补充诊断：食管癌根治术后吻合口瘘。主管医生每日予敞开切口，2 ~ 3 次碘伏、过氧化氢清洗，后放置碘仿（三碘甲烷）纱填塞，因患者觉得伤口疼痛难忍，且切口脓性渗出较前减少不明显，而请造口治疗师会诊。

【全身评估】

会诊患者是在经左胸食管胃部分切除 + 胃食管弓上吻合术（食管癌根治术）+ 胸导管结扎术术后第 14 天，并在前 1 天行敞开切口 2 次清创。术后常规行静脉抗生素控制感染、肠内营养支持、静脉滴注白蛋白、护胃抑酸等对症处理。停留胃管、十二指肠营养管及胸腔引流管，4 天前胸正侧位片，见双侧胸腔少量气胸、少量积液，较前减少，左侧颈部、胸壁、腹部皮下气肿较前减少。术后 13 天复查血常规示：白细胞计数 13×10^9/L，C-反应蛋白 69.97mg/L，血红蛋白 102g/L。患者全身炎症反应明显，营养状态欠佳，可视伤口疼痛数字评分 4 分，伤口清洗时 8 分疼痛。有医保，经济中等，儿女关爱，妻子陪伴照顾。因伤口疼痛，睡眠差。

【局部评估】

患者左侧第六肋间一长约 20cm 后外侧切口（已敞开约 12cm），断背阔肌，敞开切口与手术缝钉切口连接（图 1-2-3a），敞开切口起自腋后线 12cm × 4cm × 1.5cm，75% 黄白色腐肉、25% 红色组织，见到部分肌肉；伤口 9 点是切口瘘管外口（以手术缝钉切口为 12 点），能用普通棉签测量 6cm 深，12 点也是切口瘘管外口，能普通棉签测量 10cm 深（这两个瘘管是普通棉签测量的深度，实际与吻合口相通），此瘘管管道与缝钉同一方向，并与缝钉伤口等长，不清楚两瘘管内口的位置。伤口潮湿，伤口液体呈黄褐色浑浊。伤口边缘整齐，伤口周围皮肤一圈泛红，宽 3 ~ 5cm。清洗伤口时患者疼痛 6 分。

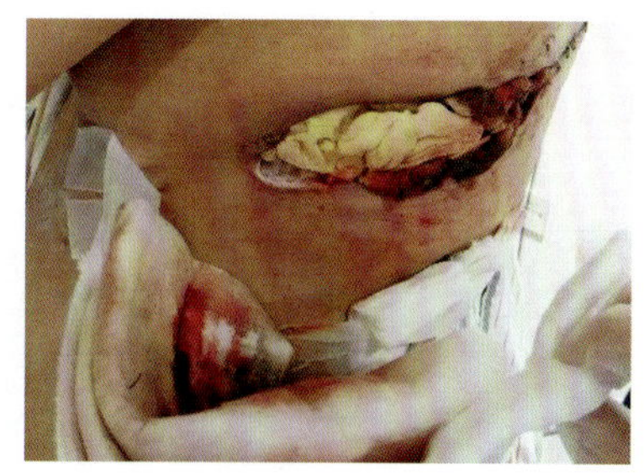

图 1-2-3a　初诊时伤口碘仿纱填塞

【护理目标】

1. 吸收瘘管液体，减轻局部炎症，促进局部血液循环，控制局部感染。
2. 清除腐肉，促进肉芽生长。
3. 减轻患者疼痛。
4. 患者及家属理解伤口愈合方面的知识。

【处理过程】

1. 用墙式负压吸引配合冲洗的方法处理吻合口瘘管液体，清除腐肉，控制局部感染

（1）用 0.9% 氯化钠注射液清洁伤口，用碘伏消毒周围皮肤，抹干。

（2）自制双套管（制作双套管方法同第一章第一节个案 1）。首先吸痰管剪侧孔，准备 4 根一次性 14 号硅胶吸痰管，分别在前段剪出若干个侧孔，每个侧孔长约 0.6cm，每个侧孔间隔 0.5cm；每根吸痰管侧孔总长是比伤口或能测量的瘘管管道小 1cm，侧孔与侧孔的走向是螺旋形。其次，用头皮针软管（除去钢针部分）套入上述吸痰管中，从吸痰管远端的侧孔套入，头皮针软管前端与吸痰管平齐。用脂质水胶体敷料包裹其侧孔段，并用外科缝线绑紧、待用。

（3）2 条自制双套管分别置于能轻轻测量的瘘管内，没有达到瘘管内口（图 1-2-3b）。在伤口基底平铺上纱布（湿润 0.9% 氯化钠注射液后）2 层（图 1-2-3c），然后把另外 2 根自制双套管分别置于伤口内（图 1-2-3d）。

（4）用透明敷料密封伤口，固定好引流管（图 1-2-3e）。用 Y 型管连接引流用的吸痰管，接墙式负压调节负压在 125mmHg（16.7kPa），持续负压吸引。头皮针软管外接口通过输液管连接 0.9%

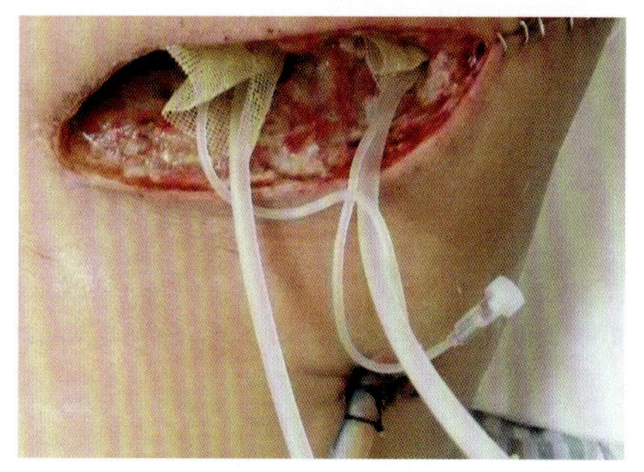

图 1-2-3b　自制的双套管置入瘘管管道内

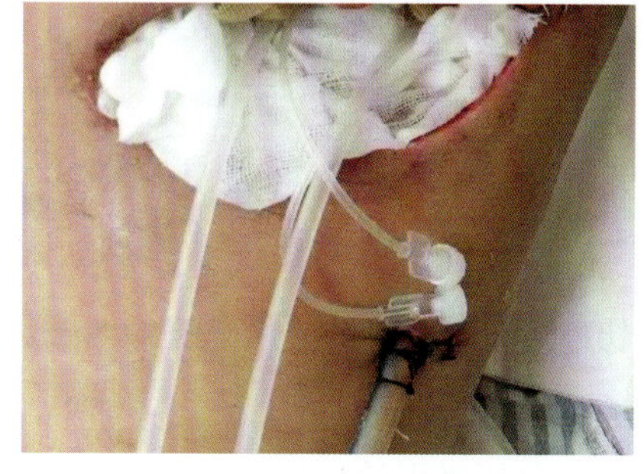

图 1-2-3c　伤口平铺湿润 0.9% 氯化钠注射液纱布 2 层

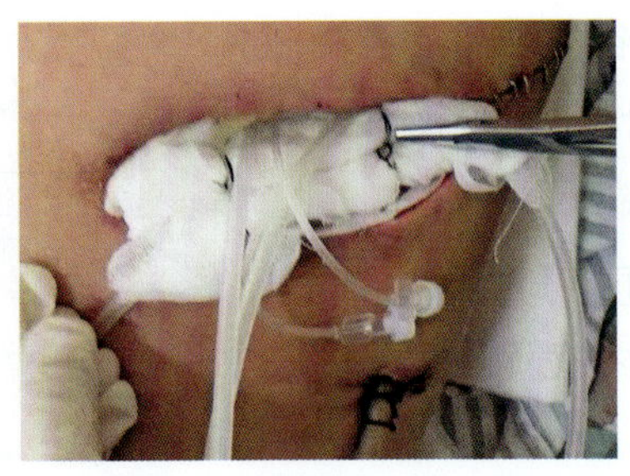

图 1-2-3d 伤口平行放置 2 根双套管

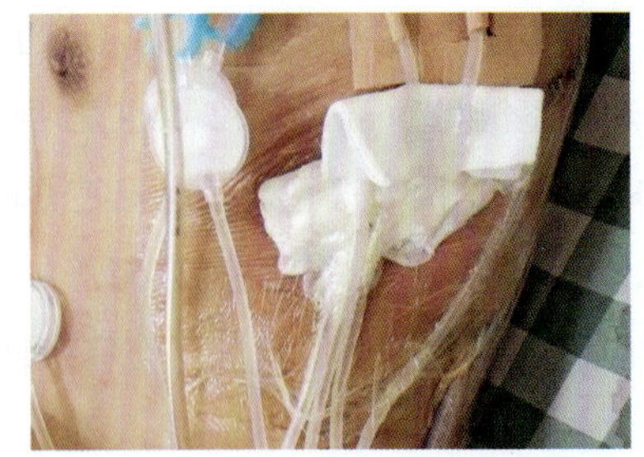

图 1-2-3e 管道固定，预防管道压力性损伤

氯化钠注射液，滴速是 30 滴 / 分，持续冲洗。

2. 伤口瘘管变化情况

（1）注意巡视患者情况，注意负压是否有效，患者有无呼吸不适情况，注意冲洗量、颜色的变化。

（2）每 4 ~ 5 天更换敷料及管道。术后 18 天，第 1 次更换敷料，见引流液黄色浑浊带有淡红色血性液，每天引流出液体 150 ~ 500ml，伤口基底变红，50% 红色组织、50% 黄白色组织（图 1-2-3f），周围皮肤颜色正常，能测量到的瘘管长度大小同前。呼吸平顺，伤口疼痛减轻，更换敷料时伤口疼痛评分 4 分，操作过后不再疼痛。睡眠好。白细胞正常，血红蛋白 105g/L，C- 反应蛋白 23.80mg/L。胃液、胸腔引流瓶液正常范围。继续此前的治疗护理，全身治疗采用静脉抗生素控制感染、肠内营养支持、静脉滴注白蛋白、护胃抑酸等对症处理。

（3）术后 25 天，第 3 次更换敷料，见伤口基底 100% 红色组织，瘘管管道变小，周围皮肤正常，伤口边缘有收缩现象，墙式负压吸引吸出的液体变成淡红色、澄清（图 1-2-3g）。食管吞钡显示没有吻合口瘘的现象，拔出胸腔引流管，停止墙式负压吸引。主管医生给予清创缝合，伤口缝合 1 周后，没有感染，没有渗液，停止抗生素，拔出胃管，一般情况好，给予出院（图 1-2-3h）。

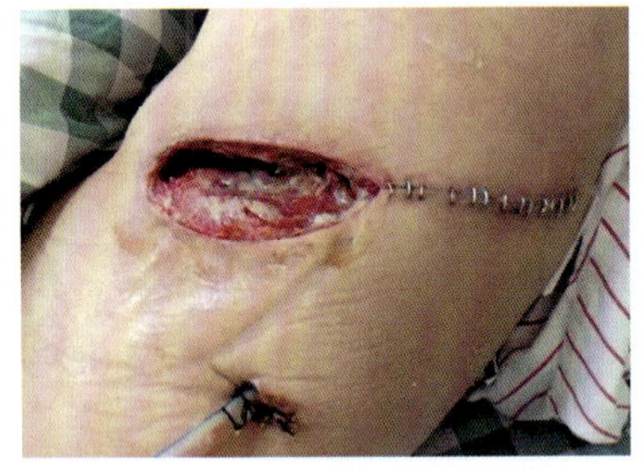

图 1-2-3f 墙式负压吸引配合冲洗 5 天后

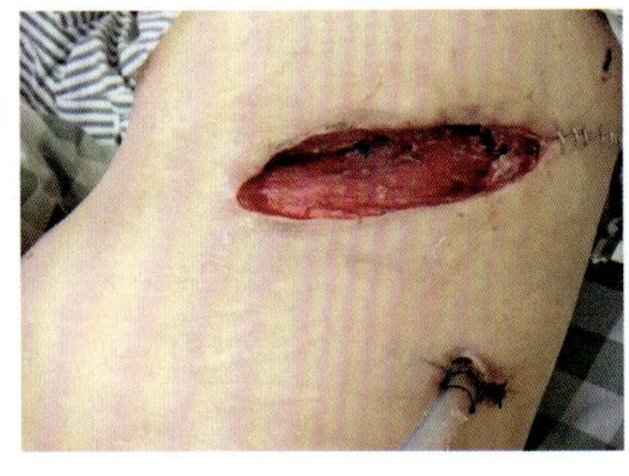

图 1-2-3g 墙式负压吸引配合冲洗 11 天后，肉芽生长

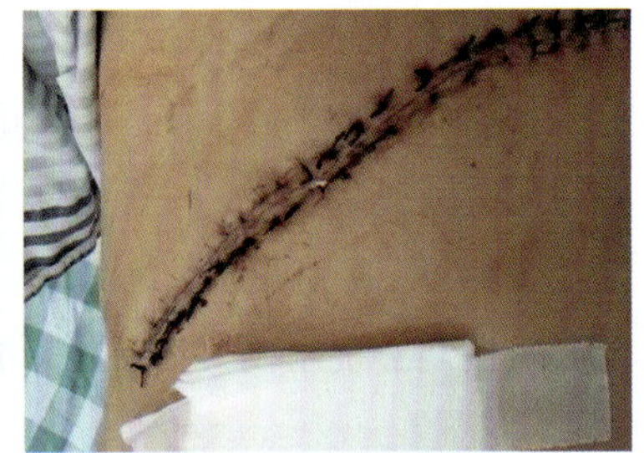

图 1-2-3h 缝合 1 周后，出院

【健康教育】

1. 解释伤口瘘口不愈合的原因，解释墙式负压吸引配合冲洗的作用。患者及家属表示理解，并配合治疗。

2. 强调墙式负压吸引治疗过程中，压力维持在 125mmHg（16.7kPa），不能自己调节压力表，压力超过范围时，及时报告医务人员。

3. 说明当墙式负压吸引的引流液的颜色变成浓稠鲜红色血性时，及时报告医务人员。

4. 说明墙式负压吸引有效时，伤口透明敷料紧紧黏附在伤口上，引流管的液体会晃动；如果没有负压时，伤口覆盖的透明敷料内会有气体，或引流管液体不晃动，及时报告医务人员。

5. 鼓励患者下床活动，促进血液循环。脱离中心负压机活动时，先暂停负压，分离吸痰管与引流管的接驳口，用无菌纱布包裹导管的分离端，暂停负压的时间每天共不超过 2 小时（下床活动每次暂停负压 15 分钟左右，每天 8 次）。患者在墙式负压治疗 1 周后下床活动。

6. 解释继续肠内营养的必要性。

【结果】

患者食管癌术后背部食管胃吻合口瘘，利用自制的双套管，通过墙式负压吸引配合冲洗 11 天，清除了浑浊的瘘管引流液，清除了伤口基底的黄白色腐肉，促进肉芽生长，检查显示没有吻合口瘘。主管医生给予缝合伤口，1 周后愈合出院。

【重点 / 难点】

1. 重视与医生的沟通，墙式负压吸引配合冲洗需要取得医生同意。

2. 重视伤口瘘管的局部评估、全身评估、处理过程效果的评估。

3. 墙式负压吸引的阶段，患者下床活动脱离墙式负压吸引的时间不能超过 2 小时，保持墙式负压吸引的连续性。注意冲洗出入量的记录，注意患者冲洗期间有无呼吸等不适的表现。

4. 墙式负压吸引的注意事项需要与主管护士说明清楚，做好观察，交接记录。

5. 患者食管癌术后背部食管胃吻合口瘘，瘘管伤口流出的液体浑浊，只用墙式负压吸引容易堵管，这样带来感染的机会变大，也增加护理工作量。墙式负压配合冲洗的目的是保持引流通畅，减轻局部水肿，减少细菌，减轻全身的炎症反应，促进血液循环，促进愈合。

6. 患者食管癌术后背部食管胃吻合口瘘瘘管伤口流出的液体比较稳定（而颈部食管胃吻合口瘘瘘口大的时候会一阵阵涌出唾液、胃液），密封负压吸引管及冲洗管可以选用透明敷料，而不用造口袋。

7. 传统的局部清创、碘伏纱条填塞容易增加患者伤口疼痛。

（张惠芹　余向洋）

第三节　腹部瘘管患者的护理

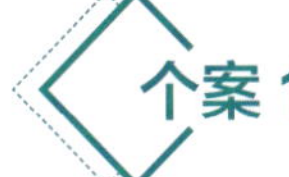

个案 1　墙式负压吸引配合肠液回输运用在高位肠瘘患者中的护理

高位肠瘘是指发生于十二指肠及近端空肠 100cm 以内的肠瘘，是腹部外科手术的严重并发症。高位、高流量的肠瘘不仅造成患者感染、水电解质紊乱、酸碱平衡紊乱、营养不良等全身病理和生理变化，而且从瘘口流出大量肠液、胆汁、胰液有强烈的刺激性及腐蚀作用，浸蚀皮肤组织会出现红肿、糜烂，瘘口周围皮肤更甚，类似化学烧伤，给患者造成极大痛苦。早期有效充分引流是控制感染及治疗肠瘘的关键，此外，处理肠瘘所导致的消化液腐蚀、营养不良等问题同样重要。肠液中含有丰富的电解质和消化酶，是任何人工配制的液体无法比拟的。收集并回输肠液，利用仍然存在的肠道功能，不仅简便易行，符合患者的生理需求，减少输液量，维护机体内环境的稳定，而且还可与营养液充分结合，使营养液中的糖、脂肪和蛋白质的吸收更趋完善。收集并回输肠液能为高位肠瘘患者最终赢得手术机会，提供一种高效、简便、经济的手段。

【患者资料】

患者周先生，76 岁，因“腹痛 4 小时”入院。入院诊断：急性弥漫性腹膜炎，消化道穿孔。于当晚在气管内麻醉下行剖腹探查，术中见乙状结肠破裂，腹腔内大量粪便，腹腔冲洗后行降结肠单腔造口术。术后出现不完全性肠梗阻，切口愈合不良，切口裂开，术后 30 天出现小肠壁外露并有一瘘口，予行瘘口缝合术，但未能闭合，仍有肠液流出。术后右锁骨下静脉置管予肠外营养支持，先后曾使用生长抑素、生长激素，全身抗炎、护肝等处理，按常规采取各种治疗、护理方法，仍不能有效引流收集消化液及解决消化液浸蚀皮肤的问题。术后 48 天开始出现畏寒、发热，体温高达 39℃，伴有恶心、呃逆、呕吐，呕吐物为黄色浑浊胃内容物，血培养提示“鲍氏不动杆菌”。患者精神逐渐变差，嗜睡，予拔除右锁骨下静脉置管。随后在原瘘口旁边又发现一个瘘口间断溢出肠液，肠瘘直径继续增大至 1cm 左右，外翻呈唇状，肠瘘量越来越多，估计每天超 2000ml，瘘口周围皮肤组织出现红肿、糜烂加重。

【全身评估】

术后第 62 天接诊，接诊时患者精神疲倦，表情淡漠，体温 38.2℃；腹胀、呃逆；左下腹壁造口有少量粪便及气体排出；实验室检查：白细胞计数 11.5×10^9/L，钾 42.7mmol/L，钠 133mmol/L，氯 113mmol/L，钙 1.76mmol/L，血糖 8.9mmol/L，血尿素氮 14.2mmol/L；少量流质饮食；身高 168cm，体重 64kg；家庭关系好，家属及时给予安慰及心理支持；小学文化，缺乏造口护理相关知识；农民，经济状况一般。

【局部评估】

患者腹部正中手术裂口大小为 8cm × 3.5cm，裂口用三条减张缝线拉合，裂口中部见有一外翻唇状瘘管，1.2cm × 1cm，已形成瘘道。阵发性涌出黄绿色消化液溢出腹腔外，量多，裂口周围皮肤组织红肿、糜烂，面积 30cm × 25cm，疼痛 9 分（数字等级评定量表法），按医嘱服用镇痛药。外涂氧化锌软膏，用纱布棉垫覆盖伤口（图 1-3-1a）。左下腹有一降结肠单腔造口。

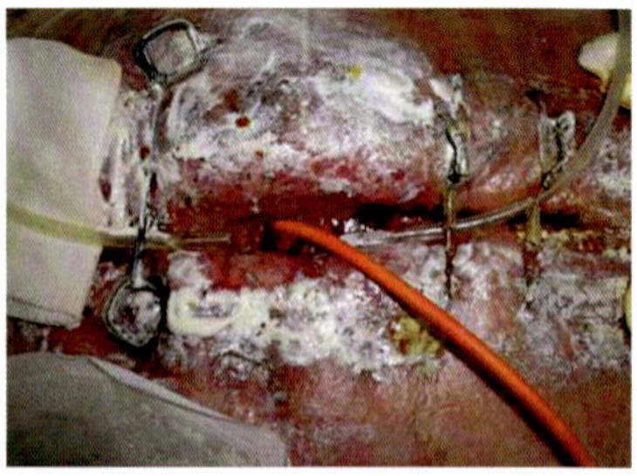

图 1-3-1a　肠唇状瘘并周围皮肤糜烂

【护理目标】

1. 有效引流收集肠液。

2. 促进肠瘘口周围糜烂皮肤及手术伤口愈合。

3. 回输肠液。

【处理过程】

1. 拆除拉拢伤口的克氏针及钢丝线（确认已无减张作用），陪同医生一起到放射科行瘘管造影，确定了瘘管位置及肠蠕动方向，从瘘口处往远端置入鼻肠管，备用于输注肠内营养，置入长度约 35cm（图 1-3-1b）。

2. 伤口及皮肤护理。取半卧位，0.9% 氯化钠注射液冲洗伤口创面，边冲边用负压吸引吸去冲洗液，彻底洗干净创面上的氧化锌软膏，抹干。裂口上段（即瘘口上方）的伤口创面予藻酸盐加超薄敷料保护，裂口的下段（即瘘口下方）及周围皮肤破溃的创面上洒上适量的造口皮肤保护粉，用干纱布轻扫去未粘皮肤的造口皮肤保护粉，然后喷上无痛伤口保护膜，隔半分钟后再喷一遍，共喷 3 次。

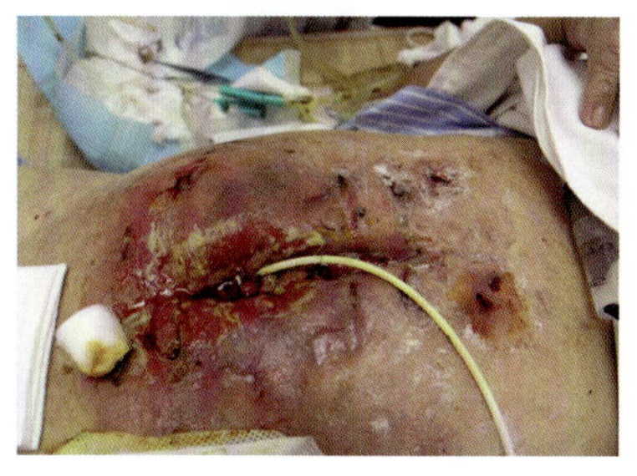

图 1-3-1b　从瘘口处往远端置入鼻肠管

3. 收集肠液。由于在伤口及瘘口周围直接贴造口袋配合使用封闭式负压吸引比较困难，也难以快速取得自制密封伤口引流袋的材料，就自制开放式负压吸引，控制肠瘘液，促进瘘口周围皮肤及手术伤口愈合。取直径约 5cm 的一次性透明塑料杯一个，剪去杯底部约 2/3，然后在侧面剪一小缺口，鼻肠管从塑料杯缺口穿过，在塑料杯边缘涂上防漏膏，然后反罩固定在瘘口外周（瘘口位于杯内），小缺口朝向上方，把鼻肠管固定于缺口处，杯内瘘口周边的创口上再放双层凡士林纱，凡士林纱稍低于瘘口，凡士林纱上放置一根 16 号吸痰管（剪多个侧孔）并固定于塑料杯缺口处，吸痰管另一端接中心负压吸引（持续开启状态，压力保持在 125mmHg（40kPa）左右，注意吸引管与瘘口保持 1 ~ 2cm 距离，避免直接吸附于肠黏膜上，吸取的肠瘘液导入收集瓶内，即使阵发涌出的肠液量多亦不会溢出杯口外，杯口外周创面不再受肠液侵蚀。护士定时观察引流装置是否有效，为防吸痰管被食物残渣堵塞（已流质饮食），可在杯开口上方滴 0.9% 氯化钠注射液进行冲洗（图 1-3-1c）。

4. 做好防感染及保暖。未能粘贴造口袋期间，肠瘘口开放暴露，无法盖被，应保持较好的病房环境，通风，定时空气消毒，被子用支架撑起（图 1-3-1d）。

5. 经以上处理 2 天后腹部皮肤损伤明显好转，红肿消退，第 7 天破溃的皮肤痊愈。上述处理的开始 2 天，患者因伤口疼痛，换药前先打镇痛针，1 天后改为每天口服镇痛药，持续 2 天，能镇痛。

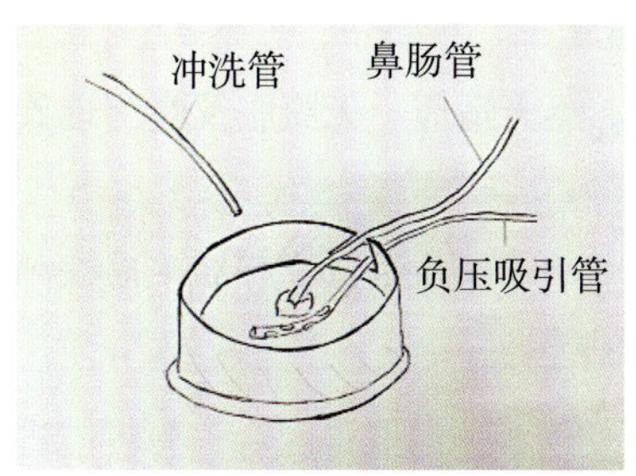

图 1-3-1c　开放式负压吸引

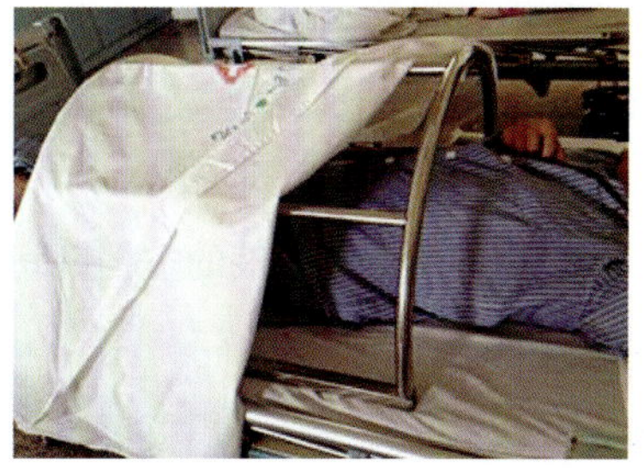

图 1-3-1d　被子用支架撑起

后疼痛缓解，停用镇痛药。第 10 天原腹部手术裂口创面愈合良好，伤口缩小为 4cm × 2.5cm，唇状瘘口位于中间，改用造口袋收集肠瘘液（图 1-3-1e）。

6．回输肠液。每小时收集肠液 1 次，收集的肠液（用漏斗内置单层无菌纱布）过滤集于 500ml 玻璃瓶中，与肠内营养混悬液按 1 ∶ 1 的比例经置入远端肠管的鼻肠管恒温、匀速地回输入患者肠道（图 1-3-1f）。

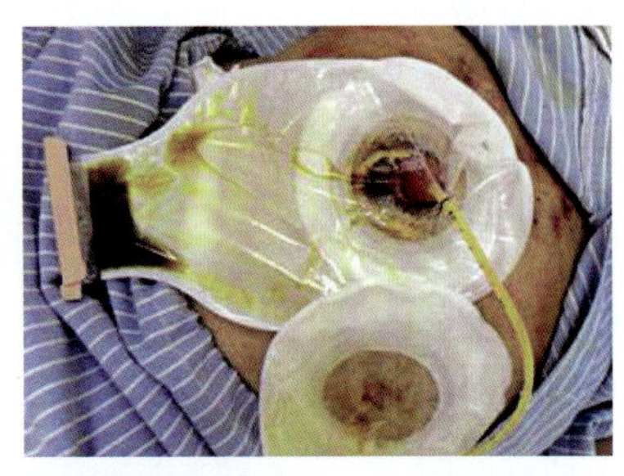

图 1-3-1e　造口袋收集肠瘘液

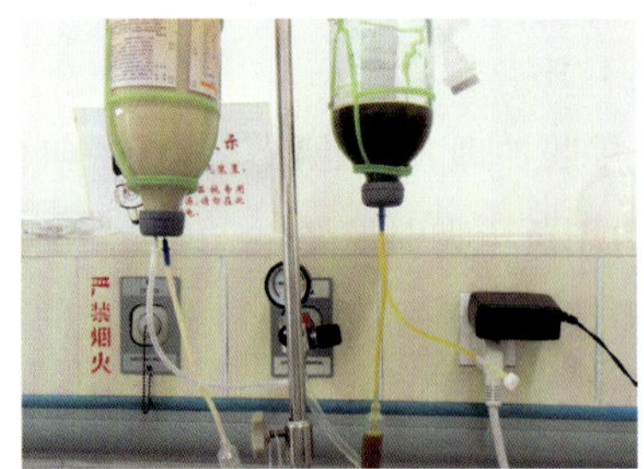

图 1-3-1f　营养液肠液回输

7．通过肠液回输结合纠正水电解质及酸碱平衡紊乱、抗炎、护肝、营养等处理 3 天后，患者精神明显好转，体温正常，病情逐渐稳定。1 周后患者渐能经口进食少渣半流饮食，每天收集回输的肠液逐渐增加至 2000 ～ 2500ml，而输注的肠内营养混悬液逐渐减少至 500 ～ 1000ml，5 周后停止静脉补液，待术。

【健康教育】

1．开放负压吸引期间的宣教

（1）需 24 小时看护，告知患者及护理人员，各种管道固定的重要性，翻身防压力性损伤时使用 R 型翻身枕，侧卧 20° ～ 30°，角度不宜过大，否则影响肠液收集，并注意防止管道牵拉、扭曲或脱落。

（2）负压吸引管与瘘口保持 1 ～ 2cm 距离，避免直接吸附于肠黏膜上，以免损伤肠管。

（3）发现肠液黏稠或带食物残渣时，及时用 0.9% 氯化钠注射液滴入冲洗，以防吸引管堵塞。

（4）强调负压吸引治疗过程中，压力约在 125mmHg（16.7kPa），不能随意调节压力表，超过压力范围时，及时报告医务人员。

（5）此期间腹部无法直接盖被，注意调节室温防着凉。

2．改用造口袋收集肠瘘液期间的宣教

（1）回收肠瘘液过程注意防污染。

（2）回输肠瘘液开始一日 200ml，滴速不宜过快，逐天适应（无腹胀及腹泻现象），后渐增加输注量及滴速，至后期肠瘘液全部回输。

（3）在不输液或无回输肠瘘液的空档期间，鼓励患者多下床活动，预防下肢深静脉血栓形成等并发症发生，逐渐恢复体力。

3．多鼓励患者及家属，缓解其焦虑情绪，加强康复信心，以取得配合；患者能进食后，在营养师指导下，调节营养饮食搭配，有利于康复。

【结果】

患者经上述处理 10 天后，肠瘘高流量的肠液得到有效的引流并收集，瘘口周围受消化液腐蚀的皮肤痊愈，裂开的手术伤口创面愈合。肠液收集后结合营养液回输，有效纠正了水电解质紊乱、酸碱平衡紊乱、营养不良等问题。患者渐经口进食，并加强锻炼，全身状况恢复理想，体重恢复至术前水平。5 个月后行降结肠造口回纳术加小肠部分切除术，术后康复出院。

【重点 / 难点】

1. 本案例是肠黏膜外翻的空肠唇状瘘，无自愈的可能，须待全身情况稳定后再行手术治疗才能愈合。

2. 患者高位唇状瘘由于初期未能有效收集肠瘘液，导致腹部大面积皮肤严重腐蚀糜烂。接诊时由于没有合适的粘贴性造口袋，也难以快速得到材料用于自制造口袋，所以没有用封闭负压吸引法收集肠液。采用自制简易装置、开放式持续吸引方法有效地收集肠液、使瘘口周围受损皮肤不再受肠液侵蚀，腹部伤口很快愈合。但此期间患者应取低坡半卧位，翻身角度不宜过大，（侧翻 15° ~ 20° 即可），以免塑料杯脱落或肠液外溢，这是本案例处理的特点之一，限制了患者的体位，促进了瘘口周围糜烂的皮肤及腹部伤口愈合。在开放式引流阶段，考虑肠瘘液中常带有食物残渣易导致堵管，故吸引肠瘘液用的吸痰管没有用脂质水胶体敷料或纱布包裹，这样，容易担心损伤肠瘘口黏膜，也更加限制了患者的体位。

3. 肠液回输应用前应把握肠液自体回输的适应证，在实施过程中，加强速度、温度及管道的管理，可减少胃肠道并发症的发生。

（1）肠液保持新鲜不受污染　肠液从排出至回输入体内（室温情况）的时间不超 2 小时，换瓶时注意避免污染，肠液收集瓶须每次用后更换，空瓶用水清洗、开水烫后备用。

（2）用滴注泵控制滴速　肠功能未恢复前，如果大量、快速回输可引起患者恶心、腹胀，还会引起肠液反流，故早期应缓慢，以每小时 30ml 的速度开始输入，如患者无不适可逐步调整加快至 180ml。

（3）用自动加温器控制输注温度（图 1-3-1g）　肠功能未恢复前，温度过低可导致肠黏膜痉挛，引起患者痉挛性腹痛、腹泻，故回输液温度控制在 35℃ ~ 37℃。

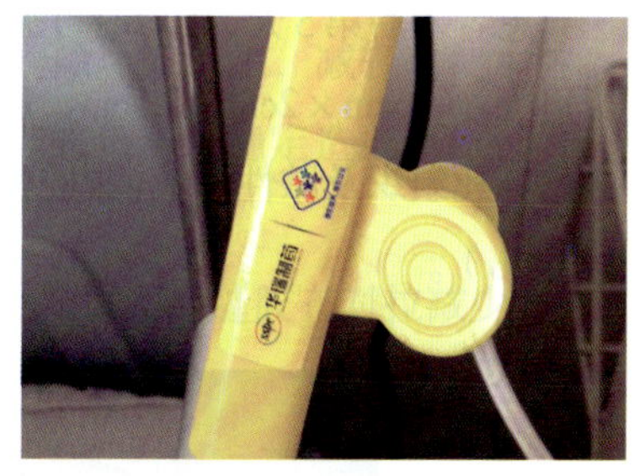

图 1-3-1g　自动加温器

（陈淑贤）

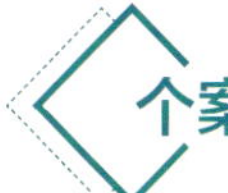

个案 2　墙式负压吸引配合冲洗运用在胆总管结石术后胆瘘患者中的护理

胆总管结石症是胆道外科常见疾病之一，主要临床表现为腹痛、发热、恶心、呕吐，有时伴有黄疸，治疗主要以外科手术为主。在行胆囊结石胆囊切除，肝外胆道结石胆总管切开取石过程中，由于胆

继续负压伤口治疗。

9．墙式负压治疗第16天，瘘管愈合，伤口明显缩小（图1-3-2e），因伤口皮内卷，给以Ⅱ期缝合（图1-3-2f）。墙式负压吸引减轻了局部水肿，减轻了疼痛。

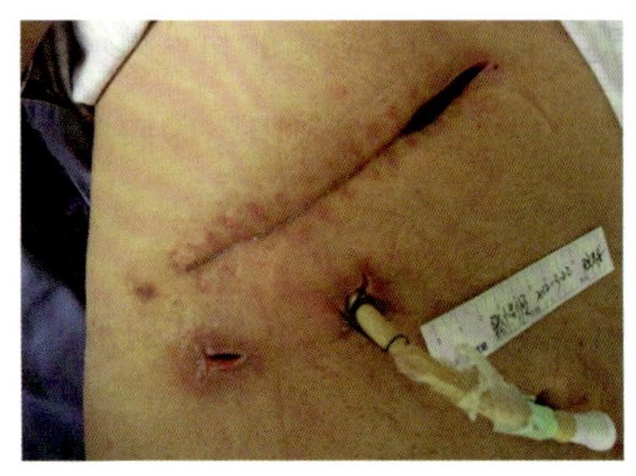

图1-3-2e　伤口缩小

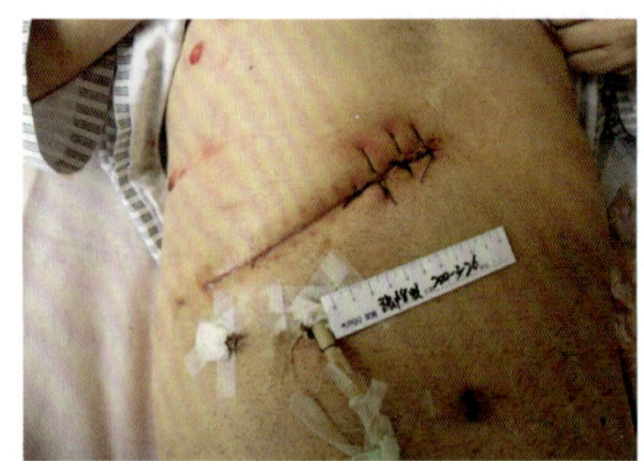

图1-3-2f　伤口愈合

【健康教育】

1．向患者及家属解释导致伤口延迟愈合的原因及处理方法，减轻患者的心理负担，提高患者对治疗的依从性。

2．解释采用墙式负压吸引治疗伤口的目的是为了有效收集渗液，避免渗液浸渍皮肤及减少伤口的细菌，预防伤口感染加重。

3．告知患者使用墙式负压吸引过程中可能出现的情况，如出现伤口出血，疼痛难忍，管道堵塞导致墙式负压失效时需告诉医护人员；并强调不可自行调节负压，墙式负压一般在75～150mmHg（10~16.7kPa）。有效负压外观是伤口表面敷料凹陷、变硬，敷料干洁。

4．告知患者在伤口进行墙式负压吸引治疗期间可在床边活动，但需注意预防管道脱出。

5．指导患者多进食优质蛋白食物，如多吃鱼类，有利于伤口愈合。

【结果】

胆瘘伤口墙式负压吸引治疗16天后伤口缩小，缝合后5天愈合出院。墙式负压吸引2天，伤口脓液较多，容易堵管引流不畅，每天需换药1次。第3天开始改用冲洗+墙式负压伤口吸引，在伤口深部潜行的腔隙放置高渗盐敷料，有效清除坏死组织，隔1～2天换药1次。换药第16天瘘口闭合，伤口缩小给予缝合。

【重点/难点】

1．胆石症术后伤口感染，胆瘘伤口，重点是有效收集渗液，控制感染，避免渗液浸渍皮肤，导致皮炎。

2．单纯使用敷料换药很难达到有效清除坏死组织及收集渗液。

3．使用墙式负压吸引过程中，注意预防由于墙式负压不衡定导致压力高时造成腹部伤口深部组织损伤，故使用简易负压吸引治疗中，必要时在伤口最下方按需填充敷料，在上方放置负压吸引管。

4．在放置自制双套管时，胃管需剪多个侧孔，冲洗管放置伤口内时需放置较胃管长约0.5cm，利于有效冲洗，避免管道堵塞。

5. 用脂质水胶体包裹胃管时，注意末端包裹，防止负压作用下抽吸到组织，造成组织损伤，引起患者疼痛。

（吴仙蓉）

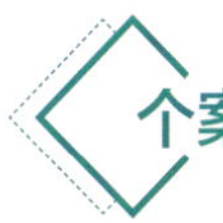

个案 3　墙式负压吸引运用在肠结核术后肠瘘患者中的护理

肠结核是结核杆菌侵犯肠管所引起的慢性感染，原发性肠结核少见，90% 继发于肠外结核，在临床上诊断较肺结核困难，临床表现与炎症性肠病或肠道肿瘤相似，且不易获得细菌学证据，而 PET/CT 显像阳性，极易误诊为恶性肿瘤。肠结核以内科治疗为主，但 40% 的患者会发生肠穿孔形成局限脓肿或瘘、肠梗阻、急性游离肠穿孔合并急性腹膜炎等并发症，需进行外科手术治疗。外科手术以切除病变肠段解除梗阻或腹腔引流为原则，但由于结核病患者营养状况差，免疫功能低下，肠瘘是术后最常见也是最严重的并发症，国内报道其病死率为 6.2% ~ 17.0%。肠瘘继发感染引起的严重的全身炎症反应导致的多器官功能衰竭是患者死亡的主要原因，早期有效引流是控制感染及治疗肠瘘的关键。此外，还需要处理肠瘘导致的感染、水电解质紊乱、酸碱平衡紊乱、营养不良、消化液腐蚀等等问题。患者一旦发生肠瘘，单靠腹腔引流是远远不够的，必须行双套管持续负压冲洗引流，这样既可有效吸引肠液，又不至于吸引到软组织；置管时注意负压吸引管需要离开肠管，避免损伤肠管引起新的瘘口。2002 年，Cor 等首次报道应用 VAC 的负压吸引技术促进了肠瘘的愈合。近年来，局部真空负压吸引技术广泛应用于临床，用来处理外科术后带来的伤口、瘘管，已经取得满意的效果。

【患者资料】

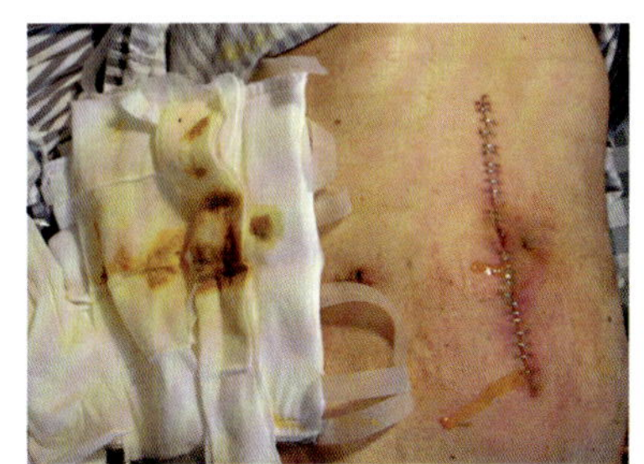

图 1-3-3a　术后第 14 天肠瘘

患者蔡先生，62 岁，主诉“肠结核术后 14 天，伤口下段有粪便渗出”而入院。患者因升结肠肿物，行开腹右半结肠切除 + 小肠肿物切除术，术后病理为回盲部结核。术后第 10 天精神好，胃肠功能恢复，半流饮食，伤口愈合出院。术后第 14 天，腹部伤口出现淡黄色粪液（图 1-3-3a）。无发热，腹部无压痛、无反跳痛，腹平片示右中腹及左上腹见数个短小气液平面，未见膈下气体，无腹腔漏出指征，诊断为回盲部肠结核术后肠外瘘。急诊 CT 示小肠结肠吻合口腹壁瘘，胸部可见浸润性结核病灶。抗结核治疗，用异烟肼、利福平、吡嗪酰胺药物联合治疗。医嘱每天白蛋白 10g 静脉滴注，肠外营养，生长抑素 6mg 用微量泵静脉滴入每天 24 小时维持，并全身抗炎、护肝治疗。

【全身评估】

患者步行入院，开始禁食，精神紧张，担心瘘管难于愈合。入院检查血白蛋白为 29.7g/L，白细胞正常。无发热，无腹痛，近两天无肛门排气。身高 168cm，体重 60kg。30 年前肺结核，抗结核治疗 1 个月后自行停药。吸烟每天 40 支，共 40 年，手术前 1 周戒烟。小学文化，农民，缺乏结核病治疗及墙式负压吸引治疗方面的知识，经济好，住院有妻儿关爱、照顾。

【局部评估】

患者原来手术后腹部切口下 1/2 段的缝线下有黄色粪便污染，拆除下半部分切口缝线，见切口内有一瘘管外口涌出粪便，看不到肠黏膜，瘘管大小 0.5cm × 0.5cm，为方便引流肠瘘液，主管医生拆开近肠瘘下端手术切口缝线。伤口周围皮肤泛红，肿痛，接触伤口时伤口疼痛评分 3 分（数字等级评定量表法），用纱布覆盖伤口。

【护理目标】

1. 维持肠瘘引流通畅及局部清洁，促进瘘管的愈合。
2. 理解结核规范治疗的意义。
3. 肠瘘治疗、结核病治疗方面知识辅导，减轻患者和家属心理压力。

【处理过程】

1. 征得医生同意，用墙式负压吸引的方法促进瘘管愈合。
2. 用 0.9% 氯化钠注射液冲洗粪液弄污的伤口，边冲洗边用负压吸引管吸收冲洗液，抹干。
3. 应用造口袋，在瘘管及伤口上形成密封系统。

（1）选用造口底盘比伤口形状大的一件式造口袋，裁剪造口底盘比伤口大 2 ～ 3mm。

（2）在造口袋正面贴上约 2cm × 2cm 水胶体超薄片，在上面剪出一个小孔，用一次性硅胶吸痰管插入这小孔伸进造口袋内，吸痰管前端剪侧孔，侧孔约 5mm，隔 5mm 剪一个对侧侧孔，侧孔总长 35mm。

（3）用网状脂质水胶体银离子敷料半块包裹剪有侧孔的吸痰管前端，并将它置入稍近瘘管口的伤口上，把这造口袋与皮肤贴紧，用水胶体超薄片密封吸痰管进入造口袋的缝隙。

（4）吸痰管的另一端接上墙式负压吸引装置，调节负压在 125mmHg。

4. 大约每 12 小时需要更换敷料及管道和造口袋，因为粪渣堵管引起渗漏。
5. 墙式负压吸引治疗 4 天时间内，患者没有发热、腹痛的症状，引流出来的粪液粪渣逐渐变少，伤口没有扩大迹象。考虑到墙式负压治疗以来的 4 天每天渗漏 1 次，工作量大，改用双套管引流管代替一次性吸痰管（图 1-3-3b），开放双套管引流管的排气孔（开放的排气孔用无菌纱布包裹）。
6. 换成双套管引流管后，没有粪渣堵管现象，即造口袋没有渗漏，可以 2 天更换 1 次敷料管道和造口袋。墙式负压吸引治疗 8 天后，伤口有缩小现象，很少粪液流出，有少量黄色渗液。患者有肛门排气。
7. 从肠瘘流出的粪渣减少后，用上述步骤 3 的方法继续墙式负压吸引，促进瘘管愈合。
8. 患者第 10 天流质饮食。墙式负压吸引第 11 天瘘管愈合（图 1-3-3c）。
9. 治疗过程操作应轻柔，墙式负压吸引可减轻炎症反应、减轻疼痛。

【健康教育】

1. 解释墙式负压吸引的目的是减少瘘管外口及伤口的细菌、粪渣，减轻局部水肿，促进局部血

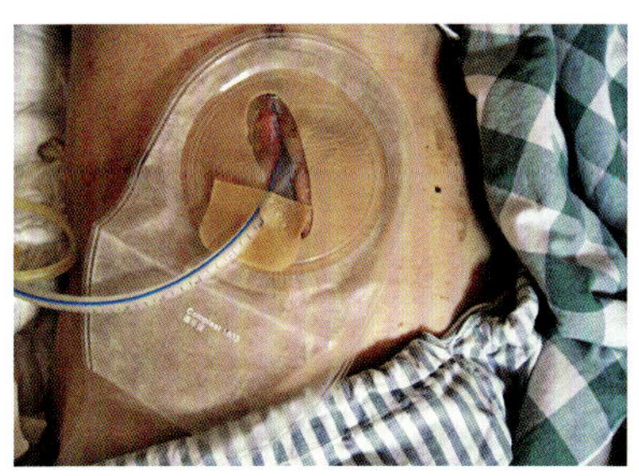

图 1-3-3b　用双套管引流管

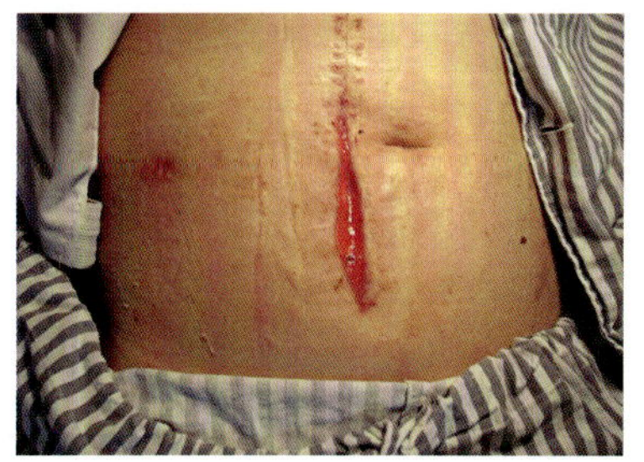

图 1-3-3c　墙式负压吸引 11 天愈合

液循环，促进瘘管的愈合。

2. 强调墙式负压吸引治疗过程中，压力在 125mmHg（16.7kPa），不能自己调节压力表，超过压力范围时，及时报告医务人员。

3. 说明当墙式负压吸引的引流液颜色变成浓稠血性时，及时报告医务人员。

4. 有效的墙式负压吸引伤口引流袋会紧紧黏附在伤口上，引流管的液体会晃动；如果没有负压时，伤口引流袋会有气体，或引流管液体不晃动，及时报告医务人员。

5. 鼓励下床活动，不脱离墙式负压机时也可以下床，在床边活动。脱离墙式负压机时，先关闭负压，用无菌纱布包裹导管的两个分离端。暂停负压的时间每天不超过 2 小时。墙式负压吸引治疗 4 天后，开始下床活动。

6. 针对患者及家属说不知怎样配合治疗，解释结核是消耗性疾病，低蛋白血症等相关因素可能导致吻合口愈合不良。伤口愈合和肺结核治疗需要营养，现阶段可用肠外营养，瘘管愈合后治疗结核期间，也要高蛋白、高能量、高维生素的饮食。解释结核规范治疗能比较彻底控制结核的发展和及早治愈结核，患者及家属表示理解。叮嘱瘘管愈合出院后，需要到结核病专科医院继续看医生。

7. 解释戒烟酒的意义。

8. 有效地控制瘘管的粪液流出、及时告知瘘管的进展及营养支持等工作，缓解了患者及家属的疑惑和紧张情绪。

【结果】

患者肠结核术后 14 天，因小肠结肠吻合口腹壁瘘，腹部原手术切口有肠液粪渣，用墙式负压吸引治疗前 4 天，瘘管粪渣多，容易堵管，需要每天更换 2 次敷料。考虑到双套管引流管管腔大，不易堵管，便用它代替一次性吸痰管，用双套管引流管后能 2 天更换 1 次敷料，没有出现堵管现象。墙式负压吸引治疗 8 天后，因腹壁瘘管粪渣少，改用此前【处理过程】步骤“3.”方法，以促进肠瘘早日愈合。每天更换辅料，患者肠外瘘第 11 天愈合。

【重点 / 难点】

1. 本案例是肠黏膜不外翻的小肠结肠吻合口腹壁瘘。
2. 墙式负压吸引治疗的前 4 天，每天要更换 2 次伤口敷料、管道、造口袋。
3. 用双套管引流管减少被粪渣堵管的机会，注意引流管侧孔与大气相通。

4. 用吸痰管做负压引流时，包裹剪有侧孔的吸痰管可以用湿 0.9% 氯化钠注射液湿纱布或网状脂质水胶体，或网状脂质水胶体银离子敷料。0.9% 氯化钠注射液湿纱布负压后纱布容易变干，取出时容易创伤肉芽。网状脂质水胶体或网状脂质水胶体银离子敷料负压后网格不易变形，不粘连伤口基底，容易取出，后者敷料还有抗菌作用。

5. 在随后的临床实践中，发现负压配合冲洗对肠外瘘效果更好，能保持引流通畅，减少分泌物及细菌，减轻炎症反应速度较快，保持局部干净，更换敷料次数减少，促进愈合。

（张惠芹）

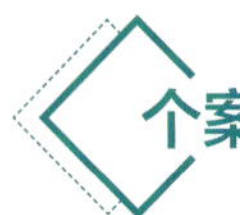

个案 4　现代敷料配合肠内营养运用在肠外瘘患者中的护理

腹部手术后伤口裂开是外科手术中常见的并发症，而肠外瘘是腹部手术严重并发症之一，75% ~ 85% 的瘘管是由于手术造成，多发生于术后 7 ~ 10 天。而伤口感染或裂开是肠外瘘的好发部位。腹部手术后伤口裂开合并肠外瘘时由于消化液从瘘口流出，使伤口和周围皮肤受污染和刺激，如护理不当将延长伤口及瘘管愈合时间，增加患者身心痛苦、经济负担及医务人员工作量。因此，如何有效地收集渗出的肠液，避免流出物污染伤口以及伤口周围皮肤，促进伤口、瘘口和周围皮炎的愈合，是临床医护人员面临的难题，也是对造口治疗师重要的挑战。对 1 例胃癌术后伤口感染裂开合并肠外瘘的患者通过用伤口感染控制、渗液管理以及应用相应的造口护理用品，根据伤口愈合的不同时期、瘘管的具体情况应用不同的处理方法，收到良好的护理效果，患者顺利恢复。

【患者资料】

患者李先生，69 岁。因反复出现上腹部隐痛不适、伴恶心，食欲下降、消瘦半年，经检查以胃癌收入院治疗。入院后完善术前各项检查和准备工作后在气管内麻醉下行胃癌根治术。术后予抗感染、营养支持或伤口换药等处理。术后第 6 天出现伤口局部红肿、大量渗液，伴伤口疼痛，医生予拆除缝线引流积液及每天予伤口清洗换药 2 次，术后第 10 天发现伤口有粪水流出，评估为肠外瘘，流量每天约 700ml 以上，每天更换伤口敷料 5 ~ 6 次。术后第 13 天请造口治疗师会诊，要求协助处理伤口。

【全身评估】

患者神志清，合作，可下床活动。生命体征平稳，体温 37.5℃ ~ 38.2℃。腹部平软，局部无压痛、反跳痛及肌紧张。实验室检查示白细胞计数 13.50×10^9/L，白蛋白 31.7g/L，血红蛋白 110g/L，血糖 6.4mmol/L，其余血液检查项目正常。患者农民，小学文化程度，出现伤口感染及肠瘘后表现为紧张、焦虑。患者家庭关系融洽，住院期间儿子在医院陪伴，家庭经济状况一般。

【局部评估】

检查患者为腹部正中切口，脐上有一大小为 16cm × 5cm × 2cm 手术伤口，基底为 75% 黄色坏死组织，25% 红色组织；部分黄色坏死组织与基底粘连紧密，可见连续缝合的缝线。伤口下缘靠左侧见一瘘口，低于皮肤平面约 1cm，可见肠黏膜外翻，较多粪水从瘘口流出（每天超过 700ml），粪水污染上方伤口。清洗时发现伤口基底部非常柔软，疑似基底下方为外露的肠管；伤口渗液为黄褐色，渗液量呈漏出状态（小方纱、大方纱及棉垫各 2 块）；检查伤口无潜行；伤口周边皮肤轻度潮红，无浸渍及硬肿等情况；患者疼痛评分为 3 分（数字等级评定量表评分法）（图 1-3-4a）。

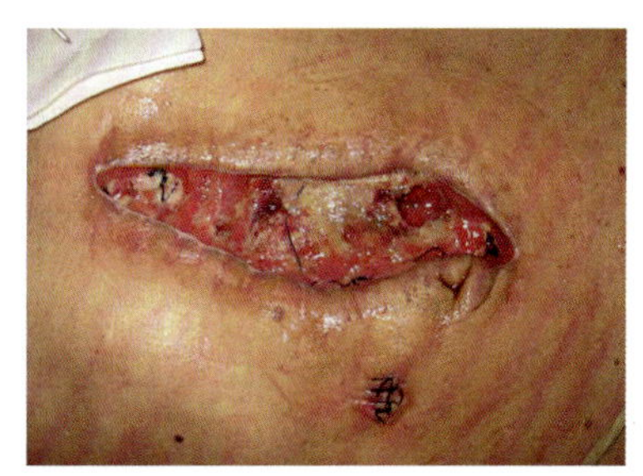

图 1-3-4a　伤口左下缘可见肠黏膜

【护理目标】

1. 有效收集肠瘘的流出液，防止伤口被粪水污染。
2. 保护疑肠管外露的伤口基底，避免损伤。
3. 控制伤口感染，促进伤口愈合。

【处理过程】

1. 早期伤口及瘘口的处理

（1）伤口清洗与清创　应用 0.1% 聚维酮碘溶液消毒伤口周边皮肤，0.9% 氯化钠注射液棉球清洗伤口基底部。注意先清洗伤口上半部分，再清洗瘘口及其周围皮肤。对基底部黄色坏死组织行自溶性清创加保守锐性清创，用血管钳轻轻钳夹疏松的黄色坏死组织，然后用手术剪逐步剪除。注意动作轻柔，钳夹棉球的血管钳前端不能外露，手术剪剪尖方向不能向下，以免操作触碰到伤口基底部肠管，造成肠管的损伤。清洗伤口后用小方纱轻轻拭干伤口床与周边皮肤的水分。

（2）伤口敷料应用　根据伤口不同愈合阶段选择相应的新型敷料。感染期和肉芽生长期主要是控制伤口感染和管理伤口渗液，促进肉芽组织生长。剪裁大小、形状与伤口相符（不包括瘘口以下伤口）的磺胺嘧啶银脂质水胶体敷料置于伤口基底部，再于上方覆盖相应大小的藻酸盐敷料，最后在藻酸盐上方粘贴防漏皮，注意防漏皮粘贴于瘘口上方的伤口上，大小要比伤口的边缘大 3cm 以上，便于瘘口粘贴造口袋有足够的粘贴支撑面。磺胺嘧啶银脂质水胶体敷料是一种新型的脂质水胶体油纱含银敷料，具有广谱抗菌的作用，可以有效控制伤口感染，并能吸收伤口渗出物形成水凝胶，为伤口提供最佳的湿性愈合环境以及不粘伤口的优点，换药时容易移除。藻酸盐敷料主要作用为吸收伤口渗液，维持伤口温湿度平衡，起到促进肉芽组织生长的作用。不直接将藻酸盐敷料放置于肠管外露的伤口，是为了避免藻酸盐敷料吸收伤口渗液后形成凝胶黏附肠管，清除时有造成水肿肠管损伤的危险。

（3）瘘口流出液的收集　由于伤口合并瘘口，瘘口排出的粪水容易污染伤口造成感染加重而影响愈合。有效收集粪水，避免粪水污染伤口是保证伤口顺利愈合的关键。清洗瘘口及周边皮肤并轻轻拭干后，于瘘口周围皮肤均匀涂抹薄薄一层皮肤保护粉，预防与治疗刺激性皮炎；然后用防漏膏将瘘口周围皮肤的凹陷部位填平，也需将伤口上粘贴的防漏皮靠近瘘口一侧边缘的缝隙用防漏膏填平，防止粪水渗漏流至伤口上。防漏膏能填补凹凸不平的皮肤皱褶或粘贴部位的缝隙，协助形成平坦的粘贴平面，以防止渗漏。然后选用底盘较大、柔软的一件式增强型造口袋，按瘘口的大小和形状剪裁造口袋底盘后进行粘贴，从内向外轻压底盘粘胶 2 ~ 3 分钟，使造口底盘与皮肤粘贴牢固，最后用弹性柔棉宽胶带将造口袋外边缘封边固定，加强造口袋粘贴的牢固性。由于瘘口流量大，为了及时将造口袋内的粪水引流，避免粪水排放不及时导致造口袋渗漏脱落，同时也为了减少排放次数，减轻护理工作量，将连接一次性负压瓶的大胶管放入造口袋排放口内 5 ～ 6cm，然后用 2 根橡胶筋绑紧（图 1-3-4b），定时挤压负压瓶抽吸造口袋内粪水。如伤口敷料或造口袋渗漏时及时更换，没有渗漏或脱落可 1 ～ 2 天更换 1 次。

2. **后期伤口及瘘口的处理** 经上述方法处理，17 天后伤口明显缩小变浅，大小为 12cm × 2cm，基底被新生的肉芽组织覆盖，伤口渗液减少至潮湿状态。为了更好地收集粪水，使瘘口凸出皮肤平面，方便患者出院后自我护理，此时更换处理方法。清洗伤口、瘘口及周边皮肤并抹干后，将藻酸盐敷料覆盖伤口，用剪裁好的防漏皮将整个伤口和瘘口周围皮肤覆盖，注意剪裁时将靠近造口一侧的防漏皮修剪成弧形以与造口更贴合，然后用防漏膏填平靠近瘘口边缘的缝隙，再粘贴二件式凸面造口底盘，用手指从内往外轻压底盘使其与防漏皮及皮肤紧贴，扣上造口袋和专用造口腰带，调整好造口腰带的松紧度，以不影响患者呼吸为度，最后用弹性柔棉宽胶带做好造口底盘的封边固定（图 1-3-4c）。如伤口或造口袋没有渗漏可 3 ～ 5 天更换 1 次。防漏皮一方面可阻隔伤口渗液对造口底板的浸渍，延长造口底盘的使用时间，另一方面又可阻隔粪水渗入伤口；同时，将防漏皮“搭桥”于伤口上，为造口底盘提供一个相对大的粘贴平面。应用凸面底盘加压于造口周围皮肤，使用腰带后底盘与周围皮肤完全接触，皮肤下压，使肠黏膜抬高，造口乳头部膨出，改善造口回缩的现象，减少渗漏的机会。

3. **瘘口放置营养管的护理** 随着患者伤口的逐渐好转、缩小，同时考虑患者经济能力一般，接诊第 21 天，医生建议给患者行胃肠营养，于瘘口远端插入胃管行营养液输注。清洗伤口、瘘口及其周围皮肤，判断瘘口的远端，戴无菌手套充分润滑示指后先行瘘口远端指检，判断肠管走向，然后用充分润滑的胃管轻轻从瘘口的远端插入，如遇阻力不可强行插入，需停留片刻，等待肠管蠕动时将胃管顺势轻轻插入，深度约 20cm。然后按上述方法处理伤口及粘贴造口袋，胃管的末端从造口袋排放口处伸出后连接营养液进行营养输液（图 1-3-4d）。输注营养液期间注意观察患者有无腹痛、腹胀及腹泻等不适，并观察营养液有无从瘘口倒流的情况。

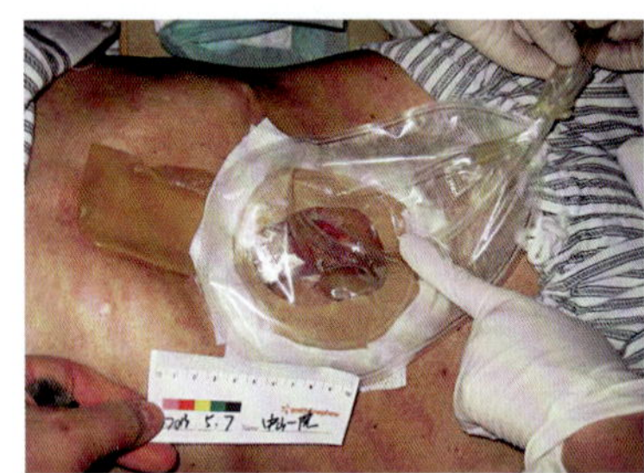
图 1-3-4b　伤口及瘘处理

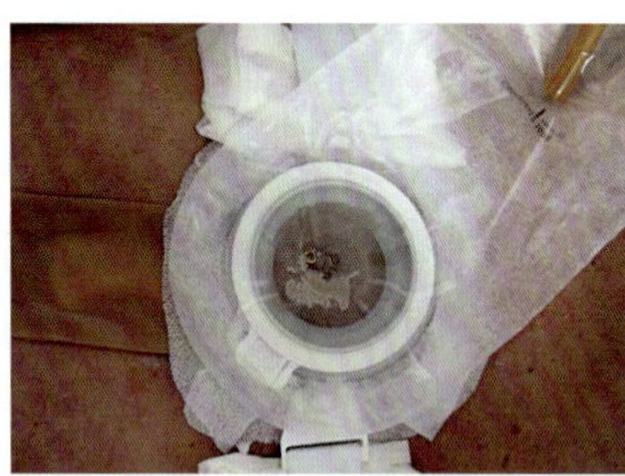
图 1-3-4c　改用凸面造口袋 + 腰带

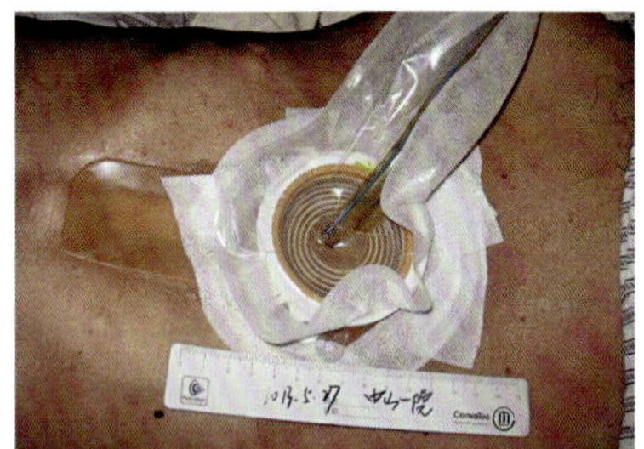
图 1-3-4d　瘘口远端入胃管行肠内营养

【健康教育】

1. **伤口保护** 由于腹部伤口裂开并肠管外露，任何使腹压骤然升高的因素均可加重损伤。因此，应指导患者咳嗽、咳痰时用双手从腹部两侧向中间轻轻按压，以减轻腹部伤口的张力；遵医嘱使用镇咳化痰药物，雾化吸入稀释痰液，协助患者翻身、拍背；指导并协助患者使用腹带，并注意保持腹带平整，松紧适宜；同时，避免碰撞腹部伤口。

2. 心理护理　患者因胃癌术后出现伤口感染裂开合并肠外瘘，流出的粪水污染伤口、周围皮肤及床单被服，需要频繁更换伤口敷料，加重患者的经济负担，也影响患者的休息。流出物的臭味也影响到周围的患者，加上伤口处理上的困难，给患者造成恐惧心理和巨大的精神压力。因此，应多关心、安慰及鼓励患者，向患者讲述处理方案，指导配合知识与注意事项，每次换药将伤口、瘘口进展情况告诉患者，让其看到治疗的效果和希望，消除焦虑心理。同时，操作者的自信、熟练的护理技巧和流出物有效的收集也是减轻患者焦虑心理的重要方面。

【结果】

在伤口瘘口局部处理的同时，配合抗感染、抑制分泌、静脉营养支持和纠正水电解质平衡等综合治疗。伤口护理早期，应用磺胺嘧啶银脂质水胶体敷料、藻酸盐敷料及一件式造口袋进行伤口处理和流出物的收集，1 ~ 2 天更换 1 次，流出物收集良好，没有污染伤口。17 天后，伤口缩小至 12cm × 2cm，伤口变浅，疑似外露肠管的基底被红色肉芽组织覆盖，改用藻酸盐敷料及二件式凸面造口袋进行伤口瘘口护理，3 ~ 4 天更换 1 次。21 天后按医嘱于瘘口远端置入胃管行肠内营养支持。在伤口瘘口护理期间，没有出现刺激性皮炎，原轻度刺激性皮炎 2 天后愈合，换药次数由原来每天 5 ~ 6 次减少至 3 ~ 4 天更换 1 次。患者自我感觉舒适，焦虑心情缓解，28 天后伤口缩小 10cm × 1.8cm（图 1–3–4e），出院回当地医院继续治疗，建议半年后回院考虑手术修复。

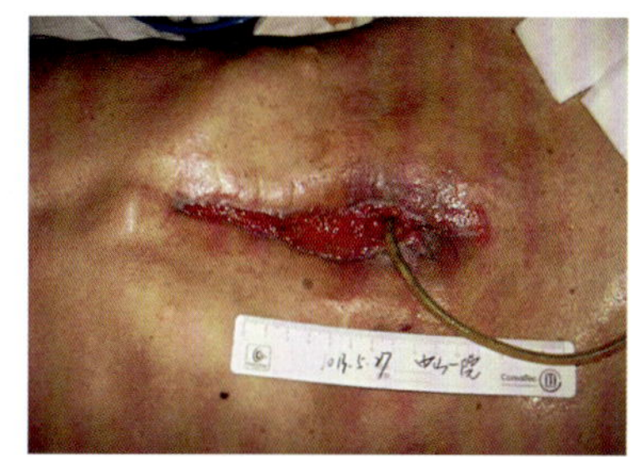

图 1–3–4e　出院前伤口瘘口情况

【重点 / 难点】

1. 对肠管外露伤口的坏死组织清创时应慎用外科清创，宜采用湿性敷料行自溶性清创，避免使用粘连伤口基底的伤口敷料，防止移除时误伤外露的肠管。

2. 伤口感染裂开合并肠外瘘，粪水污染导致伤口感染难以控制。因此，有效收集粪水是保证伤口愈合的重要保证。

3. 早期伤口应用银离子敷料控制感染，一件式造口袋粘贴于瘘口收集流出液，将伤口与瘘口应用防漏用品相隔离。当伤口感染控制及肉芽组织生长、创面缩小变浅后，伤口处理后应用凸面底盘加腰带的方法进行流出液的收集。

4. 操作前需构思好处理方法、流程，准备好所需物品，并需有足够的时间来完成操作。

（黄漫容）

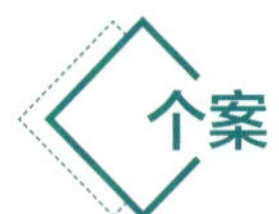

个案 5　腹膜腔间隙综合征腹腔开放伴肠瘘患者的护理

腹膜腔间隙综合征是由各种严重的腹部疾患引起的腹内压增高而导致的心血管、肺、肾、胃肠以及颅脑等多器官系统的功能性障碍，甚至危及患者生命。腹内压升高可导致肠腔压力升高，肠壁血管受压，肠壁严重水肿，肠壁的缺血，肠蠕动的减弱或消失，肠腔内细菌的过度繁殖，炎症介质对于肠黏膜屏障的破坏，细菌易位，易引起肠瘘的发生。而肠瘘的发生会引起不同程度的腹腔感染、腹腔脓肿，如病情进一步发展还可出现弥漫性腹膜炎、脓毒血症等临床表现，是患者死亡的主要原因。因此，对腹腔高压患者，必须及时开放腹腔，降低腹内压。然而，长时间的腹腔开放会引起液体大量丢失、腹腔感染、内脏膨出和损伤、肠瘘形成、肠麻痹、腹壁疝等。因此，专家共识在确保不增加腹腔压力的前提下使用负压辅助腹腔关闭来代替暂时性腹腔关闭技术，其好处：腹腔与外界隔开，防止细菌入侵，维持有效引流，有利于切口周围皮肤保护，伤口感染、切口周围皮炎等并发症的发生；不需要常规换药，减轻患者痛苦及护理工作量；持续负压吸引有利于腹腔渗液的引流及炎症和水肿的消退；有利于腹内压的下降，提供二次手术关腹及伤口愈合。

【患者资料】

患者刘先生，男，31 岁。饮酒时与人争执后腹部被刀所伤，在当地医院行急诊剖腹探查，小肠修补及小肠系膜缝扎止血术，术后出血和休克转至当地的上级医院行剖腹探查和止血，4 天后因腹胀、腹痛，再次行剖腹探查，横结肠造口术（远端关闭），因腹腔肠管水肿不能完全关闭腹腔，给予凡士林纱布覆盖肠管后转入重症监护室继续治疗。治疗过程中又发现肠瘘并伴随高热、肺部感染、休克转入重症监护治疗，病情稳定后转入院。因伤口渗液多，敷料黄染（图 1-3-5a），怀疑有肠瘘和腹腔感染请造口治疗师会诊，协助换药和明确伤口内肠管情况。

【全身评估】

接诊时患者神志清醒，能自主呼吸，已停呼吸机辅助通气，气管导管内吸氧 5L/min，$SPaO_2$100%。体温 38.2℃，脉搏 118 次 / 分，呼吸 25 次 / 分，血压 119/70mmHg。全身皮肤巩膜无黄染，胸廓对称无畸形。血液检查血红蛋白 95g/L，红细胞计数 3.102×10^{12}/L，白细胞计数 10.4×10^{9}/L，中性粒细胞 67.9%，血小板计数 525×10^{9}/L。生化八项、凝血四项未见明显异常。该患者痰涂片和伤口分泌物培养皆提示多重耐药鲍曼不动杆菌感染。右侧腹腔引流液 0ml，小肠瘘口引流 30ml，切口引流 830ml。尿量 2675ml。禁食，肠外营养支持。患者和家属担心预后，表现焦虑不安；家庭和睦，妻子能及时给予安慰及心理支持，因是刑事案件，医疗费用暂由家庭支付。

【局部评估】

腹部正中可见一约 20cm × 9.5cm 伤口，渗液漏出、敷料黄染，见较多黄色粪渣。清洗伤口后能见到伤口两侧的腹膜和后鞘，肠管外露、水肿，粪渣样液体从肠瘘口涌出。伤口周围皮肤能见减张缝线瘢痕，无潮红破损。右下腹造口有少量粪便呈糊状便排出，造口黏膜缺血坏死，经处理后造口皮肤黏膜分离、回缩（图 1-3-5b）。疼痛评分为 4 分（数字等级评定量表法）。

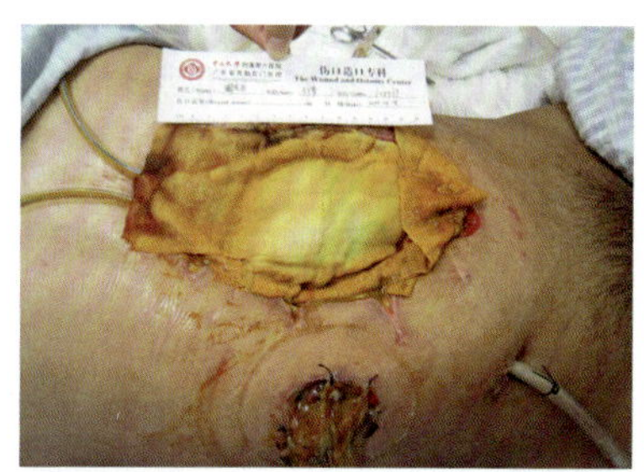

图 1-3-5a　接诊时的伤口情况

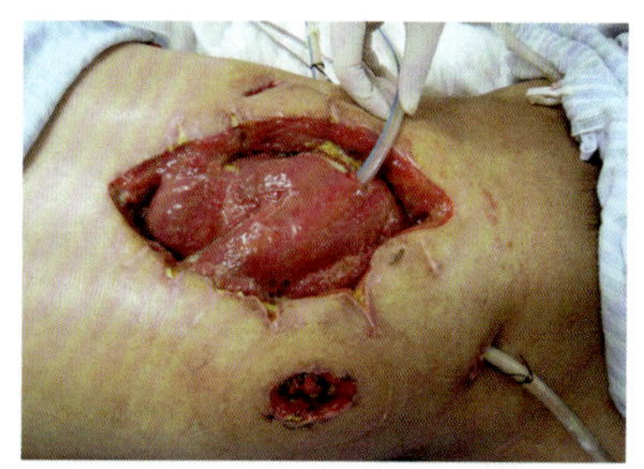

图 1-3-5b　清洗清创后的伤口、造口情况

【护理目标】

1. 控制感染，促进伤口愈合。
2. 理解负压治疗的目的和意义。
3. 心理支持。

【处理过程】

1. 明确肠瘘的位置，便于提供肠内营养支持　揭除伤口敷料，0.9% 氯化钠注射液清洗创面，从胃管注入亚甲蓝 50ml，15 分钟后肠瘘口流出蓝色液体。说明肠瘘发生在小肠，且瘘口位置较高，无法口服肠内营养，暂时仍然全肠外营养支持治疗。

2. 控制感染，促进伤口愈合

（1）用 0.9% 氯化钠注射液冲洗伤口，边冲洗边用负压吸引器吸收冲洗液，伤口基底用纱块吸干水分。

（2）在主管医生的协助下，经肠瘘口放置双腔套管，凡士林油纱包绕引流管以填堵瘘口，减少粪水流入伤口，引流管远端接墙式负压装置，压力控制在 100mmHg（13.3kPa）（图 1-3-5c）。

（3）选用广谱抗菌敷料：选用网状脂质水胶体银离子敷料覆盖腹膜下、平铺创面基底；自黏性软聚硅酮普通型泡沫敷料用 0.9% 氯化钠注射液浸泡 1 分钟后，撕除背面聚氨酯膜，备用；根据伤口大小修剪胃管侧孔，将无黏性的一面泡沫包裹多孔胃管，有黏性的一面填塞于伤口，引流管从伤口两侧的上下方引出，持续 24 小时以 100 ~ 125mmHg（13.3~16.7kPa）的墙式负压吸引，外敷料用薄膜敷料封闭（图 1-3-5d）。

（4）此方法可以维持 24 小时。

3. 保持瘘管引流通畅，防止粪便污染伤口　瘘管引出肠液黏稠、粪渣，容易堵管，粪水从瘘管排出，污染伤口。因此，第 2 次换药时，在伤口基底放置输液的延长管及双套管侧孔处接输液管持续用 0.9% 氯化钠注射液冲洗，视情况调节冲洗液的速度。此方法可间隔 3 ~ 4 天换药。两周后血液学检查生化基本正常，白细胞计数在 10.0×10^9 ~ 13.0×10^9/L 波动，无发热等不适。停用网状脂质水胶体银离子敷料，继续用自黏性软聚硅酮普通型泡沫敷料作伤口负压的填充敷料，伤口、瘘管继续负压治疗。

4. 保证肠内营养有效，促进伤口愈合 全身感染控制，腹内压降至正常，造口有排气排便，从胃管输注肠内营养并拔除小肠管的双套管，插入T管，以减少营养液和肠液从瘘口排出（图1-3-5e）。

5. 经过1个多月的处理，伤口缩小，上皮爬行 腹部伤口用水胶体标准敷料，瘘口周围条状防漏膏、再上一件式造口袋，袋内放置引流管，远端接墙式负压装置，压力控制在100mmHg（13.3kPa）内，为防止压力过大经造口袋放置经剪除针头的头皮针管（图1-3-5f）。因瘘口排出液黏稠，有时有粪渣，容易堵管，发生渗漏。一般隔天需要更换造口袋。

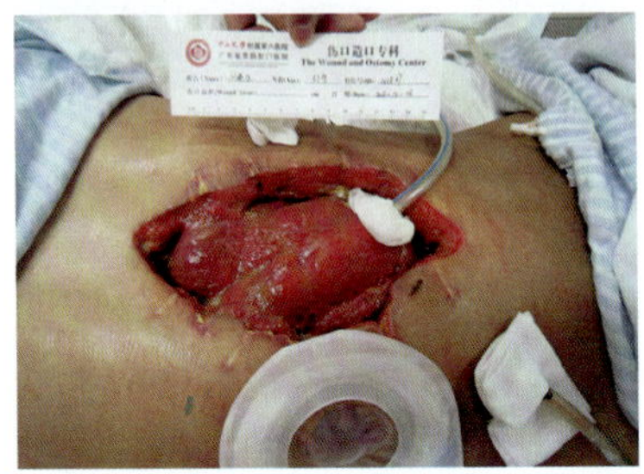

图1-3-5c 放置双套管，凡士林填堵瘘口

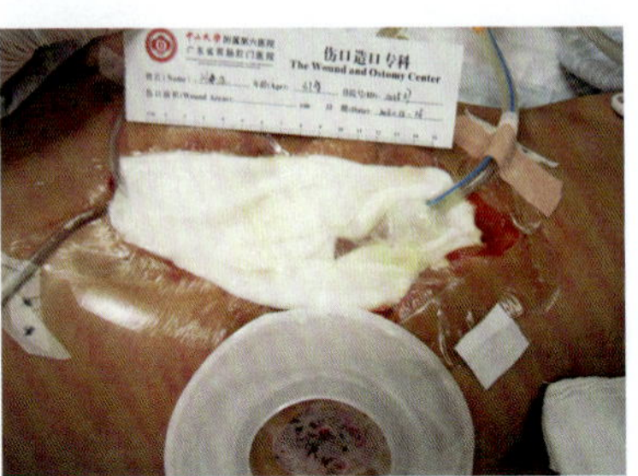

图1-3-5d 封闭负压引流处理的伤口

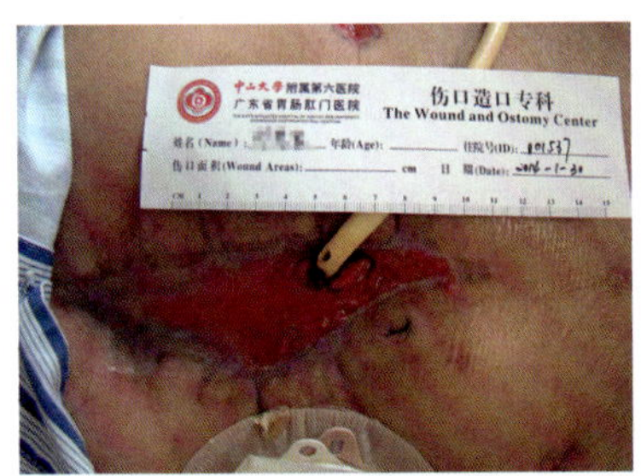

图1-3-5e 暴露的肠管已被新鲜的肉芽组织覆盖

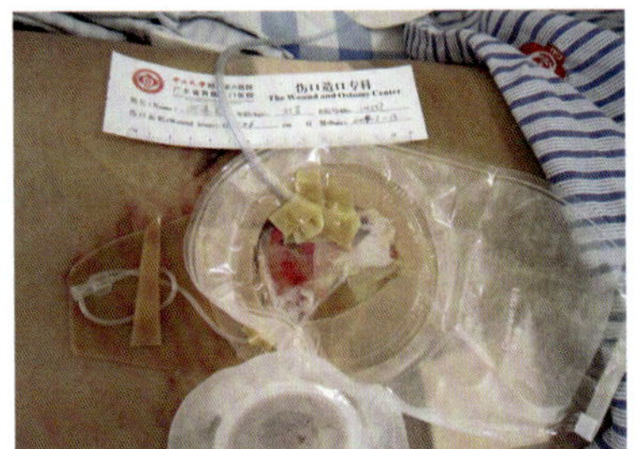

图1-3-5f 伤口的处理

【健康教育】

1. 由于患者病情危重，告知主管护士及家属本次换药后墙式负压吸引装置的特点及控制压力范围应在100～125mmHg（13.3～16.7kPa），主要是因腹壁缺损较大，并伴有肠瘘，如墙式负压过大可能会导致腹壁组织一些血管破裂出现大量渗血。强调墙式负压吸引治疗过程中，要保持负压吸引的通畅，如管道堵塞要加强冲洗，并密切观察伤口敷料情况，若敷料有黄染，说明肠液流到伤口，要及时换药。

2. 告知主管护士及家属如何观察有效的墙式负压吸引。覆盖伤口的生物透性薄膜应在负压状态下紧附于填塞于伤口内的泡沫敷料表面之上的，引流管会由于吸力的缘故会上下晃动；如负压失效，薄膜内空气膨胀，引流液积聚在伤口敷料当中，贴膜粘贴不牢，造成渗漏。

3. 了解患者心理状况，做好心理护理。每次换药及时对伤口及造口进行评估，主动与患者进行沟通，告知进展情况，减低患者紧张不安及焦虑的情绪。

4. 指导患者和家属学会造口护理。伤口缩小、能粘贴造口袋时，教会患者和家属更换造口袋技巧。因瘘口周围皮肤不平，且伤口未愈合，指导患者和家属若造口袋发生渗漏，要及时换药、更换造口袋。

5. 定时扩肛。横结肠造口因缺血坏死导致造口回缩，为防止造口狭窄，要定时扩肛。建议戴橡胶手套的示指或尾指用凡士林润滑，深呼吸的同时将手指轻轻插入造口（开始先尝试用小拇指，慢慢好转后改用示指），在造口内停留 3 ～ 5 分钟后抽出。开始每日 1 ～ 2 次，根据感受依次插入小指第一、二指关节，示指第一、二指关节，以保持粪便从造口排出，减少粪便从腹部小肠瘘口排出，促进腹部伤口愈合，为二次手术准备；并指导造口扩肛的注意事项，若扩肛时造口与皮肤连接处疼痛、出血，就停止扩肛，以免外伤增加新的创伤，导致造口更加狭窄。

6. 出院时饮食指导。进食含膳食纤维较丰富的食物，如燕麦、全麦面包、香蕉、隔水蒸的苹果等，便于吸收，条状粪便也易从结肠造口排出，减少粪便从腹部小肠瘘口排出，促进腹部伤口愈合。指导肠内营养液的配置和输注，空肠营养管采用高举平抬法固定，防止管道脱落。

【结果】

患者经过 3 个月的处理，伤口缩小，肠瘘口接造口袋，家属能护理肠瘘口和造口，患者出院回家调养。3 个月后再次入院 ，在静吸复合麻醉 + 硬膜外麻醉下行“剖腹探查 + 肠粘连松解术 + 横结肠造瘘关闭术 + 回肠腹壁瘘切除术 + 空肠吻合术 + 肠排列术”，术后 2 周伤口愈合，排便正常出院。该患者首次住院，在早期处理时由于造口无粪便排出，所有粪水经肠瘘口流出，污染伤口，使用负压时，肠液黏稠、有渣，易堵管，导致粪水流入伤口，第二次换药时增加了伤口和瘘口的持续 0.9% 氯化钠注射液冲洗，堵管情况就较少发生，可以间隔 4 ～ 5 天换药。

【难点 / 要点】

1. 肠管外露且并发肠瘘，如何有效收集肠液，避免肠液流入腹腔是一难点。

2. 引流管放入肠管，必须控制压力 100mmHg（13.3kPa）以内，引流管使用双套管，有进气孔，可避免压力过大，造成肠管损伤或出血。肠管外露，包裹剪有侧孔的胃管可以用湿 0.9% 氯化钠注射液纱布，或脂质水胶体油纱、磺胺嘧啶银脂质水胶体油纱敷料或泡沫敷料，避免压力过大刺激肠壁，引起损伤。

3. 泡沫敷料可选用软聚硅酮普通型泡沫敷料，使用前先将一面有撕取该敷料背衬的聚氨酯薄膜，填塞时要注意把具有软聚硅酮的一面面向伤口基底组织（粘手的一面），更换伤口时填塞的泡沫敷料不会因此粘连伤口，对新生肉芽组织有保护作用，并能促进肉芽生长。

4. 使用肠内营养，会增加粪便，粪便成渣的较多，容易堵管。

5. 结肠造口因缺血坏死导致回缩，造口可插入粗大的肛管，促排气，防止狭窄。

6. 该患者创伤大，肠瘘是唇状瘘，自然愈合不可能，需要二次手术，早期肠壁水肿、粘连，不适合手术。漫长的等待，需要患者和家属学习伤口、造口、肠内营养的护理技巧，尽管有一定难度。

7. 因是刑事案件，未判决时医疗费用需要全自费，家庭能否支撑他的后续治疗还需注意。

（叶新梅　雷育青）

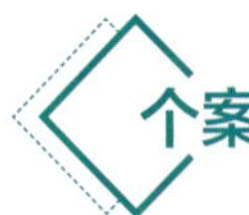

个案 6　造口袋运用在空肠造瘘管渗漏患者中的护理

针对无法由口进食的患者，在肠胃道功能正常时，肠道营养的供给仍是主要的选择。对长期肠道喂食患者而言，胃或空肠造口术是最适当的选择。灌食造瘘管适用对象以中枢神经系统障碍、头颈部肿瘤及面部外伤造成持续性无法吞咽，由口进食量不足，进食有潜在的危险（如吸入性肺炎）及上消化道因阻塞或手术需暂时休息，肠胃道功能完整的患者。当发生腹压过大，如灌食量太多、腹胀、便秘，胃造口移位，造口感染，胃酸过多，管路阻塞，过度拉扯扭转管路，没有适当的外固定，管路进出摩擦等，就可能会发生造口内容物外渗的情况。由于渗液为腐蚀性的消化液，对皮肤造成刺激，导致糜烂溃疡，不仅延长了愈合时间，增加了医疗成本，降低了患者舒适度，还增加了医疗、护理人员的工作量。使用一件式造口袋收集渗液，可以解决灌食造瘘管旁大量渗液的问题，藉此护理经验，可以为日后照顾此类患者提供参考。

【患者资料】

患者张先生，63 岁，因下咽癌于 4 年前行喉切除术并根治性颈部清除术，皮瓣移植，空肠造口术。此因主诉“空肠造瘘管旁突然大量渗液，覆盖纱布不到 1 小时即需更换，周围皮肤很痛”来院寻求帮忙。

【全身评估】

患者步行入院，由空肠造瘘管灌食，管路灌食通畅，无便秘、腹胀情况，生命体征稳定。对于管路出现大量渗液，周围皮肤溃疡而不敢灌食，导致体重在一个月内下降了 2 ~ 3kg。患者表现非常焦虑，因感到疼痛而走路弯腰驼背，其疼痛指数约 6 分（数字等级评定量表法）。家庭关系好，家属及时给予安慰及心理支持；经济状况良好。

【局部评估】

患者左上腹部有 1 根 16Fr 硅化物材质的空肠造瘘管留置，每个月固定来医院更换，造瘘管内水球有 3ml 蒸馏水固定于腹壁内，平常造瘘管周围皮肤用纱布覆盖，有渗液情形就会马上更换。近 1 个月来常常突然有大量黄色消化渗液从管口旁渗出，周围皮肤因消化液侵蚀形成溃疡 2.0m × 1.5cm（图 1-3-6a）。按照引流管口周围刺激性皮炎分级标准：Ⅳ度（溃疡，出血）。

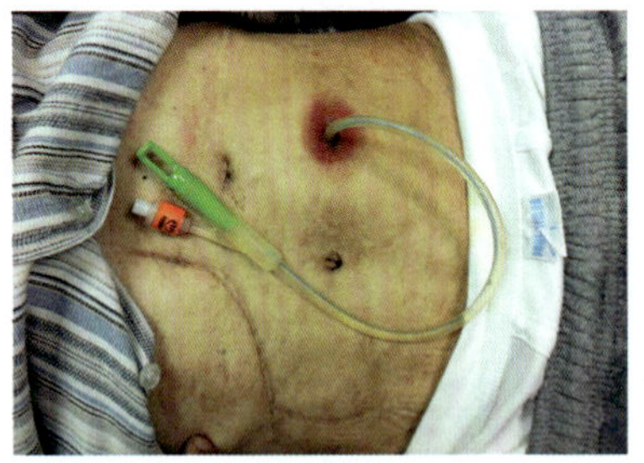

图 1-3-6a　空肠造瘘管周围刺激性皮炎

【护理目标】

1. 治疗和预防皮肤问题，增加患者舒适度。
2. 减少换药护理时间。

3. 准确记录引流量，提供治疗的参考。

【处理过程】

1. 用物准备　剪刀、一件式造口袋、造口皮肤保护粉、无痛保护膜喷剂、防漏膏、橡皮筋、纸胶、4cm×4cm 纱布。

2. 清洁灌食造瘘管周围皮肤后，在管口发生刺激性皮肤炎处，均匀涂上一层薄薄的造口皮肤保护粉后再喷上无痛保护膜喷剂，待干，重复此步骤 2 ~ 3 次，造成“封漆”的效果。造口皮肤保护粉（一种水胶体敷料）可吸收渗液，缓解疼痛。无痛保护膜喷剂为多分子聚合物，喷洒后迅速形成一层透明膜，具有防水功能，能防止排泄物对皮肤的浸润，不含乙醇，对糜烂皮肤无刺激性，患者无感觉疼痛。

3. 采用一件式造口袋，底盘稍作裁剪，一般距离管口周围 0.2 ~ 0.3cm 大小，留出一个造瘘管通过的小洞。在便袋的上方，顺着造瘘管伸出的方向做一个十字记号（长度 0.5 ~ 1.0cm 开口），在此处用剪刀剪开。

4. 造瘘管由底盘开口置入便袋内，自便袋的十字小开口处伸出。

5. 将底座粘贴纸对半剪裁后贴回原位，再将造口袋慢慢移入靠近引流管口 3 ~ 4 cm时，撕开底座的粘贴纸。

6. 使用防漏膏　均匀地涂在底盘洞口一圈，待不粘手后再粘贴。防漏膏可填平皱折，保持皮肤平整，减少渗漏；抵御消化液对底盘黏胶的侵蚀，延长使用时间。

7. 使用造口皮肤保护粉　将造口皮肤保护粉洒在引流管周围没有被人工皮覆盖的周围皮肤。造口皮肤保护粉是水胶体类敷料，其主要成分为羧甲基纤维素钠，可促进皮炎、糜烂和溃疡的愈合，减轻患者的疼痛。

8. 将造瘘管及便袋的小孔用橡皮筋绑好，勿太松或太紧。绑太松时，渗液过多会从小孔周围流出；太紧时，食物会灌不进空肠造瘘管里面。

9. 使用魔术贴粘贴（或造口夹）封闭造口袋开口。

10. 将纸胶粘贴在底盘周围，加强固定。

11. 将 1 ~ 2 块 4cm×4cm 纱布对折，再对折成 2cm×2cm 纱布大小，放在造口袋外部的造瘘管下固定，避免管路压迫皮肤（图 1-3-6b）。

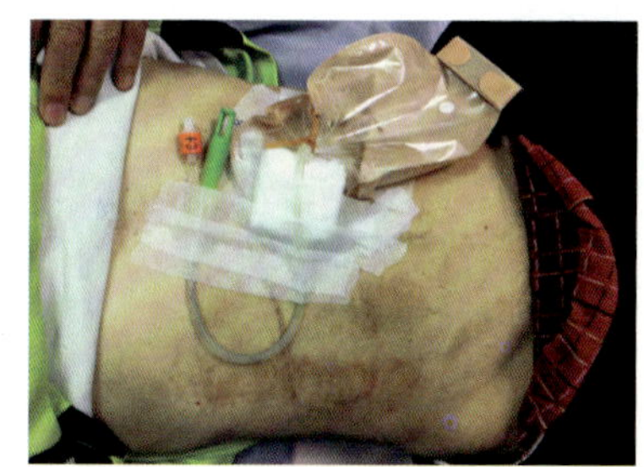

图 1-3-6b　使用一件式造口袋

【健康教育】

1. 告知患者造口袋收集液达到 1/3 ~ 1/2 容积时应及时排放，预防渗漏。

2. 每 3 ~ 5 天更换一次造口袋，当有渗漏或脱落、皮肤不适时，可随时更换。

3. 灌食速度勿太快，勿 1 次灌食量太多。若外漏情况明显则须减少灌食量，采少量多餐。如经处理后外漏情况仍严重，建议寻求专业评估与治疗。

4. 万一管路阻塞时，应就医检视及处理，可能需要更换新管。预防阻塞的方法：

（1）药物须完全磨碎，且可用温开水帮助溶解，灌完药物再用 30 ~ 50ml 开水冲洗管子。

（2）配方要搅拌混合均匀。

（3）每次灌食后，倒入 30ml 开水（连续 2 次各 15ml）冲洗管子。

（4）食物太浓稠时，可加入少许温开水稀释，以利灌食。

5. 心理支持　多关心和安慰患者，向患者讲述处理方法及恢复情况，让其看见治疗的效果，消除其焦虑不安。

【结果】

本案例患者在使用一件式造口袋来收集灌食造瘘管渗液和周围皮肤的保护，避免渗液浸润皮肤及弄脏衣服被单，未发生因渗液污染导致伤口愈合不良的状况。患者在造口袋使用 4 天后瘘管周围皮肤愈合（图 1-3-6c），造口袋每天收集的渗液量大于 100ml。患者表示粘贴造口袋后无疼痛感觉，不会影响活动，且不用担心突然有大量渗液渗出，弄脏衣物，影响社交生活活动。指导患者若渗液量一天 100ml 以下，则不需再粘贴造口袋，改纱布覆盖，但周边皮肤可用无痛保护膜保护；因患者渗液量大于 100ml，建议找专科医生检查是否要更换管道及营养摄入量等问题。

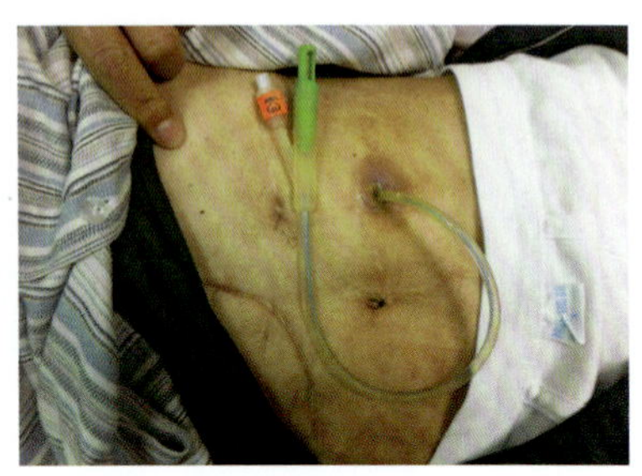

图 1-3-6c　灌食造瘘管周围刺激性皮肤炎已愈合

【重点 / 难点】

患者采间歇性管灌，按照患者身高 166cm，体重 51kg，平均每日至少需要 6.3kJ（1500cal）管灌热量。患者主诉一天分六餐管灌，每次都会外渗 30ml 左右，未使用一件式造口袋时，因外渗厉害而更不敢灌食，导致体重在一个月内下降 2~3kg，结果外渗情况更严重，造口周围溃疡也更厉害。使用一件式造口袋代替传统换药方式，避免渗液对管口皮肤的刺激，保护周围皮肤的完整性，避免造成糜烂溃疡，促进伤口愈合。之后转介患者至外科医师诊察，因患者短时间体重减轻过多，洞口变大，原使用 16Fr 造瘘管，予重新更换 18Fr 管路固定，渗液量有减少情况。

（林慧惠）

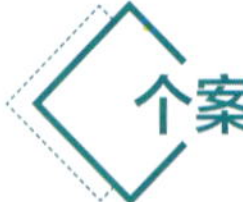

个案 7　墙式负压吸引配合冲洗运用在肠癌术后肠外瘘患者中的护理

瘘在医学概念上是指非生理性通道，肠外瘘是指此非生理性通道的一端是连接肠道，一端直接通往体外。肠外瘘应该说是一种并发症，常继发于损伤、手术、炎症、感染等疾病或医疗操作，也有少数属于先天畸形。肠外瘘根据不同的标准有多种分类或分型，临床上常用的有：根据肠瘘发生部位分有十二指肠瘘、空肠瘘、回肠瘘、结肠瘘、直肠瘘等；根据距 Treitz 韧带的距离分为高位瘘（100cm 以内）和低位瘘；根据肠液流量分高流量瘘（空腹状态下肠液流出量 >1000ml/24h）和低流量瘘；根据瘘口情况分管状瘘、唇状瘘和断端瘘；根据窦道情况分单纯瘘和复杂瘘等。肠外瘘的病理生理改变主要是由于肠液溢出肠腔外引起，除肠液含有的营养成分、电解质和水分外，还有细菌、消化酶等，这些导致了一系列的病理生理改变，常见的是水电解质和酸碱紊乱、循环障碍、感染、营养不良等，其中，感染已经成为当前肠外瘘患者死亡的首要原因，南京军区南京总医院报道的一组死亡病例中，有 90% 由感染引起。肠外瘘的治疗包括纠正内稳态、抗感染、肠外瘘局部的控制、营养支持，重要脏器的维护，必要时手术。影响肠瘘自愈的不良因素包括异物、放疗后的肠管、炎性肠病，感染、瘘管的上皮化、肿瘤、肠管下端梗阻、激素等。

肠外瘘局部处理的好坏常直接或间接地影响疾病的进程，良好的瘘口局部处理可以减轻患者疼痛；减少周围组织的腐蚀、糜烂和出血；有利于控制局部感染；有利于减少肠液的丢失等。利用双套管，用墙式负压吸引配合冲洗的方法是处理非唇状瘘肠外瘘的有效方法，维持引流冲洗可以促进愈合。

【患者资料】

患者徐女士 73 岁，因无明显诱因腹痛，CT 示降结肠占位，不完全肠梗阻，在完成各项检查后行左半结肠切除 + 小肠部分切除 + 阑尾切除 + 术中结肠灌洗。降结肠癌（PT4aN1bM_0）术后第 14 天出院。出院后腹部伤口有渗液，医生门诊换药处理，效果欠佳，腹部伤口渗液增加，腹胀。近 3 天伤口排出浑浊粪臭味的黄色液体后，腹胀减轻，腹部伤口每次更换 2 块大棉垫，每天需要 8 次左右，因为患者没有其他全身炎症反应综合征，没有腹痛，没有弥漫性腹膜炎，考虑为肠外瘘，入院进一步诊治。入院时，造口治疗师介入腹部伤口的护理（图 1-3-7a）。

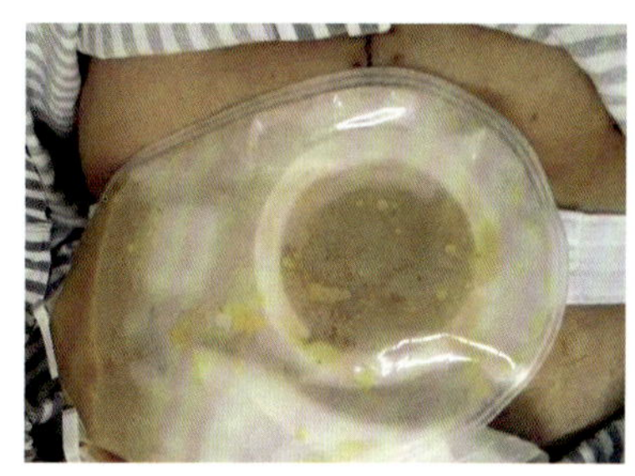

图 1-3-7a　初诊时肠液排出 400ml

【全身评估】

患者身高 150cm，体重 50kg，脸色偏苍白，疲惫，食欲差，流质饮食，腹部伤口疼痛轻，肛门没有排气、排便 2 天，没有发热，血压 72/54mmHg；呼吸及心率正常。搀扶下勉强能下床行走。经济一般，有儿女关心照顾。患者对伤口排出大量黄色浑浊粪臭味很担忧，睡眠差。生化实验室检查异常的是电解质 Na^+ 133.7mmol/L。白蛋白 26.7g/L，C- 反应蛋白 110.08mg/L，血红蛋白 101g/L。入院后全身应用抗生素、静脉营养、白蛋白静脉滴注、护胃治疗。

【局部评估】

患者腹软，腹部伤口用凸面造口底盘配合造口袋收集伤口液体，24 小时收集 400ml 黄色粪性液体。从评估得知，此肠外瘘有 2 个外口，相距 6cm。第 1 个外瘘口，在原来腹部手术切口正中，即腹部近肚脐右下方伤口中的 3.5cm × 1.5cm 伤口，基底没有充分暴露，不能看清楚肠瘘粪液的出口、肠外瘘口的肠黏膜位置；能看见的伤口床 75% 红色组织、25% 黄白色组织，周围皮肤有红色血疱，估计为前一天造口底盘压迫引起。第 2 个外瘘口，位于第 1 外瘘口 6 点方向 7cm 外，在腹部原来手术切口的下端有一 1.2cm × 0.8cm 的伤口，基底红色组织偏苍白色，此伤口 12 点位置有隧道 7cm 与

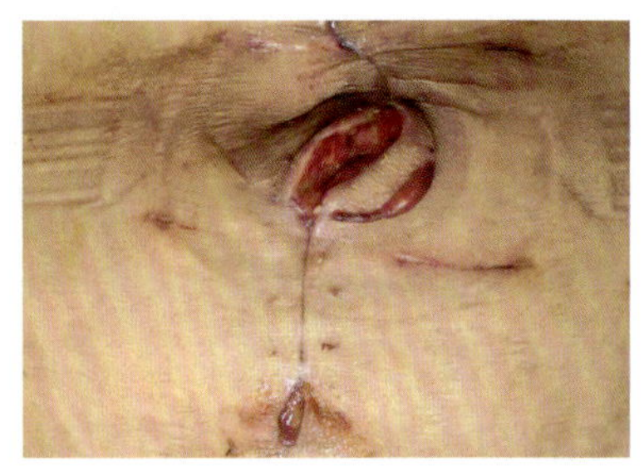
图 1-3-7b　初次评估 2 个肠外瘘

肚脐下伤口相连通，与原来手术切口缝线平行，周围皮肤正常（图 1-3-7b）。初步评估肠外瘘液主要从下端肠瘘外口渗出，肚脐旁的伤口渗液较少。

【护理目标】

1. 收集肠液，保护皮肤，预防感染。
2. 保持肠瘘引流通畅，维持局部清洁，促进肠外瘘愈合。
3. 记录出入量，营养护理。
4. 减轻患者及家人对肠瘘愈合方面的心理压力。

【处理过程】

根据初步评估肠外瘘液主要从下端肠瘘外口渗出，肚脐旁的伤口中肠液较少。因此，2 个肠外瘘口中，下端肠瘘外口用墙式负压吸引配合冲洗的方法处理，对收集肠液、促进肠瘘的愈合起主要的作用。肚脐旁肠瘘外口用墙式负压吸引的方法辅助收集肠液、促进肠瘘的愈合。同时送伤口分泌物做细菌培养。

1. 腹部伤口下端肠瘘外口用墙式负压吸引配合持续冲洗的方法处理

（1）利用自制双套管达到负压吸引和冲洗的目的。

（2）双套管材料的准备（制作方法同第一章第一节个案 1）。首先，选择 16 号的一次性吸痰管，将其原有的侧孔稍微加大成 0.5cm 左右，隔 0.5cm，剪另一个同样大的对侧侧孔，再隔 0.5cm 以此法再剪下一个侧孔，侧孔总长 6cm。其次，取 8 号头皮针一个，将头皮针除去钢针部分，剩余头皮针软管套入此吸痰管中（从吸痰管末端侧孔进入），直至与吸痰管头平齐；这双套管的侧孔端用纱布敷料包裹，外科缝线扎紧纱布（用外科缝线扎紧的目的是为避免患者离床活动而暂停停止负压时，吸痰管与纱布敷料分离），置入腹部伤口下端肠外瘘口。

（3）用无菌造口袋收集肠瘘口周围的渗液。无菌造口袋上面贴上水胶体超薄片，其上剪孔；然后，双套管从此孔穿入无菌造口袋，并穿过底盘（底盘孔径比伤口大 3mm）；从腹部下端伤口 12 点位置置入 6cm，与原来的手术切口平行。然后，贴紧造口袋底盘；最后，造口袋外面的头皮针软管接头接上输液管，连接冲洗液，持续冲洗瘘口。

（4）用 0.9% 氯化钠注射液 1000ml 及甲硝唑 100ml 作为腹部下端肠瘘外口的冲洗液。每天滴入肠瘘口中，持续冲洗，冲洗速度是 20 滴 / 分左右。

2. 肚脐旁肠瘘外口用墙式负压吸引的方法辅助收集肠液、促进肠瘘的愈合

（1）制作负压吸引管（方法同第一章第二节个案 1）。选用 16 号一次性吸痰管，只需要 2 个侧孔，剪法同上述剪法，不用套入头皮针软管，因为辅助吸引作用，不计划冲洗，只做负压吸引引流用。用纱布敷料包裹侧孔端，外科缝线绑紧敷料，置入肚脐旁肠瘘外口，用无菌造口袋收集渗液，方法同上法。贴造口袋前保护肠外瘘口周围有血疱的皮肤，先覆盖上小块的亲水性纤维敷料，再贴水胶体敷料。

3. 2 个肠外瘘口的吸痰管的另一端用 Y 型管连接，接墙式负压吸引装置（图 1-3-7c），压力 100mmHg（13.3kPa）。墙式负压吸引配合冲洗的前 2 天，禁食，配合白蛋白等静脉营养。

4．伤口的变化及治疗的调整

（1）造口治疗师会诊的第 2 天，墙式负压引流出来的冲洗液为黄色浑浊粪臭味液体。每天吸引出引流液量 400ml 左右。加强巡视，维持墙式负压吸引治疗的有效性，维持伤口造口袋内负压状态，保持局部引流通畅，观察病情变化。患者及家属看见伤口粪便可控制，比较放心了。

（2）会诊第 3 天，第 1 次更换墙式负压引流管及敷料，患者伤口不会疼痛，肠外瘘口的重粪臭味减轻，2 个肠外瘘口相通隧道大小同前，但是显得清洁。腹部不胀痛，软，已经有排气排便，开始流质饮食。伤口分泌物细菌培养大肠埃希菌。

（3）接下来的连续4天，用上述“步骤2.”的单腔负压吸引管接墙式负压都出现堵管现象，每天堵管，每天更换敷料，继续同前处理。而用双套管墙式负压吸引配合冲洗的吸引管没有堵管现象（图 1-3-7d）。因为见墙式负压吸引出来的冲洗液还是黄色浑浊，每天吸引引流液出量400ml，继续原来的方案基础上，增加原来的冲洗量到3000ml及甲硝唑200ml，以保持引流通畅，24小时维持冲洗。这时患者已经开始普通饮食，胃纳低，上消化道造影，考虑胃动力稍减弱，请中医会诊，中药调理。

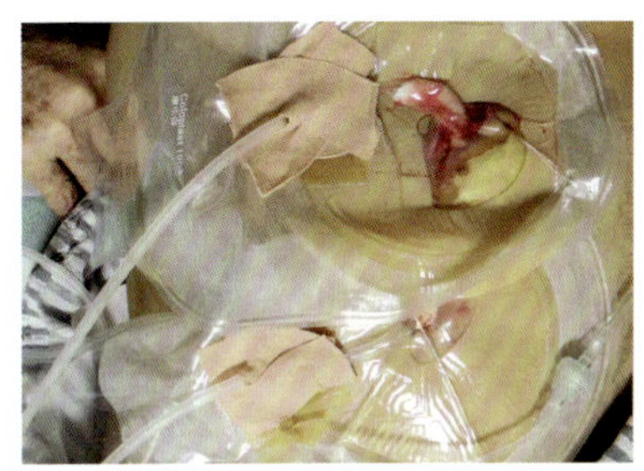

图 1-3-7c 1 个瘘口负压吸引、另 1 个负压配合冲洗

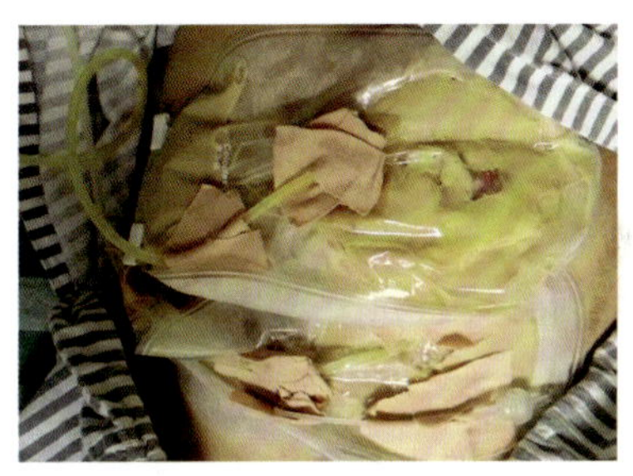

图 1-3-7d 负压吸引堵管加冲洗不堵管

（4）2 个肠外瘘口都用双套管墙式负压吸引配合持续冲洗的方法处理。因为单纯用墙式负压吸引引流会堵管。会诊第 5 天，实验室检查异常的是 C- 反应蛋白 21.9mg/L，白蛋白 34g/L。医嘱停止全身抗生素、静脉营养、白蛋白、胃黏膜保护剂。2 个肠外瘘口都用墙式负压吸引配合冲洗处理，此后 3 ~ 4 天更换敷料 1 次，没有堵管现象（图 1-3-7e）。换药时能清晰看见肠瘘内口，它更接近肚脐旁的肠外瘘口，粪液由此处涌出。这阶段每天负压吸引出量 200ml，浅黄色浑浊。患者能下床活动，每天 3 次，精神好，愿意主动交流。患者继续普通饮食。

（5）此后都用双套管墙式负压吸引配合持续冲洗，引流通畅，会诊第 10 ~ 14 天每天吸引出量 50 ~ 80ml，会诊 15 ~ 24 天每天吸出引出量 5 ~ 10ml，引流液少量浑浊，再过 2 天，没有引流出液体，会诊第 26 天，停止负压吸引及冲洗（图 1-3-7f），实验室检查 C- 反应蛋白是 7.97mg/L，血红蛋白 95g/L。康复出院。

【健康教育】

1．解释墙式负压吸引的目的是减少肠瘘的细菌、粪渣，减轻局部水肿，保护肠瘘周围皮肤，避免不良刺激，促进局部血液循环，促进肠外瘘的愈合。

2．强调墙式负压吸引治疗过程中，压力在 100mmHg（13.3kPa），不能自己调节压力表，超过

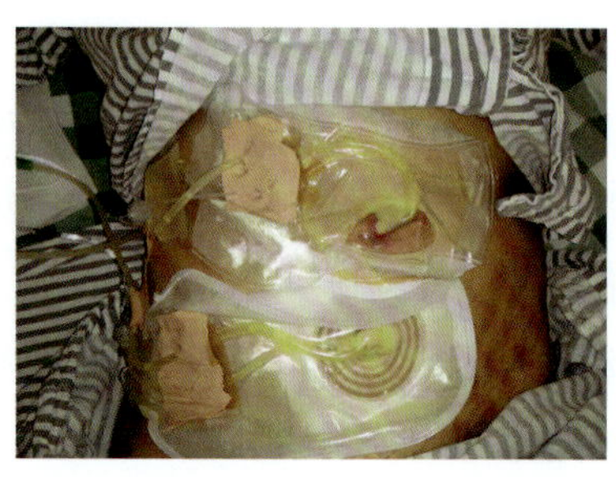

图 1-3-7e　第 7 天起 2 个瘘口用负压及冲洗

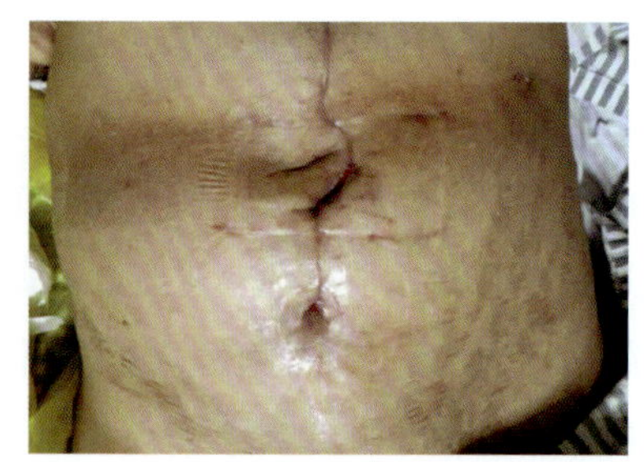

图 1-3-7f　会诊 26 天 2 个瘘口愈合

压力范围时，及时报告医务人员。

3. 说明当墙式负压吸引的引流液颜色变成浓稠血性时，及时报告医务人员。医务人员应加强巡视。

4. 有效的墙式负压吸引的造口袋会紧紧黏附在伤口上，引流管的液体会晃动；如果没有负压时，造口袋会有气体，或引流管液体不晃动，及时报告医务人员。

5. 鼓励患者下床活动。脱离墙式负压机时，先关闭负压，用无菌纱布包裹导管的 2 个分离端。暂停负压的时间每天共不超过 2 小时，且 2 小时分时段分次活动。患者依从，治疗 1 周后下床活动。

6. 针对患者及家属对肠瘘的担心，解释低蛋白血症等相关因素也可能导致吻合口愈合不良，伤口愈合需要营养，可以进食易于消化的优质蛋白，如鱼肉、鸡蛋等。负压吸引的初期，发生堵管现象，导致患者紧张，睡眠差，每天晚上口服地西泮。对此，做好解释工作，并调整治疗方案，将肚脐旁肠外瘘口增加冲洗方法，引流通畅，患者见到效果，睡眠改善。

7. 及时告知瘘管的进展及饮食、活动的宣教等工作，缓解了患者及家属的疑惑和紧张情绪。

【结果】

患者肠外瘘，开始评估时，见下端的肠外瘘口排出液浑浊，估计比较接近肠外瘘瘘内口，在下端的肠外瘘口上用双套管接墙式负压吸引配合冲洗治疗；而在肚脐旁的肠外瘘口排出液浑浊不多，估计比较远离肠外瘘瘘口，仅用单腔负压吸引管接墙式负压吸引治疗，这时患者又进食普通饮食，结果，负压吸引管粪渣多，容易堵管，需要每天更换敷料 1 次。6 天后，能清晰看见肠外瘘内口，它更接近肚脐旁瘘口，粪液由此处涌出。此后，2 个肠外瘘口都采用双套管墙式负压吸引配合冲洗，避免堵管现象，并达到目的，每周更换敷料 2 次。墙式负压吸引配合冲洗 26 天，肠外瘘愈合。治疗期间有静脉白蛋白等营养支持，没有使用施他宁等抑制肠液分泌药物，全身使用抗生素 5 天。高蛋白饮食，能在扶持下下床活动。

【重点 / 难点】

1. 本案例是小肠管状瘘。

2. 采用双套管接墙式负压吸引配合持续冲洗治疗，能避免堵管现象，保持引流通畅，维持瘘口周围组织干净，促进愈合。此法得到主管医生和患者同意。

3. 治疗过程需要持续评估，以及时调整治疗措施。比如，患者有无腹痛、腹胀、发热以排除其他感染灶；也需要清晰肠瘘数目，以调整治疗方案，达到充分引流的目的。

（张惠芹）

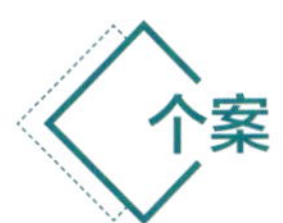

个案 8　盲肠癌腹壁转移瘤射频消融术术后肠瘘患者的护理

75% ~ 85% 肠瘘与腹部手术有关，15% ~ 25% 为自发性肠瘘，可能与炎症或感染有关。在感染得到控制、有足够的营养支持和不存在远端梗阻的情况下，30% ~ 80% 肠外瘘是可以自愈的。结肠瘘需要 30 ~ 45 天愈合，回肠瘘需要 45 ~ 60 天愈合。影响肠瘘自愈的不良因素包括异物、肠管放疗、炎性肠病、感染、瘘管上皮化、肿瘤、肠管远端梗阻及激素治疗。局部真空负压吸引治疗最初是禁止使用在瘘管上的，近年来，局部真空负压吸引技术广泛应用于临床，用来处理外科术后带来的伤口、肠外瘘管，已经取得满意效果的报道常能见到。

【患者资料】

患者王先生，57 岁，盲肠癌全身多处转移综合治疗 7 年后，MR 发现右下腹壁结节灶、左下肺结节，均考虑为转移。全身检查后，无手术禁忌，做了腹壁转移瘤射频消融术，术后生命体征平稳，肠鸣音正常，腹部平软，射频消融术后伤口疼痛能逐日减缓。第 4 天进行了肺转移瘤射频消融术，术后第 1 天体温升高 38.5℃，诉左腰背部疼痛，腹壁肿块较前缩小；尿少，使用呋塞米后 22 小时尿量 500ml，茶色。肺转移瘤射频消融术后第 3 天，患者烦躁，腹壁可触及一质软肿块，大小为 7cm × 6cm × 6cm。胸片少量胸腔积液，B 超示膀胱有小结石。予高流量吸氧，血氧饱和度 87%，脉搏 123 次 / 分，血压一过性低至 78/50mmHg，扩容后升至血压 106/56mmHg。因急性肾衰竭、呼吸衰竭、感染性休克急转 ICU 治疗，急诊 CT 考虑肠穿孔，急诊手术行剖腹探查、伤口切开清创引流缝合、肠瘘梅花头型引流管置入引流术，术中见肠粘连严重，肠管破口 1cm，周围脓苔覆盖，切口上缘多量金黄色小肠液，吸出肠液 100ml，切除皮下 2cm 肿瘤，小肠近端置梅花头型引流管，缝合于腹壁，外接一次性负压瓶，瘘管周围置引流管、烟卷引流管各一条。术后第 1 天，左侧胸腔积液，医生置入胸腔引流管，引出黄色胸液 420ml。因小肠近端的梅花头型管及烟卷引流管周围有肠液渗出，请造口治疗师会诊。

【全身评估】

患者处于腹壁转移瘤射频消融术后第 10 天，肺转移瘤射频消融术后第 6 天，剖腹探查伤口切开清创引流缝合术后第 2 天，禁食，血常规及生化检查示：总蛋白 55.97g/L，白蛋白 27.9g/L，白细胞计数 10.9×10^9/L，红细胞计数 3.83×10^{12}/L，血红蛋白 105g/L，血小板总数 90×10^9/L，尿素氮 18.7mmol/L，血糖 10.8mmol/L，C- 反应蛋白 92.8 μg/ml，术后呼吸机辅助呼吸，血氧饱和度 95%，脉搏 130 次 / 分，血压 115/81mmHg。每天胃肠外营养，抗生素抗炎，白蛋白等静脉营养支持，施他宁 6mg 静脉滴注。患者体重 70kg，身高 170cm。与家人关系好，妻子关爱，有医保，经济情况好。

【局部评估】

患者全腹部轻压痛，右上腹伤口中有梅花头型管引流（用于引流皮下的回肠瘘肠液），外接一次性普通负压瓶，引出黄色浑浊粪液。瘘管周围引流管接一次性普通负压瓶，引流出少量淡黄色粪性渗液，烟卷引流管旁有黄色粪液渗出（图 1-3-8a）。右上腹右肋弓下外侧延伸至腋后线范围有 20cm×17cm 的肿胀，为皮下气肿，并伴有一些肠液。清洗伤口时用数字等级评定量表评分 6 分。

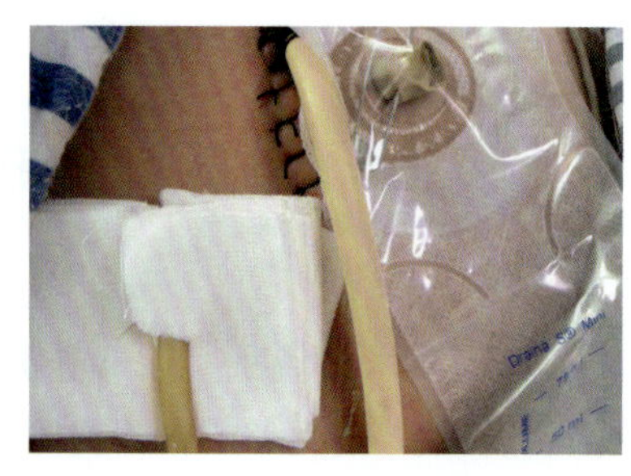

图 1-3-8a 梅花头型管经肠瘘口放置在小肠内

【护理目标】

1. 收集小肠造瘘管周围的分泌物，保护瘘管周围的皮肤。
2. 控制感染，促进瘘口愈合。
3. 减轻患者及家属的心理压力。

【处理过程】

1. 吸引瘘管周围的皮下积气、积液，保护瘘管周围的皮肤

（1）收集肠瘘周围的分泌物，保护瘘管周围的皮肤。接诊第 1 天，即剖腹探查伤口切开清创加小肠瘘梅花头型引流管置入术后第 2 天，用伤口引流袋收集烟卷引流管周围黄色粪液，引流袋下端接床边尿袋。维持 1 天后，伤口引流袋渗漏，主管医生拔去烟卷引流管。

（2）瘘管外口的皮肤由于肠液渗漏，部分表皮损伤，撒一薄层造口皮肤保护粉，喷上皮肤保护膜，30 秒后，再按此法重复粉和膜各 2 次，保护皮肤。

（3）由于患者右上腹部伤口外侧至腋后线范围皮下气肿、皮下有肠液，清洗伤口时伤口疼痛，主管医生给予止痛针，在每次换药前 30 分钟执行。

2. 用墙式负压吸引的方法处理肠瘘

（1）用单腔负压吸引管代替原来烟卷引流，接墙式负压装置（负压吸引管制作方法见第一章第二节个案 1）。具体做法：将造口袋的底盘剪出一个孔径，孔径的大小比原来烟卷引流管位置大 2mm，在造口袋正面大约中点位置上贴水胶体超薄片 2cm×2cm 左右，将水胶体连同其下的造口袋正面塑料剪一小孔。吸痰管前端剪 3 个侧孔（侧孔总长是皮下瘘口附近到接近皮肤水平的长度），用网状脂质水胶体银敷料包裹吸痰管侧孔范围，并绑紧，制成单腔负压吸引管；然后吸痰管前端穿过这小孔，穿出造口底盘，将其放置在原来烟卷引流管位置，贴紧造口袋。吸痰管的另一端接负压，压力 125mmHg（16.7kPa），目的是收集小肠造瘘管周围的分泌物，避免肠液渗漏到腹腔、皮下及皮肤中。每天更换敷料、引流管等。

3. 控制感染，促进瘘口愈合

（1）伤口切开清创引流缝合术后第 2 天起，用甲硝唑 100ml 早晚各冲洗 1 次，0.9% 氯化钠注射液 1500ml 每天 1 次，通过输液管连接术中放置的瘘管口周围的引流管，持续冲洗瘘管周围，稀释瘘管周围的分泌物。而原来烟卷引流管位置的单腔负压吸引管通过负压吸引，能吸出瘘口周围的分泌物及冲洗液，达到一边冲洗一边负压抽吸的效果。持续冲洗能稀释粪渣等分泌物，利于抽吸。术后第 3 天，CT 示双胸腔积液减少，CT 肝内较前没有明显变化，右侧腹壁下瘘口术后改变。医生拔出胸腔管。

（2）伤口切开清创引流缝合术后第 4 天，由于梅花头型管周围的手术伤口开始有黄色粪液渗出，影响造口袋的粘贴（图 1-3-8b），就改用更大底盘的造口袋，将伤口中的梅花头型引流管及单腔负

压吸引管周围一起包裹(图1–3–8c),收集引流管周围的肠液等,吸痰管的另一端继续接墙式负压装置,梅花头型管还是接一次性普通负压瓶（梅花头型管用于引流回肠瘘管内肠液，它的外接口不能负压，以免引起肠穿孔）。患者精神较前好转，拔出气管导管后，自主呼吸，继续高流量吸氧。引流小肠黄绿色瘘液每天约 80ml，瘘管周围引流管液每天 130ml。

（3）伤口切开清创引流缝合术后第 7 天，患者精神好，生命体征稳定，转出 ICU，到病房后医生拔出肠瘘口内的梅花头型管（图 1–3–8d），将自制双套管（同第一章第一节个案 1）负压吸引管放进右上腹部伤口接近原来梅花头型管位置，即稍接近皮下肠瘘口，原来烟卷引流管的位置也是放负压吸引管，这 2 根负压吸引管用 Y 型管连接，接上墙式负压装置，压力 125mmHg（16.7kPa）。隔 1 天更换敷料。术中放置的肠瘘管周围引流管及双套管的头皮针软管连接 0.9% 氯化钠注射液 1800ml 每天 3 次，间隔冲洗。医嘱禁食，拔出尿管，停止吸氧，继续静脉营养、护肝治疗、抑制胃酸，伤口切开清创引流缝合术后第 9 天后，肠道功能恢复，能肛门自解粪便，伤口疼痛减轻，没有用镇痛药。血常规、肾功能、血糖正常，白蛋白 32.5g/L。停用抗生素。伤口切开清创引流缝合术后第 15 天后，生长抑素减少为每天 3mg。

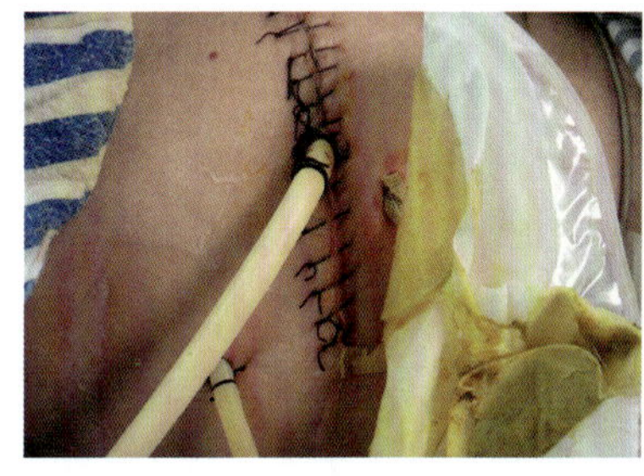

图 1–3–8b 伤口及引流管周围见粪液

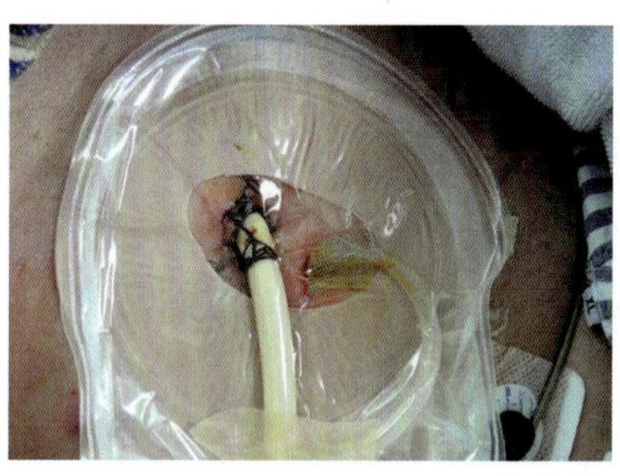

图 1–3–8c 造口袋收集梅花头型管及负压引流管周围的粪液

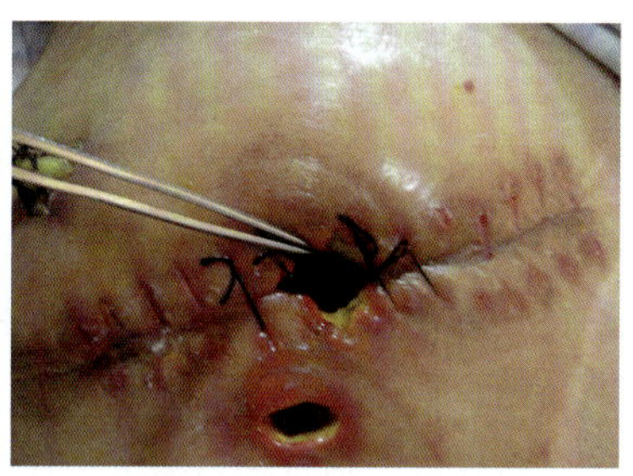

图 1–3–8d 拔出梅花头型管及引流管

（4）伤口切开清创引流缝合术后第 19 天，原来烟卷引流管位置不再放置负压吸引管，因为该位置已经和原来梅花头型管位置相近。只在原来梅花头型管位置外放置自制双套管负压吸引管，继续墙式负压吸引。2 ~ 3 天换药 1 次。患者开始流质饮食，进食鱼汤、蔬果汁，停用生长抑素，继续伴有静脉营养、护肝治疗。

（5）伤口切开清创引流缝合术后第 38 天，从肠瘘梅花头型管拔出后墙式负压吸引 31 天后，肠瘘无愈合征象，没有感染，医嘱停止墙式负压吸引、拔出肠瘘周围的引流管（图 1–3–8e），用造口袋收集肠瘘液。半流饮食，每 2 天更换造口袋 1 次。停止负压，拔出引流管 1 周后肠瘘愈合。愈合后因患者强烈打喷嚏，原来的瘘口又有少量粪性分泌物，清洁后纱布覆盖。随后肉芽过长，用高渗盐敷料 2 天更换敷料 1 次，3 次换药后，肠瘘口愈合（图 1–3–8f）。

【健康教育】

1. 解释墙式负压吸引的原理，取得配合。
2. 同前面章节所述的墙式负压吸引的健康教育。
3. 患者精神恢复后鼓励散步。

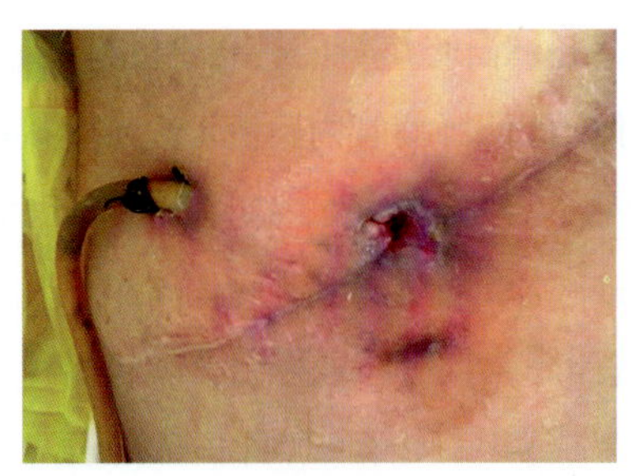
图 1-3-8e 右侧皮下引流管接近肠瘘口

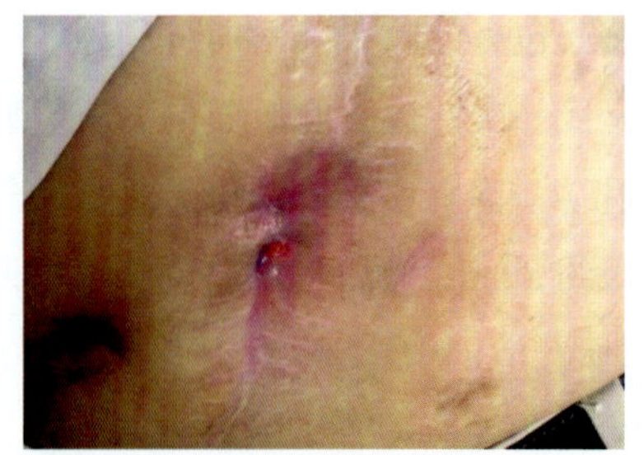
图 1-3-8f 拔出皮下引流管后肠瘘愈合

4. 墙式负压吸引期间，患者自己进半流饮食，导致很多粪渣在瘘口中，阻碍墙式负压吸引进行。因此，应及时解释，半流饮食推后进行，以免妨碍负压作用。

5. 停止墙式负压吸引、拔出引流管后，鼓励患者普通饮食。

6. 解释有些小肠瘘在没有感染、营养正常时能自己愈合。

【结果】

该例患者盲肠癌全身多处转移综合治疗后，腹壁转移瘤射频消融术后第 10 天，肺转移瘤射频消融术后第 6 天，因为肠穿孔、急性肾衰竭、呼吸衰竭、感染性休克，转 ICU。然后急诊行剖腹探查伤口切开清创引流缝合小肠瘘梅花头型引流管置入引流术。术后第 2 天，拔出烟卷引流管，开始用墙式负压吸引，吸收肠瘘液；术后第 7 天，肠瘘内的梅花头型管拔出，继续用墙式负压吸引的方法收集肠瘘液，促进瘘口愈合。从肠瘘梅花头型管拔出后墙式负压吸引 31 天后，瘘口不愈，停止负压，拔出引流管，2 周后瘘口愈合。

【重点 / 难点】

1. 因为肠穿孔、急性肾衰竭、呼吸衰竭、感染性休克处理后，急诊剖腹探查伤口切开清创引流缝合手术，术后维持生命体征变得十分重要。

2. 肠穿孔小肠瘘梅花头型引流管置入术术后早期，腹部伤口周围潜行有肠液、炎性伤口分泌物，需要每天一边冲洗、一边抽吸冲洗液，保持引流通畅，维持局部清洁，促进愈合。

3. 用于墙式负压吸引的吸痰管，不能放置在瘘管口内，放置时只是稍微接近瘘管口。

4. 墙式负压吸引管、瘘管周围的引流管，如果紧贴近瘘口，会影响肠瘘的愈合。

5. 墙式负压吸引 4 ~ 5 周，肠瘘没有愈合现象，暂停负压。

6. 在感染得到控制、营养好、肠道通畅时，一些肠瘘能自己愈合。

（张惠芹）

第二章　创伤伤口患者的护理

第一节　头部创伤伤口患者的护理

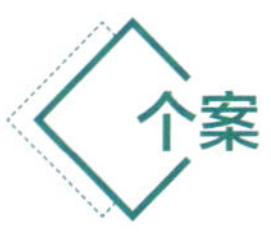

个案　湿性愈合敷料运用在头皮挫裂伤患者中的护理

头皮缺如是原发性颅脑损伤中最常见的并发症，头皮缺损引起的感染可以直接造成颅骨骨髓炎。故积极治疗头皮损伤，是预防颅骨骨髓炎的有效措施。传统治疗方法是采用干性愈合或者游离植皮、皮瓣移植。干性愈合的缺点是伤口愈合环境差，结痂可造成伤口疼痛，更换敷料时损伤创面和愈合速度慢，且细菌易侵入创面。而头皮缺如面积比较小的采用植皮或皮瓣移植，不仅仅增加患者痛苦，还因为再次手术而增加感染率。近年来，伤口湿性愈合理论、湿性敷料广泛应用于护理工作中，对于用来处理头皮缺损患者，相关科研和报道还较少，现运用湿性敷料治疗 1 例头皮缺损患者取得较好的效果。

【患者资料】

患者王先生，86 岁，因“汽车撞伤头部及全身多处，短暂昏迷及疼痛、流血半小时”收住入院。急性病容，精神差，神志清楚，右侧额顶部头皮肿胀，大小 6cm × 5cm，肿胀处见头皮挫裂伤口大小 3cm × 2cm，挫伤严重创缘不齐，活动性出血。一周后头皮血肿处皮肤出现坏死，医生予创面清创。并请造口治疗师会诊，协助创面处理，头部伤口大小 3cm × 2cm × 1cm，6 点方向出现 4cm 的潜行（图 2-1-1a），创面无腐肉覆盖，无脓性分泌物，无异味，周围皮肤无红肿，皮温正常，疼痛评分 3 分。头颅 CT 检查：①右额部头皮软组织肿胀；②脑萎缩。心脏彩超：主动脉硬化主动脉瓣钙化并轻度关闭不全，左房增大，三尖瓣中度反流，左室顺应性下降。

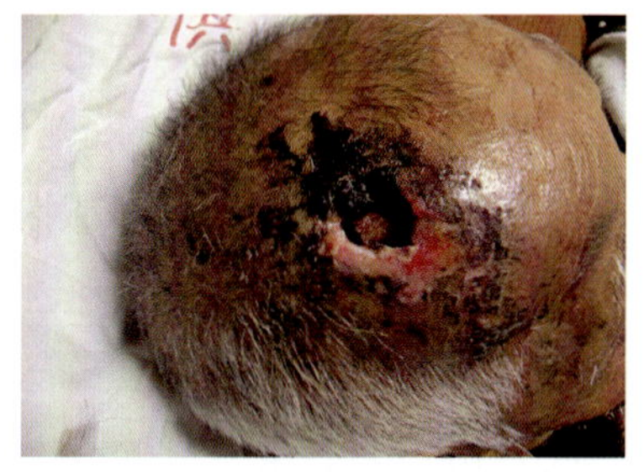

图 2-1-1a　接诊时创面

【全身评估】

入院后查体：体温 36.2℃，脉搏 78 次 / 分，呼吸 20 次 / 分，血压 199/106mmHg，发育正常，急性病容，精神差，神志清楚，瞳孔左 ∶ 右 =2.5 ∶ 2.5mm，对光反射灵敏。颈椎轻压痛，胸廓挤压痛，双肺呼吸音清，双下肺呼吸音稍弱，未闻及啰音；右肩部及右手肘部压痛，活动稍受限，腰部局部红肿，压痛，四肢多处肿胀，肌张力正常，活动可。主诉轻度头痛、头晕，右上肢麻木感，无发热、呕吐。血液检查结果均正常。头颅 CT 检查：①右额部头皮软组织肿胀；②脑萎缩。心脏彩超：主动脉硬化主动脉瓣钙化并轻度关闭不全。左房增大．三尖瓣中度反流。左室顺应性下降。MRI 检查：①胸 12、腰 1 椎体骨髓挫伤水肿，后纵韧带肿胀；②下段胸椎、腰椎、椎间盘退行性变。小学文化，农民，缺乏脑外伤及头皮缺如治疗相关知识。患者年老，心情焦虑，对伤口治疗效果缺乏信心。

【局部评估】

头右侧额顶部伤口大小 3cm×2cm×1cm，6 点钟方向有 4cm 的潜行，创面无腐肉覆盖，无脓性分泌物，无异味，伤口部分有黑痂覆盖，基底为 75% 黄色组织和 25% 红色组织，周围皮肤无红肿，皮温正常，疼痛评分 3 分（数字等级评定量表法）。

【护理目标】

1. 预防感染。
2. 促进伤口愈合。
3. 了解头皮缺如治疗相关知识。
4. 心理支持。

【处理过程】

1. 用 0.9% 氯化钠注射液纱块湿敷伤口 30 分钟，采用保守锐性清创方法清除附着的黑痂及坏死组织。

2. 方纱抹干伤口后用藻酸盐敷料填充，用方纱覆盖。藻酸盐敷料以海洋中藻酸盐纤维为主要原料，内含钙及纳离子，无毒、无过敏、完全相容性、能快速吸收大量渗液；具有优异的亲和性，能帮助伤口凝血、吸除伤口过多的分泌物、维持伤口一定湿度，继而增进愈合效果；形成凝胶，不粘连伤口，减轻疼痛，避免伤口再次机械性损伤，同时对伤口内的坏死组织进行自溶性清创，促进新生肉芽组织的生长。按照上述方法处理创面，视渗液情况 2 天左右更换敷料 1 次。

3. 6 天后，伤口附着黑痂已完全清除，创面大小 2.5cm×2cm×0.5cm，6 点方向有 3cm 的潜行，基底为 100% 红色组织，伤口有中量渗液，周围皮肤无红肿（图 2-1-1b），皮温正常，疼痛评分 2 分（数字等级评定量表法）。此时伤口用 0.9% 氯化钠注射液棉球清洗后方纱抹干，再用溃疡糊涂抹创面及填充潜行部位，外层用泡沫敷料覆盖。溃疡糊主要成分是羧甲基纤维素钠（CMC）、合成弹性体、医用黏合剂、合成增塑剂和表层聚氨酯半透膜。能吸收创面渗出物和一些有毒物质，为创面创造一个低氧、微酸的环境，保持创面湿润，加快创面愈合，形成凝胶，保护暴露的神经末梢，减轻疼痛，更换敷料时避免再次性机械性损伤。泡沫敷料是一种活性亲水性敷料，敷料的上层表面为聚氨基甲酸乙酯半透明膜，仅允许氧气和水蒸气的通透，水分和各种微生物不能通过，从而使伤口形成湿润、闭合的微环境，促进伤口愈合，还具有高吸收性能，能有效吸收渗液，使用方便、简单，减少换药次数，减轻护理工

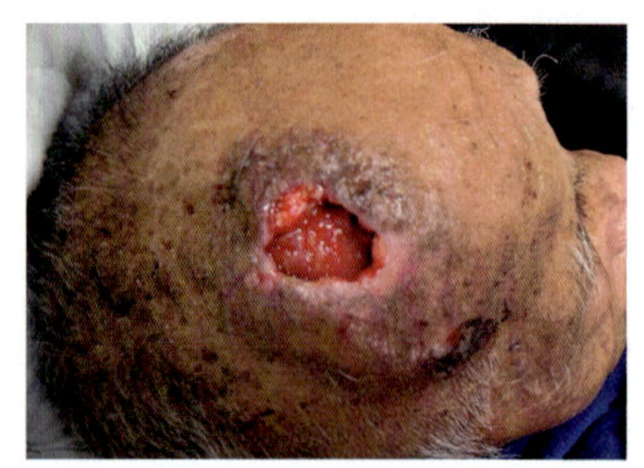

图 2-1-1b 接诊 6 天后

作量。按照上述方法处理创面，视渗液情况 3 ～ 5 天更换敷料 1 次。

4. 接诊 2 周后，创面大小缩小为 2cm × 1.5cm，基底 100% 红色组织，肉芽过长，伤口渗液中量，周围皮肤无红肿（图 2-1-1c），皮温正常，疼痛评分 1 分（数字等级评定量表法）。0.9% 氯化钠注射液清洗后方纱抹干，予高渗盐敷料覆盖创面，视渗液情况 1 ～ 2 天更换敷料 1 次。3 周创面情况（图 2-1-1d）。医嘱予出院。因患者未来院就诊，在出院 1 周后电话随访创面已愈合。

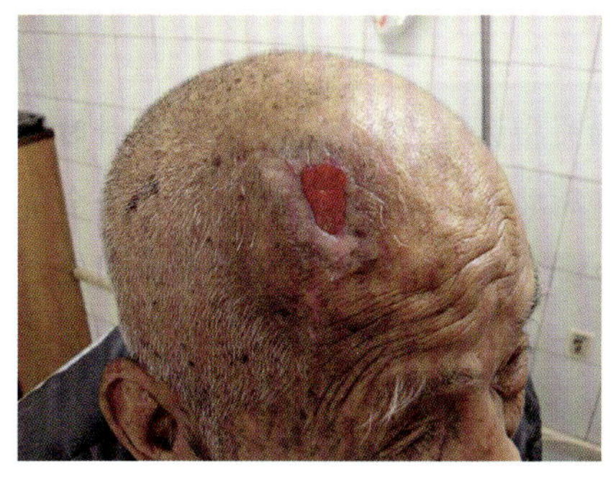

图 2-1-1c　接诊 2 周后创面

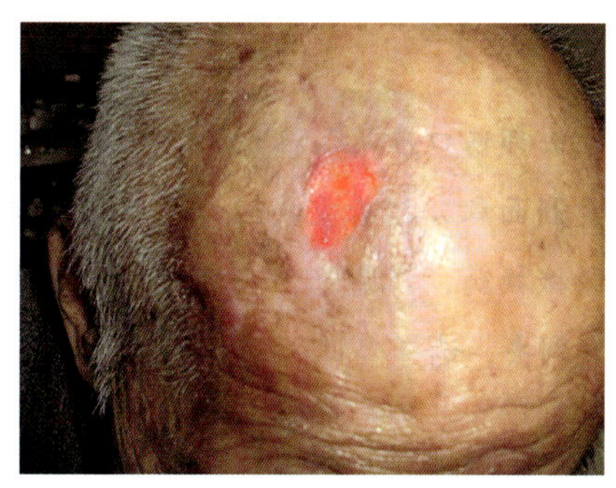

图 2-1-1d　接诊 3 周后创面

5. 全身支持治疗　按医嘱使用抗感染与改善脑部血液循环、营养神经治疗，加强营养，增加高蛋白、高维生素食物，促进创面愈合。卧床休息，减轻头痛、头晕症状，降低脑部耗氧量，从而促进创面愈合。

【健康教育】

1. 向患者和家属解释每个阶段所用到的每一种敷料的作用和使用的目的，并告知不能进行热疗、湿水、外敷其他中药或药膏等注意事项。

2. 指导卧床休息，避免剧烈活动，指导多摄取高纤维食物（如蔬菜、水果等），保持大便通畅，避免颅内压升高及增加脑部耗氧量。

3. 强调不能随意掀开或撕脱敷料，不能用手搔抓伤口，当发现伤口敷料有渗漏、脱落或湿水时，及时告知医务人员。

4. 指导患者进食高蛋白、高营养食物，忌烟酒以及辛辣、煎炸、海鲜等食物。

5. 注意保护头部，避免碰撞、击打头部。

6. 指导患者保持头部清洁，定时理发，注意头部保暖，勿用热敷，避免烫伤，可戴帽子增加保暖。

7. 告知防跌倒的重要性，需留一人陪伴，下床如厕、活动时应有家属或医务人员陪同。

8. 针对患者年老体弱，担心治疗效果，心情焦虑，每次换药评估伤口，将好转信息及时反馈给患者及家属，可以在征得患者同意的前提下对创面拍照，记录伤口进展情况，通过照片前后对比，让患者直观地感受到伤口愈合情况，增强其对治疗的信心。

9. 告知患者和家属长期压抑、紧张、焦虑等社会因素，可以通过对神经内分泌系统致集体免疫功能受损，从而间接地影响伤口的愈合，向其解释头皮缺损伤口治疗是一个循序渐进的过程，需要耐心和信心，充分发挥其主观能动性，积极配合治疗，提高依从性，使治疗和护理工作顺利进行。

10. 向患者及家属指导疾病相关知识，如头皮缺损的原因、治疗方法、治疗效果及预后等，告

【结果】

换药第 6 天，结痂全部脱落，伤口基底 75% 为粉红完整组织，25% 为红色组织，无明显渗出，创面无疼痛、无瘙痒，患肢能自然弯曲和伸展（图 2-2-1b）。两天后完全愈合。

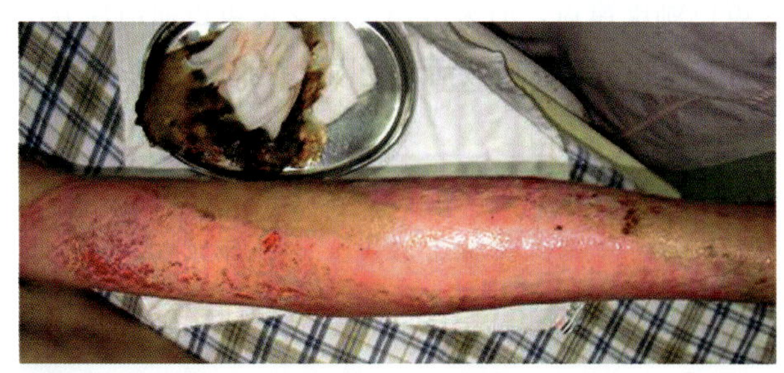

图 2-2-1b　伤口愈合

【重点 / 难点】

湿润环境可以加快表皮细胞迁移速度，促进生长因子释放，刺激细胞增殖，使白细胞功能增强。采用清创胶自溶清创，0.9% 氯化钠注射液湿纱和透明薄膜敷料保湿，保护创面。维持密闭的湿性愈合环境。保持创面湿润，促进痂皮脱落，减缓疼痛，利于伤口愈合。因为关节部位活动度大，受摩擦的机会多，使伤口难以愈合。故在处理伤口以后，用绷带进行包扎保护，减少对伤口的摩擦刺激，有利于伤口的愈合。

（张艳红　黄健敏）

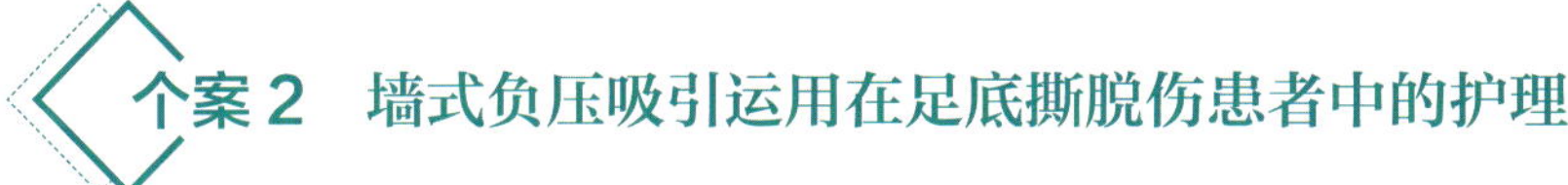

个案 2　墙式负压吸引运用在足底撕脱伤患者中的护理

各种机械性损伤导致的四肢远端皮肤和软组织缺损在临床上十分常见，而足底部的皮肤软组织缺损在治疗上是非常棘手的。足底部皮肤和皮下组织结构比较特殊，皮肤角化层厚韧，皮下组织内有大量的脂肪组织被纤维束分隔，皮下浅筋膜内有纤维束与深筋膜相连，纤维束构成小房，其间充填脂肪组织，这种结构使得皮肤稳固性好，利于吸收振荡，缓冲重量，富有弹性，是人体承重及行走摩擦的主要部位。一旦缺损，在皮肤修复上要求其具有一定的硬度，具有耐磨、耐压性，同时要有良好的感觉，且皮下应有一定厚度的致密组织。而传统的游离皮瓣移植皮及临近的岛状皮瓣移植修复，皮肤薄，皮瓣质地软，无纤维分隔，易滑动，感觉功能重建困难，恢复差，易烫伤及冻伤，行走后易致溃疡。我国裘华德 1994 年首先引进负压封闭引流技术，近年来许多学者对其促进创面的愈合作用充分肯定，在创伤修复领域广泛应用，效果很快得到肯定并被推荐到各种软组织缺损和感染的临床治疗中，成为外科引流技术的革新，但此治疗方法的费用较昂贵，在临床应用上无法被患者普遍接受。现根据负压封闭引流原理，运用墙式负压吸引引流装置，用于修复皮肤软组织缺损治疗，同样能有效修复组织缺损、控制创面感染、远期疗效好，其最大的优点是对患者创伤小、费用低廉，值得推广应用。

【患者资料】

患者张先生，35 岁，因“车祸致右股骨、胫腓骨多发骨折，右足第 4 趾缺损、第 3 趾部分缺损，右足底 8cm × 9cm 皮瓣逆行性撕脱伤 4 小时”而入院，于当天急诊行右足伤口清创缝合 + 右足第 3、4 趾残端修整 + 右跟骨牵引 + 右下肢石膏固定术，术后予抗感染、改善微循环等治疗。术后右下肢肿胀明显，足底部伤口红肿，渗液多，伤口分泌物培养示：粪肠球菌感染。术后第 5 天出现右足第 3 趾及足底部分皮瓣坏死，第 12 天后再次行右股骨、胫腓骨骨折切开复位内固定术，同时予清创右足第 3 趾末节及足底坏死组织，术后予传统方法伤口换药、抗感染、改善微循环等治疗，第 20 天足底伤口仍无明显好转，再次伤口分泌物培养，仍然显示粪肠球菌感染。患者入院第 20 天由造口治疗师介入伤口护理。

【全身评估】

接诊时患者精神紧张，担心右下肢多处骨折功能恢复不理想及右足底伤口无法愈合，如再次手术，经济负担重。体温正常，实验室检查示白细胞计数 14.9×10^9/L，中性粒细胞计数 12.09×10^9/L。患者无其他病史，初中文化，工人，每天抽烟 20 多支，缺乏促进患肢康复、伤口愈合治疗的相关知识。

【局部评估】

右下肢轻度肿胀，踝关节活动不能；右足底远端伤口大小 4cm × 6cm × 1cm，右足第 4 趾缺如，第 3、5 足趾间伤口大小 1.5cm × 1cm × 0.5cm，两伤口相连，基底 50% 黄色组织，50% 红色组织，渗液呈黄色、量多，微臭；第 3 趾近节残端被黑痂覆盖；伤口周围皮肤轻度红肿（图 2–2–2a）；疼痛 9 分（数字等级评定量表法）。按医嘱服用镇痛药。

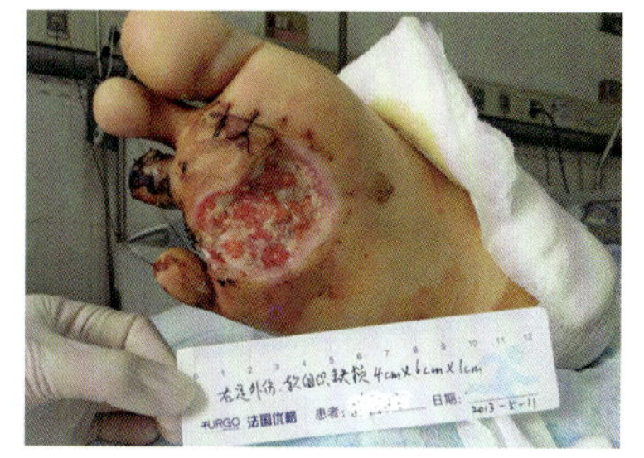

图 2–2–2a　初诊时伤口

【护理目标】

1. 控制伤口感染。
2. 促进伤口愈合。
3. 预防踝关节僵硬，促进功能恢复。

【处理过程】

1. 0.9% 氯化钠注射液清洗伤口，清除已松动的坏死组织，予墙式负压吸引治疗。方法：创面用 2 层磺胺嘧啶银脂质水胶体敷料覆盖，然后再覆盖 2 层无菌纱布，取 14F 一次性胃管 2 根，在每根胃管不同方向每间隔 1.0cm 处剪一侧孔（侧孔大小大致同胃管管腔大小），然后顺伤口纵向平行放置，其中 1 根的末端置于第 3、5 足趾间伤口处，2 管间距约 3.0cm 左右，保证趾蹼处伤口均匀、充分地引流。在引流管上方放置纱布 3 ～ 4 层，各足趾间用无菌纱布间隔开，用“叠瓦法”粘贴伤口愈合快示敷贴，包裹整个前足部，将引流管用“系膜法”引出。利用三通管装置将两根引流管合并成一出口，连接墙式负压吸引装置，调整负压 150mmHg（20kPa），持续吸引。创面纱布敷料均匀收缩，手触变硬，提示墙式负压吸引引流有效。

2. 接诊第 5 天，更换负压引流装置。见伤口周围有上皮爬行，比原来明显缩小，为 3.4cm × 5.5cm × 0.7cm，基底 75% 红色组织，25% 黄色组织，无臭味；拆除足底伤口缝线（图 2-2-2b），按上述方法继续行墙式负压吸引治疗。墙式负压治疗过程减轻了炎症反应，减轻了疼痛。

3. 随着伤口引流液逐渐减少，每 5 ~ 6 天更换 1 次负压引流装置。接诊第 32 天（共更换负压引流装置 6 次后），伤口缩小为 0.8cm × 2cm × 0.2cm，基底 100% 红色组织，渗液少（图 2-2-3c）。予办理出院，伤口予泡沫敷料保护，嘱如敷料不被渗液渗湿，则每周换药 1 次。

4. 患者出院后 4 周来复诊，伤口已完全愈合（图 2-2-3d）。

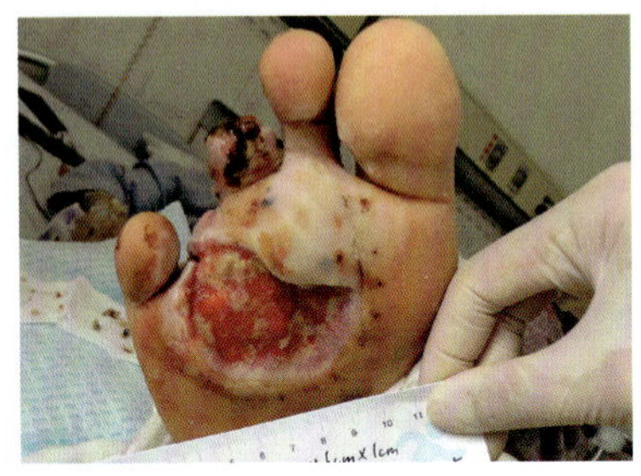
图 2-2-2b　负压吸引 4 天后伤口

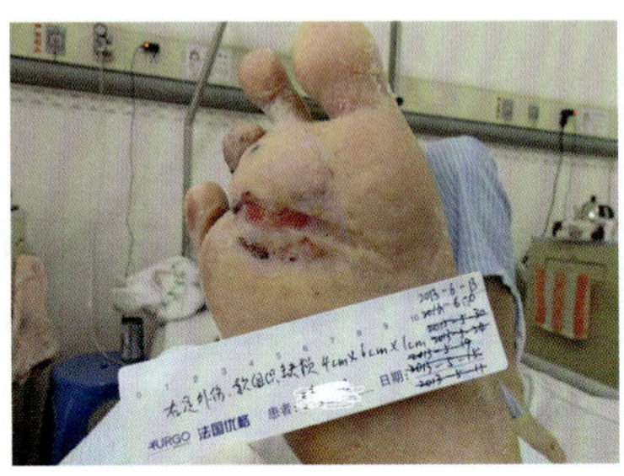
图 2-2-2c　负压吸引 32 天后伤口

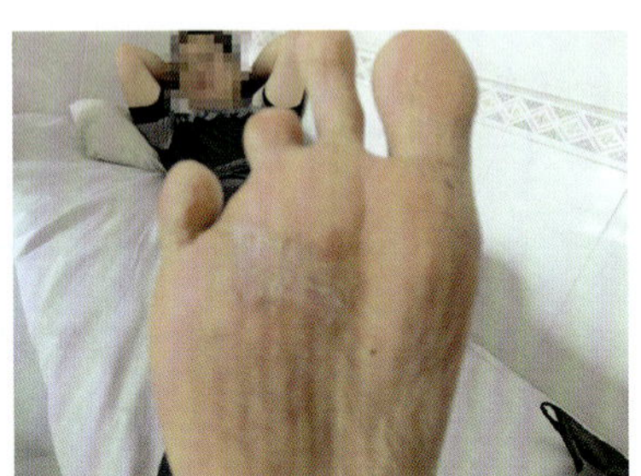
图 2-2-2d　伤口愈合

【健康教育】

1. 解释墙式负压吸引的目的是减少伤口的细菌，减轻局部水肿，促进局部血液循环，促进伤口愈合。嘱勿牵拉、扭曲引流管，不要自己随意拆除引流装置。

2. 强调墙式负压吸引治疗过程中，压力在 150mmHg（20kPa），不能自己调节压力表，超过压力范围时，及时报告医务人员。有效的墙式负压吸引纱布会紧紧黏附伤口上（如抽真空状），引流管内的液体会向引流管远端波动，如果引流管堵塞或墙式负压失效时，敷贴会松动或有渗液漏出，及时报告医务人员。

3. 针对患者及家属康复知识缺乏，告知吸烟会影响患肢血液循环，不利于患肢康复及伤口愈合，劝其戒烟；告知足底皮肤组织缺损伤口可以通过墙式负压引流方法控制创面感染、修复组织缺损、避免再次行转移皮瓣手术，且费用低廉，缓解患者及家属的担忧。

4. 告知患者及家属下肢骨折术后临床愈合前避免下地行走；负压吸引治疗期间，避免下床活动，防牵拉导致脱管。训练患者（在床上）使用便器解便；指导进行患肢各关节功能训练。踝泵运动、膝关节活动及股四头肌收缩运动，防止肌肉萎缩及关节僵硬，利于血液循环，促进骨折愈合，加快功能恢复。

【结果】

接诊后，伤口予清创并行墙式负压吸引治疗，有效控制感染，伤口肉芽生长良好，接诊后第 32 天伤口缩小为 0.8cm × 2.0cm × 0.2cm，予出院，门诊换药 3 次后伤口完全愈合。未发生患肢肌肉萎缩及关节僵硬，骨折恢复良好。

【难点/要点】

1. 这是下肢多发骨折合并足底皮瓣逆行撕脱伤病例，下肢多发骨折损伤、高度肿胀，右下肢末梢血液循环受影响，故足底逆行撕脱皮瓣的血运也严重受影响，极易发生缺血坏死。

2. 前足部安装墙式负压装置时，各趾间先用无菌纱布隔开，贴膜时必须把整个前足部包裹，才能密闭不漏气。

3. 观察护理，保持创面持续负压吸引的有效性十分重要。在持续负压吸引作用下引流物可以被快速吸走，不会滞留，减少了细菌存活、繁殖的培养基。如出现敷料隆起或伤口潮湿液体聚集，提示漏气、堵管、吸力不足等，及时寻找原因并纠正。负压应维持150mmHg（20kPa），过小不能有效引流，过大会由于引流管被吸扁密闭致负压失效。

4. 下肢多发骨折，肿胀明显，应注意抬高患肢利于静脉回流；由于疼痛等原因，患者不愿意主动活动患肢，必须正确指导患者进行患肢功能锻炼，避免肌肉萎缩及关节僵硬发生。

（陈淑贤）

个案3 真空负压辅助愈合配合高压氧在下肢撕裂伤并发坏死性筋膜炎患者中的护理

坏死性筋膜炎是一种广泛而迅速的皮下组织和筋膜坏死为特征的软组织感染，为多种细菌合并感染，细菌沿着筋膜迅速感染组织，病程初期可见皮肤呈紫红色片状，边界不清，疼痛及肿胀炎症充血、水肿，皮肤下的小血管网发生炎性栓塞，组织营养障碍，导致皮肤缺血性呈坑道样坏死，紧接着神经受损后，由疼痛转为麻木感，皮肤出现不规则血疱，伤口渗液多且有异味。采取充分切开的引流手术，清除坏死的筋膜组织，配合使用抗生素，是治疗的关键，由于清创后伤口面积大，需注意电解质紊乱及营养流失的护理等问题。本案例的伤口治疗是在清创后采取负压伤口治疗，促进肉芽组织的生长及渗液的控制，同时配合使用抗生素，配合高压氧治疗，通过高压氧增加组织含氧量、减轻水肿、增进抗生素的作用、抑制内毒素的产生、促进胶原蛋白的增生，从而加速稳定病情及伤口愈合速度。

【患者资料】

患者30岁女士，主诉因“车祸后，跌入水沟致左足踝开放性伤口（图2-2-3a）”入急诊求治。诊断足部多处撕裂伤，车祸当日左足部行清创手术并缝合伤口，留置引流管（图2-2-3b），第2天伤口周围皮肤开始呈现紫红色（图2-2-3c），肢体严重肿胀，缝线周围已有坏死现象（图2-2-3d），伤口渗液多呈暗褐色且有异味，第3天紧急行伤口清创手术及左下肢筋膜切开手术（图2-2-3e、2-2-3f）后，因出现低血容积性及感染性休克，入加护病房（重症监护病房）照护，同时接受第一次高压氧治疗。细菌培养气味沙雷菌，抗生素治疗，因败血症引起代谢性酸中毒，药物治疗并放置气管内管接呼吸器使用，并配合高蛋白管灌饮食。术后第5天败血症控制稳定，同时顺利移除气管内管后，转至一般病房，同时开始第二次高压氧治疗。

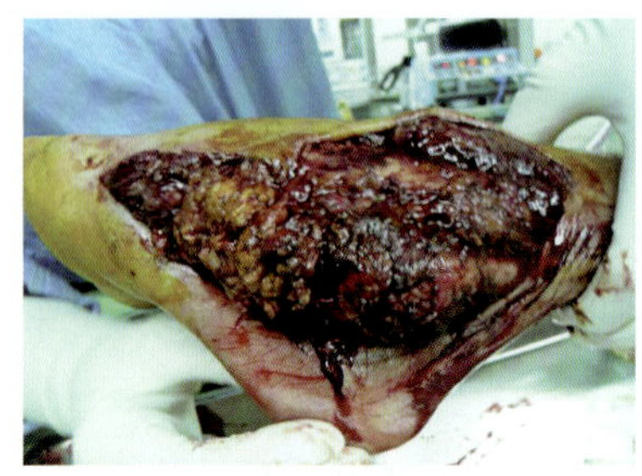
图 2-2-3a　车祸后伤口

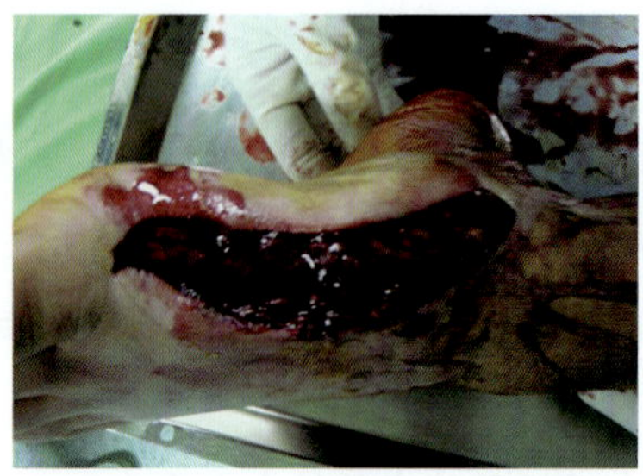
图 2-2-3b　车祸当日足部清创术

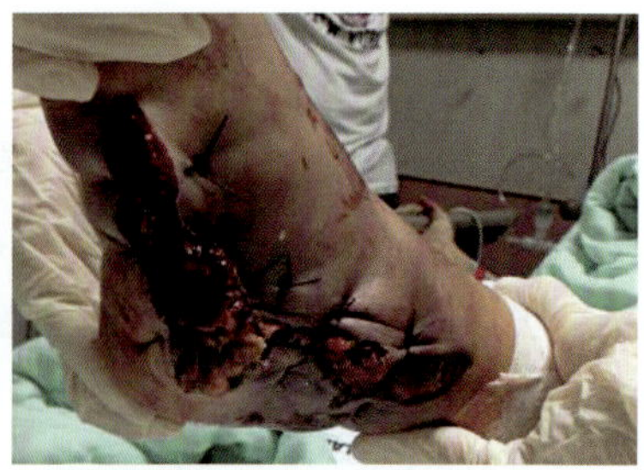
图 2-2-3c　清创缝合后皮肤紫红色

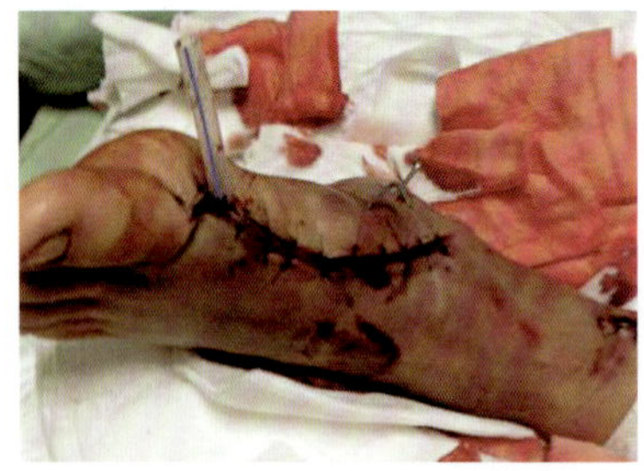
图 2-2-3d　清创缝合后皮肤有坏死

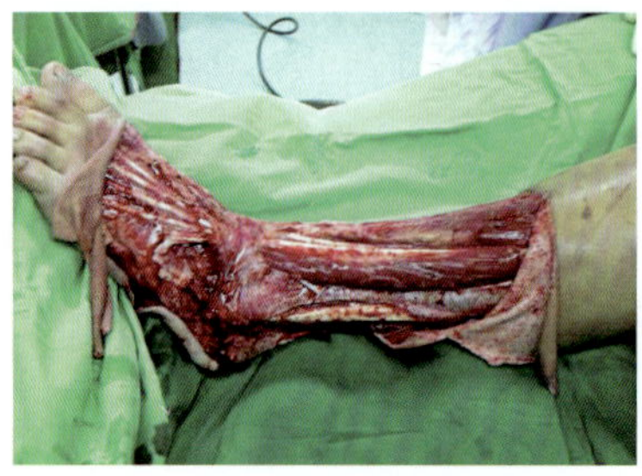
图 2-2-3e　术后第 3 天紧急清创术

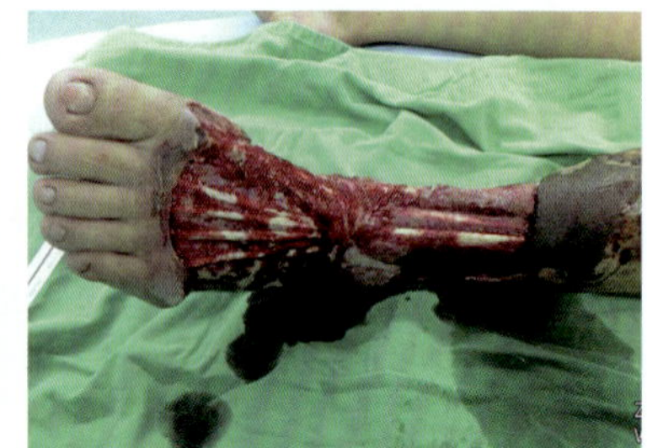
图 2-2-3f　术后多次清创

【全身评估】

患者身高 168cm，体重 60kg，体质指数（BMI）21.2kg/m^2，属正常范围，无特殊病史及手术史，急诊生化检验示白细胞 19.5×10^9/L，血红蛋白 126g/L，肝、肾指标及电解质正常。术后 5 天除发热 37.5℃～39℃外，血流动力学稳定，白细胞 1.64×10^9/L，血红蛋白 101g/L，肝、肾指标及电解质正常，白蛋白 21g/L，明显白蛋白不足，且合并感染问题。

患者高职毕业，无特殊嗜好，车祸前从事服务业，已婚，未育子女，经济状况小康，对此次病情变化显焦虑，担心被截肢，住院期间由丈夫照护，针对医疗行为，少有自发性提问，医嘱遵从性佳。

【局部评估】

高压氧中心自术后第 5 天介入患者伤口的评估，伤口 40cm×15cm 由足背延伸至小腿中段，伤口床可见肌肉及肌腱外露，伤口接真空负压辅助愈合机每日引流量约 100ml 淡红色引流液，伤口周围皮肤微红，脚趾水肿 3 度，疼痛指数 8 分（数字等级评定量表法）。

【护理目标】

1. 控制感染及促进伤口愈合。
2. 了解真空负压辅助愈合治疗及高压氧治疗作用及注意事项。
3. 维持足够营养及热量。
4. 心理支持。

【处理过程】

1. 真空负压辅助愈合机治疗

（1）进入手术间进行伤口清创（图 2-2-3f），并同步连接真空负压辅助愈合机（VAC）。

（2）为保护肌腱避免坏死，清创后覆盖潮湿的亲水性纤维银敷料为伤口的第一层。

（3）将泡沫裁剪成伤口大小，覆盖于伤口上后，再盖上透明薄膜。

（4）在伤口外侧的薄膜上剪出与原厂敷料吸盘之同等大小，避免在关节处贴上吸盘。

（5）压力设定 -125mmHg（-16.7kPa）间歇抽吸 ON 5 分，OFF 2 分。

（6）注意负压系统密闭性是否完整，外观应呈现扁平状。

（7）高压氧治疗时，暂缓 VAC 运作。

（8）VAC 治疗 4 天更换 1 次，肉芽组织逐渐生长（图 2-2-3g），VAC 伤口负压治疗共 8 次。伤口肉芽组织生长完整覆盖肌腱（图 2-2-3h），预计行皮肤移植。负压治疗过程减轻了炎症反应，减轻了疼痛。

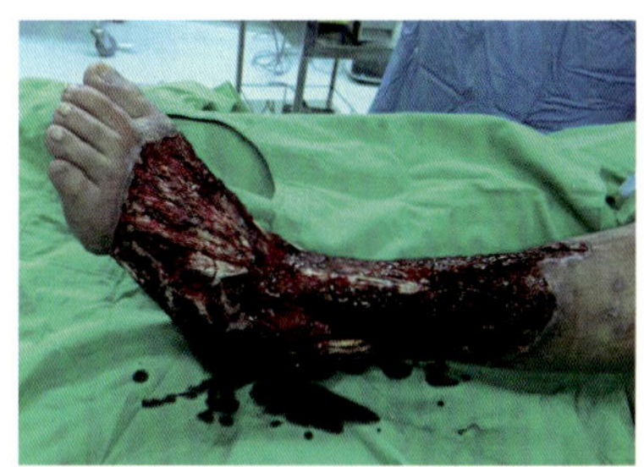

图 2-2-3g　肉芽组织逐渐生长

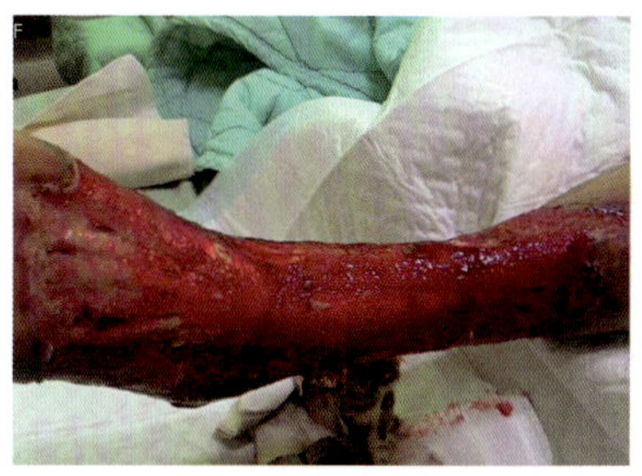

图 2-2-3h　术后 35 天肉芽组织覆盖肌腱

2. 高压氧治疗

（1）入高压舱前执行安全检查：更换纯棉衣物，移除身上物件。

（2）确定患者能正确执行耳平压动作，例如打哈欠。

（3）治疗过程观察患者有无氧中毒症状，如胸闷、呼吸不顺、抽筋等。

（4）全氧高压氧治疗（单舱），压力 2369kPa（2.3 大气压）治疗 60 分，每天 1 次，每周 5 次，共计 20 次，期间因设备因素，放置气管内管时暂时没有做高压氧治疗。

（5）高压氧治疗时患者主诉伤口治疗疼痛，疼痛指数 7 分，与主治医师讨论，曾经 2 次因疼痛在入舱前 30 分钟给予镇痛药哌替啶 50mg 静脉注射，后治疗时患者主诉疼痛改善，不需要再额外使用镇痛药。

3. 营养介入

（1）术前一天加护病房营养师评估，建议每日热量维持 7.5kJ（1800cal），鼻胃管灌食。

（2）术日白蛋白 21g/L，白蛋白 50ml 静脉滴注，一天 2 次，共用 3 天。

（3）术后第 5 天气管内管移除后，改由口进食流质饮食，术后第 6 天开始正常饮食，每餐吃完一份便当，家属自备水果，每天 2 ~ 3 份及鱼汤。

（4）定期追踪血红蛋白水平，如＜ 100g / L，进行输血治疗。

4. 心理支持

（1）患者面容愁苦，担心截肢问题，主动给予关心，同情患者及家属，鼓励其说出心里想法。

（2）伤口护理在手术室进行，主动提供伤口照片，让患者及家属看见伤口的变化。

（3）告之家属在照顾过程中的注意事项，包含压力性损伤预防、营养摄取及肢体活动，并与家属讨论治疗计划。

【健康教育】

真空负压辅助愈合机治疗

（1）说明真空负压辅助治疗的功能，可以有效控制渗液及菌落数，并促进血管新生及肉芽组织生长。

（2）负压系统压力设定 –125mmHg（–16.7kPa），持续抽吸，机器有警报鸣响或伤口上的敷料应保持扁平，如有膨胀或透明薄膜滑脱，立即通知护理人员。

（3）当有检查治疗时可暂时停止真空负压辅助治疗，护理人员可协助将引流管与机器分离，利用无菌纱布包裹引流管分离的两端即可。

（4）告知患者高压氧治疗的作用在于增加体内含氧量，强化白细胞功能，增强抵抗力，促进胶原蛋白增生及肉芽组织生长。

（5）教导执行耳平压动作，例如吞咽、打哈欠等动作，如有耳痛应立即告知技术人员。

（6）高压氧可促进身体循环量，入舱前务必进食，避免治疗中发生低血糖，特别是糖尿病患者。

（7）在高压氧用氧过程中如有呼吸困难、胸闷、肢体或脸部抽搐，怀疑氧中毒时应立即拿下面罩，减压时请勿憋气，预防气胸产生，如有呼吸困难时，应立刻告知技术人员。

（8）由于氧气会使血管收缩，部分末梢肢体损伤患者，在做高压氧治疗时会有伤口抽痛情况，可以配合入舱前使用镇痛药来减缓。

（9）鼓励患者到有阳光的室内或医院外的周围活动，回病房休息时，应抬高患肢，高于心脏，减少末梢肢体水肿。

【结果】

患者清创后，第 1 次借助真空负压辅助治疗和高压氧治疗，并配合使用抗生素治疗，随之病情变化，又并发败血症症状。因设备限制而停止高压氧治疗，所幸的是在气管内管拔除后，又立即给予了高压氧治疗，共计 20 次；加上不断地清创（术日，术后第 3、5、9、14、19、23、28 天）治疗过程，伤口趋于稳定，肉芽组织持续生长，小腿上端与足背水肿改善。术后第 35 天伤口肉芽组织生长完整，覆盖肌腱，预计行皮肤移植，患者于高压氧治疗 10 次后，主动提出继续高压氧治疗，并且可主动与之讨论伤口状况，主诉看到伤口进步，焦虑改善。

【重点 / 难点】

1. 坏死性筋膜炎进展快速，应不断清创及抗生素治疗，才能有效控制感染，需要一致性的医疗团队合作。

2. 真空负压辅助治疗及高压氧治疗费用较高，患者需有足够的经济支持。

（蔡佩娟）

第三章　术后伤口延迟愈合患者的护理

第一节　头颈、胸部术后伤口患者的护理

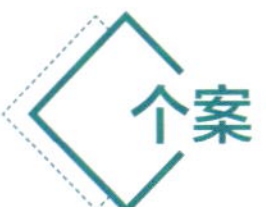

个案 1　气管造瘘口旁颈部溃疡患者的护理

气管切开瘘口上的颈部大面积溃疡，由于创面反复受痰液污染，肉芽生长不良，愈合困难，而且并发肺部感染的概率倍增，因此气管造瘘口旁颈部溃疡是治疗上和护理上的难题。

【患者资料】

患者王先生，42 岁，因右颌面部及全颈部肿痛 5 天入院，诊断为急性咽炎、咽旁脓肿、纵隔气肿、血小板减少。入院后行颈部及咽旁脓肿切开引流术 + 气管切开术，术后手术切口咽旁脓肿引流脓液腐蚀皮肤，出现大小约 8cm × 10cm 的皮肤缺损，右侧胸锁乳突肌等组织暴露（图 3-1-1a），CT 示纵隔积气积液。术后 2 周转介造口治疗师。

【全身评估】

患者是 1 名退役军人，从事销售工作，不嗜烟酒；消瘦，情绪稳定，配合治疗，自诉家庭经济困难；入院时血液检查示血小板计数 7.0×10^9/L，白细胞计数 13.78×10^9/L，白蛋白 28.2g/L；术前血小板计数 83×10^9/L，白细胞计数 18.1×10^9/L；术后接诊时白细胞计数 11.76×10^9/L，无发热，气管切开套管已行堵管，患者自主呼吸顺畅，可低坡卧位休息或离床活动。

【局部评估】

气管切开口上的颈部见大面积皮肤破溃，以右侧为主，大小 8cm × 10cm，基底色红；渗出液呈渗漏状，色淡白、脓性、稀痰状，痰臭味；触痛评分 4 分（数字等级评定量表法），周围皮肤潮红（图 3-1-1b）。

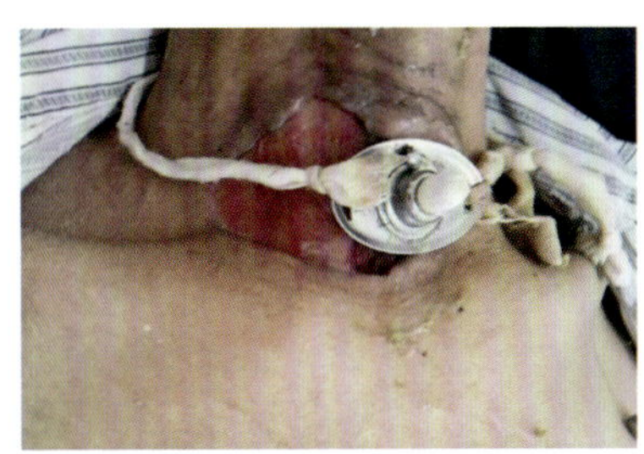

图 3-1-1a　溃疡与气管瘘口相连

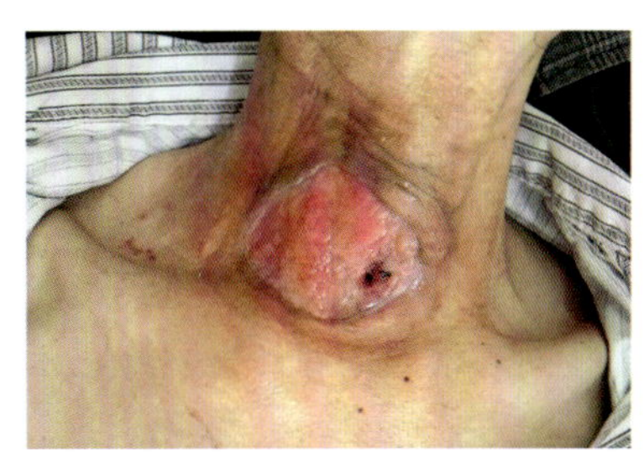

图 3-1-1b　肉芽生长

【护理目标】

促进气管切开颈部破溃的皮肤愈合，提高生活质量。

【处理过程】

1. 威力碘消毒创面周围皮肤和气切套管，0.9% 氯化钠注射液清洗创面、气切套管及周围皮肤，气管切开与套管交接溃疡处用凡士林油纱环形填充，余创面用银离子抗菌愈合敷料。每天换药，连续 5 天。5 天中气管切开继续堵管，患者呼吸畅顺，第 6 天由主管医生拔除气切套管，并用凡士林油纱填充气管切开口，余创面予藻酸钙钠盐敷料外盖纱块，用透明薄膜密封，2 天换药 1 次，持续换药 1 周。

2. 气管切开口未完全愈合前，创面不断被溢出或咳出的痰液刺激，且气管切开口不时有少量气体溢出，创面明显被一层薄薄的白色黏附覆盖，肉芽水肿。此现象持续 1 周后，因创面肉芽生长不良，故选用亲水性纤维银愈合敷料外敷创面，气管切口瘘管未闭合处用凡士林油纱半填充，结合纱块加压，2 ~ 3 天换药，持续 1 周。

3. 20 天后创面大小为 5cm × 7cm，基底色红，肉芽良好，渗出量饱和状，无异味，气管切开口已愈合。

4. 创面边缘有上皮生长，肉芽有过长迹象，用外科剪刀清除过长肉芽，0.9% 氯化钠注射液纱块止血后外敷软聚硅酮薄片（图 3-1-1c），外加纱块加压包扎，前 2 周 2 ~ 3 天换药 1 次，后改为 1 周换药 2 次。57 天后创面愈合。

5. 操作轻柔，所用敷料保持伤口局部湿润，减轻患者疼痛。

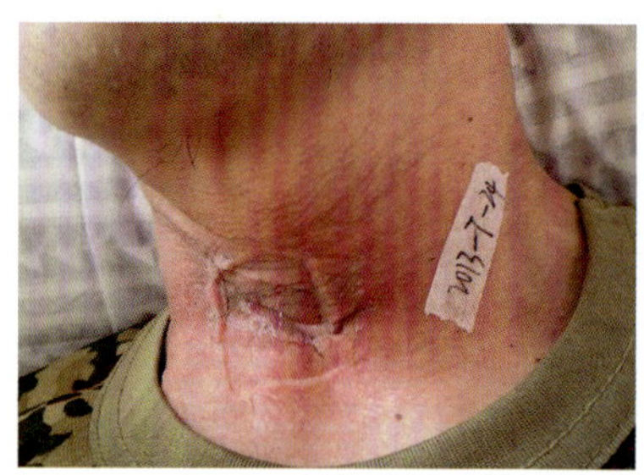

图 3-1-1c　软聚硅酮薄片外敷上皮

【健康教育】

1. 患者单身，曾当兵，耐受力较好，处理颈部创面时能主动配合，故应鼓励患者对预后充满信心。

2. 气管切开套管拔除后，指导患者咳嗽、说话、笑时均要用手掌按压颈部创面敷料，减少痰液和气体溢出。

3. 指导患者增加营养、高蛋白、易消化饮食，利于伤口愈合。

4. 指导患者伤口敷料外观见渗出液时，报告医生并及时换药处理。

5. 门诊换药期间建议患者居住环境室温不宜过高，避免出汗湿污伤口敷料，避免伤口敷料脱落。

【结果】

与气管切开瘘口相连颈部溃疡创面完全愈合，共接诊 57 天。患者恢复正常工作、生活。

【难点 / 要点】

1. 与气管切开瘘口相连的颈部溃疡创面经常受痰液刺激，创面受污染，创面肉芽水肿，表面覆盖一层稀痰膜；气管切开周围皮肤缺如，拔除套管后不利于气管切开口闭合，而且气管切开口肉芽水肿，影响愈合。因此在处理气管切开口上采用凡士林油纱半填充，结合纱块加压，外用胶布拉合。

2. 颈部正中皮肤大面积缺如，瘢痕愈合影响人的容貌和颈部活动受牵拉，但患者因经济较困难放弃植皮治疗，因此在伤口上皮生长时尽量使用湿性愈合和使用减少瘢痕增生敷料，并在创面愈合后指导适当颈部按摩，舒张粘连上皮和减轻瘢痕挛缩而影响颈部拉伸和转动功能。

（王小俊）

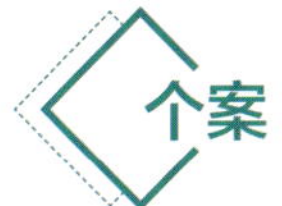

个案 2　乳腺癌术后胸壁慢性伤口患者的护理

伤口不愈合的原因分成两大类：外源性和内源性。外源性因素是存在于伤口外的外在因素，比如压力、抽烟、营养不良等；内源性因素是存在于伤口内的内在因素，比如感染、张力、动脉供血不足等。

乳腺癌改良根治术后胸壁伤口皮下组织、肌肉、血管等变少，伤口张力大，加上局部加压包扎，常常导致术后伤口缺血坏死，或肉芽伤口难以愈合等现象。

在传统的外科换药中，对于肉芽阶段的直线形小伤口，常用蝶形胶布牵拉取代二期缝合。现代敷料免缝胶带具有独特的抗张纤维束，提供足够的张力，能将浅小伤口两侧皮肤拉拢，促进伤口愈合，降低术后伤口的裂开。但是，乳腺癌改良根治术后胸壁伤口皮下组织、肌肉、血管等变少，用胶布、免缝胶带牵拉伤口的方法，容易导致伤口再次裂开，由于伤口局部肉芽生长不良或张力大。

伤口经过肉芽生长和上皮化愈合是最方便的方法，有一类敷料主要成分为胶原蛋白，胶原蛋白是身体重要的蛋白质，刺激细胞爬行和新组织形成及伤口的清创，适用于外科手术肉芽伤口，促进伤口的愈合，运用这类敷料对乳腺癌改良根治术后胸壁缺损较大的肉芽伤口，效果显著。

【患者资料】

患者秦女士，56 岁，7 年前诊断为左肺腺癌Ⅳ期，骨、双肺、胸膜转移，用紫杉醇加铂类化疗共 10 个疗程。2 年前体检发现双乳腺结节，行右乳腺改良根治术 + 左乳区段切除。术后诊断为右乳腺浸润性导管癌和左乳纤维囊性乳腺瘤，术后右胸壁余下小伤口 2 年没有愈合，反复呈现结痂—破裂—肉芽—结痂，患者对此烦恼。而 1 个月前复查骨、胸部未见明显转移病变，各项检查显示病情稳定。

【全身评估】

患者体重 65kg，身高 169cm，步行到门诊就诊，精神好，脸色红润伴有痤疮、躯体红斑，乳腺癌术后没有放化疗，口服他莫昔芬，已经服用 2 年。因肺癌近 5 年服用吉非替尼治疗，仍在继续服用。脂肪肝 2 年。查看近 2 年血常规及生化项目中的白细胞计数、红细胞计数、血小板计数、白蛋白都正常。无糖尿病等病史。

【局部评估】

右乳乳腺癌术后右胸壁伤口 1.1cm × 2.1cm，100% 红色肉芽，肉芽不特别容易出血，无潜行或窦道，伤口湿润，淡黄色液体，没有伤口疼痛情况，伤口边缘完整，无上皮化现象，也无老化现象。伤口周围皮肤色泽正常柔软，呈现乳癌改良术后表现，即胸壁皮肤较薄（图3-1-2a）。小伤口2年没有愈合，反复呈现结痂—破裂—肉芽—结痂，医生每周2次用安尔碘皮肤消毒剂消毒处理。1个前，用免缝胶带拉拢伤口上下两端的皮肤，伤口愈合后又裂开。

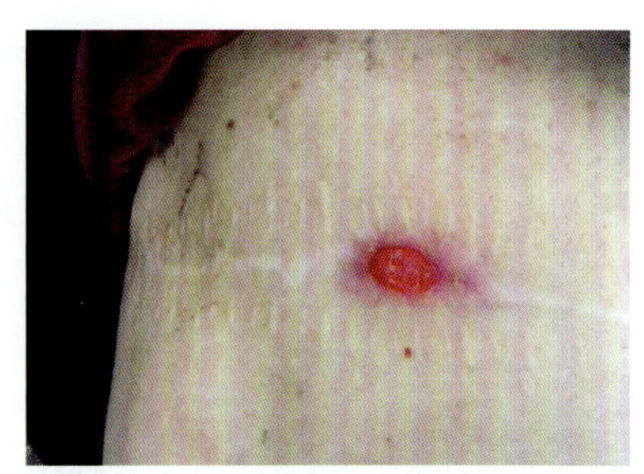
图3-1-2a　右乳乳腺癌术后存在2年的胸壁肉芽伤口

【护理目标】

1. 促进伤口愈合。
2. 患者了解乳腺癌改良根治术后伤口愈合基本知识。

【处理过程】

1. 每次换药都用0.9%氯化钠注射液清洗伤口，抹干。

2. 用胶原蛋白类敷料，因其含有胶原蛋白，能刺激细胞爬行和新组织形成，能促进伤口生长。每3～4天更换敷料1次，保持伤口湿润。

3. 嘱咐患者有空闲时就用示指及中指、环指指腹并排按压伤口及周边皮肤，适当稍微用力，以舒适为度，促进上皮爬行，以避免肉芽高出皮肤，也加强局部皮肤的柔韧度，减轻伤口的局部张力。

4. 1周后，患者的伤口肉芽变得比较结实，伤口稍有缩小。

5. 3周后，患者的伤口完全愈合。继续用指腹按压愈合伤口的周边皮肤，以加强局部皮肤的柔韧度，减轻伤口的局部张力。2个月后患者到造口门诊复查胸壁伤口，显示愈合很好（图3-1-2b）。

【健康教育】

1. 向患者解释乳腺癌改良术后皮肤薄，皮下组织及肌层薄弱，术后伤口局部组织弹性差，营养缺乏，造成伤口难于愈合。长期服用吉非替尼，导致脸部有痤疮、躯体红斑，也影响伤口愈合。

2. 解释含有胶原蛋白敷料的作用，能吸收伤口渗液，保持伤口湿润，促进肉芽生长、上皮爬行，促进愈合。

3. 建议患者参加唱歌等娱乐活动，保持身心愉快，有利于伤口愈合。

4. 叮嘱患者空闲时，用示指及中指、环指指腹并排按压伤口及周边皮肤，适当力度，促进上皮爬行，避免肉芽高出皮肤，也加强局部皮肤的柔韧度，减轻伤口的局部张力。

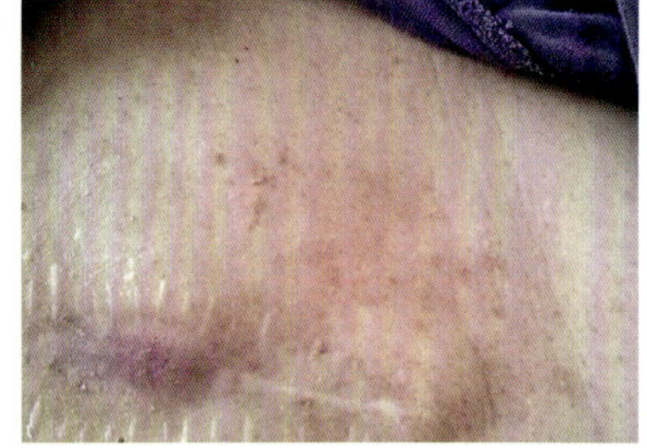
图3-1-2b　用胶原蛋白的敷料及局部按压伤口后愈合

【结果】

患者持续2年的肉芽伤口3周内愈合。2个月后复查，伤口没有复发，患者心情开朗。

【重点/难点】

1. 患者乳腺癌改良根治术后皮肤、皮下组织及肌层薄弱，术后伤口局部张力大，组织柔韧度小，营养缺乏，通过使用含有胶原蛋白的敷料，保持伤口湿润，促进肉芽生长、上皮爬行。

2. 适当力度按压肉芽伤口，促进上皮的爬行，避免肉芽高出皮肤，也改善伤口局部皮肤的柔韧度，减轻伤口局部张力，以防伤口再度裂开。

3. 患者长期服用吉非替尼，导致脸部有痤疮、躯体红斑，也影响伤口愈合。

（张惠芹）

第二节 腹部术后伤口患者的护理

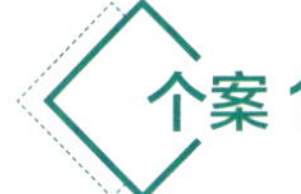

个案 1 保湿敷料运用在腹部伤口感染全层裂开并肠管外露伤口患者中的护理

腹部手术后伤口裂开是术后常见并发症之一。腹部伤口裂开可以分部分组织层裂开和全层裂开两种，前者指腹壁切口的一层或多层裂开，而皮肤或腹膜尚保持完整；后者指伤口各层全部裂开，且常伴有内脏外露或脱出。伤口裂开不仅延长住院时间，增加住院费用，同时也给患者的身心造成巨大伤害。对于裂开的伤口，一般情况下可行二次缝合，伤口可较快愈合。但对于腹腔感染严重或估计近期还需要施行手术者，或不适宜二次缝合的伤口，只能通过换药获得Ⅱ期愈合。因此，如何保护外露的脏器、选择适当的伤口处理方法以缩短伤口愈合时间、促进伤口愈合是临床医护人员面临的重要挑战。对 1 例腹部伤口裂开并肠管外露的患者应用湿性敷料对感染伤口进行自溶性清创、感染控制和渗液管理，促进肉芽组织生长等处理，并注重对外露的肠管进行有效保护，指导患者如何有效保护腹部伤口、避免腹压增高及营养支持等知识，以及做好患者的心理护理，患者恢复顺利，伤口愈合良好。

【患者资料】

患者陈某，男，54 岁。因不明原因出现急性肠穿孔，3 周前在当地医院行剖腹探查、横结肠造口术。术后因持续高热、腹胀，在当地医院治疗无明显改善，拟术后腹腔感染收入治疗。入院时检查患者见腹部正中伤口长约 20cm，除 2 针减张线外其余缝线已拆除。靠近脐旁及下缘的伤口均有少量浆液性渗出，无明显裂开征象。伤口周围无明显红肿，按压无疼痛，无波动感。腹部稍膨隆，无压痛、反跳痛及肌紧张。左上腹肠造口黏膜红润，有排便排气，造口边缘 7 ~ 10 点出现浅层皮肤黏膜分离。入院后第 7 天上午拆除腹部伤口减张缝线，下午患者在咳嗽后出现伤口全层裂开，肠管外露。造口治疗师接到急会诊通知，要求协助处理伤口。

【全身评估】

患者生命体征平稳，体温 37.5℃ ~ 38.2℃，血液检查结果示血红蛋白 119g/L，红细胞计数 4.67×10^{12}/L，白细胞计数 12.35×10^{9}/L，白蛋白 37g/L，空腹血糖 5.4mmol/L。因腹胀暂时禁食治疗，

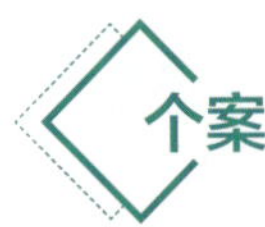

个案 4 墙式负压吸引运用在造口旁疝修补术后切口感染患者中的护理

系统性红斑狼疮是一种可累及多器官系统的自身免疫性结缔组织病，多见于 15 ~ 40 岁女性，约 50% 的系统性红斑狼疮患者在病程中可出现消化道症状，但出现急腹症的不到 2%。多数学者认为系统性红斑狼疮相关急腹症大多由血管炎引起，导致消化道的炎症、溃疡、出血、梗阻、肠系膜血管栓塞、腹水、腹膜炎等，粪便改道（肠造口手术）是常见急腹症手术方式之一。造口旁疝是造口手术后常见的并发症，其发生率随着时间的推延而逐渐升高，Israelsson 等报道，术后 5 年发生率为 30% ~ 50%，Janes 等报道发生率最高可达 81%。使用生物补片治疗造口旁疝，是目前效果较好的一种治疗方法。而补片修补术后出现切口感染，特别是累及补片感染时，处理起来就非常棘手。刘飞德等处理了 16 例腹壁疝补片修补术后感染的患者，给予局部换药处理 3 ~ 24 个月未愈，最后将感染补片全部取出。作者接诊了 1 例造口旁疝补片修补术后切口感染的红斑狼疮患者，应用墙式负压吸引、湿性敷料等方法对伤口进行自溶性清创、感染控制和渗液管理，促进肉芽生长等处理，并注重造口的护理。患者恢复顺利，历时 1 个月，创面愈合。

【患者资料】

患者陈女士，45 岁，未婚。红斑狼疮病史 10 多年，一直使用糖皮质激素和非甾体类抗炎药物治疗，已出现多系统、多器官损害：心包积液、血管炎、肾炎、贫血等。2 年前因急腹症——肠系膜血管栓塞行肠部分切除、乙状结肠造口术，术后半年发现造口周围肿物突出，近期伴随左下腹坠胀不适，门诊拟造口旁疝收住院。入院后在气管内麻醉行腹腔镜下生物补片造口旁疝修补术，手术过程顺利，术后予禁食、抗感染、营养支持治疗。术后第 3 天责任护士发现伤口红肿，脓性渗出、饱和，体温 38.5℃，予换药和留取分泌物培养并报告主管医生。第 4 天主管医生以扩创引流、引出脓性液体 300ml，局部用过氧化氢清洗伤口，再用甲硝唑 100ml 和 0.9% 氯化钠注射液 500ml，上、下午两次以 30 滴 / 分的速度冲洗，并接双套管引流管做持续负压引流。分泌物培养结果为大肠埃希菌感染，尽管已给予禁食，偶尔还有粪便排出，因造口袋无法粘贴，粪便污染伤口。主管医生处理 1 周后，转介造口治疗师协助处理伤口、造口。

【全身评估】

接诊时患者体温 36.5℃，脉搏 86 次 / 分，血压 145/96mmHg，血红蛋白 90g/L，红细胞计数 2.96×10^{12}/L，白细胞计数 3.42×10^{9}/L，总蛋白 50g/L，白蛋白 28g/L，空腹血糖 8.6mmol/L。静脉使用头孢菌素类抗生素和甲硝唑，口服糖皮质激素和降糖、护肝药治疗。为减少粪便排出，一直给予禁食，严重摄入不足。单身，长期患病，经济负担重，患者有焦虑和抑郁情绪。

【局部评估】

伤口在左下腹部，位于造口上下两端，上端伤口距离造口 1.5cm，下端伤口距离造口 0.8cm。上伤口外口直径 1.2cm，深 6cm，经造口方向潜行与下伤口基底相通，基底为红黄混合的伤口，浆液性渗出、饱和，气味 +；下切口外口 4cm × 3cm，深度 4.5cm，2 ～ 10 点潜行 2cm，12 点方向潜行与上伤口基底相通，基底为红黄混合的伤口，浆液性渗出、渗漏，气味 +，目测未见外露补片。伤口周围皮肤瘢痕化，轻度潮红，按压有疼痛、肌紧张及反跳痛，伤口疼痛评分 6 分（数字等级评定量表法）。按医嘱服用镇痛药。造口圆形，直径 3.5cm，黏膜颜色正常，10 ～ 1 点方向皮肤黏膜分离，造口有软便排出（图 3-2-4a）。

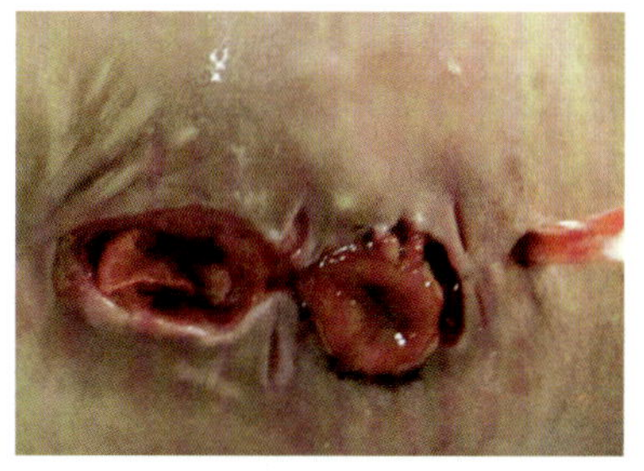

图 3-2-4a　接诊时造口与伤口情况

【护理目标】

1. 及时清创和引流，预防感染，促进创面愈合。
2. 心理支持，减轻焦虑，配合治疗。

【处理过程】

1. 清除坏死组织　接诊时因伤口基底红、黄混合的腐烂组织较多，开始 2 天用过氧化氢清洗伤口，钳除腐烂组织，再用 0.9% 氯化钠注射液冲洗，高渗盐敷料填塞引流。而造口与伤口之间用造口护理用品防漏条，两伤口上方粘贴标准敷料，再上一件式造口袋。由于伤口敷料渗漏，导致造口袋粘贴不稳、脱落，每天要更换造口袋和伤口敷料 2 ～ 4 次。

2. 有效控制渗液，促进伤口愈合　2 天后改用 0.9% 氯化钠注射液清洗伤口，采用墙式负压吸引的方法控制渗液，促进伤口愈合。具体操作如下：裁剪 L 型 14cm × 6cm、一字型 2cm × 8cm 医用泡沫敷料 2 块，采用经灭菌处理后的吸氧用双腔鼻导管做负压的管道，导管前端交叉侧面间隔 1cm 剪一小孔，分别剪 3、4 个小孔。采用“穿入法”将修剪好的鼻导管以一字型穿入医用泡沫敷料，L 型敷料置入下端伤口，一字型敷料置入上端伤口，要确保敷料填充伤口基底，不留死腔。造口与伤口之间用造口护理用品防漏条阻隔，两伤口上方粘贴标准敷料，后粘贴一件式造口袋收集粪便。最后用薄膜敷料封闭创面，双鼻导管远端接墙式负压吸引引流，调整压力 50 ～ 100mmHg（6.7~13.3kPa）持续抽吸，白天患者能配合时，也可采用间隙性抽吸方法，抽吸 5 分钟、停止 2 分钟循环。负压有效的情况下可间隔 3 ～ 5 天换药（图 3-2-4b）。

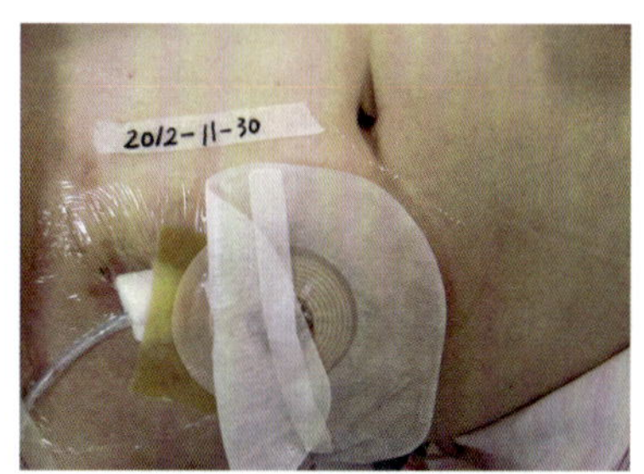

图 3-2-4b　伤口及造口处理情况

3. 造口护理　由于长期使用糖皮质激素治疗，皮肤菲薄，不要使用黏性太强的敷料和造口袋，在粘贴敷料或上造口袋前可使用液体敷料喷洒或涂抹，以减少皮肤的损伤。造口皮肤黏膜 10 点 ~ 1 点方向出现分离，故先用 0.9% 氯化钠注射液清洗干净分离的创面，用小方纱轻轻拭干水分，在分离创面填入适量的藻酸盐或亲水性纤维敷料或造口皮肤保护粉，然后用防漏条或防漏膏填充分离创面，防止粪便渗入污染。因距离伤口太近，伤口使用负压时，造口袋内应摆放一根引流管从袋内穿出与大气相通，以免负压导致造口袋贴紧造口黏膜，影响造口的排气、排便。可间隔 3 ～ 5 天更换造口袋。

4．经过 12 天的负压治疗，伤口肉芽组织生长，伤口湿润，停止负压治疗，改用藻酸盐或亲水性纤维敷料填塞，再贴水胶体敷料，最后上造口袋（图 3-2-4c）。

5．操作动作轻柔，用言语分散患者注意力，减轻其疼痛。

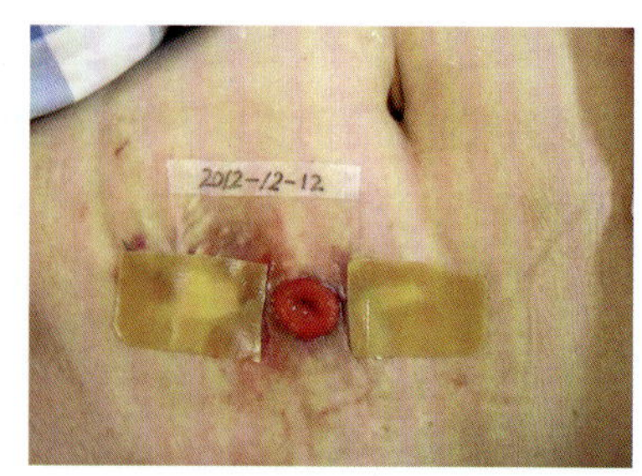

图 3-2-4c　肉芽生长后伤口与造口的处理

【健康教育】

1．加强与患者沟通，解释伤口处理的目的、方法、伤口愈合过程，告之哪些因素会影响伤口愈合及如何配合等方面知识，取得患者的信任，消除顾虑，配合治疗。

2．指导患者按医嘱用药，并注意营养的摄入。长期禁食会导致摄入不足，营养低下。不敢进食或禁食，是害怕造口有粪便排出，污染伤口；造口袋粘贴不稳，频繁更换造口袋。可鼓励其少量分次喝水，尽量吃固体类食物或可溶性纤维食物，使粪便成形，成形粪便容易护理；补充的蛋白质要以动物性优质蛋白为主，如牛奶、鸡蛋、瘦肉等；食物量要适当，瘦肉每天不超过 100g，鸡蛋不超过 2 个，以免增加肾脏负担；少食或不食用豆类及豆制品。造口袋粘贴方法是安全稳妥的，不用担心造口袋脱落。

3．注意负压效果的观察。良好的负压是引流管内有液体波动，敷料紧缩，取出敷料时，伤口湿润，肉芽组织鲜红。若敷料紧缩，引流管未见液体波动，或引流管内见褐色固体，说明压力过大或引流管堵塞；敷料膨胀或有液体渗出，说明敷料松脱或漏气，均需更换敷料或调整负压。压力以 50 ~ 100mmHg（6.7 ~ 13.3kPa）为宜，最大压力不超过 150mmHg（20kPa）；翻身时要妥善处理好引流管，防止受压、扭曲；患者起床活动时，可连接便携式负压引流瓶，暂时关闭墙式负压，卧床休息时再连接墙式负压，并调整好压力。

4．发现造口袋渗漏，要及时更换和调整，避免粪便污染伤口。

【结果】

患者经过 4 天负压治疗，造口下方的两伤口已不相通，12 天后上端伤口深度变浅，深度为 3.5cm，口径变小，仅 0.5cm，伤口湿润；下端伤口创腔 1.5cm × 1.2cm，基底颜色鲜红，伤口湿润；造口皮肤黏膜分离处愈合。26 天后上端伤口变浅，深度为 1.5cm，外口 0.5cm，伤口湿润；下端伤口闭合（图 3-2-4d）。

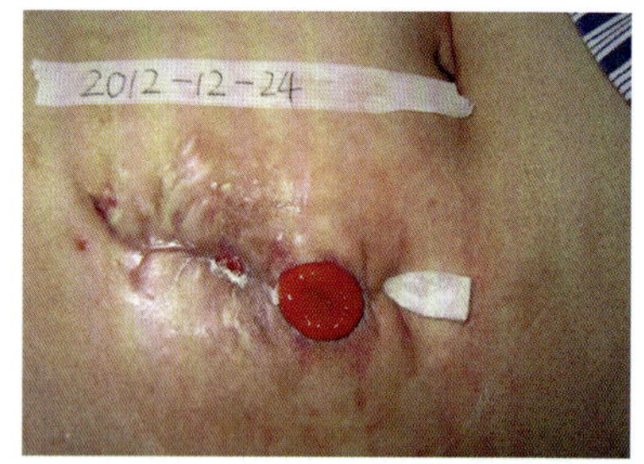

图 3-2-4d　26 天后伤口情况

【重点 / 难点】

1. 基础疾病对伤口愈合的影响　患者系统性红斑狼疮病史 10 多年，并出现多系统、多器官损害：心包积液、血管炎、肾炎、贫血等，且长期服用糖皮质激素和非甾体类抗炎药。这些情况都会影响伤口愈合。

2. 补片修补术后的切口感染，一旦累及补片，处理就非常棘手，通常需要再次手术将补片完全去除，有时甚至需要多次手术，而且补片去除后仍面临局部腹壁缺损问题。

3. 下端伤口距离造口 0.8cm，难于粘贴造口袋，粪便易污染伤口，伤口感染就不可避免。因此，如何粘贴造口袋，如何调整饮食结构，使粪便成条状，是一个值得思考的问题。

4. 患者摄入不足，营养缺乏，因并发狼疮性肾炎、蛋白质的摄入限制，这需要多学科协同会诊，指导合理膳食。

（叶新梅）

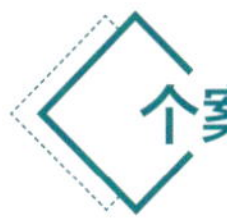

个案 5 局部冲洗配合抗菌敷料运用在术后腹部切口感染患者中的护理

美国疾病控制预防中心定义手术切口部位的感染为发生在手术 30 天内，切口涉及皮肤和皮下组织，且伴随至少以下表现：①脓液从表浅切口流出；②微生物从切口组织或液体中无菌获取下培养分离出来；③至少有下列一项，除外阴性结果：疼痛或压痛；局部肿胀；红或热；由手术医生打开的切口；④由外科医生或主治医生诊断表浅手术切口感染。与切口伤害（例如一个外科手术）相关联的炎症反应的正常时间是 3 ～ 5 天，炎症反应持续超过 3 ～ 5 天认为是切口感染的症状。

手术切口存在寄主因素，如切口表面的异物残渣和污染物，能庇护微生物或提供营养。而切口的清洁是去除这些物质，减少切口表面黏附的炎症反应污染物，帮助切口减少微生物的生长。但是，切口清洁的过程也会造成切口组织的伤害。有效的切口清洁需要选择化学性和机械性影响最小的切口清创的方法，同时能除去切口表面的残渣和污染物。皮肤清洁剂因具有毒性，不能用于切口清洁，抗菌防腐剂也不能用作切口清洁剂。对大多数切口而言，等渗盐水适合清洁切口表面。有效的实践证据显示，结合仪器使用无毒的清洁液产生足够的机械力能除去表面的残留，同时对组织损害最小。就去除切口残渣和细菌的冲洗液压力的效果而言，收集的证据支持运用冲洗压力（5 ～ 15 磅①/ 平方英寸②），冲洗切口。分别用 6ml、12ml 及 35ml 注射器配 19 号的针头，各自产生 30 磅 / 平方英寸、20 磅 / 平方英寸及 8 磅 / 平方英寸的压力。针头的腔隙越大，液流越大，用 25 号、21 号、19 号的针头配 35ml 的注射器，分别产生 4 磅 / 平方英寸、6 磅 / 平方英寸、8 磅 / 平方英寸的压力。

【患者资料】

患者男性，73 岁，乙状结肠癌术后 1 年半，因胆囊多发结石、慢性胆囊炎，全身麻醉下行开腹胆囊切除术，术后第 8 天出院。出院时手术切口有少量淡黄色渗液，呋喃西林湿敷处理，效果欠佳，渗液越来越多，每天更换棉垫敷料 4 ～ 6 次。口服抗生素 2 天，术后 10 天转介造口门诊治疗。

【全身评估】

患者术后第 10 天，最新检验生化及血常规显示，患者术后第 6 天白细胞计数 14.83×10^9/L，血红蛋白 97g/L，白蛋白 28.6g/L，C- 反应蛋白 140.35mg/L。抗生素用至术后第 7 天。患者术后第 10 天步行到门诊换药，身高 170cm，体重 55kg，有医保，经济好，家人关心。担心切口不能愈合，睡眠欠佳，二便通畅。患者合并甲状腺功能减退症，且为左冠状动脉支架植入术后。

注：① 1 磅 =0.453kg；② 1 英寸 =2.54cm。

【局部评估】

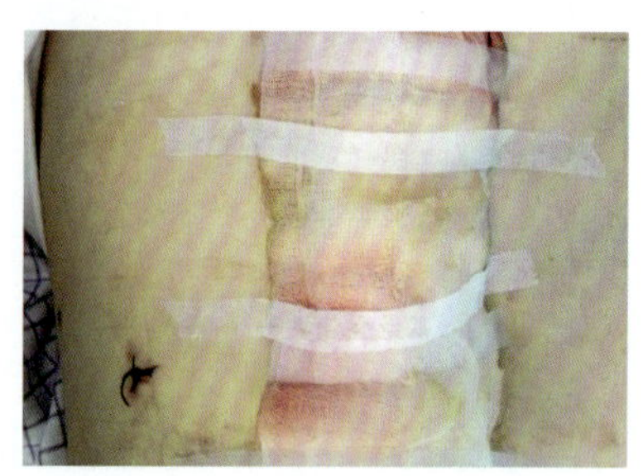
图 3-2-5a 初诊时渗液漏湿衣服

患者腹部切口渗液湿透纱布敷料和其上覆盖的 2 块棉垫（图 3-2-5a）。打开敷料，见切口周围的皮肤轻度肿胀泛红，泛红部位宽 1cm；轻轻挤压切口两边，见黄白色脓液流出，拆开有脓液流出部位的缝钉，用注射器抽吸脓液，抽出脓液 0.8ml，不能充分抽出；切口不挤压时疼痛评分 4 分（数字等级评定量表法）。顺着伤口疏松缝隙用棉签轻轻探查，腹中部切口与上、下两端切口不相通，形成上、下两个伤口，上端伤口为两个伤口（1.5cm × 1cm、1cm × 1cm）组成的相通隧道，基底高低不平，深度不明，颜色不清，内有 3 条窦道（12 点窦道 3cm，6 点 45° 向深下走向窦道 4cm，基底中央垂直窦道 5cm）；下端伤口为两个伤口（2.5cm × 1cm、1cm × 1cm）组成的相通隧道，基底高低不平，深度不明，有 3 条窦道（12 点 45° 向深向上走向窦道 6cm，6 点窦道 2.5cm，基底中央垂直窦道 4cm）。

【处理过程】

1．用甲硝唑冲洗伤口　揭开旧敷料，用皮肤消毒剂消毒周围的皮肤，放置无菌棉垫在伤口周围，戴上无菌手套，用甲硝唑 100ml 经过 30ml 的注射器接 8 号头皮针软管（头皮针去除钢针头，留取 3cm 左右的软管）冲洗伤口，一人冲洗，一人抽吸，冲洗出黄白色浑浊液体，直到冲洗干净，再用棉签吸干伤口液体。

2．选用银离子敷料　将银离子敷料用注射用水泡湿、激活，将敷料对折，深色一面接触伤口床，放置在伤口的窦道、隧道，敷料尾端稍微露出一点（图 3-2-5b）。

3．每天更换敷料 1 次，更换敷料时用甲硝唑冲洗伤口。会诊第 3 天，患者感觉腹部伤口明显较前舒服，没有胀痛，睡眠好转，伤口变浅，脓液变稀（图 3-2-5c），但是，除了原有的窦道腹部原先整个切口下变成相贯通的隧道。这时口服抗生素因服完而停用。

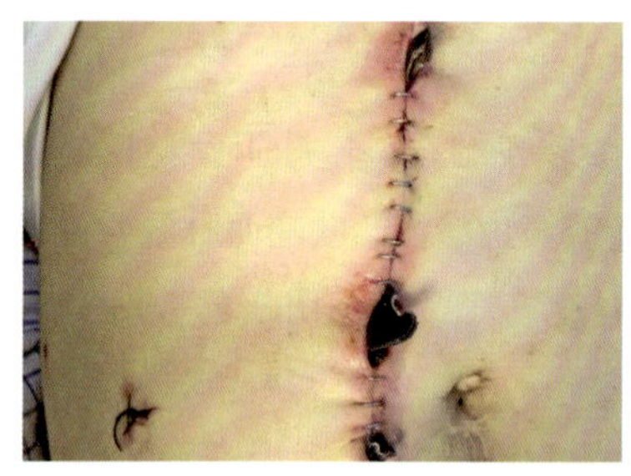
图 3-2-5b 应用银离子敷料杀菌引流

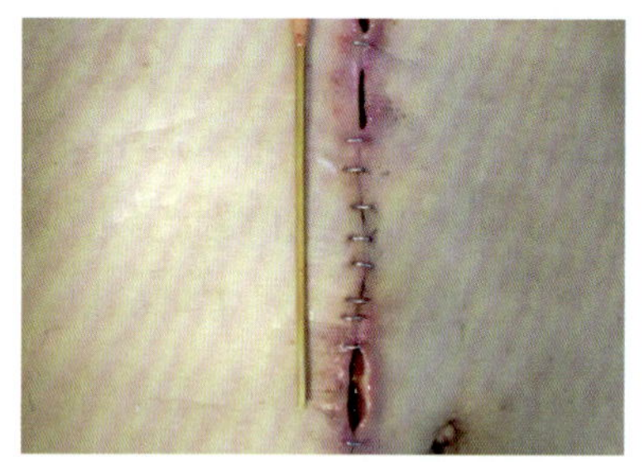
图 3-2-5c 局部换药 3 天后

4．变更换药次数　更换敷料的第 6 天后，因为伤口变浅，基底比较清晰平实，50% 黄色组织，50% 红色组织，深 2 ~ 3.5cm，脓液变稀，各个窦道的深度稍微变浅，换药次数改为隔天换药 1 次。每次换药时用甲硝唑冲洗伤口，继续使用原来的敷料。

5. 隔天换药 1 周后，各个伤口窦道变深　而探查上端伤口 12 点窦道消失，周围皮肤肿胀泛红消退。探查其他窦道显得深度增加（图 3-2-5d），继续用注射器接头皮针软管甲硝唑冲洗伤口（图 3-2-5e）、银离子敷料填充。换药改为每天 1 次，连续 3 天，冲洗液清稀。

6. 会诊第 17 天，伤口感染被控制，伤口各窦道变浅变小（图 3-2-5f），为 100% 红色肉芽组织，用 0.9% 氯化钠注射液冲洗伤口，抹干，改用亲水性纤维敷料填充伤口，3 ~ 4 天更换敷料 1 次。换药 2 次后，伤口肉芽生长，窦道变短浅。最后 1 周（图 3-2-5g），1 周换药 1 次。会诊第 31 天，伤口愈合。

7. 操作过程动作轻柔可减轻局部刺激，让患者家属手握掌心传递温暖，可减轻疼痛，用言语分散其注意力，可减轻患者疼痛。

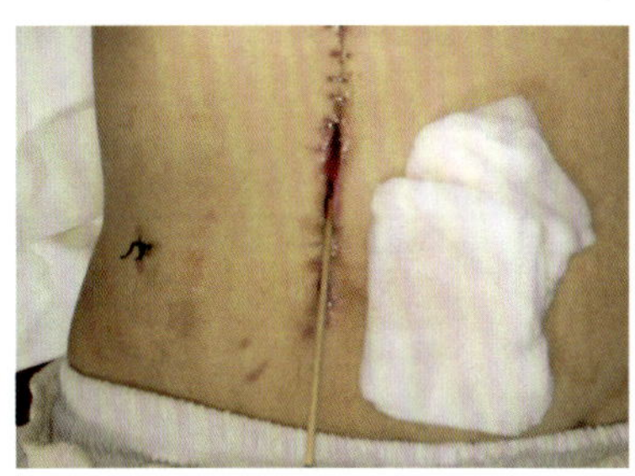

图 3-2-5d　伤口窦道变深

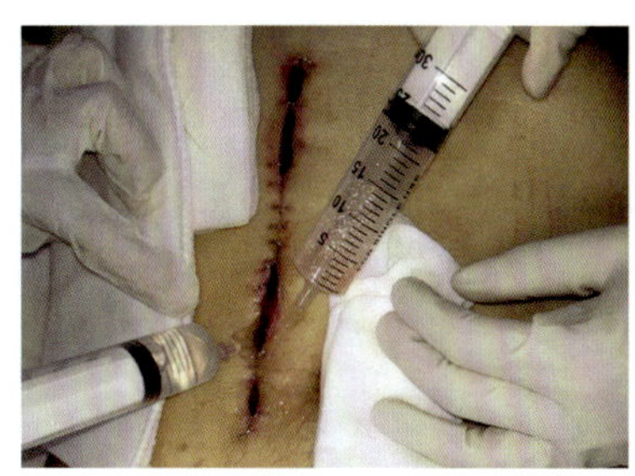

图 3-2-5e　局部用注射器甲硝唑冲洗

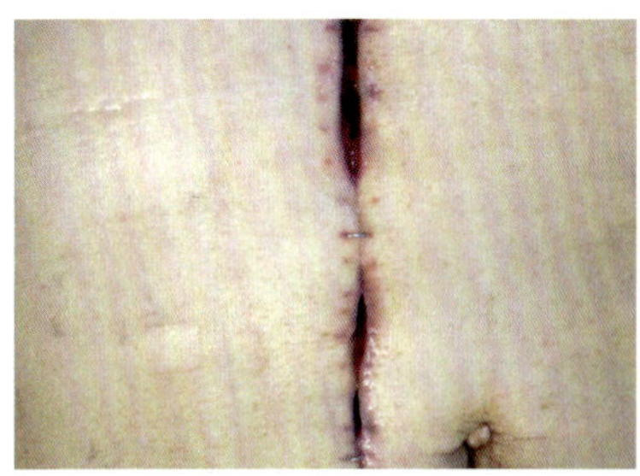

图 3-2-5f　表浅感染控制

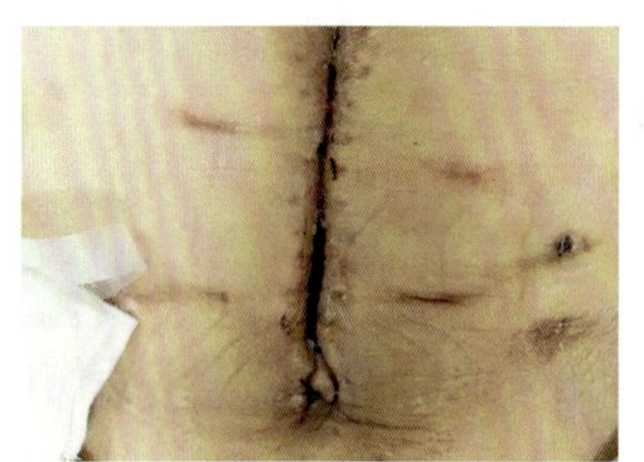

图 3-2-5g　换药 24 天伤口将愈合

【健康教育】

1. 解释伤口愈合需要时间，冲洗伤口可以冲洗掉伤口中的坏死组织、细菌，减少炎症反应，使伤口不利于微生物的生长。

2. 伤口愈合需要营养，建议多吃易消化吸收的鱼肉、鸡肉，少吃油腻食物。患者开始食欲差，不敢活动，鼓励其少吃多餐，适当散步，逐步恢复食欲、恢复精力。

3. 放置银离子敷料时伤口疼痛增加，建议深呼吸；及时告知伤口进展，如伤口脓液渗液变少、伤口周围皮肤肿胀泛红消退，树立患者伤口治疗信心。患者看见伤口好转，逐渐高兴起来。

4. 嘱咐需要使用腹带保护伤口，不要提重物，咳嗽时按压伤口，减少伤口裂开的可能性。

5. 告诉患者睡眠不足，也会影响伤口愈合。腹部伤口适当换药后，睡眠好转。

【结果】

该案例患者乙状结肠癌术后 1 年半，因胆囊多发结石行胆囊切除，术后第 8 天伤口渗液，第 10 天造口门诊就诊，整个腹部手术切口部位分成上、下段，并有多个窦道。通过每次换药时伤口局部冲洗、银离子敷料填充伤口，伤口逐步变浅，认真评估伤口的变化，及时调整换药次数。伤口 31 天内完全愈合。

【重点 / 难点】

1. 接诊时最好能做细菌培养、药敏试验，使突发病情变化、伤口发展扩大时，能及时使用合适的抗生素。

2. 评估感染的手术切口部位时，动作轻柔，沿着化脓坏死组织的疏松部位进行探查，避免暴力损伤正常手术缝合部位。密切注意伤口深度、窦道的评估，避免处理遗漏。疼痛伤口需要运用止痛剂。

3. 对于有窦道、有浓稠脓液的局限局部伤口，适合局部冲洗。避免选用皮肤消毒剂冲洗伤口，因为有细胞毒性。深部伤口可以选用甲硝唑注射液，利用其抗厌氧菌的作用，浅的伤口可以用 0.9% 氯化钠注射液冲洗。术后早期感染没有局限时，先敞开引流，避免冲洗造成脓液、细菌扩散。

4. 对感染的手术切口部位引流时，动作轻柔，顺着化脓坏死疏松部位进行引流，可以直接用容易引流的杀菌敷料引流。注意深部伤口引流用敷料需要在敷料外面标识，以防取出时忘记，造成遗漏。

5. 对局部比较浅小的感染伤口，可以只用局部抗菌敷料，不用抗生素。当伤口面积过大、患者抵抗力弱或伤口发展变大时及时报告医生，考虑使用抗生素。本案例患者甲状腺功能低下，抵抗力弱。

6. 选用银离子敷料时需要注意敷料银离子含量、释放速度及抗菌活性。当伤口感染症状缓解时，即脓液消退、渗液减少、周围皮肤泛红消退时，及时停止使用。使用银离子敷料过久，会导致粒细胞减少、银中毒等副反应。

（张惠芹）

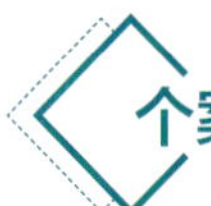

个案 6　先天性直肠阴道瘘术后伤口感染患者的护理

直肠阴道瘘是直肠前壁与阴道后壁之间的病理性通道。根据病因可将其分为先天性和后天性两种。其中，后天性直肠阴道瘘在临床上较少见，其病因复杂，一般认为因感染、分娩、手术和外伤等因素造成。大多数患者发生于先天性畸形，瘘孔大而低位，可见粪便从阴道排出和不能控制地排气；瘘孔小，粪便干燥时不能见到阴道排便，但仍有不能控制的排气。小部分先天性直肠阴道瘘因瘘口小，随着年龄的增长，瘘口会自行愈合，无需治疗；但大部分的，瘘口仍需进行手术修补，以恢复正常控制排便功能。直肠阴道瘘手术治疗后感染率、复发率高，故术前准备不充分，常会导致手术失败及术后复发。现报道 1 例先天性直肠阴道瘘术后伤口感染的患儿，经过精心护理，患儿伤口愈合的护理体会。

【患者资料】

患儿黄某，女性，出生后 53 天，因发现会阴部红肿 8 天，伴粪水渗出 1 天入院。在全身麻醉 + 气管插管下行直肠瘘管壁黏膜切除术 + 肛门成形术。术后第 3 天会阴部伤口出现感染，要求协助换药。

【全身评估】

患儿生命体征稳定，体温正常，体重 4.12kg；食欲好，每次喂奶 120ml；因母婴分离，患儿经常出现哭闹，需要陪伴。患儿家庭经济良好，父母经常探视。白细胞计数 $10.69 \times 10^9/L$。

【局部评估】

患儿伤口位于会阴部右侧，被粪便污染（图 3-2-6a）。用0.9%氯化钠注射液冲洗干净，查看伤口上有缝线，拆除缝线后，查看伤口大小 2.5cm × 1.5cm × 1.5cm，50% 黄色组织，50% 红色组织，伤口周围红、肿，有触痛。

【护理目标】

1. 促进伤口愈合。
2. 促进母婴交流。
3. 延续护理。

【处理过程】

1. 避免或减少尿、便污染　避免尿、便污染伤口是控制感染和促进伤口愈合的重要环节。留置小儿导尿管，减少尿液污染伤口的机会；尿垫每 2 ~ 4 小时更换 1 次，减少粪便污染伤口。若粪便污染伤口，用温水冲洗后，0.9% 氯化钠注射液再次清洗伤口，抹干。

2. 应用湿性敷料，促进伤口愈合　用湿性愈合原理，根据伤口不同情况和愈合阶段应用不同的湿性愈合敷料进行换药处理。测量创腔大小、深度，评估渗液的性质、量和气味，观察基底腐肉和肉芽组织所占比例，然后根据创腔具体情况选择合适的敷料。伤口红肿时，根据伤口的大小裁剪亲水纤维含银敷料填充，外加脂质水胶体敷料隔离粪便（图 3-2-6b）；如渗出量减少到中至少量，肉芽鲜红，深度变浅至原来的 1/2 时，改用水胶体糊剂填充创腔（图 3-2-6c）。亲水纤维含银敷料可以抗感染，将创腔内的脓性分泌物完全吸收到敷料内，使伤口保持适宜的湿度，同时对伤口内的坏死组织进行自溶性清创，促进新生肉芽组织的生长；水胶体糊剂可以吸收少量的渗出，为伤口提供湿润的环境，加速上皮细胞的移行。

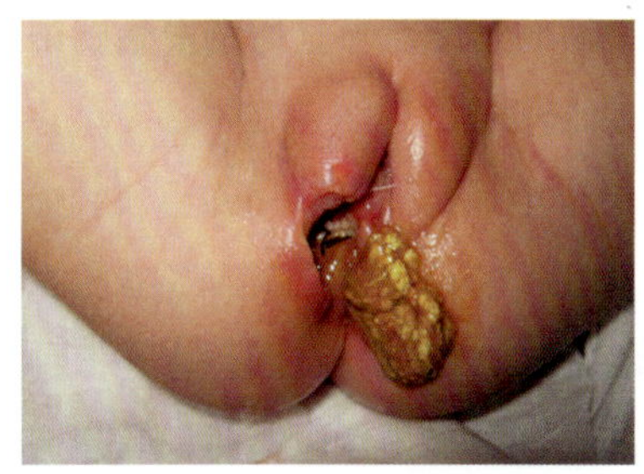
图 3-2-6a　第一次接诊粪便污染伤口

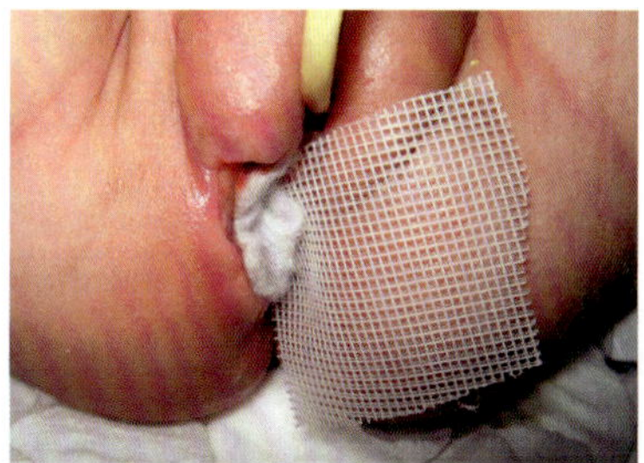
图 3-2-6b　脂质水胶体隔离粪便

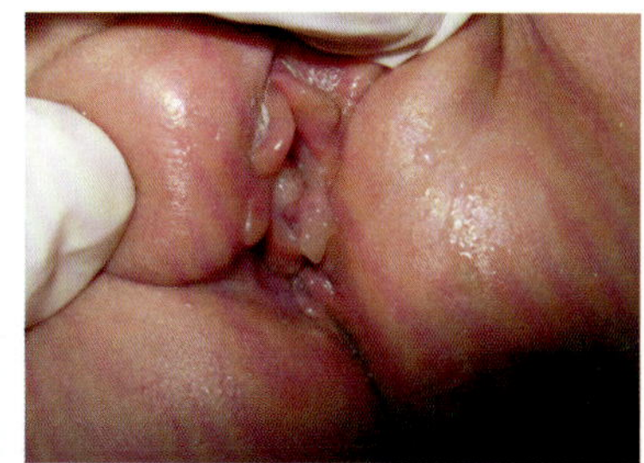
图 3-2-6c　伤口变浅变小后用水解胶

【健康教育】

母婴交流是母婴情感依附关系建立的重要因素。由于患儿手术后放置在新生儿病区，造成患儿母婴分离，造成情感缺乏；另一方面，患儿母亲担心患儿伤口愈合不良，造成情绪焦虑。母婴分离会阻碍母亲和孩子间的正常接触和情感沟通，也会对婴儿的生理、心理以及智力产生阻碍。心理因素既是致病原因，又是治病条件，也是提供防病的依据。心理护理的关键是建立良好的护患关系。护士通过全面了解与观察，获取家人的理解及情感支持，尊重和理解患儿母亲及家属，同情和体贴他们。在和患儿母亲相处过程中要善于倾听，了解患儿母亲各种心理需求，并给予其相应的满足，有取舍地告知患儿母亲情况，用诚恳和安慰性的语言和他们交谈，做好心理疏导及给予心理支持，如劝慰、鼓励等，鼓励患儿母亲为母婴团聚多做准备。

【结果】

患儿伤口 24 天愈合。患儿因生长发育较快，饮奶量大，每日排便 10 次以上，容易污染伤口，每次用温水冲洗后，再换药。因母婴分离不宜过长，待伤口感染控制后，肉芽组织生长良好时，采用延续护理，教会患儿母亲换药，护理尿管（伤口愈合后拔除尿管）。24 天后复诊，伤口愈合。

【重点 / 难点】

1. 尿、便容易污染伤口，要求密切观察，发现粪便时及时清洁，清洗干净。
2. 要求每班护士掌握换药方法，采用护嘱方式教会当班护士换药。
3. 母婴分离，做好心理护理。
4. 延续护理，要求患儿母亲掌握换药及会阴部抹洗方法。

（朱燕英）

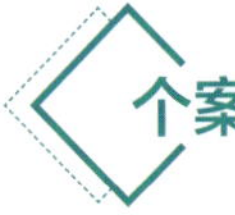

个案 7　恶性胃肠道间质性瘤术后伤口感染并脂肪液化患者的护理

感染及脂肪液化是引起术后切口愈合不良的最常见原因，严重影响手术治疗的效果，同时延长住院时间，增加了患者的痛苦及经济负担。术后切口感染多与年龄、切口类型、手术时间、住院时间、手术时机、肥胖及糖尿病等因素有关，切口脂肪液化的高危因素有肥胖、高频电刀的应用、糖尿病、切口保护欠妥等，而切口脂肪液化的发生往往是以上多个因素综合作用的结果。一旦切口发生感染或脂肪液化，需采取措施，积极治疗，促进其早期愈合非常关键。

【患者资料】

患者，女，49 岁，因无意中发现右下腹肿物入院。入院后完善相关检查，全腹螺旋 CT 平扫 + 增强示右中腹部巨大肿块，考虑恶性肿瘤，间叶来源可能性大。血常规、生化、凝血功能、心肺检查等未见异常，排除手术禁忌，于 1 周后在全身麻醉下行“腹部肿物切除术 + 受侵小肠、升结肠部分切除术”。术后确诊为恶性胃肠道间质性瘤。术后予抗炎、制酸、补液、静脉营养支持治疗，患者恢复良好。术后 1 周拆除缝线后发现切口愈合不良，渗液呈脓性，量大，患者出现高热，体温最高达 39.3℃，予抗感染治疗，体温恢复正常，请造口门诊协助会诊。

【全身评估】

患者诊断为恶性胃肠道间质性瘤，术后切口发生感染合并脂肪液化，切口持续时间为 16 天；影响切口愈合的因素包括切口感染、脂肪液化、贫血（血红蛋白浓度 94g/L）。患者对切口愈合不良难以理解，对预后极为担心，家属能给予患者充分的心理及经济支持。

【局部评估】

按照“ASSESSMENTS”内容对切口局部进行评估，切口位置为右腹部（图 3-2-7a）；大小：3cm × 2cm × 2cm，2cm × 2cm × 2cm；潜行：上下切口皮层下完全贯通，下方切口 5 ～ 7 点位置潜行 2 ～ 3cm；渗液：脓性，量大；周围皮肤：红肿；基底组织：50% 黄色腐肉及液化脂肪组织，50% 水肿肉芽组织；疼痛：6 分（数字等级评定量表法）。

【护理目标】

1. 清创引流，控制感染。
2. 做好创面床准备后及时转介外科医生进行二期缝合。

【处理过程】

1. 局部处理

（1）扩创　患者有上下两个切口未愈合，但皮层下完全贯通，评估切口基底有大量黄色腐肉及液化脂肪组织，为充分暴露切口，彻底清创及充分引流，经过患者主管医生及患者同意，给予扩创，将上下切口间的皮层打开（图 3-2-7b）。

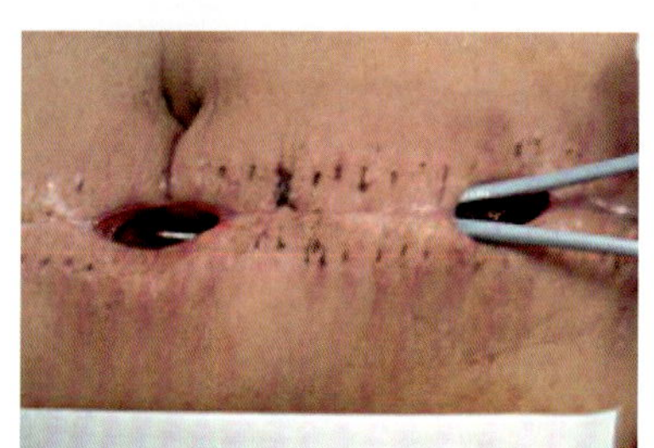

图 3-2-7a　接诊时切口状况

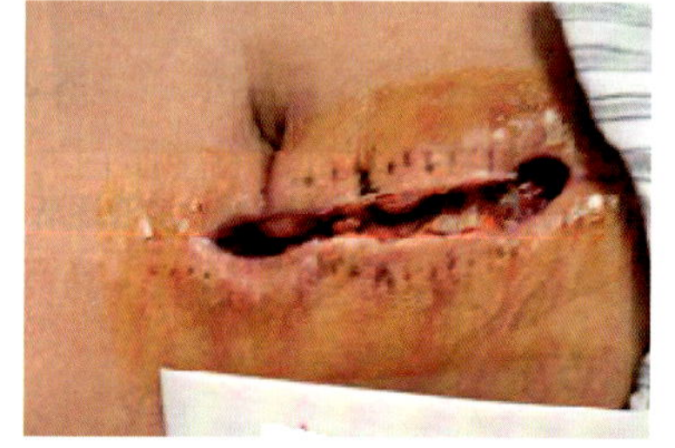

图 3-2-7b　将上下切口间的皮层打开，扩创后切口情况

（2）清创　扩创后切口存在的坏死组织得到充分暴露，对基底的黄色腐肉及液化脂肪组织进行保守锐性清创，充分引流渗液。

（3）敷料的选择　感染期在分次保守锐性清创的基础之上，选用 28% 高渗盐敷料填充创腔，具有抗菌、消炎、清创、引流的作用，由于早期渗液量大，1 天更换 1 次。待炎症控制，进入增殖期，改用亲水性纤维敷料，作为一种亲水性敷料，与伤口渗液接触后会形成凝胶，为伤口创造湿性愈合环境，在自溶性清创的同时促进肉芽组织生长，可为二期缝合做好创面准备。同时具有垂直吸收的特点，能有效保护伤口周围皮肤。

（4）二期缝合　当做好创面床准备，肉芽生长良好，渗液减少时转介医生行二期缝合。

2. 整体处理　患者切口感染、脂肪液化、营养不良，予全身控制感染，静脉滴注白蛋白加强营养，促进切口愈合。指导患者绑腹带，以减少切口处张力，有效保护伤口。开始处理时使用局部止痛药，炎症控制后疼痛减轻，也可运用语言分散患者注意力，减轻其疼痛。

动脉瘤及脓肿（图 3-3-1b、图 3-3-1c）。

4. 进行伤口内窥镜导引的伤口灌洗及抽吸除去残渣，血块和坏死组织（图 3-3-1d）。

5. 完成后，放置引流管在脓肿的位置，并连接至床边袋。

6. 固定引流管于水胶体皮肤片敷料上（图 3-3-1e），尽量减少创伤和不适。

7. 鼓励患者在医生许可的情况下做物理治疗，以增加活动量。

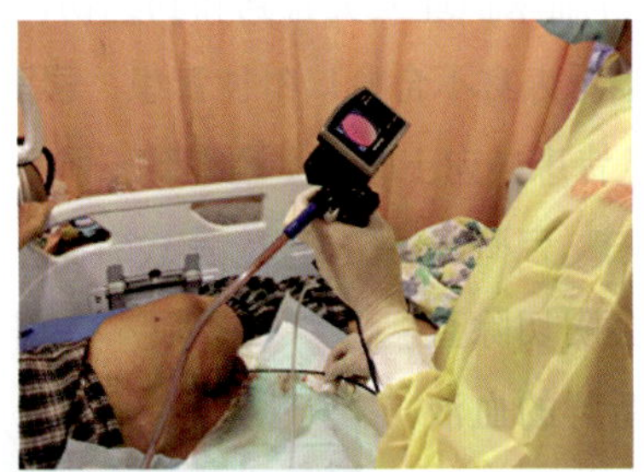

图 3-3-1b　伤口内镜进入会阴的引流伤口

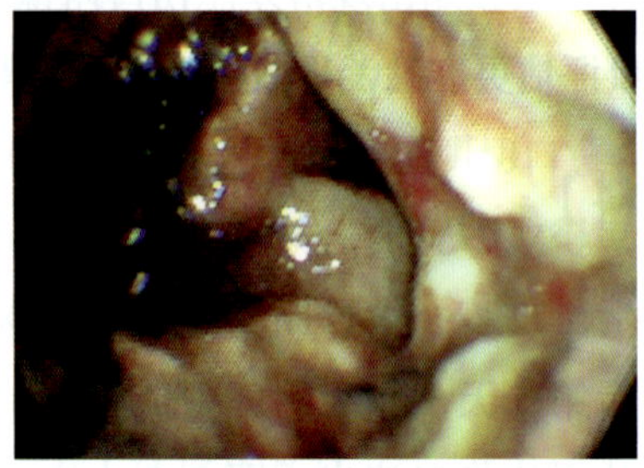

图 3-3-1c　伤口内镜进入盆腔

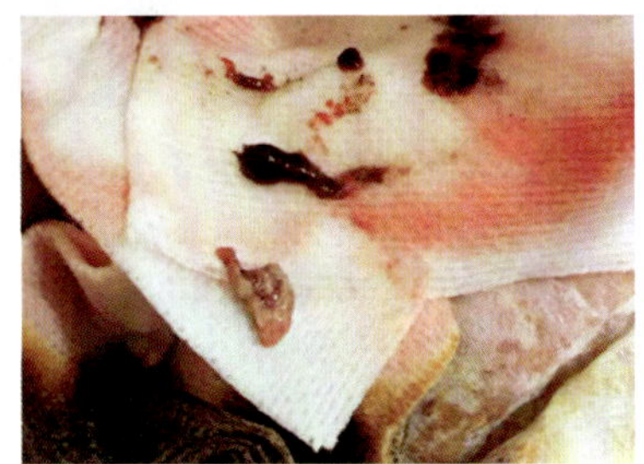

图 3-3-1d　伤口内镜抽吸出血块和坏死组织

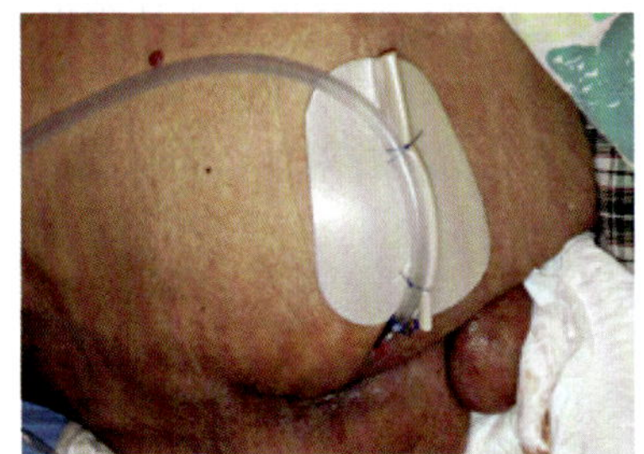

图 3-3-1e　固定引流管与水胶体皮肤片敷料

【健康教育】

1. 解释使用伤口内镜的利弊和风险。风险包括内镜可能会破裂，操作内镜的过程中引起的损伤以及由于伤口灌洗和内镜引入引起的感染。

2. 每次进行伤口内镜导引的伤口灌洗后，一条新的引流管均会放置在会阴的引流伤口，直到脓肿清除，患者应有足够的耐心。

3. 引流出来的液体，会呈血色带脓及坏死组织，患者应该意识到这一点，不必惊慌。

4. 鼓励患者多离床活动，例如步行，以加强脓肿引流的效果。

【结果】

伤口内镜旨在清理盆腔脓肿，防止败血症发生，增强伤口愈合。重复使用伤口内镜导引的伤口灌洗成功地引流出血块、坏死组织和残渣。根据计算机断层扫描报告，脓肿逐渐减小，并在 10 周后完全消失（图 3-3-1f）。患者逐渐恢复体力，可自行走路及学习护理自己的造口。

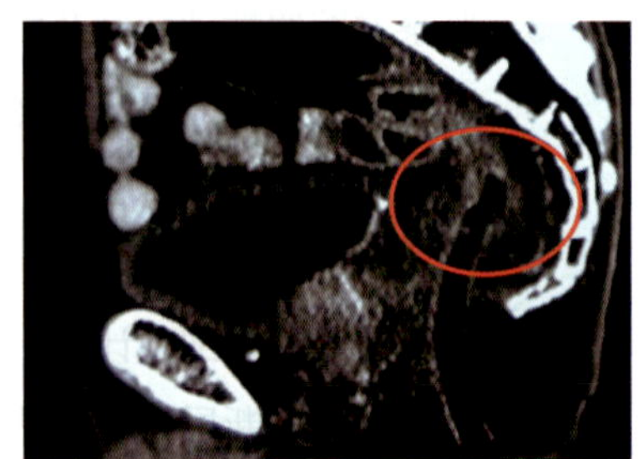

图 3-3-1f　脓肿在 10 周后完全消失

【重点 / 难点】

1. 伤口内镜并不用于所有伤口，它对长窦道伤口或深腔的作用有很好的效果，然而由于是用在较深入的伤口，使用风险亦相对提高。临床护理人员在使用前必先评估其利弊。

2. 伤口内镜的操作很简单，但要完全掌握其技巧需花费一段时间及训练，才可令整个使用伤口内镜的程序畅顺安全，减低风险。最后，伤口内镜必先经过高度严格的消毒过程后方可使用，而使用程序亦应根据无菌技术来完成。

（钟献满）

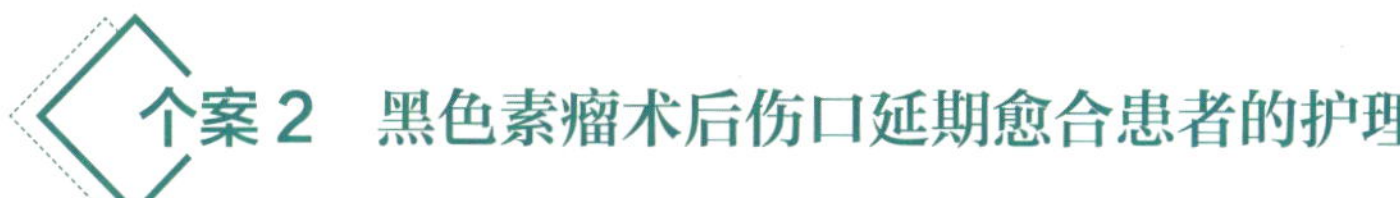

个案 2 黑色素瘤术后伤口延期愈合患者的护理

黑色素瘤是一种主要涉及皮肤的高度恶性的黑色素细胞肿瘤，约占全身恶性肿瘤的 1%。易发生转移。该病主要由遗传性基因变异和所处环境的风险导致。最重要的外源性致病因素是暴露于紫外线的照射。外科手术切除病变是治疗本病的主要方法。

在临床实践中，伤口感染的辨别和诊断基于伤口感染的临床症状和体征以及伤口培养的结果。最常见的临床实用的辨别伤口感染的方法是监测临床伤口感染的症状和体征。临床医生最常采用的实用方法是运用助记忆的 Nerds（下列条目的英文首字母）帮助辨别表浅的感染，难愈合的伤口（non-healing wound），渗液增加的伤口（exudate wound），伤口床容易出血的红色肉芽组织的伤口（red and bleeding wound surface granulation），黄色、黑色组织在伤口床持续存在的伤口（debris yellow or black necrotic tissue on the wound surface），恶臭伤口（smell or unpleasant odor from the wound）等。当满足 Nerds 条目中任意 3 项时，则可以认为伤口存在细菌的污染或定植，推荐使用局部抗菌药物。早期认识伤口感染是极其重要的，这样能够启动适当的系统治疗，避免进一步损害的发生。

【患者资料】

患者莫先生，31 岁，因左足底肿物在当地医院行左足底肿物切除术，术后病理为恶性黑色素瘤。2 周后，转院行左足底肿物扩大切除 + 左腹股沟淋巴结清扫术，术后病理为恶性黑色素瘤Ⅰ期，术后左腹股沟伤口及左足底伤口愈合欠佳，请造口治疗师会诊。

【全身评估】

患者生化及血常规检查指标正常，生命体征、血压正常。主诉手术后晚上伤口一直疼痛，每天睡眠时间总计 3 小时，伤口疼痛严重影响了睡眠和日常生活，拒绝服用镇痛药和安眠药。因担心妻子和刚出生 1 个月的儿子的生活，急着要出院，但伤口没有愈合，又担心伤口不能愈合。否认有高血压、冠心病、糖尿病等病史；有吸烟史 10 年，10~20 支 / 天，有饮酒史 10 年，约半斤（250g）/ 天，烟酒已戒 1 个月。身高 170cm，体重 75kg。经济情况尚好，有医保。

【局部评估】

术后第 17 天接诊，见左侧腹股沟伤口棉垫覆盖，溢出大量淡黄色澄清渗液，腥臭味，除去棉垫，见左腹股沟伤口 11cm×3.5cm，深度不清楚。伤口基底 100% 黄色腐肉，伤口边缘及周围皮肤泛红（图 3-3-2a），伤口周围皮肤轻微胀痛，呋喃西林湿敷换药每天 2 次。左足底见伤口纱布覆盖，揭开纱布，见伤口湿润，5.5cm×2cm 的 100% 黑黄色腐肉，坚硬，第 1 趾、第 2 趾及相应趾骨足底足背周围皮肤暗红，皮温稍高（图 3-3-2b）。每天局部消毒后，更换纱布敷料一次。足底伤口疼痛采用数字等级评定量表法评分 3 分。患肢足背动脉搏动均正常。

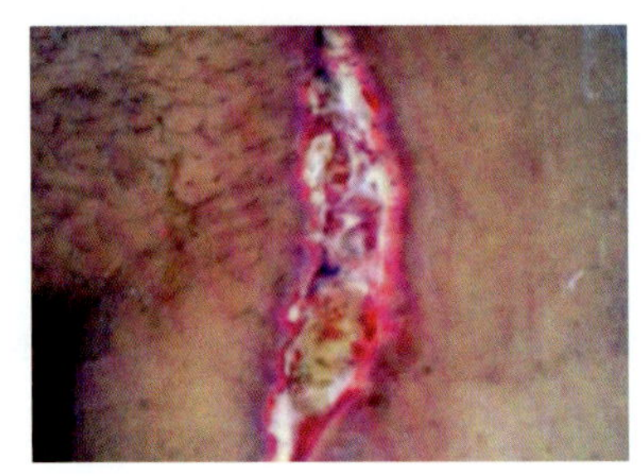
图 3-3-2a　腹股沟伤口初诊时表浅感染

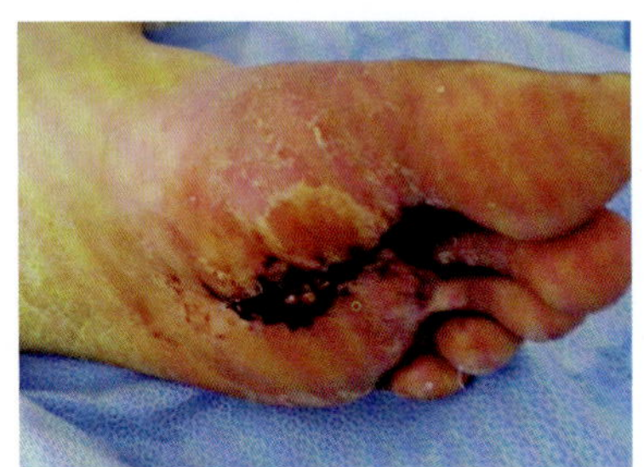
图 3-3-2b　足底伤口初诊时黑痂

【护理目标】

1. 清除左腹股沟及左足底伤口腐肉，控制感染。
2. 促进左腹股沟及左足底伤口肉芽生长。
3. 减轻患者的焦虑。

【处理过程】

1. 左侧腹股沟伤口

（1）保守锐性清创发现窦道　用碘伏消毒伤口周围皮肤，0.9% 氯化钠注射液清洗伤口后（每次更换敷料都采用 0.9% 氯化钠注射液清洁伤口），用外科组织剪剪除伤口表面疏松的黄色坏死组织，清创的过程中，发现伤口上端 11 点水平方向见约 7.0cm 窦道，伤口下端 5 点方向窦道 4cm，6 点方向窦道 1cm，呈现慢性感染伤口的特征（图 3-3-2c）。

（2）填塞窦道　磺胺嘧啶银脂质水胶体敷料，剪条状后填塞窦道作为引流，并用余下的此敷料 3 层叠加覆盖伤口基底，外层予无菌大棉垫 2 块覆盖，弹力绷带加压固定，每天换药。

（3）左腹股沟伤口的变化　左腹股沟伤口换药 3 天后，伤口还有大量渗液，范围没有缩小，但伤口稍有好转，50% 红色组织、50% 的黄色腐肉，周围皮肤没有泛红。窦道继续用磺胺嘧啶银脂质水胶体敷料，伤口床改用亲水性纤维银，以更好地杀菌、吸收渗液。盖上大棉垫，继续加压包扎。每天换药，连续 2 周后，伤口变小，8.5cm×1.5cm，100% 红色组织，伤口湿润，伤口边缘 100% 上皮化，各窦道愈合。这时，改用亲水性纤维，2 天换药 1 次，伤口湿润，10 天后，即接诊 27 天后伤口愈合（图 3-3-2d）。最后 2 次换敷料时，配合使用免缝胶布拉合伤口。

2. 左足底伤口换药清创

（1）保守锐性清创　用碘伏消毒伤口周围皮肤，0.9% 氯化钠注射液清洗伤口后（每次更换敷料都采用 0.9% 氯化钠注射液清洁伤口），用水胶体敷料覆盖黄黑色腐肉，外层用胶布固定。第 2 天换药，伤口敷料潮湿，腐肉还是坚硬，伤口疼痛没有减轻，足底有发热现象，继续每天换药。5 天后，用外科组织剪剪除腐肉，露出暗红色脆弱的组织，足底伤口由 2 个伤口外口组成，中间为 1cm 长的伤口隧道，连接上下 2 个伤口外口。上端伤口由第 1 趾与第 2 趾间开始向足底下延伸成 1cm × 0.5cm 伤口，100% 暗红色脆弱组织，周围皮肤浸渍、糜烂，伤口床 6 点位置与下端伤口外口 12 点位置通过隧道相连，下端伤口及隧道基底是暗红色脆弱组织，下端伤口 3cm × 0.7cm，周围皮肤浸渍、暗红、发热（图 3-3-2e）。

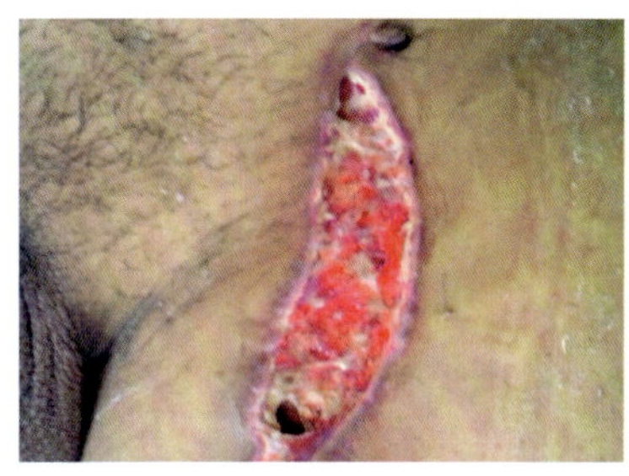
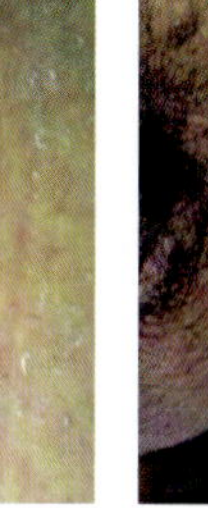

图 3-3-2c　5 点、6 点、11 点都有窦道

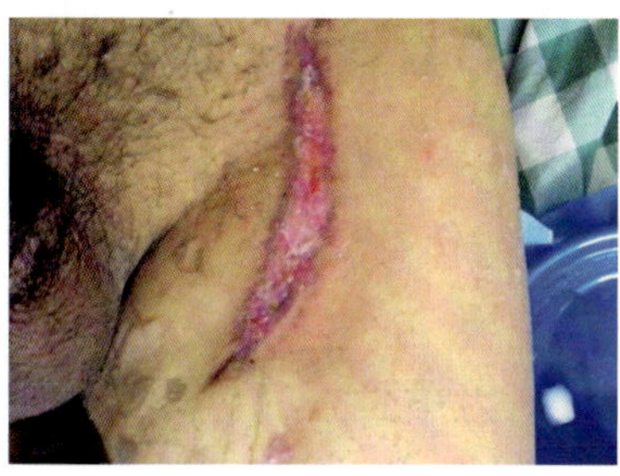

图 3-3-2d　27 天愈合

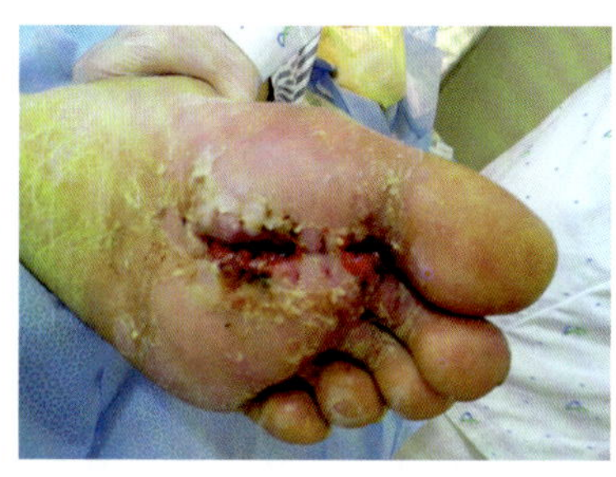

图 3-3-2e　暗红色组织周边暗红

（2）自溶性清创　用高渗盐类敷料覆盖足底伤口，目的是抑制细菌，除去不健康的肉芽组织。每天更换敷料 1 次，伤口湿润，连续 1 周换药后，伤口疼痛减轻，范围有所缩小，周围皮肤泛红缓解，足底发热缓解，但是伤口床组织还是呈暗红色。患者睡眠好转。

（3）改用墙式负压吸引的方法促进愈合　首先，用剪成条状的高渗盐敷料填充足底伤口床上、下两端伤口，以期抑制细菌生长，清除腐肉。其次，自制负压吸引管（制作方法同第一章第二节个案 1），然后将它放置在足底下端伤口，即放在高渗盐敷料上面，其上覆盖一小片湿 0.9% 氯化钠注射液纱布，以引流上端伤口的液体到负压吸引管中，因为上段伤口外口小，难于放置负压吸引管，需要用纱布做引流条。用小块水胶体薄片（密封性、可塑性比较强）密封上端伤口，用透明敷料 2 块覆盖足底伤口，密封伤口。最后，吸引管外接口接墙式负压吸引，压力在 125mmHg（16.7kPa）（图 3-3-2f、图 3-3-2g）。墙式负压吸引 3 天更换敷料 1 次。

（4）左足底伤口的变化　第 3 次更换负压敷料时，足底伤口床暗红色组织消退，出现结实红色肉芽组织，改用脂质水胶体代替高渗盐敷料填充足底伤口床，以引流伤口渗液、保持伤口湿润、避免取出敷料时创伤肉芽。该敷料含有羧甲基纤维素钠颗粒，能促进肉芽生长。继续采用墙式负压吸引治疗。墙式负压吸引 3 ～ 4 天更换敷料 1 次。第 5 次更换负压敷料时，足底伤口中段隧道闭合，足底伤口呈现上下两个独立的红色肉芽伤口，停止负压，用亲水性纤维敷料覆盖，以吸收渗液变成凝胶，促进肉芽生长；在没有感染的肉芽阶段伤口上再覆盖厚水胶体的敷料，以保持伤口温度，促进肉芽生长。5 天后更换敷料时，伤口愈合（图 3-3-2h）。

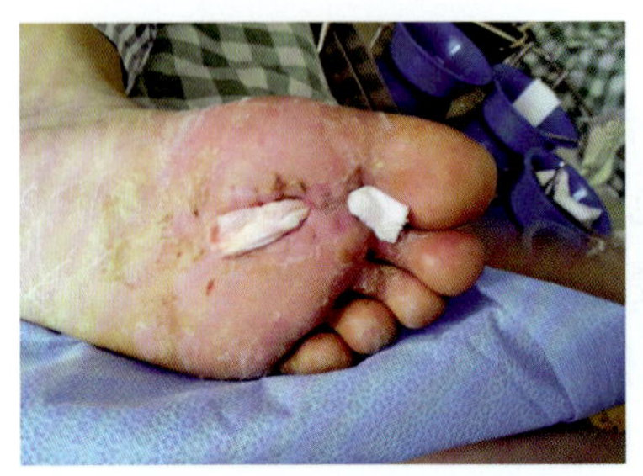
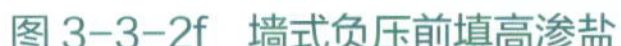
图 3-3-2f　墙式负压前填高渗盐

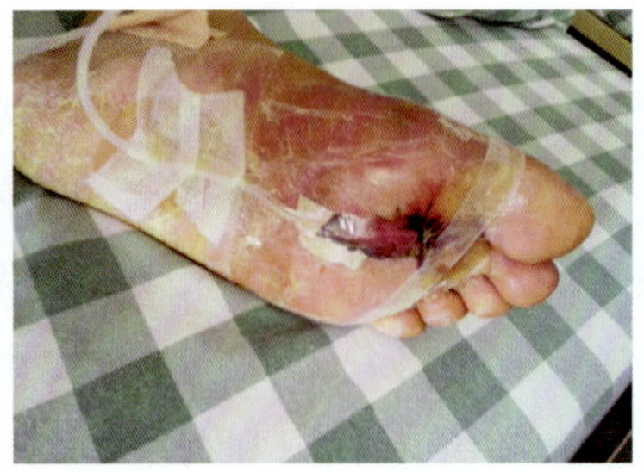
图 3-3-2g　墙式负压

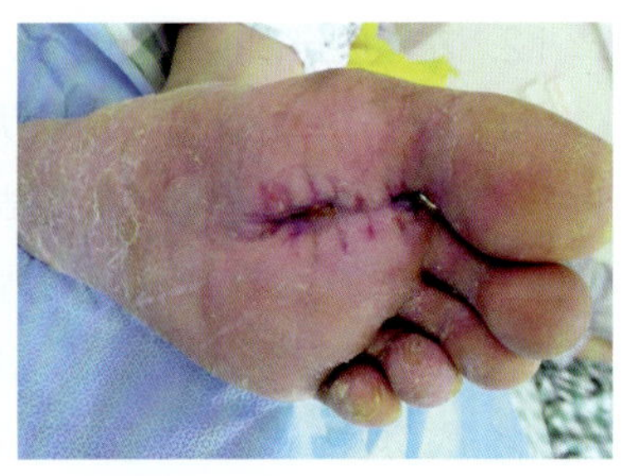
图 3-3-2h　35 天伤口愈合

【健康教育】

1. 向患者解释伤口腐肉是细菌的培养基，需要清除。清除过程动作应轻柔，可用言语分散患者注意力，减轻其疼痛。

2. 解释伤口敷料的作用、目的，取得配合。

3. 解释墙式负压吸引的目的是减少伤口的细菌，减轻局部水肿，促进局部血液循环，促进肉芽生长，能加快伤口的愈合。

4. 强调负压吸引治疗过程中，压力在 125mmHg（16.7kPa），不能自己调节压力表，超过压力范围时，应及时报告医务人员。

5. 说明当负压吸引的引流液颜色变成浓稠血性时，应及时报告医务人员。

6. 有效的负压吸引的伤口敷料会紧紧黏附在伤口上，引流管的液体会晃动；如果没有负压时，伤口敷料有气体，或引流管液体不晃动，则需及时报告医务人员。

7. 鼓励患者扶拐杖下床活动，脱离负压机时，报告护士，先关闭负压，用无菌纱布包裹导管的两个分离端。暂停负压的时间每天共不超过 2 小时。该患者脱离负压机主要是上厕所，其余活动少。

8. 患者诉食欲差，进食、进水少。解释适当增加鱼、蛋等高蛋白饮食，有利于伤口的愈合，适当饮水及摄入纤维素，保持排便通畅，及时排泄代谢物，以利于伤口愈合，也有利于睡眠。

9. 伤口换药次数比较频繁，及时更换潮湿的伤口敷料，保持伤口清洁，让患者感到造口治疗师重视伤口护理，并增加沟通，及时告知伤口的进展，减轻心理压力。患者每次看见伤口的进展都很高兴，情绪比较稳定，睡眠转好。

【结果】

患者左腹股沟 100% 的黄色腐肉伤口，通过组织剪剪除疏松腐肉，再配合亲水性纤维银杀菌、吸收渗液、溶解腐肉，27 天伤口愈合。左足底黄黑色伤口通过水胶体敷料，促进腐肉自溶，配合组织剪剪除部分腐肉，露出暗红色脆弱组织，用高渗盐敷料清创配合墙式负压吸引促进愈合，35 天愈合。

【重点 / 难点】

1. 疏松的腐肉伤口先用组织剪剪除，这样比保湿敷料清创快，然后配合敷料清创，效果好。

2. 该案例是会诊患者术后 17 天后的伤口，左腹股沟伤口愈合延期，充满腐肉，大量渗液，伤口周边皮肤泛红，伤口床边缘有窦道；左足底伤口有暗红色脆弱的肉芽组织，伤口疼痛，周围皮肤泛红，足底发热，这些特点提醒伤口具有慢性感染伤口特征。使用敷料时可选用含有银离子的敷料、高渗盐敷料，不能用密封敷料。如果不能明确感染，尽量不使用密封敷料，使用密封敷料需要加强观察，注意有无发热、疼痛，有无伤口扩大现象。

3. 足底部位有暗红色脆弱肉芽阶段伤口时，不要轻易使用锐器清创，避免足底组织清创过深，采用高渗盐配合墙式负压吸引，清除腐肉，促进了伤口愈合。

（张惠芹）

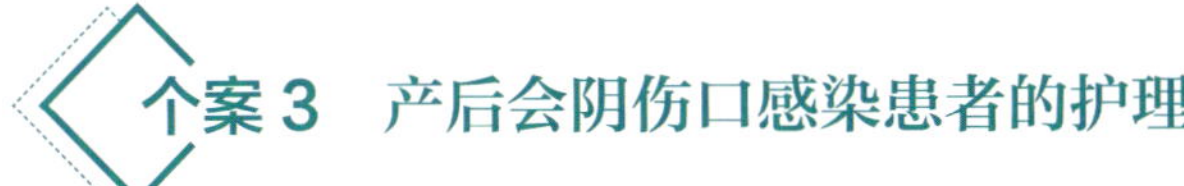

个案 3　产后会阴伤口感染患者的护理

会阴侧切术是产科常用的助产技术，由于其解剖位置的特殊性，易发生切口感染。尽管医院感染控制不断增强，但会阴切口感染发生率仍有 4.75%。一旦发生感染，不但使患者身心受到伤害，而且增加患者的住院费用，延长住院时间。一直以来由于会阴切口位置特殊性，一般采用传统干性愈合疗法，换药频繁，伤口疼痛，且疗效差，多数患者采用二期缝合。为减轻产妇痛苦，寻求一种更有利于切口愈合的办法，本案例对会阴切口感染患者实施湿性愈合疗法换药治疗，取得满意疗效。

【患者资料】

患者陈女士，16 岁月经初潮，周期 5 ~ 6/28 ~ 30 天，孕 1 产 1，平素月经正常，白带不多，无异味。于普通产房顺产 1 名健康男婴。在第二产程行会阴侧切术，阴道无撕裂伤，总产程 8 小时，产后无大出血。产后 7 天患者会阴切口出现局部疼痛、红肿，缝针针孔处有脓性分泌物溢出，阴道黏膜充血，拆除缝线后可见创面覆盖坏死组织及脓液，全层裂开。经传统换药处理及静脉滴注哌拉西林舒巴坦钠，5 天后仍未见好转。

【全身评估】

患者发育正常，营养中等，自由体位，表情自然，神志清楚，应答切题，检查合作。产后 7 天查血常规，红细胞计数 3.96×10^{12}/L，血红蛋白 85g/L，白细胞计数 8.40×10^{9}/L，中性粒细胞计数 3.70×10^{9}/L，血小板计数 392×10^{9}/L，体温 36.5℃，脉搏 90 次 / 分，呼吸 20 次 / 分，血压 100/65mmHg。腹部平软，无压痛、反跳痛和腹肌紧张等腹膜炎症状及体温升高等情况，恶露无臭味。患者高中学历，从事文职工作，25 岁结婚，夫妻关系好，家庭和睦，家属能及时给予安慰及心理支持，经济状况良好，出现切口感染后表现非常焦虑，担心治疗效果及对哺乳的影响。

【局部评估】

患者会阴侧切口位于阴道口左下方，全层裂开，呈圆形，大小为 3.5cm × 3.0cm × 1.0cm，50% 为黑色坏死组织（图 3-3-3a），25% 为黄色坏死组织，25% 为红色组织，周围红肿，有较多脓性分泌物，有异味，无恶臭，阴道黏膜充血。清洗创腔后无液体继续流出，通过止血钳探查无明显窦道与潜行，按压创腔周围皮肤患者感觉有疼痛，皮温升高，疼痛评分 4 分（数字等级评定量表法）。

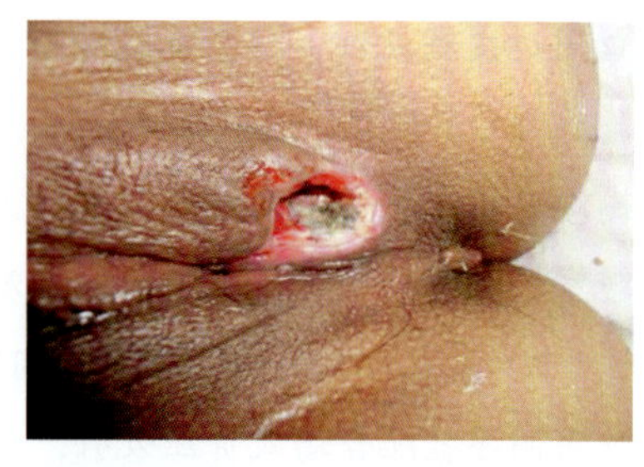
图 3-3-3a 全层裂开覆盖黑色组织

【处理过程】

1. 清洗创面，清除坏死组织 先用0.05%碘伏进行会阴抹洗，用 0.9% 氯化钠注射液清洗创面，去除创面坏死组织，残留异物、分泌物、陈旧的肉芽组织，清洗后用方纱抹干创面及周围皮肤黏膜。

2. 敷料选择及引流 根据伤口评估情况，选择合适的湿性敷料，创口脓性分泌物和坏死组织较多时，予使用磺胺嘧啶银脂质水胶体敷料填充引流，外覆盖方纱，视渗液情况 1 ~ 2 天更换敷料。脓性分泌物减少后，选用藻酸盐敷料，外覆盖方纱，视渗液情况 1 ~ 2 天更换敷料。在新鲜肉芽组织生长时，创面涂上厚度 0.1cm 水胶体糊，使用方纱覆盖，视渗液情况 1 ~ 2 天更换敷料 1 次。

3. 妥善固定敷料，预防污染

（1）在方纱覆盖后加透明防水敷料，并在敷料透明敷料上使用宽度为 2 ~ 3cm 高黏性丝绸胶布固定敷料，避免下床活动时敷料脱落。

（2）为避免产后恶露的影响，在会阴清洗干净后塞入卫生棉条（图 3-3-3b），并记录置入棉条时间。卫生棉条是一种卫生、安全的纯白棉绒紧密压缩而成，经高温消毒，一次性使用，是女性经期卫生用品。卫生棉条有大、中、少量规格，根据恶露量选择，每 4 小时更换 1 次，指导产妇更换卫生棉条的目的与方法。

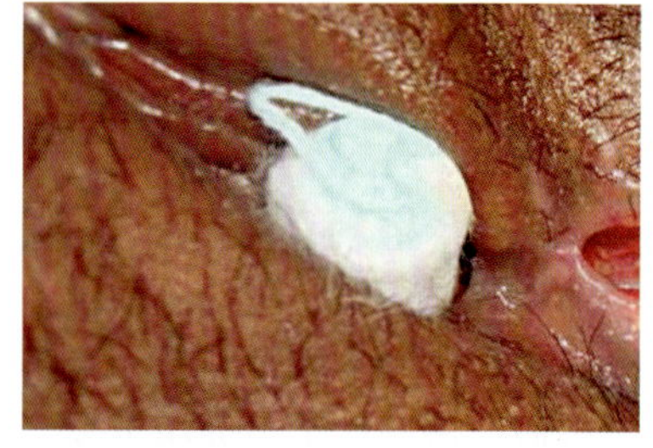
图 3-3-3b 清洗干净塞卫生棉条

（3）尿、便管理，指导患者尿、便时的体位与保护创面的方法，排尿时使用一次性纸质口杯，去除杯底，将口杯捏成椭圆形，贴紧大阴唇，通过纸杯隔离避免尿液污染创面敷料。保持排便通畅，避免便秘引起排便时增加局部的张力。排便时也可借助去除杯底的一次性纸质口杯，隔离创面，达到保护的目的。

【健康教育】

1. 向患者和家属主动介绍治疗护理方案，解释每个阶段所用到的每一种敷料作用和使用的目的，告知患者和家属不能进行热疗，使用敷料后不能湿水、外敷其他中药或药膏等注意事项。

2. 说明当发现伤口敷料有渗漏、脱落或遭到尿液、粪便、恶露等污染时，及时告知医务人员处理。

3. 指导患者进食高蛋白、高营养食物，可适当进食红枣、苹果、阿胶、益气维血颗粒、口服铁剂等有助于纠正贫血的药膳，忌辛辣、煎炸、海鲜等食物。

4. 指导患者使用抗生素 3 天后方可哺乳。因目前无资料表明使用脂质水胶体银敷料对胎儿有致畸等不良反应，亦无证明银离子能从乳汁排出的相关实验结果，故在使用银离子敷料换药期间，向产妇说明情况，让产妇自主决定是否继续哺乳。

5. 指导患者正确清洁会阴部、使用卫生棉，预防恶露浸润伤口。产妇可能受到地方风俗习惯观念的影响，如产褥期不能沾水、不能洗澡等，而忽视会阴部的清洁。故应向产妇及其家属解释保持会阴部清洁的重要性，共同寻找一个既不违背风俗习惯又可以达到清洁会阴的方法。每根卫生棉条使用不能超过4小时，以免细菌生长而造成阴道炎症。

6. 告知患者不良情绪可间接地影响伤口的愈合和产后机体的恢复，指导患者保持心情舒畅的同时，动员家庭成员给予患者更多关怀和鼓励，协助照顾婴儿，让患者有充足的休息时间。

7. 向患者及家属指导与疾病相关的知识，如发生伤口感染的原因、导致后果、预防措施及治疗方法等。

8. 出院后门诊治疗，定时进行电话随访，了解其在康复情况，提高患者治疗依从性。

【结果】

本例患者经过6天伤口换药后，局部红肿消退，见新鲜肉芽组织生长，创面变浅，缩小，大小为2.0cm × 1.5cm × 0.5cm（图3-3-3c），患者疼痛减轻。在接诊后10天愈合。

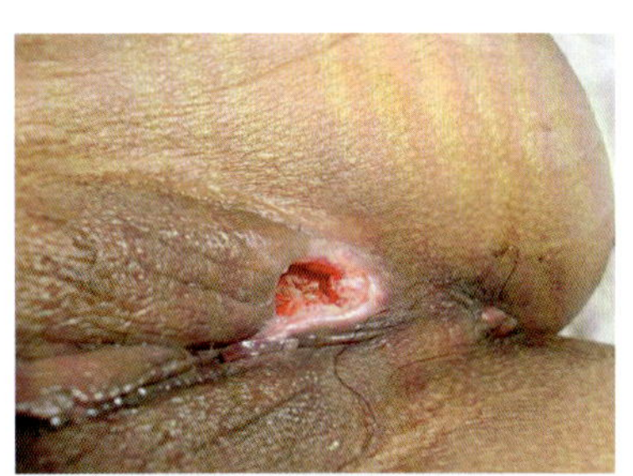

图3-3-3c　6天伤口缩小有新肉芽

【重点/难点】

1. 控制感染是治疗会阴切口感染的关键。磺胺嘧啶银脂质水胶体是将脂质水胶技术与银离子结合，具有强效、广谱、持久抗菌，加速伤口愈合作用。保持创面不受恶露、阴道分泌物、尿液、粪便污染，对伤口愈合非常重要。

2. 采用透明敷料防水保湿，并指导患者使用卫生棉条及改良的一次性纸杯处理恶露及尿、便，以保持创面清洁。

3. 会阴切口感染控制后，采用藻酸盐敷料填充创面，为创面愈合创造良好条件，促进肉芽组织生长，加速伤口愈合。

（张艳红　黄健敏）

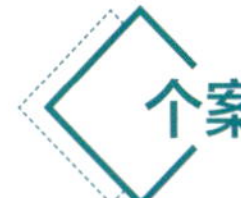

个案4　亲水性纤维银运用在会阴癌术后切口感染患者中的护理

外阴癌是源于外阴部皮肤、黏膜及所属器官和前庭大腺等的恶性肿瘤。外阴癌是一种少见的妇科恶性肿瘤，占女性生殖系统恶性肿瘤的3% ~ 5%。外阴癌以手术治疗为主，一般采用外阴根治术，常常需要清除双侧腹股沟淋巴结和（或）盆腔淋巴结，手术切缘距离肿瘤需要2~3cm，深达尿生殖膈，手术切除范围广，创伤大，切口张力高而无法缝合，切口往往不易愈合，且切口靠近肛门及尿道口，极易诱发组织感染及坏死。外阴癌术后切口愈合不良一直是困扰临床医生的难题，尤其合并糖尿病者，其治疗与护理的难度更高。

【患者资料】

患者女性，69岁，因外阴鳞状细胞癌在气管插管静脉麻醉下行外阴广泛切除术＋腹腔镜下双侧腹股沟浅淋巴结清扫术＋全子宫、双附件切除术，术后予静脉注射用头孢呋辛钠预防感染治疗。术后第 6 天拔除双侧腹股沟的 2 根引流管，第 9 天因会阴部伤口疼痛明显，周围组织红肿，皮温高，有脓性分泌物流出，伴异味，医生予拆除外阴缝合线，尿道口上方缝合处见切口中段阴道黏膜裂开，阴道外口缝合处及尿道口周围见坏死组织，左侧腹股沟顺时针 2 点处有一潜行，长约 1.5cm。请造口治疗师会诊，协助切口处理。患者有糖尿病病史近 3 年。

【全身评估】

患者由于会阴部切口疼痛，情绪低落悲观，出现会阴部切口及黏膜裂开后更加焦虑不安，担心切口难以愈合。血常规检查，白细胞计数 13.85×10^9/L，中性粒细胞 89.96%，白蛋白 30.7g/L（正常 35 ~ 55g/L）；空腹血糖 8.42mmol/L，糖化血红蛋白 7.3%。有 2 型糖尿病病史近 3 年。小学文化，农民，缺乏会阴癌疾病治疗及术后切口感染处理方面的知识。夫妻关系一般，家庭经济较困难。

【局部评估】

患者术后第 9 天出现会阴部切口疼痛，疼痛评分 4 分，切口周围组织红肿明显，皮温高，有黄色分泌物流出，伴异味。医生予拆除外阴缝合线，外阴部切口中下段 2/3 的切口皮肤黏膜裂开，切口距离肛门不足 1cm，大小 7cm × 2.8cm × 2cm，75% 为红色组织，25% 为黄色组织，左侧腹股沟顺时针 2 点的方向处有一潜行，长约 1.5cm（图 3–3–4a）。切口及周围皮肤触痛明显。双侧腹股沟浅淋巴结清扫术后组织液回流受阻，双股上段肿胀明显。

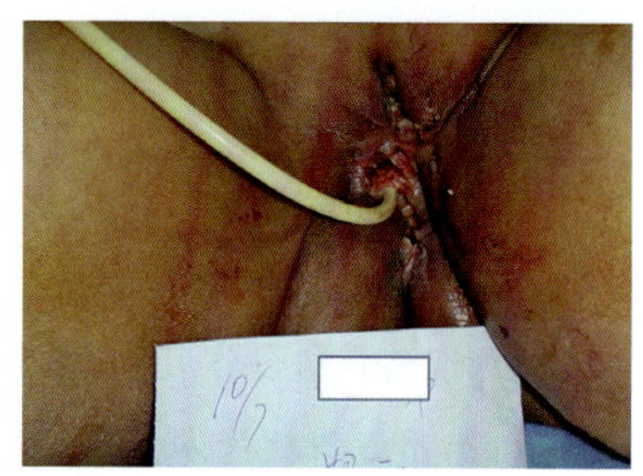

图 3–3–4a　初诊时伤口感染

【护理目标】

1. 保持切口清洁。
2. 控制感染。
3. 促进肉芽组织生长。
4. 患者及家属理解伤口愈合方面的知识。

【处理过程】

1. 保持切口创面清洁　因尿道口位于切口中央，排尿时尿液容易浸湿敷料而污染切口，故停留导尿管接尿袋有效收集尿液，保持尿管通畅，避免尿液渗漏浸湿敷料或污染切口。因切口下缘距离肛门不足 1cm，肛周的细菌很容易污染切口创面，应保持肛周清洁干燥。排便后清洁肛门必须从前往后擦，并予拧干的 0.9% 氯化钠注射液棉球擦洗肛门，避免弄湿切口的敷料，防止粪便的细菌污染切口创面，加重感染。

2. 控制血糖　糖尿病患者体内长期高血糖状态导致细胞介导的免疫和巨噬细胞功能异常，机体免疫功能降低，当细菌侵害机体时其反应能力减弱，因而极易感染，且常常比非糖尿病患者严重，另外，由于血糖、尿糖浓度升高，有利于某些细菌的生长，生殖道本身存在的正常菌群，在手术应激状态下及手术范围大、创伤大，暴露时间长加之腹股沟淋巴清除后皮肤皮下缺血坏死，外阴切口张力大，距肛门近，增加伤口感染的风险。因此控制血糖在正常范围尤其重要，遵医嘱三餐前皮下注射生物合成人胰岛素 R 4U，监测患者三餐前空腹血糖和睡前血糖，及时处理血糖异常的情况。

3. **换药时严格执行无菌操作** 接诊时患者切口红、肿、热、痛、较多黄色渗液、异味大，感染症状明显，切口周围皮肤选用0.5%的Ⅲ型安尔碘皮肤消毒剂轻柔消毒，切口疼痛明显，故创面用0.9%氯化钠注射液直接轻轻淋洗，最后用干纱块轻柔吸干创面的水分，减轻患者的疼痛。避免消毒液残留对创面组织产生不良的影响。切口感染症状控制，肉芽组织生长良好时，周围皮肤及创面直接用0.9%氯化钠注射液清洗即可。换药时注意无菌操作，动作熟练轻柔，减轻患者的疼痛，避免损伤新生的肉芽组织。

4. **合理应用敷料，促进伤口愈合** 运用湿性愈合原理，根据伤口不同阶段应用不同的湿性愈合敷料进行换药处理。根据伤口创面腐肉和肉芽组织情况及渗液的性质、量和气味，有针对性地选择合适的敷料。接诊时患者切口红、肿、热、痛、较多黄色渗液、异味大，属于感染期，首选具有广谱抗菌作用的亲水性纤维含银敷料，二级敷料用纱布和棉垫，根据伤口外层敷料的浸湿情况决定更换次数。由于手术时清除了双侧腹股沟淋巴结，淋巴回流受阻，同时切口合并感染，患者切口早期渗液较多，更换二级敷料2次/天。使用亲水性纤维含银敷料1天后切口周围红肿明显好转（图3-3-4b），疼痛减轻。评分2分。5天后伤口感染情况得到控制，渗液减少，创面肉芽组织鲜红，停止使用抗菌作用的含银敷料，改用藻酸钙盐敷料可以吸收伤口渗液，防止肉芽水肿，保持伤口局部适宜的湿润度，促进新生肉芽组织生长，7天后腹股沟的潜行闭合。

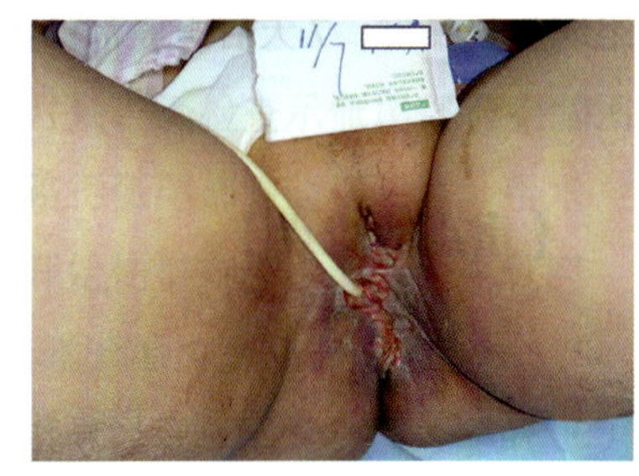

图3-3-4b 处理一天伤口感染改善情况

5. **去除易感染的诱因** 由于手术时清除了双侧腹股沟淋巴结，回流受阻，会阴部及双股肿胀明显，保持双侧腹股沟的负压引流通畅，改善局部血液循环，同时纠正患者的低蛋白血症。

6. **继发性并发症的处理** 因手术切除大量皮肤组织及阴道下段，易致切口瘢痕挛缩引起阴道口狭窄。因此，术后10天开始指导功能锻炼，行双腿合拢、分开、前屈、后伸、外展、内收等运动，2～3次/天，10～20分/次，动作轻柔、缓慢，活动范围由小到大。

【健康教育】

1. 心理护理 患者思想比较保守，加上患病部位的特殊性，术后切口感染、肿痛，患者情绪焦虑、悲观。加强与患者沟通交流及建立良好关系，给患者及家属讲解目前的处理方案，每次换药时动作轻柔，并将切口的恢复情况告诉患者，消除患者的悲观焦虑心理，发挥社会支持系统，减少无助感。

2. 饮食护理 饮食疗法是糖尿病患者治疗的基础，向患者宣传饮食疗法的重要性。应与营养师密切协作，为患者制订适合的饮食计划，有效控制血糖，同时保证患者足够的营养供给，才更有利于切口的愈合。

3. 做好留置导尿管的护理，嘱患者多喝水，防止泌尿系统的感染。

4. 保持肛周清洁干燥，因切口下缘距离肛门不足1cm，肛周的细菌很容易污染切口创面，便后

2．控制感染，促进伤口愈合。

【处理过程】

1．感染期伤口的处理 用 0.1% 聚维酮碘溶液消毒伤口及周围皮肤，彻底清除创腔内失活的坏死组织，并用 0.9% 氯化钠注射液棉球彻底清洗创腔，用小方纱轻轻拭干伤口和周边皮肤水分，剪裁适当长度和大小的亲水性纤维含银敷料覆盖伤口，以控制感染和吸收伤口渗液，外层敷料以方纱覆盖，做好固定。根据伤口渗液情况每天或隔天换药 1 次。研究证明，亲水性纤维含有银敷料贴附于伤口时，能持续释放一定浓度的动态活性银，从而在一定时间内维持强效且持久的杀菌浓度。亲水性纤维含银敷料由羧甲基纤维素钠构成（内含 1.2% 银离子），羧甲基纤维素钠具有亲水性，可大量吸收伤口中的渗液，避免过多的渗液浸蚀正常皮肤及愈合中的伤口，有效促进伤口愈合。该新型材料在慢性伤口形成了理想的潮湿环境，可减轻疼痛，维持有效的抗菌银离子浓度，减少组织坏死，提高慢性伤口内各种生长因子的生物活性，加速新生上皮形成。

2．肉芽生长期伤口的处理 当脓性液减少或消失，肉芽组织开始生长时改用藻酸盐敷料填塞创腔。藻酸盐敷料可以吸收大量渗液，使伤口保持适宜的湿度，促进肉芽组织尽快生长以填充创腔，使伤口快速愈合。敷料更换频率根据渗液量决定，一般 1 ~ 2 天更换 1 次。待创腔变浅至原来的 1/2，渗液减少至中量，改用水胶体糊剂填充伤口，泡沫敷料或水胶体片状敷料覆盖，以促进肉芽组织生长，每 3 ~ 5 天更换 1 次。水胶体糊剂含有羧甲基纤维素钠，吸收渗液后形成水胶颗粒，保持伤口床湿润，能促进肉芽组织生长。泡沫敷料或水胶体片状敷料覆盖伤口可使伤口密闭，降低感染的机会，并能保持伤口低氧状态和恒定的温度和湿度，促进肉芽组织的生长，加快伤口愈合。

3．上皮移行期伤口的处理 伤口渗液少量、肉芽组织填满创腔及周边上皮生长时以水胶体敷料覆盖伤口，以保护新生的上皮组织，促进上皮移行。如敷料无脱落及大小便污染可 5 ~ 7 天更换 1 次至愈合。

【健康教育】

1．体位护理 进行更换体位等护理操作时不宜猛力提起单腿，以防撕裂伤口。患儿取仰卧位时，尿、便易污染伤口，且对伤口产生压力而影响伤口血运，以及患儿躁动磨蹭时易致伤口裂开。故主张协助患儿采取俯卧位和侧卧位，每 1 ~ 2 小时交替 1 次。由于患儿年龄小不易配合，取侧卧位时，要在其背侧和腹侧均放置软枕以固定身体，否则患儿容易自动变成仰卧位。取俯卧位时注意将患儿头部转向一侧，注意保持呼吸道通畅。

2．尿、便的管理 患儿由于年龄小，尿、便控制能力差，加上术后化疗出现腹泻等不良反应，伤口易受污染而影响愈合。因此，需做好尿、便的管理。在患儿会阴下垫尿布垫，暴露臀部，不穿纸尿裤，以便及时发现肛门排便，防止更换不及时尿液或粪水浸渍污染伤口敷料。需注意保暖，防止着凉。冬天可在床边使用电暖炉取暖，或使用电桥支起被子，并利用电桥通电使患儿达到保暖的作用。必要时按医嘱留置尿管，以减少尿液对伤口的浸渍。患儿便后及时用 0.9% 氯化钠注射液棉球清洁肛周、会阴部皮肤，注意擦洗粪便时忌从肛门擦向伤口方向。合并腹泻出现肛周皮肤潮红、糜烂时每次排便后用 0.9% 氯化钠注射液棉球清洗局部皮肤并轻轻拭干，再涂抹少量皮肤保护粉，以促进皮炎的愈合。

【结果】

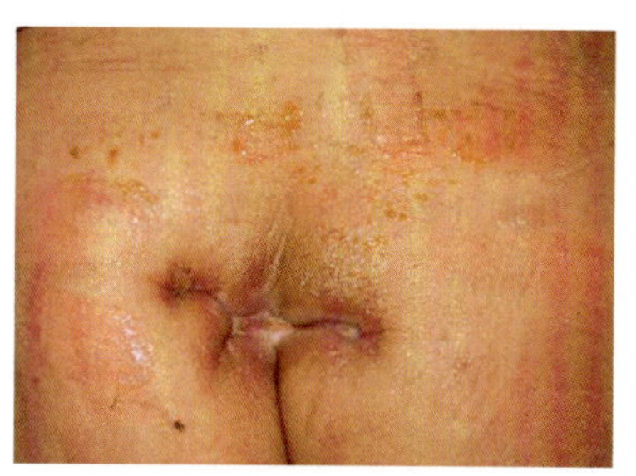

图 3-3-5b　伤口愈合

感染期应用亲水性纤维银离子敷料填充伤口控制感染，2 天后脓性分泌物逐渐转为浆液性渗液，伤口基底为 25% 黄色组织，75% 红色肉芽组织；改用藻酸盐敷料，5 天后创腔渗液逐渐减少至中等渗出，基底 100% 红色组织，肉芽组织生长，深度变浅至原来的 1/2；接诊第 7 天创腔浆液性渗液逐渐减少至少量，肉芽组织填满伤口床，开始应用水胶体贴膏剂 + 泡沫敷料；应用水胶体片状敷料 8 天后伤口完全被上皮覆盖（图 3-3-5b）。

【重点 / 难点】

1. 避免尿、便污染是促进骶尾部伤口愈合的重要环节。

2. 注意体位护理，交替采取俯卧位和侧卧位，以利于创腔积脓或积液的引流。

3. 根据伤口的具体情况和不同的愈合阶段，选用合适的伤口敷料，才能有效地促进伤口生长，缩短伤口愈合时间。

（黄漫容）

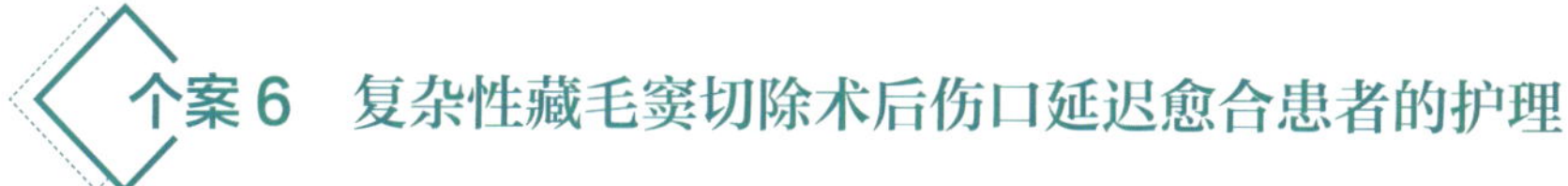

个案 6　复杂性藏毛窦切除术后伤口延迟愈合患者的护理

藏毛窦是一种少见的疾病，是骶尾部臀间裂软组织内一种慢性窦道或囊肿，表现为骶尾部急性脓肿，破溃后形成慢性窦道，或暂时愈合，继而又破溃，如此反复发作。内藏毛发是特征，极易误诊为肛瘘或肛周脓肿。多见于肥胖、毛发浓密的青年男性。复杂性藏毛窦是在藏毛窦的基础上反复发作形成多个外口，愈合及破溃交替出现。手术是治疗复杂性藏毛窦的唯一方法，菱形转移皮瓣成形术是一种较佳的手术方法。一旦转移皮瓣缺血坏死，出现感染，导致手术失败。真空负压辅助伤口愈合技术的出现，使软组织缺损和难治性创面的治疗大为改观：应用带有引流管的无菌敷料覆盖清创后的创面，用透明密封贴膜封闭，形成密闭的空间，接上专门用的负压泵，进行持续或间断的负压吸引，使创面的渗液得以充分引流，水肿消除，结果创面局部血流量增加，创面细菌数量降低，肉芽组织生长速度加快，有效地促进创面的愈合。

【患者资料】

患者林先生，男，17 岁。因反复骶尾部肿痛，流脓流液一年余，在当地以肛瘘行局部切开引流，但症状反复。门诊拟“藏毛窦”收入院，在腰硬膜外麻醉下行藏毛窦病灶切除＋改良 Limberg 皮瓣修复术，术后给予抗感染、伤口放置 2 条引流管接负压瓶引流。因引流管无液体引出，术后第 3 天拔除伤口引流管，1 周后发现伤口有积液，转移皮瓣有部分缺血坏死，主管医生给予局部扩创、填塞高渗盐敷料引流，但引流效果欠佳。术后2周伤口渗液培养发现有金黄色葡萄球菌感染，给予网状脂质水胶体银离子敷料包裹双套管负压引流，换药时仍发现伤口有较多积液而转介造口治疗师，协助处理伤口。

【全身评估】

术后20天，接诊时体温38.4℃，脉搏118次/分，呼吸24次/分，血压120/75mmHg。血红蛋白92g/L，红细胞计数4.0×10^{12}/L，白细胞计数13.42×10^{9}/L，中性粒细胞69.9%，血小板计数525×10^{9}/L。生化八项、凝血四项未见明显异常。精神疲倦，普通饮食，食欲欠佳。体型肥胖，BMI 30kg/m^2。被动侧卧，每天睡眠不足2小时。焦虑、紧张，担心伤口不能愈合，担心再次手术。家中长子，长辈溺爱，现读职中，平常喜欢坐着玩电脑，假期常常通宵游戏。有家族生意，家庭富裕。

【局部评估】

尾臀部有一N形陈旧切口瘢痕，左臀部5cm×5cm伤口，可见创面50%红色组织，50%黑痂覆盖，探查基底与原切口方向一致相通；骶尾外切口6cm×1cm，有波动感，血管钳试探能插入基底（图3-3-6a），渗液为漏出。疼痛评分为9分（10分法）。

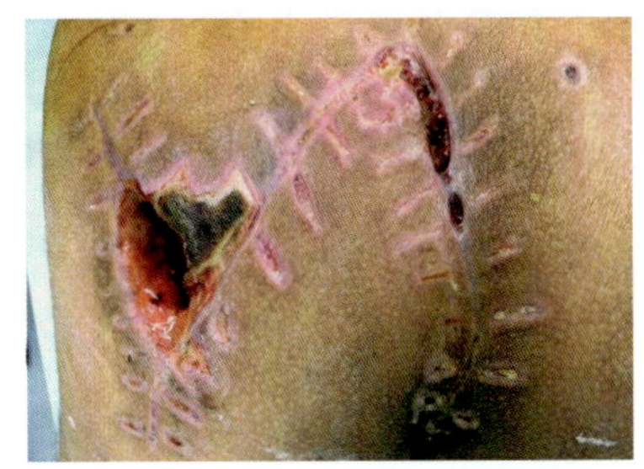

图3-3-6a　接诊时伤口情况

【护理目标】

1. 控制感染，促进伤口愈合。
2. 理解伤口负压治疗的意义。
3. 心理支持。

【处理过程】

1. 及时清创，控制感染　患者对疼痛敏感，拟在手术室清创。禁食12小时、禁饮4小时后由主管医生在硬膜外麻醉+静脉麻醉下行臀部清创（图3-3-6b）。

2. 使用封闭负压，促进伤口愈合

（1）清创后首次换药先用过氧化氢溶液清洗，再用0.9%氯化钠注射液冲洗干净，用无菌纱布轻轻拭干伤口，伤口周围皮肤用碘溶液消毒。

（2）按伤口的大小裁剪专用的泡沫敷料，轻轻揉搓刚剪裁好的敷料边缘，以清除所有松动碎屑。轻轻将敷料置于伤口腔内，避免接触到伤口周围皮肤，覆盖整个底部和侧面（图3-3-6c）。瘘道以及剥离的区域，如必要，可使用更多敷料并记录伤口放置的数量。

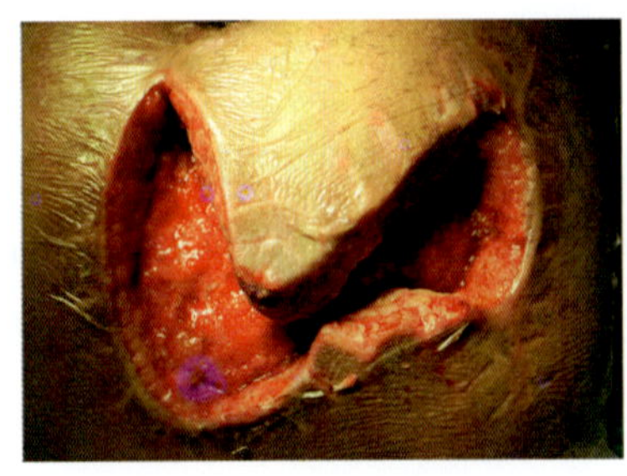

图3-3-6b　清创后的伤口

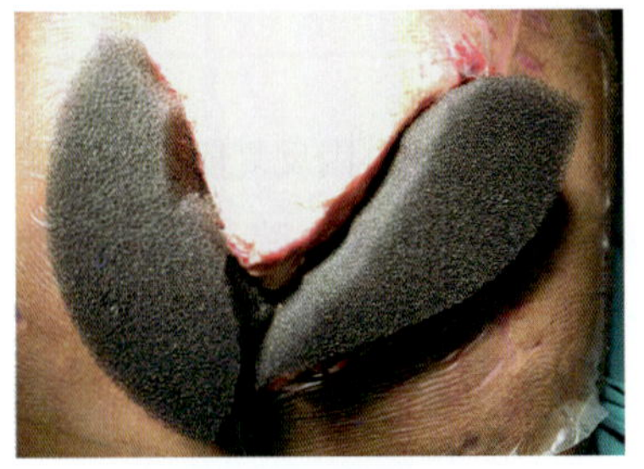

图3-3-6c　黑色泡沫敷料填塞伤口

（3）按伤口大小裁剪生物透性薄膜，并确保大于伤口边缘 3 ～ 5cm，覆盖整个伤口。将剩余的生物透性薄膜保存在干净的包装内，以修补随后任何复杂的区域。用拇指和示指提起膜，并修剪一个直径 3 ～ 4cm 的小孔，确保传感孔与黑色敷料相连。

（4）将专用的密封垫打开，并直接覆盖至生物透性薄膜的小孔上，轻轻按压以确保密封。

（5）连接治疗的主机，通过负压创伤治疗仪触摸屏设置压力为 125mmHg（16.7kPa）。

（6）前期创面大，渗液多，持续负压吸引（图 3-3-6d），间隔 4 ～ 5 天换药 1 次。

（7）后期创面缩小，新鲜肉芽组织生长（图 3-3-6e），伤口渗液减少，改为开通 5 分钟、停止 2 分钟的循环间歇性的负压治疗，间隔 5 ～ 7 天换药 1 次。

3. 创面充满良好的肉芽组织（图 3-3-6f），停止负压，改用多层软硅胶泡沫敷料，该敷料特有的硅胶成分，能减少对周围皮肤的损害；能吸收中至大量渗液，不粘连伤口，撕除敷料时不会造成二次损伤。该伤口在骶尾部，是受压部位，选用多层软硅胶泡沫敷料能够降低压力和剪切力，防止局部受压，促进伤口愈合，间隔 5 ～ 7 天换药 1 次。

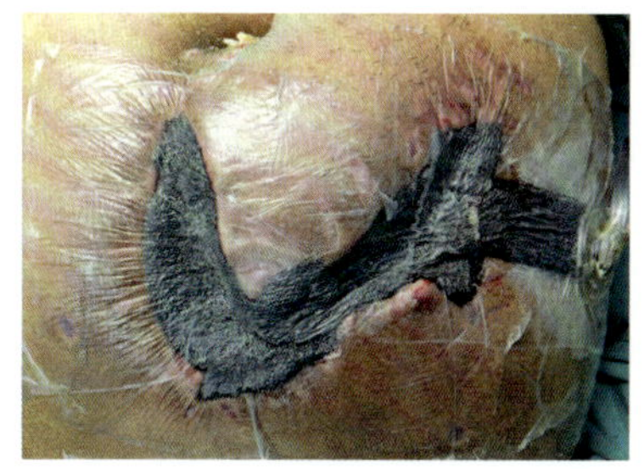

图 3-3-6d　使用封闭式负压治疗中

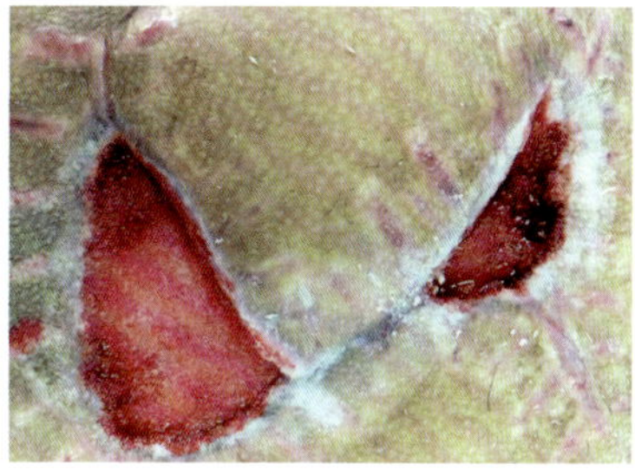

图 3-3-6e　新鲜肉芽组织生长

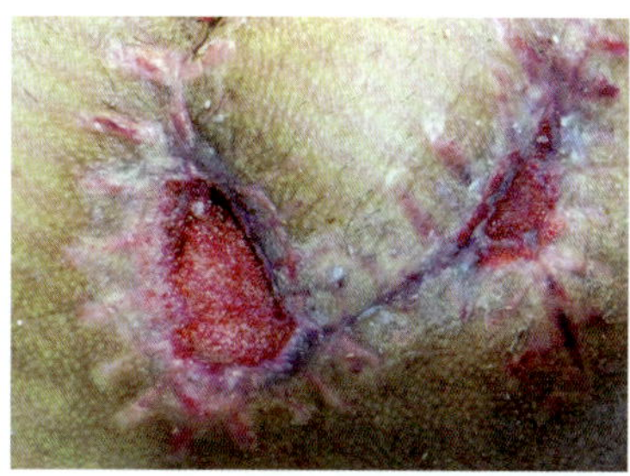

图 3-3-6f　上皮组织爬行的创面

【健康教育】

1. 加强与患者和家属的沟通，引荐手术成功案例，鼓舞其战胜疾病的信心。

2. 向患者和家属解释采用负压治疗的目的和意义以及可能需要的费用，取得理解和配合。

3. 与病区的主管护士及家属讲解负压吸引装置的特点，已调整压力 100 ～ 125mmHg（13.3~16.7kPa），持续或间隙负压吸引，不可自行调整。该机器内置大容量锂电池，可以带机下床活动。

4. 向主管护士及家属讲解如何观察有效的负压吸引。覆盖伤口的生物透性薄膜在负压状态下是紧附填塞于伤口内的泡沫敷料表面之上的，引流管会由于吸力而上下晃动；如负压失效，薄膜内敷料膨胀，引流液积聚在伤口敷料当中，容易造成伤口感染。一旦负压停止，内置敷料膨胀，要及时告知造口治疗师或主管医生，给予换药。告知负压引流瓶的更换方法。

5. 每次换药及时对伤口进行评估，主动与患者进行沟通，告知进展情况，减低其紧张不安及焦虑的情绪。

6. 肉芽组织生长，上皮开始爬行时，则停止负压。告知选用软聚硅酮泡沫敷料的目的和意义。该敷料是软聚硅酮泡沫敷料，能减少对周围皮肤的损害，防止局部受压，促进伤口愈合，并可间隔 5 ～ 7 天换药 1 次。告知出院后换药的注意事项。

7. 解释该病的病因，告知患者不可久坐，加强体育锻炼，注意劳逸结合。

【结果】

出院后门诊换药1次，伤口就愈合了，总疗程55天。经过彻底清创，使用负压辅助愈合治疗系统处理伤口，能有效控制感染；前期4 ~ 5天换药1次，后期5 ~ 7天换药1次，减少患者换药时的痛苦，缩短伤口愈合时间，避免病情复发。

【难点 / 要点】

1. 复杂性藏毛窦是愈合与破溃交替，患者历经一年多的折腾，对治疗失去信心，不能很好地配合治疗。

2. 该患者从小在家人溺爱中长大，对疼痛异常敏感，手术后一直口服镇痛药，但非甾体类抗炎药会影响伤口愈合。

3. 彻底清除病灶，伤口深达骨膜，容易残留死腔和积血，出现感染，导致手术失败。

4. 本病例手术创面大，张力大；患者医从性也差，指导下床活动、左右侧卧等，均不能配合；患者每天都仰卧病床上玩游戏，以致局部长期受压，导致血运差。这些因素均不利于伤口愈合。

（叶新梅）

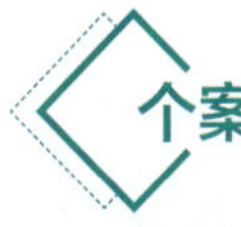

个案7　臀部肿瘤微波消融术后患者伤口的护理

臀部肿瘤皮肤鳞癌由于肿瘤较大，无法行根治性切除，需先行辅助性化疗，肿物缩小后再进行手术，但由于肿瘤周围软组织和骶髂关节处有浸润，手术也无法完整切除，手术后易复发。应用原位微波灭活瘤段对治疗臀部皮肤鳞癌能起到彻底灭活肿瘤，降低复发率，保留良好关节功能的作用。手术程序：臀部病灶外1cm，逐层切开皮肤、皮下脂肪和深筋膜，向四周分离至病灶外，在正常肌肉内切开，至髂骨表面，用微波针插入病灶内，多点加热，直至病灶均被加热至100℃，清除坏死的软组织和部分被破坏的髂骨，再用刮勺刮除髓腔内坏死组织，冲洗伤口，髓腔内填入骨水泥，于伤口右侧做“S”形切口，将皮瓣转移，彻底止血，放置伤口引流管，缝合皮肤。手术后抗感染治疗是关键，患者系臀部皮肤鳞癌微波术后，因皮下为空腔，无软组织填塞，术后不断有渗液，皮瓣与伤口深部组织不粘连及因引流时间长，致伤口被污染、化脓，故需切开引流。开放切口虽然可避免切口内积液及死腔形成，破坏细菌生长繁殖的环境，达到预防切口感染的目的，但是需要每天换药1 ~ 2次，需时长，患者痛苦，医护人员工作量大，并有继发感染的潜在危险，而且因切口边缘裂开，二期缝合较为困难。采用负压封闭引流方法可有效预防和治疗切口感染，促进伤口愈合。

【患者资料】

患者男性，62岁，主诉因“右臀部皮肤鳞癌术后复发”而入院。于4年前实施“右臀部肿瘤微波治疗术”。查体发现右臀部可触及一局限性隆起，约4cm × 3cm，固定，质硬，不可压缩，无压痛，表面有1cm × 1cm大小破溃口，见有脓性分泌物渗出。MRT：右臀部皮肤鳞癌术后复发并周围侵犯，溃疡形成，周围软组织和骶髂关节处有浸润，手术无法完整切除，但可以使用微波加热，将肿瘤及周围组织完全灭活，达到根治的目的。术后第 3 天患者精神好，正常饮食，未出现骶神经和坐骨神经损伤表现，按时换药，抗炎，支持治疗。术后 19 天患者主诉伤口疼痛较前明显加重，伴低热，伤口敷料有较多的炎性渗液，白细胞计数 19.71×10^9/L，抽取伤口积液送培养 + 药敏试验，并请造口治疗师会诊。会诊提示，患者行右臀部皮肤鳞癌微波治疗后，由于皮下为空腔，无软组织填塞，经引流后皮瓣与伤口深部组织未粘连，伴有较多的脓性液渗出，又因引流时间长，至伤口被污染、化脓，为避免感染加重，需要尽快切开引流（图 3-3-7a）。于术后 20 天送手术室打开原切口，吸出脓性分泌物，冲洗伤口，清除周围坏死组织和脓苔，咬除部分坏死髂骨，术后继续对症治疗。

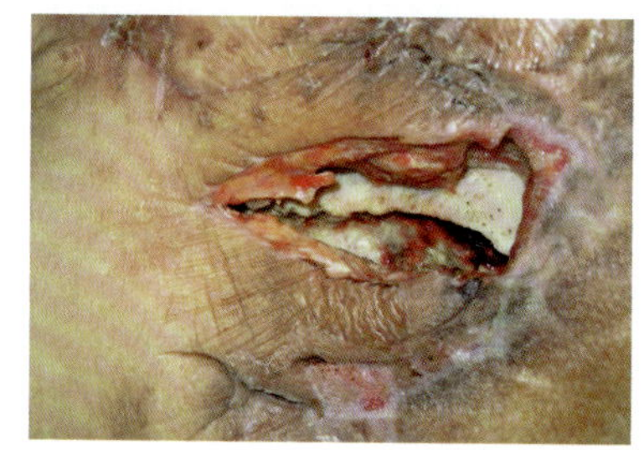

图 3-3-7a　感染伤口

【全身评估】

患者步行入院，身高 165cm，体重 50kg，普食，中学文化，退休。入院后完善各项检查，血常规正常，无发热，双下肢活动无障碍，在院先后行手术 2 次，身体虚弱，心理焦虑，缺乏肿瘤的相关知识，担心肿瘤伤口难于愈合，不了解负压引流治疗方面的知识。患者依从性较好，能主动沟通，医保，家庭支持度高。

【局部评估】

患者伤口为感染性伤口。伤口位于右臀部靠近右髂前上棘，8cm × 3cm × 4.8cm，11 点处潜行 6.5cm（图 3-3-7b，图 3-3-7c），伤口有黄色炎性渗出物，24 小时 >20ml，有异味，伤口基底 75% 为黄色组织，黄色组织紧贴基底，难以去除，伤口周围皮肤边缘纤维化，弹性差，周围皮肤无红肿，疼痛轻。目前每天于更换纱布敷料，全身抗炎，营养支持治疗。

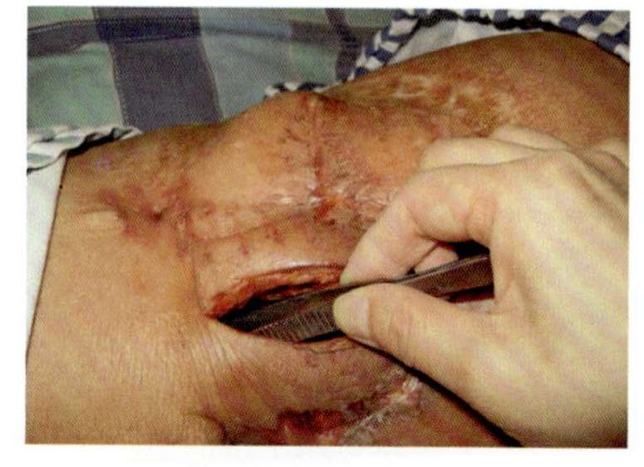

图 3-3-7b　伤口潜行

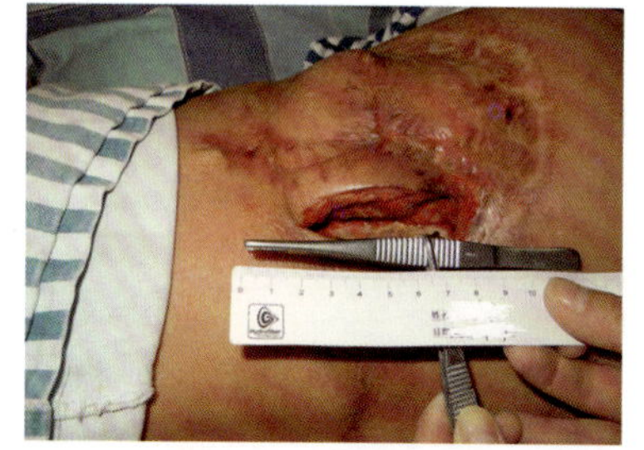

图 3-3-7c　伤口潜行 6.5cm

【护理目标】

1. 去除坏死组织。
2. 促进伤口愈合。
3. 心理支持（接受负压伤口治疗）。

【处理过程】

1. 自溶性清创　由于伤口感染严重，75% 黄色组织紧附基底，若行机械性清创，患者疼痛难以耐受，故选择自溶性清创。用 0.9% 氯化钠注射液彻底清洗伤口，予水凝胶清创，水凝胶亲水性材质，可提供伤口适当的环境，有效软化坏死组织，易于清除，不造成疼痛，填充伤口内部，伤口外部使用 10cm × 10cm 水胶体超薄片覆盖，形成密闭环境。第 3 天移除外敷料，用 0.9% 氯化钠注射液清洗伤口，剪去较松散的坏死组织，继续自溶性清创。第 5 天伤口基底 25% 黄色组织，黄色组织依附基底松动，坏死组织较易去除，患者无疼痛感。进行负压治疗宣教。负压治疗主要功能是提供伤口愈合的适宜环境，协助伤口修复。主要原理：移除伤口过多渗液；增进血管新生，促进肉芽组织成长；提供一个密闭的保护屏障，减少伤口细菌的数量，以降低伤口感染的机会。

2. 密封负压引流　第 6 天选用医用泡沫（VSD 材料）直接置入伤口内部（图 3-3-7d）。VSD 材料是一种泡沫型合成材料，成分是聚乙烯醇，对局部组织无刺激。

（1）彻底清除创面坏死组织、脓苔及异物等，尽可能清除到新鲜的组织。

（2）根据创面的大小和形态裁剪 VSD 材料，将裁剪好的 VSD 材料填充或覆盖于创面上，确保材料与创面充分地接触，不留死腔，避免直接接触较大的血管和神经。

（3）引流管从创缘向心方向直接从创面引出，感染伤口需留置冲洗管，取一次性使用输血管一条，剪去过滤器到针头段，均匀地在输血管上剪侧孔，长度与 VSD 材料相等，将剪有侧空端置于 VSD 材料下，从 VSD 材料引流管相反方向引出冲洗管。

（4）固定好 VSD 材料后，先用 75% 乙醇溶液脱去术野皮肤的消毒碘，用 0.9% 氯化钠注射液清洗创面周围皮肤，祛除油脂和污物，再用干纱布擦干，以确保薄膜与皮肤粘贴封闭。

（5）用生物半透膜将 VSD 材料及引流管封闭，冲洗管接输液瓶，滴 0.9% 氯化钠注射液或抗生素溶液，夹闭冲洗管。引流管接通负压，维持负压在 −450 ~ −300mmHg（−60 ~ −40kPa）。冲洗方法：根据材料大小滴入冲洗液，以密闭膜下能见到液体为上限量，以免液体过多冲开密闭膜。滴入抗生素冲洗液后停止负压，让其充分浸泡 1 小时后再持续吸引 3 小时，如此循环。

（6）5 ~ 7 天后更换 VSD 材料（图 3-3-7e），感染伤口取标本行细菌培养后，再行负压封闭引流术，感染明显控制后可不行留管冲洗。

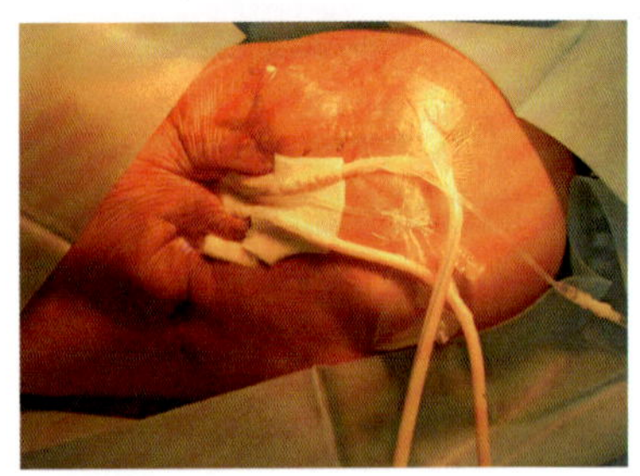
图 3-3-7d　负密封压引流

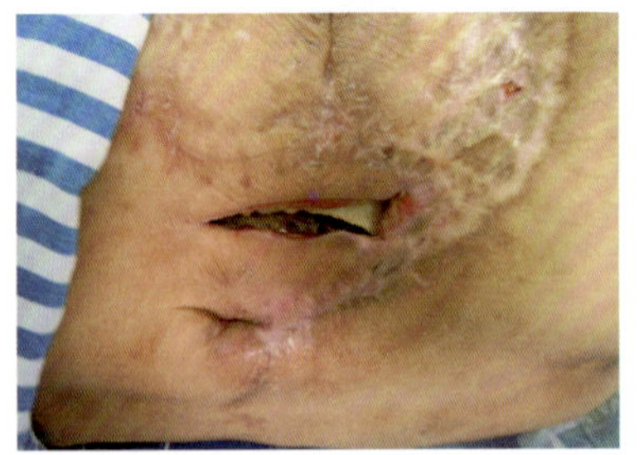
图 3-3-7e　第 2 次负压后

3. 执行负压吸引 19 天，患者无发热，感染得到控制，局部无疼痛，引流也由黄色炎性液逐渐减少，后期引流液为清水样液。双下肢活动自如。

4. 经过 3 次负压引流，患者伤口生长明显，5cm × 2cm × 2.5cm，11 点潜行 2cm，无感染（图 3-3-7f）。咬除阻碍肉芽组织生长的部分髂骨。换成伤口常规换药，选用银离子愈合敷料填塞伤口，促进伤口肉芽生长。

5. 经过 5 次更换敷料，伤口完全愈合（图 3-3-7g）。

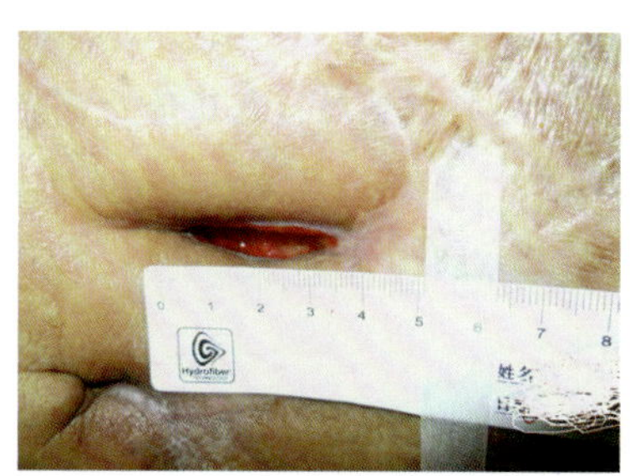

图 3-3-7f　第 3 次负压后

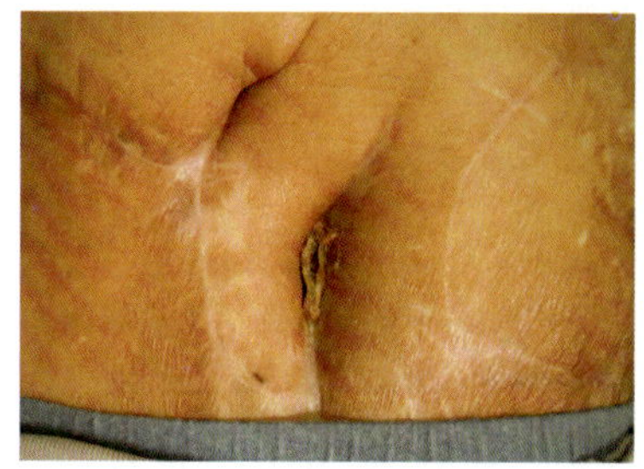

图 3-3-7g　伤口愈合

【健康教育】

1. 关注患者的心理变化，及时疏导。

2. 为患者讲解负压治疗相关知识可以有效缓解患者的紧张情绪，也可使患者参与治疗中，做到自我监控。

3. 在宣教负压吸引治疗过程中，不能自行调节压力表，压力保持在 -450 ~ -300mmHg（-60 ~ -40kPa）。压力范围如果有变化，及时报告医护人员。由于是床旁中心负压装置，如超出规定的活动范围，必须报告医护人员协助固定好各管道。

4. 负压吸引过程中出现漏气，VSD 材料鼓起，引流管阻塞、负压无效等因及时汇报；观察有无大量新鲜血液被吸出；注意有无异味。

5. 有效的负压吸引，VSD 材料会紧紧黏附在伤口，引流管的液体有波动，如引流管液体不晃动，及时报告。

6. 向患者说明不脱离中心负压机也可以离床活动，脱离中心负压机时用无菌纱布包裹导管的两端，暂停负压的时间每天不超过 2 小时。

7. 提供营养饮食指导，进食优质蛋白及高维生素饮食。

【结果】

行负压吸引治疗 3 次，第 1 次术后感染已得到明显控制，创面有所缩小，可见有明显的新鲜肉芽生长；行第 2 次治疗后伤口基底达到二期创面处理要求；行第 3 次治疗后伤口无感染，新鲜肉芽生长快速，创面明显缩小；出院后在造口门诊继续进行常规 5 次换药，36 天后伤口完全愈合。

【难点 / 重点】

1. 这是一例臀部皮肤鳞癌，先后进行了 3 次手术。第 3 次行伤口清创缝合后出现伤口严重感染。

2. 行负压吸引治疗 3 次，时间长，患者情绪波动较大。

3. 负压封闭引流中，最佳的负压值有待进一步的临床观察。

4. 虽然负压治疗的确有效，但如果使用不当也有风险和禁忌。

5. 准确评估患者的伤口类别，分析实验室结果，把握适应证和正确设置负压治疗仪器，制定整体治疗计划和有效地实施是减少风险的关键。

6. 在一定的负压下向心性吸引，创面血流量明显增加，有利于消除局部水肿和增加血供，但是否可能导致大出血有待研究。

7. 某些特殊情况，如患者正在服用抗凝药或血小板聚集抑制剂时行负压治疗是否会增加患者风险，有待临床进一步观察和研究。

（张玲玲）

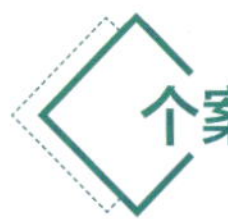

个案 8　截肢术后残端伤口延迟愈合患者的护理

动脉性下肢溃疡又名缺血性溃疡，主要是由于皮肤血液供应不足引起的，而引致组织缺血、溃烂而致坏死。好发于四肢末端，尤其是下肢，其中动脉粥样硬化是最主要的原因，而吸烟、肥胖、血脂高、血压高及糖尿病又是动脉粥样硬化的高危因素，多见于老年人。引致血管阻塞其他原因包括血栓形成、栓塞、血管炎及雷诺病。下肢缺血性坏死严重是坏疽合并感染，甚则危及生命。

【患者资料】

患者陈女士，93 岁；左足第一足趾溃烂半年余入院治疗，诊断为左足第一足趾坏疽。既往有高血压病史 20 余年，高血压性心脏病 10 余年，慢性肾脏病病史 10 余年，腔隙性脑梗死病史，腰椎骨折内固定术后，每周血液透析治疗 2 ~ 3 次。双下肢血管彩超提示：双小腿动脉血供欠佳。两个月前行左足第一足趾截趾术，术后因切口愈合不良而再次行左小腿截肢术。术后 20 天切口仍未愈合（图 3-3-8a），而转介造口治疗师。

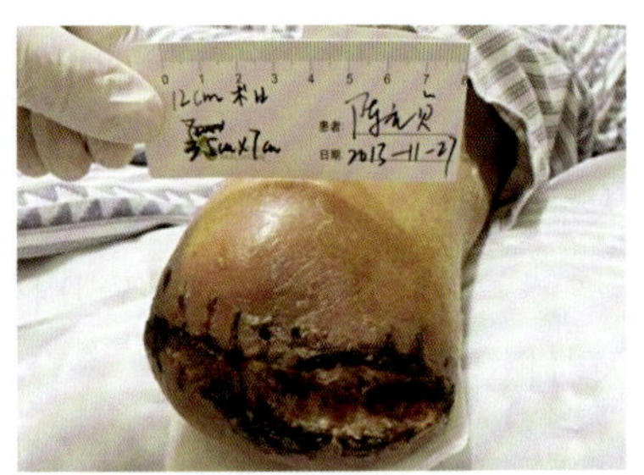

图 3-3-8a　初诊时残端伤口

【全身评估】

患者高龄，消瘦，保姆陪护，耳聋，担心伤口不能愈合。血液检查提示肌酐 591 μmol/L，球蛋白 32.3g/L，血红蛋白 65g/L，白细胞总数 7.3×10^9/L；无发热。

【局部评估】

患者左小腿残端切口裂开，伤口大小 35cm × 7cm，基底 50% 黑色组织、50% 黄色组织，渗出量饱和、无明显异味，伤口疼痛评分 6 分（数字等级评定量表法），按医嘱服用镇痛药。周围皮肤潮红、肿痛。

【护理目标】

促进左小腿残端伤口愈合，减少瘢痕形成。

【处理过程】

1. 使用含银离子敷料外敷　威力碘消毒创面周围皮肤，0.9% 氯化钠注射液冲洗创面及周围皮肤，用含银离子敷料外敷，以促进伤口自溶性清创。处理时间 1 周。

2. 采取墙式负压吸引的方法改善伤口血液循环

（1）威力碘消毒创面周围皮肤，0.9% 氯化钠注射液冲洗创面，锐器保守清创的方式清除松软，失活的组织。

（2）应用手术薄膜在伤口上形成密闭负压系统。选用泡沫敷料夹饼式包裹剪有侧孔的胃管前端，并将它放置在伤口上，手术薄膜密封形成密闭负压系统。胃管的另一端接上墙式负压吸引，调节负压 75 ~ 100mmHg（10~13.3kPa），血液透析后 24 小时调节负压＜ 75mmHg（10kPa）（图 3–3–8b）。

（3）更换负压套件间歇期 5 ~ 7 天更换，共更换 3 次。

（4）每次更换负压套件均见创面肉芽色鲜红，伤口缩小（图 3–3–8c）。

3. 墙式负压治疗拆除后使用传统中医与湿性愈合敷料结合促进伤口愈合　0.9% 氯化钠注射液清洗创面后无菌棉纱吸干，外涂生肌膏，加盖藻酸钙钠盐敷料（图 3–3–8d），3 天换药 1 次至创面完全愈合。

4. 从转介至伤口完全愈合共耗时 33 天，为保护残端伤口愈合皮肤，避免摩擦损伤，采用水胶体贴保护 1 周。处理过程操作应轻柔，可用言语分散患者注意力，减轻局部炎症反应及无创取出敷料，减轻其疼痛。

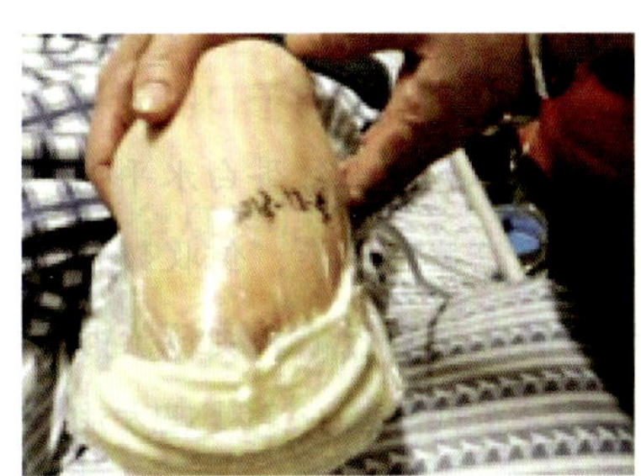

图 3–3–8b　墙式负压吸引治疗

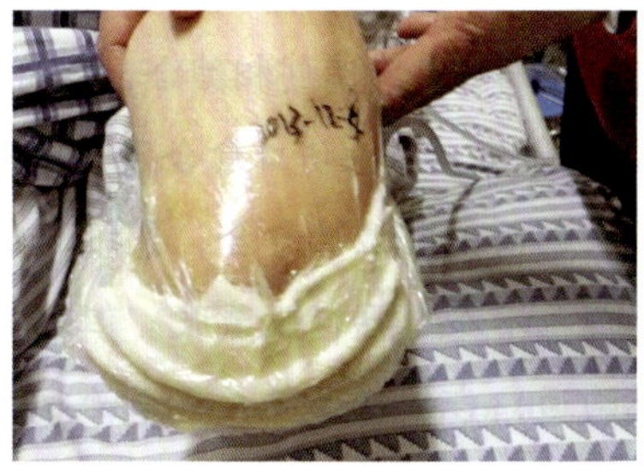

图 3–3–8c　肉芽阶段

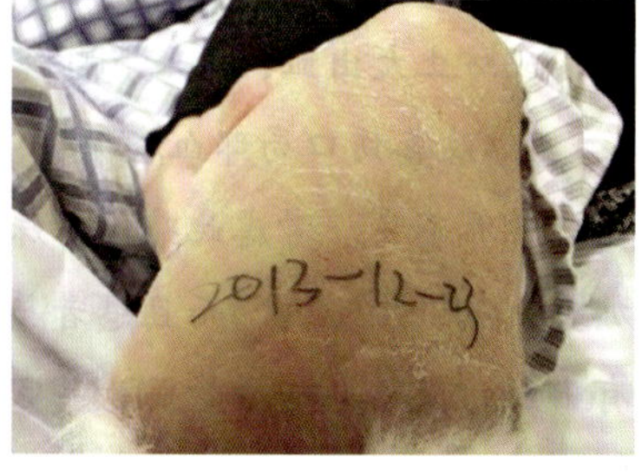

图 3–3–8d　生肌膏 + 藻酸盐

【健康教育】

1. 解释墙式负压吸引的目的是减少伤口的细菌，减轻局部水肿，改善伤口血液循环，促进伤口愈合。

2. 强调墙式负压吸引治疗过程中，压力维持 75 ~ 125mmHg（10 ~ 16.7kPa），不能自己调节压力表，超过压力范围时，及时报告医务人员。

3. 说明当墙式负压吸引的引流液颜色变成鲜血色、充满吸引管时，及时报告医务人员。

4. 有效的墙式负压吸引伤口表现为介质泡沫敷料紧紧黏附在伤口上，引流管的液体会晃动；当没有负压时，伤口介质泡沫敷料松软，或引流管液体不晃动，及时报告医务人员。

5. 鼓励患者下床活动，不脱离墙式负压机时也可以下床，在床边活动。脱离中心负压机时，用

【处理过程】

1. 与主管医生协同，在局部麻醉下行伤口扩创，清除伤口内失活组织及边缘的黑痂，对于坏死界限不明确的组织暂予保留，钢板螺钉外露（图 3–3–9a），因切口中段的组织存在一定延展性，故用 7 号丝线减张缝合两针，以减小伤口张力并缩窄伤口宽度。清创缝合后伤口呈“7”字形，8cm × 1.5cm × 1.5cm，远端潜行 1.5cm，基底 50% 红色组织，50% 黄色组织。用 0.9% 氯化钠注射液冲洗，彻底洗净伤口及周围皮肤上的碘剂，伤口（包括潜行部分）填塞银离子藻酸盐敷料，注意敷料需从减张缝线环中间穿过贴合创面，外敷料用无菌纱布棉垫覆盖（置于缝线外层）。

2. 接诊后第 3 天换药（首次换药），伤口创面 > 75% 红色组织，再次清除已明确的失活组织，0.9% 氯化钠注射液清洗伤口后，采用墙式负压引流治疗。方法：创面床用 2 层磺胺嘧啶银脂质水胶体敷料覆盖后，再覆盖无菌长条纱布 2 层形成一凹槽，取 14F 胃管（医用硅胶引流管）一根，在胃管末端的不同方向每间距 1cm 剪一侧孔（同胃管原侧孔大小一样），然后将带侧孔的引流管顺伤口走向放置在伤口内的纱布凹槽内，在引流管浅层再放置 2 层长条纱布使引流管被完全包裹，注意胃管不直接接触伤口创面，且磺胺嘧啶银脂质水胶体、纱布及引流管均从减张缝线环中间穿过，最后在伤口缝线浅面再盖上 3 ～ 4 层无菌纱布，然后外贴透明敷料，并将引流管近端用“系膜法”引出。连接壁式吸引装置，调整负压至 150mmHg（20kPa），持续吸引。创面纱布敷料均匀收缩，手触变硬，提示墙式负压封闭引流有效。指导患足功能锻炼，鼓励多活动各足趾，踝关节可小幅度活动。

3. 接诊后第 6 天（第 1 次更换负压装置）伤口创面 100% 红色组织，伤口深度明显变浅（为 1cm），钢板螺钉已被新鲜肉芽组织覆盖，周围皮肤红肿消退（图 3–3–9b）。继续予持续负压封闭引流治疗（方法同“【处理过程】2.”），4 ～ 5 天换药 1 次，注意观察保持引流管通畅，负压有效。加强患足功能锻炼。

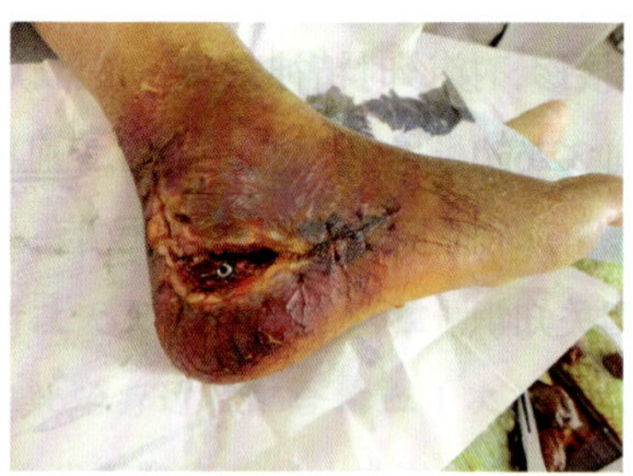

图 3–3–9a　初诊时

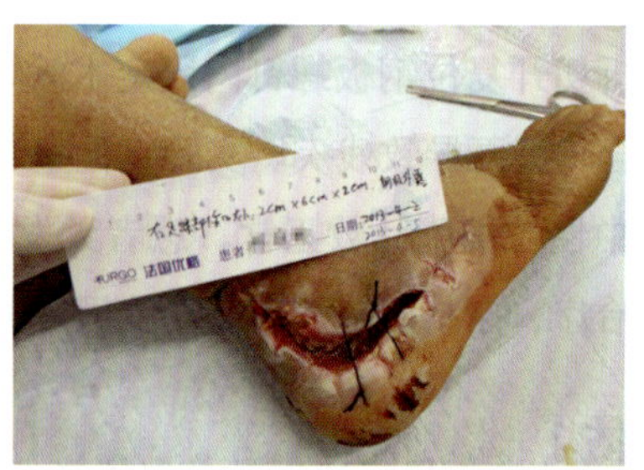

图 3–3–9b　肉芽覆盖钢板螺钉

4. 接诊后第 17 天（第 4 次更换负压装置）伤口缩小为 6cm × 1.2cm × 0.5cm，无潜行，基底 100% 红色组织（图 3–3–9c）。检查伤口确认缝线已无张力，予拆除缝线后继续予持续负压封闭引流治疗，引流管改用 12F 吸痰管，余方法同“【处理过程】2.”。

5. 接诊后第 26 天伤口肉芽生长良好，大小为 3cm × 0.4cm × 0.2cm，100% 红色，伤口湿润，周围上皮细胞爬行良好，予停止负压吸引治疗，改用泡沫敷料保护，患者出院，嘱每 5 天回院门诊换药 1 次，加强踝泵运动。出院第 10 天（即第 2 次）回院换药时，伤口已完全愈合（图 3–3–9d）。

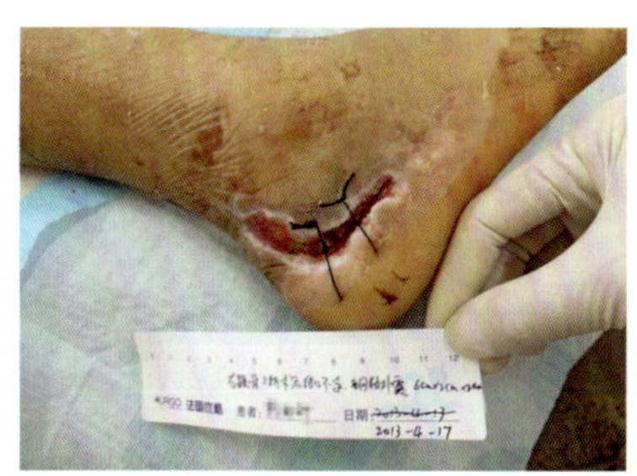

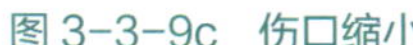

图 3-3-9c　伤口缩小

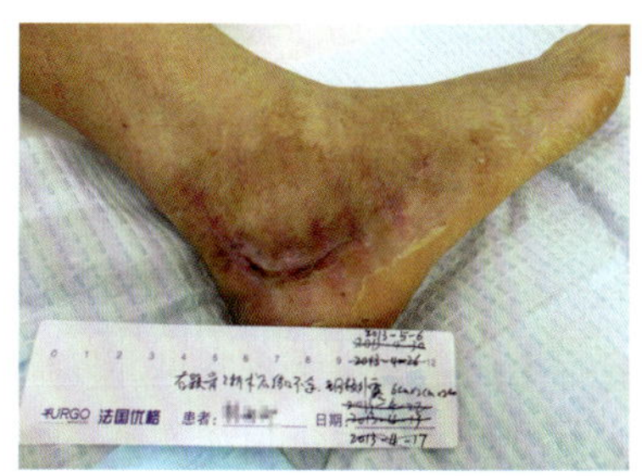

图 3-3-9d　伤口愈合

【健康教育】

1. 解释墙式负压吸引的目的是吸走液化的脂肪组织及伤口的细菌，减轻局部水肿，促进局部血液循环，促进伤口愈合。

2. 强调墙式负压吸引治疗过程中，压力在 150mmHg（20kPa），不能自己调节压力表，压力超出规定范围时，及时报告医务人员；有效的负压吸引纱布会紧紧黏附在伤口上（如抽真空状），引流管内的液体会向引流管远端波动，如果引流管堵塞或负压失效时，敷贴会松动或有渗液漏出，及时报告医务人员。

3. 针对患者及家属康复知识缺乏，告知其高血糖、贫血、低蛋白血症等相关因素会导致伤口愈合不良，进行饮食指导（糖尿病饮食），及时告知伤口的进展及营养支持的效果，缓解患者及家属的疑虑和紧张情绪。

4. 告知患者及家属骨折术后临床愈合前避免下地行走；负压吸引治疗期间，避免下床活动，防牵拉导致脱管。训练患者（在床上）使用便器解便；指导患者进行右足各趾及关节主动屈伸活动、踝泵运动（小幅度）、膝关节活动及直腿抬高等训练，防止肌肉萎缩及关节僵硬，促进骨折愈合，加速功能恢复。

【结果】

接诊后经伤口清创、抗菌敷料换药，第 3 天起行墙式负压吸引治疗，有效控制感染，伤口肉芽生长良好，接诊后第 26 天伤口缩小为 3cm×0.4cm，予出院，门诊换药 2 次，伤口完全愈合。接诊至伤口治愈共 36 天，未发生关节僵硬，踝关节能自主活动，各足趾活动正常。

【难点 / 要点】

1. 本案例是跟骨骨折术后切口皮肤坏死合并感染、脂肪液化，致钢板螺钉外露的慢性伤口。

2. 清创后伤口中段的组织存在一定延展性，予减张缝合两针，以减小伤口张力、缩窄伤口宽度，利于促进伤口愈合。

3. 负压治疗初期，伤口会吸出一些液化的坏死组织，容易堵管，故需选择吸引管时应考虑适当选择管腔稍粗不易堵管、不易被吸扁的引流管，后期伤口已缩窄且引流液清澈无絮状物时改用管径较小、材质较软的吸痰管，便于操作，患者亦感觉较舒适。

4. 负压治疗期间，正确指导患者进行功能锻炼，避免发生踝关节僵硬。

（陈淑贤）

个案 10　全尿道阴茎切除术后伤口愈合不良患者的护理

术后切口愈合不良是外科手术常见并发症。引起愈合不良的局部原因包括感染、脂肪液化、异物存留（如线头反应等）、手术损伤严重、创伤大、组织对合不良、局部张力过大（如组织缺损、皮下组织薄等），全身因素包括年龄、营养不良、糖尿病、贫血、凝血功能障碍、恶性疾病、用药、心理因素等，其中感染是引起术后切口愈合不良的最常见原因，严重影响手术治疗的效果，不仅延长住院时间，增加了患者的痛苦及经济负担。术后切口感染多与年龄、切口类型、手术时间、住院时间、手术时机、肥胖及糖尿病等因素有关。一旦切口发生感染，局部需尽快开放引流、处理创面，同时进行抗感染、增加营养等综合治疗。

【患者资料】

患者，男，62岁，因膀胱癌根治术后7年，进行性排尿困难10个月入院。入院后患者生命体征平稳，完善相关检查，中下腹部CT平扫+增强示：阴茎海绵体左侧结节，性质待定；左侧腹股沟增大，不除外转移瘤。5日后在全身麻醉下行“全尿道阴茎切除术+耻骨上膀胱造瘘+膀胱镜检术”，术中冰冻后石蜡切片结果显示膀胱尿道吻合口黏膜、新膀胱尿道均见癌浸润，术后会阴部切口愈合不良，16日后请造口门诊会诊。

【全身评估】

患者诊断为膀胱恶性肿瘤，已行膀胱癌根治术7年。术后会阴部切口发生感染，切口持续时间为16天。影响切口愈合的因素包括切口感染、贫血（红细胞计数 4.19×10^{12}/L，血红蛋白浓度93g/L）、营养不良（总蛋白59.2g/L）。患者性格开朗，经济状况良好，依从性好。

【局部评估】

按照“ASSESSMENTS”内容对切口局部进行评估，切口位置为会阴部（图3-3-10a）；大小：12×4×2.5cm；基底颜色：50%黑色，50%黄色；渗液：渗漏；伤口边缘：不规则；周围皮肤：色素沉着见多处小皮损；气味：3级；疼痛：0分（数字等级评定量表法）。

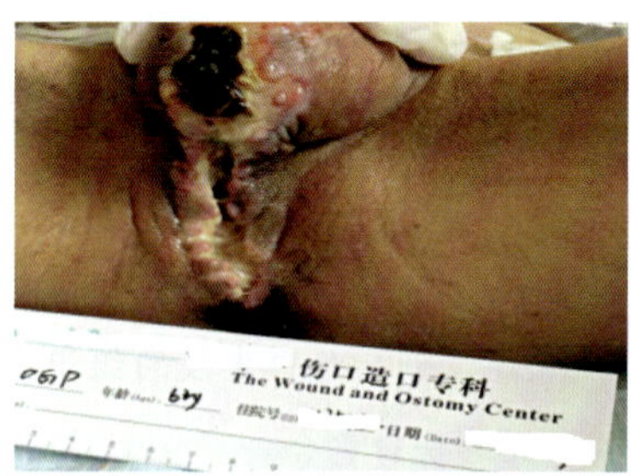

图3-3-10a　接诊时切口状况

【护理目标】

清创引流，控制感染，促进伤口尽快愈合。

【处理过程】

1. 局部处理

（1）清创　将切口基底的黑色组织及黄色坏死组织进行保守锐性清创，充分引流渗液。清创分次进行，在保守锐性清创基础之上结合使用敷料进行自溶性清创。由于患者切口位置的特殊性，清创时注意勿过度，防止形成尿瘘。

（2）敷料的选择　感染期选用美盐敷料填充创腔。美盐是一种浓度为28%的高渗盐敷料，具有抗菌、消炎、清创、引流的作用。由于早期渗液量大，1天更换1次。待炎症控制，进入增殖期，改用亲水性纤维敷料，作为一种亲水性敷料，与伤口渗液接触后会形成凝胶，为伤口创造湿性愈合环境，在自溶性清创的同时促进肉芽组织生长，同时具有垂直吸收的特点，能有效保护伤口周围皮肤。

（3）渗液管理　由于伤口渗液量大，符合渗漏标准，选择棉垫作为外敷料，注意及时更换外敷料，以保持伤口床的渗液平衡。

2. 整体处理　患者切口感染、贫血、营养不良，予全身控制感染，静脉滴注白蛋白加强营养，促进切口愈合。

【健康教育】

1. 饮食指导　指导患者均衡饮食，多摄入富含优质蛋白质的食物，如鱼肉、瘦猪肉、牛肉、蛋类、牛奶、豆制品等，多吃含锌、镁丰富的食物，补充维生素C，严禁饮酒，避免进食辛辣刺激性食物。

2. 体位活动指导　指导患者改变体位或活动时注意保护伤口敷料，防止敷料脱出。

3. 着衣指导　指导患者着底裤，帮助固定伤口敷料（图3-3-10b），避免移位或脱落。

【结果】

本案例患者经保守锐性清创结合使用湿性敷料，坏死组织基本清除，肉芽生长良好（图3-3-10c），患者对换药效果表示满意。

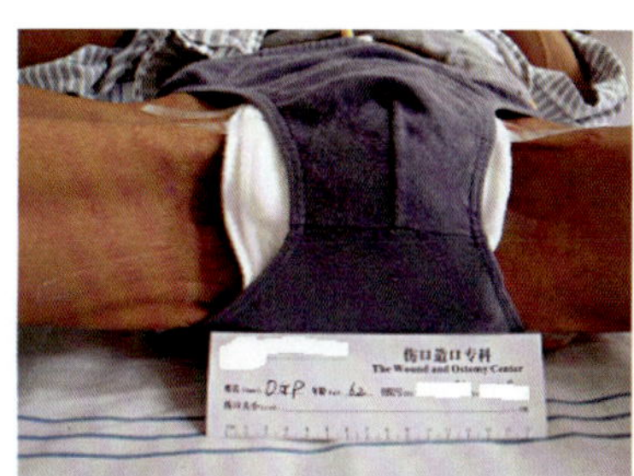

图3-3-10b　用内裤帮助固定伤口敷料

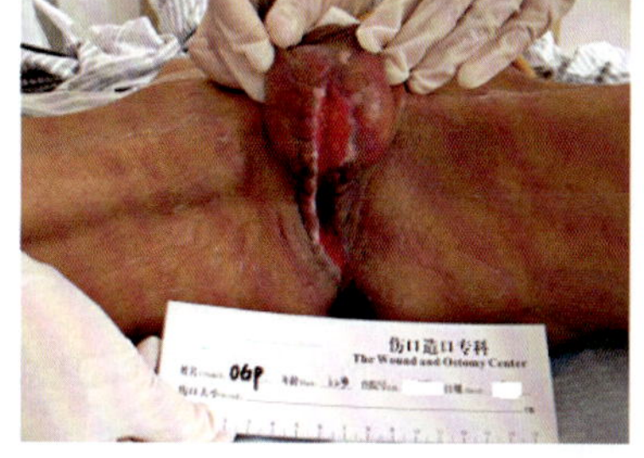

图3-3-10c　肉芽生长良好

【重点/难点】

对本案例患者进行伤口处理时，清创时“度”的把握非常重要。由于伤口位置特殊，处于会阴部，患者接受了“全尿道阴茎切除术”，在对坏死组织进行清创时，清创的位置较深，如果过度清创，可能会导致尿瘘的产生，使尿液从伤口处流出，造成不良影响，因此清创应分次进行，且在进行保守锐性清创时范围不宜过深过广，尤其对于深部性质不完全明确的组织，勿盲目清除，应在保守锐性清创基础之上结合使用敷料进行自溶性清创，从而保证换药安全，避免产生并发症。

（龙小芳　张冰燕）

个案 11　阴茎癌双侧腹股沟淋巴结清扫术后伤口感染患者的护理

阴茎癌是阴茎最常见的恶性肿瘤，占阴茎肿瘤的 90% 以上。最常见的病理类型为阴茎鳞状细胞癌，主要沿阴茎淋巴管道扩散至腹股沟浅表及深部淋巴结，并最终累及盆腔淋巴结或发生远处转移，目前腹股沟淋巴结清扫术是治疗阴茎癌腹股沟淋巴结转移最有效的方法，手术常造成皮瓣坏死、术后切口感染裂开、皮缘坏死、淋巴囊肿、淋巴管瘘等并发症，导致手术切口延迟愈合，极大地影响患者进一步治疗。

【患者资料】

患者男，52 岁，发现阴茎部肿物半年余。曾于当地医院就诊行病理活检示阴茎高分化鳞状细胞癌，右侧腹股沟淋巴结见鳞癌组织浸润，为进一步诊治入院。入院后完善相关检查，彩超示：双侧腹股沟见多个淋巴结，其中右侧淋巴结不排除转移癌。盆腔 MR 平扫 + 增强示：阴茎癌，双侧腹股沟区多发淋巴结肿大。血常规、生化、凝血功能、心肺检查等未见明显异常，排除手术禁忌，在全身麻醉下行“阴茎全切 + 双侧腹股沟淋巴结清扫术”，术后腹股沟切口感染，术后 17 天请造口门诊协助会诊。

【全身评估】

患者诊断为阴茎高分化鳞状细胞癌，切口愈合不良原因为感染、局部组织张力过大，切口持续 17 天，影响切口愈合的因素有切口感染、营养不良（球蛋白 23.7g/L）。

【局部评估】

按照“ASSESSMENTS”内容对切口局部进行评估，切口位置为会阴部、双侧腹股沟部（图 3-3-11a）；大小：8cm × 5cm × 0.5cm，2cm × 2cm × 2cm（潜行 11 点至 2 点 2 ~ 3cm），4cm × 2cm × 0.2cm，6cm × 3cm × 1cm（从患者左侧至右侧）；基底有 50% 黄色组织，25% 黑色组织，25% 红色组织；渗液为脓性，量大，绿色，霉臭；周围皮肤呈红肿；疼痛 3 分（数字等级评定量表法）。

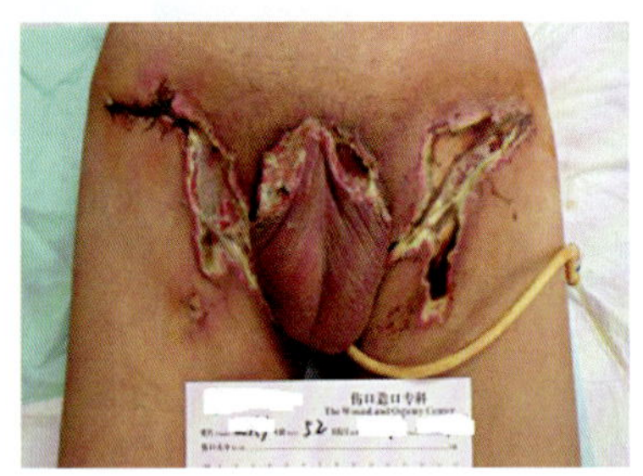

图 3-3-11a　接诊时切口状况

【护理目标】

1. 清创引流，控制感染。
2. 做好创面准备后及时转介行皮瓣移植，促进伤口尽快愈合。

【处理过程】

1. 局部处理

（1）清洗　使用过氧化氢清洗伤口，去除脓性分泌物，再用 0.9% 氯化钠注射液清洗创面。

（2）清创　将切口基底的黑色组织及黄色坏死组织进行保守锐性清创（图 3-3-11b），由于伤口位置特殊，位于腹股沟部，清创时应注意安全，避免损伤动脉引起大出血。

（3）敷料的选择　选择亲水性纤维银离子敷料，能持续有效地释放银离子，具有强力抗菌的作用，不会产生抗药性、耐药性，是纯天然广谱抗菌制剂，能有效控制感染。同时含有亲水性纤维，与伤口渗液接触后会形成凝胶，为伤口创造湿性愈合环境，在自溶性清创的同时促进肉芽组织生长。同时具有垂直吸收的特点，能有效保护伤口周围皮肤。

2. 整体处理　患者切口感染、营养不良，予全身控制感染，静脉滴注人免疫球蛋白加强营养等对症支持治疗，促进切口愈合。

【健康教育】

1. 饮食指导　指导患者均衡饮食，多摄入富含优质蛋白质的食物，如鱼肉、瘦猪肉、牛肉、蛋类、牛奶、豆制品等，多吃含锌、镁丰富的食物，补充维生素 C，严禁饮酒，避免进食辛辣刺激性食物。

2. 体位活动指导　指导患者改变体位或活动时注意保护伤口敷料，防止敷料脱出。

【结果】

本案例患者经保守锐性清创结合使用抗菌敷料，坏死组织基本清除，肉芽生长良好（图 3-3-11c），渗液减少，择期转整形外科行皮瓣移植。

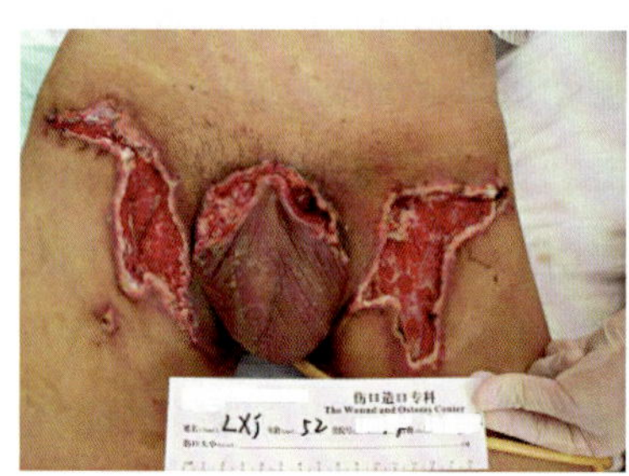

图 3-3-11b　清创后

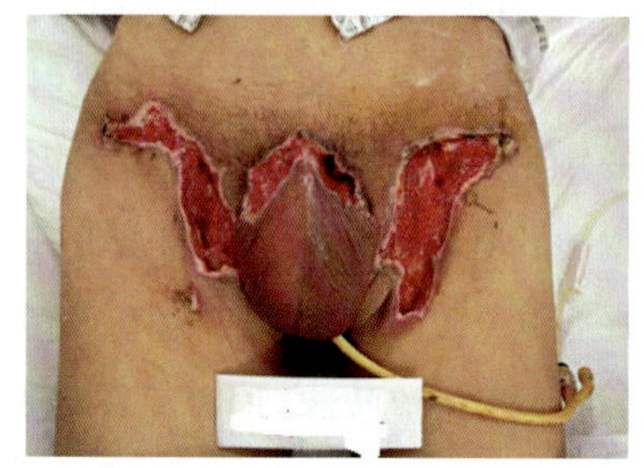

图 3-3-11c　肉芽生长良好

【重点 / 难点】

本案例患者伤口的特点包括手术创伤大，清扫范围广，感染；位置特殊，风险高，容易引起大出血等。因此在处理时应充分评估、安全清创、医护一体化合作，做好创面准备后尽早转介，行皮瓣移植，从而达到促进伤口尽快愈合的目的。

（龙小芳　张冰燕）

第四节　术后切口感染并腹、盆腔感染患者的护理

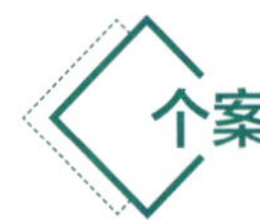

个案 1　消化道穿孔修补术后切口感染并肠瘘腹腔感染患者的护理

医源性腹腔感染主要指腹部手术后出现的腹腔内感染，绝大多数是术后的肠穿孔或吻合口瘘，也称为围术期复杂性腹腔感染。对于术后出现发热、白细胞计数升高、腹膜刺激征的患者，需要考虑围术期复杂性腹腔感染的可能。复杂性腹腔感染的严重程度取决于有无营养不良、低蛋白血症、恶性肿瘤情况、全身疾病的严重程度、腹腔感染的范围、干预措施的及时性等进行综合评估的结果。对围术期腹腔感染的患者，不仅要关注腹腔感染，更要关注由此带来的全身情况，如内环境紊乱、免疫功能失衡、脓毒症、脓毒症休克，以及脏器功能损伤。为确保内稳态的平衡，需要尽快恢复腹腔感染患者的血管内容量；对合并脓毒症休克的患者，应立即开始液体复苏；对无低血容量的患者，也应尽快恢复静脉通道，以备后续液体治疗。复杂性腹腔感染感染原的控制措施，包括经皮穿刺引流、黎氏双套管（由黎介寿院士研制）引流，甚至剖腹引流或腹腔开放和抗菌药物的治疗。应根据患者的具体情况选择引流与清创措施，并决定是否转流粪便行肠造口或吻合肠管。对弥漫性腹膜炎的患者，需要尽快手术。对无严重腹腔感染的患者，如果没有肠道连续性的中断、腹腔高压和腹壁缺损，不推荐再次手术探查。经皮脓肿穿刺引流可以准确缓解病情、改善脏器功能，但是由于被动引流，且引流管小，常无法控制腹腔感染。目前，临床常用的黎氏双套管对于围术期腹腔感染的治疗非常有效。其基本原理是变被动引流为主动引流；变单纯引流为滴水冲洗引流，即滴水双腔负压吸引管。基于对经皮脓肿穿刺引流技术缺点的认识及黎氏双套管良好的引流作用，任建安等所在科室结合经皮脓肿穿刺引流技术设计了经皮经腹腔穿刺器置黎氏双套管引流技术，并采用该技术治疗了 32 例术后出现消化道瘘、腹腔感染、脓肿形成的患者，均成功穿刺并放置黎氏双套管，其中 30 例引流后感染治愈，平均治愈时间仅为 7 天。对于围术期出现腹腔感染、脓肿形成的患者，经皮经腹腔穿刺器置黎氏双套管引流技术可使感染原得到充分引流，明显缩短患者的住院时间，提高了治疗成功率。对严重腹腔感染并发腹腔大出血的患者推荐应用“三明治”法腹腔填塞方式（由黎介寿院士设计），即在填塞纱布中放置黎氏双套管，边滴水边进行负压吸引，这样不仅能保证填塞的效果，而且通过双套管还能很好地引流腹腔内肠液或脓液，有效地控制腹腔感染。

运用墙式负压吸引引流脓液，同时配合持续冲洗，既能维持负压吸引通畅，又能吸收腹腔的肠液、脓液，治疗腹腔感染收到显著的效果，与黎氏双套管技术理论相似。

【患者资料】

患者张女士，68 岁，半年前因右卵巢癌行全子宫双附件切除 + 大网膜切除 + 盆腔淋巴结清扫 + 腹主动脉旁淋巴结清扫 + 肠粘连松解 + 双侧输尿管松解术，术后病理III_0 I_1期，为高级别浆液性乳头状癌。术后用紫杉醇、卡泊化疗，第三疗程化疗后患者呕吐、腹胀并进行性加重，在第三疗程化疗半个月后，超声引导下穿入右下腹包裹性液暗区，引流出 850ml 淡黄色液体。2 周后超声定位引流穿刺，左侧髂血管淋巴囊肿穿刺抽液 408ml，为淡黄色，右侧盆腔脓肿穿刺抽液 40ml，为暗红色

恶臭味。患者呼吸困难、腹痛加重、腹肌紧张，床边照片提示气腹，消化道穿孔，急性弥漫性腹膜炎，感染性休克。在全身麻醉下剖腹探查＋复杂肠粘连松解术＋小肠穿孔修补术＋回肠横结肠侧侧吻合术。术中探查见盆、腹腔暗褐色粪水、小肠破口及肠壁薄弱3处，肠粘连严重难以分离（手术持续了5小时），术毕用大量0.9%氯化钠注射液及甲硝唑冲洗盆腹腔，留置盆腔双侧、膈下双侧共4根双套管引流条以引流。术后呼吸机辅助呼吸1天。第5天，腹部膨隆，腹平片示少量气腹，右下腹见一短液气平面，未见明显肠梗阻，小肠内少量积气积液。盆腔引流液已经做了细菌培养。术后第7天，腹部膨隆加重，肠鸣音亢进，腹部伤口渗出黄色浑浊液，诊断为小肠穿孔修补术后肠瘘，请造口治疗师会诊。

【全身评估】

术后第7天，患者腹部膨隆，胀痛，呼吸困难，半卧位，没有排气排便，体温38.8℃，心率130次/分，血压150/80mmHg，血红蛋白90g/L，白细胞计数31.6×10^9/L，血糖9.31mmol/L，C-反应蛋白199.7mg/L。左、右上腹及左盆腔引流液是黄色清亮液体，右盆腔引流液是黄绿色液体180ml。全身运用抗生素注射用亚胺培南西司他丁钠、奥硝唑氯化钠注射液；运用醋酸奥曲肽注射液、胸腺5肽；白蛋白及静脉营养支持、吸氧、心电监护等；苯磺酸氨氯地平片5mg研碎胃管注入（有高血压史）。患者身高158cm，体重65kg。有医保，有先生及女儿的关爱，轮流陪伴在身边。

【局部评估】

患者腹部隆起，胀痛，没有服镇痛药。原来腹部手术切口靠近下端1/2有少量黄色浑浊粪液、周围皮肤泛红、肿胀。主管医生轻轻撑开下端伤口，大量黄绿色粪水样液喷射涌出，浑浊，腐臭味，形成2个外露的伤口，最下端伤口2cm×1.5cm×1cm，12点位置向上5cm隧道与原来手术缝线平行，跟着又一个外露伤口4cm×2cm，基底高低不平，用棉签轻轻探测，能探查测量的深度是7cm。右盆腔引流管及周围皮肤流出黄绿色粪液，周围皮肤泛红（图3-4-1a）。其余3根引流管引流液淡黄色浆性，液清。

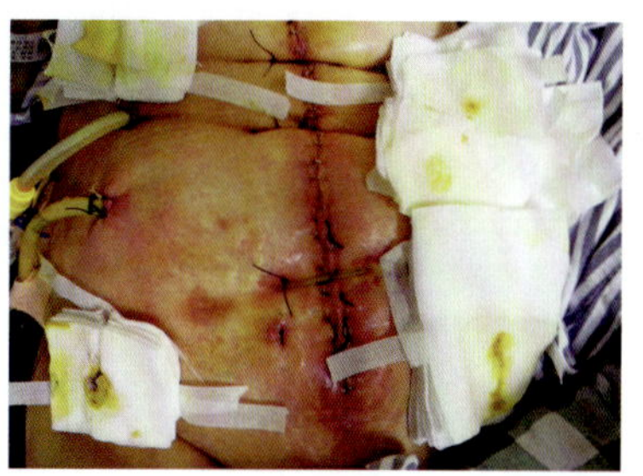

图3-4-1a　伤口及右盆腔引流管有黄绿色粪液渗出

【护理目标】

1. 充分引流出腹部积聚的粪水，减轻腹胀。
2. 冲洗腹腔局部及伤口，创造适宜的愈合环境，促进愈合。
3. 减轻患者及家人的焦虑心理。

【处理过程】

1. 接诊时先抽吸伤口粪水，然后局部手工冲洗　顺着腹部下端伤口内的空隙插入一次性无菌尿管，尿管接上无菌甘油注射器，抽出粪水样液300ml。用0.9%氯化钠注射液经一次性尿管冲入伤口，边冲边用注射器抽出冲洗液。冲洗过程能观察到冲出部分奇异果的粪渣（患者诉术前一天吃奇异果），第一次冲洗用了1500ml的0.9%氯化钠注射液、甲硝唑100ml。冲洗过程中发现部分伤口冲洗液从右盆腔引流管出来，冲洗直到伤口冲洗液透明、澄清后停止冲洗。患者无腹痛加重现象。

2. 腹部伤口和盆腔引流管部位采用墙式负压吸引引流的方法，并配合冲洗方法处理 头3天，因为腹胀严重，腹部伤口单纯做负压吸引治疗，没有局部边冲洗、边负压。盆腔引流管是边冲洗、边接墙式负压。两条引流管用Y形管连接，持续负压，压力125mmHg（16.7kPa），负压配合冲洗的方法得到主管医生同意。

（1）腹部伤口墙式负压吸引的方法 用一次性14号硅胶吸痰管剪出侧孔，每个侧孔约0.5cm，侧孔间间隔约0.3cm，侧孔螺旋形走向分布，吸痰管侧孔总长约5cm。然后，用磺胺嘧啶银脂质水胶体敷料包裹剪有侧孔的吸痰管，置入与盆腔相通的腹部伤口；腹部最下端小伤口12点隧道位置放置磺胺嘧啶银脂质水胶体敷料引流，与近邻伤口形成搭桥，与负压吸引管一起用透明敷料覆盖。吸痰管的另一端接墙式负压（图3-4-1b）。

（2）盆腔引流管采用墙式负压的方法，并配合持续冲洗的治疗方法 右盆腔双套管引流管较大的侧孔连接输液管（冲洗液用甲硝唑100ml及庆大霉素8mg加入0.9%氯化钠注射液100ml，每日两次冲洗，并接0.9%氯化钠注射液冲洗），24小时持续冲洗盆腔，30滴/分；引流管另一个小的侧孔活塞打开，接上无菌输液管排气管，以利于与外界通气，保持吸引的通畅。双套管的外口端接墙式负压吸引装置（图3-4-1c）。

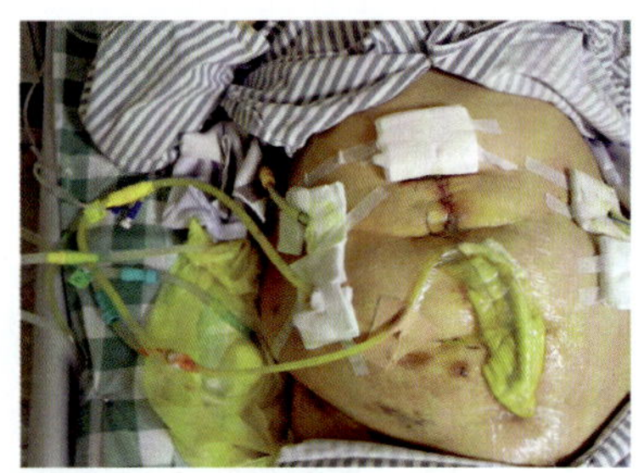

图3-4-1b 2个相邻伤口搭桥，一起用墙式负压

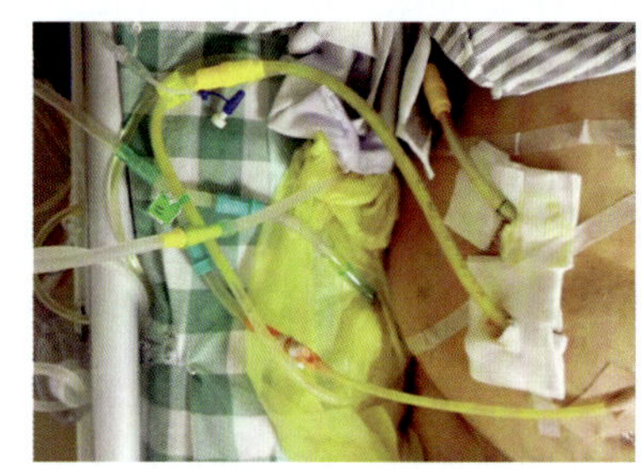

图3-4-1c 双套管大侧孔连接输液管，小侧孔排气

（3）每天更换腹部伤口敷料，冲洗液出量为每天400ml黄绿色粪水性。每次更换敷料时都进行局部手工冲洗。2人合作，一人用0.9%氯化钠注射液经尿管冲洗腹部伤口局部，一人抽吸冲洗出来的液体，直至冲洗液变清为止。只有手工冲洗才能冲出大块粪渣，比如奇异果籽这样的粪渣。

（4）经过3天后，患者腹胀痛明显减轻，排出3次粪便，呼吸平顺。血压正常，血常规、血糖及体温正常，C-反应蛋白103.9mg/L，伤口变小、隧道缩短。这时盆腔引流液淡黄色浑浊，比前稍微清亮些。腹腔引流液培养结果为热带假丝酵母菌及粪肠球菌感染。营养师跟进营养管理。患者能在家属的搀扶下在病房带管（负压引流管长4m）下床活动，睡眠好，已经停止心电监护吸氧。

3. 腹部伤口用自制双套管进行边负压吸引、边冲洗方法处理

（1）由于每次揭开腹部伤口敷料时，还有很浑浊的粪液，有不少奇异果籽粪渣，因此，腹部伤口改为用自制双套管边冲洗边负压吸引的治疗方法。仍保留每次更换敷料的同时2人配合的局部手工冲洗，一直执行到停止墙式负压吸引及冲洗治疗为止，因为浓稠的粪渣很难通过有过滤网的负压管吸出来，容易堵管，开放的手工操作边冲洗、边负压吸引能冲出部分粪渣。伤口敷料更换改为3天1次。

（2）自制双套管的方法（同第一章第一节个案 1） 首先准备有侧孔的吸痰管（方法同前），其次，用吸痰管和头皮针软管制作成双套管，作为冲洗管和负压管。用 8 号头皮针，剪除掉针头钢针部分，剩余的头皮针软管从吸痰管远端侧孔插入，头端与吸痰管头端接近，制成双套管。

（3）置管 自制的双套管从造口袋进入腹部伤口中，置管深度 5cm（只能置入的双套管的深度）。首先，裁剪造口底盘口径比伤口大 2 ~ 3mm；在造口袋正面贴上约 2cm × 2cm 水胶体超薄片（以保持小孔的弹性），在这超薄片连同造口袋正面塑料膜上面剪出一个小孔。然后，用上述自制的双套管插入该小孔，伸进造口袋，达到剪好的底盘口径外。用半块磺胺嘧啶银脂质水胶体敷料包裹吸痰管侧孔部位端，并将其置入腹部伤口内。将造口袋与腹部伤口周围的皮肤贴紧，用水胶体超薄片密封固定吸痰管及头皮针软管进入造口袋间的间隙。

（4）吸痰管的另一端接上 Y 字形接头，与右盆腔双套管外口接头连接，最后接墙式负压吸引装置，调节负压在 125mmHg（16.7kPa）左右。

（5）头皮针软管的另一端连接输液管，每天用 0.9% 氯化钠注射液冲洗伤口，30 滴 / 分。腹部下端伤口 12 点隧道放置磺胺嘧啶银脂质水胶体敷料引流，外贴小型的伤口引流袋（图 3-4-1d）。3 ~ 5 天更换 1 次负压吸引的管道、敷料、造口袋。接诊 11 天后，血糖 7.27mmol / L，C- 反应蛋白 6.54mg / ml，降钙素原 0.11ng/ml，冲洗液出量每天约 100ml，黄色浑浊，腹部伤口周围皮肤无红肿。停抗生素。

4. 病情变化

（1）与盆腔相通的腹部伤口及盆腔给予持续负压，并配合冲洗。患者精神逐渐恢复，能下床活动。引流管除右盆引流管外其余都拔除。在接诊 18 天后，腹部伤口更换敷料并进行手工局部冲洗时，仍然冲出来约 30 粒奇异果籽（图 3-4-1e）。腹部伤口冲洗液澄清，盆腔引流液还有少量黄色浑浊液。继续原来的腹部伤口及盆腔引流管的负压配合冲洗。此后，每 5 天更换负压吸引的管道、敷料、造口袋 1 次。在接诊 30 天后，腹部伤口更换敷料并进行人工局部冲洗时，仍然冲出来约 10 粒奇异果子，腹部伤口冲洗液及盆腔引流液澄清。

（2）负压配合冲洗治疗 6 周后，伤口冲洗液清，冲洗出入量平衡。患者无发热、无腹部胀痛，经过检查无积液，停止负压及冲洗，腹部伤口很小，只用纱布敷料覆盖（图 3-4-1f）。1 周后伤口愈合，继续观察 1 周后，患者康复出院。

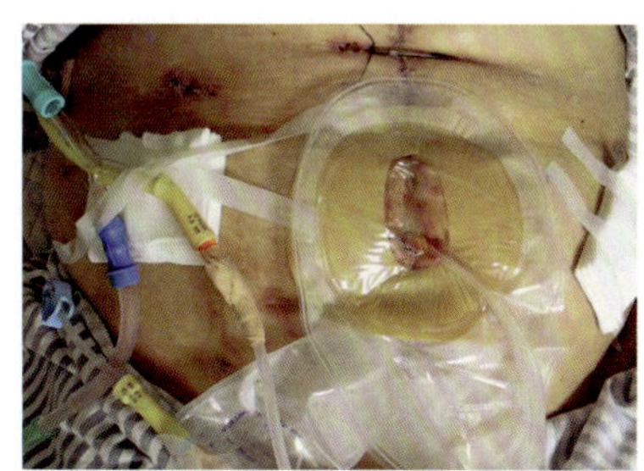
图 3-4-1d 头皮针软管的一端接输液管冲洗

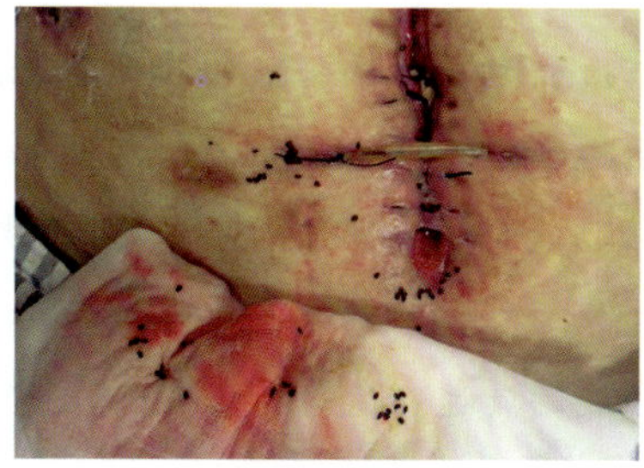
图 3-4-1e 负压及冲洗 18 天后仍有奇异果子

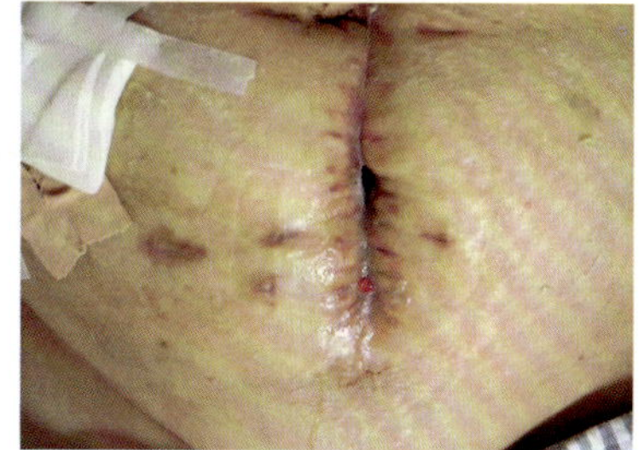
图 3-4-1f 负压及冲洗 6 周后愈合

【健康教育】

1. 解释墙式负压吸引的目的是引流伤口的脓液、细菌，减轻局部水肿，促进局部血液循环，促进伤口的愈合，取得患者及家属配合。

2. 强调墙式负压吸引治疗过程中，不能自己调节压力表，压力表压力超过范围时（一直没有出现过这种现象），及时报告医务人员。

3. 说明当墙式负压吸引的引流液变成浓稠血性时（没有出现），及时报告医务人员。

4. 有效的墙式负压吸引的伤口引流袋会紧紧黏附在伤口上，引流管的液体会晃动；如果没有负压时，伤口引流袋会有胀气表现；堵管时引流管液体不晃动，及时报告医务人员。

5. 鼓励患者下床活动，不脱离负压机时也可以下床，在床边活动。脱离负压机时，医护人员先关冲洗液半小时，再关闭负压，用无菌纱布包裹导管的两个分离端。暂停负压的时间每天总共不超过 2 小时。开始患者选择在病房带管活动，从每天下床活动 1 次到每天 4 ~ 5 次，后期活动时间逐渐增加，在病房外散步。

6. 及时告知腹腔、盆腔感染的进展，解释营养支持的重要性，缓解患者及家属的疑惑和紧张情绪。

【结果】

患者因卵巢癌术后化疗后小肠穿孔，导致感染性休克。急诊行小肠穿孔修补术，见肠粘连非常严重，术后小肠瘘，腹盆腔感染，经过多学科医护团队的合作，应用抗生素、醋酸奥曲肽注射液、营养支持及利尿强心等对症治疗，也经过 6 周的腹盆腔墙式负压吸引配合冲洗治疗，使腹盆腔原来黄绿色浑浊臭味的粪液冲洗成清水样。停止负压及冲洗 1 周后，观察患者白细胞正常、无腹腔积液、无腹痛压痛、体温正常，伤口愈合，无感染出院。

【重点 / 难点】

1. 患者腹部伤口冲洗液与盆腔相通，有浑浊粪水并有奇异果粒，注意操作轻柔，顺着伤口的腔隙置管，以免粪渣扩散。

2. 负压吸引即使配合冲洗粪渣也难以吸出，需要缩短换药间隔，也需要在换药期间手工冲洗，及时清理粪渣。

3. 本案例仅用墙式负压吸引的方法处理，容易出现死腔，造成感染灶，难以消除。

4. 本案例涉及盆腹腔感染，负压吸引配合冲洗的方法需要与医生沟通，得到主管医生同意。

5. 盆腔双套管引流管中一个侧孔开放与大气相通，一个侧孔连接输液管 0.9% 氯化钠注射液冲洗，一边冲洗，一边负压吸引，防止堵管，也保持浑浊粪液顺利吸出体外。

6. 因为患者腹部伤口的冲洗液体能流到盆腔引流管中，两处粪液性质相同，因此可以用 Y 形管连接，与墙式负压机相连。

7. 冲洗用的 0.9% 氯化钠注射液的滴速应适当，约 30 滴 / 分，以能完全及时吸出水分为妥，记录冲洗的出入量。

8. 停止负压吸引及冲洗前，先检测了解有无腹腔积液。当没有腹腔积液、引流液变清、血常规正常，降钙素原水平正常，体温正常，腹部检查腹软、无腹痛及压痛，由主管医生指示停止负压吸引治疗。

9. 墙式负压吸引治疗需要取得患者的配合。无负压吸引禁忌证。

10. 重视全身支持治疗，使用抗生素，营养支持，注意水、电解质、酸碱平衡。

（张惠芹）

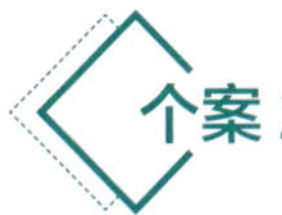

个案 2 肠内支架取出肠穿孔修补术后切口感染并腹腔感染患者的护理

临时性造口是一种用于缓解远端肠道吻合术后吻合口压力以及减少术后吻合口漏带来的风险，如盆腔感染、败血症等的常见治疗手段，目前最为常用的是袢式回肠造口和袢式横结肠造口。大部分患者在术后 6 个月左右会进行造口还纳。Kutt-Sing Wong 等学者通过调查 1504 回肠造口回纳术后的患者发现，造口回纳术后并发症发生率为 11.4%，其中肠梗阻和肠瘘发生率分别为 6.4% 和 0.6%。经内镜支架置入扩张狭窄肠段是造口回纳术后肠梗阻的有效治疗手段之一，支架置入可使患者免除再次手术伤害。然而研究报道，远端肠道和近端肠道的支架移位发生率高达 10%，近 5% ~ 10% 的患者在置入支架后会出现胰腺炎、出血、肠穿孔等并发症，甚至死亡。急性非外伤性结肠穿孔会导致腹痛、腹膜刺激征、肠麻痹、发热、感染，甚至休克。虽然发病原因及处理过程不同，非创伤性结肠穿孔总住院死亡率为 15.5% ~ 25.6%。肠穿孔的治疗要遵循个体化原则。目前，针对肠穿孔常见的处理方法有手术缝合、损伤肠段外置、近端造口、腹腔冲洗引流等。手术干预虽然可以缓解肠穿孔所引起的急性腹部症状，但剖腹手术后患者腹部伤口愈合状况也是值得关注的问题。近年来，多位学者报道了负压吸引技术在腹部伤口愈合中的应用。Derek 等报道负压技术可以增加腹部裂开伤口的愈合率，降低患者的死亡率。Cond é -Green 等报道和传统敷料换药相比，负压技术大大降低了伤口并发症及腹壁重建后伤口再裂开的发生。

【患者资料】

患者廖先生，55 岁，主诉“造口还纳术后 2 周，腹痛腹胀 3 天伴肛门停止排气排便”入院。患者 2 周前行造口还纳术，术后 11 天无明显诱因出现腹痛，为间歇性胀痛，伴肛门停止排气排便。直肠指检发现距肛缘 3cm 可及吻合口，上方肠管僵硬，管腔通畅，指套未见血迹。腹平片检查：考虑不完全性肠梗阻。诊断为“回肠造口回纳术后，直肠癌综合治疗后；不完全性肠梗阻”。患者入院后经内镜行结直肠支架置入术，术后第 10 天无明显诱因出现腹痛，持续性刀割样疼痛，伴恶心、发热，无呕吐、便血和腹泻，结合各项检查，初步考虑：弥散性腹膜炎、肠穿孔。完善术前准备，急行“剖腹探查 + 横结肠造口 + 肠瘘缝合 + 支架取出术”，术中发现左侧结肠近骶髂处有一 2mm 破口，缝合瘘口一针，留置腹腔引流管两条。术后患者腹部切口愈合不良，伤口处经棉签探查可见黄绿色胶状液体流出，予局部换药处理（图 3-4-2a）。白蛋白 10g 每天静脉滴注，肠外营养，利用术中留置在腹腔的双套管行腹腔冲洗，配合墙式负压吸引，醋酸奥曲肽注射液 24 小时维持静脉滴注，全身抗炎治疗。

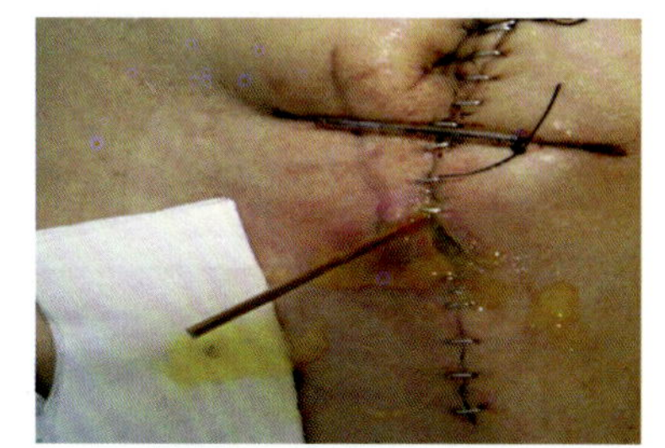

图 3-4-2a 初诊时探查

【全身评估】

患者步行入院，腹痛、腹胀，焦虑，担心再次手术。入院检查血生化，检查结果示白蛋白 34.8g/L，血红蛋白 113g/L，余无明显异常，无发热。患者身高 164cm，体重 55kg，中学文化，自由职业，自费，经济负担重。患者既往体健，无其他手术外伤史和慢性病史，回肠造口术后 7 个月，具备回肠造口护理相关知识，缺乏切口感染、腹腔感染治疗与护理方面的知识。

【局部评估】

患者脐下约 4cm 处手术切口裂开，伤口大小为 2cm × 1cm。伤口 12 点方向窦道深 2cm，1 点方向隧道 12cm，没有底端，疑与腹腔相通，棉签探查后有大量黄绿色、果胨样的胶状物流出。伤口周围皮肤红肿、疼痛，纱布覆盖保护。

造口位于右上腹，为横结肠袢式造口，造口圆形，大小为 3cm × 3cm，高 0.5 ~ 1.0cm，牛肉红，轻度水肿。造口袋能充分收集造口排泄物。

【护理目标】

1. 引流腹腔感染分泌物，促进伤口愈合。
2. 掌握横结肠造口护理能力。
3. 心理支持。

【处理过程】

1. 伤口处理

（1）将伤口引流液进行细菌培养，监测患者白细胞计数以及体温变化。

（2）连接尿管和 30ml 注射器，将尿管沿着伤口 1 点方向深入，充分抽取黄绿色凝胶状液，抽出量大约 50ml（图 3-4-2b）。

（3）自制负压吸引在伤口局部进行墙式负压吸引治疗（自制负压吸引管的制作方法同第一章第二节个案 1）。首先使用水胶体超薄敷料覆盖伤口上方和下方的手术切口，为造口袋的稳妥粘贴创造良好条件；其次选用一件式开口造口袋，造口袋正面贴 2cm × 2cm 超薄片，分离造口袋前后两层薄膜，在造口袋正面的超薄片上剪一小孔；然后选用 12 号吸痰管，剪 10 个侧孔，借助止血钳将吸痰管经超薄片上的小孔拖入造口袋内，吸痰管侧孔用磺胺嘧啶银脂质水胶体包裹，手术缝线结扎固定。将包裹好的吸痰管沿着伤口 1 点方向深入，按医嘱置入管 10cm。粘贴造口袋，造口袋开口应大于伤口。密闭吸痰管及造口袋的缝隙，将吸痰管另一端连接中心负压，负压大小调节至 75mmHg（10kPa）（图 3-4-2c）。此墙式负压吸引方法已征得医生同意。

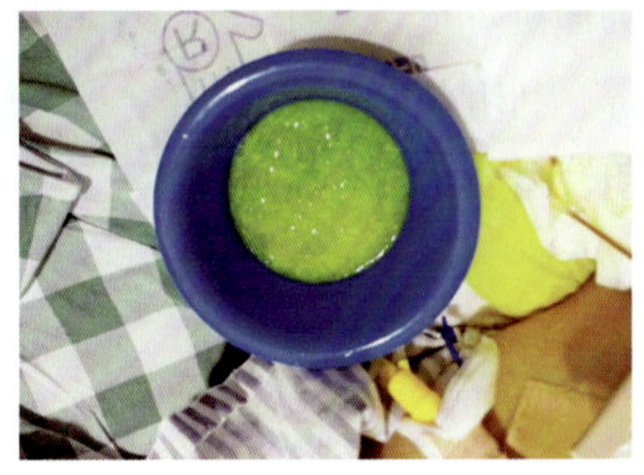

图 3-4-2b　伤口流出黄绿色胶状物

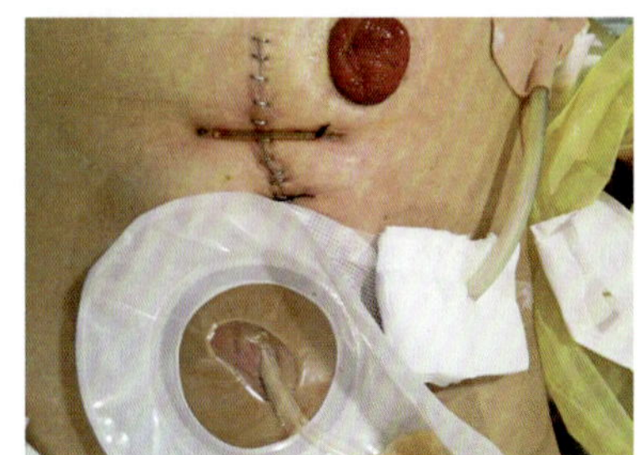

图 3-4-2c　墙式负压治疗伤口

（4）黄绿色液体培养结果为肺炎克雷伯菌感染，头孢他啶静脉滴注，墙式负压吸引顺畅，无堵管，3～5天换管及敷料一次。发现原术中留置在腹腔的双套管行腹腔冲洗时有少量冲洗在腹部伤口出现，继续配合墙式负压吸引。

（5）墙式负压吸引后第10天，腹腔黄绿色胶状液体明显减少，伤口到腹腔隧道变浅，将置管深度改为6cm，以便为肉芽生长留出空间。

（6）墙式负压吸引后第16天，负压收集袋内未见黄绿色液体吸出，伤口局部抽吸亦未见黄绿色液体抽出。棉签探查发现，伤口1点方向有少量血性渗液，腹腔隧道变浅窄深，约6cm，停止负压吸引，改用藻酸盐填充条填充，纱布覆盖保护，根据渗液量决定换药次数。

（7）藻酸盐敷料填充换药后9天，患者伤口明显好转，12点方向窦道消失，1点方向腹腔隧道已经变成窦道，深4.5cm，窦道四周较前变窄，分泌物变淡黄，周围皮肤正常，没有腹腔冲洗液出现在腹部伤口。患者一般状况好转，医嘱予转内科治疗并换药。

2. 造口处理

（1）协助患者选择合适的造口产品。

（2）待患者精神恢复后，鼓励患者及其家属自行更换造口袋，评估患者造口自我护理能力并给予相应的指导。

【健康教育】

1. 解释负压吸引的目的是为了减少伤口的细菌，及时清除腹腔内黄绿色胶状液体，促进局部血液循环及肉芽组织的增生。

2. 强调在负压吸引过程中，压力在75mmHg（10kPa）左右，因置管较深，负压过大会损伤腹腔脏器，故患者不能自行调节，压力表数值异常时，需及时通知医务人员。

3. 告知患者当负压吸引的引流液为浓稠血液时，可能出现腹腔出血，需及时通知医务人员。

4. 说明负压吸引有效时，造口袋薄膜会紧贴伤口，局部不会有漏气声响，引流管内的液体会晃动。

5. 负压吸引过程中，要注意管道的妥善固定和保护，每次翻身或活动前要注意管道的保护，如果出现脱管，要及时通知医务人员。

6. 负压治疗过程中，患者可下床活动，每次下床前分离吸痰管和大胶管，用无菌纱布包裹两个分离端，暂停负压时间每天不超过2小时。

7. 针对患者造口护理方面的问题，向患者讲解横结肠造口与回肠造口的区别，如回肠造口排泄量大，排泄物液状，排泄物对周围皮肤腐蚀作用强，横结肠造口排泄物呈糊状或软便，排泄物臭味较回肠造口明显等。

8. 告知患者支架置入的目的是为了扩张狭窄的肠段，便于粪便排出；横结肠造口的原因是支架置入部位出现肠穿孔，行横结肠造口可避免粪便从瘘口流出，污染腹腔，同时也可以为瘘口的愈合创造有利条件。鼓励患者观察造口排气、排便，及时清除积聚在造口周围的粪便，避免近端造口排出的粪便经远端造口进入下段肠道。

9. 告知患者伤口和瘘口的愈合需要营养，嘱患者积极配合治疗，及时补充白蛋白，鼓励患者积

【局部评估】

医生拔出患者右上腹引流管后，重置一次性尿管接一次性负压引流瓶引流。右下腹继续双套管接一次性负压引流瓶引流，右上腹引流口与腹部下端伤口相通，有黄白色脓性分泌物流出，引流管周围皮肤泛红、肿胀。左上腹双腔引流管无液体吸出。患者腹部胀痛，腹部原手术伤口下端有一 4cm × 3cm × 7cm 伤口，周围皮肤肿胀泛红，伤口基底 12 点位置探查得知有一 20cm 隧道，与右上腹尿管引流部位及右下腹引流管部位相贯通，能看见基底部分是 100% 黄灰色脓液覆盖。腹部伤口靠右上腹、右下腹部位的周围皮肤较硬。左下腹外侧手术伤口 5cm，伤口近端与造口相连，黑色肠线缝合，伤口湿润，周围皮肤无红肿。造口回缩，开口向上，大小为 35mm × 28mm，黏膜淡红色，造口上有黄色糊状便（图 3-4-3a）。

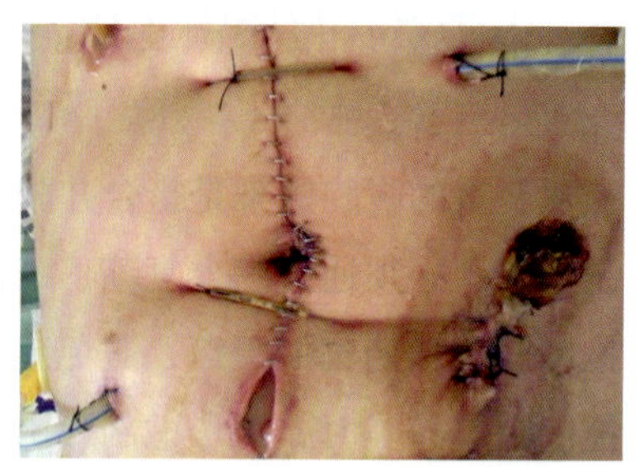

图 3-4-3a　术后第 8 天腹部引流管及伤口充满脓液

【护理目标】

1. 清除脓液，控制感染，促进伤口愈合。
2. 收集造口排泄物，做好造口护理。
3. 减轻患者焦虑的心理护理。

【处理过程】

1. 处理伤口时，先抽出脓液

（1）首次接触患者腹部伤口时，因引流管及伤口周围皮肤有渗出的脓液，用碘伏消毒引流管及伤口周围的皮肤。

（2）一次性无菌尿管置入腹部下端伤口，再接一次性无菌甘油注射器初步吸出脓液，动作轻柔；再接右上腹引流的尿管，吸出尿管引流的脓液。

2. 征求主管医生后持续冲洗，配合墙式负压吸引，引流伤口脓液

（1）原来右上腹留置的一次性引流尿管持续冲洗。按医嘱冲洗，每天用甲哨唑 200ml、袋装 0.9% 氯化钠注射液 3000ml，连接右上腹留置的一次性尿管，持续点滴，约 30 滴 / 分，冲洗伤口。

（2）右下腹引流管由医生每天用注射器进行 0.9% 氯化钠注射液 100ml 冲洗。

（3）利用单腔负压吸引管接墙式负压吸引腹部伤口脓液（图 3-4-3b）（单腔负压吸引管制作见第一章第二节个案 1），伤口 3 天后很快变小、变浅。这样，右上腹冲洗液不能完全与腹部伤口相通，将有机会形成死腔，改用双套管接墙式负压吸引引流冲洗腹部伤口（双套管的制作方法同第一章第一节个案 1）。置入双套管长度 15cm，置管长度与右上腹冲洗管接近。双套管的另一端接上墙式负压吸引装置，调节负压在 80mmHg（10.6kPa）左右；把造口袋与双套管伤口周围的皮肤贴紧，以收集冲洗渗液。用水

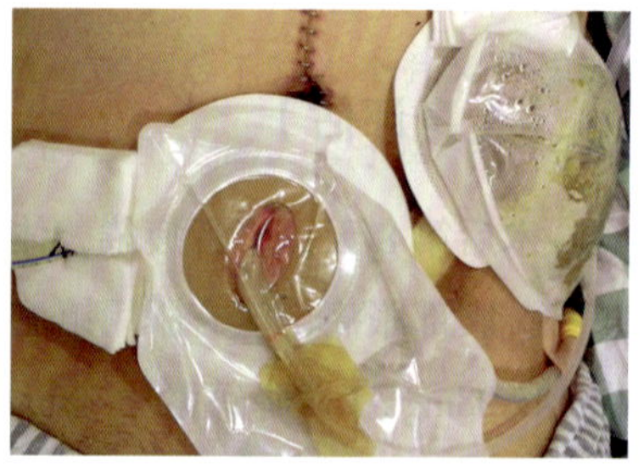

图 3-4-3b　右上腹尿管接 0.9% 氯化钠注射液冲洗，腹部伤口负压吸引

胶体超薄片密封吸痰管进入造口袋间的间隙。头皮针软管的接口接 0.9% 氯化钠注射液 1000ml 持续冲洗腹部伤口，10 滴 / 分左右，保持引流通畅，防止堵管，产生死腔。

（4）前 2 天每天换敷料 1 次，右上腹引流的尿管周围有液体外渗，第 2 次更换敷料时，在引流用的尿管外贴泌尿造口袋，并接床边袋，收集渗液。患者感觉比前舒服，腹胀减轻，腹部下端伤口脓液减少，剪除疏松的黄灰色腐肉，腹部伤口下端伤口的通道明显变浅，体温 37.8℃。腹腔引流液细菌培养结果报告为屎肠球菌感染、大肠埃希菌，医嘱更改抗生素，防二重感染。此后，改用双套管冲洗后每 3 天更换敷料 1 次。

（5）腹部伤口持续冲洗及墙式负压吸引治疗 8 天后，C–反应蛋白 39.40mg /L、降钙素原 0.11ng /ml。腹部伤口变小、变浅，仍有少量脓液，腹腔 B 超检查明确无腹腔积液，停用抗生素，医生拔除左上腹、左下腹的引流管。继续此前的持续冲洗及墙式负压吸引治疗，由于腹部伤口隧道的变化，置入的负压吸引管改用 12 号吸痰管，侧孔总长 7cm。第 12 天后，复查白细胞计数 9×10^9/L，血红蛋白 74g/L，肾功能、电解质未见异常；体温 37℃，医生拔除右下腹引流管。

（6）持续冲洗及墙式负压吸引 15 天后（图 3–4–3c），患者腹部下端伤口无脓液吸出，冲洗液出入量平衡，白细胞计数正常，体温正常，C–反应蛋白及降钙素原水平正常，腹软无压痛、反跳痛。按医嘱停止冲洗及墙式负压治疗。观察 5 天，无异常，给予出院。

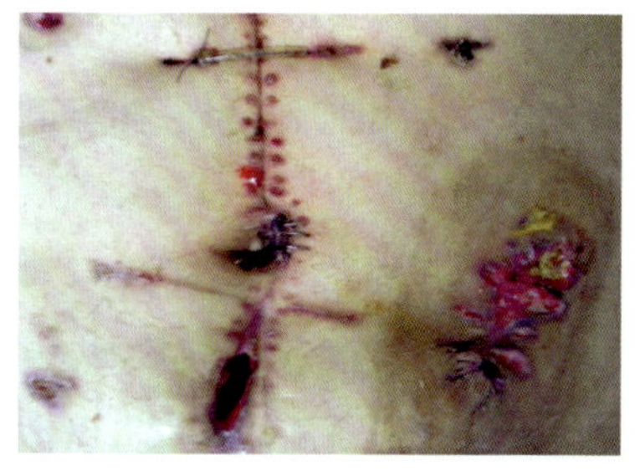
图 3–4–3c　墙式负压吸引及持续冲洗 15 天后

3. 造口处理

（1）术后第 8 天，人工肛有排气、排便，糊状便，因患者造口连接左下腹伤口，粪便污染伤口，用碘伏清洁湿敷伤口 5 分钟，再用 0.9% 氯化钠注射液清洗伤口及造口。

（2）在左下腹伤口上覆盖亲水性纤维敷料，再盖上水胶体超薄片，在造口与伤口连接处用防漏膏，再贴上一件式透明的造口袋。3 天更换造口袋 1 次，无渗漏。

（3）患者入院前已经能够造口自理，这次造口旁有伤口，且腹腔感染，精力不佳，暂时由造口治疗师执行造口护理。

（4）造口旁伤口两周拆线，伤口与造口相连处，伤口还没有完全上皮覆盖，继续用亲水性纤维覆盖，再盖水胶体超薄片，然后贴上造口袋。嘱患者出院时到当地医院换药。

【健康教育】

1. 解释墙式负压吸引的目的是引流伤口的脓液、细菌，减轻局部水肿，促进局部血液循环，促进伤口的愈合。

2. 强调墙式负压吸引治疗过程中，不能自己调节压力表，压力表压力超过范围时，应及时报告医务人员。

3. 告知患者当负压吸引引流液颜色变成浓稠血性时，应及时报告医务人员。

4. 告知患者医护人员会加强巡视，有效的负压吸引的伤口引流袋会紧紧黏附在伤口上，引流管的液体会晃动；如果没有负压时，伤口引流袋会有气体胀气表现；堵管时引流管液体不晃动，及时报告医务人员。

5. 鼓励患者下床活动，不脱离中心负压机时也可以下床，在床边活动。脱离中心负压机时，先关冲洗液半小时，再关闭负压，用无菌纱布包裹导管的两个分离端。暂停负压的时间每天总共不超过 2 小时。患者在负压吸引治疗 1 周后开始下床活动，每天早晚散步约各 15 分钟。

6. 及时告知患者伤口的愈合情况，解释营养支持的重要性，缓解患者及家属的疑惑和紧张情绪。

7. 造口旁伤口愈合后可能会有瘢痕，影响造口袋粘贴牢固，告知患者造口袋正常可以使用 3 ~ 5 天，否则，要到造口门诊更换其他合适的造口袋。

【结果】

患者因直肠癌综合治疗后复发转移不完全肠梗阻而入院，入院行回肠部分切除 + 结肠部分切除 + 复杂肠粘连松解术。术后出现肾功能不全且有急性肾衰竭倾向、急性肺水肿、心功能不全，经过多学科医护团队的合作，应用抗生素、营养支持及利尿强心等对症治疗，肾功能无明显恶化、肺水肿控制、心衰明显改善。术后早期出现腹腔感染，通过抗生素、营养支持及 15 天的持续伤口冲洗及墙式负压引流，清除了腹腔感染。术后 28 天，患者白细胞计数正常，C-反应蛋白及降钙素原正常，无腹腔积液，无腹痛压痛，体温正常，伤口变小，无感染出院。

【重点 / 难点】

1. 本案例患者严重腹腔感染，用一次性负压吸引瓶引流，引流效果差。如果严重腹腔感染仅用墙式负压吸引引流，容易出现死腔，造成感染灶难以消除。

2. 与医生沟通，得到主管医生同意，应用自制双套管墙式负压吸引和冲洗的方法处理伤口。因为腹腔右上腹及右下腹的引流管与腹部伤口相通，且都充满脓液，一边冲洗，一边负压吸引，防止出现感染死腔，也保持浓稠的脓液顺利被吸出体外。

3. 自制双套管从腹部伤口下端轻轻放入伤口深部隧道，吸痰管前段侧孔端需要敷料充分包裹，外科缝线包扎紧。因伤口隧道很长，包裹吸痰管用的上下两段脂质水胶体敷料连接部位需要重叠，并需要用外科缝线以外科结形式固定好，以防敷料或缝线脱落在深部伤口中。需要在造口袋表面标记引流管周围敷料数量，做好护理记录，以保安全取出。

4. 冲洗用的甲硝唑、0.9% 氯化钠注射液滴速适当，约 30 滴 / 分，以能完全、及时吸出水分为妥。记录冲洗液的出入量。

5. 一次性无菌尿管在右上腹做引流管，浓稠脓液难于引出，征求医生意见，改用双套管接墙式负压吸引和冲洗，以保持引流通畅。

6. 停止墙式负压吸引前，先停止冲洗伤口，经 B 超检测了解有无腹腔积液。当没有腹腔积液、引流液变清、血常规正常、体温正常、C-反应蛋白及降钙素原水平正常，腹部检查腹软、无腹痛及压痛时，主管医生指示停止墙式负压吸引治疗。

7. 墙式负压吸引治疗需要取得患者的配合，无负压吸引禁忌证。

（张惠芹）

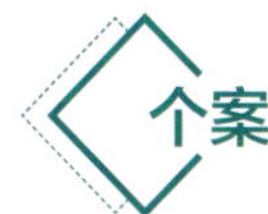

个案 4　胰尾切除术后切口感染并腹腔局部感染患者的护理

韧带样纤维瘤病是成纤维细胞克隆性增生性病变，位于深部软组织，以浸润性生长和易于局部复发为特征，但不转移。本病可发生于全身各处，多见于腹壁，也可发生于腹内及骨骼肌内，病因包括遗传、内分泌和物理因素等。治疗方法有手术、放疗和药物保守治疗。手术切除范围包括肿瘤及附近正常肌肉、筋膜和腱膜，以降低术后复发率。局部切除是否充分关系到是否局部复发，某些特殊部位的韧带样瘤具有致命性，尤其是头颈部。

胰腺远端切除术正越来越多地应用于慢性胰腺炎、胰腺体尾部良恶性肿瘤、囊性病变和胰腺外伤等疾病的治疗，胰漏的发生率高达 30% ~ 45.7%，胰漏的危害性主要在于被胆、肠液激活的胰酶漏入腹腔，腐蚀消化周围组织，引起致命性大出血或不易控制的感染。胰漏不但增加了患者的痛苦和住院时间，而且增加医疗成本。胰漏的危险因素包括胰腺本身的因素、患者自身危险因素、手术技术等。围术期常规应用奥曲肽预防胰漏的发生。一旦发现胰漏，首先根据局部或全身临床表现，给予积极的保守治疗，充分引流；Kahheng 等认为对术后引流采取一种重视态度，即一旦引流液中显示有升高的淀粉酶浓度，便采用影像学检查，注意是否引流不畅。胰漏和腹腔感染是胰腺手术后最常见的两种并发症。如果抗感染治疗 4 ~ 7 天后，患者仍有持续或复发的腹腔感染症状，应行 CT 或超声等影像学检查以明确诊断，排除是否有新的感染原，或感染原引流不畅。

自制双套管用于持续冲洗腹腔脓液及配合墙式负压吸引技术抽吸胰漏胰液和脓液，可充分引流腹腔和胰漏胰液脓液，效果显著。

【患者资料】

患者袁先生，70 岁，因腹腔肿物，行胃楔形切除，病理示低危险度间质瘤，持续服用伊马替尼。1 年后 CT 提示复发，继续服用伊马替尼，7 个月后 CT 复查提示，肿物大小没有明显的变化，拟胃肠间质瘤综合治疗后复发入院，全身麻醉行剖腹探查 + 左腹腔肿物切除 + 胰体尾切除 + 脾切除 + 横结肠脾曲切除 + 胃体部分切除术，肿物侵犯左上腹腔胰腺尾部、横结肠、胃体后壁，术后病理提示韧带样纤维瘤。术后留置胰尾原位引流管及脾窝引流管各 1 条，术后医嘱抗炎、补充白蛋白、静脉营养、保护胃制酸药、生长抑素的应用等。术后第 8 天，腹部切口中段渗液较多，见黄白色分泌物，无臭，切口渗液培养无细菌、无白色念珠菌生长。术后 11 天，腹腔引流液细菌培养见大肠埃希菌，对注射用亚胺培南西司他丁钠敏感，注射用亚胺培南西司他丁钠抗炎治疗 4 天；且右侧胸腔反应性积液，B 超穿刺下引出胸腔积液 800ml，透明、无色、澄清。术后 14 天拔出胸腔引流管。腹水淀粉酶术后第 3 天 78100U/L，术后 20 天 13560U/L。术后 23 天拔去脾窝引流管，胰尾原位引流管每天引流出 20ml 乳糜样白色液体。术后 28 天因为左中腹外侧切口还有渗液，请造口治疗师会诊。

【全身评估】

患者身高 158cm，体重 55kg，脸色偏青白，流质饮食，生命体征平稳，能下床活动，近期血常

规白细胞计数 13.28×10^9/L，其余正常，生化正常。予静脉补充营养，生长抑素刚停止使用。没有糖尿病史。患者为伤口长期不愈烦恼。睡眠一般。经济情况尚好，有妻子和孩子的关爱。

【局部评估】

术后 28 天，左中腹外侧见一伤口，外口 2cm×1.5cm，用棉签探查，伤口 12 点方向上、平行于手术缝线方向能测量 7.5cm 一窦道。手电筒光下，能见到的伤口基底 100% 黄色组织，周围皮肤原切口范围显硬，伤口内有中量液体流出（湿中方纱 5 块），淡黄色，不臭，棉签能擦拭到黄白色脓液，量少，用注射器抽吸伤口渗液做细菌培养。伤口清洗时用数字等级评定量表疼痛评分为 5 分，不接触伤口不觉疼痛。距离该伤口 6 点下方 10cm 外是左下腹外侧，见胰尾原位引流管，引流管接上普通一次性负压引流瓶，引流管内乳糜样白色液体，每天 20ml 左右。围绕引流管周围 1 圈 1cm 宽范围的皮肤红肿，稍有胀痛，能忍受。按照医生嘱咐，患者左下腹外侧的胰尾原位引流管由医生负责，暂时保守引流。造口治疗师负责左中腹外侧伤口。

【护理目标】

1. 清除腐肉，控制感染，促进伤口愈合。
2. 患者及家人理解伤口愈合方面的知识。

【护理过程】

1. 银离子敷料控制伤口的感染

（1）考虑到患者左中腹外侧伤口长时间存在，还有脓液、白细胞计数偏高，首选银离子敷料，以杀菌、引流。用注射用水湿润银离子敷料，备用。

（2）碘伏消毒伤口周围皮肤，0.9% 氯化钠注射液清洁、冲洗伤口内。使用头皮针的软管部分和注射器连接，用甲硝唑 100ml 冲洗伤口，一人冲洗，另一人抽吸。

（3）头皮针连接注射器时，取靠近接头部位约 3cm 长，除去其余带针头部分。

（4）将注射用水湿润后的银离子敷料填充伤口，其上覆盖纱布。每天更换 1 次。更换敷料时，能见到取出的敷料上黏附有黄白色伤口分泌物。每次换药时，都用甲硝唑冲洗伤口，冲洗时没有见到胰尾原位引流管的液体明显增加或颜色变化现象。

（5）接诊 5 天后，即术后 33 天，伤口窦道变浅变小，窦道 5cm，75% 红色组织，25% 黄色组织。改用磺胺嘧啶银脂质水胶体敷料填充窦道，引流液体，纱布覆盖，每天更换 1 次。3 天后伤口又出现脓液，100% 黄白色脓性分泌物覆盖伤口（图 3-4-4a）。

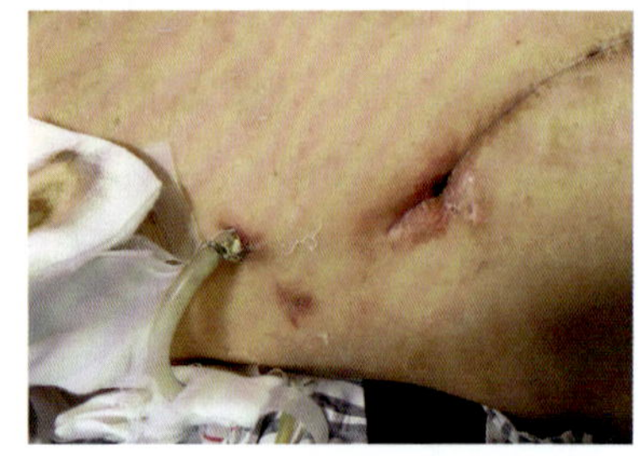

图 3-4-4a　左中腹外侧伤口有脓液

2. 腹外侧伤口与腹腔引流管相贯通的怀疑及判断

（1）由于术后 28 天开始在伤口用银离子敷料，连续 5 天后，感染控制，窦道伤口缩小。术后 33 天，改用磺胺嘧啶银脂质水胶体敷料，每天更换 1 次。3 天后又出现脓液，而每天引流管引流液由乳糜样白色液转为黄白色脓液 7 ~ 10ml。伤口渗液细菌培养的结果是大肠埃希菌。术后 34 天，医嘱继续用敏感抗生素抗菌 8 天，伤口又改回用银离子敷料，每天更换 1 次，连续 2 周，即直到术后 41 天，伤口窦道稍微变窄小，窦道 3cm，伤口仍有少量黄白色脓性分泌物，而每天引流管引流黄白色脓液 3 ~ 5ml。怀疑伤口与胰尾原位引流管部位的腹腔相贯通。

（2）术后 43 天，主管医生先用泛影葡胺注入伤口，造影左中腹外侧伤口及腹腔，结果显示造影剂没有聚集在引流管周围的腹腔。再将泛影葡胺沿引流管注入腹腔，结果显示泛影葡胺聚集在腹腔，约 3.1cm × 2.3cm × 6.3cm，泛影葡胺没有聚集左中腹外侧伤口。这次检查显示伤口没有与引流管周围的腹腔相同。此时血常规白细胞计数 9.83 × 10^9/L，C- 反应蛋白 1.99mg/L。腹水淀粉酶 80U/L。

3. 自制双套管，用墙式负压吸引配合伤口冲洗，处理感染伤口

（1）用碘伏清洁消毒伤口周围的皮肤，甲硝唑冲洗伤口，抹干。

（2）首先制作双套管（双套管的制作方法同第一章第一节个案 1）。选择 14 号的一次性吸痰管，将其原有的侧孔稍微加大成 0.4cm 左右，剪成 2 个对侧侧孔；其次，将头皮针剪去针头部分，头皮针软管从最后的侧孔中套入吸痰管，前端与吸痰管头平齐。

（3）双套管置入伤口中。先选用合适的伤口引流袋，引流袋上贴上水胶体超薄片，其上剪孔；然后，套有头皮针软管的吸痰管穿入伤口引流袋，并穿过底盘（底盘孔径比伤口大 3mm）；吸痰管用脂质水胶体敷料包裹，置入伤口，并贴紧引流袋（图 3-4-4b）；最后，伤口引流袋外面的头皮针接头接上输液管，连接冲洗液，持续冲洗伤口；吸痰管的另一端接墙式负压吸引，压力 125mmHg（16.7kPa）。

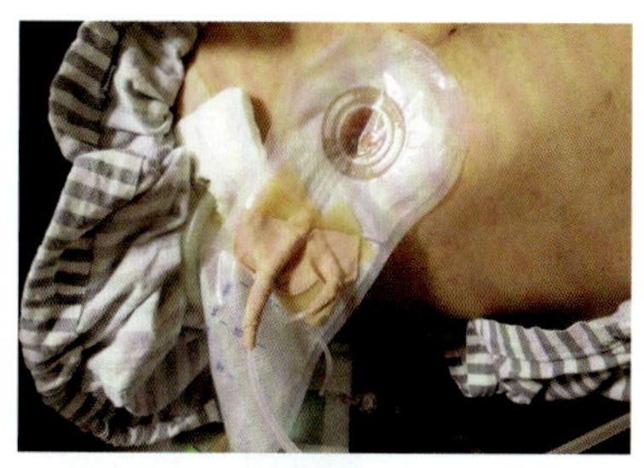

图 3-4-4b　自制双套管边负压边冲洗

（4）按照医嘱用甲硝唑 200ml（分成早晚 2 次），0.9% 氯化钠注射液 500ml，每天冲入伤口中，冲洗速度每天 40 滴 / 分左右。

（5）冲洗第 2 天，发现墙式负压吸出少量伤口引流液，其中有少量白色浑浊絮状物，此后每天引流液都很少，且澄清。而胰尾原位引流管的引流液随着附近伤口的冲洗而增加，为黄白色脓液，每天 10 ~ 15ml，患者没有明显的不适。此现象考虑为伤口与胰尾原位引流管相贯通。

（6）冲洗第 5 天，更换敷料，伤口 100% 红色肉芽组织，伤口腔隙只有引流管直径大小。停止墙式负压及冲洗，用免缝胶布拉紧伤口外口，覆盖纱布，3 天后，伤口闭合。

4. 利用自制双套管，用墙式负压吸引配合腹腔局部冲洗，处理腹腔局部感染，得到医生同意

（1）明确胰尾原位引流管（引流管）深入腹腔的长度（从引流管的刻度得知），22cm；将一次性 8 号吸痰管在 22cm 处做出标记。

（2）引流管剪侧孔　在引流管平皮肤水平上 2.5cm 处剪出一个小孔（图 3-4-4c），剪引流管的侧孔时，见引流管（在皮肤水平处）内有一团黑色缝线连同黄褐色腐肉阻塞引流管，用无菌止血钳取出，然后，黄白色浓稠脓液从侧孔涌出，约有 8ml。再轻轻抽吸出脓液，黄白色，约 5ml，继续吸引，吸出透明澄清液体，考虑为原来左中腹外侧伤口的冲洗液。

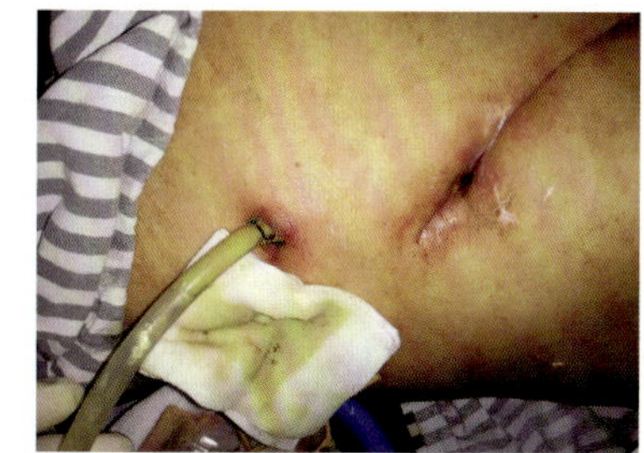

图 3-4-4c　引流管离皮肤 2.5cm 处剪侧孔

（3）制作双套管　将 8 号吸痰管从刚剪好的侧孔插入引流管内，比引流管短 1cm。吸痰管另一端接口连接输液管（吸痰管端与输液管用一小段软胶管连接），输入冲洗液 0.9% 氯化钠注射液 2500ml，每天进行，冲洗速度每天 40 滴 / 分左右。

（4）在引流管上留置排气管　离引流管皮肤水平 20cm 的位置用碘伏消毒，用 16G 静脉留置针插入引流管，拔出钢针，剪除留置针上的软管。目的是给引流管通气，防止引流管在墙式负压作用下闭合管口。留置针外口接上输液管的过滤器，过滤空气。

（5）引流管周围套入无菌造口袋，以收集引流管渗漏出来的冲洗液。

（6）通过墙式负压吸引收集引流管周围的渗液。再另选用一次性 16 号吸痰管，用无菌纱布包裹吸痰管前端，置入引流管周围的无菌造口袋内，以及时吸出渗漏到造口袋内的冲洗液。此吸痰管经造口袋的出口捆扎固定。捆扎前，吸痰管与造口袋出口交接位置贴上水胶体超薄片，然后用水胶体包裹吸痰管及造口袋出口，再用橡皮筋加固（图 3-4-4d）。

（7）将造口袋内的吸痰管接口与引流管用三通管连接，再连接墙式负压装置，压力 125mmHg（16.7kPa）。

（8）墙式负压吸引配合腹腔局部冲洗，每天进行。持续 7 天，冲洗液澄清干净。按照医嘱，停止冲洗，接上一次性普通负压瓶，观察 3 天，每天只有淡红色的血性液流出，由主管医生拔出引流管（图 3-4-4e）。患者没有不适，5 天后出院。1 周后复查，引流管口愈合。

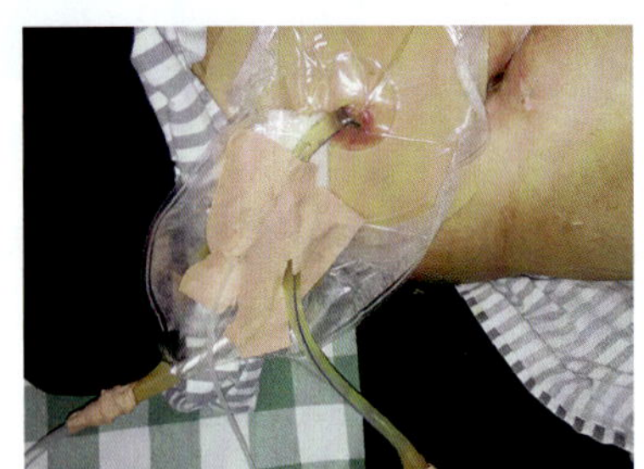

图 3-4-4d　引流管套入吸痰管并置入排气管

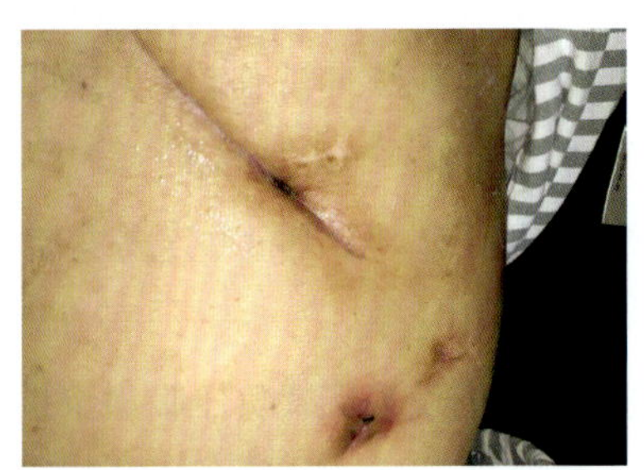

图 3-4-4e　拔出腹腔引流管后

【健康教育】

1. 患者是高级知识分子，积极主动了解疾病及其并发症的治疗，每次换药时都想了解伤口的进展、所用治疗方法的原因和目的及需要配合的事项。因此，换药过程需要说明伤口目前的情况、治疗方法的目的、治疗方法的作用，包括银离子敷料的作用、目的，墙式负压吸引治疗的目的，各个管道的作用，取得患者的理解配合。

2. 墙式负压吸引的注意事项及患者的活动（同第三章第四节个案 3【健康教育】1~4）。

3. 患者能自己每天下床散步活动约 2 小时。每次活动前先关闭冲洗液，再持续负压吸引 15 分钟后，才脱管活动。每次活动 15 分钟，每天 4 次。

4. 饮食上遵医嘱，鼓励进食，患者食欲差，按医嘱进行中药调理，口服复方消化酶、思连康四联活菌。

5. 解释睡眠适当，排尿、便通畅，有利于伤口愈合。患者能理解并配合。

【结果】

患者因腹腔肿物，全麻下行剖腹探查 + 左腹腔肿物切除 + 胰体尾切除 + 脾切除 + 横结肠脾曲切除 + 胃体部分切除术，术后病理提示韧带样纤维瘤。术后出现腹水淀粉酶水平升高、反应性胸腔积液、伤口及腹腔感染，经过全身使用敏感抗生素治疗、伤口局部银离子敷料的抗菌治疗，左中腹外侧伤口仍然有脓性分泌物，考虑与有脓液的胰尾原位引流管相通，改用墙式负压配合伤口局部冲洗方法处理，4 天后伤口愈合。而胰尾原位引流管，由于左中腹外侧伤口的冲洗，引流液比没有冲洗前增加 10ml 左右，因此，在引流管中插入 8 号吸痰管，并连接输液管，以冲洗液冲注，而引流管接墙式负压装置，达到一边冲洗腹腔局部，一边负压抽吸冲洗液，以吸出脓液等伤口分泌物，利于愈合。8 天后停止负压及冲洗，观察 3 天，没有脓液引流出来，患者没有不适，拔出引流管。1 个月后患者回院复查，身体在康复中。

【重点 / 难点】

1. 该案例患者左中腹外侧伤口在全身使用敏感抗生素、局部用银离子敷料后抗菌效果欠佳，而患者没有做其他影响伤口愈合的治疗，因此，需要重新评估伤口。评估疼痛分数高时需要用局部镇痛药。

2. 对于难愈合的局部窦道感染伤口，可以用局部冲洗配合墙式负压引流的方法，但需要制作自制双套管，也就是在大的引流管中套入小的冲洗管。

3. 怀疑腹部伤口与腹部引流管部位相贯通，分别使用泛影葡胺造影剂检查，结果显示两者不相贯通。而墙式负压配合冲洗处理腹部伤口时，发现旁边的引流管引流液增加明显，考虑为两者相通。

4. 对单腔的胰尾原位引流管部位局限性化脓感染，可以插入同等长度的小号吸痰管，变成冲洗管，以连接输液管冲洗腹腔局部，引流管接墙式负压引流脓液的方法需征得医生及患者同意。该患者用此方法无负压吸引禁忌证。腹腔引流管上插上排气管，本案例用留置针剪去引流管作为排气管。

5. 患者起床活动时，需要先停止冲洗，继续负压吸引 15 ~ 30 分钟后再停止负压，分离管道，以起床活动时，不会有太多的引流液流出来。

（张惠芹）

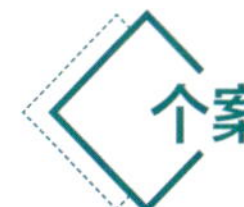

个案 5　Whipple 术后胰漏合并腹腔感染肠瘘患者的护理

胆管癌是一种恶性程度高、预后差的疾病，约占胃肠道恶性肿瘤的 3%，在全球范围内发生率呈逐年上升的趋势。胆管癌的发病年龄约为 50 岁，男性发病率约为女性的 1.5 倍，手术是胆管癌的有效治疗手段。

胰 - 十二指肠切除术又称 Whipple 术，是治疗胰腺和壶腹周围恶性肿瘤的主要方法，手术涉及胃、十二指肠、空肠上段、胆总管下段和胰头部，同时清除周围组织的淋巴结，再将胰管、胆管、残胃与空肠吻合，重建消化道，手术所涉及的组织器官较多；手术复杂，时间长，切口暴露时间长，创面细菌感染的机会增多；且手术牵拉脏器造成切口及组织损伤加重，同时，长时间的操作，出血量增多，麻醉时间相应延长，导致机体抵抗力下降，切口感染的机会增多。据报道，术后存在胰漏、胆漏、腹腔感染、腹腔出血、胃肠功能减弱、器官功能衰竭等并发症；并发症的发生率 30% ~ 60%，病死率 20% ~ 40%。术后胰漏一直被认为是该术式危害最严重的并发症，其发生率仍保持在 10% 左右，是患者围术期死亡的重要原因之一。胰漏不仅会导致住院时间的延长和医疗费用的增加，而且严重的胰漏也是导致再次手术，甚至引起患者在围术期死亡的主要原因。一旦发现胰漏，首先根据局部和全身临床表现，给予积极的保守治疗，充分引流。胡亚等的研究结果表明，患者在胰腺手术后 10 天内发生的具临床意义的腹腔感染与胰漏的发生关系密切，腹腔感染与胰漏之间存在着互相作用关系。

严重腹腔感染的处理，严格遵守严重腹腔感染损伤的控制性外科治疗原则，以最低限度的创伤换取患者最大程度的康复。而在引流腹腔感染时，烟卷引流、乳胶引流、细硅胶引流往往难以胜任引流腹腔感染坏死的任务。运用墙式负压吸引引流腹腔感染分泌物及胰漏，收到显著的效果。

【患者资料】

患者陈先生，46 岁，因“进行性皮肤、巩膜黄染 1 个月”，诊断为阻塞性黄疸、胆总管癌，步行入院。入院后行胰 – 十二指肠切除术（Whipple 术），手术历程 8 小时，术中失血 1200ml，术中输血及血浆。术后给予抗感染、护胃、静脉营养、白蛋白等营养支持治疗；术后第 5 天起，发热 38℃ ~ 39℃，实验室检查异常的结果是白细胞计数 15.6×10^{9}/L、血红蛋白 104g/L、血小板计数 34×10^{9}/L、C– 反应蛋白 117.16mg/L；白蛋白 27.8g/L，总蛋白 37.5g/L，总胆红素 376.3μmol/L，腹腔引流液淀粉酶 2075U/L，血清淀粉酶 33U/L。第 5 天出现切口黄色渗液，拆除部分缝钉，给予碘仿纱换药处理，传统换药效果不佳，遂于术后第 13 天请造口治疗师会诊。

【全身评估】

术后第 13 天，患者消瘦，精神欠佳，皮肤巩膜黄染，腹较胀，流质饮食，胃纳差，睡眠一般。体温 37.2℃，脉搏 80 次 / 分，呼吸 20 次 / 分；实验室检查结果示白细胞计数 14.76×10^{9}/L、红细胞计数 2.91×10^{12}/L、血红蛋白 92.9g/L、血小板计数 56×10^{9}/L、总蛋白 47.88g/L、总胆红素 370.2μmol/L、C– 反应蛋白 104.22mg/L，降钙素原 3.12ng/ml。术后第 7 天伤口渗液细菌培养显示阴沟肠杆菌、表皮葡萄球菌。患者身高 151cm，体重 40kg。否认有“高血压、冠心病、糖尿病”等病史、肿瘤家族史；一弟弟患有肝癌，一弟弟患有再生障碍性贫血；患者从事饮食行业，无吸烟、饮酒史；家人关爱陪伴。经济情况一般，有医保。患者担心伤口不能愈合，担心手术效果。

【局部评估】

接诊第 1 天（术后第 13 天）伤口评估，患者腹部敷料渗液漏出（渗液湿透碘仿纱、3 块大棉垫、5 块中纺纱）（图 3–4–5a），每天更换敷料 2 次。揭开腹部手术切口，上下 2 个裂开伤口，是为方便引流主管医生拆开缝线而成。近端伤口大小 3cm × 1.5cm × 0.5cm，基底为 25% 黄色组织，75% 红色组织，伤口周围皮肤未见红肿，四周无潜行，伤口有少量黄色渗液渗出，渗液无特殊气味；远端伤口大小为

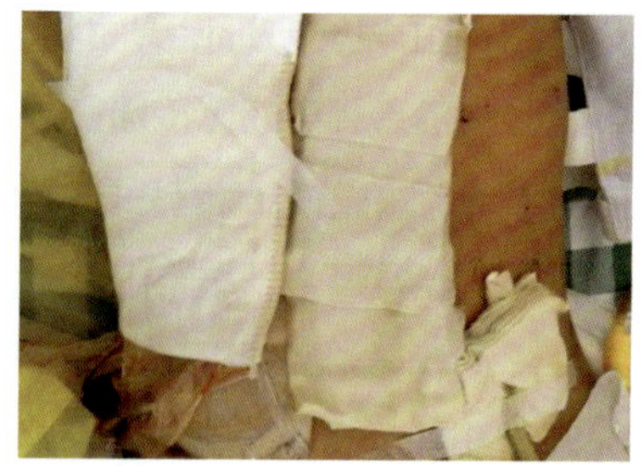
图 3-4-5a　初诊时伤口敷料渗液漏出

9.5cm×3.5cm×1.5cm，基底为 50% 黄色组织、50% 褐红色组织，伤口基底的近端 1/5 处 45° 角往 2 点方向，有一窦道，深 2cm；基底正中位置 45° 角往 3 点方向，有一窦道，深 3cm。给予棉签探查时有少许脓液，有较多棕褐色渗液，渗液浑浊浓稠，有腥味，留取伤口渗液做细菌培养。腹腔引流管引流出棕褐色液体，引流管周围的渗液多，用无菌一件式造口袋接收渗液。腹部伤口周围皮肤有胶布撕脱成的小溃疡。腹部伤口疼痛轻，可忍受。

【护理目标】

1. 清洁伤口，清除腐肉，控制伤口感染。
2. 控制伤口渗液，保护周围皮肤。
4. 患者及家属理解伤口愈合方面的知识，减少患者及家属心理压力。

【处理过程】

1. 控制伤口感染　碘伏消毒周围皮肤，0.9% 氯化钠注射液清洁伤口。2 个伤口给予银离子敷料填充，银离子敷料（注射用水湿润后）可作为抗菌敷料用于预防和控制感染，不粘创面，持续释放银离子作用于创面，给伤口创造愈合条件，更换无痛，无出血，不损伤新生组织，可引流。每天更换敷料。

2. 控制伤口渗液

（1）远端伤口放置橡胶引流管引流渗液。除了用银离子敷料控制感染，控制伤口渗液，还在远端伤口基底正中放置了一条橡胶引流管，连接一次性负压引流瓶，吸引伤口渗液。由于患者血小板低、肝功能差，不适合使用墙式负压吸引治疗来收集伤口大量渗液，采用橡胶引流管引流。橡胶引流管置入伤口基底，将其用外科缝线捆绑，将缝线固定在腹部伤口周围皮肤，借用水胶体高举平台方法将缝线固定于伤口周边的皮肤（图 3-4-5b、图 3-4-5c）。伤口基底放置银离子敷料，再用 Y 纱布固定引流管，再用棉垫覆盖。每天更换棉垫 2 次（每次 2 块棉垫），避免皮肤浸渍。每天更换 1 次伤口基底引流管，引流液第 1 个 24 小时 100ml，棕褐色，此后每天引流液是 30 ~ 50ml，棕褐色。

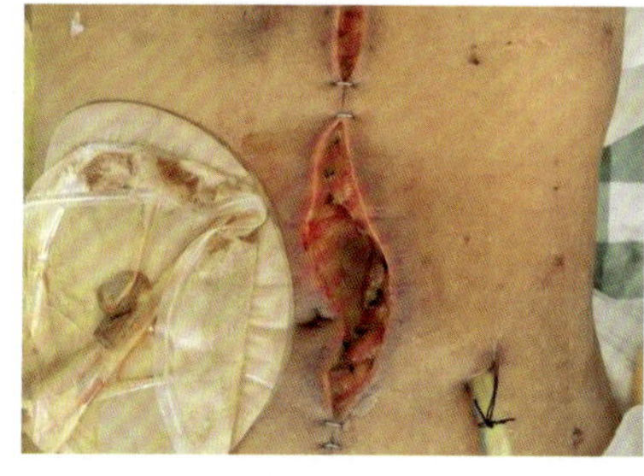
图 3-4-5b　原手术接口基底 2 个窦道

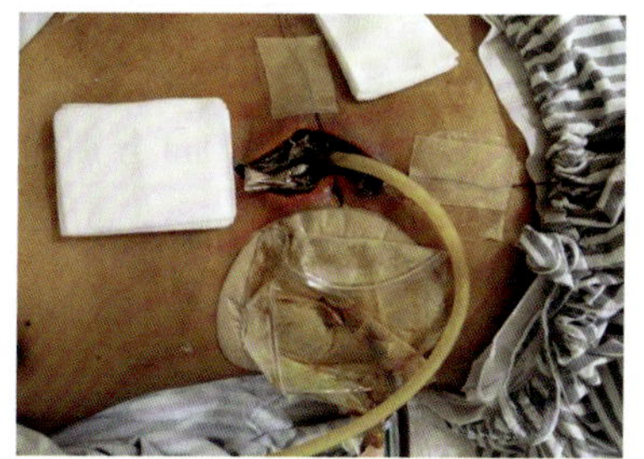
图 3-4-5c　胶管置入伤口接普通负压瓶

（2）经过 4 天银离子敷料局部换药后（术后第 19 天），患者没有发热，伤口缩小。近端伤口为 2.5cm × 1cm × 0.3cm，基底为 100% 红色组织，伤口周围皮肤未见红肿，四周无潜行，伤口有少量黄色渗液渗出，渗液无特殊气味；远端伤口大小 8cm × 3cm × 1.2cm，基底腐肉变少，25% 黄色组织、75% 红色组织。伤口基底的 2 个窦道都缩短变平，但是另外发现 2 个窦道，伤口基底近端的 1/3 处有一 1.7cm 窦道，基底正中有一 1.7cm 窦道。

（3）术后第20天，发现肠瘘。更换敷料时发现远端伤口基底放置的橡胶引流管脱出，引流管无液体引出，而敷料有浓稠液体漏出，撤去橡胶引流管。伤口渗液细菌培养结果还是阴沟肠杆菌感染。主管医生更改抗生素。换药时患者有轻微疼痛感，发热38℃ ~ 39℃，伤口基底变黄色，用棉签轻轻探查，原来伤口基底的2个窦道变浅，发现这2个窦道口附近位置是肠瘘的外口，棉签探查位于伤口11点方向与基底成45° 角隧道10cm，达腹腔；伤口9点方向与基底成45° 角隧道6cm，达腹腔。棉签带出绿色粪渣。这时，实验室检查：红细胞计数2.53×10^{12}/L、血红蛋白86.7g/L、降钙素原8.69ng/ml；胆红素、血小板计数正常。报告主管医生，考虑为腹腔感染、肠瘘，腹部伤口隧道直达腹腔。原来术中留置的腹腔引流管有少量黄色脓液，引流管不通畅，拔除腹腔引流管。

3. 墙式负压吸引配合冲洗控制腹腔感染，促进肠瘘愈合

（1）利用自制双套管达到负压吸引和冲洗的目的。此方法征得主管医生同意，无负压吸引禁忌证。

（2）双套管材料的准备（双套管制作同第一章第一节个案 1）。用一次性硅胶吸痰管做负压吸引管。首先，选择合适的 16 号一次性吸痰管 2 根，将其原有的侧孔稍微加大成 0.5cm 左右，每隔 0.5cm，剪另一个同样大的对侧侧孔，再隔 0.5cm 再剪下一个侧孔，以此类推，2 根吸痰管侧孔总长分别是 9cm 和 5cm。其次，取 8 号头皮针 2 根，将头皮针除去钢针部分，剩余头皮针软管分别套入吸痰管中（从吸痰管最后的侧孔进入），直至与吸痰管头平齐；用脂质水胶体敷料包裹双套管侧孔端，并用外科缝线扎紧，拟定剪好的双套管顺着隧道轻轻放置入腹腔。

（3）把自制的双套管置入腹部伤口与腹腔相连的隧道内。用无菌造口袋收集负压吸引管周围及伤口的渗液。置入双套管前把脂质水胶体敷料平铺腹部伤口，以在负压作用下引流渗液，促进肉芽生长，保护肉芽组织；其次在无菌造口袋上面贴上水胶体超薄片，其上剪孔；然后，2 根双套管前端从此孔穿入无菌造口袋，并穿过底盘（底盘孔径比伤口大 3mm）；然后分别置入伤口 9 点和 11 点与腹腔相连的隧道内，1 根双套管置入伤口和腹腔 8cm，另 1 根双套管置入伤口和腹腔 5cm；贴紧造口袋底盘；最后，双套管外端的头皮针软管在造口袋外面接上输液管，连接冲洗液，持续冲洗瘘口，用 Y 型连接管把 2 根负压吸引引流管的外端接口连接，再接墙式负压吸引，压力为 50mmHg（6.7kPa），医生同意。

（4）用 0.9% 氯化钠注射液 1000ml 分别冲洗 2 个肠瘘口。每天滴入，灌洗速度是 10 ~ 20 滴 / 分。每天墙式负压吸出的引流液共 100 ~ 300ml，绿色浑浊。

（5）术后第 22 天，墙式负压吸引引流管可见胰液。墙式负压吸引 3 天后更换敷料，伤口干净，隧道大小同前，继续负压吸引和冲洗 1 天后，见伤口涌出无色透明的液体，报告主管医生，为胰漏，停止冲洗，继续墙式负压吸引引流，引流液绿色转为黄褐色，每 3 ~ 4 天更换负压吸引管及敷料 1 次。患者体温波动于 37.9℃左右，负压吸引引流液淀粉酶 36300U/L，伤口引流液细菌培养显示溶血性葡萄球菌，主管医生采取更改抗生素、输血、继续护肝等治疗，半流饮食，患者食欲欠佳。

（6）术后第 26 天，墙式负压吸引引流管可见出血（图 3-4-5d）。出血大约 10ml，暗红，报告主管医生，暂停墙式负压吸引 4 小时。患者血小板计数正常，总胆红素 73.4 μmol/L、C- 反应蛋白 22.8mg/L、引流液淀粉酶 78100U/L。4 小时后观察，没有继续出血，主管医生检查没有活动性出血后继续墙式负压吸引，压力降到 5mmHg（0.7kPa）左右，即为刚能吸出伤口引流液体的负压压力。12 小时后继续出血 20ml 左右，停止墙式负压吸引 1 天，检查出凝血时间。1 天后主管医生指示继续墙式负压，压力 5mmHg（0.7kPa）左右，加强观察及巡视。术后 30 天，伤口基底仍然有 2 个隧道到腹腔（图 3-4-5e）。

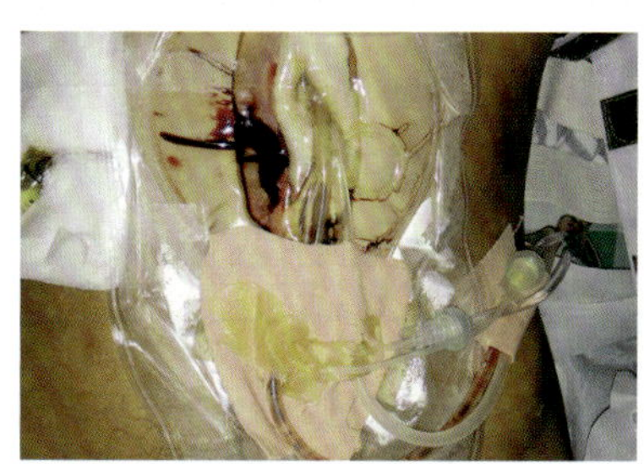
图 3-4-5d　墙式负压吸引见出血

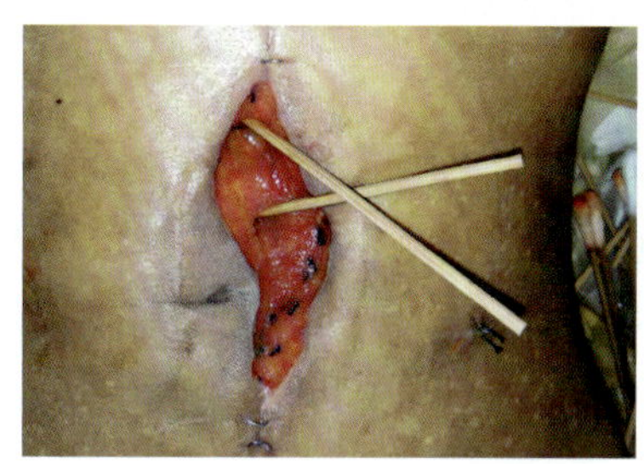
图 3-4-5e　术后第 30 天仍有瘘管

（7）此后继续墙式负压吸引引流（图 3-4-5f），没有出血现象，直到愈合。术后第 37 天出现大量胸水，主管医生给予胸穿引流、吸氧、心电监护的处理。这后期阶段，胆红素、降钙素原、淀粉酶、逐步恢复正常，但是仍有贫血。近端伤口在患者一般情况好转后愈合。墙式负压吸引引流液黄褐色，每天逐渐减少，呈 100 ~ 50ml，到 10ml、4ml 的变化，术后第 72 天，由于墙式负压吸引近 3 天没有引流液流出，医生指示，停止墙式负压吸引治疗（图 3-4-5g），各项指标显示腹部切口感染、肠瘘、胰漏控制，观察 1 周后，出院。这阶段继续护肝治疗。

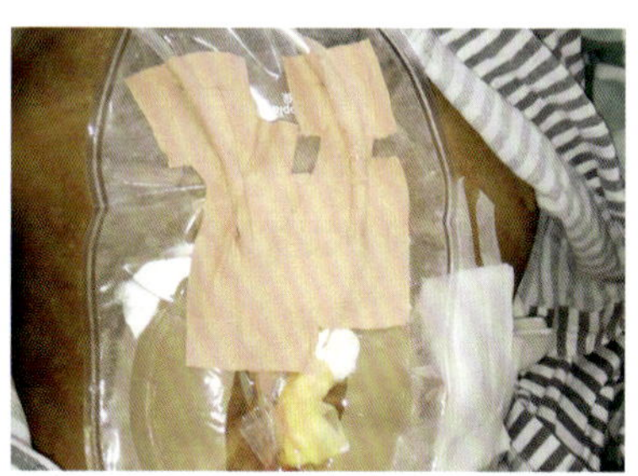
图 3-4-5f　术后第 30 天继续负压吸引

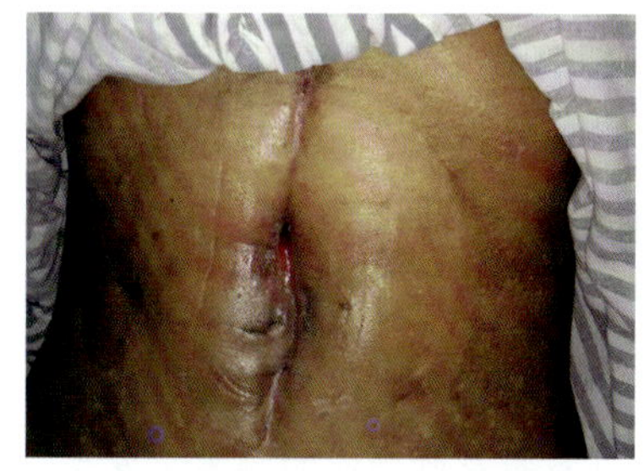
图 3-4-5g　术后 72 天腹腔感染治愈

4. **保护脆弱的周围皮肤**　脆弱的周围皮肤及伤口边缘表皮破损处用小块的超薄水胶体敷料保护。避免使用粘力大的胶布，改用纸胶布。更换敷料撕除胶布时注意保护皮肤，动作轻柔。使用造口袋收集伤口渗液时，需要先用水胶体超薄片保护伤口周围皮肤，再在水胶体上覆盖造口袋，因为使用的无菌造口袋的底盘黏性很大，容易损伤皮肤。墙式负压吸引 55 天，使用造口袋收集渗液 55 天，伤口周围皮肤没有再次损伤。

【健康教育】

1. 由于患者是家里的经济支柱，加上两个弟弟也患有预后欠佳的疾病，患者对疾病的恐惧、对家庭的担忧，都影响其心理状态。医护团队加强与患者的沟通，及时了解患者需求，告知病情好转的进展。

2. 患者术后的病理诊断是胆总管下段癌。患者经历了Whipple大手术，术后除了静脉营养，鼓励患者尽早经口进食，促进胃肠功能的恢复，开始流质饮食，但患者食欲不佳，应避免油腻、甜品食物，逐渐过渡到普食。

3. 做好各项治疗的解释说明工作，以取得配合，如水电解质监控、出入量的记录等，患者能配合治疗。

4. 加强与患者沟通，注意体温的变化，做伤口护理时，注意室温控制、保暖及空气流动。发热鼓励喝水，及时更换湿衣服。

5. 解释墙式负压吸引的注意事项，不能自己调节压力；注意负压的有效或无效的现象，伤口引流管有无浓稠血液，有出血现象及时报告医护人员。解释护理人员会加强巡视观察。

6. 鼓励下床活动，陈先生术后3周后才能自己每天下床散步活动约2次，每次15分钟。后来逐步增加活动。冲洗阶段，每次活动前先关闭冲洗液，再持续负压吸引15分钟后，才脱管活动，每次活动15分钟，每天6次。

【结果】

患者Whipple术后，先出现腹部伤口感染、腹腔感染、胰漏，伴有低蛋白血症、贫血等情况，经过4天银离子敷料局部换药，伤口稍微缩小，但是腹腔感染没有得到控制，并出现肠瘘等情况，经过4天的墙式负压吸引配合冲洗，使得黏稠的腹腔感染分泌物容易吸出，引流通畅。后来出现较多的胰漏胰液时，担心冲洗引起胰液扩散，而停止冲洗，继续墙式负压吸引，控制胰漏胰液，减轻伤口的不良刺激，减轻局部水肿，维持伤口适宜的愈合环境。这段时间，出现2次腹腔出血，分别是10ml、20ml，暗红色，经实验室检查，排除活动性出血可能，严密观察，减低压力，用5mmHg（0.7kPa）负压吸引，直到腹腔感染、胰漏、肠瘘、出血得到控制。治疗期间，严密观察水、电解质酸碱平衡、淀粉酶水平、血常规、生化常规、降钙素原指标，及时调整抗生素，注意全身营养、护胃、护肝治疗，做好常规生命体征护理、日常生活的护理。处理过程中，墙式负压吸引治疗55天。

【重点／难点】

1. 患者存在黄疸及肝功能的损害，发生腹腔感染、胰漏，容易出现出血现象，需要严密观察实验室数据监测，加强医护沟通合作。

2. 做好引流液的细菌培养及药物敏感试验，指导抗生素的使用。

3. 在感染期间，腹腔感染、肠瘘、胰漏病情变化快，及时了解淀粉酶水平、血常规、生化常规、降钙素原指标变化，了解病情的变化，及时评估，评估瘘管、窦道的性质、数量，排除其他感染原存在，及时跟进护理措施。

4. 腹腔感染冲洗期间，注意冲洗液出入量的记录。控制滴速，以防胰漏胰液的扩散。

5. 腹腔负压及冲洗期间，双套管置入腹腔的深度由主管医生决定。在随后实践中，认为【处理过程】3.（2）置入的双套管不必太深，2条都可只在腹部伤口，以减少对内脏干预。

6. 腹腔感染炎症包裹局限后，由医生决定是否冲洗及负压。注意负压吸引治疗的禁忌证。

（张惠芹）

个案 6　Whipple 术后胰漏腹腔感染患者的护理

胰腺癌及壶腹周围癌是消化系统常见的恶性肿瘤之一，占消化系统恶性肿瘤第 4 ~ 5 位，预后较差。从全球及我国范围来看，胆胰壶腹肿瘤的发病率都有明显上升趋势。2003 ~ 2007 年我国胰腺癌世界人口标准化发病率 4.62/10 万，占全部恶性肿瘤新发病例的 2.56%，恶性肿瘤中排第 7 位。胰腺癌世界人口标准化病死率为 4.28/10 万，占恶性肿瘤病死率的 3.73%，恶性肿瘤中排第 6 位。我国胰腺癌发病率和病死率均略高于世界平均水平。发生于壶腹周围的肿瘤包括来源于胰头部、胆总管下端、壶腹部及邻近十二指肠等多个部位的肿瘤，由于其解剖部位邻近，临床症状相似，习惯上把发生于这一区域的癌瘤统称为壶腹周围癌。胰－十二指肠切除术（Whipple 术）是胰腺癌及壶腹周围癌的标准外科术式。

胰漏是胰－十二指肠切除术（Whipple 术）后最常见的并发症之一，从 20 世纪 30 年代 Whipple 报道第一例胰－十二指肠切除术以来，术后胰漏一直被认为是该术式危害最严重的并发症，麻省总医院报道，其发生率仍保持在 10% 左右。胰漏不仅会导致住院时间的延长和医疗费用的增加，严重的胰漏也是导致再次手术，甚至引起患者在围术期死亡的主要原因。多年来，围绕如何减少术后胰漏，胆胰外科医生的关注点有改进胰肠吻合方式、吻合口主胰管间断负压引流和术后醋酸奥曲肽注射液等及生长抑素药物的使用，但对于胰漏发生后的处理研究较少。实际上，胰漏发生后处理是否得当与患者的预后和复发具有直接联系。因此，胰漏的处理决策对预防和减少胰－十二指肠切除术后致命性并发症的发生具有重要的临床意义。

胰－十二指肠切除术后，由于对胰漏的定义不同、文献报道发生率不等，为了更好地比较因实施不同手术、技术或者药物治疗胰腺疾病之后出现的胰漏情况，目前国际上多采用 ISGPF（international study group on pancreatic fistula）系统的标准来定义术后胰漏。其定义为胰腺吻合口不能愈合 / 闭合，或与吻合口不相关的胰腺实质漏，即术后 3 天或 3 天以上腹腔引流液淀粉酶水平高于血淀粉酶上限 3 倍以上，可认为胰漏发生。

胰漏的严重程度可根据患者住院期间的临床表现分为 A、B、C 三个等级（表 3-4-6），但最终分级只有在临床痊愈之后才能确定。根据胰漏发生的部位不同，也可以将胰漏分为胰腺吻合口漏和胰腺实质漏。前者往往发生在胰腺吻合口处。一般发生于 ISGPF B 级或 C 级胰漏。胰腺实质漏指吻合口以外的胰腺实质内小胰管的渗漏，多见于胰管对黏膜吻合术。该类胰漏不被肠液激活，危害较小，大多见于 A 级胰漏。

表 3-4-6　胰漏分级

	A 级	B 级	C 级
临床表现	好	有时好	不好
特殊处理 *	无	有 / 无	有
B 超 /CT	阴性	阴性 / 阳性	阳性
持续引流超过 3 周 **	否	否	是
再次手术	否	否	是
死于胰漏	否	否	可能是
感染表现	无	有	有
败血症	无	无	有
再入院	否	是 / 否	是 / 否

注：* 部分或完全肠外营养、抗生素治疗、肠内营养、生长抑素治疗和（或）微创引流，** 需 / 不需引流

对于胰漏的高危因素目前仍存争议，但胰腺质地软，胰管直径≤ 3mm，术中出血≥ 1000ml 较为公认是胰 – 十二指肠切除术后胰漏发生的高危因素。对这类患者，应积极改善术前全身状态，平稳生命体征，尽量避免术前输血，术中仔细寻找出血点，可靠止血，以减少术后出血发生率。富含脂肪的胰腺在胰 – 十二指肠切除术后更容易发生胰漏。

有胰漏高危险因素的患者，术后需高度警惕，严密观察腹腔引流管的引流量、引流液性状、引流液淀粉酶含量以及全身炎性反应的表现，如怀疑胰漏而保守治疗措施无效时，应及时给予间断或持续腹腔冲洗引流。对于胰漏，特别是合并伤口裂开的患者，其腹腔感染与伤口渗出感染的概率较无胰漏者明显增加，原因考虑为胰漏引起腹腔内组织消化，为腹腔肠道菌群的移位创造条件，从而导致腹腔及伤口感染。经验表明，对于胰漏引起的腹腔及伤口感染，培养细菌多为粪肠球菌、屎肠球菌及铜绿假单胞菌等肠道常见感染菌群，提示对于此类伤口，渗液的细菌培养及敏感抗生素治疗是需要联合进行的。目前国际上对胰漏引起的裂开感染伤口处理上并没有系统描述，临床护理实践提示，对于胰漏导致腹部伤口愈合不良，甚至是腹腔感染导致伤口裂开感染时，单纯的伤口护理不能使伤口愈合，需要持续负压吸引配合冲洗才能使腹部感染伤口逐步恢复。

【患者资料】

患者黄阿婆，84 岁，因为壶腹部癌，行 Whipple 术，术后全身抗生素治疗、静脉营养、白蛋白静脉营养支持、护肝治疗。术后第 8 天开始连续 3 天白细胞计数正常，停用抗生素后血常规示白细胞计数 17.4×10^9/L，降钙素原 2.16ng/ml，腹部伤口流出褐色浑浊、浓稠液体，请造口治疗师会诊腹部伤口处理。

【全身评估】

患者身高 158cm，体重 52kg。Whipple 术术后 15 天，患者精神疲惫，轻度黄染。腹胀，肛门有排气，没有排便。重新全身应用抗生素，继续静脉营养、护肝、预防真菌感染等治疗。实验室检查异常的是白细胞计数 17.4×10^9/L，血红蛋白 87g/L，红细胞计数 3.02×10^{12}/L，C– 反应蛋白 185.94mg/L，降钙素原 2.16ng/ml。总二氧化碳 18.5mmol/L。CT 显示小网膜囊、肝门区、腹腔包裹性积液。腹水淀粉酶 31 200U/L，流质饮食，食欲差。因腹部胀痛，连续 4 天夜晚需要用镇痛药，白天疼痛轻，睡眠多。术后没有发热现象，呼吸平顺。没有糖尿病、高血压等基础疾病。患者高龄，担心伤口不能愈合，想放弃治疗而早回家。家庭经济好。小学文化。

【局部治疗】

患者腹部原手术切口有 2 段裂开（图 3–4–6a），裂开外口都是 2cm × 0.5cm，局部伤口有褐色浑浊液体，探查发现上段伤口 9 ~ 12 点位置与腹腔相通（图 3–4–6b），6 点与下段伤口相通，伤口基底高低不平，伤口周围皮肤泛红、宽 1cm。周围皮肤轻度水肿，上段伤口 6 ~ 12 点位置周围皮肤 7cm 宽的范围稍微显硬。下段伤口 12 点与上段伤口 6 点相通，下段伤口 2cm × 0.5cm，深度 2cm，下段伤口 6 点形成窦道 3cm。周围皮肤颜色正常。2 段伤口都有褐色浓稠浑浊液体（图 3–4–6c），留取伤口液体做细菌培养。腹部伤口周围腹部软，有压痛，无反跳痛。左下腹腹腔引流液淡黄色清稀。

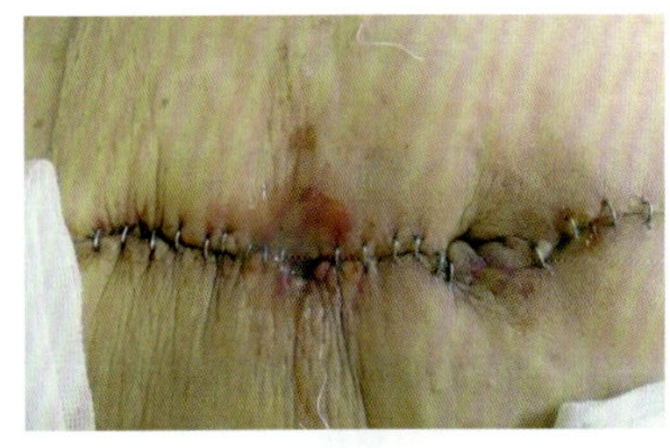
图 3-4-6a　Whipple 术后 15 天胰漏腹腔感染

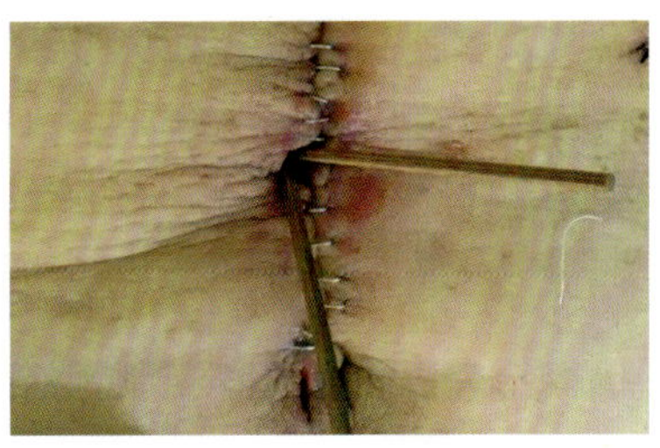
图 3-4-6b　伤口 9 ~ 12 点与腹腔相通

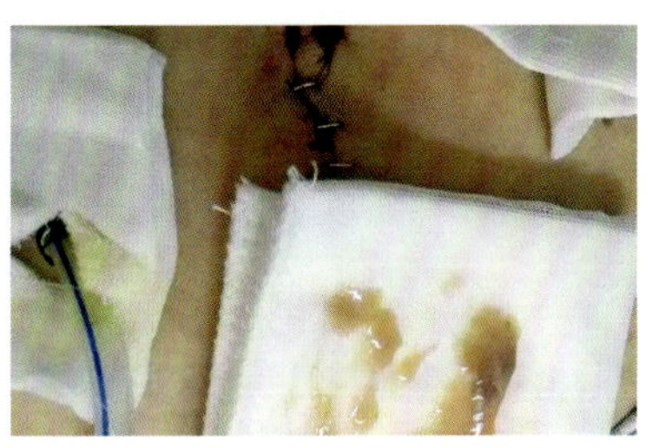
图 3-4-6c　用棉签粘黏出来的腹腔分泌物

【护理目标】

1. 吸收腹腔局部渗液，保持引流通畅。
2. 维持腹部伤口及腹腔局部清洁，控制感染。
3. 患者及家属理解腹腔感染方面的康复知识。

【处理过程】

由于患者壶腹部癌 Whipple 术后胰漏，腹部伤口与腹腔相通，腹腔感染，经主管医生同意给予墙式负压吸引配合冲洗的方法处理。

1. 用墙式负压吸引配合冲洗的方法处理腹腔胰漏、腹腔感染

（1）利用自制双套管达到墙式负压吸引和冲洗的目的。自制双套管材料的准备（双套管制作方法同第一章第一节个案 1）。首先，选择合适的 16 号一次性硅胶吸痰管 2 根，将其原有的侧孔稍微加大成 0.5cm 左右，隔 0.5cm，剪另一个同样大的对侧侧孔，再隔 0.5cm 再剪下一个侧孔，侧孔走向为螺旋形，以此类推。2 根吸痰管侧孔总长分别是 9cm 和 6cm（经医生同意）。其次，取 7 号头皮针 2 个，将头皮针除去钢针部分，剩余头皮针软管分别套入吸痰管中（从吸痰管最后的侧孔进入），直至与吸痰管头平齐；用脂质水胶体敷料包裹双套管侧孔端，并外科缝线扎紧；脂质水胶体敷料可以保持湿润，取出时不创伤伤口；该敷料的网孔可以过滤液体，防止堵管；裁剪敷料时不会出现碎屑。

（2）把自制的双套管经腹部伤口置入腹腔。每次换药时都用碘伏消毒伤口周围的皮肤。2 根双套管前端分别置入伤口 9 点和 12 点与腹腔相通的隧道内，1 根双套管置入腹腔 9cm，另 1 根双套管置入腹腔 6cm（因为感染和消化液对组织损害越大，腹部伤口和腹腔的隧道越大、组织损害越大的位置，就是适合置双套管的位置，也要考虑手术吻合口位置和腹腔脏器位置）。用一次性造口袋收集负压吸引管周围及伤口的渗液。最后，双套管外端的头皮针软管在造口袋外面接上输液管，连接冲洗液，持续冲洗腹腔局部。用 Y 型连接管把 2 根负压吸引引流管的外端接口连接，再接墙式负压吸引机，压力 50mmHg（6.7kPa）。

（3）按照医嘱每次用甲硝唑 200ml 冲洗，早、中、晚 3 次执行，每天滴入，灌洗速度是 10 滴 / 分左右。其余时间用 0.9% 氯化钠注射液 400ml 接着冲洗，速度同样 10 滴 / 分左右。

（4）墙式负压吸引的方法处理腹部下段伤口。用脂质水胶体敷料置入腹部上下段伤口的通道内，敷料的外端与腹部上段伤口负压吸引管相连，以利于引流。下段伤口置入脂质水胶体敷料包裹的一次性硅胶吸痰管进行负压吸引抽吸。腹部上下段伤口各贴 1 个造口袋，2 个造口袋相连处底盘相粘贴（图

3-4-6d、图 3-4-6e）。考虑到上段伤口渗液多，造口袋尾端接一次性床边尿袋，以接收渗漏出来的液体。

（5）每天更换负压吸引管道及敷料 1 次，分泌物灰褐色，浓稠。

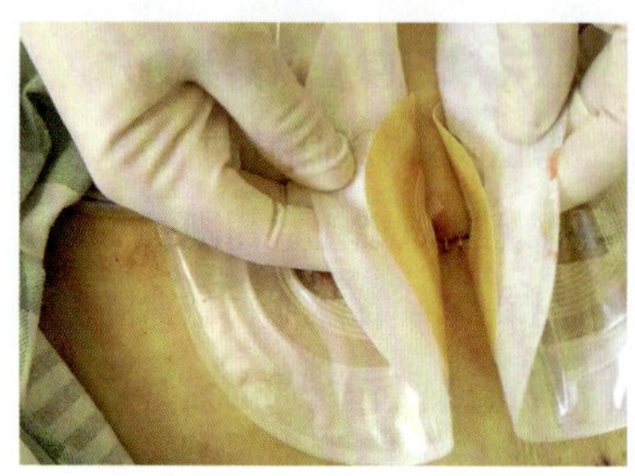

图 3-4-6d　用 2 个造口袋收集冲洗液及腹腔渗液

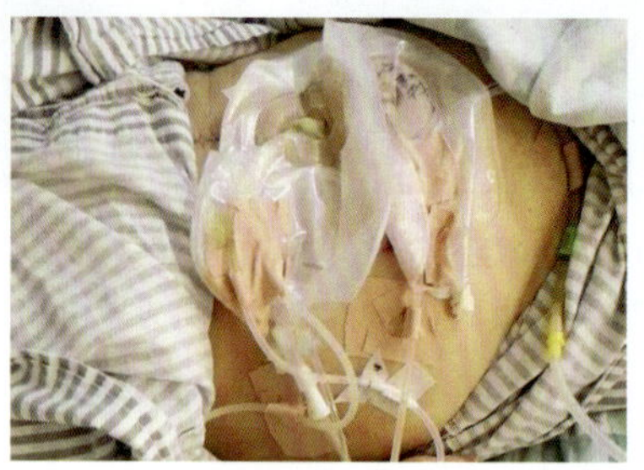

图 3-4-6e　上段伤口用自制双套管以墙式负压吸引及冲洗

2. 病情好转

（1）术后第 19 天，更换墙式负压吸引管道及敷料，腹部上段伤口上的造口袋连接一次性尿袋里有透明胰液（图 3-4-6f）。取出负压吸引管时，发现有浓稠褐色分泌物包裹负压吸引管周围（图 3-4-6g），腹腔分泌物比前减少，渗液转淡褐色（图 3-4-6h）。每天墙式负压吸出的引流液出量 50 ~ 300ml，吸出液体颜色由褐色浑浊转为棕色。腹胀痛减轻，停止服用止痛药，有肛门排气、排便。细菌培养结果：铜绿假单胞菌。医嘱继续使用抗生素及静脉营养。实验室检查异常的是钾 3.49mmol/L，血红蛋白 94g/L，红细胞计数 3.18×10^{12}/L。C- 反应蛋白 41.25mg/L，白细胞计数正常。继续墙式负压吸引配合冲洗的方法治疗，增加冲洗液 0.9% 氯化钠注射液 1000ml，控制冲洗速度为 20 滴 / 分，随着感染控制，双套管置入腹腔的深度变短，9cm → 7cm → 4cm 变化。

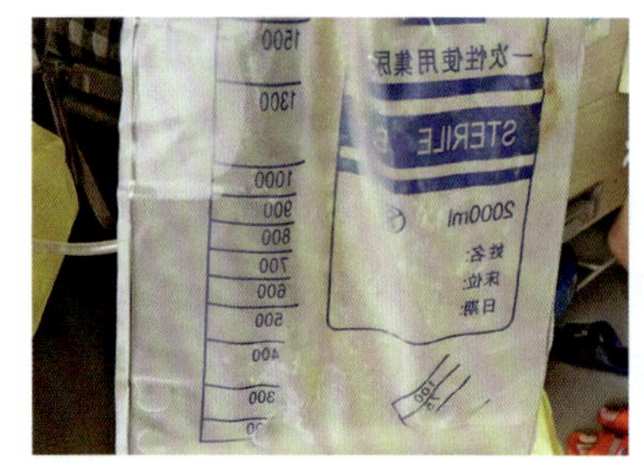

图 3-4-6f　连接造口袋接收的胰漏液

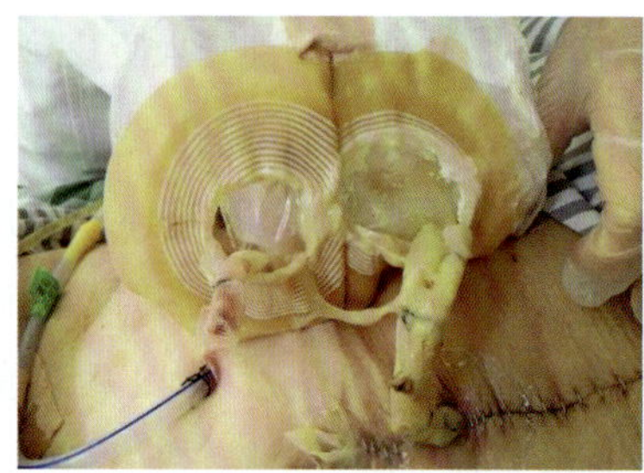

图 3-4-6g　第 3 次更换负压管道及敷料时的情况

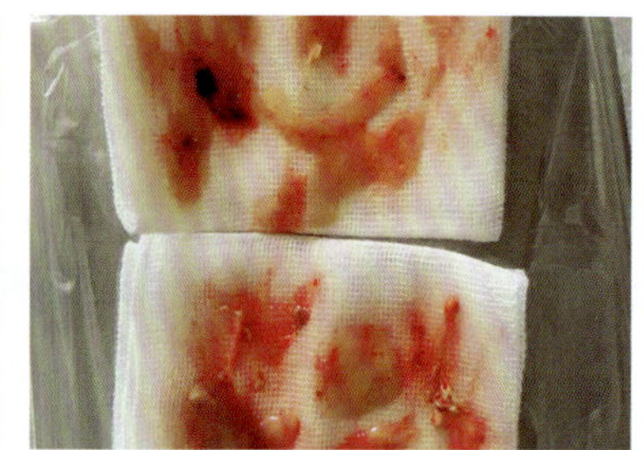

图 3-4-6h　第 3 次更换敷料时棉签粘黏的分泌物

（2）术后第 27 天，即墙式负压吸引配合冲洗的第 12 天，墙式负压吸引配合冲洗的出入量平衡，腹腔伤口分泌物变成黄灰色液体，期间 2 ~ 3 天更换负压吸引管及敷料，轻轻清除疏松的腹腔坏死组织，请主管医生协助。实验室检查白细胞计数、降钙素原指标正常，腹水淀粉酶水平正常范围。血红蛋白 95g/L，红细胞计数 3.30×10^{12}/L，C- 反应蛋白 21.35mg/L。医嘱停止全身抗生素治疗，继续静脉营养。患者精神好，腹部不胀，扶持下能起床活动，每次散步 400m 左右，每天 2 次。

（3）术后第 30 天，墙式负压吸引配合冲洗 15 天后，冲洗的液体清，负压吸引配合冲洗的出入量平衡，按照医嘱停止负压吸引及冲洗。继续请主管医生协助轻轻清除疏松的腹腔坏死组织。用剪成条状的脂质水胶体敷料填充腹腔伤口，作为引流，纱布覆盖，每天更换，渗液饱和。1 周后隔天更换敷料 1 次，持续 4 周后愈合（图 3-4-6i）。

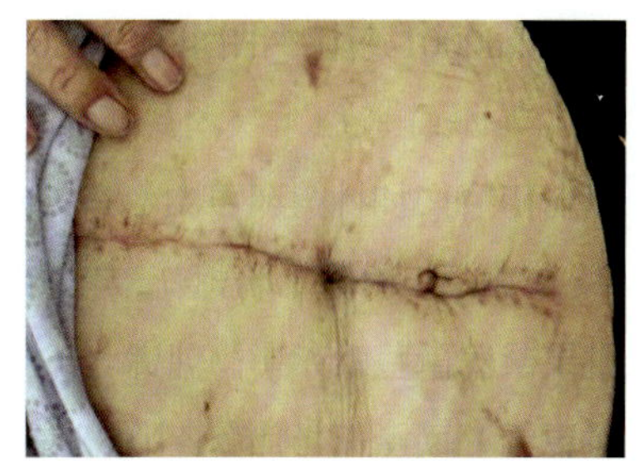

图 3-4-6i 会诊 55 天愈合

【健康教育】

1. 由于患者高龄，担心伤口不能愈合，想放弃治疗，回家。耐心解释现在伤口治疗的目的是抽吸腹部伤口分泌物，控制感染，促进愈合。及时告知病情好转的进展。

2. 患者术后的病理诊断胆总管下端壶腹癌 $PT_2N_0M_0GIb$，患者经历了 Whipple 大手术。术后除了静脉营养，鼓励患者尽早经口进食，促进胃肠功能的恢复。开始流质饮食，因为腹部炎症食欲不佳，伴有呕吐腹胀，避免油腻、甜品食物，逐渐过渡到普食，并鼓励下床活动，利于胃肠功能恢复。

3. 做好各项治疗的解释说明工作，以取得配合，如下床活动，水、电解质监控等，患者能配合治疗。

4. 解释墙式负压吸引的注意事项，不能自己调节压力；注意负压的有效或无效的现象，伤口引流管有无浓稠血液，有出血现象及时报告医护人员。解释护理人员会加强巡视观察。

5. 鼓励下床活动，每天气雾喷喉，预防肺部感染。前期在家属扶持下下床如厕。

【结果】

患者 Whipple 术后 15 天，出现腹腔感染，经过墙式负压吸引配合冲洗，使得黏稠的腹腔感染分泌物容易吸出、引流通畅。负压吸引能控制胰漏、减轻伤口的不良刺激、减轻局部水肿，维持适宜的愈合环境。这段时间用 50mmHg（6.7kPa）压力负压吸引，直到腹腔感染、胰漏的控制。治疗期间，严密观察水、电解质酸碱平衡、淀粉酶、血常规、生化常规、降钙素原指标，按医嘱及时调整抗生素，注意全身营养、护胃、护肝治疗，做好常规生命体征护理、日常生活的护理。处理过程中，墙式负压吸引配合冲洗治疗 15 天，冲洗引流液变清、出入量平衡后停止负压。改用脂质水胶体敷料引流 5 周，此后愈合，即造口治疗师会诊 55 天后愈合。

【重点 / 难点】

1. 患者 Whipple 术后，出现胰漏，腹腔感染，病情变化快，需要严密观察病情变化，及时了解淀粉酶、血常规、生化常规、水电解质、降钙素原、血糖等指标变化，加强医护沟通合作。

2. 做好引流液的细菌培养及药物敏感试验，指导抗生素的使用。

3. 腹腔感染冲洗期间，注意冲洗液出入量的记录。控制滴速，以防胰漏胰液的扩散。

4. 注意墙式负压吸引的负压效果，注意有没有负压吸引的禁忌证。

5. 胰漏腹腔感染造成腹腔分泌物非常浓稠，墙式负压吸引配合冲洗的敷料最好每天更换，分泌物清稀后，再隔天或 2 ~ 3 天更换 1 次。

6. 术后胰漏早期，需要充分引流，术后炎症包裹局限后，可冲洗配合墙式负压吸引治疗。

7. 腹腔感染，腹腔冲洗配合墙式负压吸引治疗期间，置入墙式负压吸引管方向接近胰漏方向，置管长度由主管医生决定。

8. 清除腹腔疏松或脱落坏死物由主管医生执行。

9. 用造口袋接收墙式负压吸引及冲洗的渗液时，造口袋内放置一根包裹纱布的吸痰管头端，这样腹腔内吸引管稍为堵塞，造口袋内吸引管可防渗漏，因为另一端接负压。

（张惠芹　何朝滨）

第四章　皮肤感染伤口患者的护理

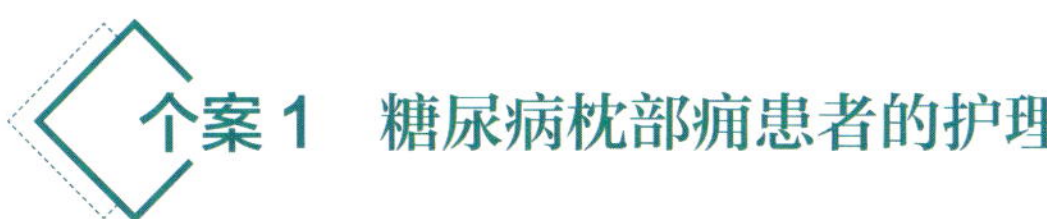

个案 1　糖尿病枕部痈患者的护理

糖尿病是一种常见的代谢系统疾病，导致免疫功能低下，常容易诱发各系统的感染。糖尿病并发各种皮肤软组织感染临床上较为常见，痈是其中常见的一种，痈是多个相邻的毛囊及其所属皮脂腺或汗腺的急性化脓性感染，或由多个疖融合而成。致病菌为金黄色葡萄球菌，往往表现为一片稍隆起的紫红色浸润区，质地坚韧，界限不清，在中央部的表面有多个脓栓，破溃后呈蜂窝状。近年来，局部负压吸引技术广泛应用于临床，许多学者用来处理糖尿病合并软组织感染性伤口，已经起得满意的效果。

【患者资料】

患者何先生，男性，52 岁，主诉“枕部红、肿、热、痛半月余，门诊换药效果欠佳”而入院，患者因枕部自发性感染 7 天在外科门诊行枕部脓肿对口切开引流术，术后血糖控制不理想，红、肿、热、痛无减轻，持续低热，肿胀的范围继续扩大（图 4-1-1a、图 4-1-1b）。入院后予抗感染、控制血糖、营养支持等治疗，入院当天请神经外科医生及造口治疗师会诊。

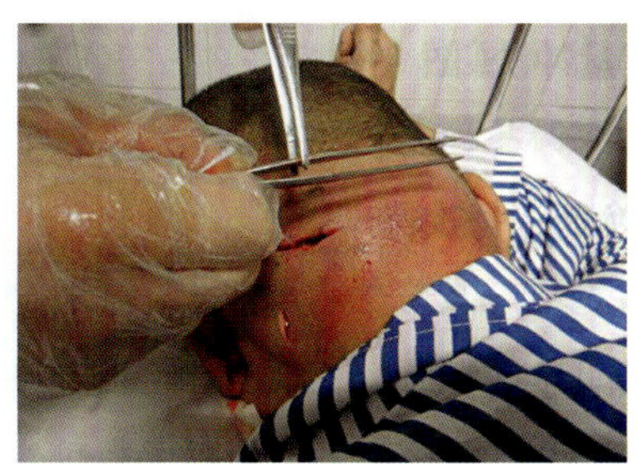

图 4-1-1a　清创后继续肿胀

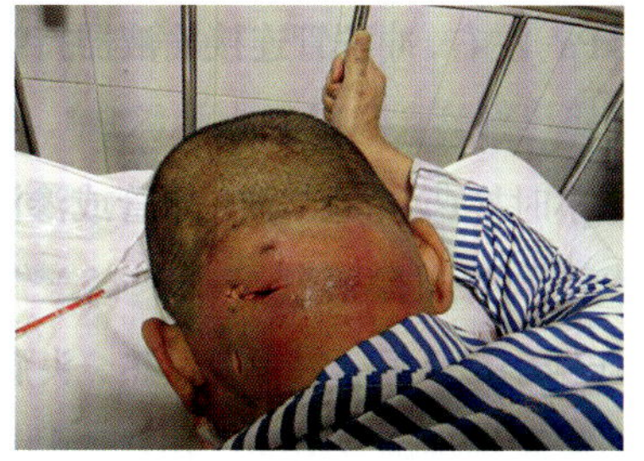

图 4-1-1b　初诊时伤口

【全身评估】

患者步行入院，精神紧张，担心感染难以控制、伤口继续扩大，门诊发现有糖尿病 20 余天，入院监测血糖 18 ~ 25mmol/L，白细胞计数 16.8×10^9/L，体温 37.5℃ ~ 38.0℃，失眠（伤口疼痛导致头痛），患者缺乏糖尿病预防及治疗方面的知识，不接受胰岛素治疗，认为使用胰岛素治疗后会对胰岛素产生依赖性。

被套和衣物。医护人员进入病房要戴口罩，接触患儿前后要洗手。严格执行消毒隔离制度和无菌技术操作，防止各种医源性感染。按医嘱使用敏感抗生素控制感染。

2. 根据伤口具体情况选用适合的处理方法与伤口敷料

（1）水疱期伤口的护理　用 0.5% 聚维酮碘溶液消毒水疱及周围皮肤后，用注射器行水疱穿刺抽液，注意勿去除水疱皮，以保护伤口，水疱抽液后可见疱下组织呈暗紫色，采疱液行细胞培养 + 药敏，用无菌小方纱轻轻挤压水疱及周围组织，尽可能排出疱液，最后局部涂抹聚维酮碘以控制伤口感染，方纱覆盖固定，每天更换敷料 1 次。

（2）坏死组织的清创　3 天后红肿范围逐渐局限，水疱下暗紫色组织逐渐变为黑色，9 天后伤口有少许脓性分泌物，黑色坏死组织逐渐出现液化分离（图 4-1-4b）。此时患儿伤口局部处理以清创抗感染为主，配合全身使用抗生素控制感染。以 0.5% 聚维酮碘溶液消毒伤口及周围皮肤，对坏死组织予保守锐性清创，用无菌手术剪和血管钳小心清除伤口黑痂和无活性组织，然后用 0.9% 氯化钠注射液棉球清洗干净伤口，并用小方纱轻轻拭干。清创后见基底 25% 红色组织，75% 黄色坏死组织，坏死组织与基底粘连紧密，应用湿性愈合敷料行自溶性清创，待其软化后再逐步清除。

（3）抗菌敷料的应用　当伤口发生感染时，除遵医嘱全身使用敏感抗生素、营养支持和局部清创处理等治疗外，伤口敷料的选择对控制伤口局部感染具有重要作用。清创后见患儿伤口有脓性分泌物，有臭味，疼痛明显。根据伤口临床表现和细菌培养结果判断为感染伤口。在伤口清洗清创后，根据伤口大小及形状用无菌剪刀裁剪至适合规格的亲水性纤维含银敷料覆盖于伤口床上，外层以方纱覆盖并做好固定。初期渗液量多时每天更换 1 次，之后根据伤口渗液量 2 ~ 3 天更换 1 次。

（4）伤口周边皮肤保护　为了避免反复粘贴或移除胶布时造成皮肤损伤，在伤口处理后，清洗并抹干伤口左右两侧约 10cm 粘贴胶布区域的皮肤，在该区域的皮肤上粘贴水胶体薄膜如透明贴（图 4-1-4c），然后将固定伤口敷料的胶布粘贴于水胶体薄膜上，避免胶布直接粘贴于皮肤上。水胶体薄膜 5 ~ 7 天更换 1 次。

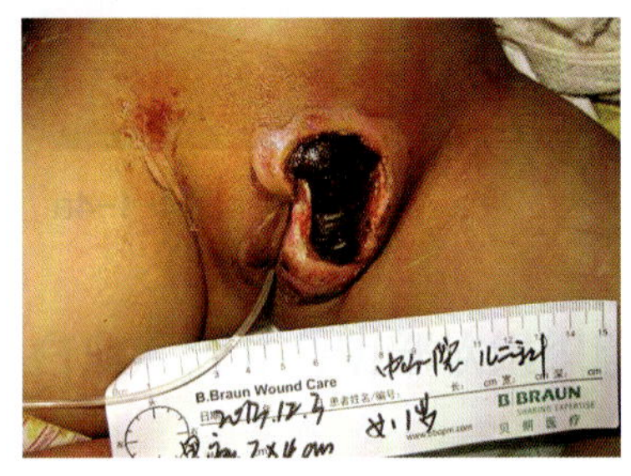

图 4-1-4b　黑痂液化分离

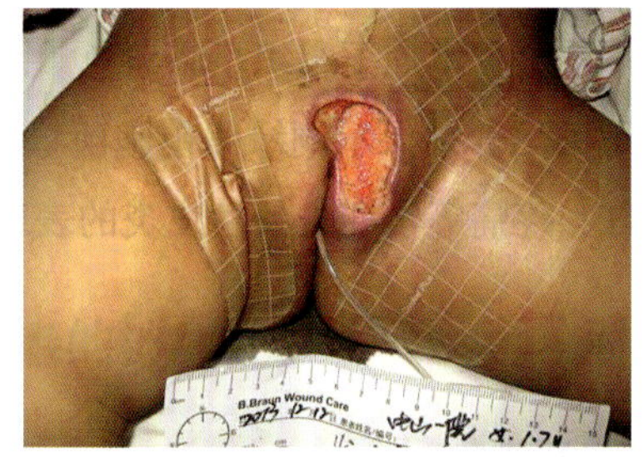

图 4-1-4c　伤口周边皮肤保护

（5）二期缝合　一般感染伤口经清创、抗感染等换药处理后肉芽组织逐渐填充创面而形成瘢痕愈合，但伤口愈合速度较慢。对患儿做好伤口床准备后行二期缝合，避免因肉芽生长时间过长、肉芽老化而延长伤口愈合时间，尽量降低对后续化疗进程的影响，并且能达到愈合后美观的要求。但二期缝合时机掌握不当可令伤口再次出现感染或恶化，因此掌握伤口二期缝合的时机非常重要。当伤口感染控制、基底 100% 红色肉芽生长、渗液减少至伤口敷料呈湿润状态时，可采取二期缝合。缝合后密切观察伤口有无红、肿、热、痛及渗液等情况，指导患儿家属保持伤口敷料干燥，期间避免做剧烈的运动，以免影响伤口愈合。该患儿在清创及应用亲水性纤维含银敷料 13 天后伤口较前缩小，周围红肿、硬块完全消退，肉芽生长良好，渗液呈浆液性，伤口敷料呈湿润状态，体温正常。22 天后转烧伤科行伤口二期缝合。

【健康教育】

1. 心理护理与健康教育　充分了解患儿的全身状况，做好患儿及家属的心理护理。换药前先了解患儿的既往史、现病史及家属的心理状况。因患儿是急性淋巴细胞白血病需进行化疗，身体抵抗力差，白细胞极少及低蛋白血症，同时并发铜绿假单胞菌败血症及会阴部软组织铜绿假单胞菌感染，持续发热，家属担心疾病预后、伤口愈合及经济负担，产生焦虑心理。护理上应向患儿家属如实、详尽地介绍本病的特点、伤口情况，疾病及化疗对伤口的影响、治疗措施及愈合过程可能出现的情况，让其做好较长时间治疗的心理准备，并指导家属做好营养支持和尿、便管理等配合和注意事项，及时告知伤口的进展情况，让其树立战胜疾病的信心，积极配合临床治疗。

2. 尿、便管理　会阴部伤口由于生理位置的特殊性容易受尿、便污染，特别是患儿化疗期间并发腹泻及出现肛周皮肤潮红等早期失禁性皮炎情况，腹泻更易使伤口受到粪水污染而恶化。因此，尿、便管理是会阴伤口护理的难点。伤口感染期和清创期患儿由于伤口疼痛需在床上排尿、便，因此按医嘱留置尿管，避免排尿时尿液对伤口的浸渍；并指导患儿家属在患儿排便时的体位与保护伤口的方法，避免粪便污染伤口。粪便后及时用 0.9% 氯化钠注射液棉球清洁肛周、会阴部皮肤，指导采用冲洗或轻拍式方法清洗会阴部皮肤，并指导擦洗排便时忌从肛门擦向伤口方向，清洗干净后轻轻拭干皮肤后，用皮肤保护粉及伤口保护膜行肛周及会阴部皮肤保护，治疗早期失禁性皮炎及避免失禁性皮炎加重。如伤口敷料不慎被尿、便污染，应立即伤口换药处理。

【结果】

水疱穿刺抽液后经过局部涂抹聚维酮碘进行换药处理，3 天后红肿较范围逐渐局限，水疱下暗紫色组织逐渐变为黑色，范围为 7cm × 4cm；第 10 天伤口有少许脓性分泌物，黑色坏死组织逐渐出现液化分离。对黑色坏死组织行保守锐性清创，清创后基底 75% 黄色坏死组织、25% 红色组织，改用亲水性纤维含银敷料控制感染。第 11 天患儿体温降至正常，行伤口分泌物培养，结果示无菌生长，复查血常规示白细胞 3.83×10^9/L；第 18 天伤口脓性分泌物消失，新鲜肉芽组织生长，局部红肿硬结消退，伤口变浅、缩小，患者疼痛减轻后转烧伤科进一步治疗，第 23 天行伤口二期缝合，术后第 9 天拆除缝线后伤口愈合（图 4-1-4d）。

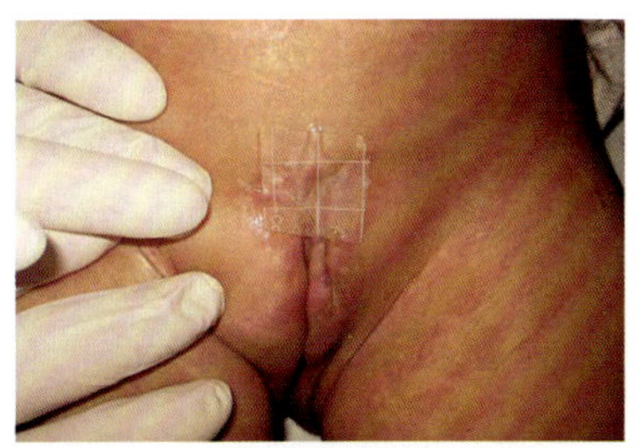

图 4-1-4d　拆除缝线后伤口愈

【重点 / 难点】

1. 做好伤口局部和全身感染的预防与控制是伤口愈合的关键。

2. 患儿急性淋巴细胞性白血病，自身免疫力低下，化疗致腹泻、呕吐、食欲差，贫血以及血白细胞计数极其低下等因素严重影响伤口愈合。

3. 患儿年龄小，皮肤娇嫩，皮肤组织水肿，伤口渗液，尿、小便浸渍，以及反复粘贴与撕脱胶布等容易造成皮肤损伤及感染。因此，需做好伤口周边皮肤保护。

4. 应用自溶性清创结合保守锐性清创的方法清除液化分离的坏死组织，以减少疼痛及对正常组织不必要的损伤。

5. 做好伤口床准备后及时行伤口二期缝合，以缩短伤口愈合时间，为化疗赢得时间。

6. 伤口护理过程中注意尿、便的管理，避免伤口受尿、便污染而恶化。

（黄漫容）

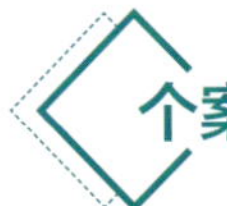

个案5　2型糖尿病合并肛周巨大脓肿患者的护理

肛周脓肿是指肛管、直肠周围软组织内或间隙内发生急性化脓性感染而形成的脓肿，以肛周持续疼痛，肛周皮肤红、肿、压痛等为主要症状，男性发病多于女性。临床上多采用手术切开引流排脓，如合并有糖尿病，不仅伤口愈合缓慢，而且感染极易扩散，极易并发化脓性细菌感染，严重者可出现败血症、脓毒血症等，甚至危及生命。因此，术后的换药处理对术后伤口的愈合非常关键。对1例2型糖尿病合并肛周巨大脓肿自行破溃患者扩创伤口、充分引流和伤口清洗、清创、应用抗菌敷料控制感染及粪便管理等局部处理措施以及全身感染控制、营养支持及血糖控制等治疗，患者恢复良好。

【患者资料】

患者张某，男性，72岁。因糖尿病8年，出现肛周皮肤红肿、疼痛及发热1周，伴神志淡漠及血糖高拟糖尿病、肛周软组织感染而入院治疗。入院后即行B超检查示肛周炎症，未见脓肿形成。按医嘱予禁食，应用抗生素（头孢菌素第三代＋甲硝唑）控制感染，营养支持，胰岛素控制血糖，营养脑神经及肛周皮肤常规清洗换药等治疗。4天后右臀部靠近肛周有两处皮肤破溃，流出脓血性液体，病区请造口治疗师会诊要求协助处理伤口。

【全身评估】

接诊时患者神志清，但较淡漠，反应迟钝。体温38.4℃，偶有发热、畏寒，脉搏90次/分，呼吸20次/分，血压120/75mmHg。血液检查结果示白细胞计数2.3×10^9/L，血K^+5.38mmol/L，血Na^+133mmol/L，血糖34.7mmol/l，白蛋白23.8g/L，血Ca^{2+}1.83mmol / L。尿分析：糖++++、酮体++、潜血+/−。患者糖尿病史8年余，依从性较差，不规则服用降糖药物控制血糖，血糖控制不稳定。曾有2次脑梗死病史，左侧肢体肌力2级，缺乏自我护理能力，个人卫生状况较差。CT示脑萎缩及MR示多发脑梗死。

【局部评估】

检查见患者肛周皮肤明显红肿，范围：皮肤下方至阴囊根部，上方至臀部。其中右侧红肿范围

15cm×8cm，左侧红肿范围20cm×10cm（图4-1-5a）。红肿皮肤触之有硬肿，按压有疼痛，患者疼痛评分4分（数字等级评定量表法）。红肿部位无明显波动感，靠近肛周的皮肤呈散在性糜烂，其中肛周1点及3点方向旁开1.5cm各有0.5cm×1cm大小皮肤破溃，深度约5cm，两个创口皮下相通；通过1点方向的创口用探针探查示12～3点方向潜行11cm，3～6点方向潜行5cm，6～9点方向潜行8cm，9～12点方向潜行9cm；按压局部皮肤见大量黏稠脓血性液体伴少量血凝块从皮肤破溃处排出，有腐臭味。由于皮肤创口较小，未能评估创腔内基底情况。伤口分泌物细菌培养结果示大肠埃希菌感染；患者因近1周没有进食，暂无排便。

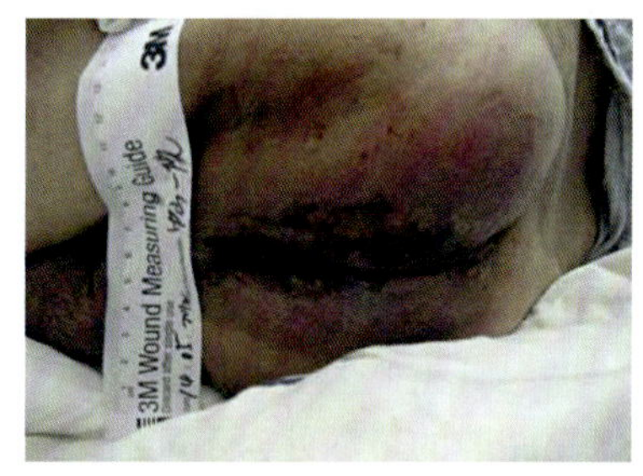

图4-1-5a 接诊时脓肿情况

【护理目标】

1. 控制创腔感染。
2. 避免粪便污染创腔。
3. 促进创腔愈合。

【处理过程】

1. 全身感染控制 密切观察患者体温变化与伤口局部情况，按医嘱继续应用敏感抗生素静脉滴注，以控制感染。伤口护理过程中如发现伤口感染加重，应及时通知医生处理。

2. 伤口局部护理

（1）伤口评估 每次换药时要先仔细观察患者伤口情况的变化，如流出液的颜色、性质、量、气味，以及引流是否通畅，红肿部位皮肤的颜色、温度、硬度及波动感等情况，特别注意评估患者排便情况，如排便次数、粪便性质及排泄量、有无造成创口污染等。根据不同的情况采取不同的处理方法，尽量清除妨碍创口愈合的不利因素。

（2）创腔清洗 由于脓腔较大，潜行较深，很难用0.9%氯化钠注射液棉球擦洗干净，因此适合应用冲洗的方法清除脓腔的脓血性液体、血块和脱落的坏死组织。采用30ml注射器连接吸痰管，感染期每天用3%过氧化氢溶液50～100ml冲洗脓腔，再用0.9%氯化钠注射液反复冲洗干净，每次冲洗直至冲洗液没有泡沫和冲洗液澄清为止（图4-1-5b）。采用冲洗方式，使过氧化氢溶液和0.9%氯化钠注射液在创腔内形成涡流式水流，起到更加彻底清洁伤口的作用。冲洗后吸痰管一边退出一边回抽，或轻轻按压周围组织，以彻底排出创腔内残余的液体。

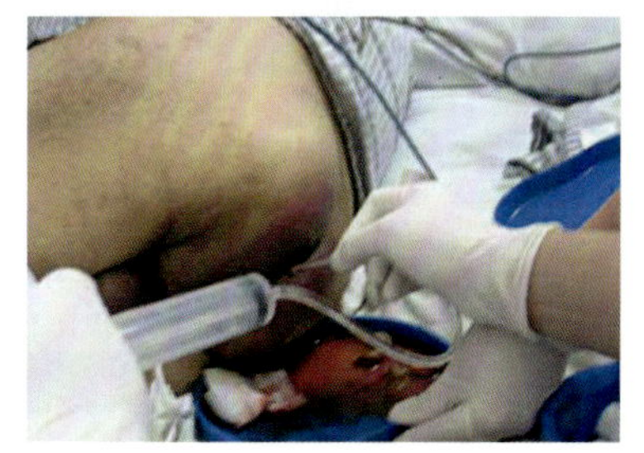
图4-1-5b 脓腔冲洗

（3）充分引流 充分引流脓液是感染控制的首要环节。及时清理坏死的组织和脓液，减少细菌繁殖的机会，从而加速创口的愈合速度。由于脓腔较大较深，为保证脓腔引流通畅，根据创腔外口大小及深度剪裁适当大小与长度的磺胺嘧啶银脂质水胶体填充引流（图 4-1-5c）。磺胺嘧啶银脂质水胶体具有引流和抗感染的作用，剪裁后无碎屑，并能整体取出，避免残留脓腔内。填充引流条的数量和松紧要适宜，过多或过紧会导致引流不畅，也会由于压迫引起患者创口的疼痛和影响伤口局部组织血液供应，不利于伤口的愈合；填充引流条过少或过松会使创腔深处的脓液无法引流，感染难以控制，同时创口外口容易缩小，影响伤口的处理。保证创口的愈合是从下往上，避免因创口上缘的皮肤生长过快而造成假性愈合。感染期脓腔引流条必须填塞至脓腔的最深处，不能有间隙是充分引流的关键，引流条填塞不到位则使敷料不能很好与基底接触，降低敷料的应用效果，并容易使伤口出现假性愈合。随着脓腔感染控制，伤口引流液由脓血性变为浆液性，引流量逐渐减少时，引流条填充的深度和量要进行调整，避免填塞过紧、过深而影响创腔肉芽组织生长。填塞引流条时也要注意引流条的尾端应留在创口外，并记录填塞引流条的数目，以便下次换药时全部取出。

（4）粪便的收集　脓肿早期，由于感染严重，创腔脓血性液体渗出多，需要 4 ~ 5 小时更换伤口敷料 1 次。为减少敷料更换的次数，增加患者舒适度，同时考虑患者暂时没有排便，因此选择肛周及创口粘贴一件式造口袋收集流出液。创腔清洗及放置引流条后，用小方纱轻轻拭干周边皮肤水分，涂抹少量皮肤保护粉于糜烂皮肤处，将一件式造口袋中央孔径进行剪裁，大小以能包裹创口和肛门括约肌为宜，然后进行粘贴，并以弹性柔棉宽胶带对造口袋外边缘进行封边固定，以增加造口袋粘贴的稳固性，造口袋排放口连接一次性负压瓶，用橡皮筋扎紧，及时挤压负压瓶以排放造口袋内的引流液，每天更换 1 次（图 4-1-5d）。按上述方法处理 6 天后，创腔感染控制，脓血性液体转为黄色浆液性，引流量减少到每天约 50ml，患者全身情况改善，神志清楚，能对答与开始进食。第 9 天患者已能进食半流质，每天排稀烂便 5 ~ 6 次，上述处理方法虽然能收集引流液及粪水，但粪水容易污染创腔。因此需更改处理方法，此时护理重点是防止粪水污染创口，需将粪水和引流液分别收集，但由于肛门与创口相隔不足 2cm，护理上有一定难度。清洗创腔及肛周皮肤后，分别经两个创口放置前端剪裁多个侧孔的吸痰管于创腔内，用剪裁“Y”形的方纱及透明薄膜覆盖、固定引流管，两条吸痰管末端经“Y”形接头连接墙式负压进行持续低负压抽吸，并检查有无漏气现象；最后选用小儿一件式造口袋并连接一次性负压瓶进行肛周粪水收集（图 4-1-5e）。定时检查负压装置及造口袋有无漏气与渗漏，如没有漏气和渗漏，可隔天更换 1 次。

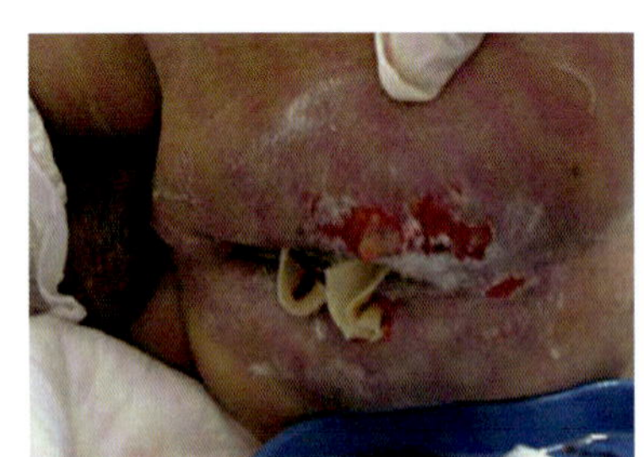
图 4-1-5c　磺胺嘧啶银填塞引流

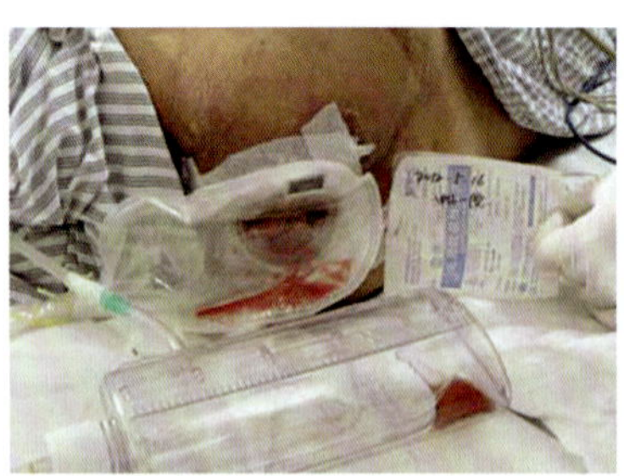
图 4-1-5d　肛门与脓腔一同处理

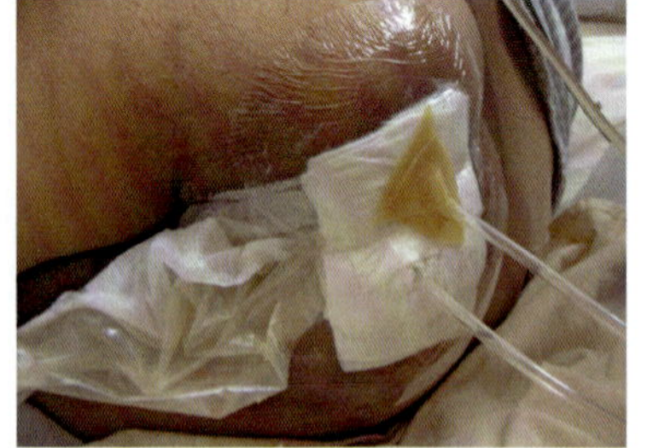
图 4-1-5e　肛门与脓腔分别处理

【健康教育】

1. 血糖监控　告知患者和家属血糖控制的重要性。每天定时监测血糖，若血糖 >10mmol/L 时则会影响伤口愈合，甚至令伤口感染加重。鼓励患者以积极的态度参与血糖控制，同时取得家属的配合。

2. 饮食指导　严格按照糖尿病饮食原则控制与选择饮食，指导患者进食高蛋白、高纤维素、适量糖类、低脂肪、易消化的饮食，如鱼、瘦肉、芹菜、粗粮等，以达到既改善营养状况又控制血糖的目的。注意饮食卫生，忌辛辣、刺激食物，防止腹泻，以免排便次数增多和粪便量增加而造成伤口污染和增加伤口护理的难度。同时也要注意患者为了减少排便而不愿意多进食而诱发低血糖和营养缺乏，延缓伤口愈合的情况。

3. 心理护理　由于患者年老，患糖尿病及脑梗死多年，生活不能自理，目前还合并肛周巨大脓肿及感染情况，无论患者还是家属从精神上和经济上都会产生一定的压力。针对患者的情况，护理人员应主动与患者及家属沟通，说明伤口目前的情况、选用护理方法及其目的、伤口愈合过程及可能出现的情况，希望得到患者和家属的理解与配合。每次换药时将伤口的进展情况及时反馈给患者和家属，鼓励其树立治愈疾病的信心，消除不良情绪，同时给患者生活照顾和心理安慰，以求达到最佳治疗目的。

4. 出院指导　患者全身情况改善，脓腔感染控制及愈合进展良好便准备出院。由于患者行动不便及家庭条件所限，不能按时回门诊换药，指导家属采用高锰酸钾水溶液（PP 水）坐浴的方法进行伤口局部清洗消毒，每天 2 次，便后及时清洗及用 0.1% 聚维酮碘溶液消毒后用无菌方纱覆盖。如出现伤口渗液增加、发热等异常情况即回门诊就诊，并指导饮食及个人卫生等知识，保持肛门清洁、排便通畅，防止便秘、腹泻，预防感染。定期复查血糖。

【结果】

经过对感染脓创进行清洗、清创、应用银离子敷料填充引流控制感染，并对引流液进行收集，采取全身抗感染、控制血糖及营养支持等治疗，第 1 天收集脓血性液体 400ml，后引流量逐渐减少，至第 5 天减少至 150ml；第 6 天感染控制，红肿范围缩小，浓稠的脓血性液体转为稀薄的浆液性液体，且流出液量减少，疼痛评分 3 分，患者体温、血糖逐渐降至正常，神志及活动等全身情况改善；第 9 天开始进食半流饮食；第 11 天创腔缩小，12 点方向潜行 5cm，3 ~ 6 点方向潜行 2cm，9 点方向潜行 4cm，皮肤红肿消失，按压局部皮肤无疼痛感，流出浆液性液体少量（5 ~ 10ml），患者体温及血糖正常，可正常饮食，在协助下能下床活动；第 15 天病情好转出院。护理过程注意疼痛护理。

【重点 / 难点】

1. 患者血糖控制不稳定，致使炎症不易控制，伤口不易愈合。

2. 肛周脓肿伤口距离肛门较近，容易受到粪水的污染，给临床治疗护理带来很大困难。

3. 由于伤口位置的特殊性，伤口敷料难以固定，增加伤口护理的难度。

4. 感染期及患者没有排便时，将伤口与肛门一同粘贴一件式造口袋收集流出液以减少敷料更换频率。

5. 脓腔感染控制和患者排便后，需将粪水与伤口引流液分别收集以避免粪水污染伤口。由于脓

【健康教育】

1. 解释反复手术和伤口处理的目的是为了清除坏死组织，促进局部组织水肿消退，促进伤口愈合。

2. 通过心理干预，加强与患者的沟通和交流，与患者建立良好的护患关系，了解患者心理的想法后，有针对性地进行心理疏导。

3. 以专业的回答，取得患者的信赖，同时有效提升患者治疗和护理依从性，保障护理效果。加强对患者病房的管理，将温度调节为23℃～25℃，湿度为50%～60%，及时清理病房，使其保持干净、整洁。最后，护理人员还要富有同情心，对患者的疼痛感同身受。

4. 在伤口处理的过程中，先用0.9%氯化钠注射液或醋酸氯己定溶液将纱布浸湿，然后缓慢揭开纱布，减轻患者的疼痛。同时，通过有效措施，转移患者的注意力。

5. 如患者疼痛较剧烈，可遵医嘱给予镇痛药物，最大程度上减轻疼痛。

6. 每天记录和观察坏死性筋膜炎的范围和严重程度、疼痛严重程度，及时报告医务人员。

7. 解释高渗盐敷料、藻酸盐类敷料及水胶体油纱敷料的意义。

8. 有效地控制炎症的感染和扩散、及时告知伤口的进展及营养支持等工作，缓解了患者及家属的疑虑。

【结果】

患者肛周脓肿合并坏死性筋膜炎，经过2次清创、扩创手术和1次缝合手术，经过40天的伤口综合处理，愈合理想，家属及患者满意。

【重点／难点】

1. 坏死性筋膜炎在临床中比较少见，是一种广泛且迅速的以皮下组织和筋膜坏死为特征的软组织感染。大多伴随全身中毒性休克，死亡率高，严重威胁患者的生命安全。

2. 伤口距离肛门较近，炎症范围较大，全身中毒症状明显，所以，多学科综合诊疗和护理，控制全身感染，注意将泌尿系感染、伤口护理联合起来，同时管理好粪便，以免污染伤口。

3. 单纯吸引伤口的渗液和完全依靠医生的清创手术，达不到清洁伤口的目的。用注射细针管剪侧孔放置在伤口最深的位置，外接根据药敏试验选用的抗生素灌洗液，形成持续冲洗持续引流以达到清洁伤口的目的。

4. 根据伤口愈合的不同期别，选用不同的高渗盐敷料、藻酸盐类敷料及水胶体油纱敷料。

5. 及时和患者、医生沟通，制定好每个阶段的治疗方案：渗液量多时选用高渗盐敷料吸收渗液且控制感染；渗液量减少改用藻酸盐类敷料及水胶体油纱敷料；缝合前创面准备可选生肌的中成药，加快伤口愈合速度。

（张　冰）

个案 8 会阴部坏死性筋膜炎患者的护理

坏死性筋膜炎是一种少见但非常严重的感染，最初由 Wilson 于 1952 年提出，是一种进展迅速的导致皮下脂肪和筋膜坏死的细菌感染，通常深筋膜和肌肉不会受累，但可以因为继发的肌腔隙综合征而发生坏死。坏死性筋膜炎误诊率较高，有报道显示国外误诊率为 75%，国内为 50%，如不能及时诊断和妥善处理，患者往往死于败血症、毒血症和感染中毒性休克，病死率高达 41% 左右。坏死性筋膜炎常由多种细菌混合感染引起，多是需氧菌和厌氧菌共同作用的结果，按感染细菌的种类分为两型，Ⅰ型为非单一菌种的感染，包括非 A 组溶血性链球菌、厌氧菌和（或）兼性厌氧菌的混合感染。70% 的Ⅰ型坏死性筋膜炎是 3 种或 4 种细菌混合感染引起的。该型多发生于头部、颈部、手、足、会阴等部位。Ⅱ型由 A 组 β－溶血性链球菌引起，又称为溶血性链球菌性皮肤坏疽（hemolytic streptococcal gangrene），该型感染多见于年轻健康患者，躯干和四肢为好发部位。研究显示，大肠埃希菌也可引起Ⅱ型坏死性筋膜炎，并被称为“食肉细菌”。坏死性筋膜炎可继发于任何皮肤损伤或血源性传播，如皮肤活检后术后、撕裂伤、昆虫咬伤、针刺伤、烧伤、外科伤口、皮肤脓肿、带状疱疹及静脉溃疡等。发生于会阴部的坏死性筋膜炎被称为富尔尼埃坏疽，比较常见，发生于男性生殖器官时，可局限于阴囊或伸展至会阴、阴茎、臀部以及腹部，多由局部创伤、肛周感染、泌尿生殖道外科手术、糖尿病等引起。坏死性筋膜炎常伴随全身和局部组织的免疫功能损害等疾病发生，其局部症状主要为局部片状红肿、疼痛，当病灶局部的感觉神经被破坏后，疼痛缓解但可以被麻木或麻痹取代；当血管栓塞或受到破坏时，皮肤会发紫、发黑或出现含血性液体的水疱或大疱，可以出现奇臭的血性渗液，有时可产生皮下气体，检查时发现捻发音。坏死性筋膜炎患者早期即可有畏寒、高热、厌食、脱水、意识障碍、低血压、贫血、黄疸等严重的全身性中毒症状。局部体征和全身症状不相称是该病的重要特征，防治坏死性筋膜炎，应早期诊断，尽早清创，纠正休克及多器官损伤，应用大量有效抗生素和全身支持治疗是关键。

【患者资料】

患者，男，50 岁，因“肛周、会阴部肿痛 7 天”急诊拟为“会阴部软组织感染”，急诊平车推送入院。体温 37.9℃，脉搏 116 次 / 分，呼吸 20 次 / 分，血压 75/53mmHg。主诉：3 天前肛周及会阴处皮肤开始糜烂、渗液，局部化脓，肿痛范围明显增大，而且有恶臭味。专科情况：阴囊、会阴部及肛周皮肤可见明显肿胀，周围皮肤红肿、渗出、糜烂，皮温升高。截石位 1 点会阴方向见大小约 5cm × 3cm 的皮肤坏死组织，呈灰白色，有恶臭，周围皮肤压痛明显，有皮下捻发感。于当晚急诊送手术室在全身麻醉下行会阴部坏死性筋膜炎清创术（图 4-1-8a）。

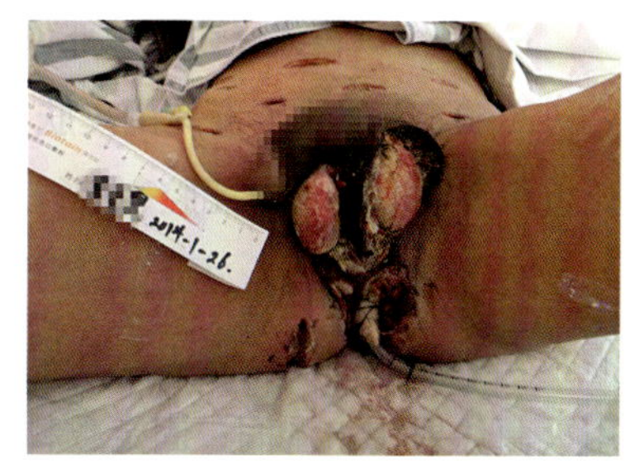
图 4-1-8a 清创术后第 1 天

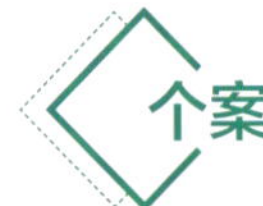

个案9 痛风石溃疡感染并发骨筋膜室综合征患者的护理

骨筋膜室综合征又称急性筋膜间室综合征、骨筋膜间隔区综合征。骨筋膜室由骨、骨间膜、肌间隔和深筋膜构成。骨筋膜室内的肌肉、神经因急性缺血、缺氧而产生的一系列症状和体征。多见于前臂掌侧和小腿。骨筋膜室的壁坚韧无弹性，当内容物体积增大或室的容积减少，使室内压力增加，循环受阻，造成室内肌肉、神经缺血、缺氧。因缺血、缺氧，毛细血管通透性进一步增强，液体渗出增加，组织水肿严重，室内压力进一步增加，形成恶性循环，如不及时处置将发生缺血性肌挛缩，进而出现肌肉坏死，严重者只能截肢甚至危及生命。痛风是一种常见的免疫性疾病，其自然病程分为急性发作期、间歇发作期和慢性痛风石病变期。痛风石一般在急性痛风发作后的3 ~ 42年，平均11.6年内出现，最常见于耳部及跖趾关节周围皮下，是高尿酸血症长期未得到满意控制，大量尿酸盐晶体沉积于皮下、滑膜、软骨、骨质、腱鞘及周围软组织的结果，外观为皮下隆起的大小不一的黄白色赘生物，表面皮肤菲薄，破溃后排出白垩样物，形成“痛风石溃疡”，常合并细菌感染并形成窦道，经久不愈。随着湿性愈合理念的形成，湿性敷料应用于临床，使慢性难治性伤口的愈合成为可能。

【患者资料】

患者杨先生，男性，62岁，痛风病史10年，入院前2天无诱因出现右手疼痛、红肿、活动受限，无皮肤破溃，畏寒，发热，麻木等，急诊予抗感染、镇痛等对症治疗，症状无缓解，1天前右手肿胀加重，累及右前臂，疼痛加重，皮温升高收治。2年前确诊为2型糖尿病。护理查体：右前臂、腕部及右手红、肿、皮温高、压痛明显，活动受限，手指活动加剧疼痛，双手指间关节畸形，右腕关节、双跖趾关节、右踝关节、双手指间关节及双侧耳郭见多个直径0.5 ~ 1.2cm不等的痛风石。入院后发现右腕关节红、肿、热、痛症状进行性加剧，表皮有水疱形成，腕关节极度肿胀，桡动脉搏动消失，右手指有被动牵拉痛，手指末梢感觉减退，骨科医生会诊，意见为严密观察12小时，症状如无缓解则行截肢手术。12小时观察期内发现右腕尺侧掌面肿胀最甚处波动感形成，遂行切开引流，流出白垩样物及黄白色脓液，减压后患者疼痛及肢端感觉循环好转，治疗方案转为以低嘌呤饮食、药物控制尿酸形成、镇痛、根据创面培养结果给予敏感抗生素、营养支持、局部换药为主的综合治疗。住院期间患者反复发热10多天，体温37.2℃ ~ 39.8℃，痛风石仍持续从伤口排出，伤口难愈。

【全身评估】

患者患痛风10余年，入院时诉全身乏力、纳差、出汗、尿频、尿急、胸闷、气促，血红蛋白97g/L，肌酐364.9μmol/L，尿酸515.8μmol/L，随机血糖9.3mmol/L，血气分析示代谢性酸中毒。

【局部评估】

创面约4cm×4cm，基底部100%为黄色失活软组织，全方位潜行2 ~ 4cm，可见尺骨小头裸露，伤口周围皮肤极度肿胀，有大量白垩样物及黄白色脓液溢出，有异味，自诉疼痛明显。

【护理目标】

1. 局部减压，抢救患肢及其功能。
2. 加速伤口愈合。
3. 同期进行痛风的系统治疗及基础疾病治疗。

【处理过程】

1. 切开减压，清除坏死组织 入院当日患者已经出现患肢的骨筋膜室综合征表现，当晚在右腕出现波动感处切开减压，释放出大量黄白色脓液和白垩样物。先将渗液充分轻挤排尽，以过氧化氢溶液冲洗创腔，然后以 0.9% 氯化钠注射液彻底清洗，拭干后用高渗盐敷料填塞，每天更换。病程初期创腔基底部 100% 为黄色失活软组织，全方位潜行 2 ~ 4cm，这些均影响伤口的愈合，故运用湿性愈合理念，采用外科清创与自溶性清创相结合的方法。首先常规清洁伤口，根据患者对疼痛的耐受程度分次用组织剪，小心清除创面基底的失活组织，潜行内不易清除的失活组织，以 0.9% 氯化钠注射液冲洗清创，清理游离碎片、杂质；纱布擦拭后以高渗盐敷料填充潜行，并覆盖伤口表面，其目的是利用自溶性清创机制清除创面以及潜行内的坏死组织，吸收渗液并清除异味，为伤口提供湿性愈合环境。每天换药 1 次，3 天后创面异味基本消失，但渗液量仍很大（图 4-1-9a）。

2. 局部抗感染 入院时创面分泌物培养示金黄色葡萄球菌生长，根据药敏试验选用敏感抗生素万古霉素全身用药。清创后第 4 天，根据渗液量多和合并细菌感染的特点，选用亲水性纤维银离子敷料，其作用机制是持续释放银离子广谱抗菌，以及以敷料本身的羧甲基纤维素钠基质为创面，提供湿性愈合环境。外用无菌纱布覆盖包扎，每天换药 1 次，严格无菌技术操作。

3. 促进肉芽组织生长 第 15 天，患肢肿胀消退明显，骨筋膜室综合征表现基本消失，创面基底部已为 100% 的新鲜红色肉芽，渗液量仍较大，但无异味，体温已恢复正常（图 4-1-9b）。这一阶段选用亲水性纤维敷料，目的是充分吸收伤口内的渗液，敷料接触渗液后呈水凝胶状态，使伤口保持湿润，促进新生肉芽组织的生长。

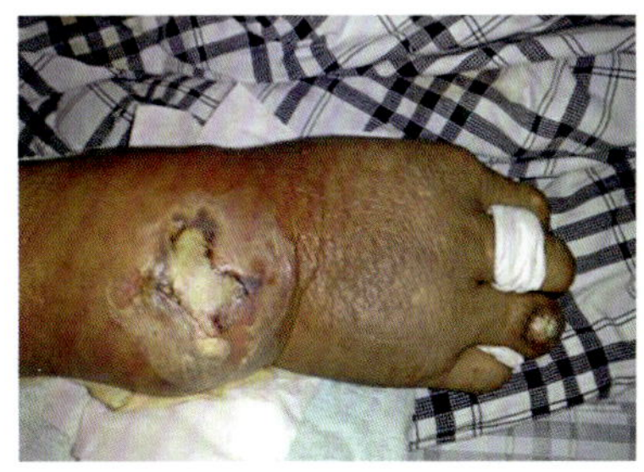

图 4-1-9a 入院时，局部肿胀明显，温度高，创面正中有波动感

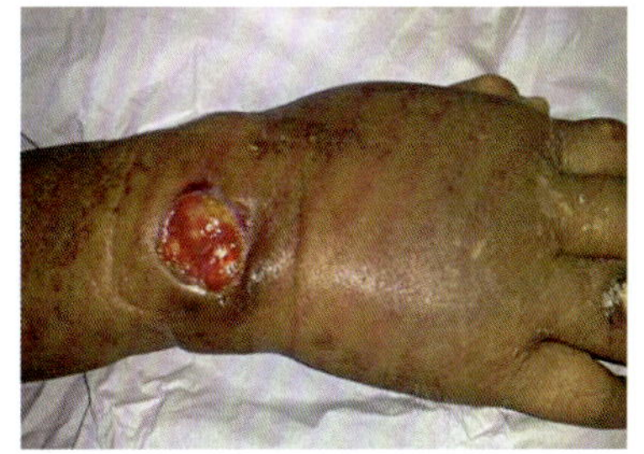

图 4-1-9b 肿胀消失，感染控制，肉芽生长良好

4. 促进上皮爬行 在治疗的第 20 天伤口渗液明显减少，伤口表面为新鲜肉芽组织，此阶段选用泡沫敷料进一步吸收渗液，促进肉芽生长和上皮爬行。在上皮生长过程中，尺骨小头表面肉芽过长，

泡沫敷料外以胶布加压包扎，限制肉芽组织的过度生长，上皮爬行良好，每 3 ~ 4 天换药 1 次。（图 4-1-9c）

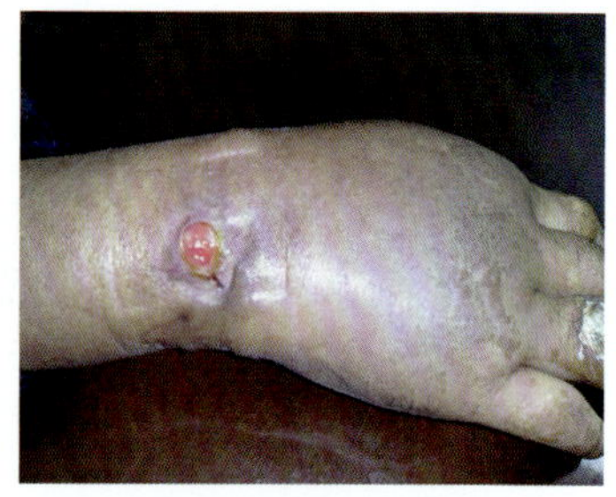

图 4-1-9c　泡沫敷料外加胶布加压，促进上皮爬行

【健康教育】

1. 患者职业系驾驶员，多年痛风病史已经给患者带来了诸多不便，又突然出现致残率极高的骨筋膜室综合征，能否保住患肢及患肢功能是严重困扰患者的问题。因此，疏导患者，建立适当的信心对患者来讲尤为重要，但毕竟病情重且难治，故在治疗初期护理人员要斟酌告知的程度，避免治疗失败的结果使患者过于失望。另一方面，密切观察患肢血液循环，抬高患肢，适当活动患肢的各个关节，避免功能的丧失。

2. 除指导患者用药外，为其提供详实的饮食及生活习惯指导也是重要的一环。指导患者控制体重、血压、血糖，戒烟，适当运动，每天饮水至少 2000ml 以上等；并且根据痛风这个基础疾病指导患者尽量不吃海鲜，尤其是鱿鱼、墨鱼、虾、螃蟹；少吃肉类，尤其是动物内脏；不喝酒，尤其是啤酒。饮食要清淡，少油腻少盐，多吃粗粮。为保证足够的营养来促进伤口愈合，建议少食多餐。

【结果】

经过 1 个多月的精心护理治疗，患者的伤口已基本愈合，创面面积缩小为 1cm × 1cm，潜形消失，上皮生长良好，满意出院。注意护理过程疼痛护理。

【难点 / 要点】

1. 基础疾病以及创面情况决定了创面的难治性，要有效挽救患肢及患肢的功能，须运用新的伤口治疗理念和细心观察，根据创面愈合的不同阶段选用不同的湿性愈合换药方法。

2. 骨筋膜室综合征进展急骤且后果严重，故早期有效减压引流特别重要。

3. 创面位于关节，要求清创必须谨慎，避免损伤血管、神经、肌腱和关节面而导致患肢功能受损。

（陶　岚）

个案 10　糖尿病合并痛风石感染性伤口患者的护理

痛风是嘌呤代谢紊乱和（或）血尿酸升高所引起的一组综合征，其临床特点为关节炎、痛风石、泌尿系结石以及痛风性肾病。大多数痛风患者早期表现为反复发作的急性痛风性关节炎，病程长，反复发作者常表现为慢性痛风石性痛风。痛风石是尿酸盐反复沉积使局部组织反复发生慢性异物样反应，一般在起病 10 天后出现，至于痛风发展成为痛风石的概率，目前未见大规模的流行取样调查，其出现提示病程已进入慢性期。在慢性期，尿酸盐沉积在软骨、滑膜液及软组织中，随时间延长沉积逐渐增多，发作渐渐频繁，间歇期缩短，受累关节增多，疼痛加剧，炎症不能完全消退并出现痛风石。痛风石一旦出现破溃或感染，其伤口不易愈合，在处理伤口的同时药物控制血尿酸、控制饮食是促进伤

口愈合、避免复发的关键因素。本案例在积极控制血尿酸的同时，配合清创，用刮齿或血管钳刮除痛风石结节内的石灰石样物和尿酸盐结晶，使用新型敷料填充伤口，取得了良好效果。

【患者资料】

患者，女性，56岁，主诉"右足背内侧拇趾关节处红、肿、热、痛1周，伴全身发热3天"而入院（图4–1–10a）。入院后予抗感染、控制血糖及尿酸、营养支持等治疗，右足拇趾关节处X射线检查无骨质破坏，入院次日请外科医生及造口治疗师会诊。

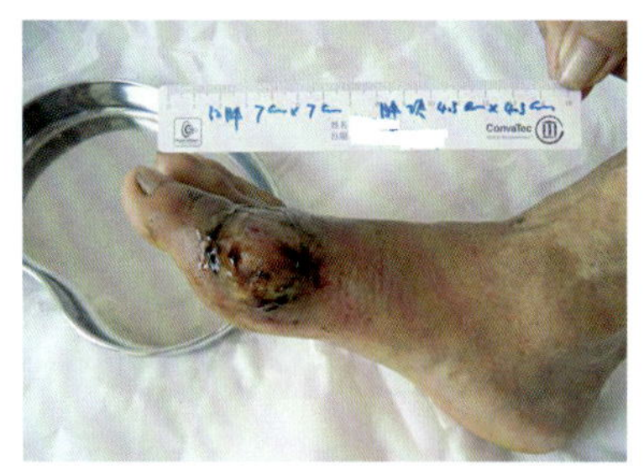

图4–1–10a　右足背内侧拇趾关节红肿

【全身评估】

患者，步行入院，小学文化，农民，既往有糖尿病史10余年，痛风病史8年，入院后监测血糖16～21mmol/L，尿酸528μmol/L（正常值155～357μmol/L），白细胞计数15×10^9/L，体温37.8℃～38.2℃，患者缺乏痛风疾病预防及治疗方面的知识。

【局部评估】

患者右足背内侧拇趾关节处红、肿、热、痛，皮温升高，足背动脉搏动良好，肿胀范围：7cm×7cm，肿块大小约4.5cm×4.5cm，患者自用黑色药膏外涂（药名不详），疼痛（数字等级评定量表法）：8分。伤口分泌物细菌培养：金黄色葡萄球菌。

【护理目标】

1. 控制感染。
2. 促进伤口的愈合。
3. 理解痛风治疗及控制尿酸的意义。

【处理过程】

1. 造口治疗师应向患者及家属交代预后，协助外科医生在局部麻醉下行脓肿部纵型切口切开引流术，留取分泌物行细菌培养，用血管钳刮除痛风石结节内的石灰石样物和尿酸盐结晶，用过氧化氢、0.9%氯化钠注射液冲洗伤口，选用亲水性银敷料填充伤口，外用纱布包扎，隔天换药1次。

2. 第2次换药足背红肿程度减轻，患者自觉疼痛减轻，疼痛评分4分，体温正常，伤口脓性分泌物明显减少（图4–1–10b）。

3. 换药7天后，足背无红肿，皮温恢复正常，伤口干净、湿润，选用亲水性纤维填充伤口，外用纱布包扎，隔天换药1次。

4. 第11天，伤口100%肉芽组织，渗液量：湿润，在伤口6～12点方向（以趾尖方向为12点）的潜行（深约1.5cm）外用纱布加压，余下外露伤口床继续用亲水性纤维填充。

5. 换药的第14天，伤口6～12点方向的潜行闭合（图4–1–10c），患者要求出院门诊换药。

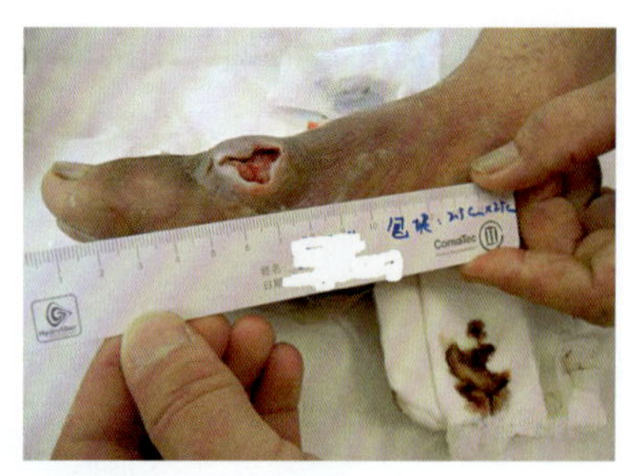
图 4-1-10b 切开引流 + 亲水性银敷料后

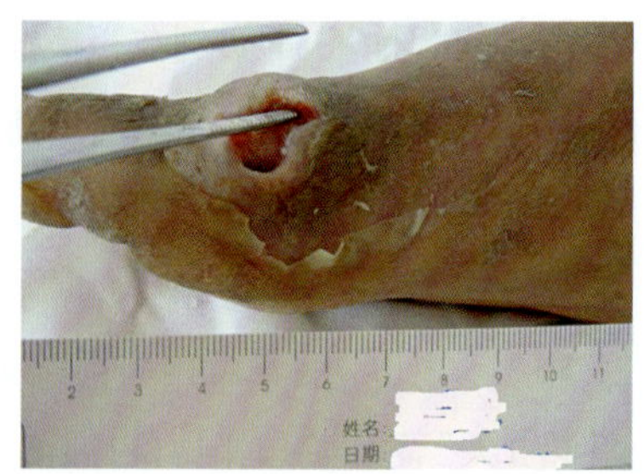

图 4-1-10c 100% 红色肉芽，出院换药

【健康教育】

1. 教导患者低嘌呤饮食，痛风的发病与嘌呤密切相关，进食高嘌呤食物会增加体内尿酸，诱发痛风。食物中嘌呤的含量与食物种类、烹调方法等有关，应避免高嘌呤食物（主要包括动物内脏、沙丁鱼、蛤、蚝等海鲜和浓肉汤）。

2. 选食碱性食物，注意低盐饮食，多喝水、不饮酒。

3. 限制蛋白质摄入量，每日按体重摄入 0.8 ~ 1g/kg。

4. 控制好血糖、血压、体重，维持理想体重。

5. 积极配合医生服用控制尿酸药物，同时避免滥用免疫抑制剂、利尿药、阿司匹林等药物。

【结果】

换药的第 14 天，伤口 6 ~ 12 点方向的潜行闭合，伤口明显缩小，患者要求出院门诊换药。

【重点 / 难点】

1. 痛风石伤口不易愈合，在脓肿切开引流前，认真评估患者的全身情况（营养、血糖等）、局部情况（尿酸结晶的量、位置、局部血运），对预后进行综合评估，并向患者及家属交代预后。

2. 对于全身情况好，尿酸盐位置表浅、量少的患者伤口，尽可能用血管钳刮除痛风石结节内的石灰石样物和尿酸盐结晶；对于经久不愈、创面内大量石灰石样物的伤口，建议保守性换药，最好建议患者到骨科治疗。

3. 伤口处理需要多学科合作，如内分泌科、骨科、风湿科等。

（何丽娟）

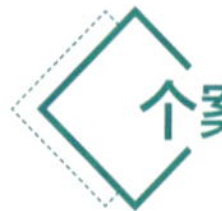

个案 11 坏疽性脓皮病患者的护理

坏疽性脓皮病是一种原因不明、可能由免疫介导的反应性炎症性皮肤病，以慢性、复发性、破坏性、潜行性溃疡并伴有疼痛为特征，临床少见。可有其他器官受累或并发全身性疾病，约 50% 的坏疽性脓皮病患者合并全身系统疾病，诊断和治疗困难，其中以溃疡型最为常见。坏疽性脓皮病具

有反复发作的特性，病程长，平均 1.8 年，且 2 年内复发率高。典型坏疽性脓皮病多以多发性破坏性皮肤溃疡为特征，非典型坏疽性脓皮病以蓝灰色大疱伴深度皮损为特征，容易被误诊为皮肤感染、系统性血管炎等。对于坏疽性脓皮病引起的皮肤溃疡，肉芽组织的生长在溃疡修复、愈合过程中起关键性作用，肉芽组织质量直接影响着创面的修复、愈合程度及其预后。应尽早确诊，综合治疗，全身控制病情，控制感染，加强营养，积极进行伤口局部处理，通过清创、选择合适敷料促进伤口尽快愈合。

【患者资料】

患者，男，61 岁，2 年前骑摩托车刮伤右小腿皮肤，予止血包扎，伤口逐渐结痂，后不慎将痂皮擦破，伤口周围出现肿痛，予消炎药（具体不详）治疗后伤口逐渐缩小，但周围皮肤开始出现瘙痒，反复搔抓后糜烂面加深，伤口扩大，伤口边缘疼痛明显，使用消炎药后症状好转，但仍伴有周围皮肤瘙痒，搔抓后伤口再次扩大、加深，边缘疼痛加重，有脓性分泌物，如此反复 2 年，近 1 个月症状加重，为进一步治疗来医院就诊。入院后查体，生命体征平稳，白细胞计数 17.86×10^9/L，中性粒细胞 87.2%，白蛋白 29.9g/L。溃疡边缘组织病理诊断是坏疽性脓皮病，请造口门诊会诊处理伤口。

【全身评估】

患者伤口类型为坏疽性脓皮病溃疡，持续时间 2 年，存在伤口感染，白细胞计数 17.86×10^9/L，中性粒细胞 87.2%，患者营养不良，白蛋白 29.9g/L。组织病理提示坏疽性脓皮病。

【局部评估】

按照“ASSESSMENTS”内容对伤口局部进行评估，伤口位置右小腿下 1/3 内侧（图 4-1-11a）；伤口大小 9cm × 6cm；基底 100% 黄色坏死组织；渗液黄色脓性，量少；周围有红晕，轻微肿胀；疼痛 8 分（数字等级评定量表法）。

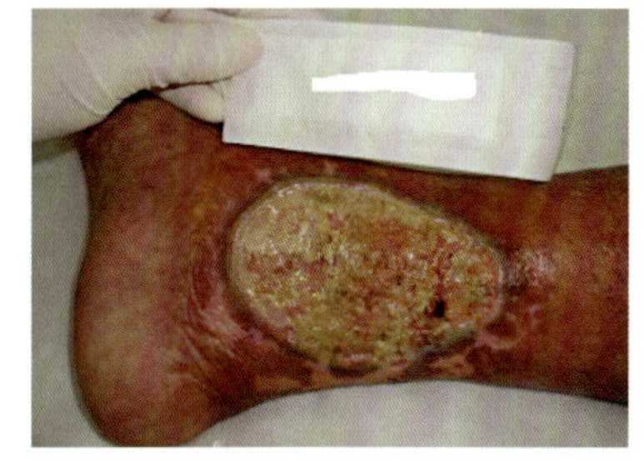

图 4-1-11a　接诊时伤口情况

【护理目标】

1. 清除坏死组织，控制感染。
2. 综合治疗，促进伤口尽快愈合。

【处理过程】

1. 局部处理

（1）清创　将黄色坏死组织进行保守锐性清创，由于患者疼痛明显，注意分次进行，将明显松动的坏死组织去除，主要利用敷料进行自溶性清创。

（2）敷料的选择　感染期选择具有抗菌效果的泡沫银敷料，可持续有效地释放银离子，具有强力抗菌的作用，不会产生抗药性、耐药性，是纯天然广谱抗菌制剂，能有效控制感染。同时具有自溶性清创的作用，可有效清除黄色坏死组织，同时营造适宜的湿性环境促进伤口愈合。待感染控制、坏死组织清除完全后改用泡沫敷料，可有效管理渗液，营造湿性愈合环境，促进上皮组织爬行。

2. 整体处理 综合治疗，全身控制病情，控制感染，加强营养。由于患者疼痛明显，剧烈疼痛会引起强烈的身心反应，影响活动、睡眠和饮食，也影响患者对伤口局部处理的依从性，因此应做好疼痛管理，清洗时可采取冲洗法，清创主要利用敷料进行自溶性清创，换药时注意手法轻柔，必要时可使用药物进行镇痛。

【健康教育】

1. 环境指导 注意保持病室干净、整齐、光线充足、温湿度适宜。

2. 饮食指导 指导患者补充高蛋白、高维生素、易消化饮食，忌辛辣刺激、高钠及发酵食品。

3. 运动指导 指导患者每日下午做适当户外运动，呼吸新鲜空气，增强体质，提高免疫力。同时在改变体位或活动时注意保护伤口敷料，防止敷料松脱。

4. 心理护理 患者年龄较大，病情反复，疼痛明显，出现焦虑、烦躁、失眠等症状。医护人员应通过与患者沟通交流，耐心倾听患者诉说，向其讲解病情及治疗方案，用以往治愈的病例鼓励患者，调动其积极性，使患者保持相对良好的精神状态，配合治疗和护理；同时与患者家属进行有效沟通，提高家属对患者的支持程度。

【结果】

本案例患者经保守锐性清创结合使用敷料进行自溶性清创，坏死组织完全清除（图 4-1-11b），上皮生长良好，伤口明显缩小（图 4-1-11c）。

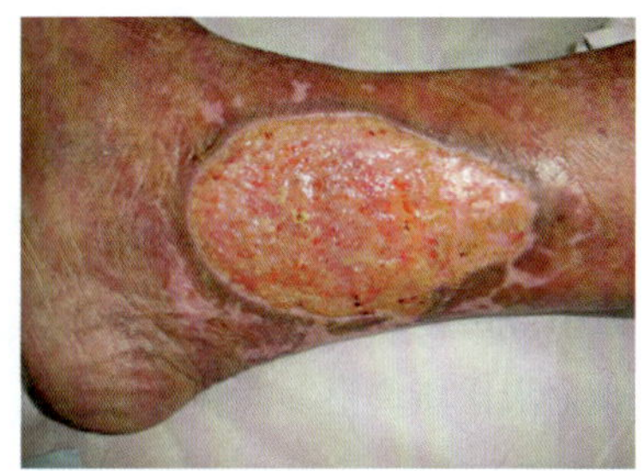

图 4-1-11b 坏死组织完全清除

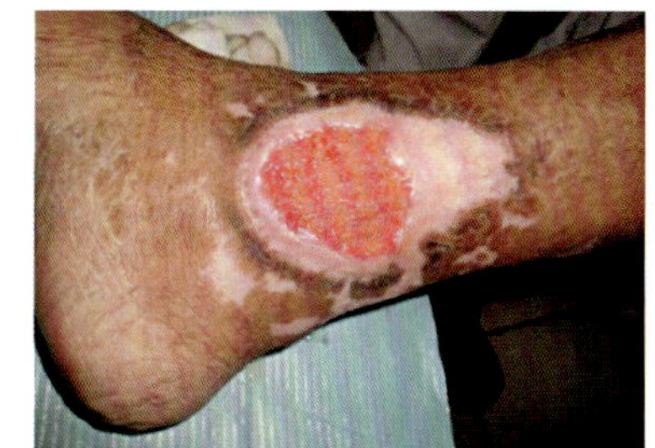

图 4-1-11c 上皮生长良好，伤口明显缩小

【重点 / 难点】

坏疽性脓皮病伤口容易误诊，可通过组织病理检查尽早进行确诊。由于患者疼痛明显，引起强烈的身心反应，影响活动、睡眠和饮食，也影响患者对伤口局部处理的依从性，因此做好疼痛管理、减轻患者疼痛也是伤口处理过程中需关注的一个重点。除伤口局部处理外，合理的营养和运动、积极的心理状态和充足的睡眠等对坏疽性脓皮病伤口愈合也是十分必要的；同时应对患者进行定期随访，以便尽早发现异常，及时干预。

（龙小芳　张冰燕）

个案 12　系统性红斑狼疮合并带状疱疹伤口感染患者的护理

带状疱疹是由潜伏在神经节内的水痘－带状疱疹病毒在机体免疫功能低下时引起的皮肤急性炎症，主要特点为出现簇集水疱，沿一侧周围神经群集带状分布，伴有明显神经痛，任何引起机体抵抗力下降的因素均可诱发带状疱疹的发生。系统性红斑狼疮是一种累及多脏器的自身免疫性疾病，本身存在免疫功能紊乱，加之长期使用糖皮质激素及免疫抑制剂控制疾病的活动，使患者的特异及非特异免疫功能均降低，因此增加了带状疱疹感染的危险性。系统性红斑狼疮合并带状疱疹具有皮损范围大，常累及多个神经节段分布区，伴有大疱，易形成溃疡等特点，做好创面护理至关重要。

【患者资料】

患者徐先生，男，20 岁，因四肢关节疼痛伴乏力 3 个月，面部红斑 1 个月，左肩、背部大面积溃疡 3 周收入院，入院后完善相关检查，确诊为系统性红斑狼疮并发带状疱疹，使用标准泼尼松治疗，辅以环磷酰胺、甲泼尼龙冲击治疗，既往无药物过敏及其他特殊病史。查体：体温 36.8℃。呼吸 20 次 / 分，脉搏 78 次 / 分，血压 110/76mmHg，左肩背部见大范围溃疡面（10cm × 20cm），有异味，患者疼痛明显，实验室检测示白细胞计数 16×10^9/L，白蛋白 39g/L。

【全身评估】

患者诊断为系统性红斑狼疮并发带状疱疹，伤口持续时间 3 周；影响伤口愈合的因素包括伤口感染、使用激素类药物、左肩背部为容易受压的部位；对伤口治疗效果缺乏信心；家属能给予患者充分的心理及经济支持。

【局部评估】

按照“ASSESSMENTS”内容对伤口局部进行评估，伤口位置为左肩背部，伤口大小 10cm × 20cm，基底为 50% 暗红色组织、25% 黄色组织、25% 黑色组织，伤口边缘可见融合性黑色焦痂，渗液量多，三层中方纱及一层棉垫均饱和，渗液呈淡黄色，有异味（图 4–1–12a），伤口周围皮温偏高，疼痛评分 10 分（数字等级评定量表法）。

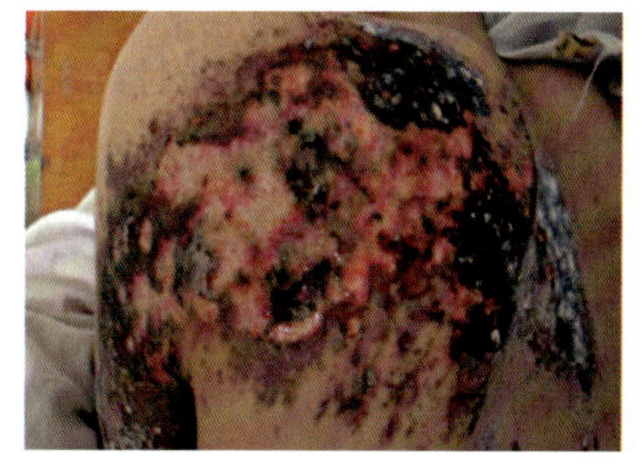

图 4–1–12a　系统性红斑狼疮合并带状疱疹感染伤口

【护理目标】

有效管理渗液，促进伤口愈合。

【处理过程】

1. 局部处理

（1）感染期　局部处理以清创抗感染为主，首先 0.9% 氯化钠注射液棉球清洗创面及周围皮肤；

2cm×0.7cm，100% 紧实黄白色腐肉，下段伤口 2cm×1cm，100% 黑色表皮组织，不明深部是否损伤，伤口周围皮肤泛红，上段伤口 9 ~ 12 点周围皮肤疼痛明显，皮温稍高，伤口渗液少而清，伤口无感染，伤口不能分期（图 5–1–1a）。家属买莫匹罗星软膏自行涂药。患者骶尾部伤口疼痛的难忍表情被护士发现。

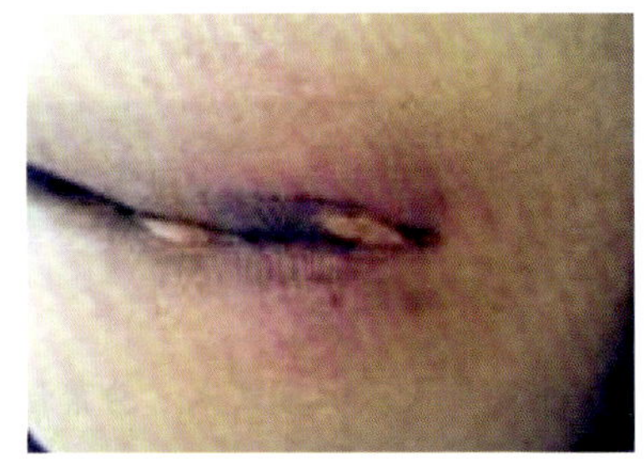
图 5–1–1a　不能分期压力性损伤

【护理目标】

1. 相关护士、患者及家属了解压力性损伤的形成因素及预防和处理措施。
2. 溶解腐肉，促进肉芽生长，防止伤口感染。
3. 患者及家属了解伤口敷料的作用及使用过程中可能出现的现象。

【处理过程】

1. 解释此压力性损伤的相关因素，使患者和家属理解，并让相关护士明白责任。

2. 换药时都选用 0.9% 氯化钠注射液清洗伤口，抹干。选用水胶体标准型敷料覆盖伤口，敷料超出伤口边缘 2.5cm，胶布封边固定。因为伤口不接近肛门，患者又能自解尿、便，敷料及伤口被尿、便污染的机会不大。此类保湿敷料可减轻疼痛。

3. 第 1 次更换伤口敷料是 3 天后，没有液体从敷料渗漏，伤口潮湿，黄色腐肉部分松软，用刀片平着伤口基底轻轻刮除腐肉，露出部分红色新生的肉芽。原来伤口下段黑色表皮组织颜色已经变浅，变为粉紫色，明确无深部组织损伤，原来泛红的周围皮肤变得正常，疼痛减轻。

4. 又过 4 天后，第 2 次更换伤口敷料，除去黄色腐肉，上段伤口长出新鲜肉芽和上皮，显示压力性损伤为 2 期（图 5–1–1b），下段伤口变成有光泽的粉紫色。继续用原来的敷料，患者当日出院。

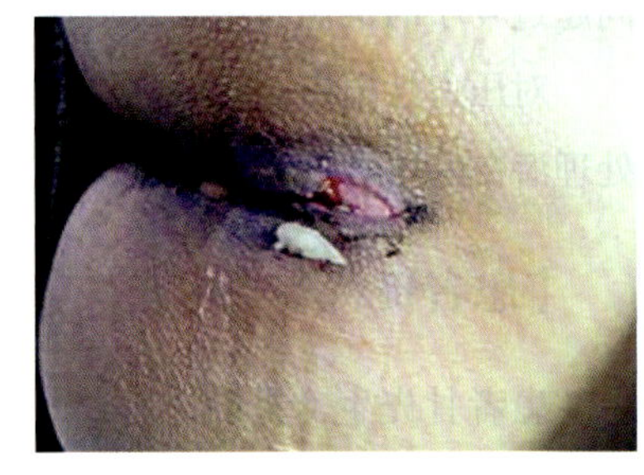
图 5–1–1b　黄白色腐肉从伤口中削出

【健康教育】

1. 解释压力性损伤是受压引起，手术时间延长为 8 小时令局部受压，术后长时间半卧在床上导致骶尾部由于体重产生向下滑行的倾向，使患者臀部皮肤表面因受到摩擦阻力而产生向上的反作用力，这样造成皮肤组织和皮肤相脱离，毛细血管和组织扭曲变形断裂，缺血、缺氧导致局部坏死。

2. 避免继续受压，伤口才有长好的机会，翻身、下床活动有利于伤口愈合，患者能配合下床活动。

3. 即使伤口长好以后，如果继续长期受压，还会有可能发展成为压力性损伤。患者及家属表示明白。

4. 说明使用水胶体标准型敷料后，伤口渗液变成黄色，可能会渗漏出敷料外，是敷料吸收伤口渗液致敷料溶解产生的液体。

5. 如果伤口渗液很多漏出敷料外，伴有伤口疼痛加剧、发热，请及时告诉医护人员。

6. 解释水胶体敷料内层吸收伤口渗液，提供水分，保持伤口湿润，促进肉芽生长和上皮的爬行，减轻疼痛；微酸性抑制细菌生长；外层防水、密闭，防止外界细菌污染伤口，保持体温，有利于组织细胞生长。

7. 鼓励患者在出院精神恢复后拆开压力性损伤敷料再洗澡，也可在使用水胶体敷料时洗澡。出院时敷料 4~5 天更换 1 次，可以到门诊换药，或电话联系。

【结果】

患者黄黑色压力性损伤伤口，经过 2 次手术刀片锐性清创及配合保湿敷料的湿性清创，更换 2 次敷料，即伤口处理 7 天后，已经见到肉芽生长，周边有粉红色上皮爬行，下段伤口也由黑色变为粉紫色，伤口疼痛变轻。原来周围皮肤泛红现象消失，肤色正常。患者也理解了压力性损伤的成因，能下床活动，避免长期固定一个体位，造成局部受压。相关护士理解预防此案例的责任。

【重点 / 难点】

1. 压力性损伤护理重点是预防，压力性损伤风险的筛查及高危压力性损伤患者局部减压装置的使用、定期变换体位是有效的压力性损伤预防措施。本案例在患者手术时间延长后，没有做压力性损伤风险评估，没有适当的压力性损伤预防措施，患者回病房后，没有协助翻身活动，没有使用减压用品，造成了压力性损伤。

2. 相关护士和患者及家属理解压力性损伤的形成因素及后果，避免局部继续受压。

3. 要解释压力性损伤愈合后比正常皮肤更容易产生压力性损伤，因为原有的弹性下降。以后要避免身体任何部位局部长期受压。

（张惠芹）

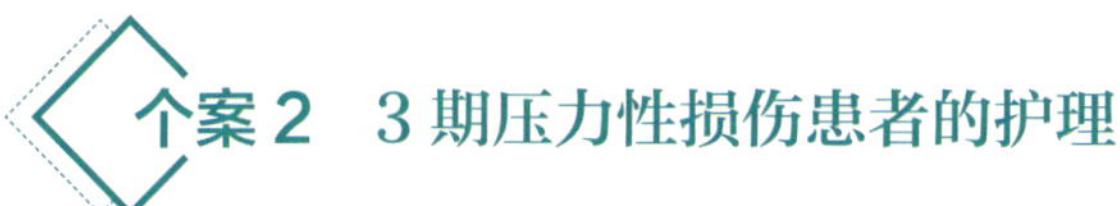

个案 2　3 期压力性损伤患者的护理

3 期压力性损伤为全层皮肤缺损，可见皮下脂肪，但没有骨骼、肌腱或肌肉暴露，可见腐肉，可有潜行和隧道。3 期压力性损伤的深度因解剖位置不同而表现不同。鼻背、耳、枕部和踝部没有皮下（脂肪）组织，因此 3 期溃疡较为表浅。相反，一些肥胖的部位则会出现非常深的 3 期压力性损伤。骨骼 / 肌腱并未暴露，或不能直接触及。欧洲压力性损伤流行病学研究指出，欧洲医院压力性损伤发生率为 8.3% ~ 23%，其中英国医院（包括保健机构）的压力性损伤发生率为 10.2%，院内压力性损伤占 59%；美国健康照护机构的压力性损伤发生率为 12.3%，而美国社区医院（包括脊髓损伤患者）与加拿大全国医疗机构的压力性损伤发生率一致，均为 26%。根据大样本多中心的调查研究显示，我国压力性损伤各分期发病率：1 期约 22.4%，2 期约 35%，3、4 期为 42.6%。3、4 期压力性损伤不仅给患者增加痛苦，加重病情，延长病程，严重时还可因继发感染导致败血症从而危及生命。

【患者资料】

患者，何女士，84 岁，主诉为“咳嗽伴气促 2 个月，加重 1 周”，收入呼吸科治疗。入院前曾发生过脑梗死。入院时左足跟部内侧带入一 3 期压力性损伤，右足外踝处带入一 4 期压力性损伤。

诊断为：右肺大叶性肺炎；脑梗死。入院后予相应抗感染、化痰、抑制炎症反应、加强营养等治疗。压力性损伤由造口治疗师处理。

【全身评估】

患者车床入院，精神淡漠。入院时评估患者体温 38.3℃、心率 89 次 / 分、呼吸 28 次 / 分、血压 139/82mm/Hg，体质指数 15.6kg/m^2。胸片显示右肺中段大片状密度增高阴影，边缘模糊，提示右肺中叶大叶性肺炎。血常规：白细胞计数 12.5 × 10^9/L，血红蛋白 92g/L，白蛋白 28g/L。患者右侧肢体偏瘫，无大小便失禁。患者及陪人均为小学文化，缺乏压力性损伤相关护理知识。

【局部评估】

患者左足跟内侧有一处 3 期压力性损伤，大小为 2cm × 3cm；基底为 75% 黄色组织，25% 红色组织（图 5–1–2a）；外层敷料为纱布，渗液量为潮湿；伤口周围皮肤有浸渍。患者无法表达疼痛，清洗伤口时出现躲避现象。

【护理目标】

1. 促进压力性损伤伤口的愈合。
2. 掌握居家压力性损伤预防的护理技术。
3. 心理支持。

【处理过程】

1. 0.9% 氯化钠注射液清洗伤口，纱布抹干。清洗时稍用力将伤口表面渗液与细菌形成的生物膜去除，以利于肉芽的生长。

2. 用水胶体敷料外贴。水胶体敷料能有效溶解伤口的黄色组织，外层泡沫能起到有效的减压效果（图 5–1–2b）。

3. 初期 2 ~ 3 天更换 1 次敷料，上皮生长渗液少了，可 5 ~ 6 天换药 1 次。第 17 天伤口愈合（图 5–1–2c）。

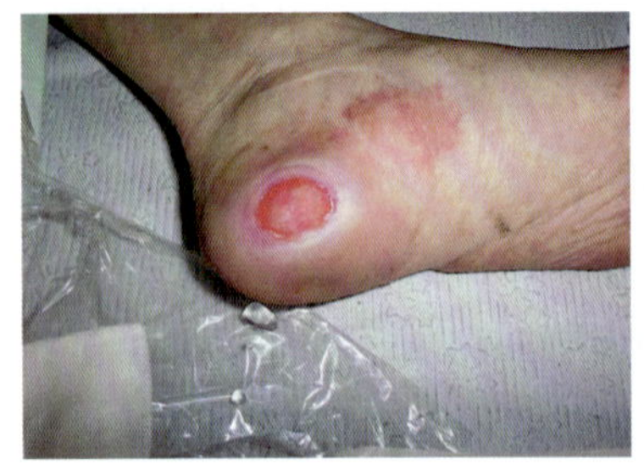

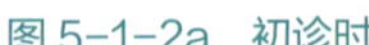

图 5–1–2a　初诊时

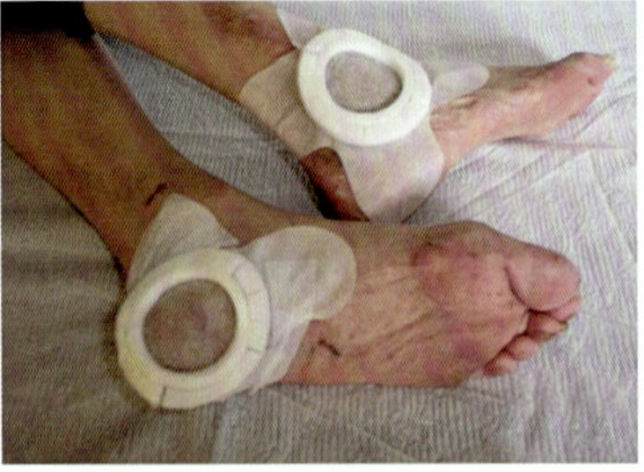

图 5–1–2b　减压敷料

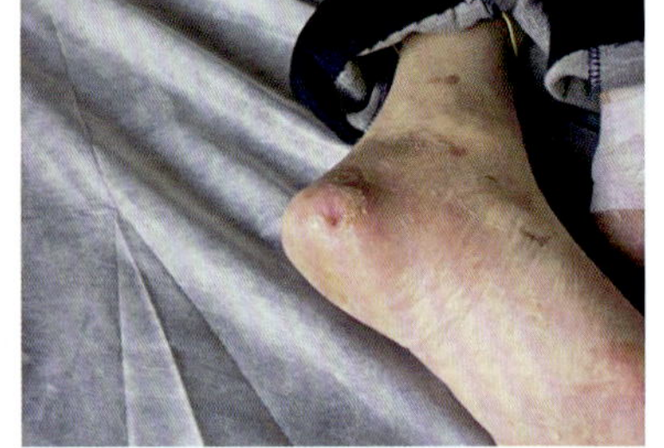

图 5–1–2c　伤口愈合

【健康教育】

1. 指导患者及家属定时改变体位及正确的变换体位方法，尤其注意悬空足跟部。该患者应至少

2 小时变换 1 次体位，受压部位的皮肤在解除压力 15 分钟内可见性充血反应能消退，则认为皮肤可承受 2 小时的压力，如 1 分钟内皮肤发红不消退，翻身时间应缩短。压红不消退者禁忌按摩。由于病情需要摇高床头，但是侧卧时尽量不超过 30°，左右侧卧交替。

2．指导患者及家属选择合适的减压装置。应予患者卧气垫床，用枕头垫于小腿部，悬空足跟部。不应选择圈型的减压装置。应在椅子上放置减压装置，如气垫或水垫等。

3．指导患者及家属正确的皮肤护理。每天定时检查全身的皮肤情况，尤其是骨突受压处皮肤。为患者温水擦浴，保持皮肤清洁。保持床单位清洁干燥、平整、无碎屑，不可让患者直接卧于橡胶单或塑料布上。

4．指导患者进合适的热量和蛋白质饮食。鼓励患者经口进食。必要时，请营养师会诊，全面评估患者的营养状况，制定合理的饮食。监测患者的摄入与排出，以保持机体营养的动态平衡。

5．指导患者及家属发现皮肤问题，及时就诊。告之患者造口门诊或伤口门诊的联系方式、地址等，皮肤有异常及时就诊。

【结果】

患者经过 17 天的治疗，左足跟部压力性损伤愈合。左足跟部压力性损伤初期需 2 ～ 3 天换药 1 次，上皮形成阶段可 5 ～ 6 天换药 1 次。经过健康教育，患者家属基本掌握了压力性损伤预防的护理技巧。

【难点 / 要点】

1．压力性损伤分期的界定　准确地判断压力性损伤分期是压力性损伤护理的难点，尤其是区分 2、3 期压力性损伤。2 期压力性损伤缺损涉及真皮层的局部，表现为一个浅表开放的红粉色创面床，周围无坏死组织的溃疡。也可表现为完整的或开放 / 破溃的充满浆液或血清液体的水疱。3 期压力性损伤为全层皮肤缺损。可见皮下脂肪，但没有骨骼、肌腱或肌肉暴露；可见腐肉；可有潜行和隧道。

2．患者及家属的居家压力性损伤预防护理健康教育　压力性损伤的预防重于治疗，而居家压力性损伤的护理质量直接影响着患者压力性损伤的发生。因此，如何在患者有限的住院时间内教会患者及其家属或陪护预防压力性损伤的方法是 3 期压力性损伤护理的重点和难点。

（黄　蕾　胡爱玲）

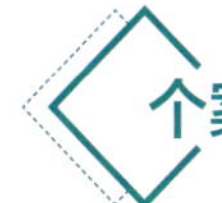

个案 3　真空负压辅助愈合及粪液分流运用在大面积 4 期压力性损伤患者中的护理

2016 年美国国家压疮咨询委员会公布了一项术语更改声明：将“压力性溃疡”（pressure ulcer）更改为“压力性损伤”（pressure injury），并且更新了压力性损伤的分期系统。这一更改更加准确地描述了完整或溃疡皮肤处的压力性损伤。在之前的分期系统中，1 期和深部组织损伤期用于描述完整的损伤皮肤，其余分期描述开放性溃疡皮肤。由于所有的分期都将损伤纳入了“压力性溃疡”的范畴，导致了一些混淆。除了术语的改变，新的分期系统中，阿拉伯数字替代了罗马数字，“可疑深部组织损伤”名称中去除了“可疑”二字。另外还增加了“医疗器械相关性压力性损伤”以及“黏膜压力性损伤”两个定义。更新的分期系统包括以下定义，压力性损伤是位于骨隆突处、医疗或其他器械下的皮肤和（或）软组织的局部损伤。可表现为完整皮肤或开放性溃疡，可能会伴疼痛感。损伤是由于强烈和（或）长期存在的压力或压力联合剪切力导致。软组织对压力和剪切力的耐受性可能会受到微环境、营养、灌注、合并症以及软组织情况的影响。

压力性损伤的易患内在因素包括年龄因素、运动性因素、营养因素及组织灌注等，所以临床上常见患者多是年老，或是活动能力欠佳，需以长期卧床等病者为多。

【患者资料】

患者，陈先生，主诉颈部红肿一个多星期，医生诊断为“痈”，需要实时做切开性清创手术。入院时糖化血红蛋白为10.3%，血清白蛋白为27g/L，血肌酐为643 μmol/L，诊断为急慢性肾衰竭，术后需入住重症监护病房用仪器协助呼吸及血液透析作支持。Braden评估评分为7分，显示患压力性损伤风险极高。

【全身评估】

患者58岁，过胖，体质指数36.8，患有高血压、脂肪肝、糖尿病等，糖尿病需口服降血糖药及注射胰岛素治疗，但对治疗遵从性欠佳，使病情及肾脏功能欠理想。病情一直反复，替患者施行切开性气管造口助呼吸及转往普通病房治疗。其间发现患者骶尾部有压力性损伤，虽然已替患者频繁转换卧姿及伤口换药，但情况未能控制，需施行切开性清创术，手术范围深至坐骨直肠窝。伤口组织细菌培养结果显示有肠球菌、产气肠杆菌及凝固酶阴性葡萄球菌等感染，需抗生素治疗。术后需转往深切治疗部观察。因患者有失禁，排便时令伤口受污染，故5天后需替患者再做清创术及施行临时结肠道造口术，以分流粪便。

【局部评估】

骶尾部压力性损伤伤口大小为18cm × 17cm × 4cm，压力性损伤分期为第4期（图5-1-3a）。伤口床为75%红色组织，25%啡黄色组织；渗液量多，为黄红色渗液；伤口无异味；伤口周边皮肤完整；伤口疼痛。

【护理目标】

1. 减少局部压力与剪切力。
2. 减少伤口及皮肤受尿、便污染。
3. 控制伤口感染。
4. 减轻伤口痛楚。
5. 促伤口的愈合。

【处理过程】

1. 使用空气缓慢释放床及定时翻身。翻身时间间隔为2小时变换1次，并以左右侧卧30° 体位翻身，以减步骶尾部压力性损伤受压及局部皮肤压力。另外，尽量避免将床头抬高过 30°，以减少骶尾部的剪切力。

2. 因伤口太接近肛门口，虽然患者已结肠造口，但初期肛门仍有粪便渗出（图 5-1-3b），故每天 2 次及需要时以 0.9% 氯化钠注射液冲洗伤口，并以海藻酸钙敷料作伤口填塞。

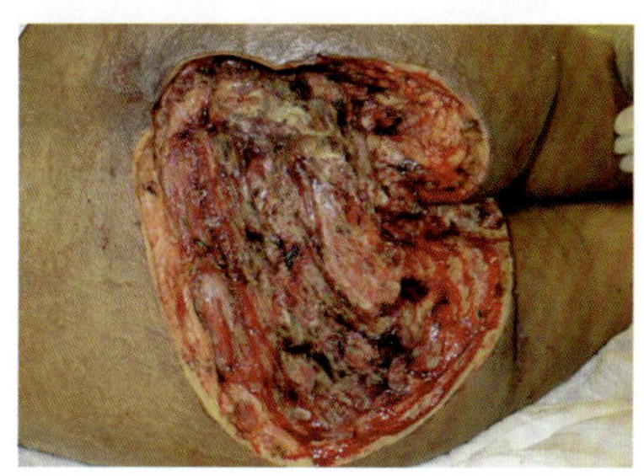

图 5-1-3a　第 2 次压力性损伤清创术后第一天

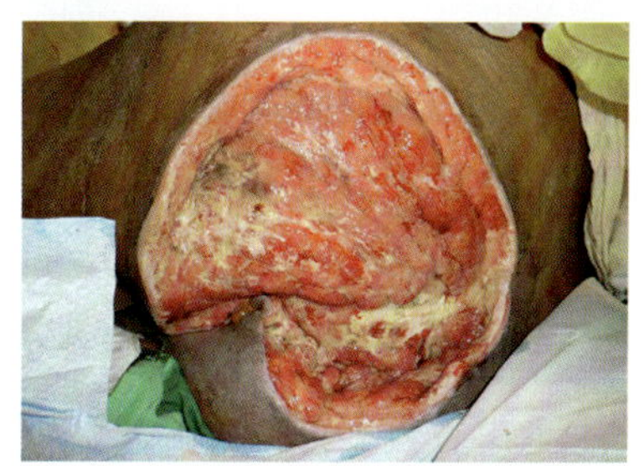

图 5-1-3b　术后第 14 天负压吸引治疗前

3. 控制伤口感染，按医嘱给予抗生素；插入导尿管，以防尿液弄湿伤口引致伤口感染恶化。

4. 伤口换症前及按时给予镇痛药，并评估药物成效。

5. 患者生命体征稳定，第 2 次术后第 3 天可使用气管造口自行呼吸，并转往普通外科继续治疗，其间每周 2 次做血液透析，以治疗急慢性肾衰竭。

6. 术后约 3 周，肛门口已没有粪便渗出，故可使用负压吸引方法处理伤口，压力在 80mmHg（10.7kPa）。0.9% 氯化钠注射液冲洗伤口，抹干。用纱布稍盖着肛门口，然后再外加水凝胶敷料及薄膜类敷料，以制作一个平坦的表面，以配合使用负压伤口治疗（图 5-1-3c）。

7. 因患者要接受血液透析及抗凝血药，故需严密观察患者伤口出血情况，初期每天更换 1 次，至情况稳定，可改为每 2~3 天换药 1 次。需要时将压力调低在 60mmHg（8kPa），以确保伤口不会因负压吸引方法而引致伤口大量出血，如有大量出血情况要暂停使用负压吸引方法。

【健康教育】

1. 向患者解释定时翻身对压力性损伤处理极其重要，以取得各方合作及配合。
2. 解释负压吸引的目的是减少伤口细菌，减轻局部水肿，促进局部血液循环，促进伤口愈合。
3. 说明当负压吸引的引流液的颜色变成浓稠血性时，及时报告医务人员。
4. 转介给营养师，给予管饲或患者可由口进食时鼓励进食，应记录出入量。

【结果】

患者伤口愈合进展良好，使用负压伤口治疗 5 周后，可转换海藻酸钙敷料继续治疗（图 5-1-3d）。并转往复康医院继续治疗，8 个月后伤口完全愈合，并在 2 个月后安排病者入院做关闭造口。

【重点 / 难点】

1. 压力性损伤治疗重点在于减轻伤口局部受压，保持良好的血液循环，故频繁翻身较任何特别敷料的使用更为重要。

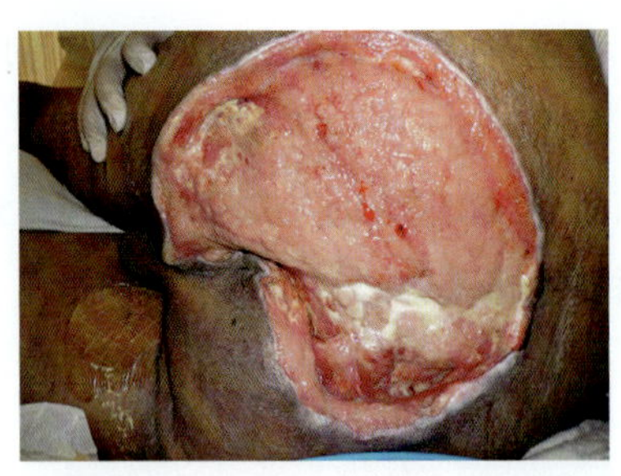
图 5-1-3c　负压伤口治疗后第 5 天

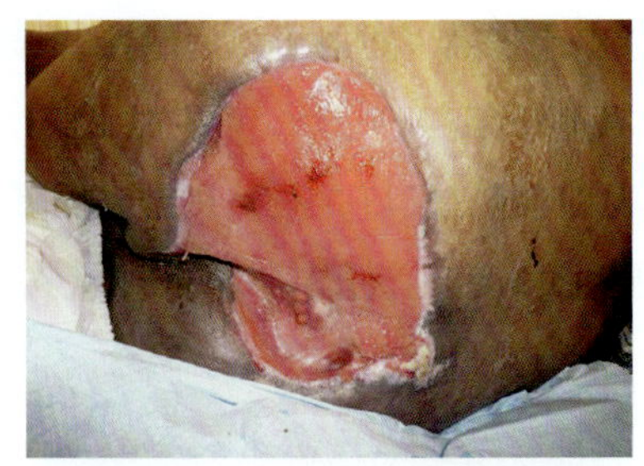
图 5-1-3d　负压伤口治疗后 5 周

2. 要严密观察伤口进展，如有大量腐肉、坏死组织或伤口有脓液流出，显示伤口有感染及不能以一般伤口换药来处理，需通知医生再做评估是否要安排切开清创。

3. 负压吸引可辅助除去伤口大量的渗液，减轻局部水肿，促进局部血液循环等，故此清创术后的压力性损伤可采用，以促进伤口的愈合。但本例难点在于伤口接近肛门口及做肠造口术初期仍有粪便渗出，故粪便清空后才可考虑使用负压吸引。另外，行使负压吸引前，肛门口必须盖护妥当，以防负压吸引通往直肠部位；密封伤口时要多加注意皮肤皱褶部位，可使用防漏条等协助保持敷料封闭性。

（颜巧兰）

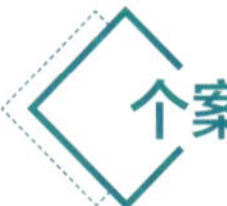

个案 4　墙式负压吸引运用在 4 期压力性损伤患者中的护理

压力性损伤又称“压疮”，是临床常见的并发症。压力性损伤的高发人群是老年人、神经系统损伤、脊髓损伤等不能改变体位的患者，是临床常见的护理问题之一。2016 年美国国家压疮咨询委员会公布了一项术语更改声明：将“压力性溃疡”（pressure ulcer）更改为“压力性损伤”（pressure injury），并且更新了压力性损伤的分期系统。

压力性损伤一旦形成，不仅会加重病情，增加医疗费用，给患者造成痛苦，如继发严重感染还会加重病情导致死亡。正确评估、判断压力性损伤分期并根据不同分期采用不同方法处理能缩短伤口愈合时间。

本案例属于不可分期的压力性损伤，清创后该压力性损伤可判断为 4 期压力性损伤（图 5-1-4a）。通过与医生协作及对压力性损伤伤口正确的评估、清创等治疗方式的选择，最终促进压力性损伤创面愈合。

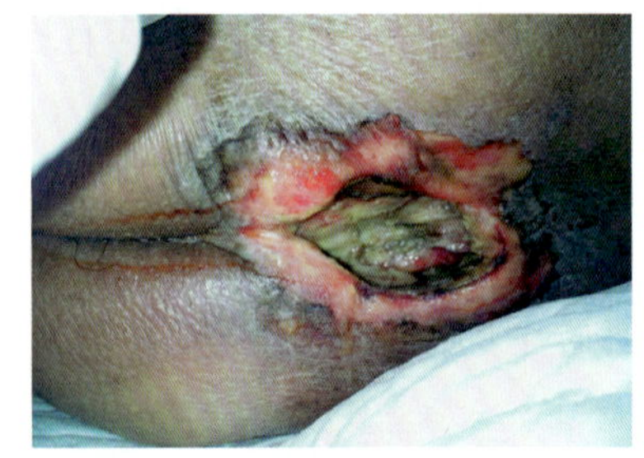
图 5-1-4a　清除黄色结痂后情况

【患者资料】

患者陈先生，73 岁，因脑血管破裂出血导致昏迷住院治疗，门诊以脑出血后全身瘫痪、骶尾部压力性损伤收住 ICU。入院时患者对刺激无反应、无自主意识，全身瘫痪，骶尾部大面积压力性损伤，可见一伤口，有恶臭。为进一步治疗骶尾部压力性损伤请造口治疗师会诊。

【全身评估】

接诊时患者无自主意识，全身瘫痪；不能自主翻身，不能经口进食，全身营养依靠鼻饲及静脉营养维持，体温 38.5℃，白细胞计数 15.5×10^9/L。全身抗感染治疗，使用气垫床、R 形枕。

【局部评估】

患者骶尾部压力性损伤有黄色结痂覆盖，清创后可见黄色坏死组织，有恶臭，白细胞计数升高。伤口属于感染性伤口，根据伤口评估原则对伤口进行评估：大小 15cm × 8cm × 5cm，基底大量黄色坏死腐肉覆盖（红色组织占约 25%、黄色组织占约 75%）；用一次性棉签可以穿透表面坏死腐肉，渗液量较多，每天 >24ml，性质为恶臭黄褐色脓液样液体；需行清创后进一步进行伤口评估；伤口周围皮肤呈红褐色，局部潮湿，患者肛周及臀裂处可见渗液。

【护理目标】

1. 防止其他部位发生压力性损伤。
2. 伤口清创，促进肉芽生长。
3. 预防局部压力性损伤加重。
4. 患者及家属理解压力性损伤的成因和对策。

【处理过程】

1. 确定治疗方案为伤口床准备（TIME 原则）、清创、新型敷料选择、负压治疗，与医生的协作。

2. 与主管医生沟通患者病情，确保翻身措施不会影响患者的病情，制定翻身计划。

3. 和主管医生一起与患者家属谈话，告知处理过程及清创中可能出现的意外（出血、感染等）。

4. 伤口床的准备，即与主管医生一起行稀碘伏、0.9% 氯化钠注射液依次冲洗后，利用剪刀清创，清除黄色结痂，可见大量黄褐色液体渗出，清除黄色坏死腐肉，伤口气味恶臭，6 点方向有一约 4cm 窦道，12~3 点方向有一约 5cm 潜行（图 5-1-4b）。清创完毕后可以评估为 4 期压力性损伤，采用自溶性清创，以纱布浸湿 0.9% 氯化钠注射液后，拧干后填充引流，溶解剩余坏死组织（图 5-1-4c），外层用棉垫。

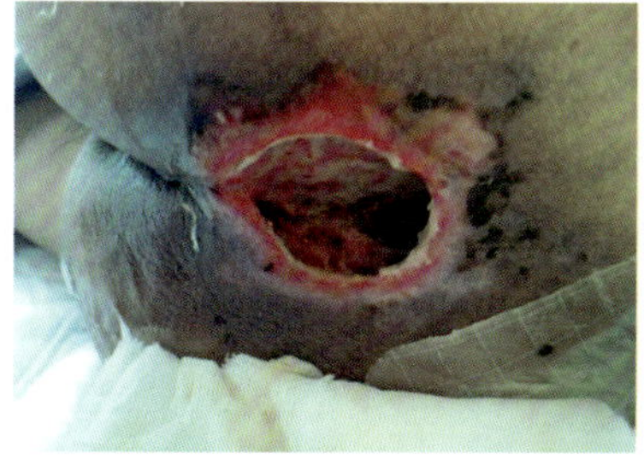

图 5-1-4b　压力性损伤清创完毕

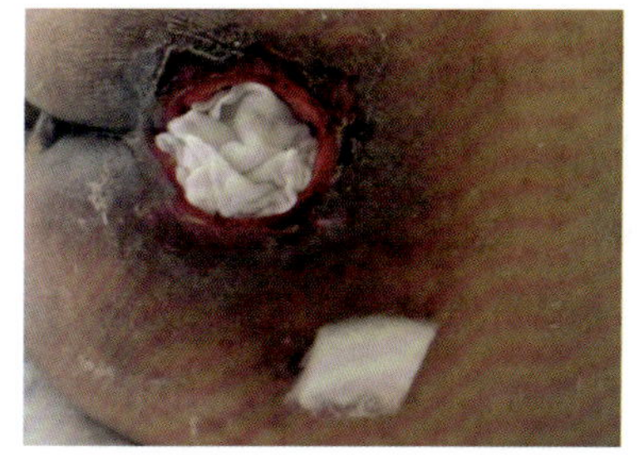

图 5-1-4c　0.9% 氯化钠注射液纱布填充

5. 每天换药 1 次，每次换药时用过氧化氢、稀碘伏、0.9% 氯化钠注射液依次冲洗伤口后采用剪刀清除坏死组织，0.9% 氯化钠注射液纱布填充。

6. 第 5 天患者骶尾部压力性损伤伤口肉芽呈红色，患者凝血功能正常，无负压治疗相关禁忌证，与主管医生沟通后采用墙式负压吸引治疗，每 48 小时更换 1 次负压敷料（图 5-1-4d、图 5-1-4e）。

7. 经过 1 个月墙式负压吸引治疗，患者骶尾部压力性损伤伤口约 5cm × 4cm × 2cm。外科医生对该压力性损伤伤口行伤口缝合，伤口缝合后约 1 周伤口再次裂开，再次请造口治疗师会诊。

8. 评估伤口，患者伤口 100% 红色肉芽组织，行 0.9% 氯化钠注射液清洗伤口，藻酸盐填充条填充伤口，促进肉芽生长，外层用有边泡沫敷料，保持伤口局部湿润状态和局部减压避免摩擦。

9. 每 3 天换药 1 次，经过约 1 个半月换药伤口基本愈合（图 5-1-4f）。

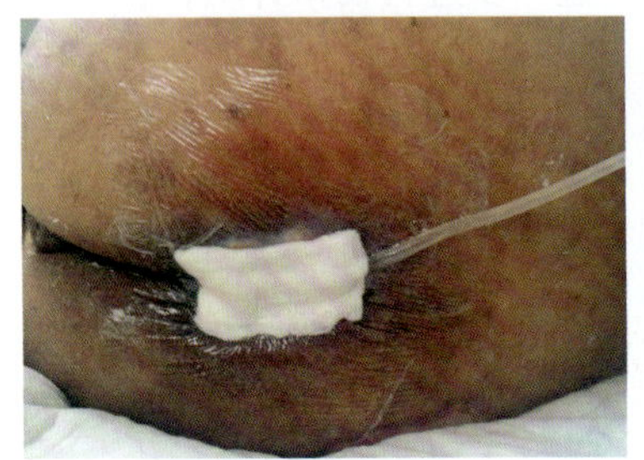

图 5-1-4d　负压形成

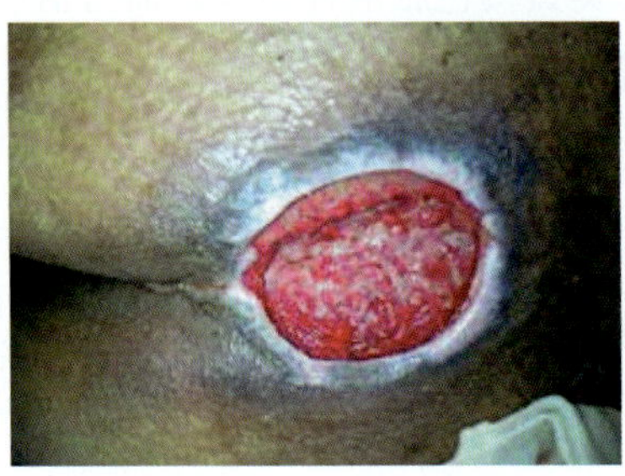

图 5-1-4e　负压治疗 2 次后

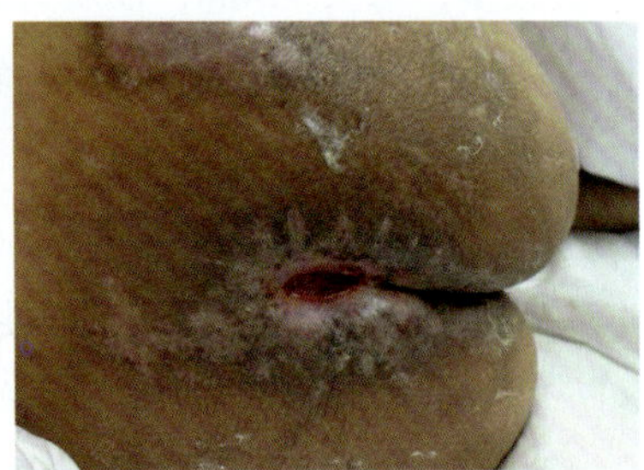

图 5-1-4f　压力性损伤伤口基本愈合

【健康教育】

因患者无自主意识，又是在 ICU 无陪护病房进行住院治疗，无法告知患者，只转告患者家属压力性损伤的成因及措施，及时沟通治疗方案并及时告知患者压力性损伤病情的进展。

【结果】

经过与管床医生对病情的有效沟通和对家属的健康教育，制定了一系列治疗措施，通过翻身计划的制订、伤口清创、负压治疗的应用、新型敷料的使用，经过约 1 个多月，该压力性损伤伤口基本愈合。

【重点 / 难点】

1. 脑出血患者在做翻身预防压力性损伤时，一定要及时与医生沟通病情。
2. 能够对压力性损伤进行正确的分期，并采取正确的清创方法。
3. 治疗压力性损伤伤口的同时一定避免其他部位压力性损伤的发生。
4. 负压治疗应用的适应证及禁忌证。

（唐小丹　李前方）

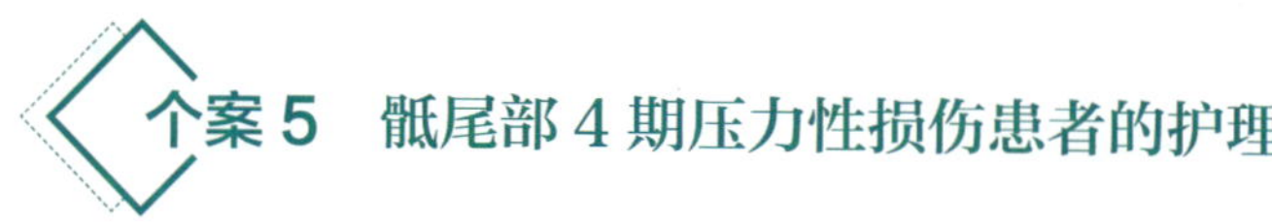

个案 5　骶尾部 4 期压力性损伤患者的护理

压力性损伤是全球卫生保健机构面临的共同难题，严重威胁着患者的生命健康，给社会带来了沉重的经济压力与医疗负担。近年来，随着我国人口老龄化程度的加重，地震、车祸等灾难事故的增加，导致伤残人数增多，压力性损伤的发生率也随之升高。80% 的压力性损伤发生在骶尾部、坐骨结节和足跟部，压力和剪切力是造成 3、4 期压力性损伤发生的重要原因。压力性损伤的治疗成为难题，特别是 3、4 期压力性损伤，不但延长了住院日，增加了人力、物力资源的耗用，还增加了患者感染并发症风险，增加死亡率。封闭式负压引流技术已经在临床被公认为是促进创面愈合的一种好方法，但因其材料价格较贵，难以常规使用。刘静等根据临床需要，根据封闭式负压引流的原理，改良封闭式负压引流的材料，对创面进行封闭式负压引流，经临床实践，在促进创面愈合方面取得较好的效果。下面采用墙式负压吸引引流技术处理 1 例骶尾部 4 期压力性损伤患者，也取得了明显效果。

【患者资料】

患者刘先生，男，76 岁，主诉“骶尾部溃烂、恶臭，无法进食”收治神经内科治疗。1 周前家属给患者擦身时发现骶尾部皮肤破损，予万花油涂抹，并隔 3 ~ 4 小时翻身一次，3 天后皮损处结痂，以为好转，就没再做特殊处理。之后食欲变差，1 天前完全不愿进食，骶尾部结痂处破溃，流出大量脓性的恶臭液体。造口治疗师于患者入院当天接到会诊通知，要求协助处理伤口。

【全身评估】

接诊时，患者体温 39.5℃，呼吸 24 次 / 分，心率 96 次 / 分，血压 162/98mmHg，血红蛋白 102g/L，红细胞计数 3.24×10^{12}/L，白细胞计数 15.42×10^{9}/L，中性粒细胞 69.9%，血小板计数 501×10^{9}/L，总蛋白 54g/L、白蛋白 30g/L，血 K^+ 为 2.4mmol/L，血糖 18.6mmol/L。既往有高血压、糖尿病病史，脑卒中后遗症，左侧肢体瘫痪。不能进食，只能靠鼻饲和肠外营养。患者不肯言语、焦躁，家属担心预后。退休干部，能承担公费医疗外的费用，长期雇佣保姆照顾。

【局部评估】

患者骶尾部为不可分期压力性损伤，大小约 8cm × 9cm，基底黑色焦痂覆盖，伤口边缘已软化，渗液脓性、腐臭味，漏出。患者不能表达疼痛，剪除坏死组织时有反应。伤口距离肛门仅 0.5cm，肛门括约肌松弛，不断有糊状便流出。

【护理目标】

1. 及时清创，控制感染。
2. 避免粪便污染伤口。

3. 促进伤口愈合。

4. 防止压力性损伤的再度发生。

【处理过程】

1. 清除坏死组织 骶尾部压力性损伤的黑痂已开始软化，宜选择外科清创，清除腐烂组织，移除感染灶。外科清创后为4期压力性损伤，大小约8cm×9cm×4cm，1～4点方向潜行4cm，基底25%红色组织，75%暗黄色组织（图5-1-5a）。

2. 控制感染和做好伤口渗液的管理，促进伤口愈合 基底腐烂组织较多时，可选用3%过氧化氢溶液清洗伤口，移除腐烂组织，减少恶臭，再用0.9%氯化钠注射液清洗，伤口周边皮肤选用0.1%碘溶液消毒，早期使用墙式负压吸引处理伤口（图5-1-5b、图5-1-5c）。具体操作如下。

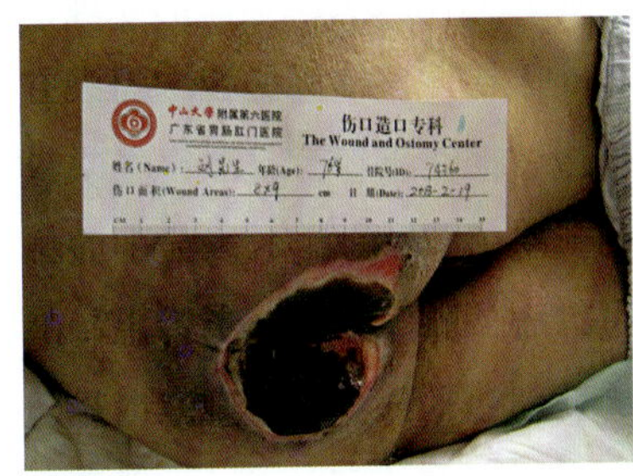

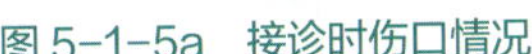

图5-1-5a 接诊时伤口情况

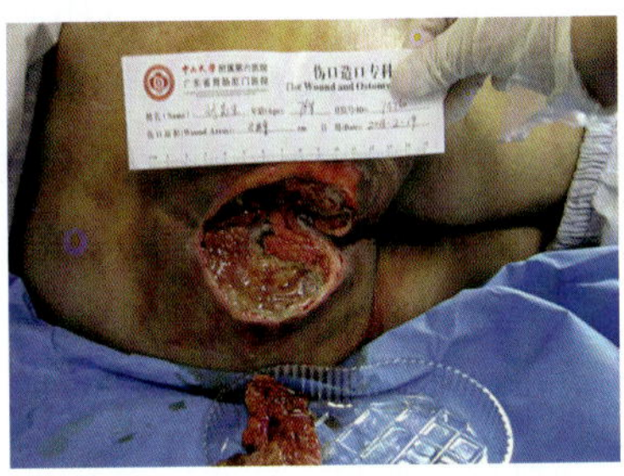

图5-1-5b 黑痂清创后伤口情况

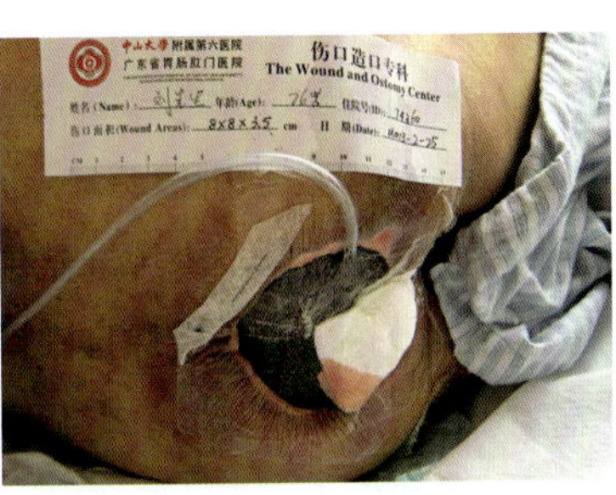

图5-1-5c 采用封闭负压处理伤口

（1）选取医用泡沫敷料，按伤口形状裁剪成2块，一块裁成8cm×9cm，另一块裁成3cm×5cm。

（2）选用经灭菌处理的鼻胃管作负压管道，导管前端交叉侧面间隔1～1.5cm剪一小孔，共剪5～6个小孔。

（3）采用“穿心法”将修剪好的鼻胃管以U形穿入8cm×9cm医用泡沫敷料填塞伤口，另一块3cm×5cm的医用泡沫敷料填塞1～4点的伤口潜行处，以确保敷料填充伤口基底，不留死腔，塑形后用薄膜敷料封闭创面，鼻胃管远端接墙式负压，调整压力为100～150mmHg（13.3～20kPa）持续抽吸，间隔2～3天换药。伤口渗液无恶臭味，基底75%以上是红色组织时，可间隔3～5天换药。伤口渗液减少，24小时引流液<10ml，将负压调整为50～100mmHg（6.7～13.3kPa）做持续抽吸。当伤口内肉芽组织填满伤口，部分上皮组织生长，伤口渗液逐渐减少时，停用负压，使用水胶体或泡沫敷料，间隔3～7天换药。

3. 避免粪便污染伤口 换药前1～2小时，按医嘱予清洁灌肠，排空粪便，必要时戴手套掏空粪便，清除粪便后肛门填塞卫生棉条。伤口与肛门之间用纱块隔开，近肛门处的医用泡沫敷料上方也放置纱块，先将一片薄膜敷料封闭远离肛门端伤口，另一片薄膜敷料封闭肛门端伤口。好处：若患者有便意，可揭松近肛门端的薄膜敷料，取出卫生棉条，处理完粪便，揭除近肛门端的纱块，再同法填塞卫生棉条、纱块，加薄膜敷料封闭。若泡沫敷料有粪便污染，必须及时更换敷料。注意饮食结构的搭配，使粪便呈条状，便于清理。

【健康教育】

1. 加强与患者和家属的沟通　教会家庭照顾者有关压力性损伤预防和护理知识，如何减轻受压程度，采用敷料扩大支撑面，减少局部的压力；缩短受压时间，卧位时不超过 2 小时更换 1 次体位，坐位时每小时更换 1 次体位，每隔 15 分钟抬高身体；降低剪切效应，床头抬高保持较低的位置，不超过 30°，侧卧位时体位也不超过 30°，协助翻身时要抬起患者，严禁拖、拉、推的方式，严禁局部按压。保持床铺的清洁整齐，管道的妥善固定，减少外刺激和摩擦。

2. 采取危机预警教育　使患者和家庭照顾者从被动变主动，积极参与自我护理。也可借助一些辅助器械和器材，鼓励患者坐起，洗脸、刷牙、漱口，继而进餐吃饭等，树立战胜疾病和伤痛的信心，促进机体免疫功能的恢复。

3. 注意负压效果的观察　良好的负压是引流管内有液体波动，敷料紧缩，取出敷料时，伤口湿润，肉芽组织鲜红。若敷料紧缩，引流管未见液体波动，或引流管内见褐色固体，说明压力过大或引流管堵塞；敷料膨胀或有液体渗出，说明敷料松脱或漏气，均需更换敷料或调整负压。压力以 100 ~ 150mmHg（13.3 ~ 20kPa）为宜，最大压力不超过 200mmHg（26.7kPa）；翻身时要妥善处理好引流管，防止受压、扭曲；外出检查或使用轮椅离开病房时，可连接便携式负压引流瓶，暂时关闭墙式中心负压，卧床休息时再连接墙式负压，并调整好压力。

4. 排便时配合事项　教会患者用手语或表情来反馈有便意或要排气，家庭照顾者及时通知护士，揭松封闭肛门端的薄膜敷料，取出卫生棉条，排气、排便后，再填塞卫生棉条、纱块，薄膜敷料封闭。卫生棉条间隔 4 ~ 6 小时更换。

5. 加强营养　注意优质蛋白的补充，合理补充淀粉类食物，控制血糖。

6. 改善皮肤的健康状态　保持皮肤清洁干燥，受压处可使用液体敷料无创按摩，补充充足的水分和营养。

【结果】

1. 患者经过 3 个月的负压治疗，伤口由原来的 8cm × 9cm × 4cm，1 ~ 4 点方向潜行 4cm，缩小为 2cm × 3cm × 0.3cm，周边无潜行，伤口湿润（图 5-1-5d）。体温 36.5℃ ~ 37.3℃。伤口选用水胶体糊剂填涂，再用泡沫敷料覆盖和保护。

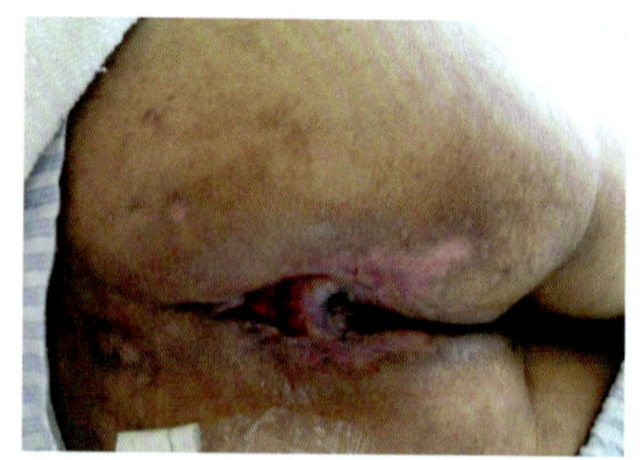

图 5-1-5d　3 个月后的伤口

2. 患者在陪护的协助下，能反坐扶椅上 20 ~ 30 分钟，进行洗脸、刷牙、喝水等。

3. 出院前复查血糖，空腹控制在 6mmol/L，餐后 8mmol/L 以内，无电解质紊乱；血红蛋白、红细胞计数、白细胞计数均在正常范围；总蛋白 65g/L，白蛋白 38g/L；血压在 130 ~ 145/80 ~ 98mmHg。

【重点 / 难点】

1. 骶尾部 4 期压力性损伤，大小约 8cm × 9cm × 4cm，1 ~ 4 点方向潜行 4cm，已伴发感染全身

感染，生命受到威胁。

2. 老年患者，偏瘫，伴发多种疾病：高血压、糖尿病、低蛋白血症和贫血，这些问题的存在，对伤口愈合增加难度。

3. 伤口离肛门仅 0.5cm，敷料固定有难度；肛门括约肌松弛，粪便不断从肛门处流出。因患者有糖尿病，血糖高达 18.6mmol/L，在提供肠内营养时需选用糖尿病患者专用的制剂，该制剂含丰富的可溶性食物纤维，增加了粪便量。如何避免粪便污染伤口是一个难点。

4. 照顾者一是保姆；二是患者的妻子，已 73 岁高龄。在居家护理中能否将压力性损伤预防落实到位，需要重点考虑。

（叶新梅）

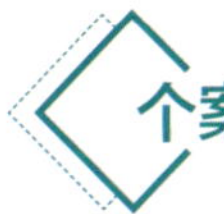

个案 6　锐性清创配合保湿敷料运用在 4 期压力性损伤患者中的护理

压力性损伤，又称“压疮”，美国国家压疮咨询委员会于 2016 年 4 月 13 号发布声明将术语“压力性溃疡”更改为“压力性损伤”，将“医疗器械相关性压力性损伤”及“黏膜压力性损伤”纳入压力性损伤的范围，同时更新了分期系统。将其定义为：位于骨隆突处、医疗或其他器械下的皮肤和（或）软组织的局部损伤。可表现为完整皮肤或开放性溃疡，可能会伴有疼痛感。损伤是由于强烈和（或）长期存在的压力或压力合并剪切力导致。软组织对压力和剪切力的耐受性可能会受到微环境、营养、灌注、合并症及皮肤情况的影响，分为 1 ~ 4 期、不可分期以及深部组织损伤期。一直以来压力性损伤都是影响护理工作质量的一大难题，发生压力性损伤，不仅会影响疾病的恢复，还会给患者带来精神和肉体上的痛苦，加重其经济负担。虽然压力性损伤的愈合通常是个漫长的过程，但只要患者能够接受合理的减压、充足的营养以及合理的创面管理，大多数压力性损伤都是可以愈合的。

【患者资料】

患者蔡先生，男性，74 岁，3 个月前行左股骨颈骨折钢板内固定术，术后卧床，强迫体位，3 天后骶尾部形成压力性损伤，在当地医院给予氧化锌膏剂治疗，效果不佳，进一步加重。此次因“发热惊厥原因待查”收入急诊观察室，遂请造口治疗师会诊协助治疗骶尾部压力性损伤。

【全身评估】

患者查体示体温 38.5℃，脉搏 99 次 / 分，血压 120/80mmHg，嗜睡，对光反射存在，口唇无发绀，心律齐，未闻及杂音，双肺呼吸音粗，未闻及啰音。腹平，无压痛、反跳痛。骶尾部有 4.5cm × 4.5cm 压力性损伤，右下肢水肿，颈肌紧张。实验室检查：白细胞计数 8.8×10^9 / L，中性粒细胞 60%，X 射线片示右上肺野少量炎症。骶尾部伤口持续时间 3 个月，无合并其他慢性疾病；影响伤口愈合的因素包括发热、意识障碍，伤口部位为骶尾部，容易受压；患者家属对伤口治疗效果缺乏信心。

【局部评估】

按照“ASSESSMENTS”内容对伤口局部进行评估，伤口位置为骶尾部，大小 4.5cm × 4.5cm，表面为黑色及黄色组织覆盖（图 5-1-6a），压力性损伤为不可分期。按压无明显波动感，渗液量少，一块中方纱未饱和，周围皮肤无浸渍。

【护理目标】

1. 清除坏死组织，做好渗液管理。
2. 有效促进伤口愈合。

【处理过程】

1. 局部处理

（1）清创　使用无菌刀片及剪刀对表面覆盖的黑色及黄色组织进行保守锐性清创，彻底清除黑色及部分黄色组织，暴露伤口基底，可见大量黄色坏死组织，继续清创，清除创腔内明显失活的组织，避免损伤正常组织及引起出血。清创后再次评估伤口，为 4 期压力性损伤，大小 4.5cm × 4.5cm × 0.5cm，基底为 75% 暗红色组织、25% 黄色组织（图 5-1-6b）。注意清创需分次进行，同时结合敷料进行自溶性清创，直至将伤口创腔内的坏死组织完全清除。

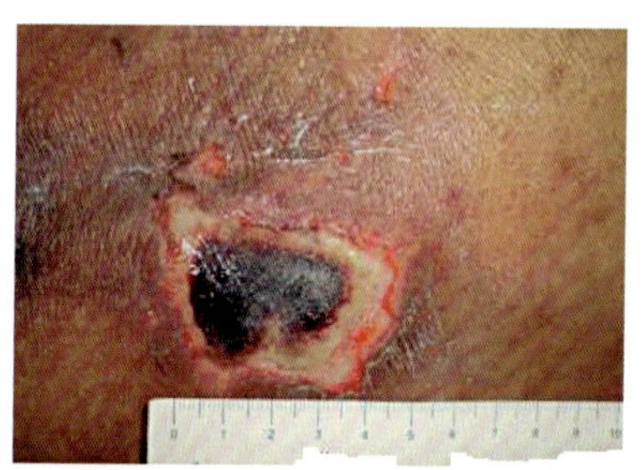

图 5-1-6a　不可分期压力性损伤

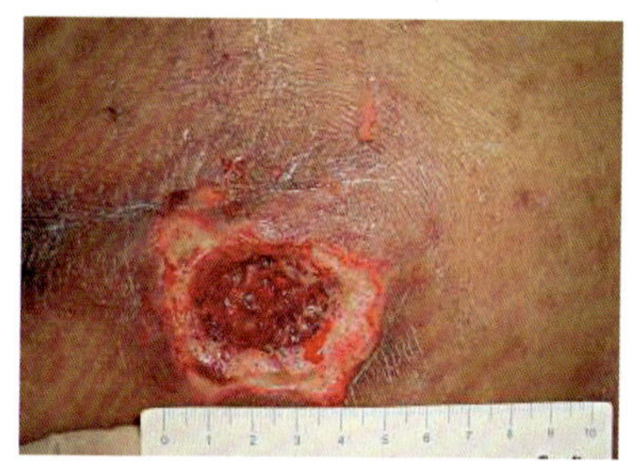

图 5-1-6b　清创后显示 4 期压力性损伤

（2）合理选择敷料　通过综合评估伤口的大小、渗液量、基底组织、对敷料柔软性的要求、患者经济状况、社会支持状况等，选择藻酸钙敷料填充创腔。藻酸钙敷料具有高吸收性，与血液和伤口渗液中的钠盐接触后会形成亲水性凝胶，为伤口创造湿性愈合环境，在自溶性清创的同时促进肉芽组织生长；同时与血液和伤口渗液中的钠盐接触后进行钙、钠离子交换，释放的钙离子参与止血过程，具有止血作用；质地柔软，具有良好的顺应性，可与伤口基底紧密契合，且不会增加骶尾部的压力；放置和去除时无疼痛感。根据伤口渗液情况每天换药 1 次。

2. 整体处理

（1）局部减压　协助患者至少每 2 小时翻身一次，轮流左右侧卧位，同时使用气垫床，保持床单位平整、清洁、干净，避免部位再次受压。

（2）全身皮肤护理　注意保持患者全身皮肤清洁干燥，当因发热造成骶尾部皮肤潮湿时，应及时抹干。

（3）全身抗感染治疗　根据医嘱静脉滴注抗生素，将体温降至正常。当因发热造成骶尾部皮肤潮湿时，应及时抹干，保持局部清洁干燥。

（4）全身营养支持　根据医嘱行静脉高营养治疗。

【健康教育】

给患者家属讲解翻身减压的重要性，示范正确翻身及转换体位的方法，指导家属协助患者至少每2小时翻身一次，轮流左右侧卧位，避免压力性损伤部位再次受压。在变换体位或活动时注意保护伤口敷料，避免移位或脱落。指导家属在患者病情允许的情况下给予高蛋白、高维生素饮食。通过讲解压力性损伤相关知识及治疗效果，增强患者及家属的信心。

【结果】

本案例患者经保守锐性清创结合使用藻酸钙敷料2天后，基底可见肉芽组织生长，基底为75%红色组织，25%黄色组织（图5-1-6c），患者准备出院，指导患者家属居家换药方法及注意事项。

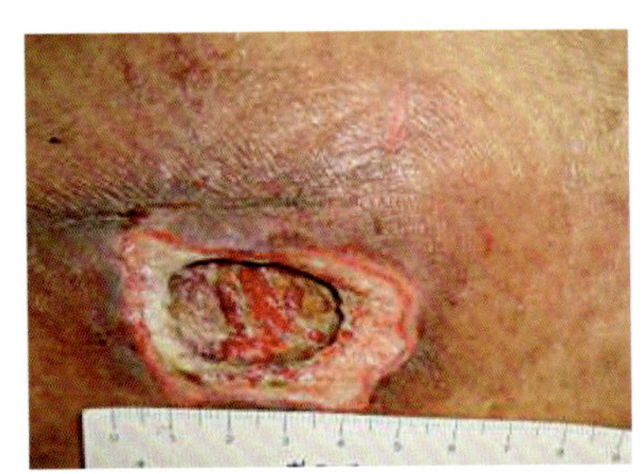

图5-1-6c　保守锐性清创结合使用藻酸钙敷料2天后

【重点／难点】

1. 对于不可分期的压力性损伤，只有通过清除表面覆盖的黑色、黄色组织才能明确局部皮肤受损的深度与程度。既可以确定压力性损伤真正的分期，又可为进一步的伤口处理提供依据。缩短治疗时间，但对于清创方法的选择却是一个难点。

2. 本案例患者的压力性损伤位于骶尾部，并无大的血管或重要的神经，且已在外院换药处理3个月余，无进展，甚至进一步加重，因此通过对病情的全面评估，取得管床医生、患者家属同意后直接选择使用无菌刀片及剪刀进行保守锐性清创，在此基础之上再结合使用藻酸钙敷料进行自溶性清创，达到快速清除坏死组织、促进肉芽组织生长、缩短疗程的目的。

（龙小芳　张冰燕）

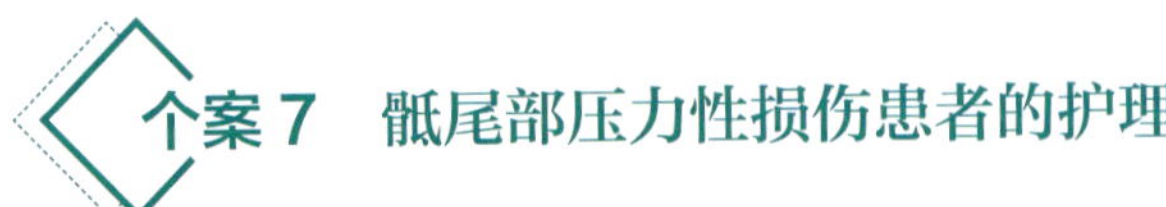

个案7　骶尾部压力性损伤患者的护理

2016年4月13日美国国家压疮咨询委员会公布了一项术语更改声明：将“压力性溃疡”更改为“压力性损伤”，并且更新了压力性损伤的分期系统。除了术语的改变，新的分期系统中，阿拉伯数字替代了罗马数字，“可疑深部组织损伤”名称中去除了“可疑”二字。定义深部组织损伤表现为完整或破损的局部皮肤出现持续的指压不变白，深红色、栗色或紫色，或表皮分离，呈现黑色的伤口床或充血水疱。疼痛和温度变化通常先于颜色改变出现。深色皮肤的颜色表现可能不同。这种损伤是由于强烈和（或）长期压力及剪切力作用于骨骼和肌肉交界面导致。该期伤口可迅速发展暴露组织缺失的实际程度，也可能溶解而不出现组织缺失。如果可见坏死组织、皮下组织、肉芽组织、筋膜、肌肉或其他深层结构，说明这是全皮层的压力性损伤（深部组织损伤、3 期或 4 期）。该分期不可用于描述血管、创伤、神经性伤口或皮肤病。

脊柱手术的切口邻近骶尾骨，手术切口创伤，局部水肿，组织灌注不足，术后切口加压包扎增加骶尾部发生压力性损伤的风险。

【患者资料】

患者李女士，57 岁，反复腰痛 8 年，加重 5 个月，步态正常入院。诊断为腰椎管狭窄症（L4/5、L5/S1 椎间盘突出症）、2 型糖尿病。于两年前行后路 L4/5、L5/S1 椎板减压，L5 滑脱复位，椎间盘切除，椎体强化后植骨融合内固定术。因术后血肿先后于 1 周内行 2 次腰椎内固定术后血肿清除术、腰 3 ～ 4 椎板减压内固定、椎管探查血肿清除术。术后为压迫止血而在切口下方骶尾处加压止血。术后 4 小时因伤口局部疼痛查看伤口下端缝合口与正常皮肤交界处，可见 1 处 6cm × 5cm 皮下瘀斑，轻度肿胀，局部可见多个张力水疱，压痛（图 5-1-7a）。术后 14 天转介给造口治疗师。

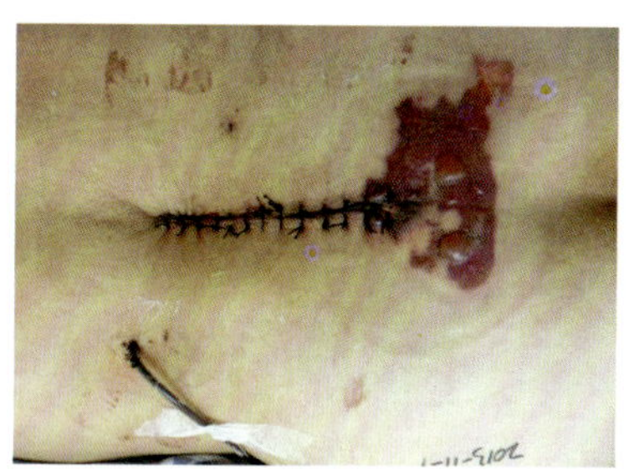

图 5-1-7a　骶尾部瘀斑

【全身评估】

患者双下肢不能自主活动，有家属陪护，情绪稳定，配合治疗，家庭经济良好。血液检查提示血浆凝血酶原时间 11.5 秒、C- 反应蛋白 54.4mg/L、白蛋白 31.7g/L、白细胞计数 3.57×10^9/L、血糖 10.0mmol/L。无发热。

【局部评估】

脊柱手术切口下方及骶尾部见大小 6cm × 10cm 创面，瘀红色，多个张力性水疱；渗出量饱和、无异味；触痛评分 8 分（数字等级评定量表法），按医嘱服用镇痛药；拒绝平卧；周围皮肤肿胀；压力性损伤不能分期，深部组织损伤。双下肢不能自主活动，感觉麻木。手术切口下方瘀黑，缝线口与引流口潮红，有伤口引流管。

【护理目标】

1. 促进手术切口、骶尾压力性损伤愈合。
2. 患者及家属知道压力性损伤的成因、对策。

【处理过程】

1. 威力碘消毒创面周围皮肤，0.9% 氯化钠注射液冲洗创面及周围皮肤，伤口引流口与皮损处外涂聚维酮碘乳膏，骶尾处和手术切口外贴软聚硅酮泡沫敷料（图 5-1-7b），3 天换药 1 次。左右两边交替侧卧减压，平卧时间缩短 0.5 ～ 1 小时。采用保湿敷料减轻疼痛。

2. 1 周后拆除手术缝线，清除骶尾部压力性损伤部分坏死组织，继续外贴软聚硅酮泡沫敷料；手术切口坏死处外敷聚维酮碘乳膏。

3. 接诊后第 3 天，见伤口引流液量多，并见淡黄色、清澈液体，考虑脑脊液漏，与主管医生沟通，抬高床尾，骶尾伤口已用软聚硅酮泡沫敷料，故建议平卧时间适当延长 1 ~ 2 小时，并解释、鼓励患者配合采取平卧位（患者因疼痛较抗拒平卧位）。接诊 10 天后伤口引流口肿胀减轻，引流减少，主管医生予拔除引流管，25 天后骶尾部伤口 50% 有上皮生长，但部分伤口基底未清晰，仍见瘀红色（图 5–1–7c）；手术切口坏死处行部分坏死组织锐器保守清创，因手术钢板固定脊椎，暂行部分失活组织清创，基底未清晰。伤口失活组织处外涂水凝胶后贴软聚硅酮泡沫敷料。

4. 接诊 61 天伤口完全愈合（图 5–1–7d）。

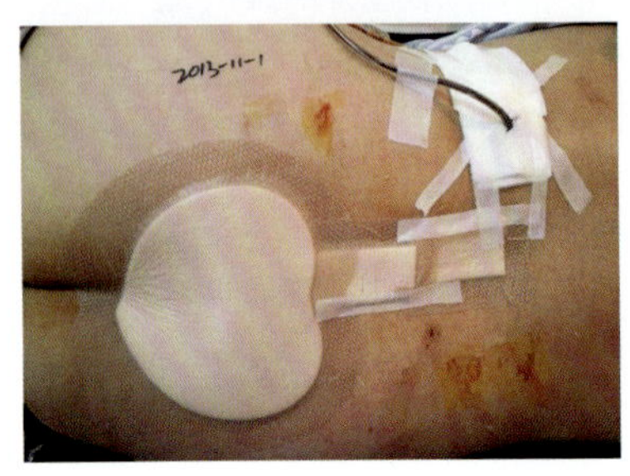

图 5–1–7b　压力性损伤与手术切口相连

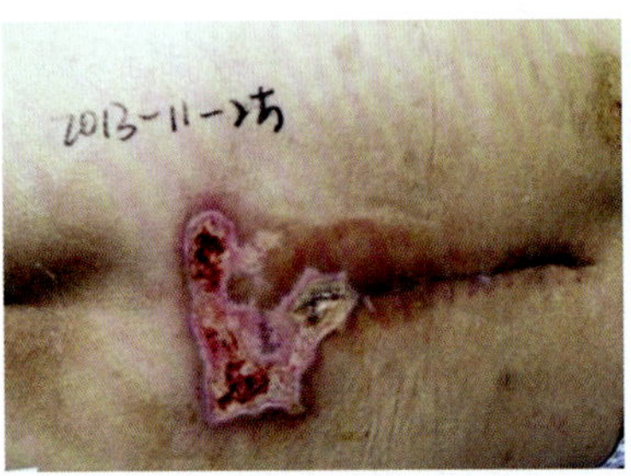

图 5–1–7c　压力性损伤与手术切口部分基底不清晰

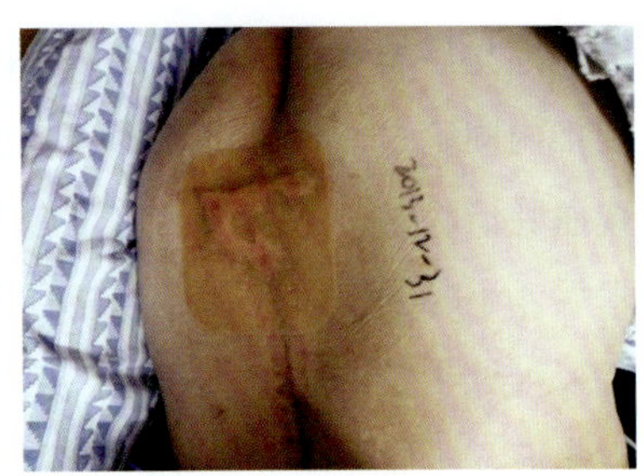
图 5–1–7d　压力性损伤与手术切口愈合，继续保护

【健康教育】

1. 解释左右侧卧目的，为避免创面再受压，导致血液循环差而加重压力性损伤与手术切口伤口，争取患者与家属配合。

2. 患者多次手术，信心不足；告知家属、患者治疗方案，每次换药进展给予鼓励，重拾信心。

3. 适当给予增加营养，结合糖尿病饮食，增加蛋白质饮食，利于压力性损伤和手术切口伤口愈合。

4. 患者可下床活动时，鼓励家属多陪伴离床活动，保证安全同时训练双下肢行走能力，促进康复。

【结果】

骶尾压力性损伤、手术切口伤口完全愈合，共接诊 61 天。患者在家属扶持下可简单几步行走，双下肢感觉和活动明显有恢复。注意疼痛护理。

【难点 / 要点】

1. 患者脊柱同一部位行 3 次手术，第 3 次手术后 24 小时内骶尾部发生深部组织损伤的压力性损伤，而且骶尾部相邻手术切口出现瘀紫，血液循环障碍情况；术后 6 小时去枕平卧；而且本次术后手术切口部采取加压止血。这三重因素的叠加，尤其在骶尾部无任何保护措施上进行加压，可见此部位发生血液循环障碍形成压力性损伤难以避免。

2. 骶尾部压力性损伤部位与手术切口相连，发生在手术后 24 小时内，是手术创伤炎性渗出肿胀高峰期，因此要解决局部减压，考虑除了压力性损伤伤口直接受自身体重压迫以外，还需与主管医生沟通“是否可解除手术切口部压迫止血”。因为如果压力性损伤和手术切口瘀紫进一步加重，深达骨骼则存在与骶尾段相邻的手术内固定材料外露风险。建议得到医生肯定与配合。

3. 出现脑脊液漏要求最佳体位为抬高床尾去枕平卧位，此与压力性损伤伤口的减压措施冲突，患者也因伤口疼痛，平卧压迫伤口加剧疼痛，表现为抗拒平卧。因此向家属及患者解释治疗计划，争取家属与患者配合。脑脊液漏停止后以两侧卧位为主。

4. 压力性损伤与手术切口伤口的清创抉择。压力性损伤和手术切口伤口的深度在处理过程中一直不敢触碰，手术切口坏死区缝线也延迟了拆除，主要是担心手术切口坏死区缝线过早拆除或彻底清创出现脊椎手术内固定外露，伤口更难愈合，甚至增加感染机会。所以采取保守自溶性清创和保守锐性清创方式相结合，而且手术切口伤口渐进式清创由主管医生进行。

（王小俊）

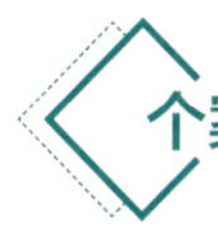

个案 8 4 期压力性损伤患者的居家护理

压力性损伤是位于骨隆突处、医疗或其他器械下的皮肤和（或）软组织的局部损伤。可表现为完整皮肤或开放性溃疡，可能会伴疼痛感。损伤是由于强烈和（或）长期存在的压力或压力联合剪切力导致。软组织对压力和剪切力的耐受性可能会受到微环境、营养、灌注、合并症以及软组织情况的影响。

压力性损伤可引发其他疾病和增加死亡率，可能引发的并发症包括蜂窝织炎、骨髓炎、骨质破坏、菌血症、败血症，甚至死亡。败血症是压力性损伤最严重的并发症之一。

压力性损伤的预防及处理中，预防胜于治疗，选择合适的减压装置、体位变换、皮肤护理、必要的营养支持和健康教育。压力性损伤的处理，清洗是压力性损伤处理的第一步，也是最重要的一步，清洗的目的是去除伤口床上的异物、组织碎片、腐肉和减少微生物的数量，使伤口床洁净。清创是压力性损伤局部处理的重要环节，目的是去除阻碍伤口愈合的阻碍物和细菌生长繁殖的温床，能对压力性损伤的范围及分期进行准确评估，减少伤口内细菌及毒素数量，有利于控制感染、异味、渗液和促进肉芽组织生长。选择适当的清创方法根据清创方法的风险、适应证和禁忌证，综合患者的全身情况、治疗目标及患者和家属的主观愿望综合考虑。清创方法的选择应与患者说明、征得患者或家属的同意后方能实施。每种清创方法都有优缺点、使用适应证和操作风险，应使用联合治疗，以确保安全有效，减少操作风险和并发症的机会。湿性伤口的治疗关键是使用湿性愈合敷料促进坏死组织软化、溶解、清除和营造利于愈合的微环境，研究指南均支持 1 ~ 2 期压力性损伤使用泡沫敷料、水凝胶敷料或水胶体敷料，有助于营造微湿的愈合环境，促进愈合。3 ~ 4 期压力性损伤和难以分期及可疑深度压力性损伤先按照伤口床准备原则清创，清除坏死组织后，再根据渗液量选择敷料，保持伤口床湿润，促进湿性愈合。

【患者资料】

患者黄女士，85 岁，高血压史，认知障碍。1 个月前，因在家中跌倒，活动受限，卧床，照顾者缺乏相关护理知识，致全身出现不同程度的压力性损伤，患者到医院就诊后，医生处方家居伤口护理。首次到访个案时，患者骶尾部伤口严重，有大量坏死组织及脓液渗液，服用阿莫西林、对乙酰氨基酚，长期配合需要时服用。

【全身评估】

患者清醒，倦容，全身软弱乏力，双下肢活动不良，消瘦，面色疮白，全身皮肤干燥，左侧面部和左手前臂因跌倒后造成瘀斑，双脚水肿 +++，全身骨突处出现 1 ~ 2 期压力性损伤。患者留置了尿管，尿液呈黄色，营养状况欠佳，吞咽缓慢，由一位家庭佣工照顾，需全日护理。家人及照顾者缺乏对卧床患者的相关护理知识，经济尚可，与丈夫、家庭佣工同住，患者居家环境一般，但由于患者全身情况不理想，需要考虑清创方法的风险，担心感染的危机。

【局部评估】

全身骨突出 1 期压力性损伤；2 期压力性损伤 3 个分别是右肩胛骨，1.5cm × 2cm，2 期伤口基底颜色呈红色，100%，周边皮肤红及破损；左髋骨上方，2cm × 1cm，2 期，伤口基底呈红色，100%；左髋骨下方，1.3cm × 1cm，2 期，伤口基底呈红色，100%，骶尾部 7.5cm × 8.5cm × 2cm 未能评级（图 5-1-8a），伤口被黑色痂皮遮盖，伤口边缘软化，有棕色脓液渗出，伴臭味，周围皮肤红及表皮破损。

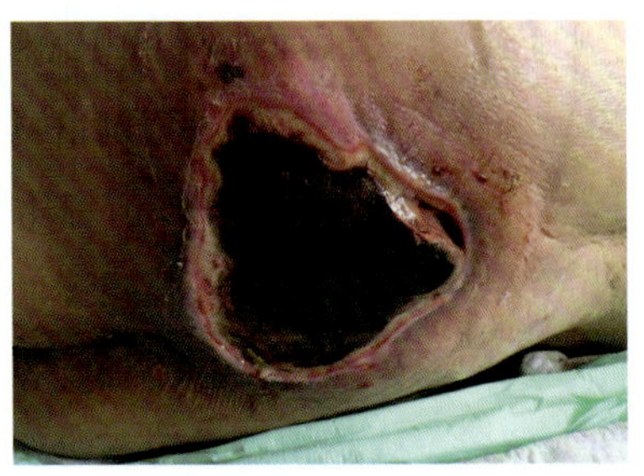

图 5-1-8a　接诊时伤口

【护理目标】

1. 控制伤口感染，减低渗液量。
2. 改善患者的营养状况。
3. 心理支持。

【处理过程】

1. 骶尾伤口

（1）因患者全身情况较差，伤口被黑色痂皮遮盖。此时伤口黑色痂皮边缘软化，有棕色脓液渗出，伴臭味，周围皮肤红及破损。因患者整体状况不理想，与家属商讨及得到其同意后，采用联合清创方法，包括保守性锐性清创、机械性清创、自溶性清创；每天更换敷料，先用聚维酮碘消毒伤口，再用0.9%氯化钠注射液清洗伤口；因伤口有大量坏死组织，采用保守性锐性清创方法，清除软化之坏死组织，用亲水性纤维银敷料，伤口周围破损皮肤喷长效抗菌材料，外敷脂质水胶体敷料，使用吸湿纱布覆盖伤口。

（2）1 周后，患者营养状况有改善，没有出现感染情况，骶尾部伤口清创后为第 4 期（图 5-1-8b），肉芽组织呈暗红色，肌腱外露，1 ~ 6 点伤口有潜行 1 ~ 2cm，9 ~ 10 点伤口有潜行 2cm，已清除所有坏死组织，渗液呈黄褐色，量多，轻微臭味，周围皮肤红及破损情况已改善。伤口疼痛可视数字评分为 5 ~ 6 分。每天更换敷料，先用聚维酮碘消毒伤口，再用 0.9% 氯化钠注射液清洗伤口，用亲水性纤维银敷料，伤口周围破损皮肤喷长效抗菌材料，使用吸湿纱布覆盖伤口；并教育照顾者加强协助患者改变体位，避免伤口受压。

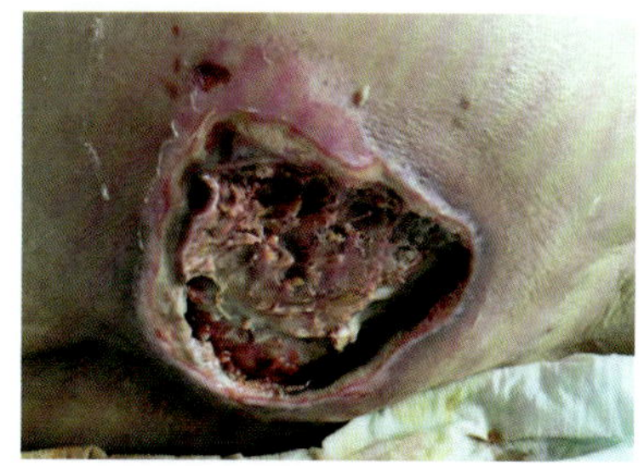

图 5-1-8b 保守性锐性清创后

（3）2 周后，骶尾伤口肉芽组织呈红色，易出血，肌腱外露（图 5-1-8c），有少许生物膜形成，1 ~ 6 点伤口有潜行 1 ~ 2cm，9 ~ 10 点伤口有潜行 2cm，渗液呈黄色伴少量血性，量多，没有臭味，周围皮肤完整，伤口疼痛 3 ~ 4 分。每 2 天更换敷料，先用 0.9% 氯化钠注射液清洗伤口，用亲水性纤维银敷料，伤口周围破损皮肤喷长效抗菌材料，使用吸湿纱布覆盖伤口，教导照顾者每天更换伤口外层纱布。

（4）4 周后，骶尾伤口缩合情况进展良好，肉芽组织呈红色，肌腱外露减少（图 5-1-8d），轻微出血，伤口 6.5cm × 6.5cm × 1cm，1 ~ 6 点伤口有潜行 1 ~ 2cm，9 ~ 10 点伤口有潜行 0.5cm，渗液呈黄色，量多，周围皮肤完整；每 2 天更换敷料，先用 0.9% 氯化钠注射液清洗伤口，用藻酸钙盐敷料，使用吸湿纱布覆盖伤口，照顾者每天更换伤口外层纱布。

（5）8 周后，骶尾伤口缩合情况进展良好，肉芽组织呈红色（图 5-1-8e），肌腱外露减少，轻微出血，伤口 5.5cm × 4.5cm，1 ~ 6 点伤口有潜行 1 ~ 1.5cm，9 ~ 10 点伤口有潜行 0.5cm，渗液呈黄色，量多，周围皮肤完整，没有伤口疼痛；每 2 天更换敷料，先用 0.9% 氯化钠注射液清洗伤口，用藻酸钙盐敷料，使用吸湿纱布覆盖伤口。

2. 其他期压力性损伤伤口 用 0.9% 氯化钠注射液清洗伤口，涂抹优碘药膏，外敷脂质水胶体敷料，每 3 天更换敷料 1 次。2 周后 2 期压力性损伤伤口已愈合，因患者皮肤薄弱和干燥，教导照顾者协助患者涂抹赛肤润。

3. 1 期压力性损伤的伤口 教导照顾者协助患者涂抹赛肤润。

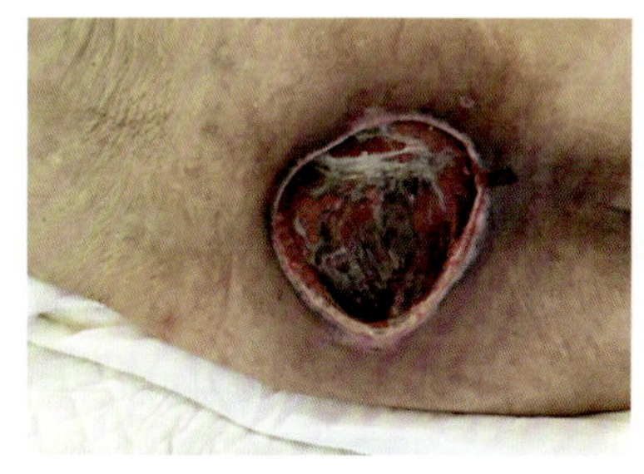

图 5-1-8c 接诊 2 周后

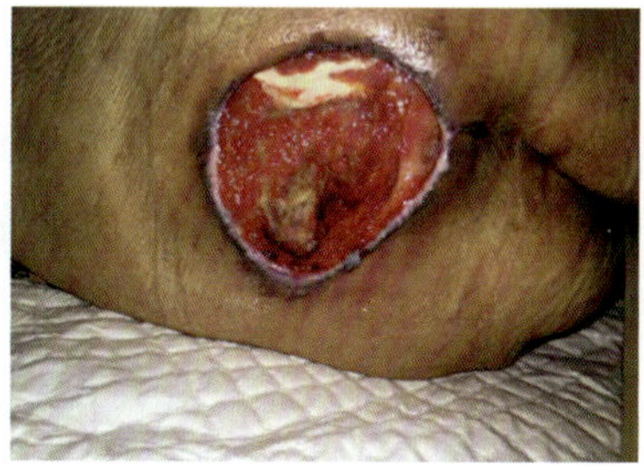

图 5-1-8d 接诊 4 周后

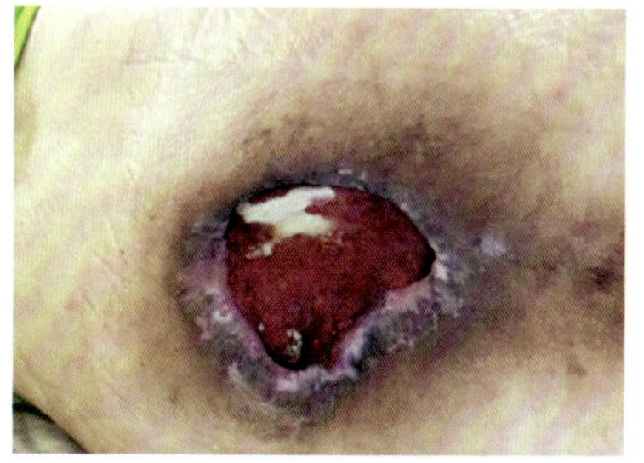

图 5-1-8e 接诊 8 周后

【健康教育】

1. 向患者和家属解释伤口情况、感染的症状，目标是减低伤口感染、促进伤口愈合、预防压力性损伤加重。改善患者的身体状况，维持良好的生活质量。

2. 与家属说明清创方法的选择，征得家属的同意后才实施。

3. 居家护理只能每 1 ~ 2 天访视患者 1 次，因此必须教导家属及照顾者伤口护理的注意事项，配合治疗和生活指导。保持家居环境的清洁，减少细菌滋生的机会。

4. 压力性损伤的处理及预防措施

（1）减少压力　教导家属及照顾者如何减轻患者局部和全身压力的方法及技巧，协助患者更换体位的重要性和方法，示范翻身的技巧，并从旁指导和重复示教。建议使用减压床垫，至少每 2 小时翻身 1 次，侧卧角度少于 30° ，减少足跟的压力，足跟需悬空，勿直接触碰到床面。

（2）避免摩擦力和剪力　协助患者移位时，教导家属及照顾者使用床单移动患者及改变体位，避免拉、拖等动作，预防骨突处受压，避免按摩，适当涂抹赛肤润。

（3）皮肤的照护　教导家属及照顾者皮肤保护之重要性和方法，每天进行床上浴。患者情况允许时，可进行淋浴，轻柔擦拭皮肤，适当涂抹润肤油，以保持皮肤的清洁及预防干燥受损，并检查皮肤的完整性及颜色。

（4）失禁的处理　教导家属及照顾者检查患者尿管有无渗漏情况，注意患者是否有腹泻，教导其会阴部及肛门部位的清洁方法，涂抹保护性软膏，保持会阴部干净。

5. 营养指导

（1）向患者和家属解释营养对伤口愈合的重要性，需要摄取高蛋白、高热量的饮食，亦需摄取维生素及微量元素。

（2）患者可经口进食，教导照顾者可协助患者更换体位后摄入食物和水分。

（3）建议在两餐之间提供营养补充品。

（4）建议家人给予患者营养补充品（快愈素），以改善营养状况，促进伤口的愈合。

6. 教导照顾者伤口护理的方法和技巧（清洗伤口、放置敷料、粘贴胶纸）　循序渐进教导照顾者正确更换敷料的方法，示范并从旁指导，不予批评，适时作出支持及鼓励，纠正错误观念。

7. 心理支持　提供适当的咨询。

【结果】

8 周后，患者伤口情况进展良好，没有出现伤口感染。每周访视 3 次，患者精神状况有改善，有言语交谈，食欲佳，两餐之间能进食营养补充品，皮肤完整、饱满，骨突处及足跟没有压红情况，双足水肿情况已改善，偶尔可以稍微改变身体位置。患者能配合治疗，照顾者能掌握正确的照顾技巧，使患者的身体状况改善；能正确执行更换敷料的方法和技巧，保持伤口及周边皮肤清洁，伤口疼痛有缓解。家属表示患者精神状态及营养状况有好转，亦见伤口逐渐愈合，减少了对患者造成的痛苦，维持了良好的生活质量。

【重点 / 难点】

1. 澳门地区居家伤口护理中，70% 以上为压力性损伤伤口。在家庭长期卧床患者中，多患有糖尿病、心脏病、高血压、骨骼肌肉问题、截瘫、脑卒中、昏迷等慢性疾病，是压力性损伤的高危人群，而其亲属或照顾者缺乏相关的疾病和照护知识。根据相关统计显示，家庭相关卧床人群中压力性损伤发生率高达 20% ~ 50%。压力性损伤一旦发生，随之带来疼痛、继发感染等症状，大大降低了患者的生活质量，并且增加了家庭的经济支出，严重者导致死亡。居家患者一旦未能得到全面的照顾，压力性损伤伤口难以愈合，并且也存在复发的风险，因此教导患者及家属如何预防压力性损伤及压力性损伤发生后的护理方法，对于减少家居中压力性损伤发生率和促进伤口愈合具有很重要的意义。

2. 在压力性损伤居家伤口护理中，评估和教育十分重要，需与患者及其家人建立良好的关系，强调体位改变、皮肤清洁、摄取足够营养是促进压力性损伤愈合的重要因素，家属及照顾者的照顾非常重要。

3. 对于深度压力性损伤伤口，清创是治疗的重要环节，因此采用有效的清创方法、降低清创风险、提高清创效果、缩短清创时间是压力性损伤处理中需要关注的问题。居家中，需要考虑患者的身体状况、活动情况、居家环境、经济条件、照顾情况等，加上居家伤口护理资源有限，一般采用保守性锐性清创和自溶性清创，需与患者及其家属讨论并在其同意下，方可实施。进行保守性锐性清创时，必须明确患者的适应证及禁忌证，操作者必须经过专业培训并实践证明有能力实施此操作。

4. 控制伤口感染方面，伤口及周围皮肤清洁非常重要。

5. 伤口渗液的管理，评估渗液量对于敷料的选择是否恰当和更换次数很重要，这样才能控制伤口的炎症，促进伤口的愈合。

6. 居家护理人员应具备的专业素质

（1）创作性高，能力高，具同理心。

（2）在资源有限的居家环境中独立工作。

（3）限于患者的经济及环境的限制，必须运用患者现有资源，创造合适的照顾环境。

（4）必须有正确评估和判断能力，有效的记录技巧、良好的沟通与健康教育技巧，给予相关的健康教育信息。

7. 家庭访视注意事项

（1）在访视前需先联络家属，必须清楚介绍自己、机构、访视目的，了解患者照顾情况，如何到达患者的家中，并确认访视时间、地址、路线。

（2）预防居家感染的重要性，洗手是最有效的方法，告知患者和家属洗手的重要性及程序。

（3）护理人员进行家访时，需严格按照洗手程序，执行无菌操作时，严格遵照无菌原则，以防交叉感染。

（4）每次家访时应先了解患者近来的照顾状况、身体状况及功能是否改变，特别着重皮肤完整性、营养状态、挂泄功能及活动状元等评估。

（5）居家护理患者安全评估，患者因生理功能的改变、疾病因素、药物影响、环境因素等均会造成患者发生跌倒或其他事件，因此居家护理人员必须针对这方面做好评估和教育。

（莫雪滢）

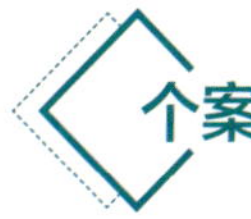

个案 9　超声清创运用在高龄患者 4 期压力性损伤中的护理

压力性损伤是临床护理工作较为常见、棘手的问题，主要发生在长期卧床患者以及行动不便的老年患者中，其中长期营养不良、低蛋白血症、大小便失禁患者更容易出现压力性损伤，重度压力性损伤（3、

4 期压力性损伤）会造成创面失去皮肤保护，受到多种细菌侵袭，出现较大坏死创面，溃烂至骨，随着压力性损伤病情的进展，其临床治疗效果往往较差。临床上有较多的治疗方法，但因高龄患者营养不良、新陈代谢慢及免疫力功能低下等因素，甚至造成机体感染，可危及患者的生命，增加了创面愈合的难度。超声清创作为一种选择性、非侵袭性的溃疡清创新技术，具有清创效率高，可清除坏死、液化纤维组织及细菌，清洁伤口，组织选择性高，对正常神经、血管及结缔组织影响小，可改善血供，促进创面生长，易操控，患者耐受性较好，患者疼痛感低等优点，而高能窄谱光子治疗是一种以光化学作用为治疗机制的光疗仪器，是对生物体产生光化学作用，使之产生相应的生物效应及治疗效果，其发射的光子促进成纤维细胞和内皮细胞的增殖，增加细胞的新陈代谢，促进细胞合成，从而加速伤口愈合。

【患者资料】

患者何某，女，86 岁，小学文化，工人，1 年前因“骶尾部破溃流液伴发热 1 个多月”收入院，入院诊断为压力性损伤，继发感染，脑梗死后遗症。

【全身评估】

患者轮椅入院，神志清楚，精神差，语言表达清楚，精神紧张，左侧肢体瘫痪，身高 153cm，体重 52kg，食欲欠佳，体温 38.9℃，脉搏 100 次 / 分，呼吸 23 次 / 分，血压 137/78mmHg，无吸烟史。实验室检查白细胞计数 10.96×10^9/L，中性粒细胞计数 9.06×10^9/L，总蛋白 52.3g/L，白蛋白 23.2g/L。伤口分泌物细菌培养加药物敏感试验是金黄色葡萄球菌、铜绿假单胞菌。病程缓慢，难治疗，对治疗缺乏信心。生活自理有障碍，大小便不能自理，依赖家属及护工，住院有媳妇照顾。缺乏知识压力性损伤康复方面的知识。

【局部评估】

骶尾部伤口大小 9cm × 17cm × 2cm，伤口 2 ~ 4 点潜行 2cm，6 ~ 9 点潜行 1.5cm，伤口基底 100% 黑痂，触之波动感，腥臭味，黄色黏稠渗液潮湿，周围皮肤红肿，皮温高，疼痛采用数字等级评定量表法评分 7 分（图 5-1-9a）。按医嘱服用镇痛药。

【护理目标】

1. 促进压力性损伤的愈合。
2. 有效减压，避免其他部位压力性损伤发生。
3. 理解压力性损伤治疗康复护理的意义。
4. 营养支持，获得足够的营养，纠正低蛋白血症。
5. 心理支持。

【处理过程】

1. 清创　创面换药时，严格遵守无菌操作原则，以防交叉感染，超声清创结合锐器清创，提高清创效果，蚕食的方法清除创面的坏死组织，减轻疼痛，降低操作风险。超声清创操作简单，治疗操作时间短，耐受性好，清除坏死组织效果好，降低医护人员工作强度，改善组织血液循环，缩短创面愈合时间，减少出血量（图 5-1-9b）。

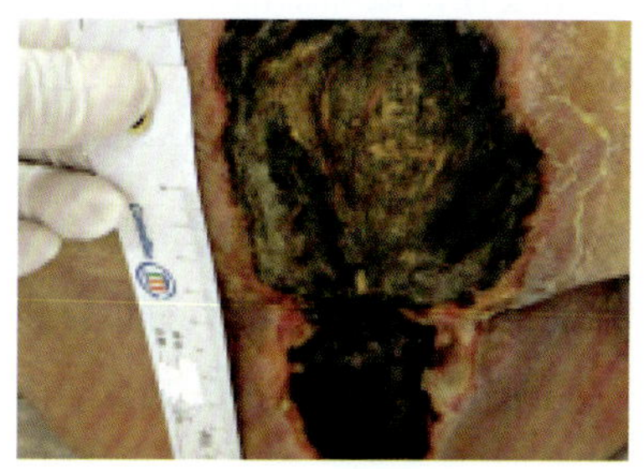
图 5-1-9a　就诊时情况

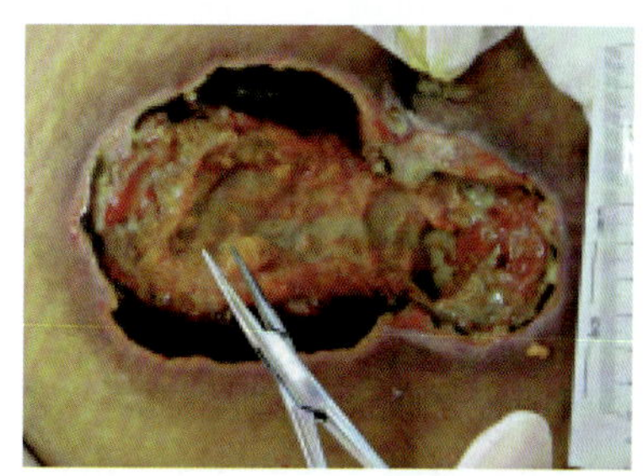
图 5-1-9b　清创

（1）碘伏消毒创面及周围皮肤，0.9% 氯化钠注射液冲洗伤口，使用手术刀、止血钳等先进行一般常规清创处理，去除黑色痂皮。

（2）取创面内坏死组织行伤口分泌物细菌培养及药物敏感试验。

（3）使用国产超声清创治疗仪对压力性损伤伤口进行清创处理，将超声清创仪安装好后，调节 0.9% 氯化钠注射液水温至 32℃ ~ 35℃，手柄中充满 0.9% 氯化钠注射液，再次用碘伏对伤口周围皮肤进行消毒，压下开关，将手柄头端贴近创面（距离 1mm），冲洗功率根据坏死组织多少分别选择“高”（30 ~ 40W）、“中”（20 ~ 30W）、“低”（10 ~ 20W）不同档位；踩下脚踏开关，主机发送超声波至手柄，手柄中的 0.9% 氯化钠注射液喷出雾状盐水来回移动冲刷创面，手柄冲洗头进入潜行内彻底冲洗，同时超声通过 0.9% 氯化钠注射液作用至创面组织，蚕食的方法清除创面的坏死组织，将覆盖在创面表面的生物膜、创面分泌物、坏死组织清除，从而降低感染率。

（4）冲洗至暴露新鲜肉芽组织，每次清创治疗时间 5 ~ 15 分钟，治疗早期每日或隔日 1 次，后期每两周 2 次，治疗以创面健康肉芽组织良好，上皮组织开始生长时停止。

2. 光疗法　本案例采用高能窄谱光子治疗仪是一种新型的床旁治疗设备，输出具有光功率大、组织穿透深等特点，其作用机制是通过激活线粒体内的细胞色素氧化酶，促进细胞能量的产生，加快 DNA 及蛋白质的合成，对皮肤创面和慢性皮肤溃疡有较好疗效。光子的热刺激较红外线弱，照射表面只有微热的感觉，但它的穿透力强，可引起深部组织的血管扩张，血流加速，十分有效地改善血液循环，缓解创面液体渗出，冷光源的蓝光（400 ~ 500nm 的可见光）可有效杀灭铜绿假单胞菌、金黄色葡萄球菌等常见创面感染细菌，而红光（600 ~ 700nm 的可见光）可减少创面渗液，促进创面愈合，有消炎止痛作用（图 5-1-9c）。

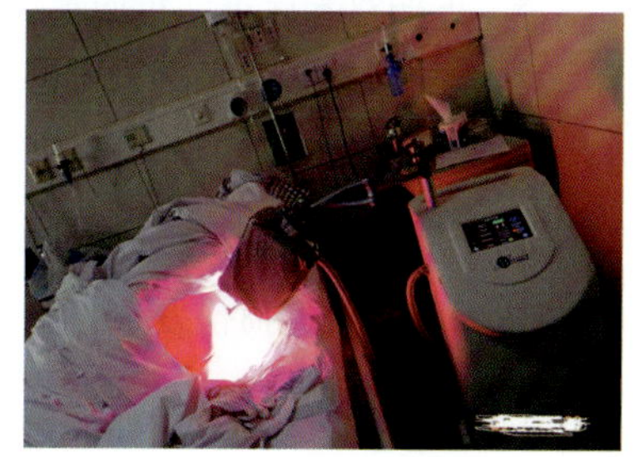
图 5-1-9c　光疗

（1）暴露伤口。

（2）根据创面病理程度进行高、中、低档能量调节，选择所需红光、蓝光或红蓝光的光源类型，设置照射时间，照射时间 15 分钟。

（3）治疗头与创面照射距离 20cm，治疗头光斑中心照射治疗部位中心，每天 1 次，治疗至创面愈合结束。

3. 正确选择和使用敷料　根据创面不同时机选择湿性敷料。

（1）清创完成后用银离子抗菌敷料覆盖创面，外敷料为无菌纱布及棉垫，并用低敏胶布固定，银离子抗菌敷料是一种广谱抗菌剂，可以阻断细菌 DNA 复制过程，破坏细菌的生化代谢，杀灭创面致病菌，控制创面感染，消除坏死组织导致的恶臭，而且具有较强的吸收渗液能力及透气性能，可以避免渗液浸渍创面周围皮肤，给局部组织愈合提供抗菌环境，营造湿性愈合微环境，利于创面愈合。

（2）创面健康肉芽组织生长时覆盖亲水性纤维敷料，能垂直吸收大量渗液，有效管理渗液。

（3）创面上皮生可长期覆盖泡沫敷料，该敷料柔软有弹性，与伤口可最大程度贴合，不粘连伤口。

（4）根据渗液量调整创面换药时间，换药频次根据渗出情况、敷料吸收膨胀、外层敷料是否松脱或被污染等决定更换时间，最长可 7 天更换 1 次。

4. 重视疼痛护理。

【健康教育】

1. 重视对患者及家属进行压力性损伤预防的健康教育　本患者及家属由于不具有压力性损伤防护知识，不了解压力性损伤危险因素，忽视了对压力性损伤危险部位的保护，没有早期及时发现、及时处理，故发现时已较严重。

2. 患者入院的至出院后 6 个月内进行全程式健康教育。

3. 针对个案的教育，应讲解如何减少发生压力性损伤的危险因素，对本患者进行定时更换体位和被动活动的教育。

4. 针对照顾者进行健康教育，增强其参与意识，纠正其错误观念，直到照顾者准确说出健康教育内容。

5. 鼓励照顾者经常探视，给予患者情感支持，指导照顾者鼓励患者进行力所能及的生活自理活动，减少对他人的依赖。

6. 对陪护人员进行预防压力性损伤知识的教育与培训。

7. 功能锻炼，可请康复治疗师为其制订功能锻炼计划，鼓励患者适当运动。

8. 定期效果评价　每周及每月电话随访。

【结果】

初期骶尾部伤口大小 9cm × 17cm × 2cm，70 天后骶尾部伤口 100% 粉红色愈合（图 5-1-9d），无其他部位压力性损伤发生，营养改善，体重增加至 65kg，共历时 72 天。

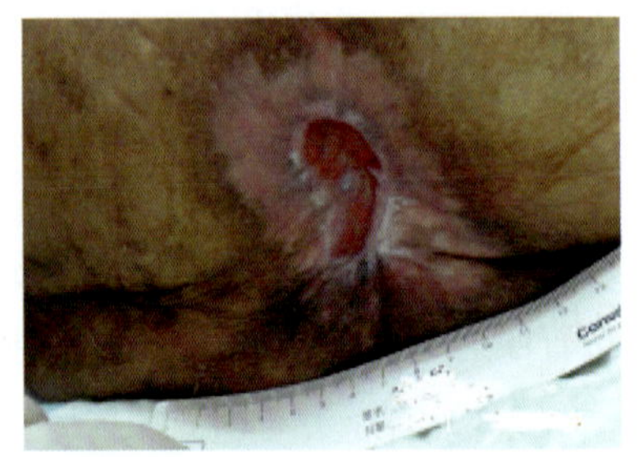
图 5-1-9d　处理后愈合情况

【重点 / 难点】

1. 患者病情重，持续时间较长，破溃面积大。

2. 高龄导致皮肤松弛、干燥、缺乏弹性，皮下脂肪萎缩、变薄，皮肤易损性增加，极易发生压力性损伤。该患者压力性损伤面积大而深，局部皮肤及黏膜血液循环差，感觉、运动功能减退，压力性损伤出现后恢复较慢。

3. 患者营养不良，低蛋白血症，阻碍了组织愈合，通过予以营养支持，遵医嘱静脉输入白蛋白，鼓励患者多摄入高蛋白、高维生素、高热量、易消化饮食，保证足够热量的摄入，营养状况得到改善，是本案例压力性损伤治愈的一个重要因素。

4. 排泄物的管理，避免伤口被尿、便污染，使用女性专用接尿器，防止粪便流出污染压力性损伤创面，可用柔软吸水性强的卫生纸或软棉布折叠成约 20cm × 15cm 的长方形纸垫，夹于患者两股之间，每日勤翻身检查和更换，用温水清洗会阴皮肤，防止压力性损伤创面受到不良刺激而加重。

5. 创面清创，根据坏死组织软化和黏附的紧密程度决定清创所去除的组织，区分需要被去除的无血管和失活组织的类型和数量，小心谨慎清除无血管和失活的组织，分步逐次清创坏死组织。

6. 患者及家属拒绝行皮瓣移植术。

7. 体位护理，因患者需要定时翻身，排尿、便需要改变体位，夜间睡眠中患者可能无意识移动或翻转身体，而限制性卧位也给患者带来不适，这些是体位管理的重点和难点。

（何淑敏）

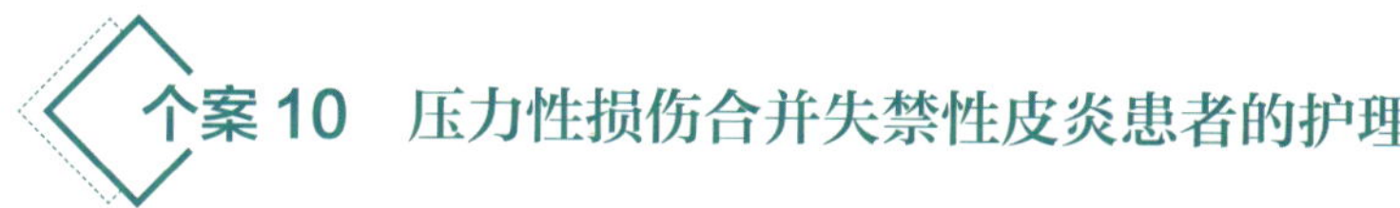

个案 10　压力性损伤合并失禁性皮炎患者的护理

压力性损伤在医院是一个很严重的问题。研究发现，国外压力性损伤的现患率为 7% ～ 33%；而国内压力性损伤现患率约为 1.58%，其中医院内获得性压力性损伤现患率约为 0.63%。重症监护病房（ICU）是压力性损伤发生的高危科室，其压力性损伤现患率可高达 4.48% ～ 11.92%。由于 ICU 患者是压力性损伤发生的高危人群，提高护士对压力性损伤的预测、预防意识，采取针对性的预防措施是减少压力性损伤发生的关键。就压力性损伤发生的机制而言，非 ICU 患者和 ICU 患者的压力性损伤危险因素是一样的。这些因素包括长期卧床、营养不良、大小便失禁、血管疾病史、年龄 >70 岁和糖尿病等。但是，ICU 的危重病患者常常会同时存在多种危险因素，但亦有一些独有的危险因素，如意识不清、血流动力学不稳定、血管活性药物静注、制动体位、限制翻身、血浆白蛋白浓度低、持续性血液滤过或受到医疗器具的压迫，使压力性损伤发生率更高。

潮湿性皮肤损伤可分为四类。其中以失禁性皮炎在 ICU 较为常见。急性失禁性皮炎在住院患者的患病率可高达 27%，主因是大小便失禁。当皮肤长时间浸泡在排泄物中，皮肤便会产生炎症反应，导致酸碱值提高，水 – 蛋白质 – 油脂结构层受损，皮肤亦随之变得容易破损。严重者患处会受细菌或真菌感染，形成伤口。失禁性皮炎可用评分表描述其严重性：0= 无皮肤炎；1= 皮肤呈粉红色；2= 皮肤呈红色；3= 皮肤出现红疹；4= 皮肤有破损。此评分表的信度为评量者间组内相关系数 =0.87，评量者与专家间组内相关系数 =0.98。在 ICU 里，危重病患者通常已放置了导尿管，因此失禁性皮炎的主要成因是大便失禁（尤以腹泻伴高度水肿者为甚）。另外，一次性尿布易使会阴处因汗水变得潮湿，从而提高了皮肤表面的温度和湿度，也促使了潮湿性皮肤损伤的发生。

失禁性皮炎和压力性损伤很相似。两者都可以发生于骶骨位置，然后延伸到骶尾骨位。更复杂的情况是，会阴处的潮湿性皮肤损伤可增加压力性损伤发生的风险。因此，这两个情况也有可能同时发生。而因为它们的处理方法很不同，所以区分失禁性皮炎和压力性损伤是十分重要的。

【患者资料】

患者陈某，55 岁，女服务员，不吸烟，不饮酒。结节性甲状腺肿病史，需定期复诊。这次入院主诉是咳嗽、咳痰、呼吸急促。初期诊断为Ⅱ型呼吸衰竭，转入 ICU 接上机械通气。入 ICU 后病情迅速恶化，高热和需要肾上腺素及去甲肾上腺素静脉滴注支持血压。床旁超声心动图显示心脏功能减退，左室射血分数为 10%。诊断为急性暴发性心肌炎合并心源性休克，需连接静脉 – 动脉体外膜氧合支持。之后并发急性肾衰竭，进行了床边持续性静脉 – 静脉血液滤过。

【全身评估】

入住 ICU 后患者一直依赖机械通气，另用高剂量镇静药、镇痛药和约束。初期血流动力学不稳，以升压药静脉滴注及体外膜氧合维持血流灌注，不能翻身。

有创动脉血压 74/35 ~ 103/63mmHg，脉搏 90 ~ 100 次 / 分，呼吸率（机械通气）12 次 / 分，体温 34.1℃ ~ 36.9℃。实验室检测，白细胞计数 15.6×10^9/L，血红蛋白 85g/L，血小板计数 254×10^9/L，尿素 12.9mmol/L，肌酐 358 μmol/L，血浆白蛋白 28g/L，丙氨酸氨基转移酶 2268U/L，天冬氨酸氨基转移酶（AST）> 3000U/L，肌酸激酶（CK）1906U/L。

患者于 ICU 第 3 天开始经鼻胃管喂饲。初期用高蛋白、高糖类的营养配方。但 2 天之后患者开始排出水样便。排便量每天 300 ~ 800ml。之后改用元素配方及米水喂饲，但 1 周后腹泻情况仍未有改善。平均排便量为每天 700 ~ 1200ml（峰值量为每天 1700ml 粪水），最终停止经鼻胃管喂食，转为全静脉营养静脉点滴。

【局部评估】

护士采用 Braden 评估量表，并考虑周边因素，进行压力性损伤风险评估。首次评估 9 分，属高风险类别。患者骶尾部、髋部、内外踝、足跟等骨隆突部位的皮肤并无发红异常。之后评估分数 9 ~ 11 分，住 ICU 期间一直在高风险类别。在腹泻的早期阶段，肛门周围的皮肤已呈现潮红。经过反复擦拭的物理性刺激后，皮肤变得潮湿，但渗液不太多及其后肛周皮肤糜烂，范围扩大至骶骨位置。

【护理目标】

1. 减少肛周皮肤受粪便刺激，创造伤口愈合环境。
2. 减轻患者痛苦。
3. 用药控制排便量，并维持营养支持。
4. 预防压力性损伤的形成。

【处理过程】

处理重点在于压力性损伤预防及急性失禁性皮炎伤口处理。

1. 压力性损伤预防

（1）每班进行压力性损伤风险评估，并在护理记录详细写明患者的压力性损伤风险、危险因素、皮肤情况、特殊护理措施实施情况等，清楚交班，提醒其他护理人员注意防范。

（2）根据其风险进行干预措施，血流动力学稳定时每两小时翻身一次。改变体位时避免拉、拽和拖，详细检查皮肤有无异样，尤其枕后、骶尾、骨隆凸、足跟位置。侧卧时侧倾30°，避免90°直立。

（3）患者因配置了体外膜氧合仪器，故虽评定为高压力性损伤风险类别，亦不宜用交替式压力气垫或低压气浮床等减压装置。为减少骨隆突部位的压力，用高密度组合泡棉床垫（图5-1-10a）。

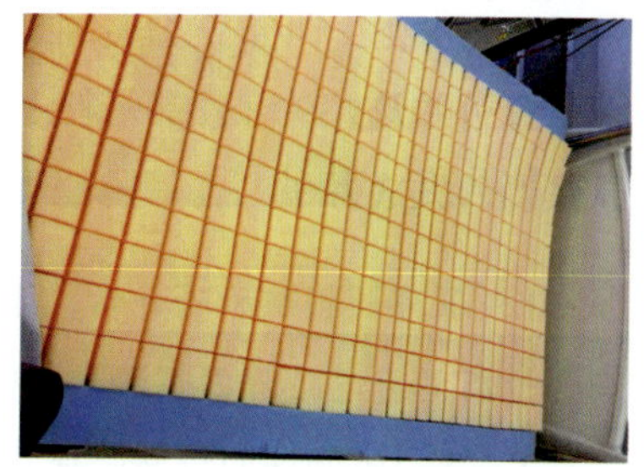

图 5-1-10a　高密度组合泡棉床垫

（4）按医嘱调节镇静药，目标是以最少剂量达最好的镇静和镇痛效果。

（5）血压稳定后逐渐减少肾上腺素及去甲肾上腺素静脉滴注剂量，以减轻药物对皮肤血流灌注的不良影响。

（6）床头因治疗需要抬高30°，为避免身体下滑，故床尾亦抬高20°。

（7）留置导尿管，保持皮肤干燥。

（8）足跟以软枕头悬空，防止受压。

（9）对患者进行营养支持，并密切观察出入量。

2. 急性失禁性皮炎伤口处理

（1）肛周皮肤早期潮红阶段，排泄后以清水或中性清洁剂轻柔地清洁皮肤。轻轻清洗皮肤，以免皮肤破损。清洗后涂凡士林保护。

（2）后期腹泻持续，肛周皮肤糜烂破损，改以0.9%氯化钠注射液清洗，抹干，涂氧化锌霜伴造口皮肤保护粉混合物治疗。

（3）联合造口护士进行协商评估和治疗，放置密封式粪便引流装置引流粪便，防止粪便污染肛周伤口及预防状况恶化（图5-1-10b）。

（4）使用一次性吸水性纸尿片，确保皮肤干燥卫生。

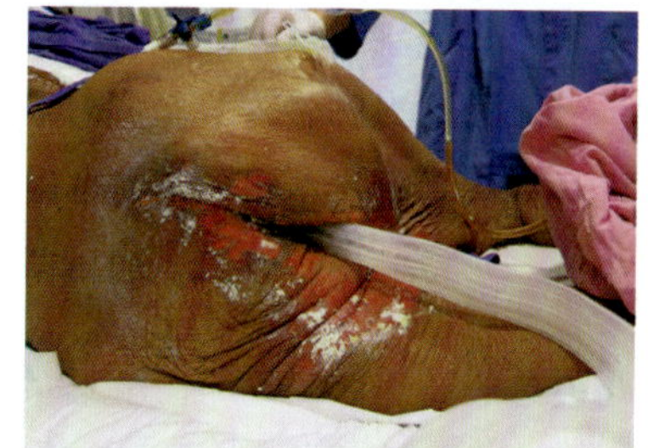

图 5-1-10b　肛周失禁性皮炎

【健康教育】

压力性损伤的发生会给ICU患者带来巨大的生理和心理痛苦。因患者昏迷不醒，教育方面以家属宣教为主，内容如下。

1. 解释压力性损伤预防的重要。
2. 解释营养评估与鼻胃管喂食的意义。
3. 解释腹泻、急性失禁性皮炎情况和相关跟进治疗。
4. 说明粪便引流装置的用途。
5. 和患者家属多沟通，应并耐心地进行安慰和疏导，缓解他们的疑惑和紧张情绪。

【结果】

患者的失禁性皮炎破损面积在放置粪便密封引流装置后没有增大。伤口渗液和痛楚度于第 7 天后减少。但碍于患者多器官衰竭和其他病理因素，伤口再表皮化速度非常缓慢。粪便细菌培养呈阴性，但腹泻良久未愈，后证实为腹腔感染。患者于第 46 天转出 ICU 继续治疗。

【重点 / 难点】

1. 压力性损伤风险评估，于病情稳定后马上做评估，之后于每 8 小时或病情改变时再做评估。结合分析患者其他外源性和内源性危险因素，根据风险水平采取相应的预防措施。

2. 压力性损伤的预防，使用高密度、持续低压的海绵床垫，加强特殊压力的重新分布面。

3. 调节床头及床尾高度，以防止身体下滑。骶尾部压力则以两面侧卧舒缓。

4. 把足跟悬空，以预防足跟压力性损伤，另置枕头于患者足底以防足下垂。

5. 放置密封式粪便引流装置，排走水样便，保持肛周伤口清洁。

（黎自强）

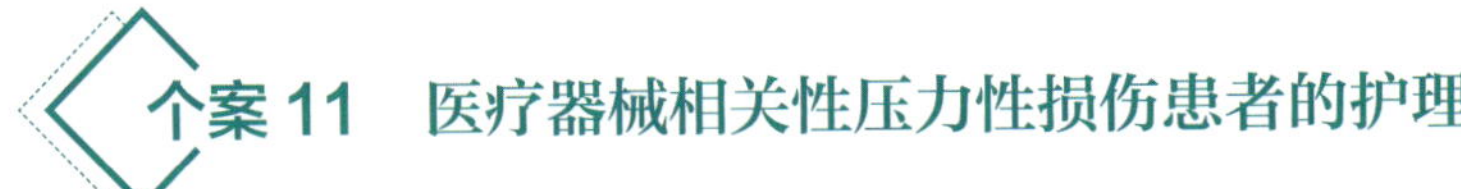

个案 11　医疗器械相关性压力性损伤患者的护理

压力性损伤是位于骨隆突处、医疗或其他器械下的皮肤和（或）软组织的局部损伤，可表现为完整皮肤或开放性溃疡，可能会伴疼痛感。损伤是由于强烈和（或）长期存在的压力或压力联合剪切力导致。软组织对压力和剪切力的耐受性可能会受到微环境、营养、灌注、合并症以及皮肤情况的影响。

压力性损伤不仅易发生于骨隆突部位，随着医疗器械在临床的广泛应用，医疗器械与皮肤接触部位的压力性损伤越来越多发。2010 年，Black 对 2178 例患者横断面研究结果提示，医疗器械相关性压力性损伤占压力性损伤发生的 34.5%。

美国国家压疮咨询委员会于 2016 年 4 月在芝加哥的专家会议上将压疮给予重新定义并更新了分期。此次会议有 400 名专家参会。来自弗吉尼亚大学的 Grey 教授引导分期小组及参会者在相互讨论与投票后并达成一致。在压力性损伤分期系统中，“压力性损伤”替代了“压力性溃疡”。这一更改更加准确地描述了完整或溃疡皮肤处的压力性损伤。另外，还增加了“医疗器械相关性压力性损伤”以及“黏膜压力性损伤”两个定义。

医疗器械相关性压力性损伤，是指由于使用用于诊断或治疗的医疗器械而导致的压力性损伤，损伤部位形状与医疗器械形状一致。这一类损伤可以根据压力性损伤分期进行分期。在临床工作中，护理人员应关注医疗器械与皮肤接触部位的评估。早期、系统、客观、动态地判断患者是否存在发生压力性损伤的可能，并选择合适的医疗用品，妥善固定各种管路，及时调整不适宜的医疗器械，避免因早期给予预警，实施采取针对性的护理措施，可以有效减少压力性损伤，避免因使用不当而导致患者皮肤压力伤的发生，确实保证患者安全。

【患者资料】

患者黄女士，53岁，主诉“甲状腺部分切除术后10年，微小甲状腺癌根治术3年，甲状腺占位性病变”入院。在气管插管全麻下行甲状腺癌根治术，术后第2天出现声音嘶哑与进行性呼吸困难，电子喉镜检查提示双侧声带麻痹，耳鼻喉科会诊后给予在原位手术切口上行气管切开术，为金属套管10号。术后第5天患者主诉气管切开处疼痛，查体见气管切开处有少许渗液，请皮肤科与造口治疗师会诊。

【全身评估】

患者黄女士，精神佳，自由体位，可下床活动。气管切开氧气吸入，氧流量2L/min，血氧饱和度98%。血压142/73mmHg，心率96次/分，血气分析pH值7.415，二氧化碳分压34.3mmHg（4.6kPa），间断性气管切开吸痰，可自行咳出。双肺呼吸音清晰，未闻及啰音。颈部无皮疹。皮肤科排除皮肤过敏。

【局部评估】

患者伤口，颈部于胸骨上切迹上方手术切口，沿金属气管切开套管外缘形状2.5cm×1.0cm的2期压力性损伤，100%红色组织，少量渗液，伤口无感染，伤口3 ~ 9点处低头与活动时气管切开处有痛感（图5-1-11a）。

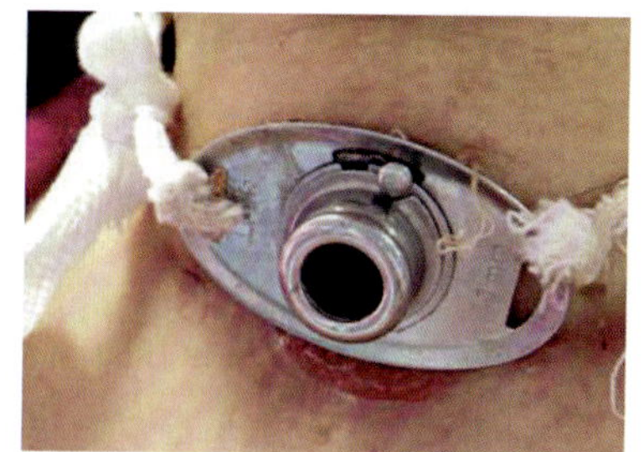

图5-1-11a　初诊时

【护理目标】

1. 保持伤口清洁，促进伤口愈合，防止痰液污染，防止感染。
2. 患者及家属了解医疗器械相关性损伤的形成因素及预防措施。
3. 患者及家属了解伤口敷料的作用及使用过程中可能的现象。

【处理过程】

1. 每次换药时都选用0.9%氯化钠注射液清洗伤口，抹干。
2. 选用泡沫敷料10cm×10cm，裁剪10cm×2.5cm，共4块，取1块，在半圆对角处剪成椭圆形覆盖伤口，胶布封边固定（图5-1-11b）。
3. 敷料在吸痰或患者咳嗽时被痰液污染要及时更换。这样处理后患者疼痛缓解，气管切开处无压痛。
4. 第2天查看伤口有少许渗出，伤口下缘有粉白色上皮爬行。
5. 3天伤口换药1次，5天全部愈合（图5-1-11c），套管处给予小纱块覆盖。

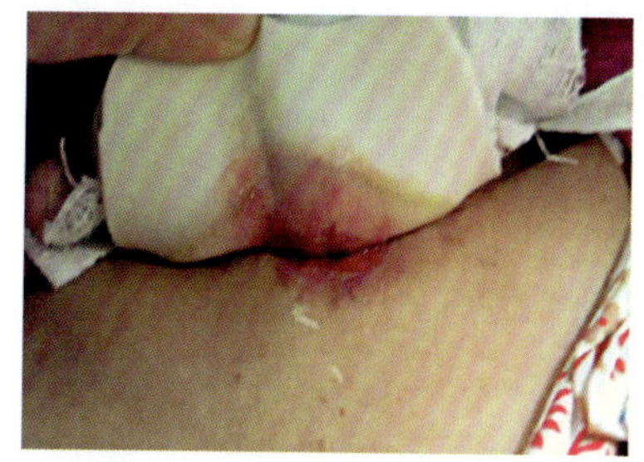

图5-1-11b　3天更换敷料1次

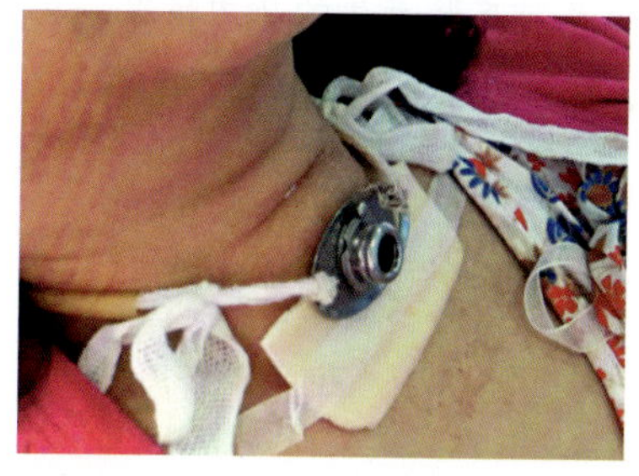

图5-1-11c　泡沫覆盖伤口

【健康教育】

1. 解释该患者的医疗器械所引起的压力性损伤原因，是由于正常的气管切开应在环状软骨的上方进行。但由于该患者的切口在胸骨上切迹上方，会导致套管的外缘在低头及活动时很容易压迫其他部位，产生压力和摩擦力，再加上气管套管是金属，外缘锐利，与皮肤之间的摩擦力增加，导致皮层的分离，引起皮肤损伤。

2. 减少摩擦力的产生，避免套管外缘与皮肤再次接触。在套管外缘用泡沫敷料进行覆盖。

3. 泡沫敷料可以吸收伤口渗液，提供水分，保持伤口湿润，促进肉芽生长和上皮的爬行；外层防水、密闭，防止外界细菌污染伤口，保持体温，有利于组织细胞生长。

【结果】

患者的压力性损伤是医疗器械所引起的压力性损伤，在分期时可根据压力性损伤的分期进行。2期压力性损伤伤口需要吸收渗液，保持伤口温度，防止继续受压是关键。伤口共换药3次，使用1块海绵敷料，上皮爬行很快，5天伤口全部愈合。

【重点/难点】

1. 医疗器械相关性压力损伤在临床中鲜有报道。近几年临床较为重视，特别是使用呼吸机面罩给氧时，而气管切开套管引起损伤却少见。

2. 重视与皮肤接触部位的医疗器械管理。患者在住院、手术过程中常使用医疗器械进行治疗和护理，各种器械与外接管路等如未能妥善放置固定，会导致压力伤的发生。

3. 正确选择使用皮肤减压敷料，临床压力性损伤预防护理中，越来越重视使用敷料保护皮肤，减少皮肤所受压力和剪切力。而医疗器械相关性压力损伤大多是摩擦力所引起，在医疗器械与皮肤接触面更要使用减压敷料，减少摩擦。

4. 常用敷料有泡沫敷料、水胶体敷料和薄膜敷料。由于几种敷料均对皮肤有保护作用，临床使用中首先选择价钱较低廉的、能直接观察到皮肤状态的水胶体敷料进行保护。

5. 医疗器械相关性压力损伤的分期一定要根据压力性损伤分期进行分期。评估的量表不能使用压力性损伤评估量表。

6. 在临床工作中应知晓医疗器械和皮肤接触部位相关性，因此应关注医疗器械与皮肤接触部位的评估。早期、系统、客观、动态地判断患者是否存在发生压力性损伤的可能，给予预警，实施有针对性的措施，可以有效减少压力性损伤的发生。对使用医疗器械的患者要评估器械使用时间、接触身体的部位及对皮肤产生的压力情况，对患者做好防护并持续关注，根据防护效果及时对防护方法予以矫正，以达到最佳的防护状态。

（冯秀丽）

第六章　下肢血管性溃疡患者的护理

第一节　下肢静脉性溃疡患者的护理

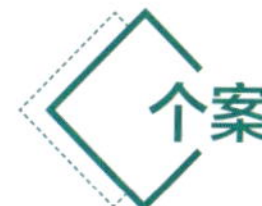

个案 1　不同弹力的压力绷带运用在静脉性溃疡患者中的护理

当静脉的瓣膜无法正常运作及静脉血回流长期受阻，慢性静脉功能不全便会出现。最常见的情况是表浅静脉的回流减慢，这也是一种比较容易处理的问题。

瓣膜故障的成因可能是由于静脉曲张、深层静脉血栓、创伤或深静脉阻塞的并发症。在这些种情况下，瓣膜故障会使静脉血液倒流，继而使我们不能通过小腿肌肉运动去舒缓静脉高血压。此外，一些活动能力差，长期少走动或步态异常的人也会令小腿肌肉萎缩导致静脉高血压。

长期静脉高血压导致腿部组织的毛细血管异常，加强了渗透作用，允许更多的液体，蛋白质和血细胞泄漏到组织中。静脉高血压也与增加的炎症反应相关联，改变微脉管结构和减少皮肤和组织的氧分供应。总体而言，这些效应导致在皮肤和皮下组织变化如会出现水肿、皮肤色素过多、脂肪皮肤硬化症、白色萎缩症和静脉曲张性湿疹，并会使皮肤脆弱和增加患溃疡的风险，延迟伤口愈合。

【患者资料】

患者陈先生，60 岁，经急诊入院，因为左下肢溃疡有感染的症状。有糖尿病病史，但是饮食控制下，无需服用药物；有深静脉血栓病史，2007 年行左下肢腿静脉曲张的手术；从 2012 年起左下肢的溃疡复发，一直是在普通科门诊换药，伤口不但没有愈合的迹象，反而愈见恶化。

【全身评估】

患者步行入院，无发热，白细胞计数正常，随机血糖水平 8.2mmol/L，感觉左下肢伤口极疼痛以致步行困难，需不时服用镇痛药。患者进行了紧急下肢多普勒超声波检查，并确认没有深静脉血栓的问题。

【局部评估】

患者静脉性溃疡 1 年多，左下肢伤口在近 2 周突然恶化，伤口面积变大，流出大量渗液，每天到普通科门诊换药 2 次，伤口敷料也是湿透的。

入院后检查患者左下肢有明显水肿，并发现有多处皮损，分布在内外两侧和脚踝。伤口大而表浅，呈不规则形状。伤口没发现有肉芽组织，且覆盖一层厚厚的生物膜（图 6–1–1a、图 6–1–1b）。周边皮肤均有红斑和浸润的现象，而过多的渗出液也沉积在皮肤上造成鳞屑。鉴于大面积伤口，特别是在换药时，患者感到非常痛苦。

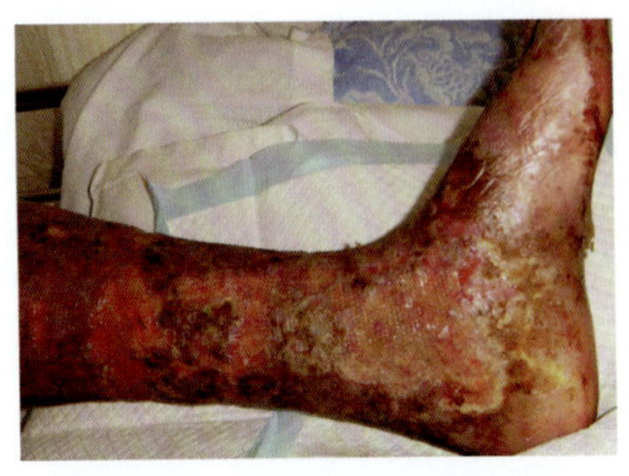

图 6–1–1a　左下肢内侧静脉性溃疡上覆盖着生物膜

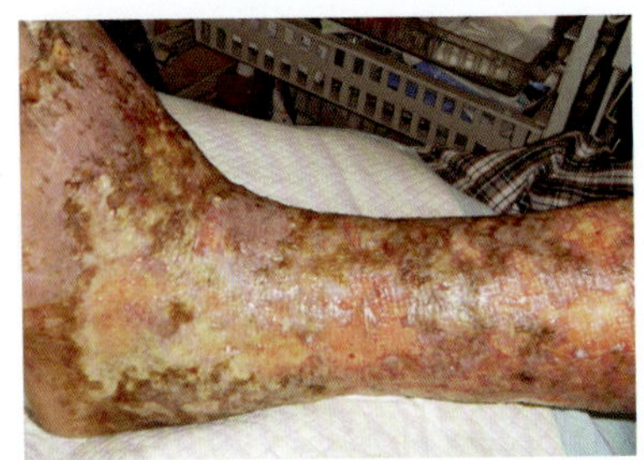

图 6–1–1b　左下肢外侧静脉性溃疡上覆盖着生物膜

【护理目标】

1. 彻底地进行皮肤护理，保持卫生和皮肤完整性。
2. 通过控制水肿，优化伤口的状况。
3. 教育患者必须改变生活方式，以促进伤口愈合和防止复发。
4. 疼痛管理。

【处理过程】

1. 监测患者体温、白细胞水平、疼痛的情况及整体的状况。

2. 如有败血病的症状，需按处方口服或注射抗生素，切忌用局部性抗生素如抗生素敷料或药膏。由于患者没有真正伤口感染的症状，故不需服用抗生素。

3. 由于患者感到伤口相当痛，故转疼痛科护士指导有效服用镇痛药物，以加强整体治疗的配合及效果。

4. 彻底清洁患者左下肢皮肤，把鳞屑样皮肤和沉积的渗液洗掉。清洁皮肤可以使用 0.9% 氯化钠注射液，甚至指导患者淋浴时一并清理。清洁后，须涂上水溶性润肤膏，以保持皮肤滋润。

5. 使用无菌操作处理伤口。利用 0.9% 氯化钠注射液慢慢清洗伤口上的腐肉以及生物膜，随后可放上泡沫敷料或油纱布以保护伤口床。使用泡沫敷料效果较佳，因为能吸收大量渗液及有效减少浸润，尤其配合压力治疗时使用。

6. 检查踝肱指数，指数属于可安全进行压力治疗的水平。在得到患者同意后，行高弹度的压力绷带缠绕方式的压力治疗（图 6–1–1c）。

7. 在使用压力治疗后，水肿减轻，伤口渗液明显减少，每 2 ~ 4 天才换药 1 次，并重新缠上高弹度压力绷带。

8. 2 周后患者出院并转给造口及伤口护士跟进。

9. 在水肿减退及伤口改善的情况下，患者转用了低弹度压力绷带缠绕方式的压力治疗（图 6–1–1d），每周换药 1 ~ 2 次。

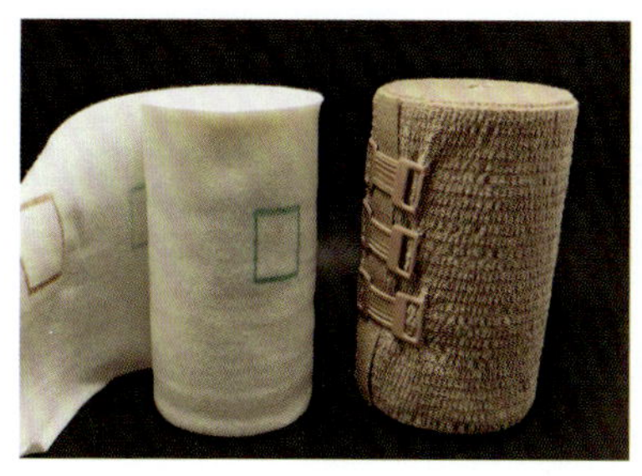

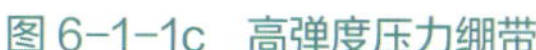

图 6-1-1c　高弹度压力绷带

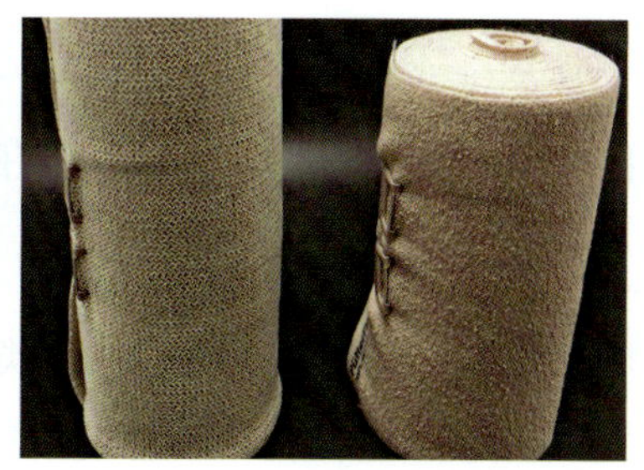

图 6-1-1d　低弹度压力绷带

【健康教育】

1. 解释使用压力治疗的利弊，并教育患者不时留意足趾的血液循环和神经感觉，如绷带缠绕的力度太大会产生不良后果。

2. 缠上压力绷带后，须保持绷带清洁、干爽及完整，避免弄湿或擅自解开绷带。

3. 教育患者在休息或睡觉时把下肢放置在高于心脏的水平；日间活动时，鼓励多做踝部运动，以加强血液回流。

【结果】

治疗期间，患者伤口不断改善，不需服用镇痛药作控制，可随意走动并恢复原来的工作，只是压力治疗在日常生活上带来少许不便。接受治疗的第 10 周，患者伤口愈合，并穿上压力袜以预防伤口复发（图 6-1-1e）。

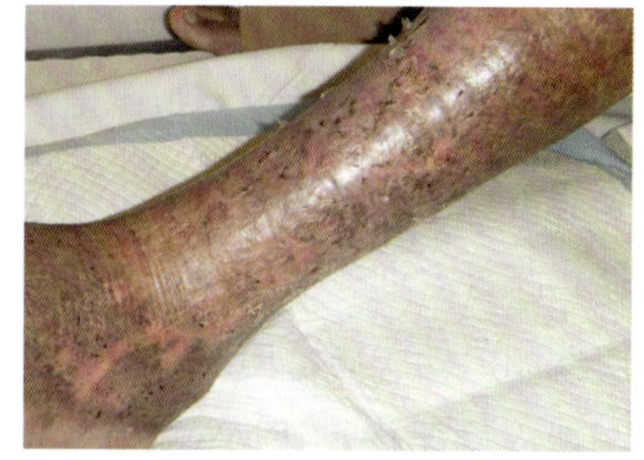

图 6-1-1e　10 周后伤口愈合

【重点 / 难点】

压力治疗是静脉性溃疡管理的黄金标准（图 6-1-1f、图 6-1-1g、图 6-1-1h）。但是，它并不适合于所有患者，尤其是患有下肢动脉供血不足、严重的糖尿病、严重肾衰竭或充血性心力衰竭患者。彻底的病史和身体评估在应用压力治疗前不可或缺。选择不同弹度的压力绷带进行压力治疗，也需十分依靠临床的经验、患者下肢的情况、生活模式和耐受程度，但永远没有绝对的答案。静脉性溃疡复发是临床的一大问题，选择合适的压力袜和改变生活模式是全世界公认有效的措施。

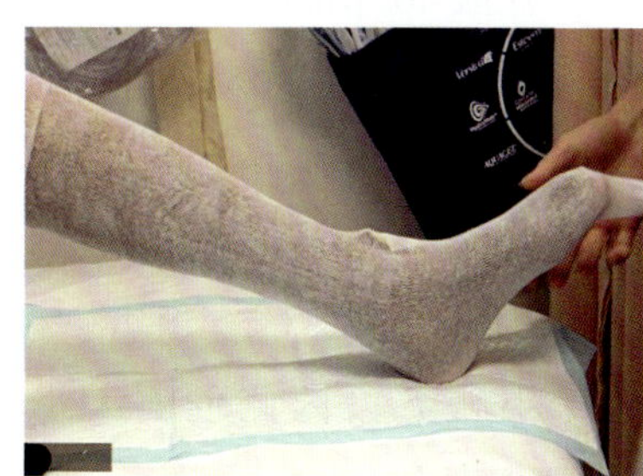

图 6-1-1f　压力治疗第一层

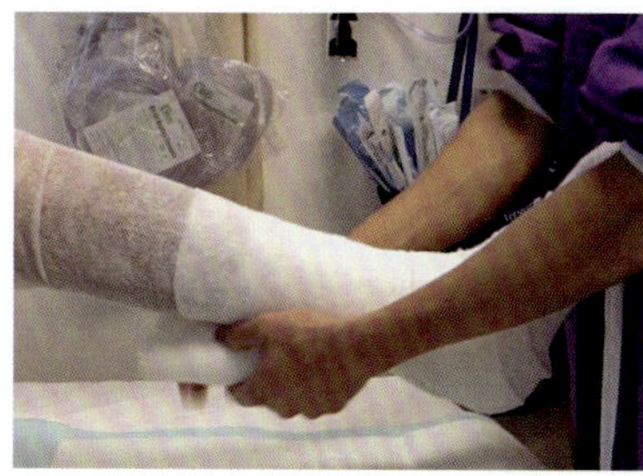

图 6-1-1g　压力治疗第二层

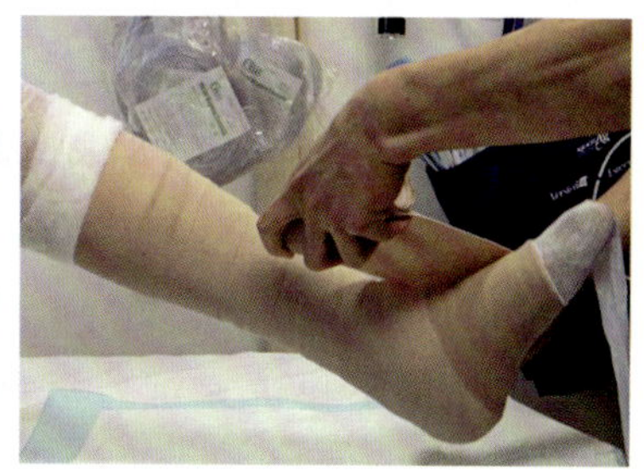

图 6-1-1h　压力治疗

（钟献满）

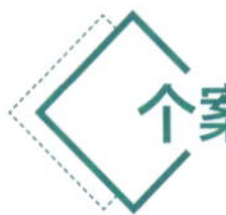

个案 2　压力疗法配合中医艾灸运用在下肢静脉性溃疡患者中的护理

静脉性溃疡是下肢慢性溃疡中较常见的一种类型，占下肢慢性伤口的 50% 以上。长期静脉高压和功能不全以及静脉血栓形成和（或）血液倒流均可导致静脉性溃疡。多见于老年人，其发病率随年龄增加而增加，伤口愈合缓慢且复发率高。常表现为下肢肿痛，晚上尤甚，抬高患肢可缓解；多发生于足靴区；溃疡形态不一、大小不等，边界不清且不规则，伤口较浅，基底凹凸不平，颜色多为红色或黄色；周围皮肤可出现凹陷性水肿或硬实如石、色素沉着等。治疗的目标包括减轻水肿、增加静脉回流、促进伤口愈合等，治疗方法如手术治疗、压力治疗等。

【患者资料】

患者朱先生，75 岁，左踝部外侧皮肤溃疡 35 年余，加重 2 个月，于两年前入院治疗，诊断为下肢皮肤溃疡。患者于 35 年前田间劳作后发现左侧外踝部出现一块约 3cm × 2cm 皮肤溃疡。皮肤溃疡面积逐年扩大，遂当年诊治（具体用药不详），并行左下肢静脉曲张结扎术，术后左侧外踝部溃疡症状改善。近 2 个月前，患者再次到田间劳作后发现左踝部内外侧两处溃疡，局部渗液糜烂，当地治疗病情无好转，且左踝内侧溃疡迅速向上方扩大，左小腿内侧近踝部上方有一约 10.5cm × 5.5cm 的长方形皮肤溃疡，左外踝上方有一约 2.5cm × 2cm 的皮肤溃疡，两处局部有脓液渗出，周围皮肤发黑僵硬，溃疡处无明显疼痛红肿（图 6-1-2a）。5 天后转介给造口治疗师。

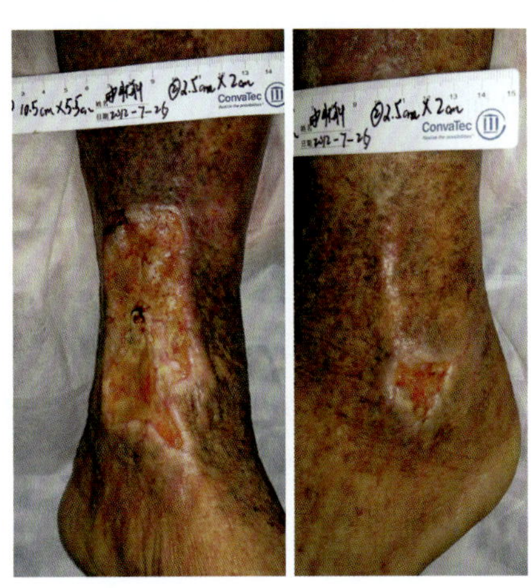

左小腿下段　　左外踝

图 6-1-2a　左小腿下段、左外踝部静脉性溃疡

【全身评估】

患者高龄，行走轻度跛行，生活能自理，左小腿溃疡日久不愈，对治疗信心不足，家属担心与紧张。三酰甘油（甘油三酯）1.78mmol/L（参考值：0.34 ~ 1.70mmol/L）、尿酸 463μmol/L（参考值：202 ~ 428μmol/L）、高密度脂蛋白胆固醇 0.96mmol/L（参考值：1.0 ~ 2.2mmol/L），无发热，血压处于高血压临界值，无嗜烟或嗜酒。

【局部评估】

患者左小腿色素沉着区硬肿，感觉麻木，足背动脉可扪及，小腿下段内侧创面大小 10.5cm × 5.5cm，基底 100% 黄色组织，渗出饱和状，创面边缘隆起；外踝创面大小 2.5cm × 2cm，基底 100% 黄色组织，渗出潮湿状，创缘隆起；创面周围皮肤色素觉着，有散在湿疹，创面渗液无明显异味，创面局部触痛评分 4 分（数字等级评定量表法）。

【护理目标】

1. 促左小腿肿胀消退。
2. 皮肤溃疡创面愈合。
3. 色素沉着减轻。

【处理过程】

1. 威力碘消毒创面周围皮肤，0.9% 氯化钠注射液冲洗创面及周围皮肤，用亲水性纤维银敷料外敷，促进伤口自溶清创。左小腿予弹力绷带绑扎（图 6-1-2b），卧床休息时抬高左下肢，高于心脏水平，2 ~ 3 天换药 1 次，左小腿皮肤湿疹处予 0.9% 氯化钠注射液清洗后无菌棉纱吸干后外喷薄薄一层造口皮肤保护粉，保持其干燥。此方法持续 1 周。

2. 中医艾灸创面，促进愈合

（1）威力碘消毒创面周围皮肤，0.9% 氯化钠注射液冲洗创面，清除创面失活组织，用中医艾灸法熏灸创面 10 分钟，创面外敷藻酸钙钠盐敷料（图 6-1-2c），外层盖棉垫，外绑弹力绷带，3 ~ 4 天换药 1 次。

（2）弹力绷带绑扎，第一层从足部至膝下 2 寸棉质绑衬垫，第二、第三层绑低弹绷带，或第三层可绑普通弹力绷带，绑扎以足背动脉搏动不减弱为度。

3. 患者血脂与尿酸水平异常，故饮食上建议低嘌呤、低脂饮食，适当多饮水，患者住院期间严格遵从饮食指导。

4. 接诊 55 天患者要求出院门诊治疗，出院时左下肢外踝部创面愈合，内踝靴部创面大部分已长上皮（图 6-1-2d），出院后每周到门诊换药 1 次，3 周后创面全部上皮覆盖，患者左小腿改穿二级压力袜。

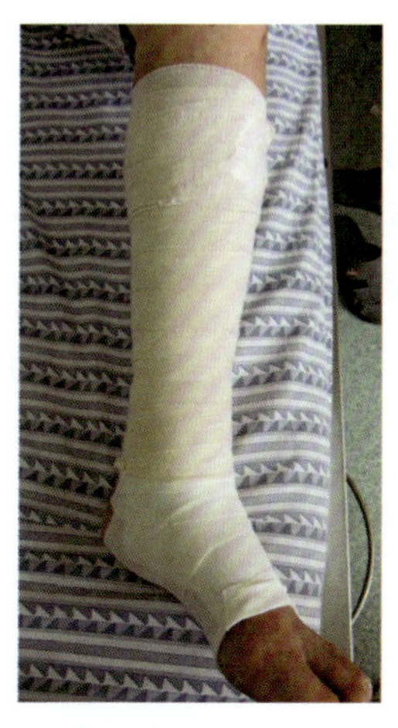

图 6-1-2b　左小腿及足部绑弹力绷带

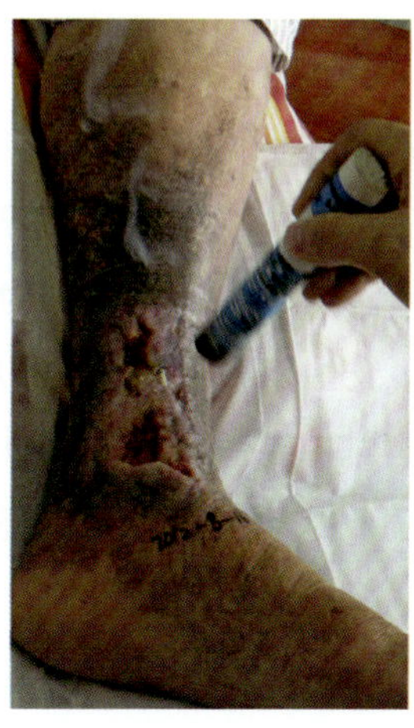

图 6-1-2c　中医艾灸创面

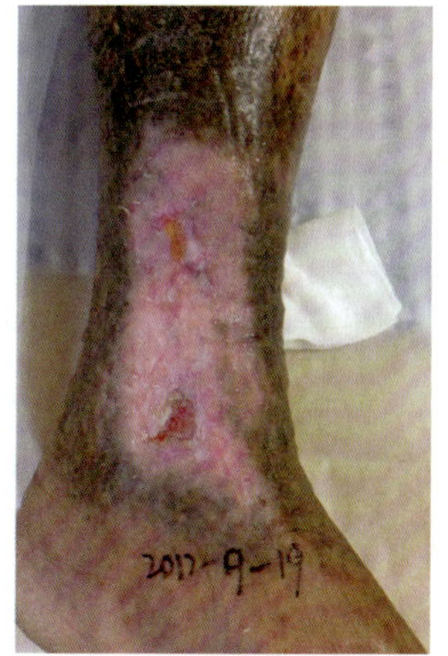

图 6-1-2d　左小腿皮肤溃疡大部分愈合

【健康教育】

1. 结合各项检查及临床症状、体征，向患者解释左小腿皮肤溃疡属静脉溃疡，不易愈合，故迁延 35 年未愈。

2. 向患者讲述左小腿皮肤溃疡处理方案，解释弹力绷带绑扎的目的是为了促进下肢静脉回流，改善血液循环，告知注意事项，争取患者主动配合使用弹力绷带，提高患者依从性。

3. 向患者讲解中医艾灸法具有温通经脉、祛风散寒、活血化瘀之功效，灸时能使创面局部温度增高，扩张血管，促进局部血液循环，减轻炎症肿胀及组织缺氧，促进创面的愈合。

4. 鼓励适当活动，休息时抬高左下肢，不宜久行、久站及久屈腿坐，避免左下肢静脉淤积。

5. 告知下肢静脉溃疡（小腿溃疡）愈合后易复发，因此建议创面愈合后仍需长期穿弹力袜（二级压力袜）。弹力袜使用时间为早穿晚脱，每天清洗，不宜暴晒等。

【结果】

接诊 55 天左小腿创面大部分已上皮生长。因要求出院而转门诊继续治疗，患者出院后继续用弹力绷带包扎，每周换药 1 次直至创面完全愈合后改穿弹力袜（二级压力袜）。

【难点 / 要点】

本案例患者血管彩超显示左下肢动脉血流通畅，有少量斑块，足背动脉搏动可摸（扪）及；引起其左下肢溃疡迁延不愈的主要原因为左下肢静脉曲张，静脉血回流不畅，故采用中医艾灸祛风散寒、温通经脉、活血化瘀，辅助改善创面血液循环，减少静脉血瘀积；同时利用弹力绷带绑扎左小腿进行压力治疗，嘱患者适当活动，休息时抬高左下肢，以利静脉血液回流，减少静脉血淤积，促进创面愈合。护理过程需重视疼痛护理。

（王小俊）

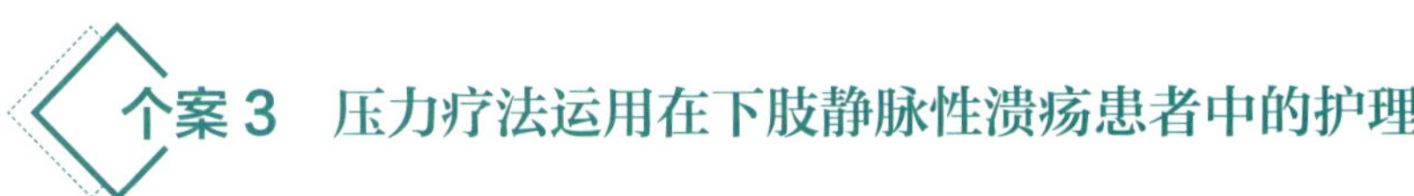

个案 3　压力疗法运用在下肢静脉性溃疡患者中的护理

下肢静脉性溃疡是下肢慢性溃疡中较常见的一种类型，占所有下肢慢性伤口的 50% 以上。下肢静脉溃疡占血管性溃疡患者的绝大部分，其发病率随着年龄的增加而增加。深静脉血栓和静脉曲张是常见原因，伤口溃疡面积较大且伤口经久难愈。临床表现为下肢肿胀、疼痛，长时间站立时疼痛加剧，抬高患肢可缓解。静脉性溃疡多发生在足靴区，即小腿下 1/3、内踝、外踝或胫骨前区，以内踝上方常见。溃疡形态不一、大小不等，边界不清且不规则，伤口较浅，基底凹凸不平，颜色多为苍白或淡红。伤口创面较其他慢性伤口大。创面周围可出现色素沉着、静脉曲张、皮炎等。传统换药方法治疗效果不好、易复发。

压力治疗是治疗下肢静脉性溃疡最有效的方法。根据 2011 年版中华医学会创伤学会组织修复专业委员会编写的慢性伤口诊疗指导意见，对下肢静脉性溃疡治疗的推荐意见：不论采取什么治疗手段，压力治疗都是必需的，且要持续而长久使用（A 级推荐）。使用压力治疗最有效的手段是使用弹力绷带。弹力绷带按照压力的大小分为四种。轻度压力：踝部压力 14 ~ 17mmHg（1.9 ~ 2.3kPa），适用轻微的静脉曲张患者；中度压力：踝部压力 18 ~ 24mmHg（2.4 ~ 3.2kPa），适用中度静脉曲张患者；高度压力：踝部压力 25 ~ 35mmHg（3.3 ~ 4.7kPa），适合适用重度静脉曲张患者；特高压力：踝部压力达 60mmHg（8kPa），视患者具体情况在专业人员指导下使用。

【患者资料】

患者谭先生，男性，59 岁，患者双下肢静脉曲张 20 余年，其中左下肢反复发生溃疡 12 年，未经系统治疗，在家自行用当地土方法治疗（具体用药不详），因效果不明显且溃疡面明显扩大，来造口伤口门诊求进一步治疗（图 6-1-3a）。测量足踝 - 手臂指标（ABI）为 1.0，请血管外科医生会诊后确诊为下肢静脉性溃疡排除动脉性疾病，造口治疗师与医生协商后确定应用压力治疗联合新型敷料治疗。

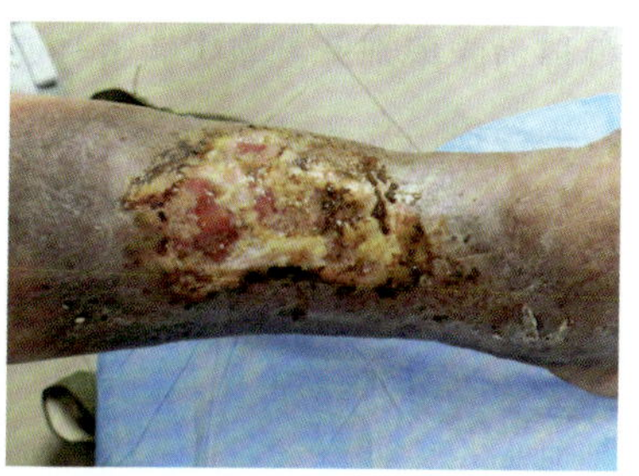

图 6-1-3a　接诊时溃疡情况

【全身评估】

患者自述无高血压、心脏病、糖尿病及其他疾病，饮食正常、无吸烟饮酒史；初中学历，曾从事建筑工人职业，身体健康，交流正常。因伤口时间较长且反复复发，患者担心伤口愈合问题，家庭和睦，经济条件良好。

【局部评估】

造口治疗师接诊检查伤口情况：患者双下肢无畸形，双下肢可见多处皮下浅表血管蚯状隆起、扩张，患者左下肢外侧下 1/3 近外踝上可见一约 17cm × 6cm × 0.3cm 溃疡伤口，表面被 75% 黄色坏死组织覆盖，渗出较多，恶臭，下肢轻微水肿，伤口周围有色素沉着，皮肤干燥较硬，触摸左足温度、可触摸到足背及足后动脉。测量 ABI 为 1.0。

【护理目标】

1. 减轻下肢水肿。
2. 促进静脉血液回流。
3. 促进静脉溃疡伤口愈合。
4. 患者掌握静脉溃疡预防知识。

【处理过程】

1. 确定治疗方案　伤口床准备（TIME 原则）、新型敷料选择、压力治疗、健康教育，患者右侧肢体左侧溃疡伤口愈合后穿弹力袜预防发生或再次发生溃疡。

2. 压力治疗　是治疗下肢静脉性溃疡最有效的方法。静脉溃疡所需的压力标准为 40mmHg（5.3kPa），因此选择高压绷带较为合适。

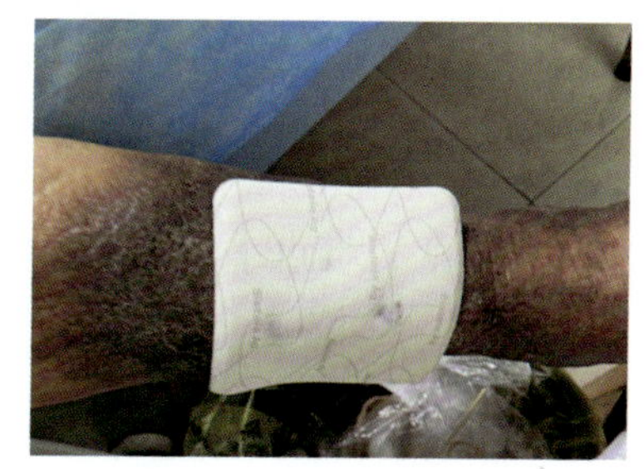

图 6-1-3b　使用泡沫银

3. 伤口渗液较多、气味恶臭，选择新型敷料泡沫银，既可以吸收渗液也可以抗感染（图 6-1-3b）。

4. 对伤口溃疡面，用0.9%氯化钠注射液用50ml注射器采用螺旋式冲洗，对伤口周围皮肤进行冲洗，选择医用白凡士林均匀涂抹在左下肢（防止下肢皮肤干裂），采用泡沫银覆盖在伤口处，外用一层棉垫螺旋形缠绕在左下肢，外层用选择好的高压绷带螺旋形缠绕在左下肢，缠绕时要注意足跟部的缠绕紧密，保证力度（绷带缠绕从足部中间开始无压力缠绕，露出脚趾，缠绕时保证绷带头端在脚的侧面，预防压力性损伤及足部不适感；每缠绕一圈向斜上方移出绷带宽度的1/2，依次向上缠绕；足踝部开始加压向上缠绕），确保压力能够到达促进静脉回流所需要的压力且不影响患者的正常活动（图6-1-3c）。

5. 患者每周四来门诊换药1次，经过4次治疗伤口痊愈（图6-1-3d）。

6. 建议患者双下肢继续穿弹力袜预防溃疡的发生。

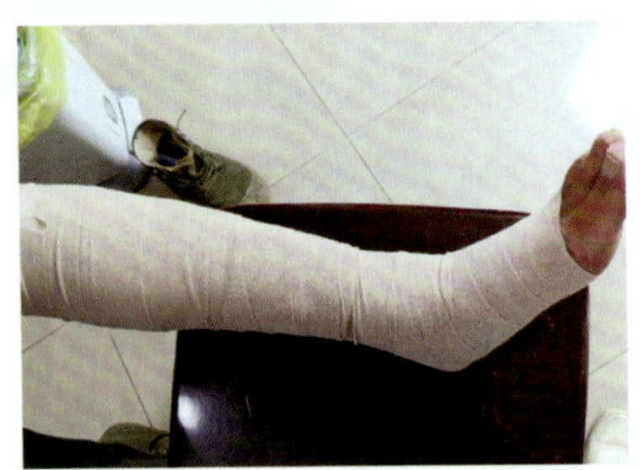

图6-1-3c　使用弹力绷带

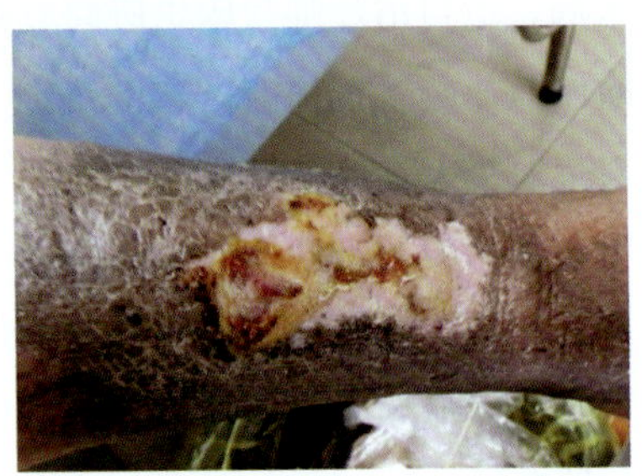

图6-1-3d　第4次治疗后

【健康教育】

1. 由于下肢静脉性溃疡伤口一般持续时间长，且易复发，易导致患者精神压力较大，应做好患者心理护理工作。

2. 向患者讲解压力治疗的必要性，介绍压力治疗的优点，在使用压力治疗过程中应注意尽量避免弄脏、弄湿绷带。

3. 患者在治疗期间有不适时应及时到医院复诊。告知患者不要随意调节弹性绷带，以保证治疗效果。该患者治疗期间配合好，依从性好。

4. 告知患者下肢静脉性溃疡发生的原因及后续穿弹力袜的重要性。建议患者近一年每3个月来门诊复查一次。

【结果】

本案例患者下肢静脉性溃疡时间长，伤口创面较大，请医生会诊排除动脉型疾病后决定使用压力治疗。患者创面渗液较多、恶臭，选择了泡沫银吸收渗液，控制感染。经过38天的持续压力治疗+新型敷料泡沫银使用，患者伤口愈合。告知患者每3个月到造口门诊复诊1次。

【重点/难点】

1. 掌握动、静脉血管性溃疡的特征。
2. 溃疡处理过程中多学科协作，及时请相关科室会诊。
3. 根据患者病情选择好合适力度的弹力绷带。
4. 捆绑弹力绷带要注意手法技巧，不能影响患者关节的活动。
5. 压力治疗期间要注意保护压力治疗区间皮肤（干裂、压力性损伤）。

6. 做好抗感染、渗液收集（新型敷料使用选择正确）。

7. 溃疡愈合后要患者坚持长期穿弹力袜，以避免溃疡复发。

（唐小丹　李前方）

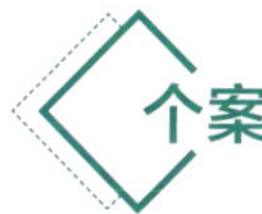

个案 4　银离子敷料及湿性愈合配合压力疗法运用在下肢静脉性溃疡并感染患者中的护理

下肢静脉性溃疡是外科常见病、多发病，是下肢静脉逆流性及回流障碍性疾病的严重并发症之一，其发病率为0.3%～2.0%。常见发病部位为小腿中下段前内侧面，即靴区，其次是内踝、外踝和足背部。该类患者一般多见于老年人，少年儿童较为少见。如果缺乏有效的创面处理，大部分患者发生溃疡后创面大，伤口经久不愈，且反复发作，严重影响患者的健康和生活质量。

【患者资料】

患者，男，14 岁，患者因无明显诱因出现右小腿疼痛，行走时疼痛加重，半年前右小腿内踝处出现皮肤丘疹、瘙痒、溃烂，经当地医院换药、中药外敷处理溃疡加重并伴右下肢肿痛收入院。查体：右小腿轻度水肿，右小腿中下段内侧靴部可见 3 处溃疡创面，上中下分布。右下肢活动轻度受限，右侧足背动脉搏动正常，踝肱指数（ABPI）为 1.0。右下肢静脉彩超检查：右侧股静脉瓣功能不全。右侧大隐静脉瓣功能不全。伤口分泌物培养为大肠埃希菌。

【全身评估】

入院后查体，体温 37.0℃，脉搏 96 次 / 分，呼吸 20 次 / 分，血压 103/60mmHg，心肺腹部未见明显异常，血常规检查白细胞计数 11.5 × 10^9/L。右下肢未见浅静脉曲张，右小腿轻度凹陷性水肿，活动轻度受限，右侧足背动脉搏动正常。左下肢正常。无肢体麻木，四肢未见杵状指（趾），四肢肌力肌张力未见异常。小学文化，缺乏下肢静脉性溃疡疾病治疗相关知识。患者年幼，入院后担心治疗效果，心情焦虑，对伤口换药治疗具有恐惧心理，家庭经济条件较差。

【局部评估】

右小腿轻度水肿，评估伤口的位置、大小、深度、颜色、渗液情况、气味、有无窦道或潜行及创面周围情况等，判断伤口类型和伤口的愈合状况，为制定伤口护理方案提供依据。患者右小腿中下段内侧靴部，见三处溃疡创面（图 6-1-4a），由上至下分布，大小分别为 6.0cm × 4.0cm × 0.3cm、8.0cm × 6.0cm × 0.5cm、2.0cm × 1.5cm × 1.0cm，深达筋膜，黑色和黄色腐肉覆盖，无明显窦道与潜行，较多脓性分泌物，有恶臭味，周围皮肤红肿，皮温升高，疼痛评分 6 分（数字等级评定量表法）。按医嘱服用镇痛药。

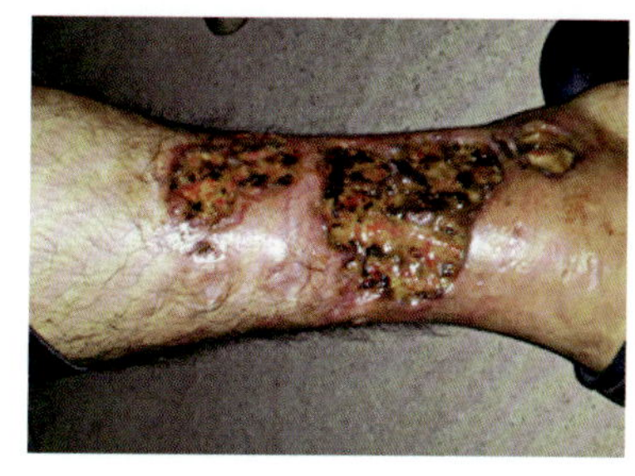

图 6-1-4a　初诊时静脉的溃疡

【护理目标】

1. 控制感染。
2. 促进创面愈合。
3. 让患者了解下肢静脉溃疡治疗相关知识。
4. 心理支持。

【处理过程】

1. 清除坏死组织，控制感染 采用外科保守清创方法清除黄色坏死组织。用 0.9% 氯化钠注射液清洗伤口并用方纱抹干，在使用抗菌药物和抗菌敷料前，予伤口分泌物行细菌培养，根据培养结果进行全身抗感染治疗，静脉滴注哌拉西林舒巴坦钠 3.0g，每天 2 次，创面使用抗菌敷料亲水性纤维银局部抗感染治疗，亲水性纤维银是亲水性纤维和高效抗菌剂银离子的结合，广谱抗菌，具有抗菌功能迅速、持续、稳定特点，能有效控制感染。按照上述方法处理，视渗液情况 1 ~ 2 天更换敷料 1 次。

2. 肉芽组织增生期（红期），做好渗液管理 5 天后，感染症状得到有效控制，创面大小分别缩小 5cm × 2.5cm、7.5cm × 5cm、2.0cm × 1.5cm × 0.8cm，基底 100% 红色组织，新鲜肉芽组织和表皮开始生长，渗液大量，创面进入肉芽组织增生期（红期），此期重点是渗液管理，维持合适的生长环境，促进肉芽生长。予藻酸盐敷料覆盖创面，视渗液情况 1 ~ 2 天更换敷料。藻酸盐敷料具有极强的吸收性，能吸收相当于自身重量 20 倍的液体，在与伤口分泌物接触时，藻酸盐中的钙离子能置换伤口渗液中的钠离子，吸收渗血渗液，快速形成凝胶，保护创面，提供理想湿润的愈合环境，使细胞生长速度加快，使血管形成加速，从而加速肉芽组织的形成，使创面愈合时间缩短。

3. 促进肉芽组织及上皮细胞增殖 经处理第 10 天溃疡创面缩小变浅，分别为 3.0cm × 1.5cm、7.0cm × 5.0cm、2.0cm × 1.5cm × 0.5cm，基底 100% 红色组织，健康肉芽组织生长，创面基本与皮缘平齐，渗液量减少。此阶段重点是保护和促进新生肉芽组织及上皮细胞增殖，主动为溃疡创面创造一个相对适宜的微环境，加速溃疡愈合或为手术治疗做准备。泡沫敷料具有控制和吸收创面渗液，提供密闭的湿润环境。保护新生组织，加速创面愈合。给予泡沫敷料覆盖创面，视渗液情况 1 周更换 1 ~ 2 次。第 20 天创面情况如（图 6–1–4b），基底 100% 红色组织，渗液中量。第 27 天患者复诊创面已完全愈合。

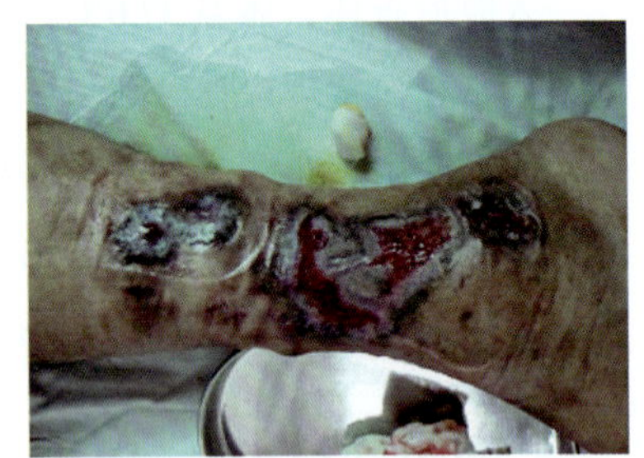

图 6–1–4b 湿性愈合疗法 20 天后，伤口缩小

4. 压力疗法 下肢静脉性溃疡患者中，80% ~ 95% 患者罹患静脉性疾病。评估患者右下肢肿胀，右下肢静脉彩超检查，右侧股静脉瓣功能不全、右侧大隐静脉瓣功能不全。压力疗法是治疗静脉性溃疡最有效的方法。通过挤压静脉，使其内部瓣膜加强闭合，促进静脉血液回流速率，减少静脉及毛细血管充血现象，减少下肢肿胀。由于静脉压减少，血液速率加快，营养及氧气输送增加，促进伤口愈合。本案例入院时检查足背动脉搏动正常，踝肱指数（ABI）为 1.0，提示下肢动脉血供正常，没有压力疗法的禁忌证。因此，感染控制后采用压力治疗。压力绷带从足趾开始，螺旋缠到膝关节下，每圈重叠 1/2，包扎开始压力高，逐渐减低，到膝关节最低。指导患者抬高双下肢，以促进血液回流。

5. 全身支持治疗　按医嘱使用抗感染与改善下肢血液循环，加强营养，增加高蛋白、高维生素食物，促进创面愈合。

【健康教育】

1. 向患者和家属主动介绍治疗护理方案，解释每个阶段所用到的每一种敷料的作用和使用目的，告知患者和家属不能进行热疗，使用敷料后不能湿，外敷其他中药或药膏等的注意事项。

2. 解释压力疗法的目的是减少下肢水肿，加快血液速率，增加营养及氧气输送，促进伤口愈合。

3. 强调不能随意松解或加紧伤口上的压力绷带，当出现松脱或过紧时须及时告知医务人员。

4. 说明当发现伤口敷料有渗漏、脱落或潮湿时，及时告知医务人员。

5. 指导抬高右下肢，方法是坐位时脚高于臀水平，卧位时高于心脏水平，每日白天最少每隔 2 小时抬高 1 次。

6. 指导患者进食高蛋白、高营养食物，忌烟酒以及辛辣、煎炸、海鲜等食物。治疗期间多饮水，禁烟，避免吸二手烟。

7. 指导患者保持足部清洁卫生，保持皮肤干燥、滋润，避免足部受损，注意足部的保暖，勿用热敷，避免烫伤，可加盖棉被保暖。

8. 针对患者年幼，担心治疗效果，心情焦虑，对伤口换药治疗具有恐惧心理，换药时鼓励家属陪同，每次换药评估伤口将好转信息及时反馈给患者及家属。在征得患者同意的前提下对创面拍照记录伤口进展情况，通过照片前后对比，让患者直观地感受到伤口愈合情况，增强其对治疗的信心。

9. 告知患者和家属长期压抑、紧张、焦虑等社会因素，通过对神经内分泌系统致机体免疫功能受损，从而间接地影响伤口的愈合，向其解释慢性伤口治疗是一个循序渐进的过程，需要耐心和信心，充分发挥其主观能动性，积极配合治疗，提高依从性，使治疗和护理工作顺利进行。

10. 向患者及家属指导疾病相关知识，如下肢静脉溃疡形成的原因、后果、预防措施及治疗方法、目的、伤口、皮肤护理方法等。

11. 出院后门诊治疗，定时进行电话随访，了解其康复情况，提高患者治疗依从性。

【结果】

本案例患者通过湿性愈合敷料和压力疗法的使用，5 天后，感染症状得到有效控制，创面进入肉芽组织增生期（红期）；第 10 天溃疡创面缩小变浅，健康肉芽组织生长，创面基本与皮缘平齐，渗液量减少；第 27 天创面已完全愈合。

【重点 / 难点】

加强疾病知识宣教和心理干预，提高患者治疗依从性。针对患者出院后不能按时回门诊复查的情况，定时电话随访，解决患者所需，必要时上门护理。敷料选择对于创面愈合起着重要的作用。应用创面床准备理论，遵循 TIME 原则，对创面进行评估分期，根据分期情况，采取相应的干预措施，主动为创面创造一个相对适宜的创面微环境，加速创面愈合。护理过程重视伤口疼痛护理。

（张艳红　曾海燕）

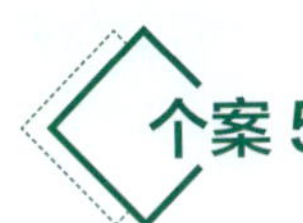

个案 5 超声清创及压力疗法运用在下肢大面积静脉性溃疡患者中的护理

下肢静脉性溃疡是血管外科的一种常见病、多发病，占血管性溃疡患者的绝大部分，多见于老年人，其发病率随年龄的增加而增加，人群患病率高达 1.1% ~ 1.8%。主要是由于下肢慢性静脉疾病（主要有 2 种类型：一种是静脉阻塞型，另一种是静脉瓣膜反流型）引起的下肢循环回流障碍、缺血低氧及感染造成的组织水肿、炎性细胞浸润引起的皮肤病理性改变。常发生于小腿下 1 / 3 的踝部内外侧，以内外踝或胫骨前等足靴区为常见。溃疡边缘常为不规则形状，溃疡面大小不等，易在同一部位反复发作，一年复发率高达 26% ~ 69%。溃疡基底常有颜色暗红的不健康肉芽组织，也可见颗粒状肉芽组织和黄色腐肉组织相间，部分患者甚至可见条索状纤维化组织，渗液量通常中到大量，溃疡周边皮肤易受渗液浸渍发生湿疹，下肢皮肤色素沉着明显、质硬、干燥、脱屑、瘙痒。临床上，长期压力疗法是保守性治疗静脉性血压高的最佳方法，是现今处理静脉性溃疡的黄金定律，也可以预防静脉性溃疡的复发及淋巴性水肿的情况。

【患者资料】

患者杨某，男，69 岁，农民，因“双下肢浅表血管蚓状隆起 20 多年，反复皮肤破溃 6 年余，再发 3 个月余”就诊。就诊前曾在外院使用乳酸依沙吖啶纱条湿敷，每天换药，未使用压力治疗，效果不佳，遂来就诊。

【全身评估】

患者一般情况可，体质指数 24.69kg/m^2，站立后双下肢渐显蚓状隆起浅静脉，抬高双腿后缓解，双下肢血管 B 超显示，双下肢静脉曲张，深静脉瓣膜功能良好，无血栓。足背动脉可及，踝肱指数（ABI）值为 1.23。患者疼痛度测定采用自我评估法进行测定，伤口持续性胀痛，评分 7 分（数字等级评定量表）。按医嘱服用镇痛药。实验室检查：白细胞计数 8.3 × 10^9/L，血红蛋白 126g/L。患者首次治疗时创面分泌物培养结果：铜绿假单胞菌。患者否认糖尿病史、结核病史、高血压史、肝炎病史。患者为农民，经济状况差，对皮肤反复破溃非常焦虑，就诊时子女陪同。

【局部评估】

位于左小腿内侧足踝上方延伸至外侧有一溃疡，17cm × 13cm，外踝处溃疡，6cm × 3cm；创面有大量、黄色、脓性渗液，浓烈腐臭气味；创面界限清楚，创周皮肤色素沉着、干燥、蜕皮现象；伤口基底为 25% 黑色组织、50% 黄色组织、25% 红色组织，凹凸不平（图 6–1–5a、图 6–1–5b）。

【护理目标】

1. 促进创面愈合。
2. 患者理解压力疗法对下肢静脉性溃疡治疗和预防再次复发的意义。

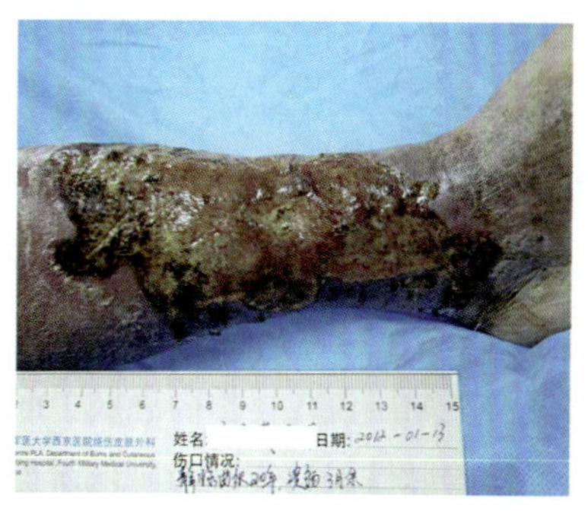
图 6-1-5a　治疗前内侧面

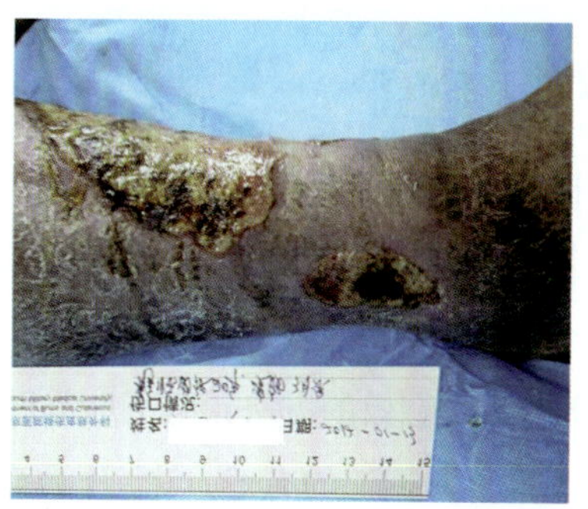
图 6-1-5b　治疗前外侧面

【处理过程】

1. 用 0.9% 氯化钠注射液清洗创面后，以顺时针方向旋转，十点取材法走“之”字形涂抹组织深部的渗液，做细菌培养。护理过程重视疼痛护理，选用合理治疗减轻疼痛。

2. 用超声清创仪清创及泡沫银敷料控制感染，配合压力疗法。

（1）0.05% 醋酸氯己定溶液消毒创面后，用超声清创仪 0.9% 氯化钠注射液选择低频进行清创，通过微射流和机械振动祛除组织细菌纤维蛋白和坏死组织，并且不产生疼痛。

（2）拭干后，将泡沫银敷料覆盖，无菌纱布外敷后结合使用中号双层式弹力绷带（$0.91 \leqslant ABI \leqslant 1.3$，无动脉血管性病变、心脏病、糖尿病、风湿性关节炎患者，可以安全使用压力疗法），按照上面的长方形图案指引包扎，提供 40mmHg（5.3kPa）的压力，进行辅助治疗，嘱第 2 天就诊。

（3）第 2 天治疗时，创面有中量渗出，仍有腐臭味，基底为 50% 红色组织，50% 黄色组织，继续用以上方法联合使用，改为 3 ~ 4 天治疗 1 次。

3. 保湿敷料配合压力疗法。第 8 天换药时，做创面分泌物细菌培养均“无细菌生长”，停用泡沫银敷料，创面渗液变得少量清亮、浆液性；创周上皮化；伤口基底 100% 红色组织，中央有散在粉色上皮岛，伤口无异味，清洗创面后，选用泡沫敷料覆盖，创面无菌纱布覆盖后结合双层式弹力绷带辅助治疗，7 天换 1 次。伤口在第 56 天时，2 个创面渗出变少，伤口基底 100% 红色肉芽组织，创周上皮化明显（图 6-1-5c、图 6-1-5d），0.9% 氯化钠注射液清洗后，直接覆盖泡沫敷料，后加用无菌纱布，按照双层式弹力绷带上面的长方形图案指引包扎，提供 40mmHg（5.3kPa）的压力，交待患者换药及使用弹力绷带注意事项，两周后电话随访，伤口痊愈。

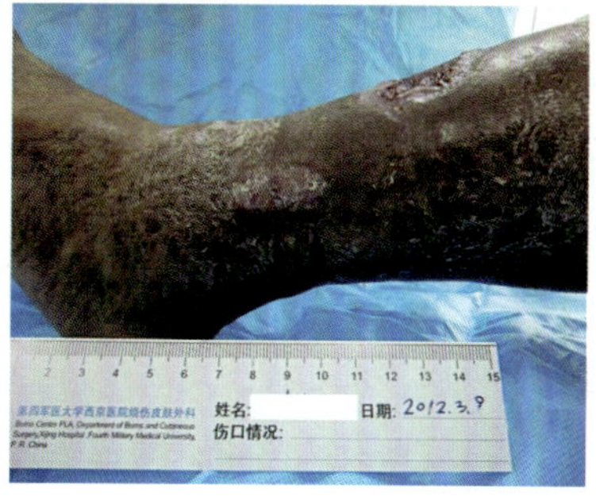
图 6-1-5c　治疗后内侧面

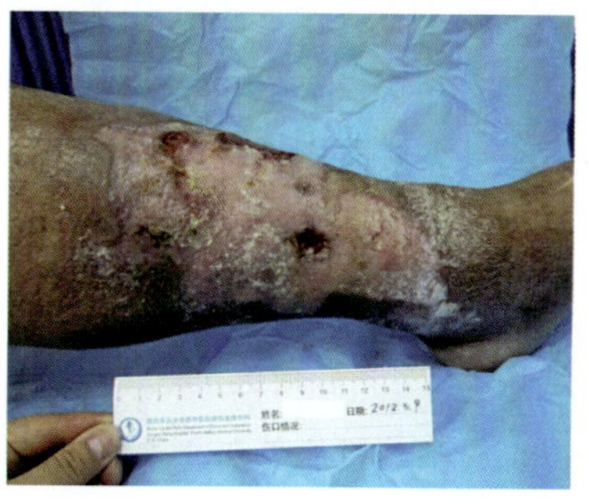
图 6-1-5d　治疗后外侧面

【健康教育】

1. 充分评估患者心理状态，针对性地给予心理护理和支持，树立战胜疾病的信心；饮食宜清淡，富含叶酸及锌高的食物，高维生素、高蛋白、高热量、低脂肪，忌辛辣、刺激饮食，多吃新鲜蔬菜、水果等，可选食山楂、油菜、赤豆等活血食品。

2. 指导患者采用有效的方法预防下肢静脉溃疡的复发。加压包扎、抬高患肢、间歇性行走和交替运动是改善下肢静脉回流的有效方法。压力疗法可以预防静脉性溃疡复发及降低淋巴水肿的情况，即使伤口愈合也需要长期使用；抬高下肢是指卧床时下肢抬高应超过心脏水平，坐位时小腿水平应高于股水平，间歇性行走和交替运动可以促进下肢静脉回流，还可以预防和缓解因抬高患肢后引起的动脉供血不足所致的静息痛；间歇性行走是指缓慢行走 30 分钟与休息 30 分钟反复进行；交替运动是指低于 30° 抬足 30 分钟，放平 30 分钟，足部下垂 30 分钟交替进行。

3. 提醒患者每晚检查小腿肿胀情况，戒烟，保持足及腿部清洁，避免再次受伤，防止便秘及肥胖等措施，以预防下肢静脉溃疡的复发。

4. 解释超声清创机主要治疗机制在于超声能量可通过手柄钛合金变幅杆端面的伸缩，传递能量于杆中央喷出的射流，该射流与杆端面接触的感染组织产生空化效应，微射流和机械振动，从而祛除组织细菌纤维蛋白和坏死组织。

【结果】

伤口在第 56 天时位于内踝上方大小为 1cm × 1cm 及胫骨前大小为 3cm × 2cm 的两个创面，渗出减少，伤口基底 100% 红色肉芽组织，创周上皮化明显，2 周后电话随访，伤口痊愈。患者对静脉曲张的事实能够接受，了解静脉溃疡可以预防后，便放下思想包袱，从容面对。患者及家属对伤口达到的预期效果比较满意。对患者及家属的康复知识与技能做评估，患者及家属能主动参与治疗和护理，并能接受长期使用压力疗法，掌握弹力绷带使用技能。

【重点 / 难点】

1. 超声清创机主要治疗机制在于超声能量可通过手柄钛合金变幅杆端面的伸缩，传递能量于杆中央喷出的射流。该射流与杆端面接触的感染组织产生空化效应，微射流和机械振动，祛除组织细菌纤维蛋白和坏死组织。

2. 新型伤口护理理论为湿性愈合理论，湿性伤口敷料可创造一个适宜的环境，表皮细胞能更好地繁衍、移生和爬行，从而加速了伤口愈合过程。新型敷料不粘连创面，减少损伤新生的肉芽组织，减少出血和疼痛，减少周围皮肤浸渍，患者的顺应性好。早期选用泡沫银敷料，其含有抗菌的银离子复合物，均匀弥散在泡沫结构中。当敷料接触到伤口渗出液时，银离子即释放到伤口床中，在渗出液存在的状况下，银离子可持续释放有效对抗影响伤口愈合的细菌，如铜绿假单胞菌、金黄色葡萄球菌和溶血性链球菌等。后期选用泡沫敷料，能快速大量吸收渗液，减少皮肤浸渍，原位保留渗液，保持伤口湿润；表面半透膜能够阻止灰尘和微生物等侵入，防止交叉感染；顺应性好，适合身体各个部位；缓冲外界压力，感觉舒适，移除时不损伤伤口。

3. 循序渐进的压力治疗，确保静脉及时回流，压力从足部开始向上，压力逐渐减少，保持一定的压力梯度，从而达到改善静脉回流，促进伤口愈合。弹力绷带根据部位的不同，选择不同的宽度，膝下采用中号，膝上采用大号；双层弹力绷带其内层为棉垫层，无任何张力，以螺旋式缠绕下肢肢体，主要作用在于重新分配压力同时保护骨突处，避免遭受过大的压力；外层为弹性黏性层，有轻微弹性、黏性的绷带，有长方形图案，缠绕时，目测将长方形拉至正方形时，即达到所需压力，采用八字形弹性包扎技巧，每层覆盖 50%，由足踝朝膝关节缠绕，提高血液回流腓肠肌压力泵的作用。

（童翠芳　周琴）

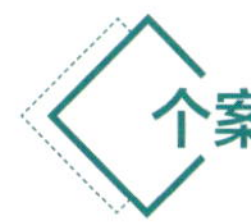

个案 6　湿性愈合配合压力疗法运用在下肢静脉性溃疡患者中的护理

下肢静脉性溃疡为下肢慢性静脉功能不全后期常见的并发症，也是最严重和最难治疗的并发症临床常称为“顽固性溃疡”，人群总发病率为 0.4% ~ 1.3%。一旦静脉溃疡形成，将会给患者带来极大的痛苦，严重影响了患者的生活质量，因此治疗下肢慢性静脉功能不全，积极处理溃疡刻不容缓。传统的保持创面干燥疗法早已被伤口湿性愈合理论所更新，根据溃疡面的干湿情况选用各种保湿敷料有利于细胞再生和创面的愈合，可以大大缩短溃疡愈合的时间。

【患者资料】

患者龙先生，男，63 岁，主因“反复左下肢溃疡 1 年多，加重半年”入院。患者 1 年前不小心抓破足踝处皮肤，起初硬币大小，自行用“紫杉醇”外涂后表面变干无渗液，但总不愈合，5 天后创面会再度有液体流出，患者一直未加以重视。半年后发现创面没愈合反而扩大，渗出液增多，到多家医院进行中西医综合治疗处理，未见成效。经朋友介绍收入院治疗。入院时患者左下肢小腿浅静脉蜿蜒扩张而弯曲，下肢皮肤有明显褐色色素沉着斑，足踝处有一伤口，左下肢大隐静脉 Valsalva's 实验阳性，下肢彩超结果：左侧大隐静脉曲张。完善各项检查后第 2 天，在硬膜外麻醉下行大隐静脉高位结扎 + 下肢曲张静脉 Trivex 微创旋切术，术后患者康复好，伤口交由伤口治疗师处理。

【全身评估】

患者步行入院，入院检查血生化白蛋白 30.7g/L，白细胞计数正常，无发热。精神紧张，担心伤口难于愈合。身高 170cm，体重 65kg。既往身体健康，每天吸烟 30 支，共 37 年，手术前戒烟。小学文化，农民，缺乏静脉溃疡疾病治疗及护理方面的知识，经济一般，住院有妻儿关爱照顾。

【局部评估】

患者左足踝处见大小 9cm × 6cm 溃疡面，渗液为淡黄色浆液性液体，呈饱和状态，伤口基底有 25% 黑色组织、25% 灰白色组织、50% 红色组织，伤口边缘见纤维化，周围皮肤色素沉着明显、有湿疹，周围皮肤温度相等。伤口疼痛评分 2 分（数字等级评定量表法），用纱布覆盖伤口（图 6-1-6a）。

【护理目标】

1. 促进创面的愈合。
2. 理解去除病因对伤口愈合的重要意义。
3. 心理支持。

【处理过程】

1. 用清水清洗足部污垢，然后再用 2% 碘伏溶液冲洗伤口，接着用 0.9% 氯化钠注射液清洗干净创面，抹干。涂上水凝胶，再予凡士林纱布覆盖，纱块绷带包扎，每天更换敷料，并逐步把松动的黑色和灰白色腐肉用外科清创的方法去掉。

2. 第 10 天，伤口基底明显好转，50% 黄白色组织，50% 红色组织，伤口周边皮肤色素沉着变淡（图 6-1-6b）。创面用 0.9% 氯化钠注射液清洗干净，抹干，予藻酸钙钠盐敷料盖于伤口上面再予凡士林纱覆盖，纱块绷带包扎，每 3 ~ 4 天更换敷料，并评估创面的变化和敷料情况，伤口湿润。

3. 第 20 天，伤口基底 100% 红色组织，伤口湿润，周边皮肤见有湿疹表现（图 6-1-6c）。创面用 0.9% 氯化钠注射液清洗干净面，抹干，伤口周围给予曲安奈德益康唑乳膏外涂，创面用泡沫敷料覆盖，绷带包扎，每 5 ~ 7 天更换敷料并评估创面的变化。

4. 患者第 45 天创面完全愈合（图 6-1-6d）。

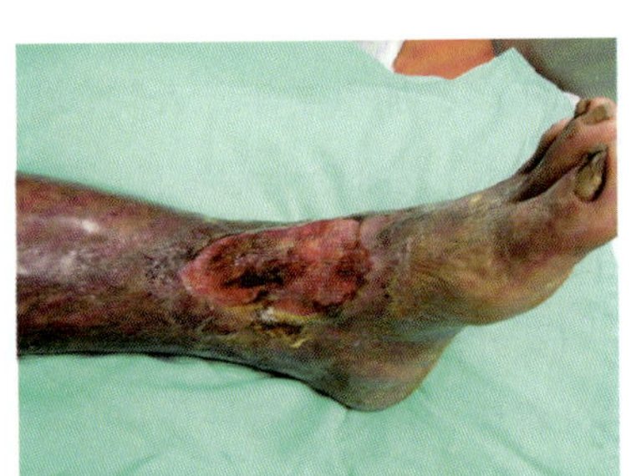

图 6-1-6a 初诊时

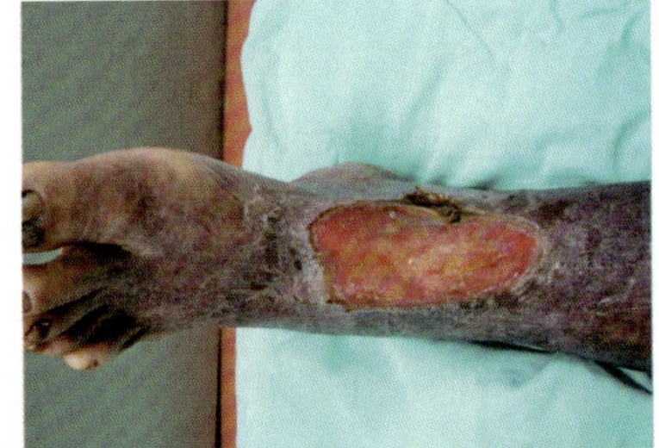

图 6-1-6b 治疗第 10 天

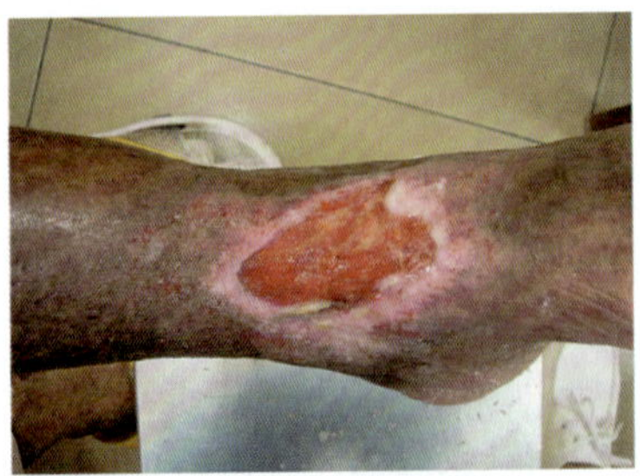

图 6-1-6c 第 20 天周围皮肤湿疹

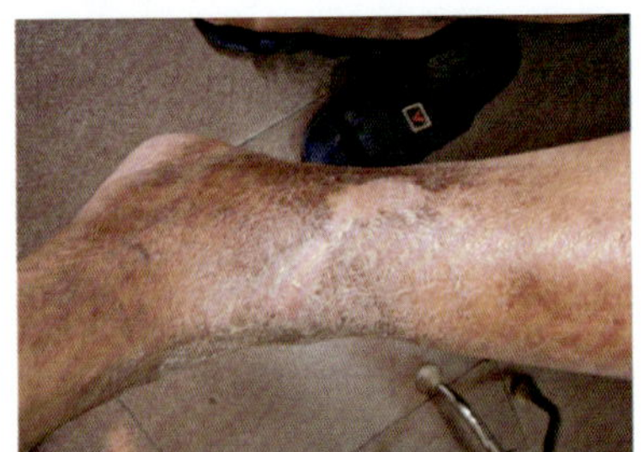

图 6-1-6d 第 45 天愈合

【健康教育】

1. 解释去除病因对伤口愈合的重要性。下肢静脉曲张伴慢性溃疡的病理、生理基础是下肢静脉高压，静脉反流、循环不畅导致代谢产物无法及时排除在局部积聚，纤维素和破坏的血细胞碎片渗出导致局部皮肤色素沉着和溃疡。手术治疗可缓解下肢静脉疾病的有关症状，大大提高肢体血流动力学指标，促进长期静脉性溃疡的愈合。

2. 解释传统的保持创面干燥疗法早已被伤口湿性愈合理论所替代，各种新型敷料能有效促进溃疡的愈合，缩短了愈合的时间。

3. 解释说明下肢静脉功能不全选择使用合适的循环减压弹力袜，对改善下肢的静脉回流，有举足轻重的作用。因此每天都要坚持穿弹力袜，并嘱患者休息时抬高患肢，以促进静脉回流。

4. 注意保护伤口避免潮湿，日常注意保持下肢皮肤的清洁，并用润肤露涂抹下肢皮肤，避免过于干燥，出现瘙痒情况。

5. 解释戒烟酒的意义。

【结果】

患者第 45 天创面完全愈合。每天能按要求坚持晨起穿循环减压弹力袜，并每晚用润肤露涂抹下肢皮肤，保护好皮肤。

【重点 / 难点】

1. 改变患者对伤口处理的传统看法。患者认为伤口不能包裹要通风透气，保持干，不渗水就是好；伤口需要天天更换；总喜欢听周边朋友的建议在伤口上撒各种各样的粉剂或用各种莫名其妙的中药敷在伤口上。

2. 由于患者下肢皮肤容易损伤，在换药时应注意避免把胶布直接粘贴在患者皮肤上。

3. 创面护理是由创面评估开始的，只有准确、全面而细致的伤口评估才能正确引导做好伤口护理，因此每次打开敷料后均要做好伤口的评估，选择合适的敷料。

4. 穿着循环减压弹力袜对于下肢静脉性溃疡的患者尤为重要，弹力袜根据下肢血流动力梯度而设，每一节的压力均不一样，且比较难穿，尤其是老人需要旁人协助才能顺利穿上，早期会有很不舒服的感觉，有伤口的患者更不乐意穿着。如何说服患者按要求穿着循环减压弹力袜，一直是血管外科护士的难题。

（刘金玲）

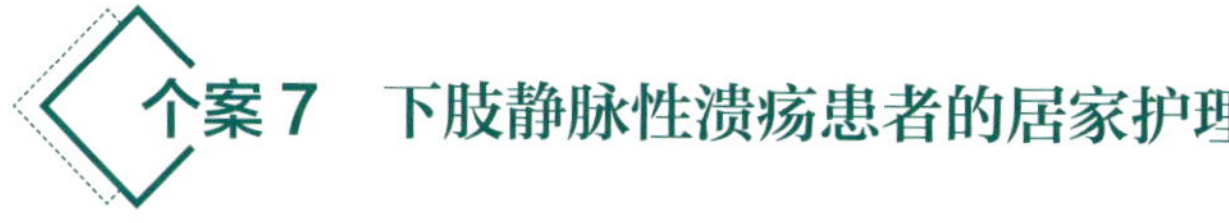

个案 7　下肢静脉性溃疡患者的居家护理

随着人口老龄化，心血管疾病、糖尿病及高血压比例不断上升，下肢溃疡伤口常与下肢动脉、静脉及淋巴系统等原发性疾病妨碍动脉血流供应有关，对患者的健康造成很大的影响，护理人员必须对下肢溃疡有进一步认识，才能减低其对患者造成的影响。

静脉瓣膜可让静脉血液回流，一旦瓣膜长期受太大压力而发炎，部分静脉血液无法正常回流，便会淤积于血管和细胞间质中，造成静脉曲张，严重会导致血管溃烂。下肢静脉性溃疡的成因很多，包括血管循环障碍、糖尿病、血管炎、自身免疫疾病、先天性凝血异常、水疱性表皮松解症、深层静脉栓塞、淤血性心力衰竭、肥胖、腿部外伤及下肢末梢肌肉功能不良等。

下肢静脉性溃疡最有效的治疗方法是压力疗法，挤压静脉，使其内部瓣膜加强闭合，促进静脉血液回流速率，减少静脉及毛细血管充血，减少下肢肿胀，促进伤口愈合。静脉溃疡的伤口较浅，肉芽组织不健康，渗液量多，呈现大或不规则的伤口，常出现于小腿中下段前内侧部位。因此控制渗液是静脉性溃疡伤口很重要的治疗原则，压力绷带不但可减少渗液，更可促进静脉血液回流，减低水肿。负压治疗可处理大量渗液，促进肉芽组织生长；其他敷料如泡沫敷料、亲水性敷料、海藻等可处理中等至大量渗液；若有感染时可采用银离子敷料。但因为受到医疗政策影响，有些敷料需要自费，部分患者不能承担这部分费用。本案例患者就是这种情况。

【患者资料】

患者蔡先生，62 岁，双下肢静脉曲张 10 多年，于一年前因双下肢静脉性溃疡伤口第 3 次复发，到医院就诊后，当时伤口溃烂情况严重，医生建议患者进行截肢手术，患者拒绝。因其双下肢疼痛严重，活动不良，所以申请家访服务。

【全身评估】

患者双下肢活动不良，因双耳听力差，说话声大，心情烦躁。首次到访时，见伤口有大量坏死组织及脓液，疼痛严重，双下肢疼痛 6 分。服用头孢呋辛、地奥司明等药物。患者为市场卖鱼小贩，双脚经常暴露在不洁的地面，十多年前诊断为双下肢静脉曲张。常不遵从治疗，不愿意采用压力疗法，致双下肢静脉性溃疡伤口反复发作，已是第 3 次复发。患者吸烟每天 20 支左右，吸烟 40 多年，小学程度，缺乏居家伤口护理相关知识。经济一般，与妻子及两个女儿同住，患者居家环境恶劣，卫生意识差，遵从度不佳，造成很大的感染危机。

【局部评估】

伤口共 2 个，右侧内踝 13cm × 12cm × 0.7cm，左侧内踝 15cm × 9cm，2 个伤口未能评级，伤口有大量黑色及黄白色坏死组织，周围皮肤污秽、干燥，循环欠佳。患者因皮肤瘙痒常抓伤皮肤。

【护理目标】

1. 控制伤口感染，促进伤口愈合。
2. 改善患者的卫生意识。
3. 加强患者对治疗的遵从度。
4. 心理支持。

【处理过程】

1. 伤口初期每天更换敷料，先用温水及沐浴液清洗双脚和伤口周围皮肤，用过氧化氢溶液清洗伤口，再用 0.9% 氯化钠注射液清洗伤口；因伤口有大量坏死组织，渗液量多，呈棕色，用纱布擦洗后，采用保守性锐性清创方法，清除软化的坏死组织，用银离子泡沫敷料，伤口周围皮肤喷长效抗菌材料，使用吸湿纱布覆盖伤口，双脚和伤口周围皮肤涂搽杏仁油和氧化锌软膏，再包扎绷带固定（图6-1-7a）。

2. 3周后每2天更换敷料，伤口呈红色的肉芽组织，渗液量多，呈黄色，肉芽有水肿情况，周围皮肤浸润，伤口仍有疼痛；因伤口炎症情况已受控制，只用0.9%氯化钠注射液清洗伤口，清除伤口上的生物膜，用高渗盐敷料，伤口周围皮肤喷长效抗菌材料，外敷脂质水胶体敷料（图6-1-7b）。

3. 12周后每2天更换敷料，伤口肉芽水肿和周围皮肤浸润情况有改善，渗液量中，呈黄色，用藻酸钙盐敷料，伤口周围皮肤喷长效抗菌材料，外敷脂质水胶体敷料。但当患者感到伤口疼痛时，会自行使用消毒药水清洗伤口，对肉芽组织造成刺激（图6-1-7c）。

4. 半年后每3～4天更换敷料，伤口渗液量减少，呈血清状，伤口肉芽组织呈粉红色，有少许生物膜，涂抹优碘药膏，外敷脂质水胶体敷料（图6-1-7d）。

5. 1年后，患者可自行更换敷料，技巧可，每周评估患者伤口1次；伤口缩合缓慢，渗液量少，呈血清，伤口有上皮化组织，呈粉红色，生物膜有减少，外敷凡士林纱布，有效控制了伤口感染情况（图6-1-7e）。

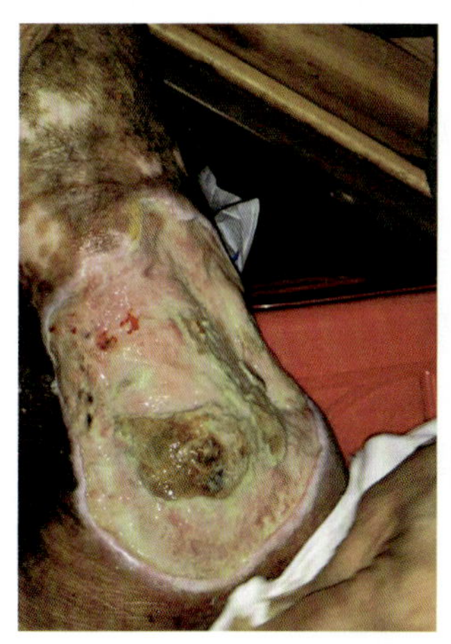

图6-1-7a　接诊3天后

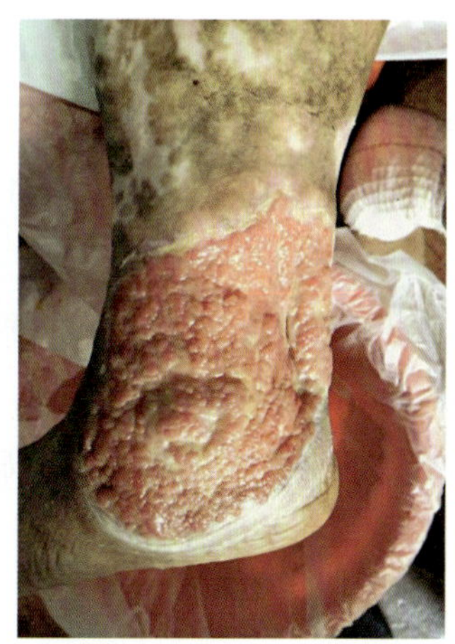

图6-1-7b　接诊3周后

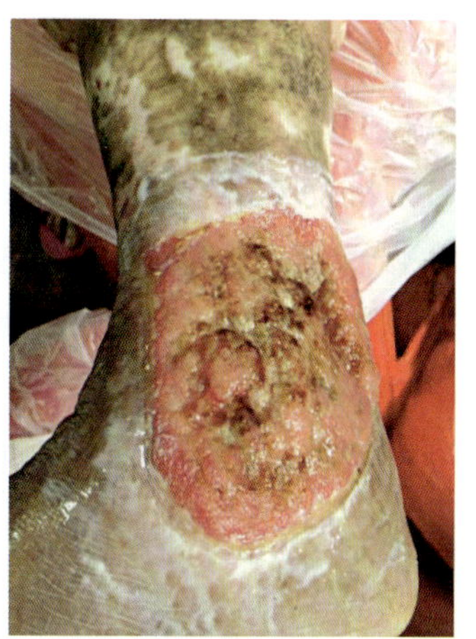

图6-1-7c　接诊12周后

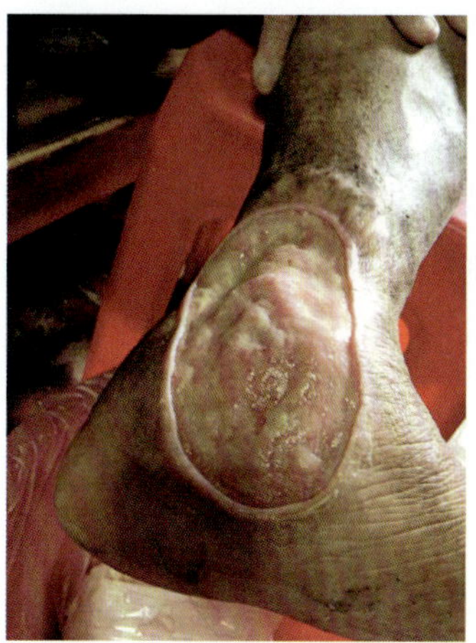

图6-1-7d　接诊半年后

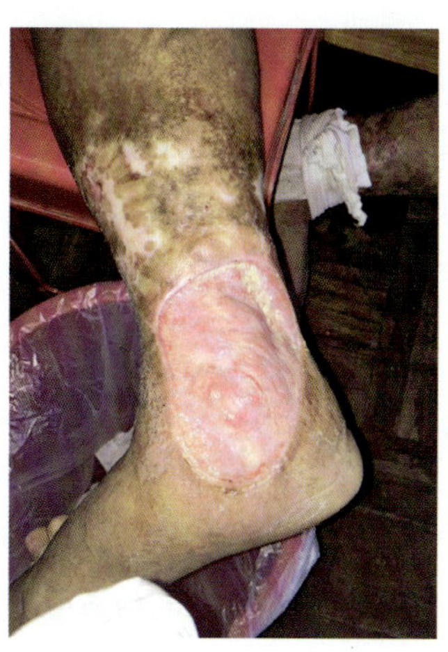

图6-1-7e　接诊1年后

【健康教育】

1. 向患者和家人解释伤口情况、感染的症状，目标是控制伤口感染，避免截肢的发生，维持良好的生活质量。

2. 由于居家护理只能每 1 ~ 2 天访视患者，必须教导其在居家伤口护理的注意事项，配合治疗和生活指导的重要性。

3. 生活指导

（1）保持家居环境的清洁，减少细菌滋生的机会。

（2）因患者未能穿着鞋子，教导其使用保鲜袋保护双脚，才能下床活动，避免因触碰地面而弄脏伤口敷料。

（3）不活动时，抬高下肢，高于心脏水平，轻微按摩脚部，促进血液回流。

（4）教导患者每天淋浴，保持双脚皮肤清洁，当患者感到伤口周围皮肤瘙痒时，切勿用手指甲或其他利器抓伤皮肤，用棉签涂抹杏仁油和氧化锌软膏。

4. 教导患者伤口护理的方法和技巧

（1）循序渐进教导患者正确更换敷料的方法，示范并从旁指导，不予批评，适时作出支持及鼓励，纠正错误的观念。

（2）叮嘱患者不要胡乱使用消毒药水清洗伤口，会影响伤口愈合。

（3）正确使用指定的伤口敷料，勿自行使用其他药物于伤口上。

（4）慢慢说服患者接受压力疗法。

5. 遵从医嘱服用药物，并教导患者正确服用药物方法及注意事项。

6. 解释戒烟的重要性。

7. 向患者和家人解释营养对伤口愈合的重要性，需要摄取高蛋白高热量的饮食，维生素及微量元素。

8. 心理支持，提供适当的咨询。

【结果】

经过 15 个月后，患者伤口缩合仍然缓慢，右侧内踝伤口 11cm × 8.5cm，Ⅲ期；左侧内踝伤口 11.5cm × 7cm，Ⅲ期。没有出现因伤口感染而入院；每周访视 1 次，其卫生情况有改善，能正确执行更换敷料的方法和技巧，持续保持伤口及周边皮肤清洁，并遵从医嘱服用药物，伤口疼痛有缓解。未进行截肢，能维持良好的生活质量，否则会对患者和家人的生活造成很大的影响，继续说服患者接受压力疗法。

【重点 / 难点】

1. 众多研究者指出，下肢静脉溃疡十分难愈合，由于静脉血压高，导致内皮细胞损毁，白细胞便会黏附于此并释出炎症介质，令毛细血管的渗透性增加，使血清及大单核细胞等渗透至组织内。这些变化会使组织内的生长因子与基质等物质结合。结合后，便不能再修补受损组织及令组织重生。

2. 由于患者下肢溃疡已是第 3 次复发，伤口周边血管状况不理想，导致伤口缩合困难。

3. 在居家伤口护理方面，评估和教育是十分重要的，并且需与患者及其家人建立良好的治疗性人际关系，配合是令伤口愈合的重要因素。

4. 居家环境不理想，患者的知识水平较低，双耳听力差，在对患者的教育过程中，必须耐心，循序渐进说服患者接受压力治疗，切合患者的文化水平和生活习惯。

5. 控制伤口感染方面，伤口及周围皮肤清洁是非常重要。

6. 伤口渗液的管理，评估渗液量对于敷料的选择是否恰当和更换次数很重要，这样才能控制伤口的炎症，促进伤口的愈合。

（莫雪滢）

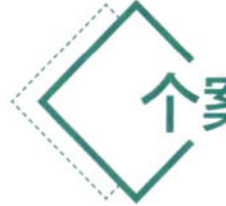

个案 8　湿性愈合敷料运用在下肢混合型血管性溃疡患者中的护理

下肢血管性溃疡是下肢慢性溃疡中较为常见的一种类型。其发病率较高，愈合慢且易复发，好发于中老年人。可分为静脉淤血性溃疡、动脉缺血性溃疡和混合型溃疡。静脉淤血性溃疡约占下肢血管性溃疡的 70% ~ 80%，是由静脉高压引起的，治疗的关键是解除静脉高压，在此基础上辅助有效的局部处理，可以加速溃疡愈合。其中抬高患肢，可以有效地减轻下肢静脉淤血和肿胀。动脉缺血性溃疡约占下肢血管性溃疡的 10%，则是由各种原因造成的下肢动脉血流阻塞，而侧支循环尚未建立导致的皮肤坏死性溃疡。在溃疡出现前往往先感觉到足背动脉搏动减弱或者消失，患肢发冷、干燥等。抬高患肢出现疼痛加剧，放下时减轻，遇冷时疼痛可加剧，夜间疼痛明显。混合型溃疡约占下肢血管性溃疡的 15%，患者既存在静脉高压，又有动脉缺血。需在解除病因的基础上综合处理，促进伤口愈合。

【患者资料】

患者，男，35 岁，诊断为：①左下肢溃疡并感染；②左下肢血栓性静脉炎；③左下肢动脉狭窄；④右下肢动脉血栓形成。因“反复双小腿红肿、溃疡 7 年余，再发 3 个月”入院治疗。患者主诉 3 个月余前无明显诱因左下肢出现黄豆大小水疱，继之水疱破溃糜烂，皮损逐渐扩大，变深伴疼痛，基底可见肌肉和肌腱外露。既往有吸烟史 10 余年（已戒 3 年），4 年前诊断“双下肢静脉炎、右下肢静脉血栓”行“左侧大隐静脉高位结扎 + 泡沫硬化术”。入院后行双下肢 CT 血管造影术（CTA）示：左侧胫后动脉重度狭窄。右侧股动脉至腘动脉分叉处、腓动脉广泛血栓形成，管腔基本闭塞。入院后 10 天在介入科行“下肢动脉造影 + 置管溶栓术”，6 天后患者左下肢伤口感染已控制，但创面大，转介造口门诊进行处理。

【全身评估】

患者诊断为左下肢溃疡并感染、左下肢血栓性静脉炎、左下肢动脉狭窄、右下肢动脉血栓形成。患肢疼痛、活动受限，下垂肢体疼痛可缓解，足背动脉搏动减弱，小腿下 2/3 至足背以及足趾、足底皮肤可见暗红色色素沉着。入院后使用溶栓及抗血小板聚集的药物。患者疼痛难忍，依从性差，情绪紧张、焦虑。

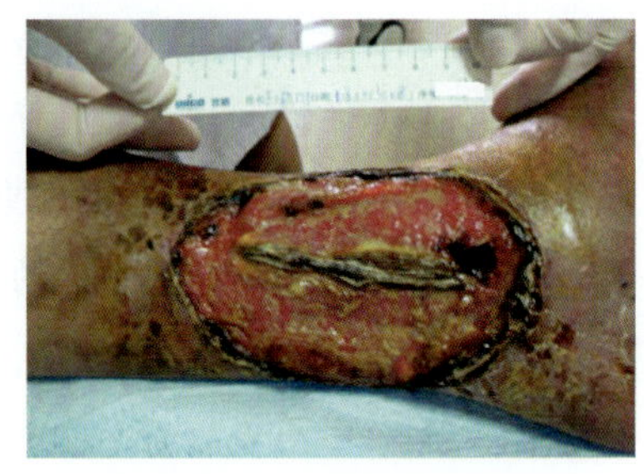
图 6-1-8a　接诊时伤口情况

【局部评估】

按照“ASSESSMENTS”内容对伤口局部进行评估。伤口位置：左小腿下1/3内侧（图6-1-8a）；伤口大小：11cm×10cm×0.2cm；基底为25%黑色组织、25%黄色组织、50%红色组织；渗液黄色，湿润；气味4级；边缘干痂；周围皮肤浸渍、色素沉着，皮温正常；疼痛10分（数字等级评定量表法）。按医嘱服用镇痛药。

【护理目标】

1. 清除黑色坏死肌腱及黄色坏死组织。
2. 控制疼痛。
3. 综合治疗，促进伤口愈合。

【处理过程】

1. 局部处理

（1）清创　由于患者疼痛剧烈，评分为10分，主要选择使用敷料进行自溶性清创，以减少患者的疼痛。当坏死部分的肌腱经过敷料自溶后明显松动时，可通过保守锐性清创的方法将坏死部分分次剪除。

（2）敷料的选择　早期选择水胶体敷料进行自溶性清创，水胶体敷料具有吸收创面渗液的能力。吸收渗液后，敷料中的亲水性颗粒可形成类似凝胶的半固体物质，附着于伤口基部，提供并维持有利于创面愈合的湿性环境。同时可以发挥自溶性清创的作用，一方面，水胶体含有内源性酶，能促进纤维蛋白的溶解；另一方面，水胶体敷料所提供的密闭环境，有利于巨噬细胞清除坏死组织。后期改用亲水性纤维敷料，可以吸收大量渗液，使伤口保持适宜的湿度，促进肉芽组织尽快生长，加速伤口愈合，同时具有垂直吸收的特点，不会造成伤口周围皮肤浸渍。伤口周围色素沉着、干燥皮肤处给予赛肤润液体敷料外涂。赛肤润含有60%人体必需脂肪酸，可在皮肤表面形成脂质保护膜，覆盖、隔离保护皮肤。同时限制表皮水分流失，防止皮肤干燥，改善皮肤营养，还具有显著改善微循环的作用。

（3）疼痛管理及防止出血　清洗时采用冲洗的方法，注意动作轻柔，坏死组织未明显松动之前避免锐性清创。由于患者使用溶栓及抗血小板聚集的药物，伤口易出血，因此在换药过程中应尽量避免伤口出血。一旦发生出血，需立即按压止血。

2. 整体处理　采取控制病情、加强营养等病因治疗及对症支持治疗。

【健康教育】

1. 饮食指导　指导患者进食高热量、高蛋白、高膳食纤维、富含维生素、富含无机盐及微量元素的饮食。在一般饮食的基础上，增加谷类、糖和植物油，增加牛奶、蛋类及瘦肉类，补充优质蛋白。

强调要戒烟限酒。

2. 体位活动指导　指导患者改变体位或活动时注意保护伤口敷料，防止敷料松脱。避免局部受压。

3. 心理指导　患者疼痛难忍，依从性低，情绪紧张、焦虑，加强沟通交流，关心患者，重视患者感受，向患者及其家属讲解病情及伤口治疗方案、进展、预后，减轻患者疼痛，消除紧张，提高患者的依从性。

【结果】

本例患者经使用敷料进行自溶性清创后，坏死组织基本清除，外露肌腱上可见肉芽生长（图6-1-8b），伤口边缘有上皮爬行，伤口变小（图6-1-8c）。

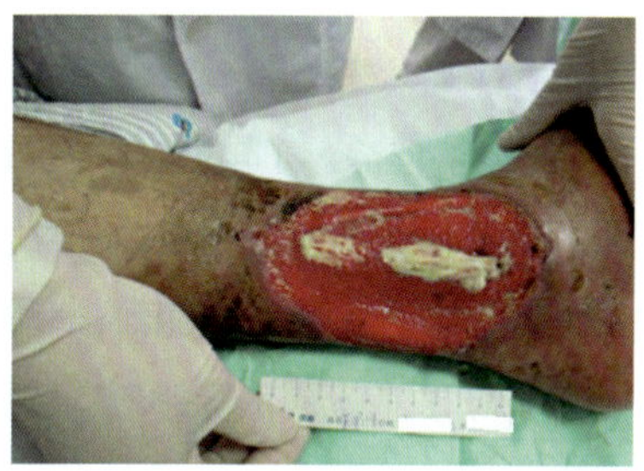

图6-1-8b　外露肌腱上可见肉芽生长

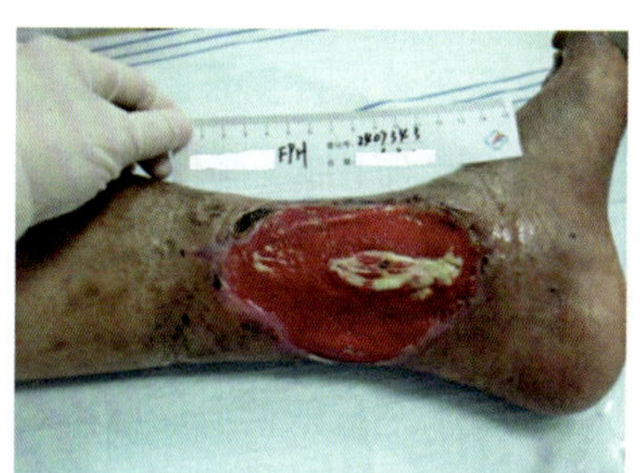

图6-1-8c　伤口边缘有上皮爬行，伤口变小

【重点/难点】

1. 本案例患者为混合型下肢血管性溃疡，伤口处理的基础应是针对静脉高压及动脉缺血的病因治疗，在此基础上进行创面处理，才能达到理想的效果。

2. 患者疼痛问题突出，在制定换药方案及实施过程中应充分考虑到减痛，宜采取自溶性清创，选择去除时无痛的敷料。换药前使用镇痛药，有利缓解疼痛。

3. 对于外露的肌腱，坏死的部分予以去除，有活性的部分则应保留，以免伤口愈合后影响患者的肢体功能。同时该患者具有出血的风险，在伤口处理过程中需加以考虑注意。

（龙小芳　张冰燕）

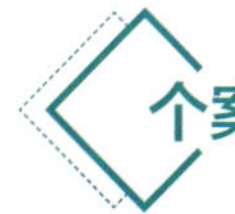

个案9　K-T综合征合并右下肢静脉曲张伴溃疡患者的护理

K-T综合征（Klippel-Trenaunay syndrome，KTS），又名静脉畸形骨肥大综合征或静脉曲张性骨肥大血管痣，是先天性动静脉沟通或静脉畸形引起的，较少见，男女发病率基本相同，可发生于身体内任何部位的主干静脉，但多累及下肢。KTS的病因及发病机制目前尚不清楚，多认为与先天性局部血管发育异常有关。KTS的症状及体征主要表现在下肢，一般多见于单侧下肢，其次累及一侧上肢或躯干的一侧，双下肢、双上肢、单侧上下肢、四肢及面部受累少见，也可累及内脏。KTS有3

个主要表现，俗称“三联征”：浅静脉曲张和静脉畸形；多发性皮肤葡萄酒色斑块状血管瘤或血管痣和患侧肢体过度生长、肥大，较健侧明显增粗、增长。该病易误诊为慢性脊髓炎、泡沫状血管瘤、Milroy-Meige 综合征等，须明确诊断。该类患者主要采用非手术治疗，应用医用弹力袜，避免长时间站立及腿部抬高。对于外侧浅静脉曲张而深静脉系统尚有功能或者肢体弥漫性病变的患者采取异常静脉剥除并辅助肢体整形手术或者血管内介入治疗也能改善术后症状。

慢性下肢静脉性溃疡是最常见的一类肢端溃疡，发病率高，易复发，严重影响患者的生活质量。下肢静脉性溃疡常继发于静脉功能不全，特别是下肢深静脉血栓。静脉反流或回流受阻产生的下肢静脉高压是慢性下肢静脉性溃疡的病理、生理基础，因此压力治疗是慢性下肢静脉性溃疡的主要治疗方法之一。压力治疗可以促进溃疡愈合，减轻下肢疼痛和水肿，并防止溃疡复发。大多数临床研究发现，绷带下压力达到 35 ~ 40mmHg（4.7 ~ 5.3kPa）时，下肢静脉性溃疡可以获得最好的愈合效果。

【患者资料】

患者，男，79 岁，因“右下肢肿胀伴蚯蚓状肿物 60 余年，加重伴溃疡 1 年余”入院。查体神志清楚，语言表达流利，双肺呼吸音清，未闻及干湿啰音，心律齐，心脏瓣膜听诊区未闻及杂音。右下肢重度肿胀，呈非凹陷性，双下肢皮温暖。右下肢见散在蚯蚓状肿物，质软，无压痛，伴色素沉着和溃疡形成，无皮肤湿疹、脱屑。双侧股动脉搏动好，双侧足背动脉搏动可及。胸片示主动脉硬化；心脏彩超示主动脉硬化、主动脉退行性变、左室顺应性下降；双髂静脉、右下肢静脉 B 超示右侧下肢深静脉瓣功能不全、右肢下侧小隐静脉曲张伴静脉瓣功能不全，右侧下肢浅深静脉交通支形成；下肢 CTA：腹主动脉下段双侧髂总、髂外动脉，双下肢动脉粥样硬化，局部管壁多发钙化斑及节段性狭窄；左侧未见异常，右股下段及小腿病变，考虑静脉曲张伴感染，右侧胫前动脉间断显影，邻近较多侧支血管形成。

【全身评估】

患者身高 170cm，体重 65kg，既往有高血压史、脑梗史，无糖尿病史，无食物药物过敏史。血常规示红细胞计数 3.3×10^{12}/L，血红蛋白 110g/L，D- 二聚体 9.21mg/L，三酰甘油 2.64mmol/L，尿酸 500μmol/L。下肢动脉血管造影示双下肢动脉粥样硬化，局部管壁多发钙化斑及节段性狭窄，右下肢静脉先天性发育异常。结合临床考虑 K-T 综合征。在治疗室行右下肢静脉泡沫硬化剂注射，同时辅以弹力绷带加压包扎，疏通血管，抗感染，利尿消肿，血管张力保护等治疗。接诊时患者因“右下肢肿胀伴蚯蚓状肿物 60 余年，加重伴溃疡 1 年余”，就诊患者态度消极。

【局部评估】

溃疡位于右下肢小腿外侧，5cm × 4cm × 0.3cm，无窦道及潜行，基底 75% 红色组织，25% 黄色组织，伤口湿润，渗液量中等，无特殊气味，伤口边缘整齐、颜色泛白，伤口周围皮肤色素沉着，边缘上皮化。疼痛评分 2 分（数字等级评定量表法）（图 6-1-9a）。

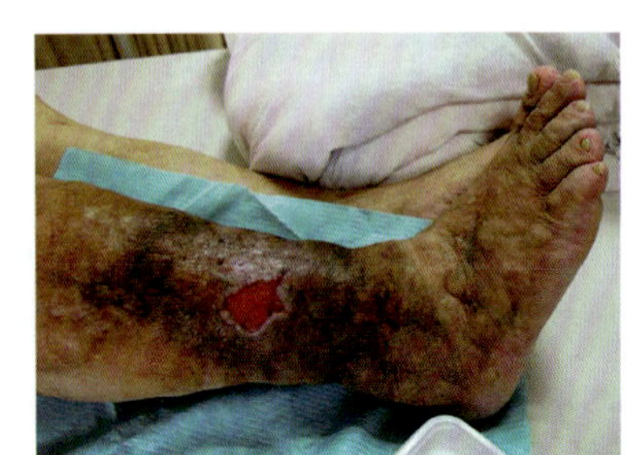

图 6-1-9a　初诊时看见发生 1 年多的下肢溃疡

【护理目标】

1. 患者溃疡逐渐愈合。
2. 患者及家属理解下肢溃疡成因及愈合方面的知识。

【处理过程】

1. 伤口处理　使用0.9%氯化钠注射液将周围皮肤及伤口清洗干净，使用磺胺嘧啶银脂质水胶体覆盖伤口，每2天更换1次敷料，渗液少。磺胺嘧啶银脂质水胶体敷料是一种没有黏性、非闭合性的抗菌脂质水胶体敷料，不与伤口粘连。磺胺嘧啶银脂质水胶体间隙较小，新生的肉芽组织不会越过敷料而生长，避免了敷料揭除时的创伤而引起疼痛和出血，促进了局部组织免疫及再生的能力。又因磺胺嘧啶银脂质水胶体敷料紧贴伤口，与伤口不粘连，换药时易于揭去，避免刺激创面导致出血和疼痛。同时因敷贴中含有磺胺嘧啶和银的成分，具有抗菌作用，而且抗菌谱较广，对多数革兰阴性菌及革兰阳性菌都有良好的抗菌活性。银离子具有收敛作用，可促进创面的干爽、愈合。

2. 医生诊断　医生建议行血管相关检查。取得相关检查结果后，结合临床症状和病史考虑K–T综合征，建议患者打硬化剂治疗。右下肢静脉注射泡沫硬化剂治疗后，用0.9%氯化钠注射液充分清洗后，用泡沫敷料弹力绷带加压包扎，每7天更换敷料1次，伤口湿润。此伤口处理70天后愈合。（图6–1–9b）

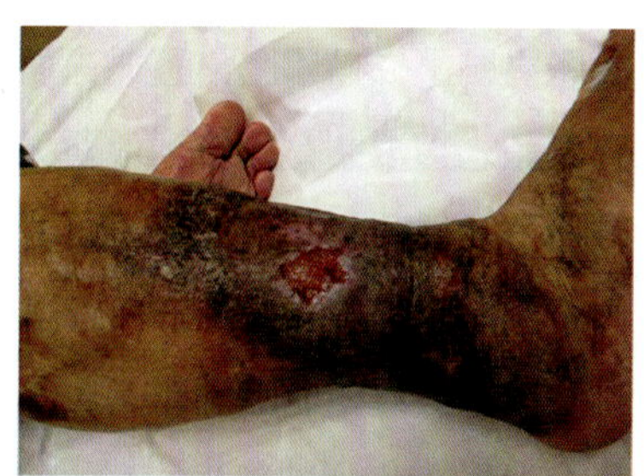

图6–1–9b　注射硬化剂后换药2个月

3. 抗感染　遵医嘱合理使用抗生素，密切观察患者的体温变化。观察肢端皮肤颜色、温度，观察是否肿胀、渗出、局部有无红肿热痛等感染征象。做好溃疡的换药，以及局部卫生，预防创面的感染。

【健康教育】

1. 促进下肢静脉回流，改善活动能力　指导患者使用医用弹力绷带，促进静脉回流。每层绷带均采用螺旋方式按50%重叠从足背远端依次至股根部，不妨碍关节活动，并注意保持合适的松紧度，保证足背动脉的正常搏动以及足背正常皮肤温度。

2. 坐姿　采取良好的坐姿，切勿双膝交叉过久，以免压迫腘窝，休息或者卧床时抬高患侧肢体30°～40°，以利于静脉回流。保持大便通畅，避免长时间站立。

3. 饮食指导　伤口的愈合能力与患者自身营养状况关系密切相关。嘱患者保证充足的营养，摄入足够的蛋白质，如鱼类、蛋类、瘦肉等，摄入适量富含纤维素食物，如新鲜的水果蔬菜，保持排便通畅。

4. 心理护理　换药动作轻柔，主动积极地与患者家属沟通交流，耐心解答患者的疑虑，向患者充分说明好转需要足够时间和耐心，并强调良好依从性对治疗的作用。了解患者需求，给予针对性心理疏导，并满足患者提出的合理的要求，逐渐消除患者的不良情绪。同时及时向患者及家属反馈伤口的好转情况，增强患者的信心。另外，鼓励家属加强与患者的沟通，给予患者心理支持和安慰。

【结果】

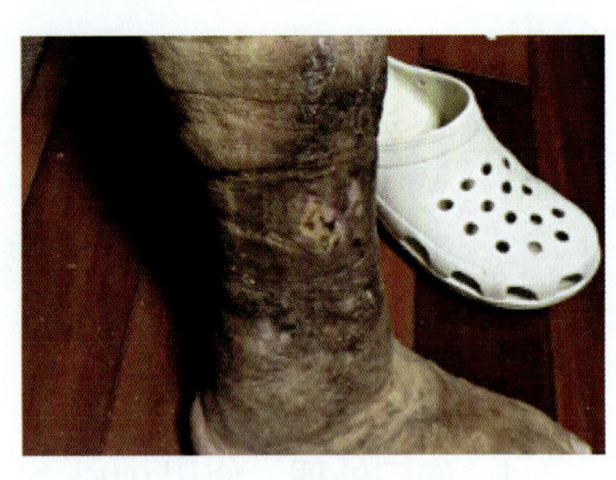
图 6-1-9c 换药 70 天愈合

因“右下肢肿胀伴蚯蚓状肿物 60 余年，加重伴溃疡 1 年余”，医生进行血管相关检查。取得相关检查结果后，结合临床考虑 K-T 综合征，建议患者打硬化剂治疗。患者右下肢采用静脉泡沫硬化剂注射治疗后，用泡沫敷料弹力绷带加压包扎，每 7 天更换敷料 1 次，伤口湿润。此伤口处理 70 天后愈合（图 6-1-9c）。

【重点 / 难点】

患者在外院处理时间较长，但效果并不满意。从患者愈合过程可知，及时转介医生十分重要。在明确诊断之后，对患者进行针对性的医疗处理，解决静脉溃疡的根本原因后再进行伤口局部处理，才能达到事半功倍的效果。

（刘金玲　肖　芳）

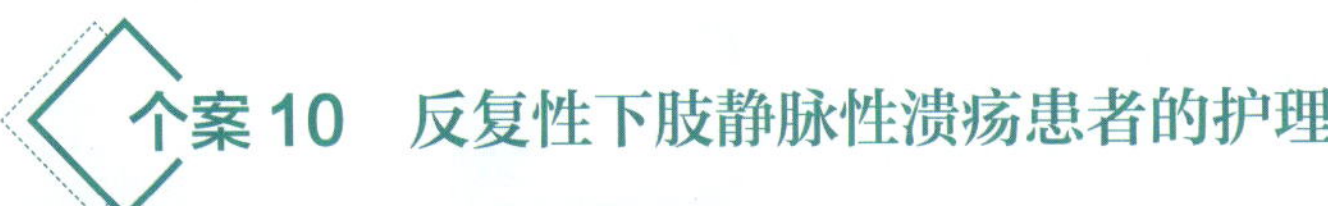

个案 10　反复性下肢静脉性溃疡患者的护理

约 80% 的下肢溃疡是因静脉问题引起，例如下肢静脉功能不全、静脉曲张、深部静脉栓塞等。另外曾有血栓性静脉炎和下肢严重损伤的过去史、小腿肌肉收缩功能差又称为腓肠肌的辅助功能差，或者有轻微创伤的病史，缺乏蛋白质 C 或蛋白质 S 或抗凝血酶Ⅲ，肥胖、年龄越大、女性等皆是发生下肢静脉性溃疡的高危险群。一般临床常见患者肢体出现足踝闪光、皮肤炎、血铁质沉着、皮下脂肪硬化、静脉曲张等症状，一般治疗除了手术改善静脉曲张及伤口护理外，最重要的就是抬高下肢及配合压力治疗，才能达到伤口愈合、预防复发、改善水肿的目标，促进完整的医疗照护及治疗的效果。

【患者资料】

患者梁先生，男，50 岁，主诉右下肢因年轻时意外受伤导致反复性溃疡约 20 年，期间曾接受 4 次植皮手术及高压氧治疗数次，此次因伤口分泌物有异味且疼痛而寻求诊治。

【全身评估】

患者步入高压氧中心门诊，身高 170cm，体重 65kg，体质指数 22.4kg/m^2，属正常范围饮食正常，无其他疾病史及手术史，无发热状况。血常规示：白细胞计数 12.5 × 10^9/L，血红蛋白 97g/L，血小板计数 450 × 10^9/L。细菌培养：铜绿假单胞菌。钠离子 156mmol/L，钾离子 4.6mmol/L，心搏、血压正常。ABI 检查，右足 1.08，左足 1.05，疼痛指数 5 分（数字等级评定量表法）。

患者为自营工厂老板，经济状况佳，高职毕业，无特殊嗜好，主诉不愿意再手术，只愿意采用伤口护理及配合高压氧治疗，对伤口愈合的期待不高，只求伤口稳定，减缓疼痛。

【局部评估】

右足伤口由足背延伸至足踝处，伤口大小：15cm×13cm（图 6-1-10a、图 6-1-10b），伤口床呈暗红组织，渗液量多绿色，伤口周围的皮肤呈现较黑肤色（因血液回流受阻，造成血液中铁质沉积，又称为血铁质沉着现象），足踝关节僵硬，肌肉萎缩，小腿处可见静脉曲张。

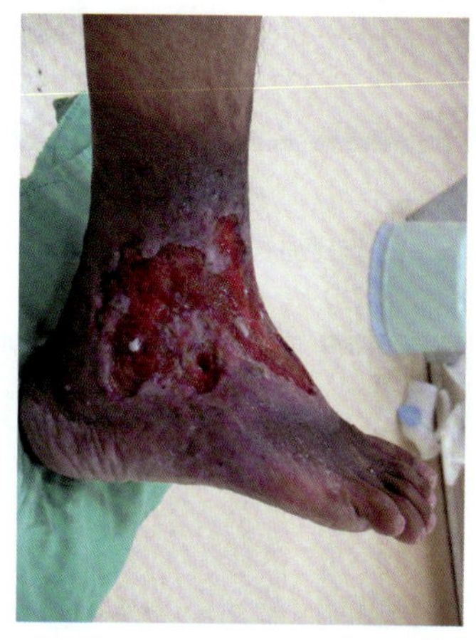

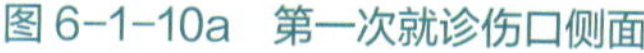

图 6-1-10a　第一次就诊伤口侧面

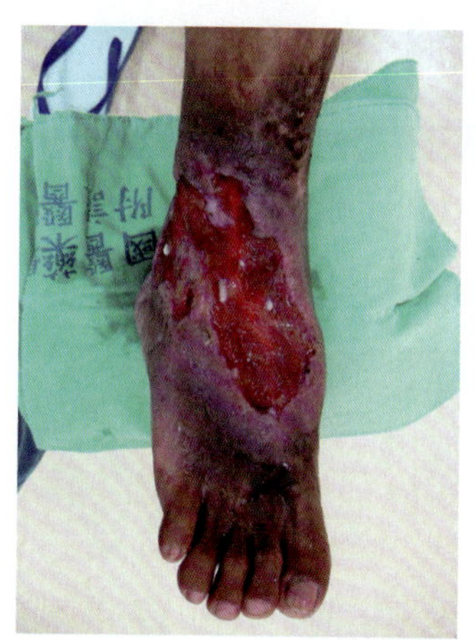

图 6-1-10b　第一次就诊伤口正面

【护理目标】

1. 控制感染及促进伤口愈合。
2. 了解压力治疗和高压氧治疗作用及注意事项。

【处理过程】

1. 伤口治疗

（1）伤口为铜绿假单胞菌感染，依感染菌种属性，每次换药采用 0.05% 冰醋酸湿敷 10 分钟，0.9% 氯化钠注射液清洁后，伤口覆盖泡沫银离子敷料，每天更换 1 次。

（2）接诊 11 天后评估伤口，伤口床可见新红肉芽组织，渗液量中黄红色，可见伤口床有新增上皮组织（图 6-1-10c、图 6-1-10d），伤口换药更改为 2 天 1 次。

（3）36 天后（图 6-1-10e、图 6-1-10f）伤口大小持续缩小，渗液量少，黄色，更改为 1 周更换 2 次泡沫银离子敷料。

（4）73 天后（图 6-1-10g、图 6-1-10h）伤口持续上皮化，渗液量少，泡沫银离子敷料每周更换 1 次。

（5）伤口治疗 5 个月后完全愈合（图 6-1-10i）。

2. 压力治疗

（1）为增加动、静脉及淋巴系统的功能，改善伤口溃疡的情形，而进行压力治疗。

（2）检测 ABI 数值，确立无血管动脉硬化状况。

（3）进行右下肢伤口以外的皮肤清洁。

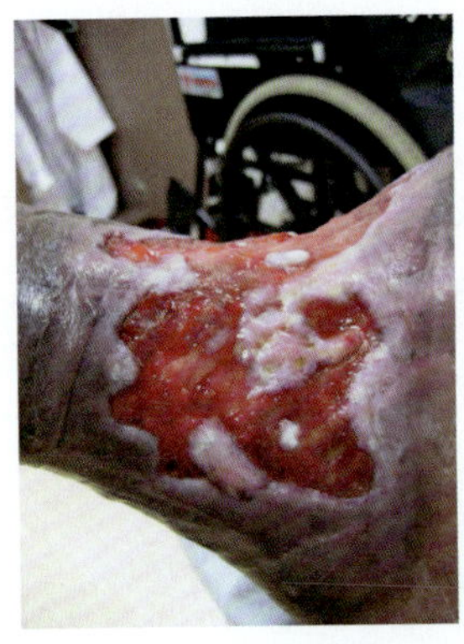
图 6-1-10c 冰醋酸湿敷 11 天肉芽鲜红（伤口侧面）

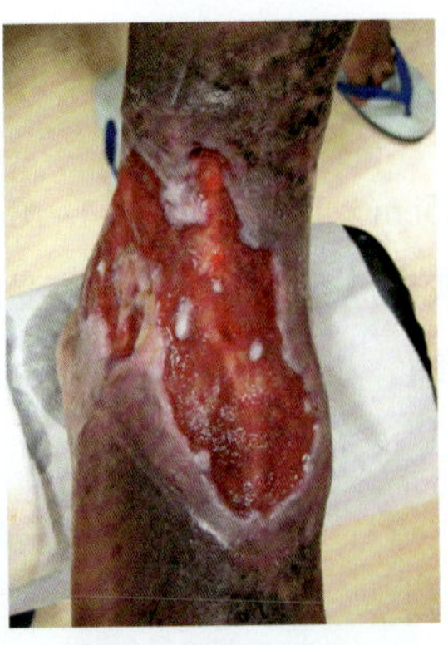
图 6-1-10d 冰醋酸湿敷 11 天肉芽鲜红（伤口正面）

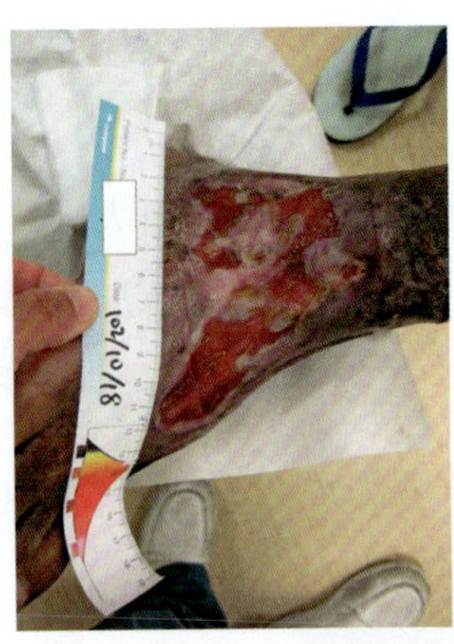
图 6-1-10e 伤口床见肉芽生长

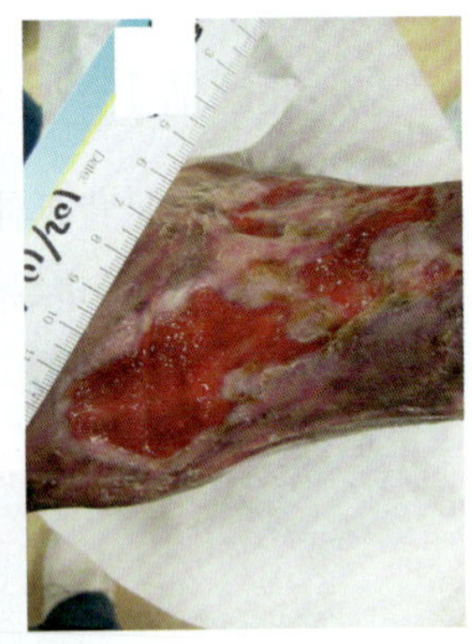
图 6-1-10f 伤口边缘见上皮生长

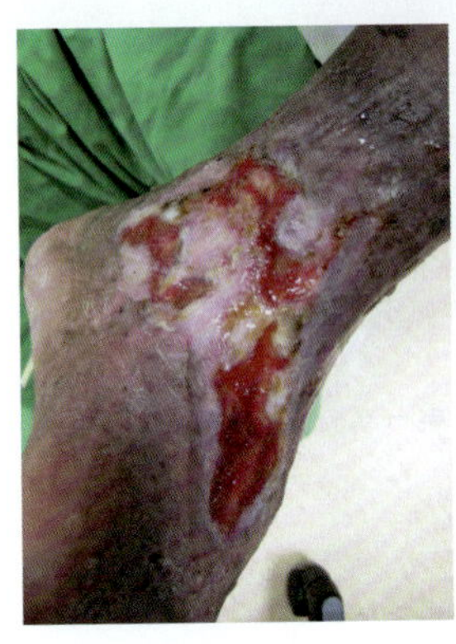
图 6-1-10g 伤口床肉芽增加

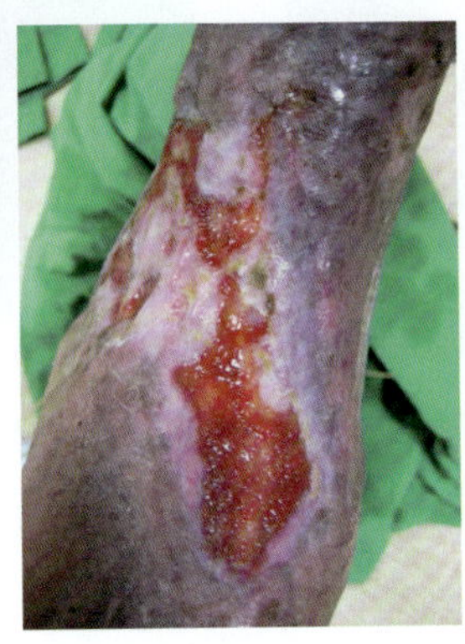
图 6-1-10h 伤口明显缩小

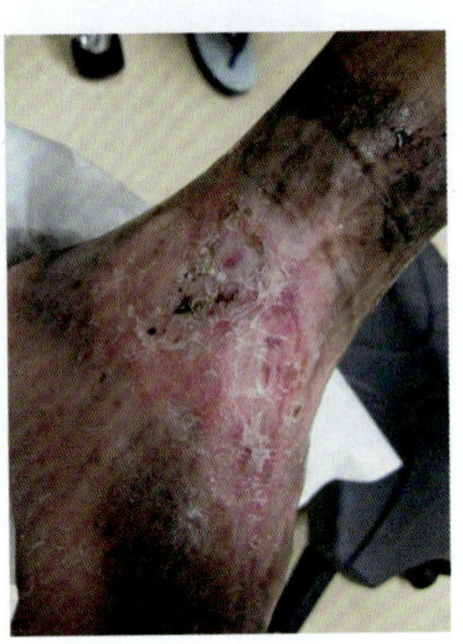
图 6-1-10i 伤口愈合

（4）因院内无整套的压力治疗工具，因此利用院内现有医材石膏棉卷作为第一层，以保护皮肤。

（5）采用 15cm 弹力绷带，50% 的张力，并重叠 50% 进行包扎，由足背处开始加压至膝下。

（6）最外层利用 4 号网再加压。

（7）伤口愈合稳定后，建议改穿着弹力袜。

3. 高压氧治疗

（1）入高压氧舱前执行安全检查：更换纯棉衣物，移除身上对象。

（2）确定患者能正确执行耳平压动作，例如打哈欠。

（3）治疗过程观察患者有无氧中毒症状，如胸闷、呼吸不顺、抽筋等。

（4）高压氧治疗，压力 253.31kPa（2.5 大气压），治疗 90~100 分，每天一次，每周 5 次。

（5）预计 24 次后休息两周（预防氧中毒），于治疗第 14 次时，于舱内发生全身性痉挛，疑似氧中毒而终止高压氧治疗）。

【健康教育】

1. 压力治疗

（1）向患者说明压力治疗的重要性，主要是要增加局部组织压力，将体液挤压回静脉与淋巴系统，进而促进伤口愈合，降低伤口疼痛。

（2）压力治疗使用过程中如出现末梢疼痛、苍白、麻木感、感觉异常时，应松开弹力绷带休息15~30 分钟后在弹上。

（3）适度的走动有助于小腿帮辅的运作，但避免过度。

（4）工作后应尽量抬高下肢，以利血液回流。

（5）每日应于起床后下床前穿着弹力袜。

（6）洗澡或睡觉前抬足 15~30 分钟后移除弹力袜。

2. 高压氧治疗

（1）告知患者高压氧治疗的效用在于增加体内含氧量，强化白细胞功能，增强抵抗力，促进胶原蛋白增生及肉芽组织生长。

（2）指导进行耳平压动作，例如吞咽、打哈欠等动作，如有耳痛应立即告知技术人员。

（3）高压氧可促进身体循环量，入舱前务必进食，避免治疗中发生低血糖，特别是糖尿病患者。

（4）在高压氧用氧过程中如出现呼吸困难、胸闷、肢体或脸部抽搐，怀疑氧中毒时应立即拿下面罩；减压时请勿憋气，预防气胸产生，如有呼吸困难时，应立刻告知技术人员。

【结果】

患者首次接受伤口治疗时，与患者沟通，告知需配合压力治疗。患者起初口头答应，但隔日换药时主诉感觉包扎得很紧绷且不适，返家后即自行移除弹力绷带，询问是否可以不进行压力治疗，后经过重新进行说明，进行说明，并告知其伤口配合压力治疗的重要性，并于换药过程与患者一起讨论伤口床组织由暗红色组织变成鲜红组织之变化及新增上皮组织的好转现象，患者因而配合压力治疗，且要求学习压力治疗的包扎方式。经过敷料及患者配合压力治疗 5 个月，伤口已愈合。但因伤口位于足踝关节处且组织张力较大，伤口愈合初期易造成原部位产生水疱，日后也容易有伤口反复复发情况，因此建议患者持续穿着弹力袜预防。

【重点 / 难点】

1. 下肢静脉性溃疡常因忽略配合压力治疗，而延误伤口愈合的最佳时机，因此如患者有静脉曲张症状且配合 ABI 检查排除动脉阻塞现象时，应尽早配合压力治疗，以增加伤口愈合速度。

2. 因压力治疗所造成的紧绷感、热、痒，常是造成患者配合度不佳的原因，因此更应加强对患者进行压力治疗重要性的说明并注意压力治疗包扎时肢体的清洁。

3. 治疗过程重视伤口疼痛护理。

（蔡佩娟）

第二节 糖尿病足部溃疡患者的护理

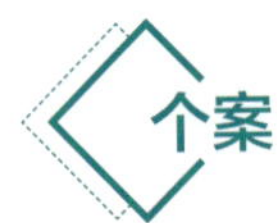

个案1 肉芽阶段局部加压运用在Wagner 2级糖尿病足患者中的护理

糖尿病足是由于糖尿病血管病变和（或）神经病变和感染等因素引起糖尿病患者足部或下肢组织破坏的一种病变。作为糖尿病的一种常见且严重的慢性并发症，具有很强的致残性和致死性，即糖尿病足发病的三步曲：溃疡、截肢、死亡。研究显示，糖尿患者群中糖尿病足的患病率为4% ~ 10%，且每年有1% ~ 4.1%的患者为新发糖尿病足溃疡，目前全世界每30秒即有一例糖尿病患者接受截肢手术，严重影响患者的生理、心理及社会功能。根据Wagner的分类原则，可将糖尿病足分为0 ~ 5级（表6-2-1）。2级是指有较深的溃疡，并发软组织炎，无脓肿或骨感染。对于不存在动脉缺血的感染性溃疡，控制感染至关重要，应在控制血糖的基础上彻底清除感染病灶，充分引流，及时正确的伤口处理是影响预后的关键。

表6-2-1 糖尿病足Wagner分级

0级	有发生足溃疡危险因素，目前无溃疡
1级	浅表溃疡，无感染
2级	较深溃疡，常合并组织炎，感染病灶侵犯深部肌肉组织，无脓肿或骨的感染
3级	深部溃疡；肌腱韧带组织破坏；骨质破坏，骨髓炎
4级	足趾、部分足坏疽
5级	足的大部分或全部坏疽

【患者资料】

患者邓某，女性，58岁，因“发现血糖升高5年，右足底溃烂2周”收入院，诊断为2型糖尿病并发糖尿病足，请造口治疗师会诊协助处理伤口。患者入院时足部检查示右足皮温偏高，双足背动脉搏动正常，足底神经不敏感。实验室检查血糖21mmol/L，白蛋白28g/L，血小板计数、凝血时间正常，右足X射线示：骨质未破坏，未发现骨髓炎。

【全身评估】

患者糖尿病足类型为神经性溃疡，Wagner 2级糖尿病足，伤口持续时间2周；影响伤口愈合的因素包括伤口感染、高血糖、营养不良、伤口部位为右足底靠近足跟部，容易受压；患者对伤口预后极为担心，害怕截肢；家属能给予患者充分的心理及经济支持。

【局部评估】

按照英文“ASSESSMENTS”内容对伤口局部进行评估，伤口位置为右足底靠近足跟部，可见红肿范围7cm × 5cm，有2.5 × 2.5cm瘀黑，边缘为一圈黄色组织（图6-2-1a）。按压无明显波动感，渗液量少，一块中方纱未饱和，周围皮肤无浸渍，疼痛评分 0 分（数字等级评定量表法）。

【护理目标】

1. 清除坏死组织，控制感染。
2. 有效管理渗液，促进伤口尽快愈合。

【处理过程】

1. 局部处理

（1）感染期　局部沿瘀黑的周围一圈黄色疏松组织进行保守锐性清创，彻底清除瘀黑部分，暴露伤口基底，可见大量黄色坏死组织（图 6-2-1b）。根据医嘱行伤口分泌物培养，继续清创，清除创腔内明显失活的组织，并用 0.9% 氯化钠注射液清洗创腔，选择高渗盐敷料填充进行清创引流，根据伤口渗液情况每天换药 1 次。通过分次保守锐性清创结合高渗盐敷料机械性清创的方式，将伤口创腔内的坏死组织完全清除，同时根据分泌物培养结果全身使用抗生素控制感染。

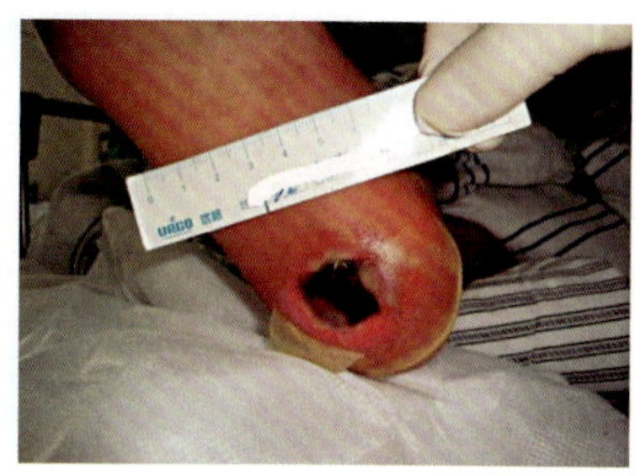

图 6-2-1a　Wagner 2 级糖尿病足

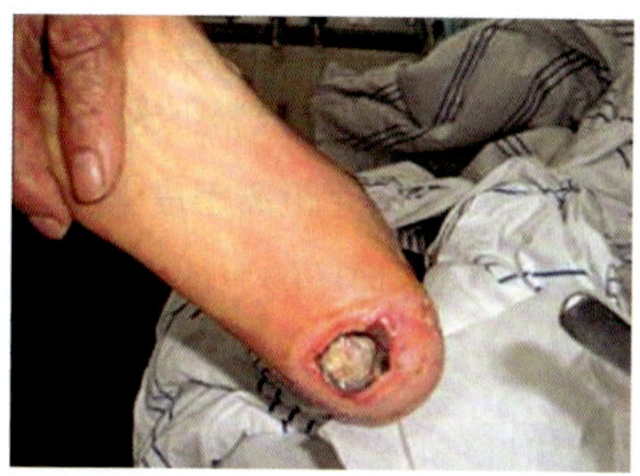

图 6-2-1b　清创后伤口情况

（2）肉芽生长及上皮移行期　待坏死组织完全清除，感染控制，肉芽组织开始生长时改用亲水性纤维敷料填塞创腔。亲水性纤维敷料可以吸收大量渗液，使伤口保持适宜的湿度，促进肉芽组织尽快生长，加速伤口愈合，同时具有垂直吸收的特点，不会造口伤口周围皮肤浸渍。敷料更换频率根据渗液量决定，一般 1 ~ 2 天更换 1 次。待潜行处肉芽组织为 100%，肉芽距离表皮大约 0.5cm，渗液量减少时，不再填塞敷料，而采用绷带加压的方法促进皮层与基底组织贴合，注意由潜行的远端向近端进行加压，避免出现残留的腔隙，同时观察足部颜色，询问患者是否有右足麻木、疼痛等不适，出现异常要及时调整加压绷带，开始 3 天每日对加压效果进行观察评价，之后隔 5 ~ 7 天进行拆除重新换药加压，注意勿撑开已贴合的潜行部分，直至皮层与基底组织完全贴合，潜行消失。伤口非潜行的部分继续予亲水性纤维敷料填塞，促进肉芽组织生长及上皮移行，可 5 ~ 7 天换药一次至愈合。

2. 整体处理　在伤口局部处理的整个过程中，都需整体控制血糖，加强营养。血糖控制是治疗糖尿病足的首要任务，将血糖控制在正常或接近正常水平，消除高糖的“毒性作用”是治疗糖尿病足的根本。通过注射胰岛素、口服降糖药及饮食调整进行血糖控制，可使对氧具有高度亲和性的红细胞糖化血红蛋白水平下降，改善下肢和足部组织血流，增加氧供给，是治疗和延缓糖尿病足的关键。患者白蛋白水平偏低，为 28g/L，予静脉滴注白蛋白加强营养，促进伤口愈合。

【健康教育】

1. 饮食指导 指导患者采取合理的膳食结构，制订营养的饮食方案，多选用复合糖类和粗粮，尤其是富含高纤维的蔬菜、豆类、全谷物等，饮食应清淡，少油少盐，限制动物性脂肪及含饱和脂肪酸高的脂肪摄入，少吃油煎、炸食物及猪、鸡、鸭、腰花、肝、肾等动物内脏类食物。适量补充优质蛋白质，在控制血糖的基础上增强营养，促进伤口愈合。

2. 体位活动指导 伤口位于右足底靠近足跟部，容易受压，指导患者适当减少站立行走的时间，立位或卧位时均应避免伤口局部受压或碰撞，以免加重缺血缺氧症状、导致出血及组织损伤。活动时注意保护伤口敷料，避免移位或脱落。

3. 心理指导 患者由于知识缺乏，病程较长，担心截肢而出现焦虑情绪，造口治疗师、管床护士及家属应多安慰、鼓励患者，给其讲解糖尿病和糖尿病足的相关知识，每天换药时告知患者伤口恢复的进展，增强其对糖尿病足治疗的信心，积极配合治疗。

【结果】

本案例患者经保守锐性清创结合使用高渗盐敷料2周后坏死组织完全清除，给予亲水性纤维敷料促进肉芽组织生长，40天后潜行处肉芽组织为100%，肉芽距离表皮大约0.5cm，渗液量减少，不再填塞敷料，而采用绷带加压的方法促进皮层与基底组织贴合，2周后皮层与基底组织完全贴合，潜行消失。伤口非潜行的部分继续予亲水性纤维敷料填塞，患者出院，每周到造口门诊复查1次，2周后上皮完全覆盖，伤口愈合（图6-2-1c）。

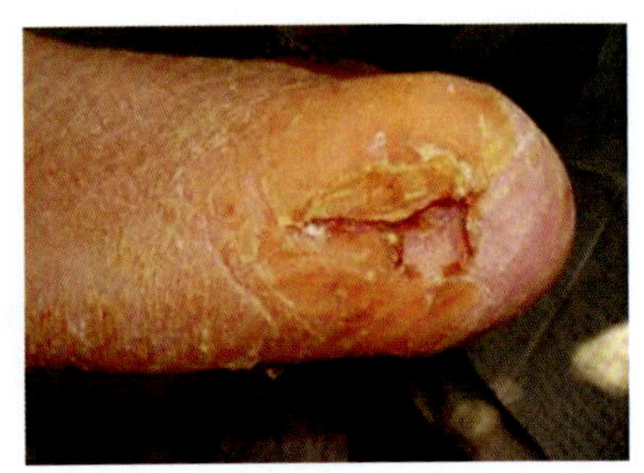

图6-2-1c 伤口愈合

【重点/难点】

1. 及时清创的重要性 患者足部出现明显的感染征象，如红肿、皮温偏高等，局部组织瘀黑，周围出现一圈黄色坏死组织。在排除骨质破坏及骨髓炎的基础上应及时进行清创，打开外口，采用保守锐性清创及机械性清创相结合的方法，彻底清除创腔内的坏死组织，充分引流以控制感染，加快伤口愈合。清创时注意保护正常有活力的组织，避免二次损伤。

2. 压力疗法的应用 对于有潜行伤口的肉芽生长期，不需一味填塞敷料至潜行处，可采用压力疗法促进潜行的皮层与基底组织完全贴合，达到减少换药次数、缩短愈合时间、节省换药成本的效果。实施压力疗法时需充分评估伤口状况，待潜行处肉芽组织为100%，渗液量减少时方可考虑，根据“因地制宜、灵活选择”的原则挑选适宜的加压工具对潜行部位进行加压，注意由潜行的远端向近端进行加压，避免出现残留的腔隙，同时观察足部颜色，询问患者是否有足部麻木、疼痛等不适，出现异常要及时调整加压绷带。开始3天每日对加压效果进行观察评价，之后隔5～7天进行拆除重新换药加压，注意勿撑开已贴合的潜行部分，直至皮层与基底组织完全贴合，潜行消失。

（龙小芳 张冰燕）

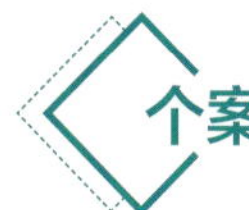

个案 2 全身抗菌和局部清创引流运用在 Wagner 3 级糖尿病足感染患者中的护理

糖尿病足指与下肢远端神经异常和不同程度的周围血管病变相关的足部（踝关节或踝关节以下）感染、溃疡和（或）深层组织破坏。根据病因，可分为神经性、缺血性和混合型 3 类。轻者表现为足部畸形、皮肤干燥和皮温低、胼胝（高危足）；重者可出现足部溃疡、坏疽，是糖尿病患者截肢、致残的主要原因之一。部分糖尿病足还可能出现 Charcot 关节病。糖尿病足常见的诱因有：趾间或足部皮肤瘙痒而搔抓致皮肤破溃、水疱破裂、烫伤、碰撞伤、修脚损伤及新鞋磨破伤等；自觉症状有冷感、酸麻、疼痛、间歇性跛行。糖尿病足的 X 射线检查可见足的畸形，下肢多普勒超声检查可见足背动脉搏动减弱或缺失。糖尿病足的治疗包括全身治疗、神经性足溃疡的治疗、缺血性病变的处理以及感染的治疗等。糖尿病足为糖尿病的慢性并发症，2010 年全国第六次人口普查显示，我国已进入老龄化社会。糖尿病、压力性损伤等老年疾病相关并发症已经成为造成体表慢性难愈合创面的最主要致病原因，其中，糖尿病足由 1998 年的不足 5% 上升为 33%。近来一项研究表明，糖尿病溃疡已成为一个巨大的健康问题，高达 95% 的糖尿病患者存在很高的风险出现下肢并发症如糖尿病足溃疡。因此，在应对存在足溃疡风险的糖尿病患者时应加强早期发现，并给予早期教育和预防，积极给予干预措施以避免出现截肢甚至死亡。

【患者资料】

患者女性，30 岁，2 型糖尿病病程 1 年，合并外周神经病变，足背和胫后动脉搏动正常，无其他合并症。左足背因高处物体坠落而砸伤，当时足背皮肤完整，局部微红且不痛，未做处理，1 周后发现足背红肿第 4 与第 5 足趾处有破溃，因创面有渗出，来医院就诊。

【全身评估】

患者 2 型糖尿病 1 年余，规律口服降糖药物，已婚未育。化验检查：空腹血糖 17.8mmol/L，糖化血红蛋白 7.1%，白细胞计数 15.4×10^9/L，红细胞沉降率（血沉）80mm/h，白蛋白 40g/L。肱踝指数为 1.0。体质指数为 23kg/m^2。体温 38.2℃。X 射线检查显示未见骨折，左足部软组织水肿。无吸烟史。医疗诊断：糖尿病足溃疡 Wagner 3 级、败血症。

【局部评估】

左足第 4、5 趾缝以及第 5 趾关节处大小有 3.0cm × 0.5cm 和 0.4cm × 0.8cm 的两处伤口，为全层皮肤损伤。伤口周围皮肤有浸渍，红肿范围上延至踝部，局部有波动感（图 6-2-2a）。皮肤温度测量为 38.0℃。气味评分为 2 分。疼痛评分 2 分（数字等级评定量表法）。细菌培养为耐甲氧西林金黄色葡萄球菌（MRSA）和粪肠球菌。

【护理目标】

1. 促进足部溃疡的愈合。

2. 心理支持。

3. 了解糖尿病足的日常护理。

【处理过程】

立刻对患者进行紧急伤口处理。

1. 患者的状况 有局部和全身的感染症状，因此局部组织处理为切开引流配合全身抗生素的处理，控制感染的扩散。配合医生行切开引流的工作，常规消毒，由于患者疼痛不敏感未使用局麻药物。评估可能有脓肿的部位，以此为中心彻底打开脓肿的间隙，清除脓液并剪除坏死组织，取组织送细菌培养，过氧化氢冲洗后，大量 0.9% 氯化钠注射液彻底冲洗伤口，藻酸盐银离子敷料填充伤口，以利于止血抗炎和渗液管理，纱布及棉垫覆盖，绷带适度加压开放包扎，抬高患肢卧床休息，第 2 天换药。全身治疗为头孢唑啉加甲硝唑静脉滴注抗感染，胰岛素皮下注射控制血糖。

2. 经过 2 天治疗（图 6-2-2b） 伤口大小 12cm × 4cm × 2cm，75% 红色肉芽组织，第 5 趾背伸肌腱暴露，渗出为血清样中量渗液，伤口周围炎性水肿部分消退，皮纹出现且曾经肿胀的上皮剥脱。气味评分为 2 分。疼痛数字评分 1 分。保守外科清创蚕食去除无生机组织，调整敷料的使用及换药时间。随着伤口情况的稳定以及渗出量的减少，伤口照顾的目标是在伤口表面创造一个湿润的环境，将有助于伤口愈合及肉芽组织的形成，并且控制感染的问题。伤口内层敷料改为亲水纤维银，利用此敷料亲水性的羧甲基纤维素钠纤维垂直吸收，可锁住渗液形成凝胶，维持适宜伤口湿润，并软化坏死组织，帮助自溶性清创；并且敷料与渗液接触会释放银离子，破坏细菌的细胞膜和细胞核，达到杀菌的效果。换药时机可选择隔日换药。体温 37.8℃，白细胞计数 10.2×10^9/L。继续静脉抗生素治疗，直至体温正常。

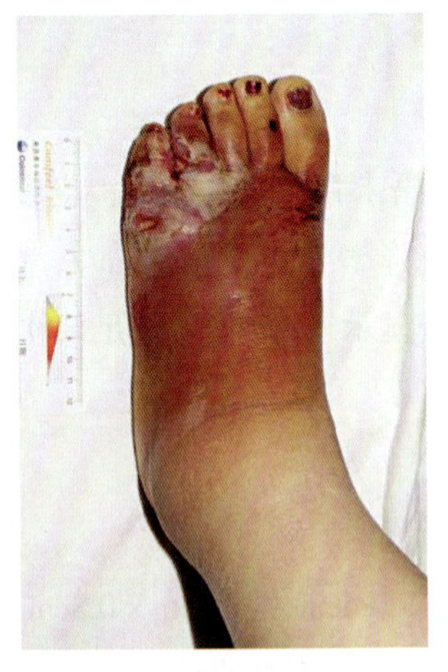
图 6-2-2a 初诊时

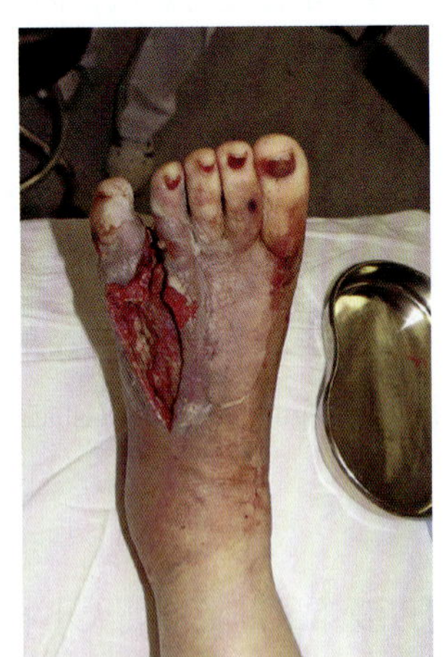
图 6-2-2b 清创后

3. 5 周定期门诊伤口护理（图 6-2-2c） 伤口情况逐渐好转，伤口大小 8.0cm × 3.0cm × 1.0cm，100% 红色肉芽组织，第 5 趾背伸肌腱完全被肉芽组织包裹，渗出血清样中量渗液。内层敷料继续使用亲水纤维银，外层敷料选用聚氨酯泡沫敷料密闭包扎，聚氨酯泡沫敷料有垂直吸收的特性，用于吸收大量的渗液，减少渗液及浸润对伤口的影响，舒适度高且移除容易，不伤皮肤，可长期使用。

调整换药时间为每周 2 次换药。

4．定期规律伤口护理 3 个月余（图 6-2-2d）　伤口床准备工作非常有效，伤口内的肉芽组织不断增生，填满足部深部的缺损，使伤口逐渐收缩变小并形成上皮，从而达到伤口的愈合。肢体功能保留完好，活动自如。

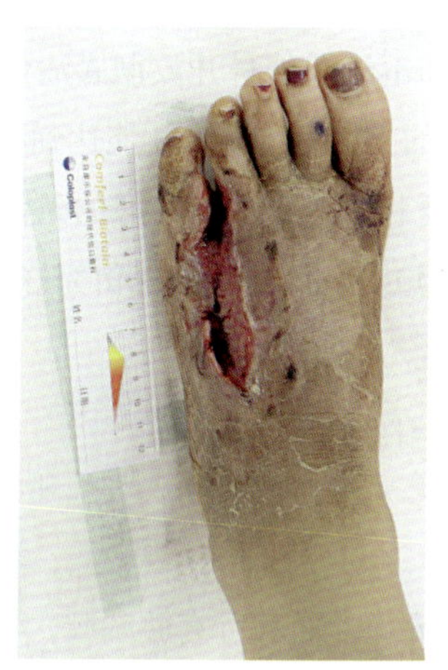
图 6-2-2c　5 周护理后肉芽生长

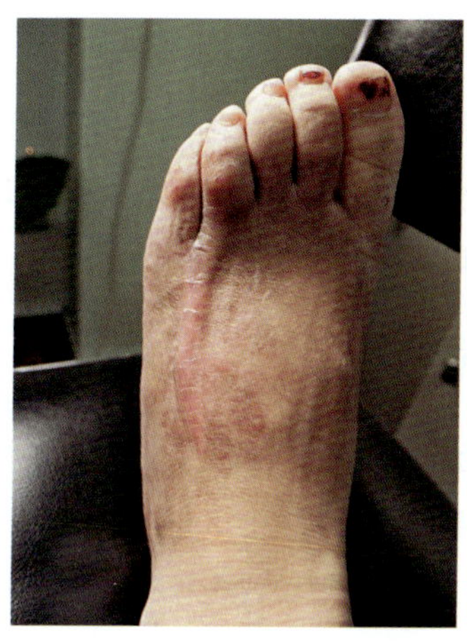
图 6-2-2d　3 个月余护理后愈合

【健康教育】

1．预防溃疡的复发是临床上重要的课题　研究显示，足部溃疡复发率从一年约 28% 到 40 个月到达 100% 不等，所以健康教育对于糖尿病患者伤口完全愈合后预防复发极为重要。加强健康教育，定期的足部照顾能够帮助患者避免溃疡的发生。

2．足部观察与检查　每天检查双足 1 次，了解足部有无感觉减退、麻木、刺痛感；观察足部皮肤有无颜色、温度改变及足背动脉搏动情况；注意检查趾甲、趾间、足背皮肤有无胼胝、鸡眼、甲沟炎、甲癣，是否发生红肿、青紫、水疱、溃疡、坏死等损伤。足底如有胼胝，不要自己处理，应请专业人士修剪。就医时，提醒医生检查足。如果自己检查足有困难，可以借用镜子观察足底有无胼胝、皮肤破溃等。

3．保持足部清洁，避免感染　告知患者勤换鞋袜，每天清洗足部 1 次，10 分钟左右；水温适宜，低于 37.0℃，不能烫脚，可用手肘或请家人代试水温；洗完后用柔软的浅色毛巾（便于观察）擦干，尤其是足趾间。皮肤干燥者必要时可涂羊毛脂，但不可常用，以免皮肤过度浸软。

4．预防外伤　告知患者不要赤脚走路，以防刺伤；外出时不可穿拖鞋，以免踢伤；应选择轻巧柔软、透气性好、前端宽大、圆头、有带或鞋袢的鞋子，鞋底要平、厚。最好是下午买鞋，需穿袜子试穿，新鞋第一次穿 20 ~ 30 分钟，之后再逐渐增加穿鞋时间。穿鞋前应检查鞋子，清除衣物和保持里衬的平整。袜子选择以浅色、弹性好、吸汗、透气及散热性好的棉毛质地为佳，大小适中、不粗糙，无破洞。应帮助视力不好的患者修剪指甲，指甲修剪与脚趾平齐，并挫圆边缘尖锐部分。冬天不要使用热水袋、电热毛毯或烤灯保暖，谨防烫伤，同时应注意预防冻伤。夏天注意避免蚊虫叮咬。

5．促进肢体血液循环　指导和协助患者采取多种方法促进肢体血液循环，如步行和腿部运动。

应避免盘腿坐或跷二郎腿。

6. 积极控制血糖 发生足溃疡的危险性及足溃疡的发展均与血糖密切相关，足溃疡的预防教育应从早期指导患者监测和控制血糖开始。

【结果】

清创是本案例处置的关键，特别是急性感染期，如不给予外科开放彻底清创，感染会迅速延筋膜和骨间隙蔓延，急剧加重病情。因此，只有得到医生的支持和配合，才能达到更有效的治疗效果。同时，患者为年轻女性且没有血管病变，为伤口的恢复和愈合创造了良好的条件。清创配合银离子敷料、定期规律伤口护理，患者糖尿病足伤口 3 个月余愈合。肢体功能保留完好，活动自如。

【重点 / 难点】

1. 患者肢体的神经病变严重，保护性的疼痛和感觉反射缺失而造成对足部损伤的不重视，应该给予相应的专科神经恢复治疗。

2. 急性感染期的清创方式应选择彻底的外科手术清创，开放所有的脓腔，不留死腔。切口要纵行切开，这样不会影响其他的足部腔室的正常结构，同时减少对神经的损伤。之后的清创应选用蚕食方法，最大限度地保护间生态组织，配合自溶性清创和物理清创效果更佳。

3. 糖尿病足的抗菌治疗应遵循以下几个原则：当发现感染时要早期使用广谱抗生素并做培养；深部组织培养和分泌物培养在第一次清创时就要进行；糖尿病患者对炎症反应减低，因此普通细菌也可以导致皮肤的严重干扰与破坏；任何溃疡中检出的革兰阴性细菌都不可以忽略；如果患者发热或有全身症状都要进行血培养；有任何症状都需要对伤口进行仔细检查；微生物很重要，实验室的检查结果可以指导临床用药；严重感染和脓肿形成时外科介入很重要。

4. 糖尿病足患者使用敷料时需要注意如下事项：使用在糖尿病足上的各种敷料只起辅助治疗作用，需要和各种治疗方法联合，不能弃本逐末；需要适当缩短更换敷料的时间，以便及时观察感染情况；糖尿病足患者在深部脓肿形成或感染较重的时候，最需要的是清创和彻底引流，再加上抗菌；在感染控制的情况下，可以适当延长时间，同时，让湿性敷料在伤口上停留一段时间，有利于伤口的生长。

（傅晓瑾）

个案 3 全身抗菌和局部清创运用在 Wagner 3 级糖尿病足患者中的护理

近30年，随着人口老龄化以及居民生活方式的改变，我国糖尿病患病率显著增加。2007 ~ 2008年，中华医学会糖尿病学分会组织了一项全国14个省市的糖尿病流行病学调查，我国成人糖尿病总数达到9240万，我国有可能已成为世界上糖尿病患患者数最多的国家。由于糖尿病发病常不具备典型症状，我国约有3/4的糖尿病患者未能得到及时诊断，新诊断患者常已存在各种并发症。糖尿病足是由于糖尿病血管病变和（或）神经病变和感染三者相互作用，所引起糖尿病患者足部或下肢组织破坏的一种病变，是2型糖尿病慢性并发症之一。由于大部分患者的病情较为复杂且难于治疗，因此伤口愈合困难，致残率高。糖尿病足在许多国家已成为截肢的首位原因。糖尿病足的防治需要多学科团队的合作，以降低截肢的发生率。目前，临床上治疗糖尿病足的基本原则是控制血糖，治疗全身并发症，增强营养，预防感染，避免足部受压，改善肢体的血液循环几个方面。新型敷料用于糖尿病足的处理过程中，起到了满意的效果。

【患者资料】

患者，何先生，43 岁，主诉“外伤致右足部感染，截除右足拇指及第二趾术后 10 天余，足部伤口愈合不良”，至造口门诊就诊。患者 5 年前因口干、多饮、多尿，被诊断为“2 型糖尿病”，因认识不足及经济原因，未行规律治疗与监测。1 年前开始出现下肢麻木感，足部感觉异常。患者在一家玻璃厂工作，因玻璃踩伤后未及时做相关处理，后右足第 1 趾及第 2 趾红肿、破溃、有脓性分泌物流出。于当地医院就诊，X 射线示右足第 1 趾及第 2 趾远节跖骨骨质破坏并软组织肿胀，考虑糖尿病足改变。转介关节外科医生，予截除右足第 1 趾及第 2 趾。术后右足部感染仍未能控制，右足足底破溃，红肿，有脓性分泌物流出（图 6-2-3a），医生建议予截肢处理，患者拒绝手术，至造口门诊就诊。

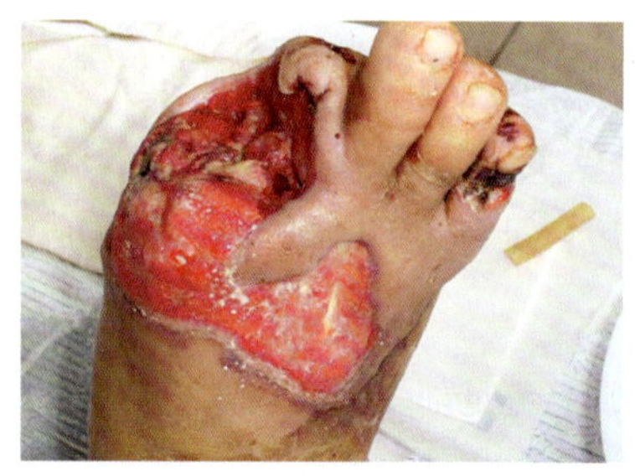
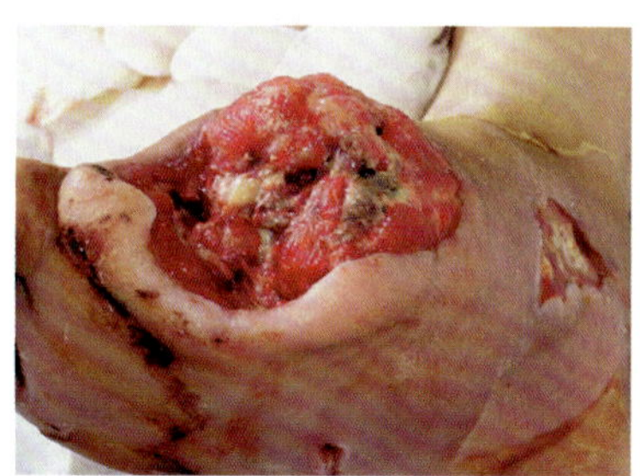

图 6-2-3a　截除第 1 趾、第 2 趾后伤口

【全身评估】

患者身高 175cm，体重 73kg，体温 38.5℃，脉搏 74 次 / 分，呼吸 16 次 / 分，血压 126/75mmHg。食欲正常，营养中等。右侧足背动脉较左侧稍弱。于当地医院予控制血糖、全身抗感染等治疗，具体药物不详。血糖控制不理想，波动于 8.2 ~ 15mmol/L。精神紧张，担心感染无法控制，伤口难以愈合而需截肢，同时也因担心家庭经济问题而焦虑。高中文化，工人，缺乏糖尿病足预防及处理方面的知识。

【局部评估】

患者右足第 1 趾、第 2 趾伤口，Wagner 分级 3 级，足背伤口大小 8cm × 10cm，基底 75% 红色组织，25% 黄色组织，渗液饱和；截趾面伤口大小 4cm × 5cm，基底 75% 红色组织，25% 黄色组织，渗液饱和，可见截趾残端骨头外露；足内侧伤口大小 3cm × 2cm，基底 75% 黄色组织，25% 红色组织，渗液潮湿；足底伤口大小 0.5cm × 0.5cm，有脓性分泌物流出，周围皮肤红肿，足部肿胀。皮温稍高。伤口无疼痛感。

【护理目标】

1. 控制感染，促进伤口的愈合，避免截肢。

2. 掌握糖尿病足防治的相关知识。

3. 减轻焦虑。

【处理过程】

1. 与患者沟通，应在内分泌科医生指导下严格控制血糖，加强营养支持，促进伤口愈合。

2. 足背、截趾端、足内侧伤口，用0.9%氯化钠注射液棉球清洗伤口，保守锐器清创清除部分坏死组织，截趾端外露骨头予水凝胶保护，保持其活性。由于截趾后的伤口易出血，且渗液量较大，选择了藻酸盐敷料填塞及外敷，用以吸收渗液，保持伤口局部湿润，溶解黄色腐肉，促进肉芽生长，同时起到止血作用。外层敷料选择覆盖大棉垫。

3. 足底伤口用0.9%氯化钠注射液冲洗，纱布擦干后予高渗盐敷料填塞，达到消炎、引流、清创作用。外层敷料用无菌纱布覆盖。

4. 患者因个人原因，需返回当地换药。嘱其根据渗液情况，足背及截趾端可隔日换药1次，足底伤口需每天换药1次。无特殊情况下，每隔2个星期返院复诊，观察伤口进展情况。

5. 使用藻酸盐敷料外敷及高渗盐敷料引流6周后，足背、截趾端及足内侧伤口基底100%红色组织，新生肉芽组织质地坚实，开始上皮爬行。予脂质水胶体外敷，保护新生肉芽及上皮，外层敷料选择纱布覆盖。足部肿胀消退，皮温正常，足底继续予高渗盐敷料填塞引流（图6-2-3b）。

6. 使用脂质水胶体敷料外敷及高渗盐引流2周后，足背、截趾端及足内侧伤口已完全愈合（图6-2-3c、图6-2-3d）。

7. 嘱患者注意休息，抬高下肢，减少下床活动，避免足部受压。

8. 每次伤口换药时，向患者报告伤口愈合的进展情况，减轻其焦虑情绪。

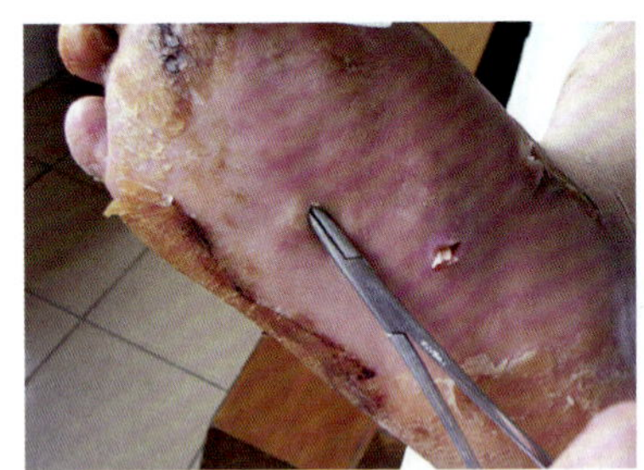
图6-2-3b　高渗盐敷料填塞伤口

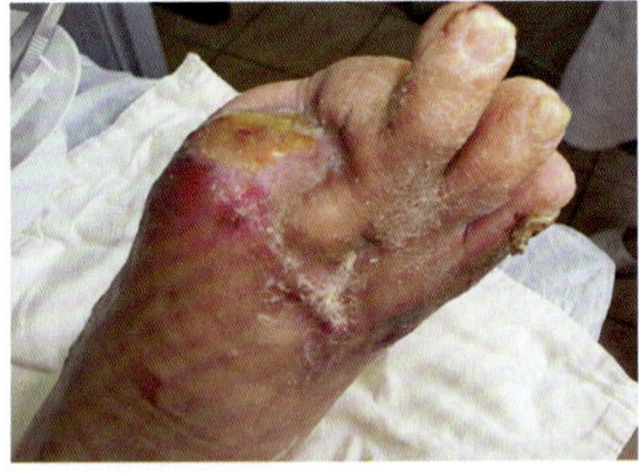
图6-2-3c　第58天足背、截趾端及足内侧伤口愈合

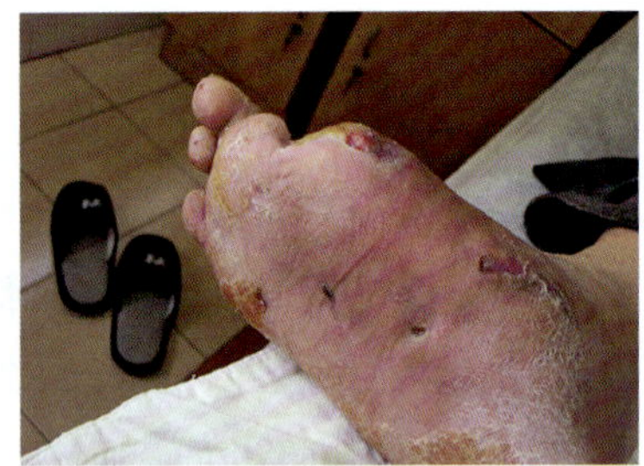
图6-2-3d　第58天足底、截趾端伤口愈合

【健康教育】

1. 强调定期监测、有效控制血糖对伤口愈合的重要性。

2. 强调伤口愈合过程中的营养支持的重要性，加强营养。

3. 解释卧床休息的目的是为了防止足部受压，以防组织缺血影响伤口愈合。

4. 说明当外敷料潮湿时，及时至当地医院更换。

5. 向患者及其家属解释糖尿病足溃疡的发生原因及其影响因素。

6. 向患者解释糖尿病足是“难治可防”的一项并发症，强调预防的重要性。

7. 指导患者预防糖尿病足的复发。指导患者足部自我护理，每日检查；选择合适的鞋袜，圆头、厚软底、透气性好的鞋子，以及棉质袜子；由于感觉减退，还应防止烫伤等。

【结果】

接诊第 58 天，足部肿胀消退，皮温正常，足部伤口已全部愈合。

【难点 / 要点】

1. 患者截趾后的几天，伤口处易出血，换药时动作应轻柔，同时应避免足部受压。

2. 早期截趾端骨头外露，选择水凝胶保护，防止其坏死。

3. 患者因个人原因，无法按时至门诊换药，难于观察伤口进展情况。嘱患者应定期拍照传阅，以了解伤口情况；指导患者一旦发现肿胀严重、疼痛感加重、伤口渗液明显增多、有异味及发热等异常情况，应及时就诊。

4. 因医生曾建议截肢，且患者属家庭经济来源支柱，因而心理压力较大，宜做好患者相应的心理护理，告知其伤口进展与预后情况。同时需向其强调血糖控制及预防糖尿病足复发的重要性。

（邓小红　胡爱玲）

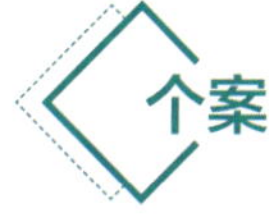

个案 4　真空负压辅助愈合运用在 Wagner 4 级糖尿病足患者中的护理

糖尿病足是指糖尿病患者发生的与下肢远端神经异常和伴有不同程度的周围血管病变相关的足部感染、溃疡和（或）深层组织破坏。糖尿病足溃疡是糖尿病患者临床最常见的下肢并发症之一，也是引起下肢截肢最常见的前驱病变之一，所有糖尿病下肢截肢的患者 85% 是由溃疡引起的。糖尿病足溃疡愈合困难，病程长，这给细菌的入侵提供了门户，如果患者存在着周围神经病变、血管病变、足部畸形、足部异常压力，使溃疡的愈合和治疗愈发困难和复杂化。已有很多研究证明，糖尿病足溃疡的发生是由多种因素交互作用的结果，这也说明糖尿病足溃疡的发生、发展本质绝非单一因素所引起。目前被公认的导致糖尿病足溃疡的危险因素包括两大类，即全身因素和局部因素。

全身因素包括糖尿病控制不良，患者长期高血糖状态可以导致周围神经病变、周围血管病变及足部关节等组织受损，还可以使皮肤变薄，抗张力、压力的能力减低，导致皮肤组织容易受到损害。研究显示，年龄＞ 65 岁、病程＞ 15 年的糖尿病患者患糖尿病足溃疡的机会明显增加，另外包括一些其他的因素，如合并其他疾病、护理知识缺乏、独居、依从性差等。

局部危险因素：①周围神经病变，包括感觉神经病变、运动神经病变、自主神经病变。根据多项前瞻性多中心研究结果表明，感觉神经病变在糖尿病足溃疡发生的最常见原因中列第一位。45% ~ 60% 的糖尿病足溃疡是单纯神经病变，约 45% 的溃疡同时兼有缺血和神经病变两种因素，称为神经缺血性溃疡。当周围感觉神经病变时，由于患者对来自外部的刺激或损伤（烫伤、冻伤、鞋源性损伤、锐性刺伤及钝性损伤）不能感知或对外伤无法察觉。运动神经病变可引起下肢胫部肌群和足部肌群萎缩及运动肌群协调功能发生异常，导致足部畸形，如下垂足、马蹄足、爪样趾、锤状趾等。自主神经病变造成无汗，因而出现干燥、裂纹、皲裂，另一方面造成足部组织动静脉分流及毛细血管温度调节障碍，破坏了正常毛细血管的血供和对感染的反应。②外周血管病变，糖尿病患者外周血管病变不是直接引起溃疡的重要原因，但由于动脉功能不全或下肢缺血可导致溃疡迁延不愈，使截肢风险增高。③足部结构的改变，长期的糖尿病状态对足部组织的胶原糖基化作用，造成足部关节囊结构和韧带僵硬、关节活动受限，这些也被认为是导致糖尿病足溃疡的潜在风险之一。这些改变叠加的效果是增加了行走中足底的压力，促进和导致了溃疡的发生。

总之，糖尿病足溃疡的危险因素是多样的，糖尿病足溃疡的发生受到多种因素的相互影响、促进而形成。许多研究证明，鞋源性创伤与保护性感觉缺失和伴随的足部畸形共同作用，是导致糖尿病患者发生足部溃疡的首要事件。

糖尿病足的病因复杂多样，治疗护理需要多学科协作，共同制定治疗方案，包括血糖控制，消除足底压力，治疗感染，改善周围血液循环，手术治疗，溃疡伤口的处置，改善营养。应该由内分泌科、足踝外科、整形外科、放射科、营养科等医生共同合作，还需要伤口治疗室或足病师，健康教育护士参与。

【患者资料】

患者肖先生，男性，57 岁，主诉“视物模糊，四肢麻木 3 年余，右足溃疡并 2、3 趾坏疽 2 个月”入院。患者诊断 2 型糖尿病 3 年余，未规律服药治疗，血糖控制欠佳，2 个月余前自行处理右足底前端的胼胝后皮肤受损，伤口逐渐溃烂并蔓延至第 2、3 趾及足背，近 10 天发热最高达 38.5℃，当地医院治疗予局部换药、消炎、控制血糖等处理，无好转收入院。入院诊断为 1、2 型糖尿病，糖尿病足（Wanger 4 级），糖尿病外周血管病变，糖尿病周围神经病变，糖尿病肾病，慢性肾衰竭（CKD，4 期），原发性高血压（3 级，很高危）。

【全身评估】

患者坐轮椅被推送入院，精神疲倦，慢性病容，面色灰暗。无“三多一少”症状，视物模糊。入院检查血糖 11.2mmol/L，血红蛋白 62g/L，白蛋白 21.2g/L，血肌酐 376 μmol/L，白细胞计数 19×10^9/L，中性粒细胞 86.7%，C- 反应蛋白 55.42mg/L。有高血压病史 3 年余，间中服药治疗。患者身高 171cm，体重 70kg，体质指数 23.9kg/m^2。无烟酒嗜好，小学文化，农民，缺乏糖尿病自我管理知识及糖尿病足的护理知识。家庭成员关系良好，经济状况一般，心理状况平稳，但担心截肢。入院查体：体温 37.0℃，脉搏 87 次 / 分，呼吸 20 次 / 分，血压 140/75mmHg。

【局部评估】

患者右足暗红色，皮温升高，33.0℃；左足轻度水肿；双侧足背动脉搏动减弱。右足背 3 趾背面溃疡约 4cm × 3cm，溃疡 12 点方向探及潜行 5cm，100% 黄白色坏死组织，中量脓性渗液，轻微恶臭；右足底前端近 3 趾 1cm × 1cm × 1cm 溃疡，可探及骨面，周围皮肤胼胝形成；少量脓性渗液；3 趾湿性坏疽。足部皮肤张力大（图 6-2-4a、图 6-2-4b）。创面分泌物培养示消化链球菌，无真菌、厌氧菌感染。右足 X 射线正斜位片示第 3 趾骨骨质破坏，右足各趾骨及跖骨头骨质疏松改变。10g 尼龙丝试验：左 9/10，右 7/9（缺如）；震动感觉阈值（VPT）：左 8.8V，右 6.5V（正常）；温度觉：消失。提示患者有外周感觉神经病变。ABI 指数：左足 1.13，右足 0.97；血管彩超提示双下肢动脉硬化、狭窄，最大狭窄达 50%。下肢动脉缺血，外周血管病变，右下肢为重。

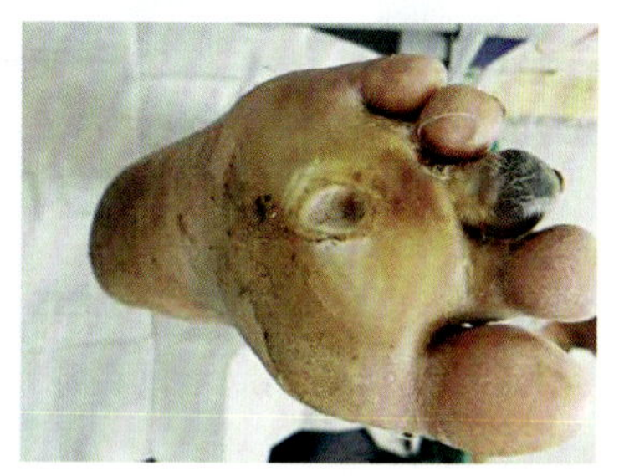

图 6-2-4a　入院当天右足底

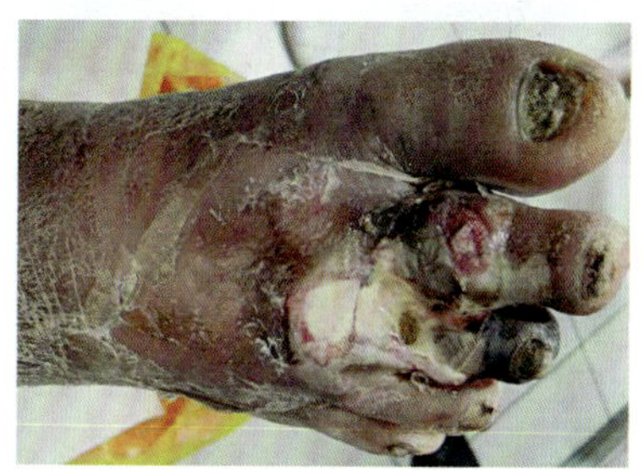

图 6-2-4b　入院当天右足背

【护理目标】

1. 促进溃疡愈合，减少（降低）截肢平面。
2. 及早康复训练。
3. 明白糖尿病足的高危因素，掌握自我管理知识。
4. 心理支持。
5. 患者掌握糖尿病自我管理及糖尿病足预防知识。

【处理过程】

1. 嘱患者卧床，制动，避免患肢负重；抬高患肢 30°～40°（一般垫一个枕头的高度），利于下肢血液回流，减轻水肿。全身用药，控制血糖，控制感染。

2. 切开扩大足背溃疡面，清创，填塞亲水性纤维银，局部抗感染，充分引流，降低足部张力。沿溃疡潜行方向切开（图 6-2-4c），剪除已经腐烂分解组织至出血为止。创面填塞亲水性纤维银，局部抗感染，充分引流。

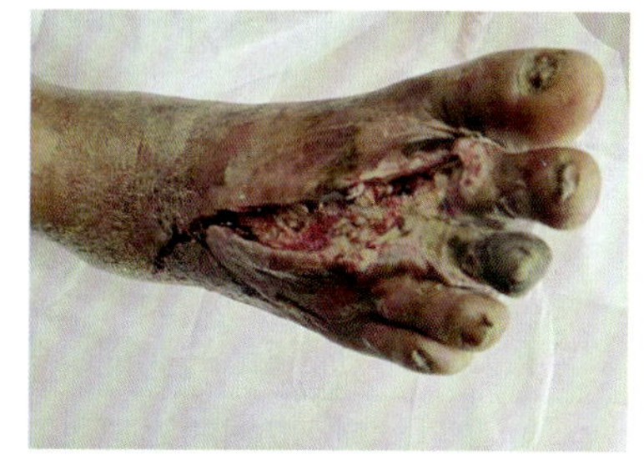

图 6-2-4c　入院第二天足背创面潜行切开

3. 联系足踝外科会诊，会诊目的：截除右足坏疽的 3 足趾，彻底清创。送手术室局部麻醉下行右足糖尿病足溃疡清创，右足 3 趾截趾术（图 6-2-4d）。

4. 术后用智能局部负压治疗，使用国产真空负压专用泡沫，接智能负压治疗仪（图 6-2-4e）。工作模式为工作 5 分钟，间歇 2 分钟（实验证明间歇模式能增加局部的血流，效果更好）。压力选择 -130~-80mmHg（-13.3~-10.7kPa），糖尿病足溃疡属于较差创面，该患者选择从 -80mmHg（-10.7kPa）开始，逐渐调节到 -100mmHg（-13.3kPa）。每周更换智能局部负压治疗泡沫敷料，每次更换时继续对创面进行清创，使用智能局部负压治疗 4 周（图 6-2-4f、图 6-2-4g）。

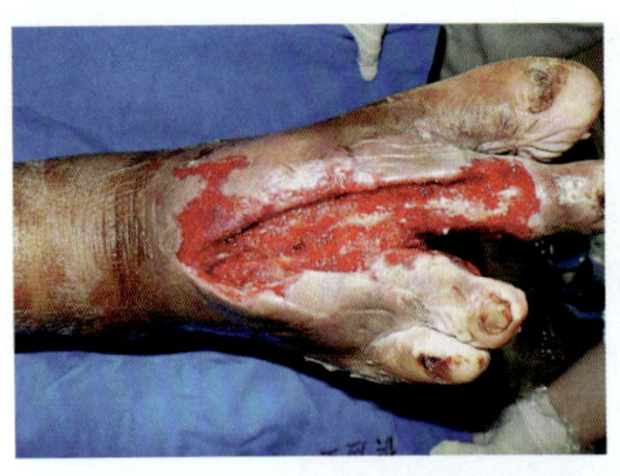
图 6-2-4d　截趾清创术后负压吸引治疗 1 周

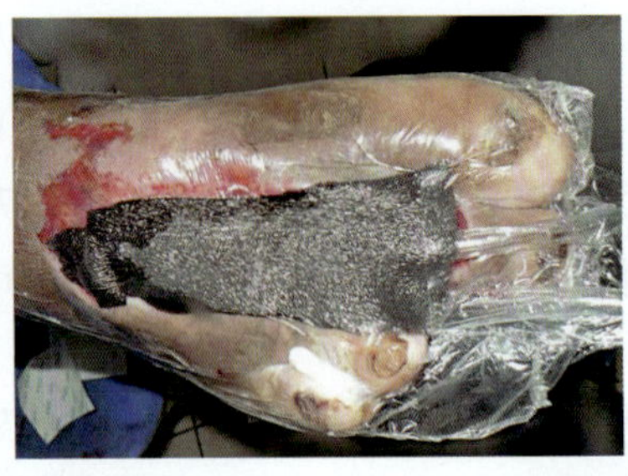
图 6-2-4e　右足创面第 2 次智能负压治疗

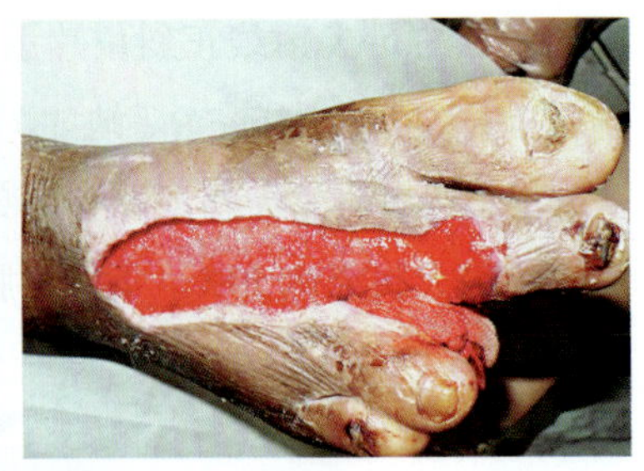
图 6-2-4f　智能负压治疗 4 周后右足背

5. 营养科制定糖尿病饮食 + 优质蛋白饮食，护肾治疗。对症支持治疗包括白蛋白、重组人促红素注射液。第 2 周起，床上足部功能锻炼，屈伸，旋转等动作，第 4 周起借助糖尿病足前足减压支具下床活动。

6. 出院门诊换药，2 次 / 周，使用亲水性纤维，等肉芽接近皮肤与平齐时，改用泡沫敷料，至创面愈合（图 6-2-4h、图 6-2-4i）。测足底压力，根据数据制定个性化鞋垫，预防溃疡复发。列为高危足，每 3 个月随诊，检查足部情况，及时发现问题，随机宣教。

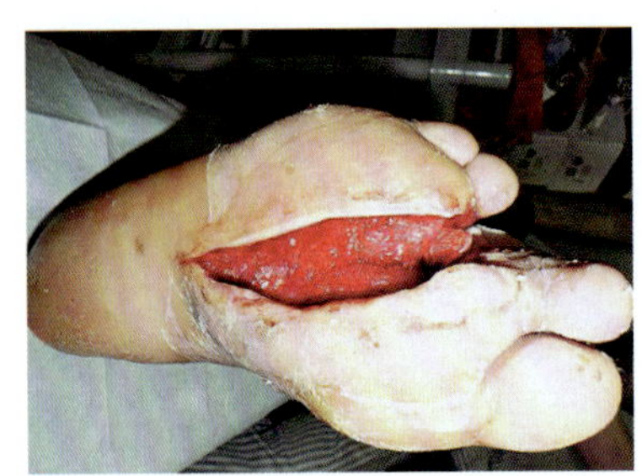
图 6-2-4g　智能负压治疗 4 周后右足底

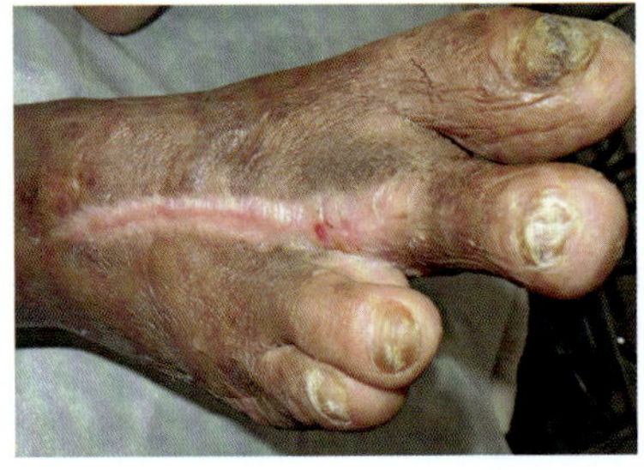
图 6-2-4h　右足背溃疡愈合

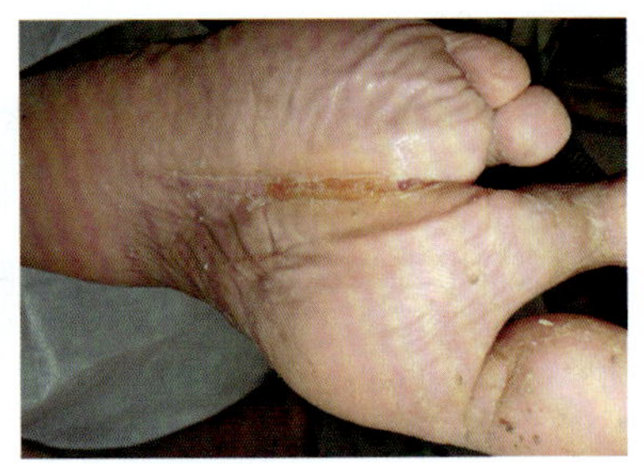
图 6-2-4i　右足底愈合

【健康教育】

1. 解释糖尿病足的病因、发展及患者的配合对治疗效果的影响。

2. 解释溃疡清创的重要性，详细讲解溃疡愈合的过程。

3. 解释创面智能局部负压治疗的原理，教会患者负压治疗仪的压力范围、管道的连接，发现问题及时报告医护人员。

4. 安抚患者，指出糖尿病足溃疡是可保肢的，介绍成功个案，增强患者的信心。

5. 指导饮食，制定营养处方，保证每日摄入足够的蛋白质。

6. 指导患者足部的康复锻炼，教会糖尿病足支具的使用。

7. 严格控制血糖，营养处方外加餐必须报告医生，以调整降糖方案。

8. 教会患者血糖、血压控制的理想范围，指导患者对病情的观察。

9. 出院宣教包括坚持长期用药，监测病情；应约门诊换药，足部功能锻炼，保持足部卫生。

【结果】

患者右足3趾截趾，住院后第102天溃疡愈合。出院后根据测定足底压数据，定制个性化鞋垫，可以正常活动。共住院30天，使用智能局部负压治疗4周。溃疡愈合至今1年余未再发糖尿病足溃疡。

【重点/难点】

1. 糖尿病足Wangner 4级，需要截肢，降低截肢平面（截趾）有创面不愈合再次截肢的风险。
2. 局部重度感染。
3. 糖尿病合并多个并发症，严重影响溃疡愈合。
4. 贫血，血红蛋白62g/L，低蛋白血症，白蛋白21.2g/L，患者严重营养不良。
5. 重点是彻底清创，控制感染，改善局部血供，加强营养。

（麦梨芳）

个案5　全身抗菌和局部引流运用在Wagner 4级糖尿病足感染患者中的护理

糖尿病足是导致糖尿病患者致残、致死的严重并发症之一，治疗困难，且造成的社会负担和经济负担沉重。但是糖尿病是可防可治的，尽早地科学治疗可取得良好的效果。在1991～2011年，美国的糖尿病患者截肢率降低了50%。我国多中心调查证实，我国三甲医院的非创伤性截肢患者中，2004年住院糖尿病足溃疡患者的总截肢率为5.9%，2012年则下降到2.3%，而且这是在2012年住院糖尿病足患者病情较2004年的患者更为严重的基础上达到的。充分证明糖尿病足是一种可防可治的慢性并发症。

目前临床上主要是根据病情的严重程度进行分级，最常用的分级分期方法有Wagner分级。按原因，可将糖尿病足分为神经性、缺血性和混合性，其危险因素包括神经病变、血管病变、感染以及其他外因，如机械性损伤、热烫伤、冻伤、职业伤、吸烟等。下肢动脉硬化性闭塞症是动脉粥样硬化累及下肢动脉导致动脉狭窄或闭塞，而引起肢体缺血症状的慢性疾病，是全身动脉硬化性疾病在下肢的表现。下肢动脉硬化闭塞症与高血脂、高血压、糖尿病和吸烟等危险因素密切相关，60%～80%的下肢动脉动脉硬化闭塞症患者至少有一支冠状动脉病变。糖尿病并发的大血管及微血管病变严重影响组织的血液循环，最终使局部组织缺血、坏疽。

【患者资料】

患者孔女士，64岁，2型糖尿病30余年，平常空腹血糖7.0mmol/L左右。5年前行冠状动脉造影术，诊断为陈旧性非ST段抬高性心肌梗死、高血压3级（极高危），并伴有陈旧性脑梗死、脑梗死后遗症等基础疾病。精神差，肾功能较差，躯体活动障碍，意识清楚，全身感染症状严重，高热，呼吸不畅，腿部红肿至膝，到换药门诊就诊。

【全身评估】

患者精神较差，全身感染症状严重，高热，呼吸不畅；白细胞计数 13.98×10^9/L，白蛋白 31.5g/L，血红蛋白 92g/L，纤维蛋白原定量 6.130g/L，D- 二聚体 600ng/ml，纤维蛋白降解产物 6.74 μg/ml，血糖 9.01mmol/L，身高 158cm，体重 68kg。卧床不能行走，智力减退，不能回答问题。

【局部评估】

患者右足至膝关节红肿，双足足背动脉未触及搏动。右足底有一 7cm × 5cm 溃疡，创面灰黑色，渗出液多恶臭，能见到双足背毛发，皮肤弹性尚可，皮肤温度冷。

【护理目标】

1. 患者足部感染部位充分引流，减轻全身感染中毒症状。
2. 局部彻底引流，促进局部肿胀消退，保全肢体。
3. 局部炎症控制，促进伤口愈合。
4. 尽可能保护肌腱及骨骼，保全患足的功能
5. 告知家属配合控制血糖及坚持换药处置的重要性。

【处理过程】

1. 患足 Wagner 分级 4 级，行右足底坏死组织清创，有 10cm × 7cm 的创面，灰黑色，渗出多，恶臭。右足底足背做多个小切口对口切开引流，患者感觉差，未使用麻药，足背 2 个切口，足底 5 个切口，分别贯穿，患足红肿至膝关节（图 6-2-5a）。

2. 用脂质水胶体对口引流，并用碘伏填充以止血和抗炎。棉垫加厚适度加压包扎，24 小时后换药，出血随诊。（图 6-2-5b）

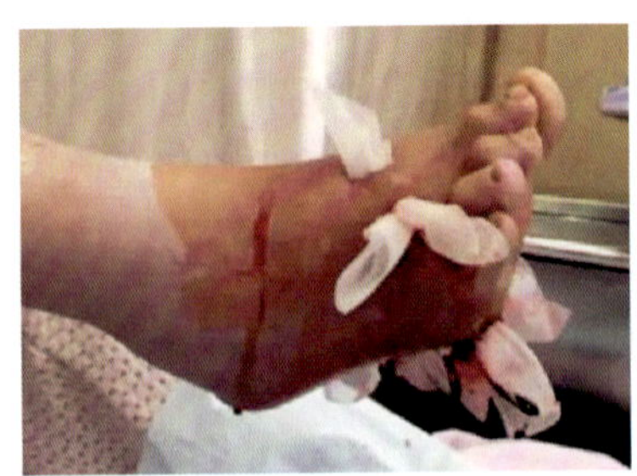

图 6-2-5a　打开脓腔间隔

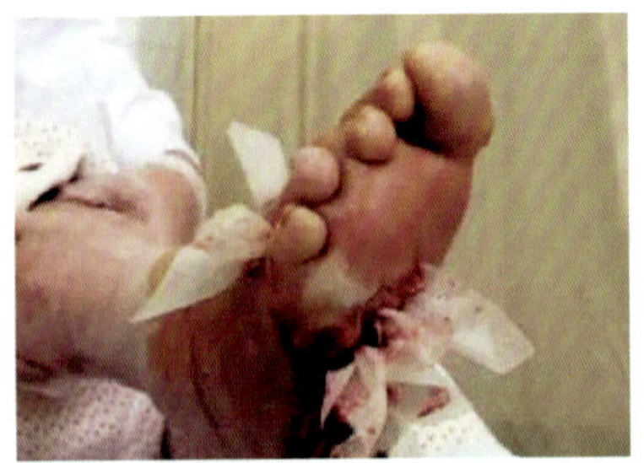

图 6-2-5b　对口引流

3. 术后第 1 天打开外层敷料，先用 0.9% 氯化钠注射液冲洗后擦干，用脂质水胶体银对穿引流，并注入水凝胶，水凝胶溶解坏死组织，保护骨膜肌腱，每个伤口填充亲水纤维敷料银吸收大量渗液，同时支撑外口，防止外口缩小引流不畅。每周换药 2 次，同时使用全身抗生素 2 周。

4. 4 周后炎症控制，撤除对口引流（图 6-2-5c），右足足背两个伤口 3cm × 1cm × 6cm，基底 75% 红色组织，25% 黄色组织；右足足底外侧 1 个伤口 12cm × 7cm × 8cm，75% 黑色组织，25% 红色组织，

另1个4cm×1cm×6cm，基底75%黑色组织，25%黄色组织，还有3个切口均为3cm×1cm×6cm，基底为75%红色组织、25%黄色组织。在外口打水凝胶，使用亲水纤维银及泡沫敷料，改为每周换药1次。清创术后2个月，右足底关节囊外露，用咬骨钳去除，继续使用上述换药方法，直至愈合，5个月后伤口完全愈合（图6-2-5d）。

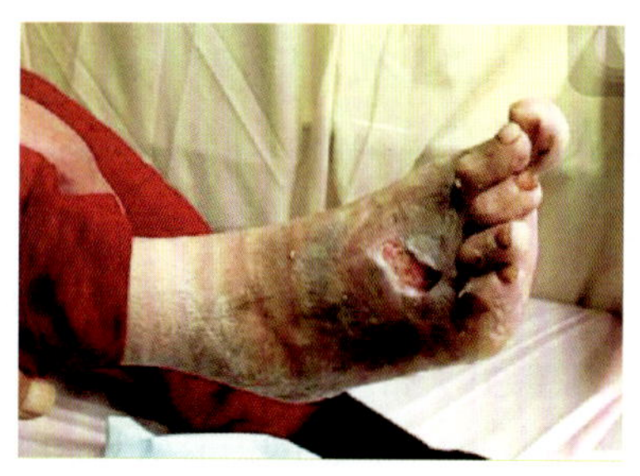

图6-2-5c　4周后炎症控制

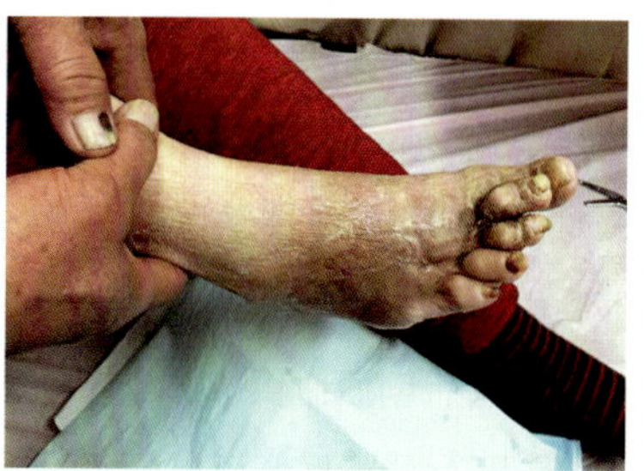

图6-2-5d　5个月愈合

【健康教育】

1. 遵医嘱坚持每天服用血管活性药及降糖药物，告知药物作用及注意事项。
2. 定时监测血糖，控制饮食。
3. 在控制血糖基础上，加强营养，促进伤口愈合。
4. 定期复查凝血功能，积极治疗原发病，控制血压、血脂、血糖。定期门诊复查。
5. 心理护理，缓解患者家属负性情绪。

【难点／要点】

1. 糖尿病足部感染需要尽早引流，打开所用的脓腔间隔，做多个小切口对口引流，首先局部切开减张，减轻患者的感染中毒症状，保全生命；其次局部减张保全患足，保护肌腱及骨质，防止其坏死，尽可能保全足部的外观及功能。随时评估患者的全身及局部，调整全身的治疗及局部选择适合的护理手段，恰当地调整敷料的使用。
2. 伤口治疗要与高血压、冠心病、糖尿病等全身疾病治疗相结合。
3. 患者家属需要积极配合，给予患者支持，增强患者康复信心。

（王　威　原静民）

个案6　全身抗菌和局部保湿敷料运用在糖尿病足截肢术后创面患者中的护理

糖尿病足是糖尿病患者因神经病变而失去感觉或因下肢缺血合并感染的足。其主要临床表现为足溃疡与坏疽，是糖尿病患者尤其是老年糖尿病患者最痛苦的一种慢性并发症，也是患者致残主要原因之一。我国住院糖尿病患者的患病率为1.6%～6.4%。近年来，糖尿病病足溃疡和足坏疽的患者正在增加。

【患者资料】

患者陈女士，84 岁，主诉“发现血糖增高 14 余年，右足溃疡 6 个月余”入院。有糖尿病病史 14 年，一直无正规治疗，血糖不稳定，无吸烟病史，文盲，农民。入院时双下肢皮温冷，以右下肢为甚、右足背动脉无法触及，左足背动脉可及较弱，右足背肿胀瘀紫、第 2 ~ 4 趾根部至足底前 1/3 皮肤溃烂，有脓性分泌物流出。Wagner 分级 5 级、疼痛评分 10 分。患者有静息痛，ABI 0.6。入院后行 CT 检查示：双侧下肢动脉粥样硬化，局部管壁多发钙化斑及节段性狭窄、闭塞，侧支血管形成。于 6 年前在手术室全麻下行右髂动脉穿刺造影术、球囊扩张术、支架置入术、股总动脉内膜剥脱术 + 股深动脉成形术、右足清创术。术后患者感觉疼痛减轻，疼痛评分 4 分，双下肢皮温暖，足背动脉可触及，右足背肿胀消退呈红色。右足清创后创面血供好，给予碘仿纱填，术后 20 天带线出院。4 天后患者再度因“下肢疼痛加重、在当地医院行截趾后伤口愈合不良”轮椅入院。入院后 2 天由伤口治疗师负责处理伤口。

【全身评估】

患者入院时，疼痛评分 6 分（数字等级评定量表法），双下肢皮肤较凉，足背动脉可触及，ABI 0.8，情绪焦虑，担心需截肢。入院检查白细胞计数 16.85×10^9/L；血红蛋白 89g/L；血细胞比容 27.9%；白蛋白 28.02g/L；血糖 8.86mmol/L；钾离子 2.92mmol/L；钙离子 2.07mmol/L，无发热，身高 158cm，体重 60kg。复查 CT：右髂动脉支架固定良好、无移位、无堵塞，部分侧支血管形成。全身应用抗生素治疗。

【局部评估】

患者右足清创后缝合创面皮肤，内侧 1/3 皮肤呈缺血状变灰白色，外侧 1/3 缝合处皮肤张力较大裂开。予拆除缝线后见部分肌腱、骨面暴露，基底 25% 黑色组织，25% 红色组织，50% 黄色组织，大小 6cm × 10cm，伤口周边皮肤红肿（图 6-2-6a）。

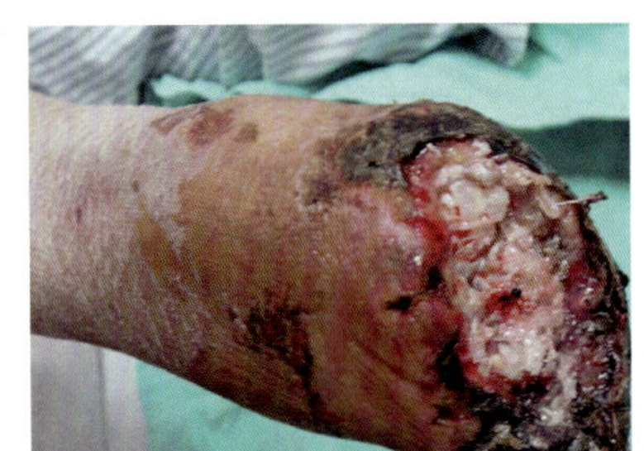

图 6-2-6a　初诊时患者伤口情况

【护理目标】

1. 促进创面的愈合。
2. 明白控制好血糖对治疗的重要性。
3. 心理支持。

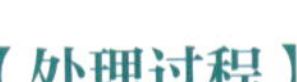

【处理过程】

1. 0.9% 氯化钠注射液清洗伤口，剪除松动黑色坏死组织，用碘仿纱覆盖伤口，每天换药，3 天后伤口周围皮肤红肿消退。涂上清创胶，盖上凡士林纱，外敷纱块，每天更换，并观察创面变化。

2. 1 周后创面红色、黄白色组织予藻酸盐敷料外敷，黑色组织继续予清创胶 + 凡士林纱外敷，棉垫外包扎。根据渗液情况，2 ~ 3 天更换敷料（图 6-2-6b）。

3. 2 个月后创面基底 75% 红色组织，25% 黄白色组织，渗液中等、无臭，周边皮肤无红肿。创面予 0.9% 氯化钠注射液清洗，抹干，藻酸盐敷料外敷，协助清创及促进肉芽组织生长，可根据渗液情况 3 ～ 4 天更换敷料。

4. 3 个月后创面基底 100% 红色组织，渗液中等、无臭，周边上皮开始移行，伤口周围无红肿。创面予 0.9% 氯化钠注射液清洗，抹干后予泡沫敷料加压包扎，每 5 ～ 7 天更换一次敷料。

5. 4 个月后伤口明显缩小，大小为 4cm × 5cm，周边上皮移行迅速，部分已融合，把创面分为三处，基底 75% 红色组织，25% 黄白色组织，渗液量少。创面予 0.9% 氯化钠注射液清洗，抹干后予藻酸盐敷料，每 4 ～ 5 天更换 1 次敷料（图 6-2-6c）。

6. 6 个月后创面完全愈合（图 6-2-6d）。

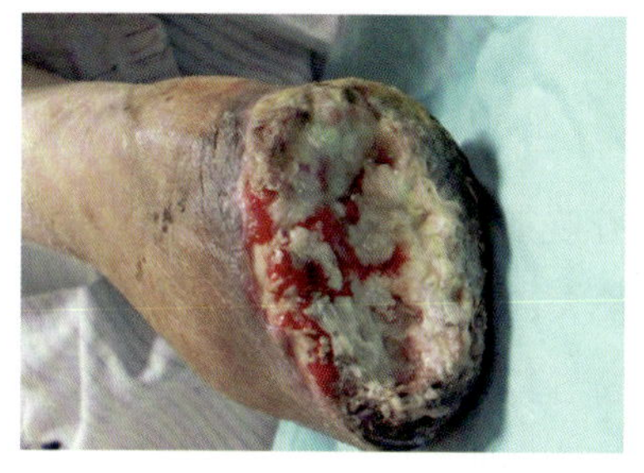

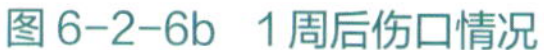

图 6-2-6b　1 周后伤口情况

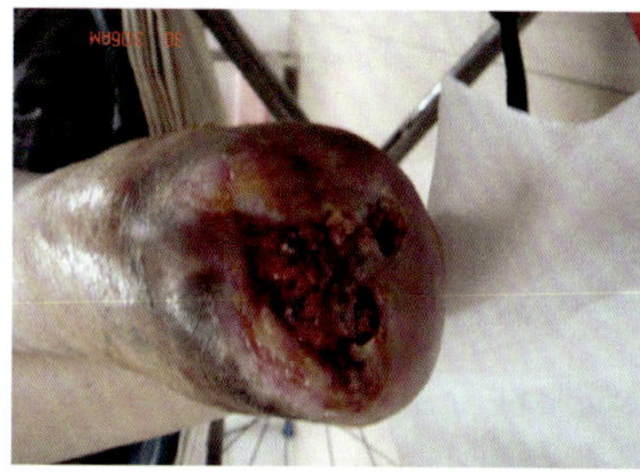

图 6-2-6c　4 个月伤口情况

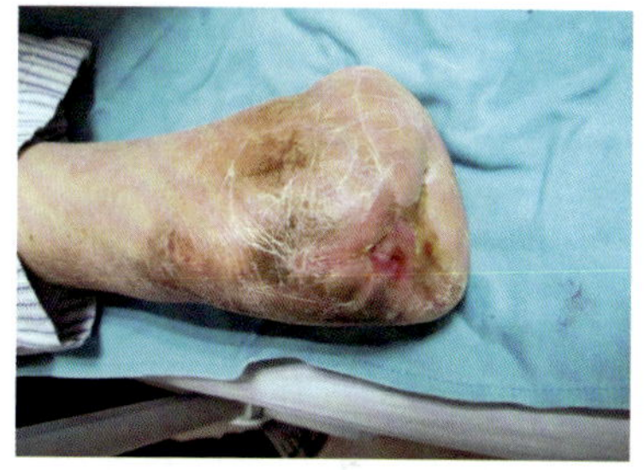

图 6-2-6d　6 个月后伤口愈合

【健康教育】

1. 提醒患者每天坚持按时口服抗凝药、降脂药，出院后定时回医院静脉滴注疏通血管药物，对防止血管再堵塞，影响伤口血供的重要性。

2. 强调定时检测血糖变化，控制好血糖对促进伤口愈合起至关重要的作用。

3. 加强营养支持，向患者及家属讲明伤口愈合是一个较慢长的过程，需要有耐心；每次换药均及时向患者及家属汇报伤口进展。

4. 鼓励患者下地活动，或在床上做肢体活动。

【结果】

患者血糖升高 14 年，右足截趾后伤口愈合不良而入院。入院后全身应用抗生素，伤口局部碘仿纱处理 3 天，配合局部保守锐性清创和自溶性清创，清除松动的坏死组织，促进肉芽生长，经过 6 个月，伤口完全愈合。治疗期间有配合应用疏通血管的药物及糖尿病的监控、治疗。

【重点 / 难点】

1. 患肢换药时，清创不宜操之过急，需等界限清楚才予清创，创面每个时间坏死组织和健康组织都不一样，要及时评估及时更换敷料。

2. 患肢需注意保暖，加强主动运动，促进血液循环。

3. 伤口换药是一个漫长的过程，需得到患者及家属长时间很好地配合。

4. 治疗开始阶段需要止痛药，炎症控制后疼痛缓解。

（刘金玲）

第七章　肿瘤伤口患者的护理

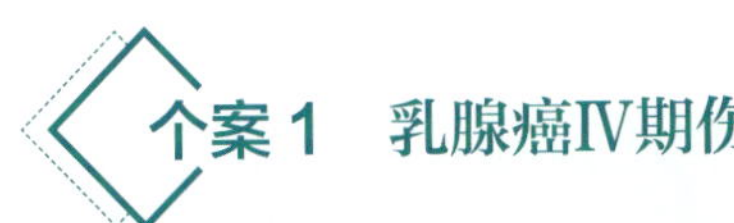

个案 1　乳腺癌Ⅳ期伤口患者的护理

晚期乳腺癌的治疗方案需综合患者的具体情况而决定，化疗是治疗晚期乳腺癌的主要方法之一，目的是使肿瘤生长缓解，提高生存质量。乳腺癌发展到晚期，肿块长大，可使皮肤隆起，或发生破溃，溃烂面常常有大量的坏死组织及血性分泌物渗出，同时，乳腺癌与其他恶性肿瘤一样，可以出现全身转移，并出现转移部位的相应症状。控制肿瘤伤口渗血、渗液是晚期乳腺癌患者肿瘤伤口的主要护理目标之一，目的是避免伤口感染、变得恶臭，防止伤口周围皮肤浸渍，提高患者舒适度，提高患者的生活质量。当肿瘤伤口渗液 <50ml/24h，可用吸收渗液敷料控制伤口渗液；当肿瘤伤口渗液 >50ml/24h，可用造口袋或伤口引流袋收集伤口渗液，避免湿透患者的衣物、被褥，保证患者的生活质量。

【患者资料】

患者孔女士，78 岁，中学文化程度，自己发现左乳房肿物 2 年，近半年用中草药湿敷，效果差，近 2 个月肿物迅速增大。入院前 4 天肿物溃烂，有血性渗液，入院就诊。CT 结合活检，诊断为左乳腺癌 CT_4NxMx，2 型糖尿病，左乳房肿物占据整个左乳房，CT 显示肿物 68mm × 112mm。

【全身评估】

接诊时患者白细胞计数 $24.3 \times 10^9/L$，中性粒细胞计数 $20.2 \times 10^9/L$，血红蛋白 94.6g/L。患者自称不知患有糖尿病，这次入院检查空腹血糖 12.8mmol/L，尿糖 ++++，白蛋白 34.4g/L，体温正常，身高 152cm，体重 57kg。用胰岛素调整血糖，进行全身抗感染治疗，准备感染控制后用紫杉醇注射液化疗。患者对疾病表现为无奈，冷静配合治疗，家庭经济好，有 4 个儿子，轮流陪伴住院治疗。

【局部评估】

患者左乳房肿物占据整个左乳房，乳头内陷，左乳房皮肤比较暗淡，左外下象限区皮肤溃烂，大小 2.5cm × 3.2cm，流出血性液，无脓液，每小时需要更换大棉垫 1 次，每次用 2 块大棉垫，24 小时渗液约 1000ml，味腥。从破溃皮肤处深入肿瘤伤口洞内，有深 9cm 窦道，可见洞内 25% 黄色腐肉组织，其余显示棕红色组织。伤口周围皮肤浸渍 0.2 ～ 1.5cm（图 7-1-1a），伤口疼痛，疼痛评分 4 分（数字等级评定量表法），不用服镇痛药能入睡。

【护理目标】

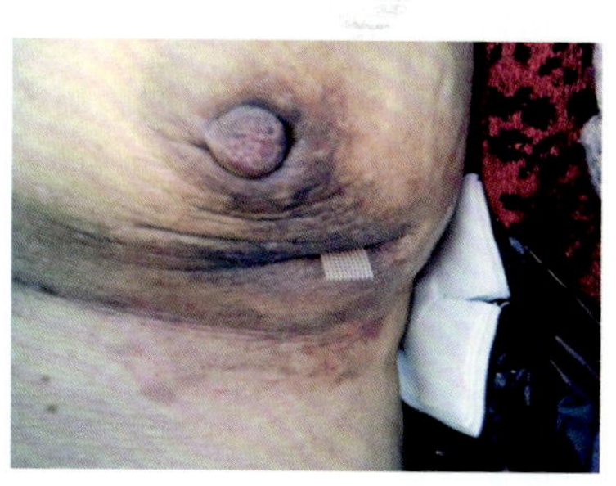
图 7-1-1a　乳腺左外下区肿瘤溃烂伤口

1. 收集伤口渗液，保护周围皮肤。
2. 保持伤口清洁，控制伤口感染，避免伤口出血。
3. 患者及家属对肿瘤知识有一定了解。

【处理过程】

1. 清洁伤口　每次换药用 0.9% 氯化钠注射液棉球轻柔地清洗肿瘤伤口周围皮肤，抹干。肿瘤伤口内轻柔清洗，剪除疏松的、完全坏死的腐肉，不冲洗，以防引起出血感染。

2. 引流渗液　剪裁适当大小的磺胺嘧啶银脂质水胶体敷料填充深部窦道，引流伤口液体，敷料露出在伤口外约 1cm。磺胺嘧啶银脂质水胶体敷料含有银离子缓慢释放，有杀菌作用；磺胺嘧啶银脂质水胶体敷料有网格、顺滑，有引流作用，且剪裁后无碎屑，能整体取出，不会造成敷料残留。

3. 造口袋收集渗液　选用一件式泌尿造口袋，将底盘中央孔径剪裁，大小比伤口口径大 2mm，撕去底盘纸，将造口袋粘贴在左乳房溃烂伤口上。泌尿造口袋接床边一次性尿袋，避免渗液太多排放不及时而引起造口袋渗漏。记录伤口渗液量，第一个 24 小时收集到伤口棕红色渗液 570ml 腥臭味，造口底盘没有发生渗漏。处理过程操作轻柔，通过言语分散患者注意力，以减轻疼痛。

4. 此后第 1 周 3 ~ 5 天换药 1 次，更换造口袋和磺胺嘧啶银脂质水胶体引流条。每天收集到伤口渗液 470ml 左右，继续使用造口袋收集伤口渗液，孔女士没有发热现象，清洗肿瘤伤口后，继续剪去非常疏松的黄色腐肉，以免感染。但不随意剪去粘连紧实的黄色腐肉，避免出血，因肿瘤伤口血运丰富容易引起出血可能。以后 5 天更换造口袋 1 次。

5. 接诊 1 周后开始化疗。

6. 第 3 次更换造口袋时，患者无发热，血常规显示白细胞正常，伤口渗液为血性，用脂质水胶体代替磺胺嘧啶银脂质水胶体敷料填塞伤口引流，继续用泌尿造口袋收集伤口渗液，24 小时伤口渗液 200ml 伤口臭味变轻。

7. 化疗第 2 疗程改用紫杉醇 + 卡铂，4 个疗程后肿瘤缩小，但是肿瘤仍然破溃有渗液，后来改用紫杉醇 + 表柔吡星化疗，2 个疗程后肿瘤缩小，仍有溃烂渗液，肿瘤溃烂外口变形、变宽，产生皱褶，仍然用脂质水胶体引流，用一件式造口袋收集渗液，此后还是每 5 天更换造口袋 1 次，每天收集渗液 60ml 左右，棕红色血性，腥味，无脓液。患者不觉疼痛，能入睡，血常规显示白细胞正常。

8. 近 2 个疗程用佛维司群肌内注射，CT 示肿瘤变小，是 51mm × 97mm，肿瘤伤口渗液少，不用造口袋收集渗液，每天覆盖 5 块中方纱，纱布少量湿润。

【健康教育】

1. 对患者及家属解释化疗药物控制肿物生长，伤口护理的目的是收集伤口渗液，减少伤口敷料更换频率，保持伤口的清洁，保护伤口周围皮肤。

2. 解释各种伤口护理用品使用的目的和意义，如用磺胺嘧啶银脂质水胶体敷料抗菌、引流，防止伤口内积液、控制感染。用泌尿造口袋收集伤口液体，避免伤口渗液渗漏到皮肤、衣服及床被等处，也避免因换药次数多，而影响患者休息，同时方便记录渗液量。

3. 详细解释糖尿病是慢性疾病，除了用药物控制外，还需要饮食、运动配合和足部预防护理。

4. 患者出院回家后，如果遇到身体发热、伤口疼痛加重、渗液增加、臭味加重时，除去造口袋，需要及时就诊。

5. 示范、指导患者及家属出院后伤口自行护理技巧。每个疗程结束后患者回家休息，由家属帮助更换造口袋，住院期间家属参与造口袋粘贴过程，出院前交代注意事项及护理技巧：换袋前后要洗手；每次换药用清水洗干净肿瘤伤口周围皮肤，方纱轻轻拭干皮肤；剪裁造口袋的中央口径要比溃烂口大约2mm，然后稍绷紧伤口，周边皮肤贴上造口袋，贴上后轻轻按压造口袋底盘粘胶约5分钟。指导患者可以佩戴造口袋洗澡，注意避免大力碰撞肿瘤伤口以免引起伤口出血。如果有发热现象，暂时除去造口袋。

6. 化疗期间，抵抗力差，避免去人多的地方，可以在人流少的地方散步。定时复查血常规等检查。患者食欲一般，避免吃油腻、煎炸等难消化食物及腌制品等不新鲜食物，患者表示理解。

7. 准备止血用云南白药粉或藻酸盐敷料，万一出血时使用，并准备黑色棉布按压止血，以减轻心理压力。

【结果】

患者每周化疗1次，前5次血白细胞计数都在正常范围，空腹血糖控制在8.12 ~ 12mmol/L。第5次化疗后CT检查肿物缩小，伤口外口变形，变得多皱褶，外口变宽，改用一件式造口袋收集伤口渗液（图7-1-1b、图7-1-1c），每24小时100ml。第9疗程后，伤口渗液每24小时不足5ml，改用纱布吸收渗液。患者体重升至60kg，空腹血糖8mmol/L，尿糖阴性。看见伤口渗液变少、肿瘤缩小，患者心情平静，比较开朗了。

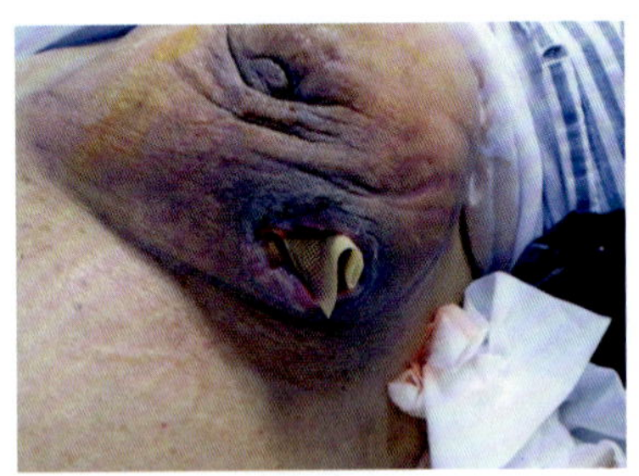

图7-1-1b 肿瘤缩小的左乳腺癌伤口

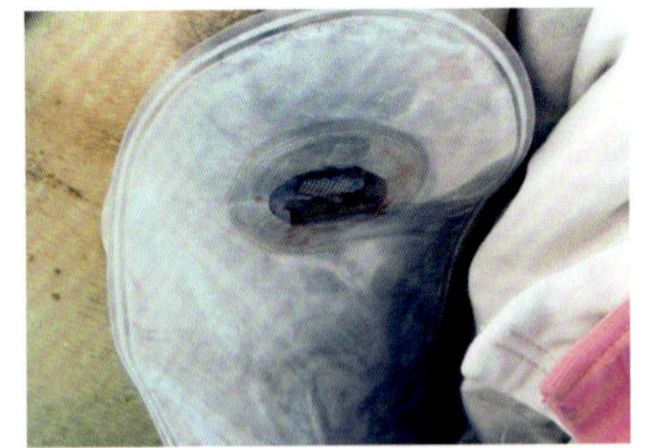

图7-1-1c 佩戴造口袋的左乳腺癌伤口

【重点/难点】

1. 患者肿瘤伤口渗液多，用泌尿造口袋收集伤口渗液，方便渗液量记录，减少因换药次数多影响患者休息，也减少医护工作量，同时能更好地保护伤口周围皮肤。

2. 第1次接诊时，孔女士伤口渗液多，白细胞增多，血糖水平升高，在全身抗感染治疗时，需要配合局部抗菌敷料引流伤口液体，同时配合糖尿病治疗，注意肿瘤伤口局部感染表现。

3. 肿瘤伤口无感染时，用脂质水胶体代替磺胺嘧啶银脂质水胶体敷料，以引流伤口渗液。放置肿瘤伤口内的引流条，动作要轻柔，不能强行插入肿瘤伤口内，只放在明显可见的腔隙，以免引起伤口出血。当患者疗程间歇出院回家时，需要教会照顾患者的家属有关伤口护理技巧，提醒出现下列情况需要及时就诊：当发热或伤口感染时，伤口疼痛增加，伤口渗液变多。

（张惠芹）

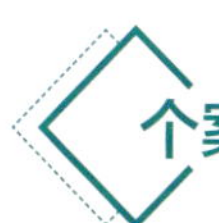

个案 2 牙龈癌复发蕈状溃疡患者的护理

体表癌性蕈状溃疡多数由于原发恶性肿瘤的皮肤转移所致，癌细胞快速增殖，侵蚀皮肤、皮下组织及淋巴管，破坏血管分布并影响组织修复再生而形成溃疡，是癌症晚期的表现之一。癌性蕈状溃疡可发生于身体任何一个部位，如头面部、颈部、胸腹部、会阴部、腹股沟及四肢等；且常伴有大量渗液、恶臭、出血、疼痛等症状，使患者持续遭受着身体和心理上的折磨，尤其在头面部，外表的改变更增加患者的心理创伤。癌性溃疡本身不易愈合，其治疗目标聚焦于症状的控制，尽可能避免进一步恶化和减轻创面周围皮肤的损伤，以及致力于最大化增加患者的舒适度。

【患者资料】

患者，女性，72 岁，1 年前左上颌骨牙龈癌行术前化疗、手术、术后化疗等治疗 4 个月后复发，左下颌出现肿块。现左下颌肿物破溃 2 处，伤口大量渗液，且伴腐臭味，每天需要频繁更换敷料而请造口治疗师会诊。

【全身评估】

患者精神疲倦，能独立行走，积极配合治疗，依从性好。家庭经济良好，患者仅懂当地方言，难以与患者沟通。其儿子和孙子（20 多岁）陪伴。

【局部评估】

1. 伤口外观 左脸部予大棉垫覆盖。渗液渗漏于大棉垫外，其孙子告知 1 小时前刚给患者更换过大棉垫，并告知伤口渗出液很多，每隔 2 小时左右必须更换大棉垫。伤口气味 0 级（根据 2001 年 Grocott 对癌症伤口气味的描述）。

2. 伤口局部情况 揭除大棉垫，见创面予亲水性纤维银离子敷料处理。清除敷料后可见左下颌有 2 个伤口，大的伤口 9cm×10cm，小的伤口 2cm×3cm，且 2 个伤口非常接近，相隔仅 1cm（图 7-1-2a）。伤口尚未与口腔相通。伤口基底为腐肉。

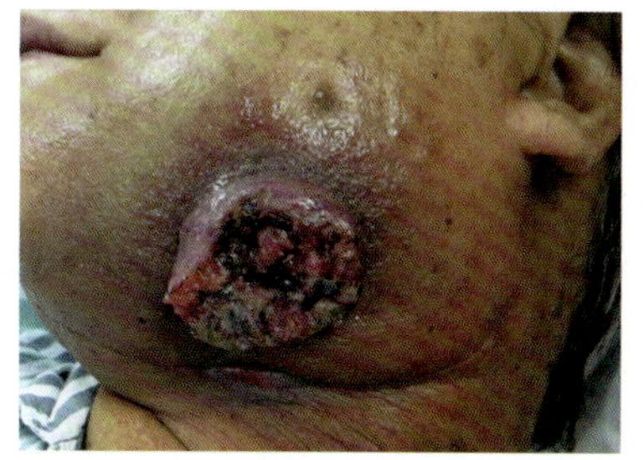

图 7-1-2a 左下颌 2 个伤口

【护理目标】

1. 收集伤口的渗出液，减少臭味，提高患者舒适。
2. 指导其家属掌握居家护理方法。

【处理过程】

1. **伤口清洗和清除松脱的腐肉** 使用0.9%氯化钠注射液清洗伤口及其周围的皮肤，并使用血管钳和剪刀将松脱的腐肉清除。

2. **伤口周围皮肤的保护** 使用超薄型水胶体敷料保护伤口周围皮肤（图7-1-2b），避免渗液浸润而损伤。

3. **渗液和气味的管理** 选用最大号的一件式造口袋收集从2个伤口流出的渗液，并连接床边尿袋。造口袋底盘四周予胶带加强固定（图7-1-2c）。

4. **渗液量的记录** 指导病区护士及其家属每24小时记录及排放渗液量1次。

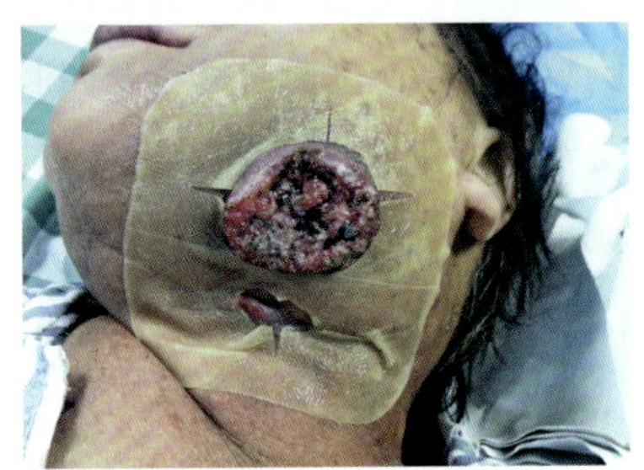

图7-1-2b 超薄水胶体保护伤口周围皮肤

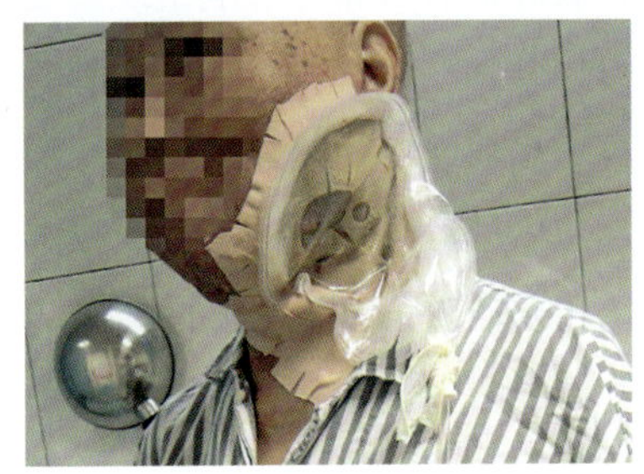

图7-1-2c 一件式造口袋+床边尿袋收集

【健康教育】

1. **患者健康教育** 指导患者避免过度、频繁地转动头颈部，以免影响造口袋粘贴的稳妥性。

2. **病区护士及其家属的健康教育** 指导注意观察造口袋是否发生渗漏，一旦闻到气味，提示已经发生渗漏，住院期间及时告知造口治疗师给予更换造口袋，居家时由其家属给予更换。

3. **指导其家属学习更换造口袋的方法** 第1次进行伤口处理时，指导其家属将操作步骤全程拍下录像学习；第2次让其家属操作，造口治疗师从旁指导。根据其家属学习的掌握情况制定指导次数，确保居家能帮助患者。

【结果】

1. **伤口渗液处理效果** 病区医护人员及其家属反馈这种处理方法很好，不再需频繁更换敷料，影响患者休息，粘贴的造口袋能维持3～5天更换1次；造口袋将伤口气味锁住，避免对环境及人员的刺激及影响；提高患者的舒适度；同时大大减轻医护人员的工作量。

2. **患者伤口居家护理情况** 其家属第1次居家进行护理后，发现造口袋里的液体无法流入床边尿袋。经联系了解到原因是连接尿袋时固定位置不正确，并非固定于尿管连接的硬环上而导致尿管阻断，后经指导将造口袋尾端剪开后重新固定解决（图7-1-2d）。

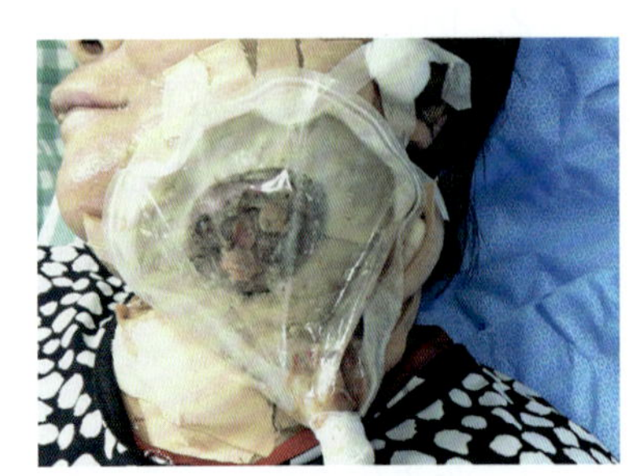

图7-1-2d 造口袋尾端剪开后重新固定

【重点 / 难点】

1. 做好伤口渗液的管理　患者所入住的病区医护人员、患者及其家属对伤口处理的最大要求是能减少伤口更换敷料的频率和控制气味。之前处理的方法虽然使用了吸收渗液较强和具有抑菌作用的亲水性纤维银敷料，减少了更换敷料的频率，但气味仍然无法控制，严重影响患者及周围人员。缓解因伤口渗液和臭味所带来的困扰的最佳处理方法是在伤口处粘贴造口袋。该患者因创面大，且2个伤口相邻，能否选用1个合适的造口袋进行处理，必须对伤口进行充分地评估。经过评估后能选用最大型的一件式造口袋处理该伤口。

2. 造口袋的裁剪和粘贴的技巧（图 7-1-2e）

（1）采用透明塑料胶纸，将伤口形状、大小描画并裁剪。

（2）将裁剪下来的纸样摆放于伤口处，根据伤口开口摆向将纸样与造口底盘一起取出，使用油性笔将伤口大小、形状描画在造口底盘上，并裁剪。

（3）将裁剪好的底盘的内卷和外圈进行间隔 1 ～ 2cm 放射状裁剪。

（4）将造口底盘胶纸剪断并贴回原位。

（5）将造口袋反折，将床边尿袋与造口袋尾端一起使用橡皮筋固定后，将造口袋反折回正位，再使用绳子将尿袋连接处绑紧。

（6）将造口袋摆放于伤口上，并调节于恰当的位置。

（7）再次将伤口周围皮肤的渗液抹干，最后将造口底盘胶纸撕除将造口底盘粘贴于伤口上。

（8）造口底盘的四周予胶带加固。

3. 注意事项

（1）粘贴造口袋时患者的姿势，头部不宜垫枕头，头向后仰。

（2）粘贴造口袋时注意将颈部皱褶的皮肤撑开，以确保造口袋粘贴的顺应性。

（3）粘贴造口袋后，在容易渗漏的颈部位置给予卷成条状的纱布进行加压固定（图 7-1-2f、图 7-1-2g）。

（4）避免连接尿管牵拉松脱，在管道上粘贴胶带，使用安全别针扣在胶带和衣服上固定。

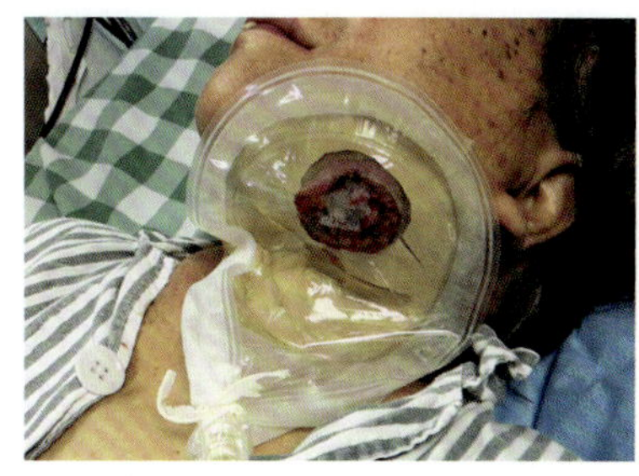

图 7-1-2e　造口袋的裁剪和粘贴

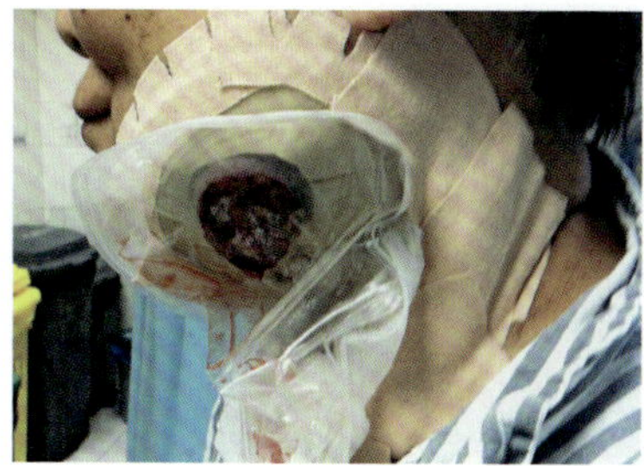

图 7-1-2f　颈部位置予卷成条状纱布加压固定

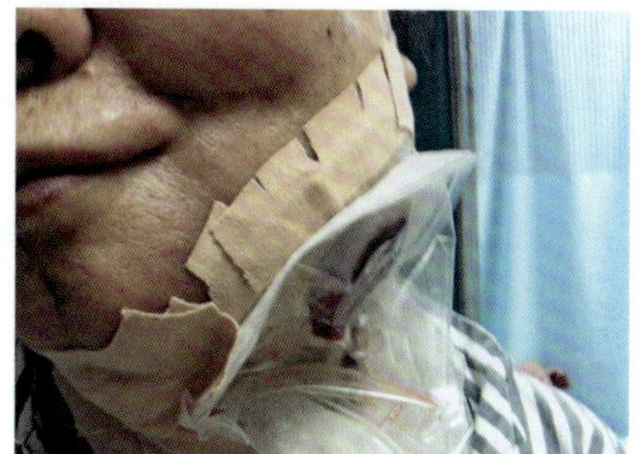

图 7-1-2g　颈部位置予卷成条状纱布加压

（郑美春）

第八章　急性放射性皮炎患者的护理

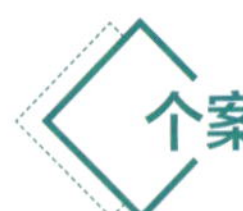

个案 1　鼻咽癌放射性皮炎患者的护理

鼻咽癌患者由于咽位于颅中央，与颅底紧密相连，周围重要组织器官与之关系密切；而且鼻咽癌具有较强的侵蚀性，极易侵犯周围组织结构，淋巴结转移率高，致使手术切除困难，因而，放射治疗（放疗）是主要的治疗手段。治疗中，易出现放射性皮炎。急性放射性皮炎，病变累及表皮和真皮，较严重者可累及皮下组织。表皮出现中度至明显细胞内及细胞间水肿，基底细胞核固缩和液化变性，有丝分裂罕见或缺乏，表皮扁平或消失。真皮可见明显水肿和各种炎性细胞弥漫性散在分布，血管明显扩张，静脉血栓和微小出血常见；Ⅲ度放射性皮炎临床表现为部分融合性湿性脱皮、凹陷性水肿。患者一旦发展成为严重的皮炎，不但造成身体上的伤害，还影响患者的生活质量及后续治疗的进行。近年来，根据湿性愈合的理念，湿性愈合敷料应用于急性放射性皮炎中取得显著效果。

【患者资料】

患者杨先生，男性，45 岁，主诉无明显诱因发现右上侧颈部一个 3cm × 2.5cm × 2cm 肿物，活检病理提示"鼻咽未分化型非角化性癌"。在门诊行调强适型根治性放疗。放疗结束后第 4 天，面部皮肤干性蜕皮，双侧颈部及颈部周围皮肤，包括耳背，部分头皮溃疡，结痂形成，触痛明显；胸部及右上肢见散在湿性蜕皮，少量渗液伴瘙痒；后背皮肤 1/3 部分出现明显色素沉着，脓性结痂（图 8-1-1a、图 8-1-1b、图 8-1-1c）。

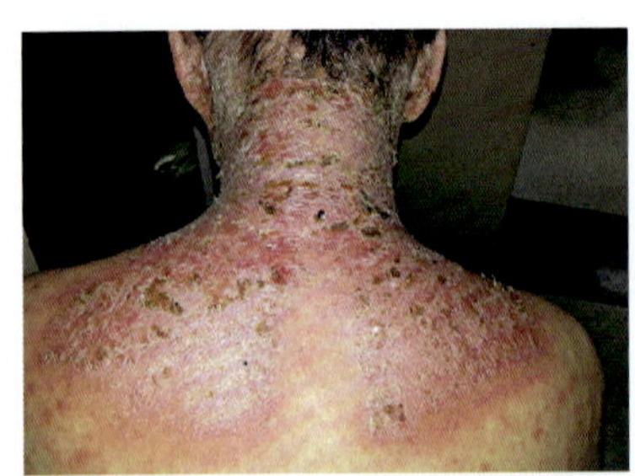

图 8-1-1a　背部 1/3 皮炎

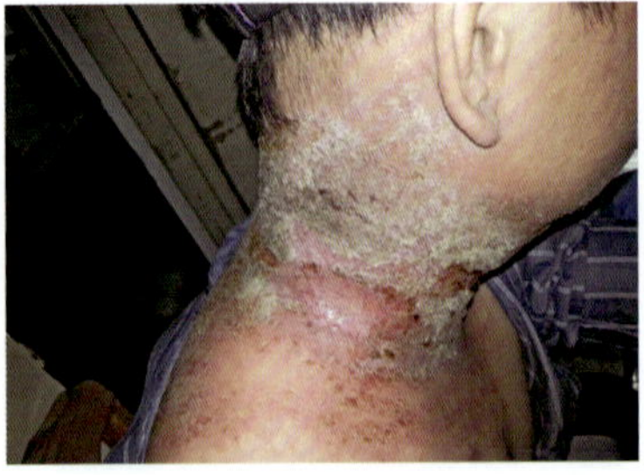

图 8-1-1b　颈部

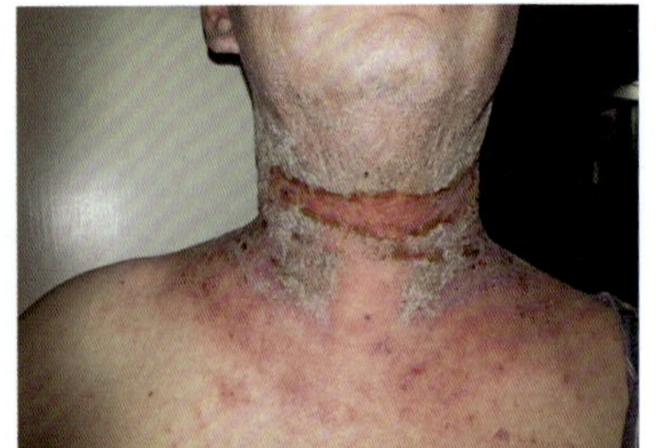

图 8-1-1c　上胸部

【全身评估】

患者步行入院，生活自理，普食，乐观，依从性较好，家庭支持度高，经济可，对伤口愈合充满信心。

入院检查各项生化指标正常，无诉耳鸣，无头痛，张口无受限，睡眠可。

【局部评估】

患者为Ⅲ度急性放射性皮炎，头面部皮肤干性蜕皮，累及发际内侧；围绕颈部一周、包括耳背、头皮部部分创面溃疡，形成脓性结痂，皱褶以外部位融合性湿性脱皮，凹陷性水肿，溃疡，触及出血、疼痛；后背皮肤 1/3 部分出现色素沉着，脓性结痂伴有少量血性液渗出，无异味，触痛明显；胸部及右上肢散在红斑，部分皮肤片状湿性脱皮，轻度水肿。

【护理目标】

1. 促进皮炎愈合。
2. 理解促愈合敷料对放射性皮炎的治疗意义。
3. 心理支持。

【处理过程】

1. 面部皮肤每 4 小时涂抹甘油稀释液，2 天后皮肤改善，无脱皮。

2. 呋喃西林液持续湿敷，去结痂。日间，用无菌纱布浸湿后平铺至创面，每 30 分钟加湿 1 次，保持纱布饱和的湿润状态，软化脓性结痂；晚间，用无菌纱布包裹创面，以防擦伤。（图 8-1-1d）

3. 呋喃西林液湿敷 48 小时后，结痂组织基本软化，无菌操作下用镊子和剪刀把结痂组织清除（图 8-1-1e）。

4. 去痂皮后选用自黏性软聚硅酮敷料覆盖创面，支持湿润环境，有自黏性，可吸收渗液，不易引起创面疼痛，不易损伤脆弱组织，更换方便，易于取出。用弹力绷带固定包扎。（图 8-1-1f）

5. 第 5 天，拆除敷料后创面红肿消退，渗液减少，疼痛消失，创面基底呈鲜红色。继续 0.9% 氯化钠注射液清洁创面，继续自黏性软聚硅酮敷料覆盖创面，用弹力绷带固定包扎。

6. 第 10 天更换敷料，伤口愈合。

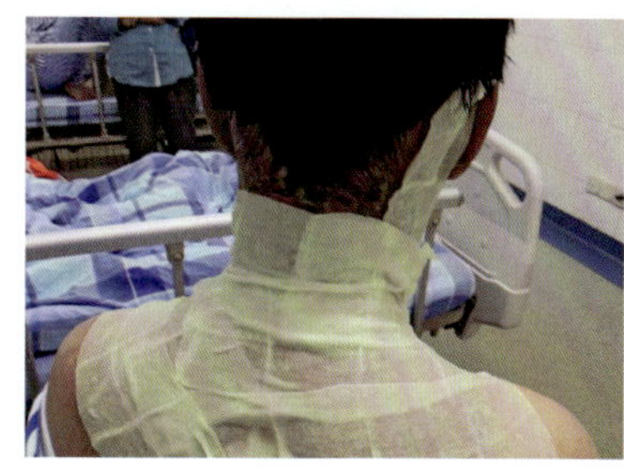
图 8-1-1d　清创 – 湿敷

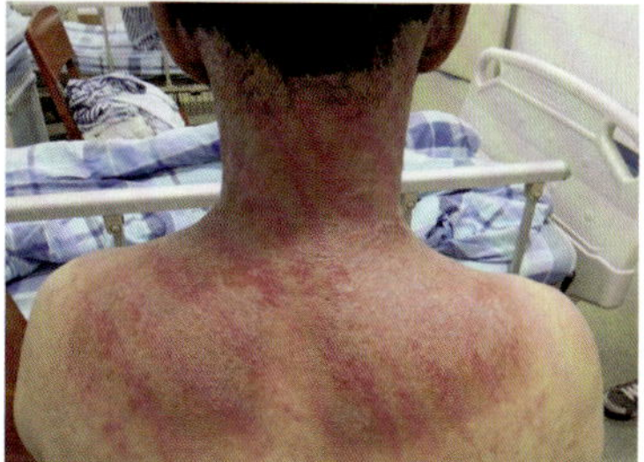
图 8-1-1e　清创 – 去痂皮

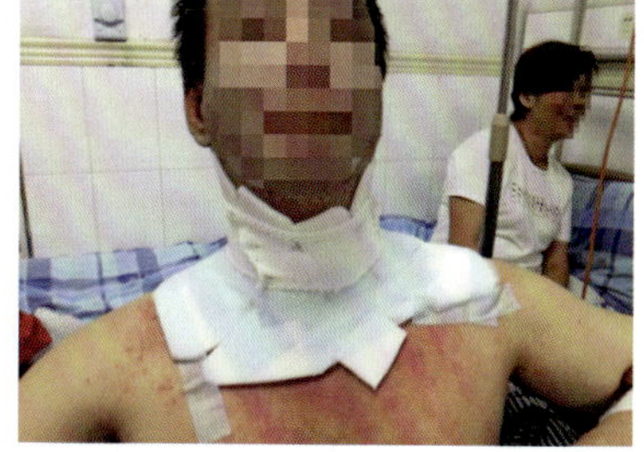
图 8-1-1f　固定

【健康教育】

1. 解释放射性溃疡的原因。
2. 日常宜穿纯棉无领衣服。

3. 保持外固定牢固，避免敷料脱落，皮肤瘙痒时不可用手抓挠，如遇敷料脱落及时报告医护人员。

4. 鼓励多饮水，日饮水量 2500 ~ 3000ml，以增加尿量，加速体内毒素的排泄。

5. 饮食宜摄入优质蛋白、高维生素、易消化食物，忌刺激性食物。

6. 患者必须戒烟，说明戒烟的重要性。

7. 鼓励患者表达负面情绪，及时告知伤口愈合的进展，缓解患者和家属的疑虑和紧张情绪。

8. 解释所选用的敷料的作用和处理方法。

【结果】

Ⅲ度急性放射性皮炎第10天愈合（图8-1-1g、图8-1-1h、图8-1-1i）。考虑到患者皮炎结痂面积广，机械性清除会造成疼痛难忍，损伤度大，使用呋喃西林液湿敷48小时后结痂软化，易于去除痂皮；自黏性软聚硅酮敷料可吸收输液，减轻疼痛，增加舒适感，加快创面愈合，治疗效果满意。放疗结束后精神状况良好，体力、食量、食欲正常，浅表淋巴结未见肿大，鼻咽黏膜粗糙，未见明显隆起肿物。

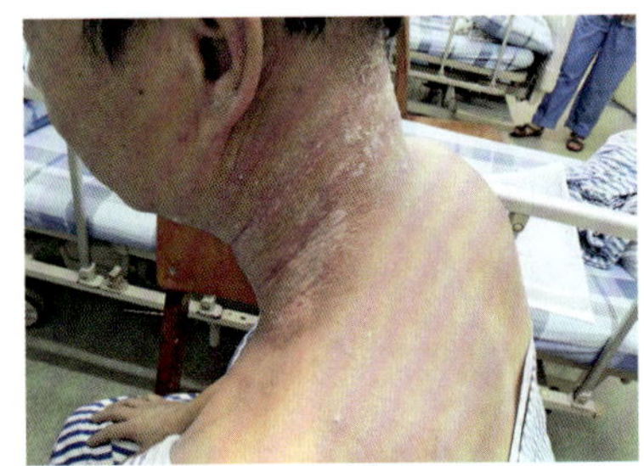

图8-1-1g 左后侧颈部皮肤愈合

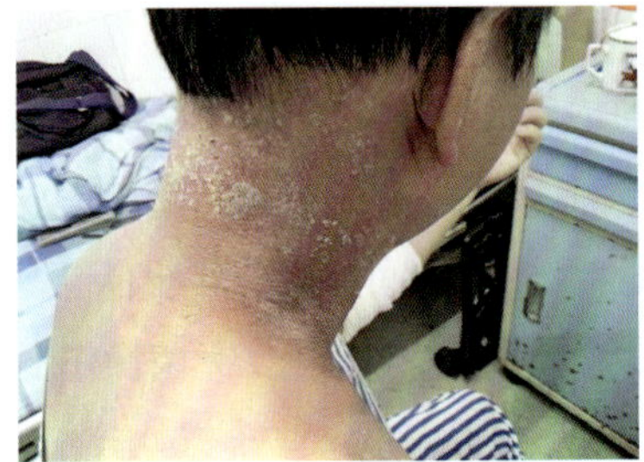

图8-1-1h 右后侧颈部皮肤愈合

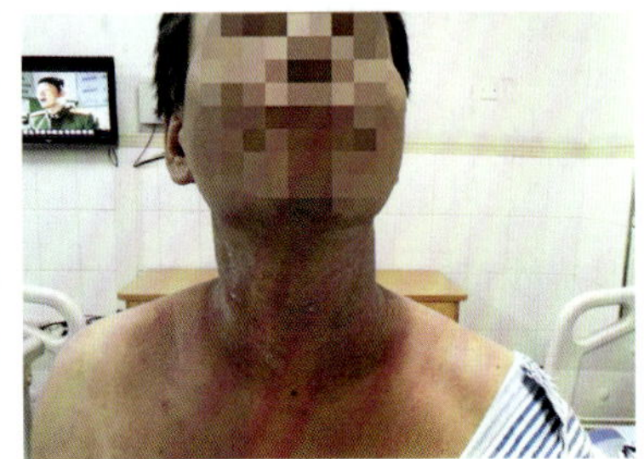

图8-1-1i 颈部前颈皮肤愈合

【重点 / 难点】

1. 这是1例创面面积较大的Ⅲ度急性放射性皮炎。

2. 由于结痂面积大，头两天湿敷部位必须保持湿润状态，需要每30分钟加湿1次。

3. 创面范围广，固定困难，敷料易脱落，外固定时应注意保证各方位牢固，选用合适有效固定方法，不增加新的损害。

（袁 艺）

个案2 乳腺癌放射性皮炎患者的护理

放射性皮炎是由于各种电离辐射引起皮肤的急慢性炎症、溃疡、萎缩、色素紊乱。严重的放射性皮炎处理不当可导致局部或全身感染。放射性皮炎是肿瘤放疗最常见的并发症，发生率高，大约80%的放疗患者都会出现不同程度的皮肤反应，30% ~ 40%的发生湿性皮炎。传统处理放射性皮炎的方法为外用膏剂涂抹或金因肽湿敷等，但药物会在伤口表面干燥后形成硬的结痂，愈合时间长，严重影响患者的生活质量及术后康复信心。湿性愈合理论为伤口治疗、换药提出一个全新的伤口愈合理念，湿性愈合敷料保护创面，促进上皮再生，避免感染发生，缩短伤口愈合时间，减轻换药疼痛，国外大多数研究结果也肯定了湿性愈合的效果。

【患者资料】

患者莫女士，62岁，6个月前行左乳腺癌根治术，术后化疗及放疗。放疗疗程结束后3天，左胸壁皮肤出现红斑、蜕皮，局部破溃。左中腋窝皮肤形成湿性溃疡，患者左中腋窝皮肤形成湿性溃疡，创面出现大量渗液，无明显坏死、出血。已予以消炎、局部皮肤清洁等护理及治疗。左锁骨上、左胸壁创面为部分皮层坏死形成的厚而干的焦痂，局部皮肤干燥，色素沉着，无明显渗出（图8-1-2a）。

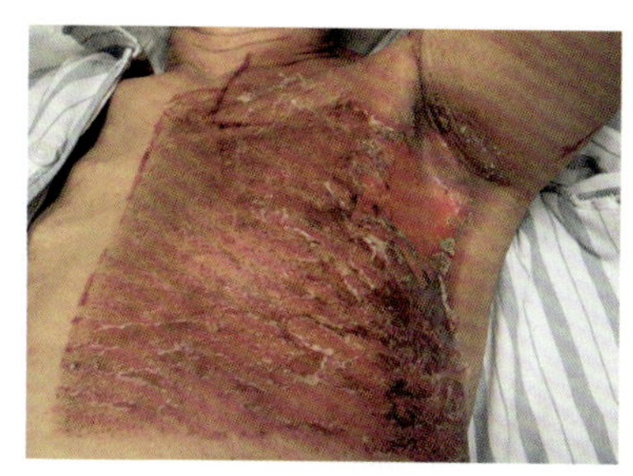

图8-1-2a　初诊时

【全身评估】

患者食欲差，主诉胸壁疼痛。入院后体温及血常规检查正常，无糖尿病等基础疾病。患者精神紧张，担心伤口难以愈合，主诉因胸壁疼痛无法入睡。缺乏放疗期间皮肤护理方面的知识。

【局部评估】

患者左中腋窝皮肤渗出、湿性溃疡形成，创面出现大量渗液，无明显坏死、出血。左锁骨上、左胸壁创面为部分皮层坏死形成的厚而干的焦痂，局部皮肤干燥，色素沉着，无明显渗出。

【护理目标】

1. 促进放射野创面的愈合。
2. 患者理解放射性皮炎治疗的意义。
3. 心理支持。

【处理过程】

用0.9%氯化钠注射液清洗创面，小心剪除坏死干痂皮组织。同水凝胶敷料涂抹伤口表面后根据创面大小，选择自黏性软聚硅酮泡沫敷料贴于损伤创面表面，并用手指按压敷料周围，使其与损伤周围皮肤牢固粘贴，纱布包扎固定（图8-1-2b）。前3天每日更换敷料，然后5天后换药，已经出现粉色新生上皮爬行（图8-1-2c）。在表皮形成阶段，保留自黏性软聚硅酮泡沫敷料7天，伤口完全愈合。

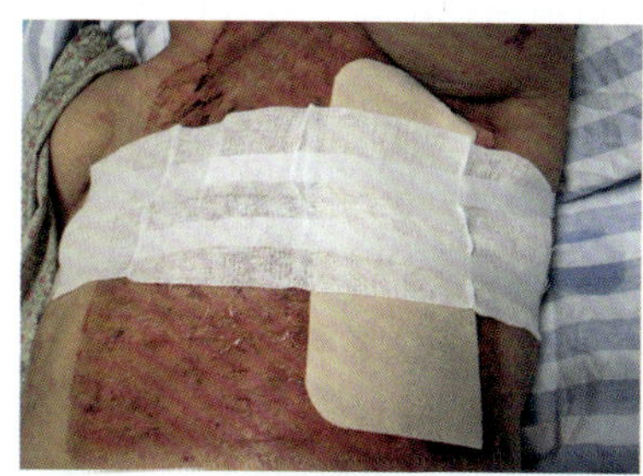

图8-1-2b　软聚硅酮泡沫敷料贴于创面

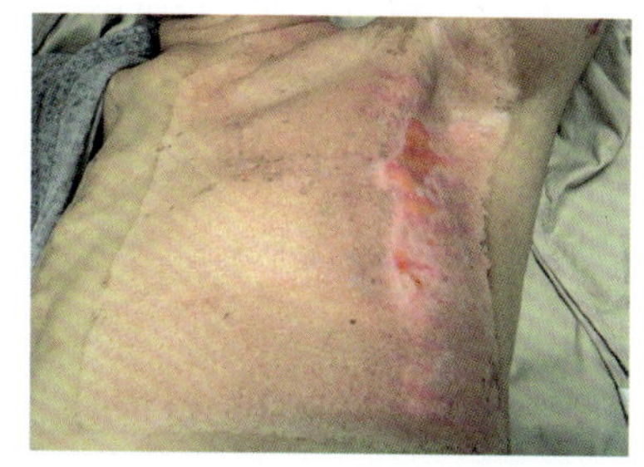

图8-1-2c　5天后新生上皮爬行

【健康教育】

1. **心理支持** 解释急性放射性皮炎经过适当处理，会加快愈合，并及时传递愈合的进展，用成功的案例鼓励患者树立信心。

2. **营养支持** 对患者进行耐心仔细地讲解，说明营养支持的重要性。创面愈合过程中必要的营养素有蛋白质、维生素、铁、锌等，还需足够的热量。鼓励患者进食高热量，高蛋白，刺激性小、维生素含量丰富、易消化的食物，要求患者每日保证500ml鲜牛奶、鸡蛋及新鲜水果、新鲜蔬菜、鱼等食物，多吃红枣、莲心等食品。

3. **生活指导** 告知患者勿用手抓创面部皮肤。宜选用柔软、宽松、吸水性强的棉质内衣，避免摩擦创面。保持照射区皮肤清洁、干燥，局部用温水和软毛巾轻轻擦洗，禁用肥皂、碘酊、乙醇及刺激性消毒液，禁用热水袋。外出时防止日光直接曝晒。

4. **锻炼指导** 指导患者做按压胸壁、转肩、扩胸、爬墙等功能锻炼的方法，每次5 ~ 10分钟，每天3 ~ 5次。

【结果】

轻轻剪除坏死痂皮，用水凝胶敷料及自黏性软聚硅酮泡沫敷料覆盖创面，经过2周愈合。

【难点 / 要点】

1. 放射性皮炎干痂皮刺激溃疡表面，增加局部疼痛。

2. 清除坏死痂皮时需注意创面易出血、疼痛，动作轻柔，避免黏性较大的胶带固定敷料，可选择自黏性绷带固定，保护周围皮肤。

3. 水凝胶敷料及自黏性软聚硅酮泡沫敷料保湿，促进上皮组织修复，减轻疼痛，保护创面周围的皮肤，减少创面渗液浸渍及再损伤。

（陈玉盘）

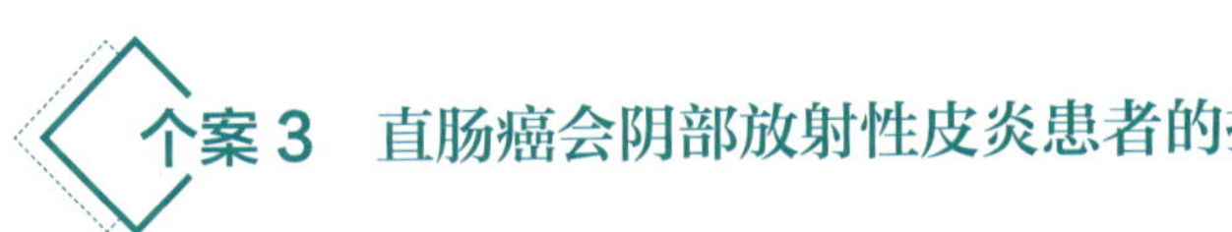

个案3 直肠癌会阴部放射性皮炎患者的护理

放射治疗是直肠癌综合治疗中的重要手段之一，术前同期放化疗 + 根治性手术是局部晚期直肠癌及低位直肠癌的标准治疗。但是，会阴部皮肤黏膜的急性放射性皮炎是直肠癌放疗的常见副作用，如果不及时处理，可以导致局部或全身感染，有些导致放射治疗中断，影响疗效。

随着近年来湿性愈合伤口理论在国内推广，湿性愈合敷料在临床不同类型的慢性伤口中广泛应用，并取得良好的疗效，其在急性放射性皮炎中的应用亦取得明显的效果。与传统换药方法相比，患者疼痛减轻，换药次数减少，医护工作量降低，且伤口愈合快，在国内已经有不少类似报道。然而，会阴部由于包括排尿、排便部位，皮肤皱褶多、凹凸不平，发生急性放射性皮炎时，容易受到尿、便的不良刺激而增加疼痛，伤口容易受排泄物的污染，敷料的选择与粘贴容易受到凹凸不平的皮肤皱褶影响，排尿、排便功能也会受到影响。会阴部也是敏感部位，换药时容易引起伤口疼痛。

【患者资料】

患者李先生，男性，51 岁，半年前无明显诱因出现粪便带血，伴肛门刺痛，便频，每天 4 ~ 5 次，量少，症状逐渐加重，经诊断为直肠肛管低分化腺癌 $T_1N_0M_0$ Ⅰ期。治疗计划是诱导化疗 + 同期放化疗 + 手术 + 术后辅助综合治疗，以最大限度杀灭肿瘤。放疗前先用 Xelox 方案化疗 2 个疗程，然后同期放化疗，GTV 50Gy/25f 放疗，10 次后发现双侧腹股沟区淋巴结肿大，考虑转移。医生调整放疗计划。给予腹股沟淋巴结区域补量 GTV 20Gy/10f。放疗结束后，发现会阴部有放射性皮炎（这时已经完成 4 疗程的化疗）。

【全身评估】

放疗结束后，患者曾因会阴部放射性皮炎就诊，并应用表皮生长因子喷涂局部皮肤 3 天，但效果不理想，会阴部急性放射性皮炎加重。接诊时患者生化、血常规各项指标正常，体温正常。患者身高 168cm，体重 70kg，近 15 年抽烟，每天 20 支，诊断为直肠癌后已戒烟。一般情况好，普通饮食，不伴有其他基础疾病。

【局部评估】

患者股内侧、腹股沟、阴茎、龟头、阴囊等部位散在的Ⅲ度放射性皮炎，淡黄色渗液（图 8-1-3a），伤口湿润。伤口疼痛，疼痛评分为 4 分（数字等级评定量表法），能入睡。

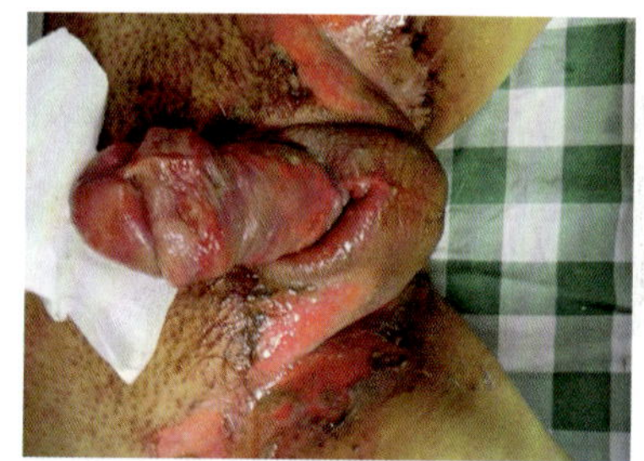

图 8-1-3a　会阴部急性放射性皮炎

【护理目标】

1. 减轻伤口疼痛。
2. 促进伤口愈合。
3. 帮助患者理解急性放射性皮炎康复知识。

【处理过程】

1. 0.9% 氯化钠注射液冲洗伤口。患者会阴部伤口疼痛，皱褶多，用 0.9% 氯化钠注射液冲洗伤口，避免擦洗，冲洗会阴部伤口容易干净，而减少疼痛。冲洗前先在患者臀部垫塑料袋及棉垫；用 0.9% 氯化钠注射液冲洗伤口时，动作要轻柔；冲洗后用小方纱轻轻拍干皮肤。清洗过程患者疼痛难以忍受，从第 2 次换药起，每次换药前 30 分钟口服镇痛药。

2. 用自黏性软聚硅酮超薄片覆盖在会阴部整个急性放射性皮炎区域，用胶布固定；阴茎也用 10cm × 10cm 自黏性软聚硅酮包好，阴茎的龟头部位另用 15cm × 15cm 的自黏性软聚硅酮包裹，固定在阴茎的敷料上。患者排尿时解开龟头部的自黏性软聚硅酮敷料，每天换敷料 1 次。

3. 第 3 次换敷料时，发现患者会阴部自黏性软聚硅酮敷料松垮，阴茎及龟头溃烂加重并出血，考虑为该部位与患者排尿活动时反复多次取出敷料，使敷料和皮肤及黏膜反复摩擦及尿滴刺激伤口有关。腹股沟、股内侧及阴囊部位放射性皮炎稍有好转。

4. 这次更换敷料做了调整，改用造口皮肤保护粉少量撒在放射性皮炎部位，包括阴茎及阴茎龟头部位，以吸收渗液，促进上皮生长。除了龟头部位，其余部位都用水胶体超薄片敷料覆盖，以避免伤口受外来污染，保温，促进上皮生长，每天更换敷料。更换敷料时，发现水胶体敷料内有水分，但还能粘贴，揭去敷料时不创伤脆弱组织，仍然每天更换敷料。

5. 3 天后，明显看到新生上皮生长，伤口渗液变少，伤口不再撒造口皮肤保护粉，只用水胶体超薄片敷料覆盖，隔 3 天更换敷料 1 次。龟头部位每天早晚各清洗 1 次，结成的粉痂不强力撕脱，每天早、中、晚、夜共洒造口皮肤保护粉 4 次。阴茎龟头部位在第 4 次换药后疼痛减轻，没有再服用镇痛药，但是粉痂与脆弱皮肤黏膜摩擦也会引起疼痛，改用水胶体薄片。

【健康教育】

1. 清洗伤口疼痛难忍时，建议换药前 30 分钟先服镇痛药。已按医嘱用药，能止痛。

2. 向患者解释急性放射性皮炎伤口经过保湿敷料处理，过一段时间会愈合，愈合后不留瘢痕。

3. 解释阴茎龟头部位出血，是因为排尿活动反复揭开自黏性软聚硅酮，损伤黏膜造成的。造口皮肤保护粉直接撒在伤口上，不影响排尿活动，能吸收渗液，保持伤口的湿润，促进黏膜生长。

4. 解释水胶体超薄片敷料能吸收少量伤口渗液，密封，避免外界污染，保持伤口湿润，促进上皮爬行；保温，促进上皮细胞的有丝分裂，有利伤口愈合。

5. 患者会阴部放射性皮炎后，排尿时伤口疼痛增加就不愿意喝水，解释保持每天的饮水量 1800ml，使尿液带走人体每天的排泄废物，多吃新鲜的果蔬也有利于伤口愈合。

6. 督促排尿前后要洗手，排尿后及时用纱布接收余下的尿滴，避免污染伤口。

【结果】

患者腹股沟、股内侧、阴囊、阴茎部的放射性皮炎先用自黏性软聚硅酮敷料，因敷料不能紧贴伤口保护伤口，3 天后换成造口皮肤保护粉少量，其上再贴水胶体超薄片，这样能减轻伤口疼痛。用造口皮肤保护粉及水胶体超薄片 15 天后放射性皮炎完全愈合。阴茎龟头部位溃疡数变少、溃疡变浅，没有出血，继续用造口皮肤保护粉 2 周后愈合（图 8-1-3b）。

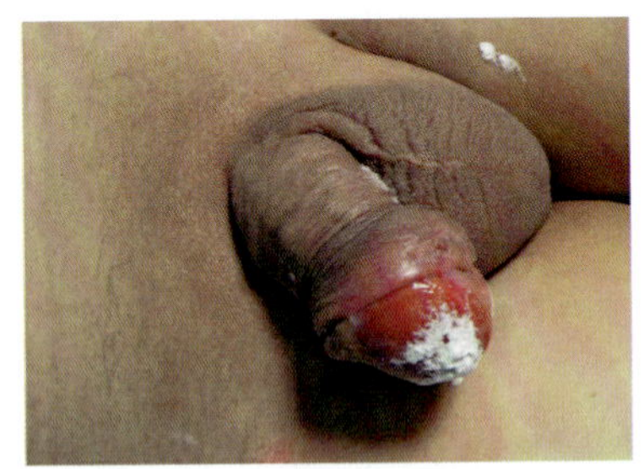

图 8-1-3b　会阴部急性放射性皮炎大部分愈合

【重点 / 难点】

1. 会阴部急性放射性皮炎特别是阴茎龟头部位疼痛难忍，清洗伤口前先口服镇痛药。

2. 腹股沟、股内侧、阴茎部位活动多，皮肤皱褶多、凹凸不平，放射范围又不允许用胶布粘贴，以免加重局部损伤，每日排尿活动也影响着敷料的选择。用造口皮肤保护粉配合水胶体超薄片敷料，敷料有自黏性，容易固定，也方便患者的排尿活动。

3. 阴茎龟头部位直接撒造口皮肤保护粉，形成的粉痂与脆弱黏膜摩擦也会引起疼痛，后期用造口粉配水胶体超薄片覆盖，以减轻疼痛。

4. 因为怕伤口疼痛，患者想通过减少喝水量减少排尿次数，所以要加强沟通，了解患者对伤口的想法，及时纠正不良行为，重视饮水饮食宣教。注意手卫生，避免局部感染。

5. 伤口治疗前认真评估伤口，注意感染是否存在。

（张惠芹）

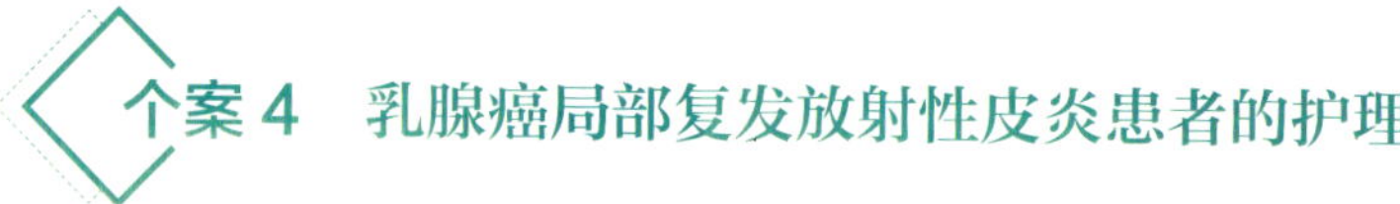

个案 4 乳腺癌局部复发放射性皮炎患者的护理

乳腺癌复发进行放疗，除癌症伤口外，存在因粘贴胶带会带来撕脱性皮肤损伤和发生放射性皮炎的风险。放射性皮炎是肿瘤患者接受放疗后常见的并发症之一。它是由于放射线（主要是 β、γ 射线及 X 射线）照射引起的皮肤黏膜炎症性损害，通常表现为照射区域的皮肤肿胀发红、色素沉着、皮肤硬化，甚至伴有溃疡、皮温升高，患者诉痒感、烧灼感。随着患者照射范围内放射线剂量的增加，皮肤基底细胞内 DNA、蛋白质、脂质、糖类的代谢发生一系列变化，影响基底细胞向皮肤表面的迁移，发生皮肤剥脱，进而损坏了皮肤的完整性。美国、加拿大、欧洲和澳大利亚，至少有 50% 的肿瘤患者会接受放疗，而其中高达 95% 的患者会发生放射性皮炎。一旦发生放射性皮炎，会引起患者的疼痛不适，限制其活动，降低其生活质量，严重时甚至导致放疗中断，影响疗效。目前，针对放射性皮炎，国际推荐的循证干预措施包括调强放疗和常规的清洁卫生习惯；其他措施如使用自黏性泡沫敷料、脂质水胶体敷料，虽然缺乏大样本的随机对照试验证实，但实践及相关研究表明，自黏性泡沫敷料、脂质水胶体敷料可以明显减低患者疼痛，缩短愈合时间，在应对放射性皮炎时均能起到良好疗效。

【患者资料】

患者杨女士，54岁，诊断为左侧乳腺癌，进行左乳腺癌改良根治术，术后行辅助化疗。手术后5个月，第3疗程多西他赛化疗前发现左胸壁出现2个结节，活检病理示乳腺癌转移，遂调整化疗方案，改行NX+注射用曲妥珠单抗化疗，2个疗程后，予放疗，放疗后继续XELODA+注射用曲妥珠单抗治疗。放疗刚结束，但因左侧胸壁皮肤损伤，前来造口专科门诊就诊。

【全身评估】

患者自发病以来精神、睡眠、食欲可，体重降低 4kg。在家属陪伴下步行至造口专科门诊就诊。夫妻关系融洽，其家属非常体贴。内衣被伤口渗液弄脏。患者诉左手活动受限、不适，左侧胸部疼痛。患者求医态度积极。第二天将继续下一疗程化疗。

【局部评估】

协助患者脱除上衣，可见伤口位于胸部左侧，左侧伤口（胸壁至腋窝处）部位予多层纱布覆盖、绷带缠绕包扎。黄色伤口渗液漏出（图 8-1-4a）。家属告知，创面一直自己购买药物进行处理，使用胶带固定后创面变大了。

【护理目标】

1. 明确创面的类型。
2. 促进损伤创面的愈合或减轻伤口的局部症状。

【处理过程】

1. 伤口敷料的揭除及清洗 患者左手活动受限、不适是因绷带固定导致。剪刀剪除绷带后，覆盖的纱布与患者伤口粘连，不易揭除（图 8-1-4b）；且伤口 8 ~ 12 点位置外涂氧化锌软膏，增加了清洗的难度。经过将近 20 分钟，终于使用 0.9% 氯化钠注射液将创面清洗干净。清洗过程伤口容易出血，尤其 9 ~ 12 点和腋窝下面创面。

2. 伤口基底局部情况评估 伤口右侧超过胸部正中线，左侧到达腋窝，超过腋中线，大小为 22cm × 30cm。伤口中间原乳房部位见黄色黏稠物覆盖，2cm × 5cm，此为左侧乳腺癌复发部位（图 8-1-4c）。患者及其家属告知，经过放化疗治疗后伤口大小较前缩小了将近 1/2。伤口气味 3 级（根据 2001 年 Grocott 对癌症伤口气味的描述），且伤口渗液较多，尤其 9 ~ 12 点、腋窝下及癌症伤口创面。

3. 判断伤口的类型 根据患者及其家属的描述和疾病的治疗经过，该患者的伤口类型是 3 级放射性皮炎、撕脱性皮肤损伤和癌症伤口的混合创面。

4. 敷料的选择 因考虑 9 ~ 12 点、腋窝下及癌症伤口创面渗液较多且出血，因此选用了藻酸盐填充条敷料（图 8-1-4d）。同时因就诊是周五上午，周六、周日造口门诊停诊，周一下午患者才能再次就诊，因此选用了自黏性软聚硅酮泡沫敷料。

5. 敷料的固定 选用了弹力裤（将裤裆位置剪开）进行固定（图 8-1-4e）。

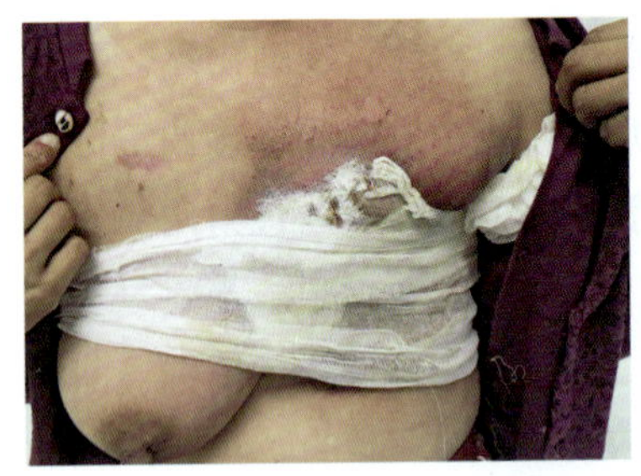

图 8-1-4a 伤口多层纱布覆盖绷带缠绕包扎

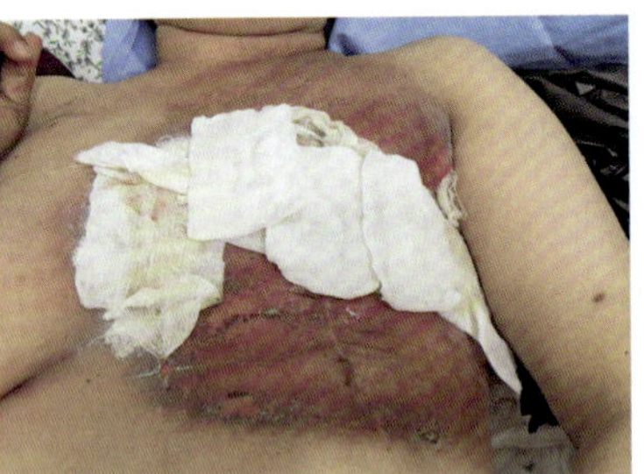

图 8-1-4b 覆盖的纱布与患者皮肤粘连

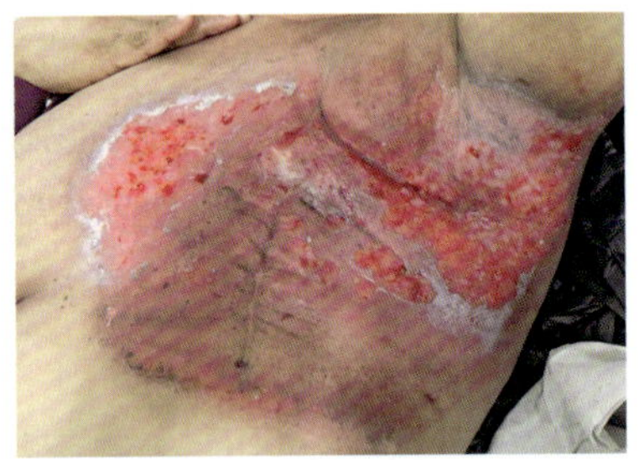

图 8-1-4c 创面情况

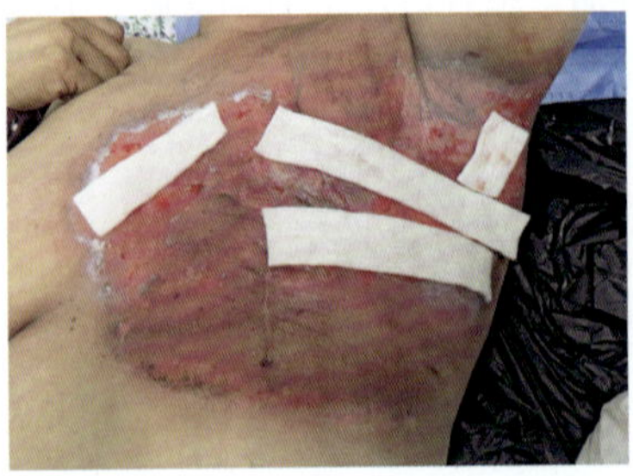

图 8-1-4d 出血部位用藻酸盐填充条敷料

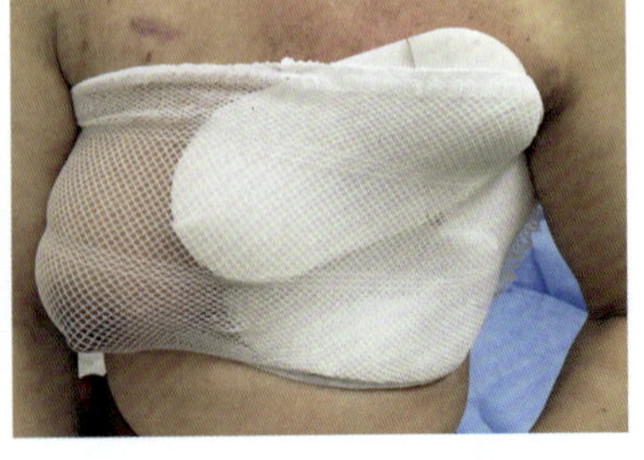

图 8-1-4e 弹力裤固定敷料

【健康教育】

1. **指导患者及其家属更换外层敷料**　给患者准备 3 块大棉垫敷料，指导如渗液漏出，可自行放入棉垫敷料吸收渗液，一旦吸收饱和后随时更换。

2. **避免创面弄湿**　嘱咐患者沐浴时注意避免弄湿创面。创面停止使用原来的处理方法，避免放射野区域粘贴胶布。

【结果】

1. **第 1 次换药（与前次换药相隔 3 天时间）**　伤口气味为 1 级（根据 2001 年 Grocott 对癌症伤口气味的描述）。伤口最外层使用纸尿片覆盖吸收渗液，腋窝处伤口见绿色渗液（图 8-1-4f）。患者家属告知 3 块大棉垫已经使用并更换了，渗液漏出弄脏了衣服，只好使用纸尿片来吸收。使用 0.9% 氯化钠注射液将创面清洗干净后（图 8-1-4g），渗血位置放置了前次剩余的藻酸盐填充敷料，整个创面使用了脂质水胶体银离子敷料（图 8-1-4h），外层使用大棉垫，同样使用弹力裤来固定。

2. **放射性皮炎 + 撕脱性皮肤损伤创面愈合**　第 5 次换药，经过前面 4 次的换药，除癌症伤口外的其他创面愈合（图 8-1-4i）。癌症伤口改用亲水性纤维银敷料（图 8-1-4j、图 8-1-4k），并转介当地医院造口治疗师继续跟进。

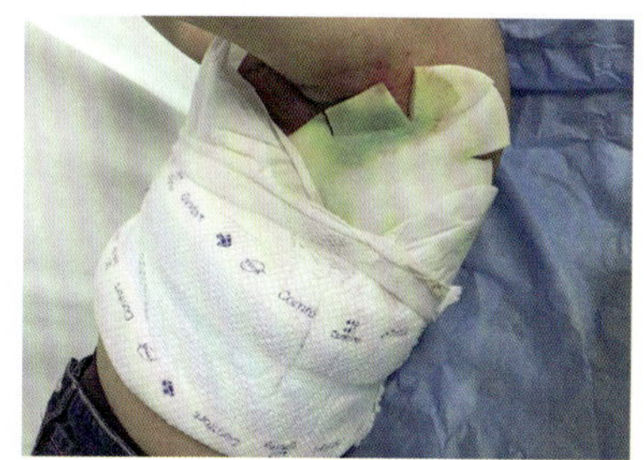

图 8-1-4f　敷料见绿色渗液

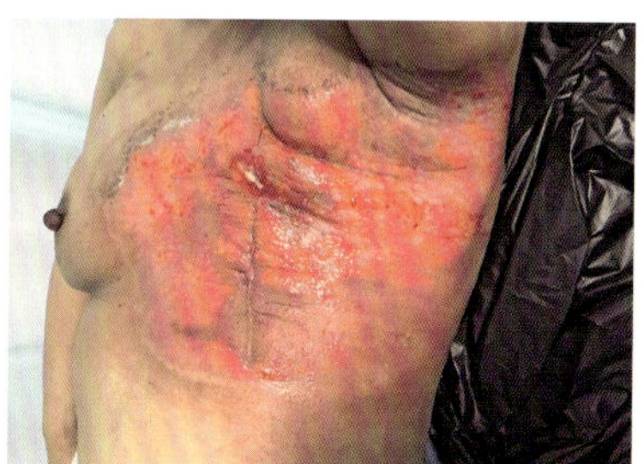

图 8-1-4g　清洗创面后情况

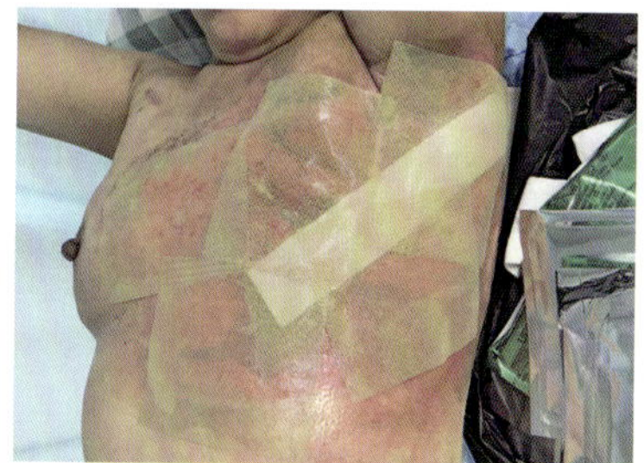

图 8-1-4h　藻酸盐填充和脂质水胶体银离子处理创面

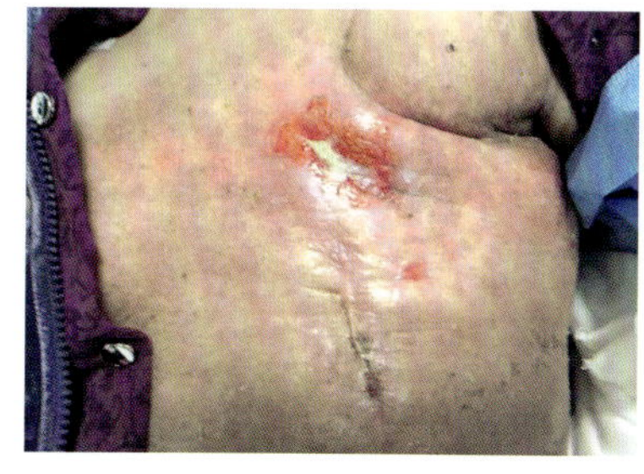

图 8-1-4i　放射性皮炎和撕脱性皮炎创面愈合

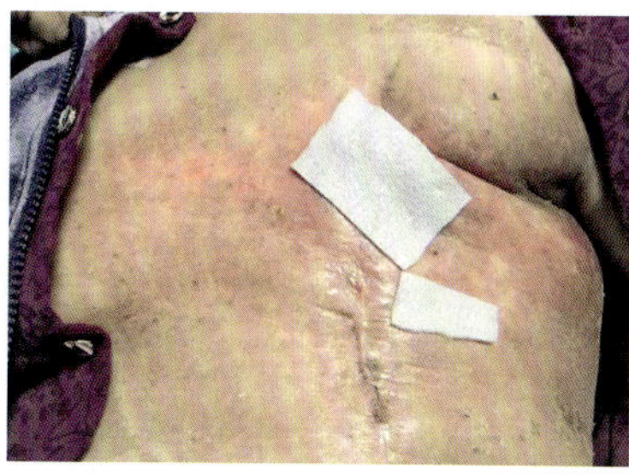

图 8-1-4j　亲水性纤维银敷料处理

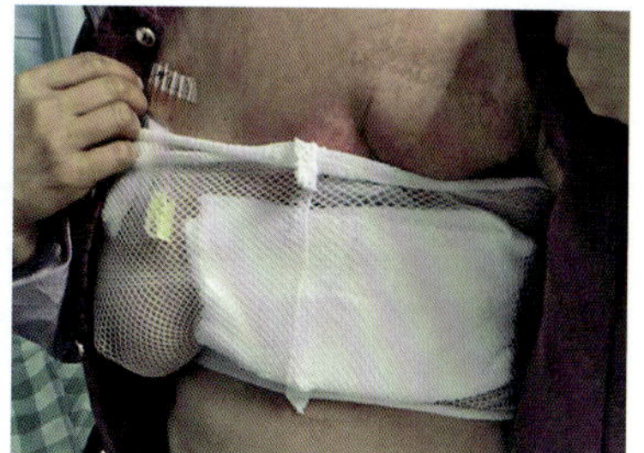

图 8-1-4k　使用弹力裤固定

【重点 / 难点】

1. 创面类型的诊断　患者创面的诊断需要揭除伤口的敷料后进行评估，并结合患者及其家属的主诉（包括创面的发生原因、治疗经过等）进行综合分析得知患者的伤口不仅仅是放疗引起的，还有在乳腺癌局部复发的放射性区域使用了胶布而导致产生的撕脱性皮肤损伤。

2. 敷料的选择　应根据创面的评估情况和计划的换药频率进行选择。使用藻酸盐敷料可以吸收渗液的同时合并止血的机制，自黏性软聚硅酮敷料，可以吸收较多的渗液，同时也可减轻患者的局部疼痛。因为第 1 次使用敷料后观察到绿色的渗液，疑似创面合并感染，选用亲水性纤维银敷料可以抑制细菌的作用，同时这些敷料揭除时都不会损伤伤口基底。

3. 敷料的固定　凡是放射区域不宜粘贴胶布，一旦撕除容易导致撕脱性皮肤损伤，同时单纯使用胶带来固定创面敷料容易移位丢失。因此，敷料的固定是非常值得注意的问题。患者先生为了避免使用胶布带来再次的损伤，为患者选用了非弹力绷带进行固定，因没有弹性，包扎过紧会导致患者左手无法活动、胸部不适，且非常不美观。选用弹力裤（购买纸尿片每包赠送 1 条）具有一定的弹性，透气，患者感觉较为舒适。使用时注意将弹力裤的裤裆剪掉，佩戴时将弹力裤的裤腰弹力松紧带放于下面，裤裆边放于上面，如加上胶带稍作固定于敷料上更为稳妥。如购买不到弹力裤，也可以购买袜裤（将腿部位置剪掉进行固定）或桶型文胸来固定。

4. 指导患者居家注意观察伤口的渗液情况　如发生漏出，及时更换外层敷料，同时沐浴时避免弄湿创面。

（郑美春）

第九章　静脉药物外渗伤口患者的护理

个案 1　葡萄糖酸钙外渗皮肤坏死早产儿的护理

在儿科临床护理工作中，静脉注射葡萄糖酸钙是常用的补充钙剂的方法之一，特别是新生儿应用的比较多，钙剂有止血、脱敏、镇静、抗惊厥、平衡电解质、中和胃酸等作用。葡萄糖酸钙能够促进骨骼和牙齿的钙化，维持神经与肌肉的正常兴奋，降低毛细血管的通透性，高浓度时可拮抗镁中毒，有缓解平滑肌痉挛的功能。但由于葡萄糖酸钙是一种高渗性溶液，渗出到血管外，对局部血管和周围组织有强烈的刺激作用，可引起红、肿、痛等炎性反应，严重可致局部组织坏死。

【患者资料】

患儿男，胎龄 32^{+4} 周，第 1 胎第 1 产，顺产。出生体重 1690g。出生后出现气促，呼吸欠规则，经会诊后入新生儿监护病房治疗。患儿置温箱，予无创机械通气，禁食，加强抗感染、改善微循环。

【全身评估】

出生后第 4 天停无创辅助机械通气，第 4 天晚上 8 时，患儿右踝部留置针处葡萄糖酸钙少许外渗，右小腿内侧皮肤苍白，稍肿胀，值班护士立即拔除留置针，报告医生后予外涂多磺酸黏多糖软膏。出生后第 5 天，患儿右小腿及右踝关节皮肤红肿，右小腿内踝上约 2cm 处见 1.8cm × 0.8cm 皮肤发黑，并见一灰色条索状约 2cm × 0.3cm，向膝关节上延。请烧伤科会诊后局部每天换药，阿莫西林加强抗感染。出生后第 12 天予右小腿坏死皮肤清创后用 0.5% 安多福（聚乙烯吡咯烷酮碘）消毒液纱布填塞，无明显好转，于出生后第 17 天转介造口治疗师。

【局部评估】

患儿右小腿内踝上约 2cm 处见伤口 1.8cm × 2cm × 0.8cm，1 点方向潜行 1cm，基底 75% 黄色组织、25% 红色组织，周围皮肤红肿、硬结（图 9-1-1a）。

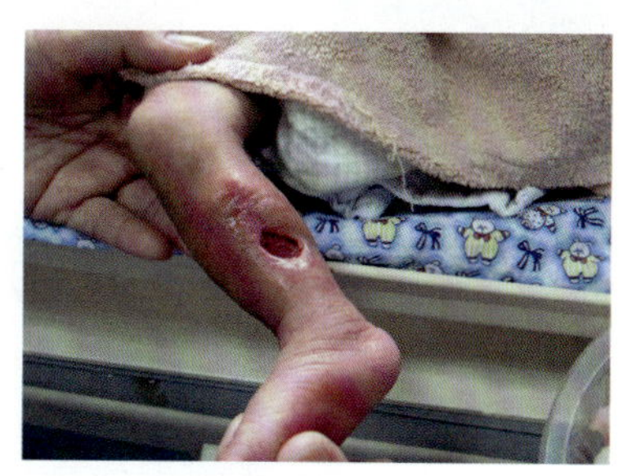

图 9-1-1a　初诊时

【护理目标】

1. 控制感染。
2. 促进皮肤破溃处愈合。
3. 保护性隔离。

4. 全身营养支持治疗。

【处理过程】

1. 控制感染，促进愈合 用0.9%氯化钠注射液清洗伤口后，用保守锐性清创方法清除伤口内缘处沉积的钙盐和坏死组织，避免出血。

控制感染，用亲水性纤维银离子敷料填塞伤口及潜行处，控制感染，外层敷料使用泡沫敷料，局部使用抗菌敷料后停用静脉抗生素，5天后感染症状明显好转，伤口周围皮肤红肿消退（图9-1-1b）。含银敷料具有抗菌性能，阻碍包括细菌、真菌在内的各类微生物与宿主细胞竞争氧气与养分，抑制代谢毒素的产生、下调生长因子表达及局部抗炎作用，有效控制伤口环境中微生物的生长，从而显著改善伤口的愈合。

感染控制后的肉芽阶段，用水胶体糊剂填塞，刺激新鲜肉芽的生长，外层敷料使用泡沫敷料，使伤口内保持适宜的温度和湿度，加速伤口的愈合，视渗液的情况3～5天更换1次，2周后潜行闭合。

3周后，再次伤口评估1.8cm×2cm×0.3cm，潜行已闭合（图9-1-1c），基底100%红色组织，伤口深度为0.3cm上皮化过程缓慢，为缩短愈合时间，使用负压治疗（图9-1-1d）。其治疗原理主要通过负压作用于伤口，充分引流渗液，促进伤口血液循环，增加组织灌注，从而减轻伤口及周围水肿，清除细菌并抑制其生长，促进细胞增殖及各种生长因子的表达，最终促进伤口愈合。新生儿皮肤娇嫩，需要严格控制负压的压力，若负压吸引力较大，容易导致局部皮肤软组织压迫，甚至出现坏死。使用美国生产的智能负压机，负压压力调节至-50mmHg（-6.7kPa），负压治疗3天后见伤口平坦（图9-1-1e），外周0.5cm上皮爬行，予超薄水胶体敷料外贴促进伤口上皮形成，患儿出院，1周后回护理门诊复查，伤口愈合（图9-1-1f）。

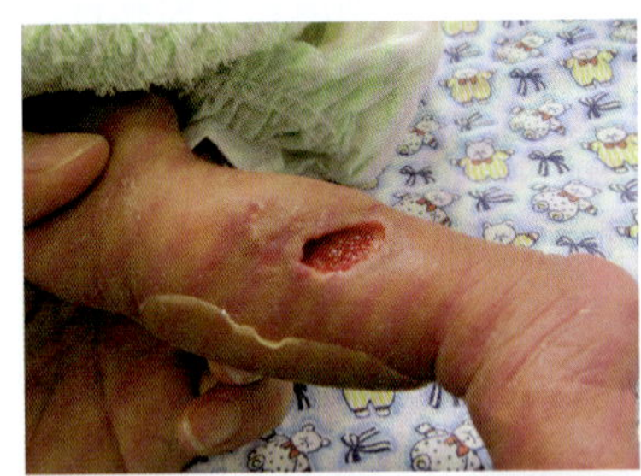
图9-1-1b 水胶体糊促肉芽生长

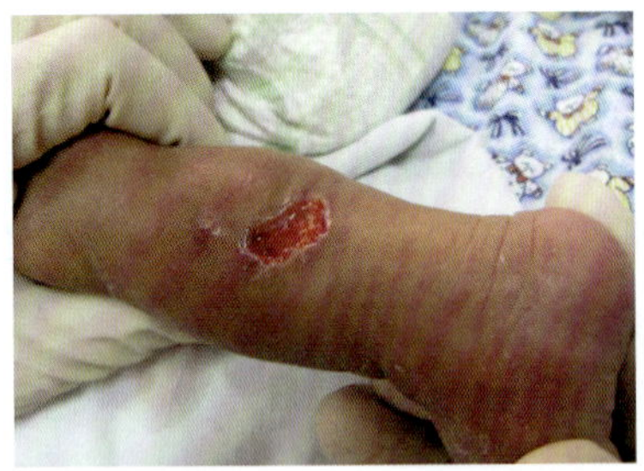
图9-1-1c 伤口变浅

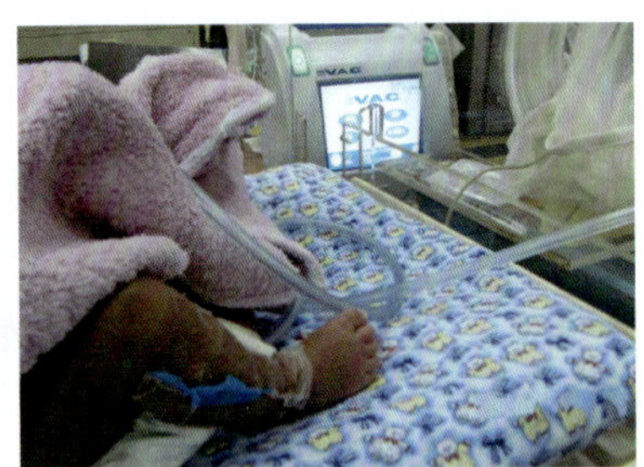
图9-1-1d 智能负压机治疗伤口

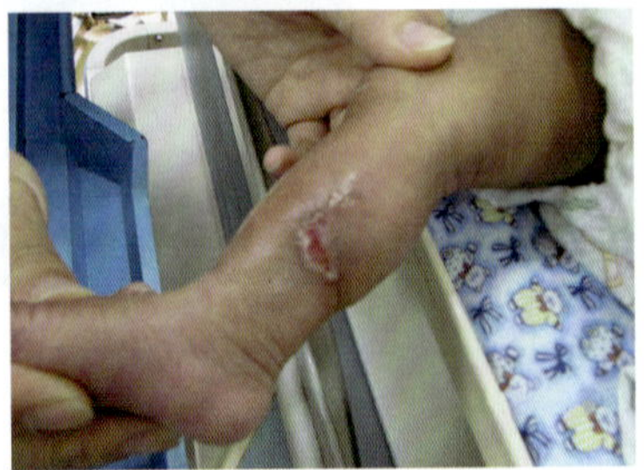
图9-1-1e 3天负压治疗后伤口平坦

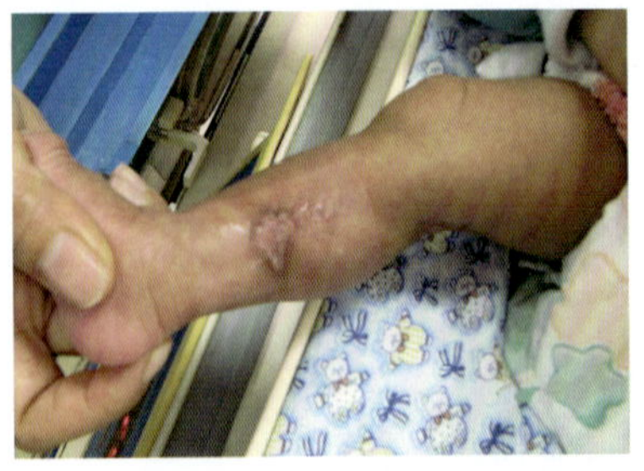
图9-1-1f 1周后愈合

2．全身支持

（1）保护性隔离　将患儿安置在暖箱中，床单、衣物均经压力蒸汽灭菌，每天更换。严格执行无菌操作，各种治疗护理集中进行。医护人员进行各种操作前后均以快速手消毒液消毒双手，严格执行消毒隔离制度。

（2）复温　病室的温度保持24℃～26℃，相对湿度55%～65%。置暖箱中复温，箱温为32℃～36℃，箱温先行预热所需温度，且每小时提高1℃，避免升温过快。暖箱使用时严格落实消毒隔离规定，使用前全部拆卸、清洁，并用消毒液擦拭消毒、用紫外线灯消毒，使用期间用消毒液擦抹1次/天，尤其是操作窗口。每7天更换1次暖箱。暖箱内湿化器、氧气瓶内的蒸馏水每天更换，暖箱空气过滤网内的海绵每月清洗。

（3）机械通气的护理　呼吸环路是细菌寄居的一个重要部位，机械通气时间越长，呼吸机相关性肺炎发生率越高。实行有效的消毒隔离措施，保持整个呼吸机回路的通畅与密闭性。用于湿化气道的液体保持无菌，集水瓶放在呼吸机环路的最低位置，避免倒流入肺。每班及时倾去集水瓶内冷凝水，湿化灌内装的液体每24小时全部倾倒，更换无菌蒸馏水，每周消毒1次湿化灌，湿化器中的滤纸及时更换。呼吸机先浸泡消毒，再彻底清洗，尤其接触患儿呼吸气体的部位都全部、彻底地清洗消毒，整个呼吸机管路系统用环氧乙烷灭菌。护理中及时清除口腔内的分泌物，减少误吸的发生，并适当抬高早产儿头部15°～30°，防止胃内容物反流。住院期间患儿未发生呼吸机相关性肺炎。

（4）营养支持　除根据血液分析结果，予静脉输注人免疫球蛋白、血浆外，患儿出生后第5天试喂葡萄糖溶液，出生后第6天予稀释奶，后逐日增加奶量。每次喂食后都注意观察有无腹胀、腹泻、呕吐等不耐受情况，并详细记录患儿每天尿色、尿量。

【健康教育】

1．向家长解释钙剂药物的相关知识，目前处理的目的、意义。

2．向家长解释继续合理使用静脉血管，制订静脉使用计划，穿刺部位交替使用。

3．向家长沟通，每15～30分钟巡视患者1次，检查注射部位有无回血及外渗现象。

4．向家长解释合理喂养的重要性。

【结果】

负压治疗3天后见伤口平坦，外周0.5cm上皮爬行，予超薄水胶体敷料外贴促进伤口上皮化，患儿出院，1周后回护理门诊复查，伤口愈合。

【重点／难点】

1．护士要有高度的责任心，做事一丝不苟，具有慎独精神。

2．新生儿输液尽量选择大、直、弹性好向心端无瘀斑破损的静脉，每条静脉只能输一次高渗药物，输注完毕后用0.9%氯化钠注射液冲管，减少血管内的钙离子，刺激血管。

3．掌握药物的性能、特点及注意事项，输注药物的浓度及速度，确保针头在血管内才能滴注。

4．加强基本功的训练，提高一次性穿刺成功率，达到一针见血。

5. 多巡视，勤观察，做好床头交接班工作。

（李海燕　叶雪梅　陶　芝　王幼芳）

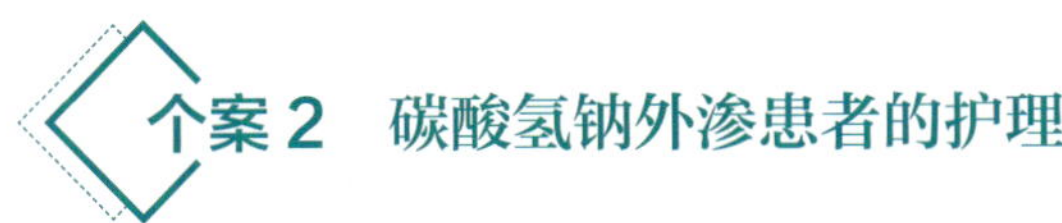

个案 2　碳酸氢钠外渗患者的护理

5% 碳酸氢钠是外科静脉输液常用的药物之一，属强刺激性碱性药物，目前临床上常用以纠正人体酸碱平衡失调的碱性溶液。输液时药物一旦外渗漏到周围组织，将出现局部软组织坏死及神经、肌腱和关节等损伤，甚至致残。0.5% 碳酸氢钠外渗局部如已出现感染坏死，则需运用“TIME”原则及现代敷料促进伤口愈合。

【患者资料】

患儿，女，3 个月，因口腔溃疡，腹泻 10 余天，诊断为败血症而入院治疗。入院后患儿神志清楚，状态差，体重下降，排便次数多，呈恶臭味，皮肤干燥，呈脱水状。因纠正机体酸碱平衡失调使用苏打，出现药物外渗，局部肿胀，立即停止输液，局部肢体抬高，予以硫酸镁湿热敷。之后肿胀稍消退，局部出现水疱，颜色发白，针尖部分呈紫红色。第 2 天，水疱处皮肤破溃，创面有渗液，颜色逐步变深，外涂湿润烫伤膏及微波治疗。20 天后，整个肿胀部分皮肤呈坏死状黑痂，少量黄色渗液，周围皮肤肿胀色素沉着（图 9-1-2a）。应用敏感抗生素抗感染及腹泻治疗，有效地控制感染症状。医嘱每天白蛋白静脉滴注、全胃肠外营养等营养支持。

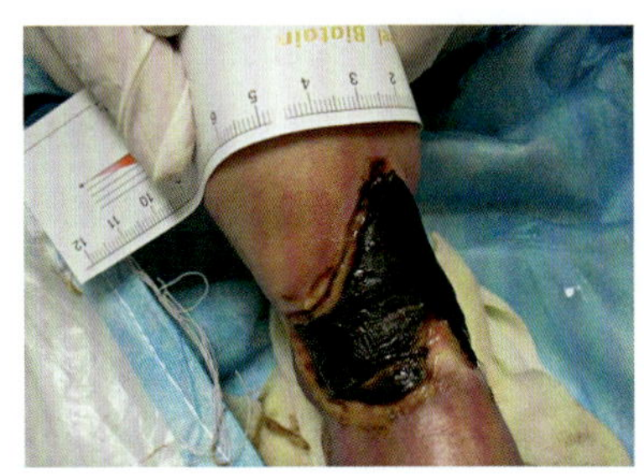

图 9-1-2a　初诊时

【全身评估】

患儿口腔溃疡、败血症，腹泻 10 余天，使用青霉素抗生素药物后，体温正常，皮肤干燥，血常规查血红蛋白 95g/L，白细胞正常。患儿家属精神紧张，担心伤口难愈合，缺乏败血症、腹泻及伤口治疗方面的知识。

【局部评估】

患儿右足踝关节处伤口大小为 6cm × 7cm，100% 黑痂，少量黄色渗液，周围皮肤红肿、疼痛及色素沉着。

【护理目标】

1. 清除黑痂，促进伤口的愈合。
2. 理解抗感染治疗的意义。
3. 预防患肢功能障碍。

4. 心理支持。

【处理过程】

1. 0.9% 氯化钠注射液冲洗伤口，运用水凝胶类敷料以自溶性清创为主，溶解坏死组织。伤口周围皮肤喷无痛保护膜，保护局部皮肤，定时更换敷料，防止伤口周围皮肤浸渍。

2. 隔 2 ~ 3 天换药 1 次，少量多次溶解及运用保守性锐器清创，清除坏死组织。清创时注意保护血管、神经及肌腱，预防功能损伤。1 周后评估伤口（图 9-1-2b），采用水胶体糊剂，清除腐肉，促进肉芽生长，覆盖泡沫敷料（图 9-1-2c、图 9-1-2d），保温、吸收渗液，促进伤口上皮爬行。

3. 4 周后，伤口创面完全愈合（图 9-1-2e），使用去瘢痕敷料，减少瘢痕形成，配合踝关节功能锻炼，促进功能恢复。

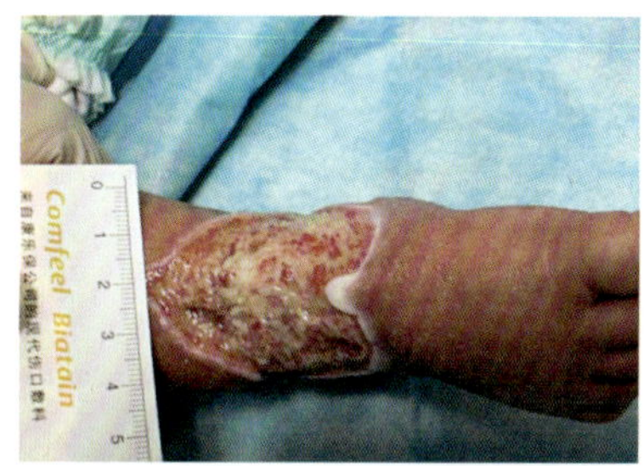

图 9-1-2b　水凝胶自溶性清创

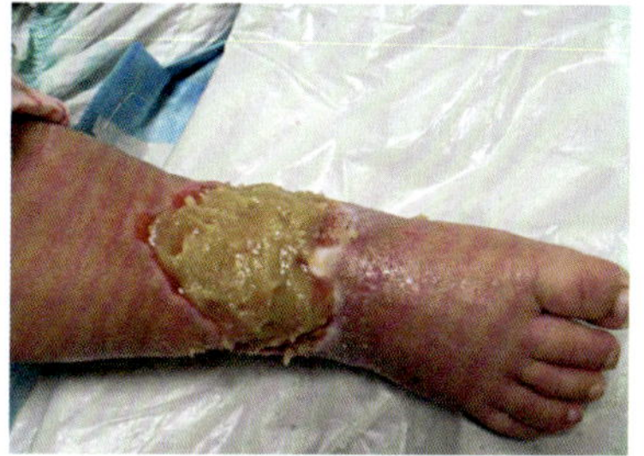
图 9-1-2c　用水胶体糊剂保湿

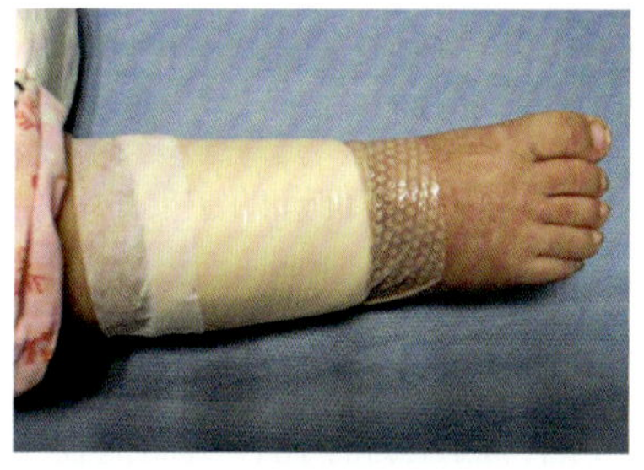
图 9-1-2d　外层用泡沫敷料

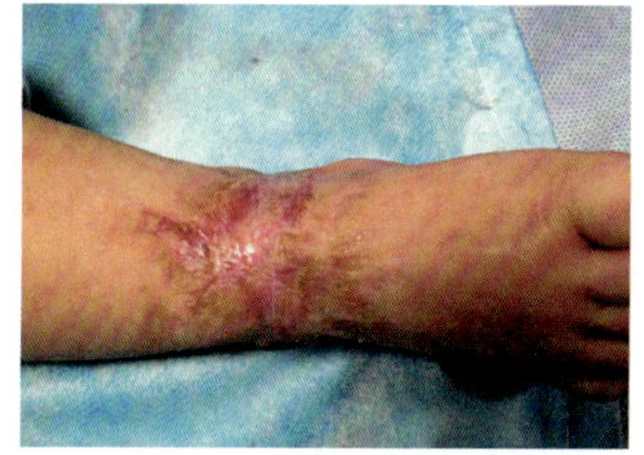
图 9-1-2e　愈合

【健康教育】

1. 向家属解释使用自黏性软聚硅酮泡沫敷料的目的是吸收渗液，保温，水凝胶敷料及水胶体糊剂能促进坏死组织溶解、肉芽组织生长及上皮爬行。

2. 向家属解释强调伤口渗液渗漏出敷料时，及时报告医务人员。

3. 向家属解释说明如果创面周围皮肤出现红肿、瘙痒等过敏现象时，及时报告医务人员。

4. 指导患者家属抬高小儿患肢，加速肢体末端静脉回流，减轻局部组织水肿，减轻疼痛，指导患儿家属辅助其功能锻炼。初期进行患肢背屈运动每天 3 次，10 分钟 / 次。5 周后进行踝关节内旋、外旋，15 分钟 / 次。预防因肌腱粘连、瘢痕挛缩、关节僵直引起的患肢功能障碍和废用性肌萎缩。

5. 向家属解释创面愈合需要营养，患儿营养方面，饮食需少量多餐，进食高蛋白、高能量、高维生素食物，以增加机体的抵抗力及组织修复能力。

6. 每次处理伤口时对患儿家属进行心理疏导，并告知伤口好转的信息，让其对治疗充满信心。

【结果】

患儿伤口黑痂及黄色坏死腐肉阶段，主要用水凝胶类敷料和水胶体敷料进行清创，水胶体类敷料及自黏性软聚硅酮泡沫敷料将促进肉芽生长、上皮爬行。伤口愈合后，形成瘢痕，考虑到患儿美观，使用去瘢痕敷料，促进正常皮肤组织的修复；指导患儿家属坚持协助其功能锻炼。

【难点 / 要点】

1. 外渗药物为 0.5% 碳酸氢钠，强刺激性、碱性，易引起静脉痉挛及血栓性静脉炎，对患儿娇嫩的皮肤刺激性较大，及早应用现代敷料预防组织加重损伤。

2. 小儿对疼痛反应不明确，清创及处理时需注意患儿疼痛评估。

3. 坏死组织采用少量多次溶解及保守性锐器清创方法清除坏死组织，清创时需注意保护血管、神经及肌腱，避免功能损伤。

（陈玉盘）

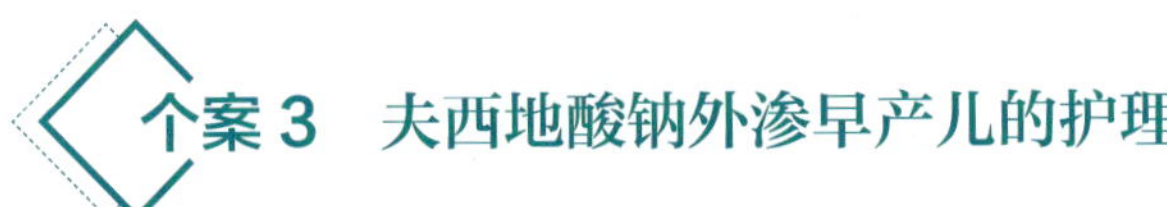

个案 3 夫西地酸钠外渗早产儿的护理

夫西地酸钠为一种具有甾体骨架的抗生素，对革兰阳性细菌有较强大的抗菌作用，如葡萄球菌，包括对青霉素、甲氧西林和其他抗生素耐药的菌株，均高度敏感。对于反复发生呼吸道感染或败血症，且对青霉素、其他抗生素不敏感者，夫西地酸钠成为儿科医生首选的主要的抗生素。而夫西地酸钠是一种弱酸性药物（pH5.7），偏酸的 pH 值常常导致较高的静脉炎发生率。早产儿发育未完善，静脉壁薄，管腔小，很容易发生液体外渗；即使发生液体外渗，早产儿也不能表达疼痛等不适诉求，易导致液体反复外渗；且使用输液泵或注射泵夫西地酸钠，因压力存在，从而掩盖了输液不畅及局部渗漏表现，加重了组织损伤。处理不当，可能导致伤口难愈合或留下瘢痕，增加患儿痛苦，引发医疗纠纷。

【患儿资料】

早产女婴，32 周，以早产儿、低出生体重收住新生儿科病房。夜班护士巡查时，发现患儿在实施持续泵入夫西地酸钠治疗的右足部穿刺部位有外渗，立即停止输液拔针，另行其他部位穿刺治疗，外渗部位未做处理也未交班。次日下午交接班时，另一夜班护士发现患儿右足背部及小腿部肿胀严重，穿刺点皮肤破溃，胫前 1.5cm × 1.2cm 溃疡面，边界不清，质硬，采取酚妥拉明和硫酸镁交替持续湿敷处理。因肿胀消退缓慢，1 周后请造口治疗师会诊，协助处理伤口。

【全身评估】

接诊时，患儿已出生 24 天，体重 2.56kg，身长 48cm，已脱离温箱。心率 130 ～ 160 次 / 分，呼吸 40 ~ 56 次 / 分，以腹式呼吸为主，呼吸顺畅，体温 36.3℃。喂奶后安静、无腹胀和溢奶，已停止静脉输液治疗。家属担心患儿会留下瘢痕，影响外观和功能。

【局部评估】

右足背部及小腿肿胀，穿刺点周围呈现 1.5cm × 1.2cm 黑色坏死区，质硬。创周紫红色，皮温较高，触碰患儿哭闹（图 9-1-3a）。

【护理目标】

1. 促进创面愈合，减少瘢痕。
2. 加强与患儿家属的沟通，避免医疗纠纷。

【处理过程】

1. 抬高患肢，促进静脉回流，减轻肿胀。

2. 创面已出现了坏死组织，质硬，以保湿、促进自溶清创为主。本案例选用水凝胶敷贴创面，其含水量丰富，可提供湿性愈合环境，溶解坏死组织，促进肉芽生长，上皮爬行，吸收少量渗液，减轻疼痛，可完整取出敷料，且提供保护伤口的屏障，避免伤口受外源性污染。早期每隔 4 天更换敷料，8 天后焦痂开始软化，周边皮肤有少许浸渍（图 9-1-3b），改用水胶体敷料，该敷料能保持伤口湿润，促进自溶清创，促进肉芽和上皮生长，保温，避免外界污染，吸收少量到中量渗液，视情况 5 ~ 7 天换药。保持伤口湿敷，能减轻伤口疼痛。

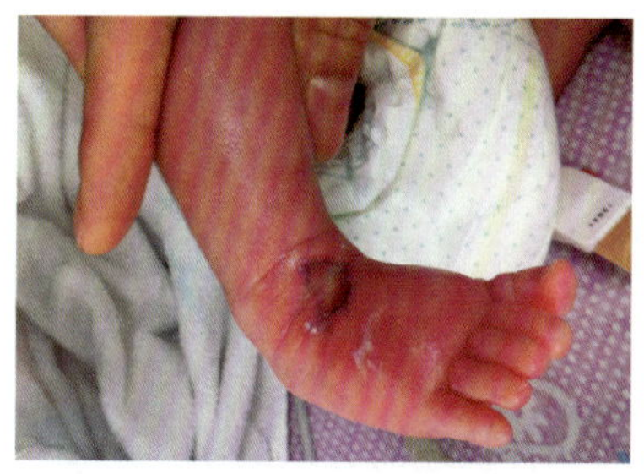

图 9-1-3a 接诊时的伤口情况

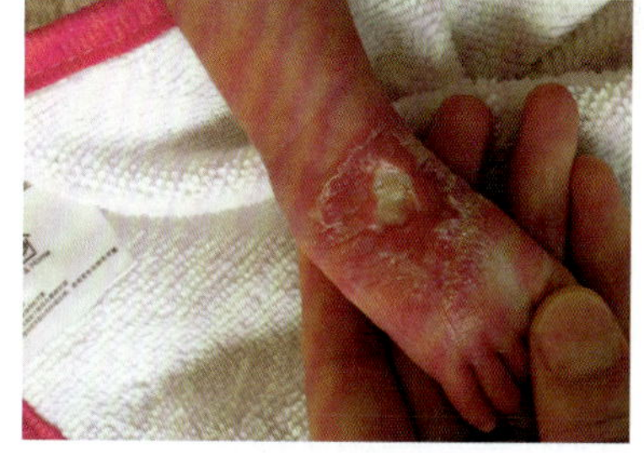

图 9-1-3b 使用水凝胶敷贴 8 天后

【健康教育】

1. 加强与患儿家属的沟通，事情既然已发生，必须面对，将不适症状和不良后果降到最低。争取尽快愈合，不留瘢痕，不影响功能。

2. 与患儿家属解释选用敷料的目的和意义，换药方法，配合事项。

3. 处理 1 周后患儿出院，指导家属注意保持敷料周边的清洁干燥，患肢不能泡水，不能加压。敷料要妥善固定，如外加网套或自黏绷带，减少卷边或脱落。若发现敷料卷边、松脱，敷料中间变白、隆起，要及时回院换药。

4. 指导家属对患儿进行肢体的康复训练，避免挛缩。伤口愈合后，每天 3 ~ 4 次进行足蹦训练，每次 10 ~ 15 次。

5. 加强对临床护士的培训和管理。用药前应细读药物说明书，对血管及组织细胞有强刺激性的药物，应选择中心静脉或直径粗大的静脉缓慢输入，尽量避免使用输液泵或注射泵，输注过程中严密观察局部情况，一旦发现异常，需尽早处理。

【结果】

早产患儿的创面 1 个月后愈合，整个治疗过程 40 天，换药花费大约 400 元，未留下明显瘢痕（图 9-1-3c），家属理解配合，没有出现医疗纠纷。

【重点 / 难点】

1. 夫西地酸钠是一种弱酸性药物，容易发生静脉炎，反复的外渗刺激易引起局部的组织坏死。该案例发生外渗没有及时处理，直到 24 小时后出现了局部坏死才采用常规方法——硫酸镁湿敷，致使在相应处理上失去了最佳时机。

2. 早产儿皮下脂肪发育未完善，皮肤脆弱，穿透性强，敷料选用受到限制。黏性强的敷料会造成患儿的二次损伤。

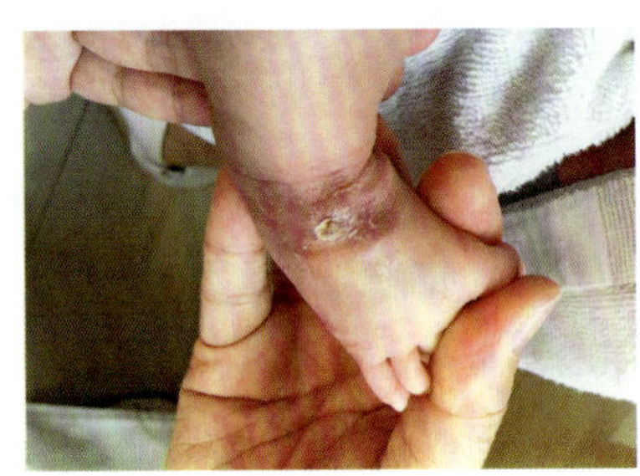

图 9-1-3c 伤口愈合

3. 足背胫前部位组织坏死，若累及肌腱，会影响日后的功能，故要请骨科医生会诊，必要时及早手术干预。

4. 足背胫前部位若出现瘢痕，影响外观和功能，应选用保湿、减少瘢痕形成的敷料。

5. 输液渗漏致组织坏死，是护理缺陷，如何观察及与病患沟通很重要。

（叶新梅）

个案 4 多巴胺外渗组织坏死患者的护理

静脉输液是临床上广泛用于防治疾病和抢救患者的一种快速而有效的给药途径。静脉输液在输液过程中容易引起渗漏。若药物渗漏于血管周围组织，轻者引起局部肿胀疼痛，重者引起组织坏死，甚至造成功能障碍，增加患者痛苦的同时，也影响了治疗抢救工作。多巴胺作为临床抢救用药，常用于抢救休克。而在静脉输注多巴胺过程中，多巴胺渗漏也时有发生，引起患者肢体肿胀、疼痛，给患者造成不必要的痛苦和经济负担，延长住院时间，有的甚至造成组织坏死，严重者造成肢体功能障碍等严重后果和医疗纠纷，因此应引起重视加强预防。一旦发生静脉药液渗漏组织损伤，应及时治疗，正确处理，运用最佳治疗方案，促进伤口愈合，同时做好心理护理和情绪安抚，避免医疗纠纷。对 1 例酮症酸中毒昏迷心肺复苏术后多巴胺渗漏组织坏死患者应用伤口床准备理论，对伤口进行疼痛控制、自溶性清创与保守性锐器清创、渗液管理及促进肉芽组织生长和促进上皮移行等处理，患者恢复良好。

【患者资料】

患者张某，男性，48 岁，已婚。因糖尿病酮症酸中毒昏迷并出现心跳呼吸停止送院后行紧急心肺复苏术。复苏成功后予进一步生命支持，建立人工气道、人工循环和继续静脉用药，按医嘱予升压、维持组织血液灌注及降血糖、抗感染等治疗。在外周静脉滴注多巴胺过程中出现左手背穿刺部位发红，局部稍肿胀、疼痛等情况，检查见输液滴速减慢，穿刺针静脉回血差。护士即予停止输液，并用注射器尽量回抽漏出药液后拔除针头，并予局部湿敷 50% 硫酸镁溶液，外敷贴马铃薯薄片及抬高患肢等处理，但患者仍觉局部疼痛明显，影响休息与肢体活动。3 天后患者左手背穿刺部位逐渐出现皮肤颜色变瘀红，请造口治疗师会诊协助处理伤口。

【全身评估】

接诊时患者意识清楚，对答准确。生命体征平稳，体温 36.5℃ ~ 37.3℃，血压 90 ~ 100/50 ~ 60mmHg，脉搏 80 ~ 96 次 / 分。空腹血糖 10.2 ~ 15.5mmol/L。患者糖尿病病史 20 余年，吸烟史 20 余年，每天 2 ~ 3 包。依从性较差，不规则服用降糖药，没有定时复诊，饮食没控制，平时血糖控制不稳定。出现静脉输液外渗后由于肢体剧烈疼痛、心情烦躁，对医护人员的询问不予理睬。患者经济状况一般。

【局部评估】

首诊时见患者左手背有一大小为 7.5cm × 3.5cm 皮肤瘀黑色，周围皮肤红肿，范围 11.5cm × 6.5cm，表皮未破溃，伤口无渗液，左手背肿胀（图 9-1-4a），患者疼痛明显，影响休息与睡眠，疼痛评分为 8 分（数字等级评定量表法），轻压局部皮肤疼痛加剧，皮温比健侧高。

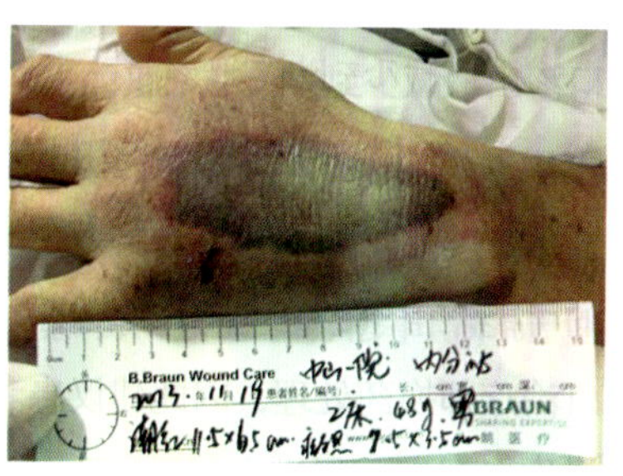

图 9-1-4a　接诊时皮肤情况

【护理目标】

1. 缓解伤口疼痛。
2. 预防伤口感染，促进伤口愈合。
3. 减少伤口愈合后瘢痕形成。

【处理过程】

1. 伤口评估　每次换药前充分评估伤口面积、基底颜色、有无渗出液，坏死组织与基底是否有液化分离，患者疼痛情况及周围组织红肿是否消退等，判断伤口所处的愈合时期，根据评估结果采用不同的处理方法和选择不同的敷料进行处理。每次换药前采用测量尺评估伤口大小，同时用数码相机摄取伤口照片，记录伤口进展情况。

2. 缓解疼痛与促进坏死组织液化分离　继续用软枕抬高患肢，并指导患者适当进行握拳、松拳及腕部活动等功能训练，以促进循环，减轻水肿。用 0.9% 氯化钠注射液棉球轻轻清洗伤口，用小方

3. 应用自溶性清创的方法待坏死组织液化分离后再行外科清创，避免过度清创造成正常组织不必要的损伤。

4. 做好创面床准备后，可通过手术植皮或继续换药达到愈合，向患者说明各方案的优缺点，供患者选择。

5. 在伤口处理的同时，指导患者进行肢体功能训练，以减少愈合后瘢痕形成，降低功能障碍的可能。

6. 缓解患者负性心理和进行相应的健康教育可增加患者的依从性，促进伤口愈合。

（黄漫容）

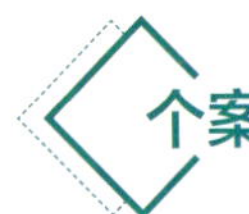

个案5　氯化钾外渗组织坏死患者的护理

外渗是临床静脉输液的一种常见并发症，指静脉输液期间药液从血管漏，出进入血管周围组织，表现为局部红肿、疼痛、发热或发凉，而高危药物外渗则易引起局部组织损伤甚至皮肤坏死。氯化钾是一种常见的血管刺激性高危药物，临床常用于各种原因引起的低钾血症。一旦发生外渗，轻者出现局部肿胀，疼痛，重者会导致皮下组织坏死，严重时须外科清创、植皮，甚至截肢，给患者造成不必要的痛苦。

【患者资料】

患者李先生，男性，47岁，诊断为慢性乙型肝炎肝硬化，实验室检查：血钾2.0mmol/L，丙氨酸氨基转移酶200U/L，白蛋白26g/L，凝血酶原时间测定（PT）16.5秒，予外周静脉滴注氯化钾发生渗漏后3天。患者主诉疼痛明显，请造口治疗师会诊协助处理伤口。

【全身评估】

患者诊断为慢性乙型肝炎肝硬化，静脉滴注氯化钾发生渗漏后3天致皮下组织坏死。影响伤口愈合的因素包括皮下组织坏死、肝功能异常、营养不良、凝血功能障碍。患者对伤口预后极为担心，害怕影响左手功能，家属能给予患者充分的心理及经济支持。

【局部评估】

按照“ASSESSMENTS”内容对伤口局部进行评估，伤口位置为左手背，大小6.5cm×3.5cm，基底为75%黑色组织，25%红色组织，整个左手肿胀明显（图9-1-5a），疼痛评分9分（数字等级评定量表法）。

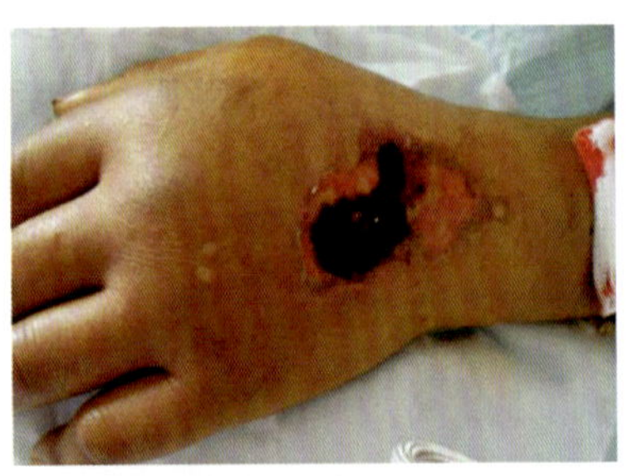

图9-1-5a　静脉补钾外渗致皮下组织坏死

【护理目标】

1. 尽快减压，清除坏死组织。

2. 避免药液对周围组织造成进一步损害，有效促进伤口愈合。

【处理过程】

1. 局部处理

（1）清创　对基底黑色组织进行保守锐性清创，发现组织间隙内有液体积聚，同时可见皮下有部分黄色液化组织，予清创，可见肌腱暴露（图 9-1-5b）。通过清创，不仅可以将部分坏死组织去除，同时可以迅速减轻皮下组织内的压力，将积聚于组织间隙的氯化钾液体进行排放，减少对正常组织的进一步损害。由于患者存在凝血功能障碍，清创时要注意保护正常组织，避免损伤血管造成出血而难以止血，同时要保护肌腱，避免影响左手功能。通过分次保守锐性清创结合敷料自溶性清创的方式，将伤口创腔内的坏死组织完全清除。

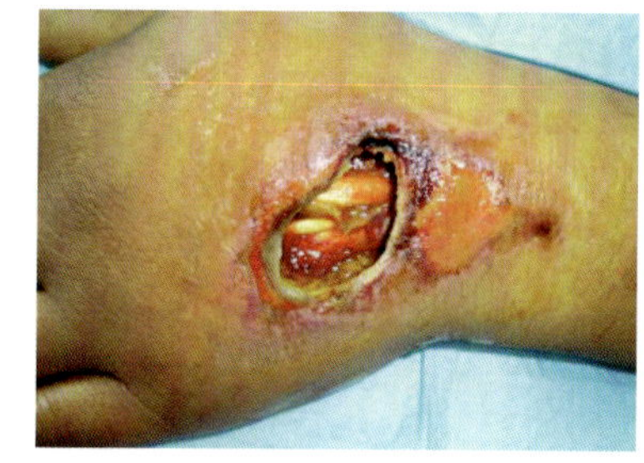

图 9-1-5b　清创后伤口有肌腱暴露

（2）敷料的选择　选用藻酸钙敷料填充创腔，它具有高吸收性；与血液和伤口渗液中的钠盐接触后会形成亲水性凝胶，为伤口创造湿性愈合环境，在自溶性清创的同时促进肉芽组织生长，能保护暴露的正常肌腱；同时与血液和伤口渗液中的钠盐接触后进行钙、钠离子交换，释放的钙离子参与止血过程，具有止血作用；质地柔软，具有良好的顺应性，可与伤口基底紧密契合；放置和去除时无疼痛感。更换频率根据渗液量决定，一般 1 ~ 2 天更换 1 次。待肉芽组织完全盖过肌腱、填满创腔、进入上皮移行期时，改用海绵敷料，可起到管理渗液，促进上皮移行的目的，5 ~ 7 天换药一次至愈合。

2. 整体处理　患者肝功能异常、营养不良、凝血功能障碍，予全身控制肝功能与凝血功能，静脉滴注白蛋白加强营养，促进伤口愈合。患者疼痛明显，遵医嘱给予镇痛药口服。

【健康教育】

1. 饮食指导　指导患者清淡饮食，适当限制盐的摄入，进食细软、易消化、无刺激食物，少量多餐，多吃含锌、镁丰富的食物，补充维生素 C，严禁饮酒，适当食用瘦猪肉、牛肉、蛋类、鱼类等含锌量较多的食物，适量补充优质蛋白质，在控制肝功能的基础上增强营养，促进伤口愈合。

2. 体位活动指导　指导患者改变体位或活动时注意保护伤口敷料，避免移位或脱落，同时注意勿碰撞伤口，以免造成出血，加重损伤。

3. 心理指导　患者由于知识缺乏，疼痛明显，担心会影响左手功能及全身治疗而出现焦虑情绪，造口治疗师、管床医生、护士及家属应多安慰、鼓励患者，给其讲解伤口治疗的方案、进展情况及预后相关知识，增强患者的信心，积极配合治疗。

【结果】

本案例患者经保守锐性清创结合使用藻酸钙敷料 10 天后，坏死组织完全清除，疼痛明显减轻，评分为 2 分，进入肉芽组织生长期，继续给予藻酸钙敷料填塞，20 天后肉芽组织完全盖过肌腱，填满创腔，渗液量减少（图 9-1-5c），此时改用泡沫敷料外贴，5 ~ 7 天换药一次至愈合。

【重点 / 难点】

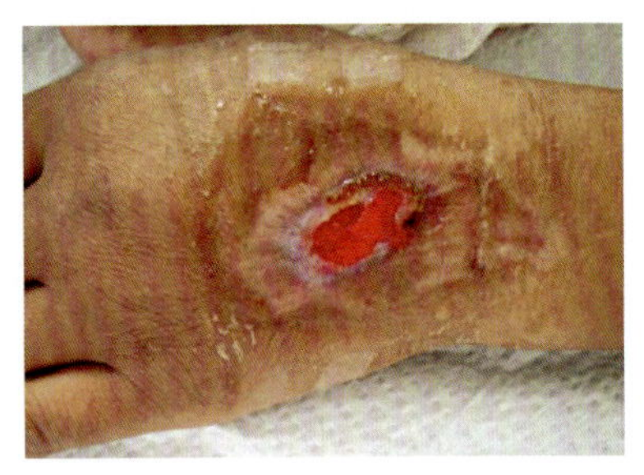
图 9-1-5c　伤口明显缩小，上皮爬行良好

1. 静脉补钾外渗的早期处理　一旦发生静脉补钾外渗，应立即停止输液，用注射器连接头皮针将药物回抽，减少药液在局部组织的渗出量，降低渗出液对组织的损害；立即根据医嘱进行局部封闭治疗，1 次 / 天，连续 3 天。常用的药物包括普鲁卡因、利多卡因、地塞米松等，同时用 50% 硫酸镁湿敷，以减轻药液对组织的损害。

2. 清创时机的把握　外渗早期引起皮下组织坏死的范围尚未明确固定，此时不宜盲目清创，应待坏死的范围明确、固定、局限时方可进行，以免损伤正常组织。

（龙小芳　张冰燕）

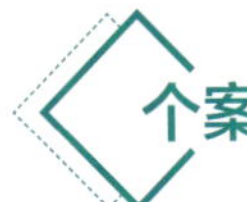

个案 6　乳腺癌静脉化疗药物外渗创面患者的护理

化疗药物仍是当今抗癌治疗的主要手段之一。到目前为止，静脉输注仍然是乳腺癌化疗药物治疗的主要给药途径。静脉给药潜在药物外渗的风险，药物外渗是指静脉输液过程中，腐蚀性药液进入静脉管腔以外的周围组织。多柔比星是乳腺癌常见的静脉化疗药物之一，对正常组织和细胞具有严重的毒性和刺激性，若渗出血管进入皮下组织可引起局部组织的损伤，给患者带来痛苦，同时创面的处理也给医护人员带来挑战。

【患者资料】

患者女性，56 岁，左乳腺癌术后。患者 3 周前于当地医院进行多柔比星第一疗程化疗，化疗后第 2 天穿刺部位周围出现红肿、水疱，给予硫酸镁湿敷等处理，症状尚未完全缓解；3 天前于同侧继续第二疗程的多柔比星化疗，化疗后局部症状加重，来找乳腺科手术医生就诊，遵医嘱给予头孢曲松钠静脉注射，后转造口治疗师门诊处理。

【全身评估】

患者在其儿子的扶助下步行来造口门诊就诊。患者痛苦脸容，精神憔悴，候诊时趴在椅子上。患者仅能讲当地方言，由其儿子翻译。患者儿子告知其母亲因为输注化疗药物后右手肿胀、疼痛逐渐加重，严重影响睡眠，已经 3 天无法入睡了。疼痛评分 9 分（数字等级评定量表法）。按医嘱服用镇痛药。五指无法弯曲。

【局部评估】

1. 创面情况　患者右上肢（从 5 指、手背一直延伸至肘关节上 6cm）肿胀，以手背肿胀最为明显，且腕关节 10cm 以下红肿；手背正中见 4cm × 3cm 创面，渗液少，50% 黄色组织、25% 红色组织、

25% 黑色组织覆盖（图 9-1-6a）。右肘关节下约 4cm 处见留置针。

2. **创面的类型**　根据患者及其家属的描述和疾病的治疗经过，该患者的伤口是因多柔比星化疗渗漏引致的创面。

【护理目标】

1. 首要护理目标是尽快减轻患者疼痛，消除右上肢体的肿胀。
2. 肿胀消退后根据创面情况可能采取清创、转介等措施。

【处理过程】

1. **局部创面的清洗**　使用 0.9% 氯化钠注射液湿敷创面约 20 分钟后轻轻将伤口周边的痂皮清除，经过湿敷后原来黑色的组织（分泌物覆盖的痂皮）也能清除。伤口周围 5cm 范围内使用安尔碘皮肤消毒液消毒之后，再以 0.9% 氯化钠注射液清洗，纱布抹干。

2. **敷料的使用和固定**　选用水凝胶片状敷料覆盖创面（图 9-1-6b），并以纱布覆盖，以便吸收渗液和覆盖敷料，最后采用网套对敷料进行固定（图 9-1-6c）。

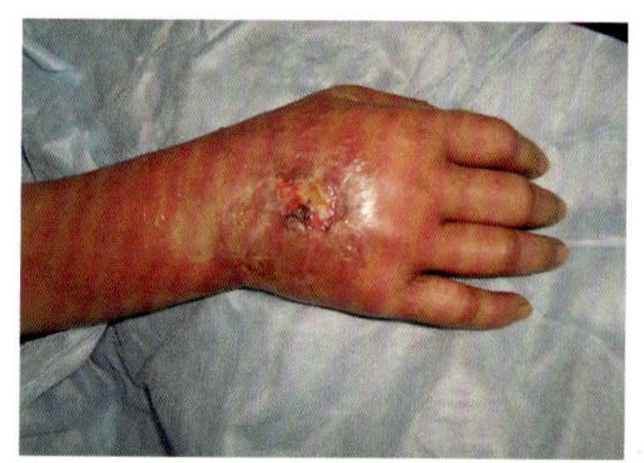
图 9-1-6a　患者右手肢体红肿，手背见创面

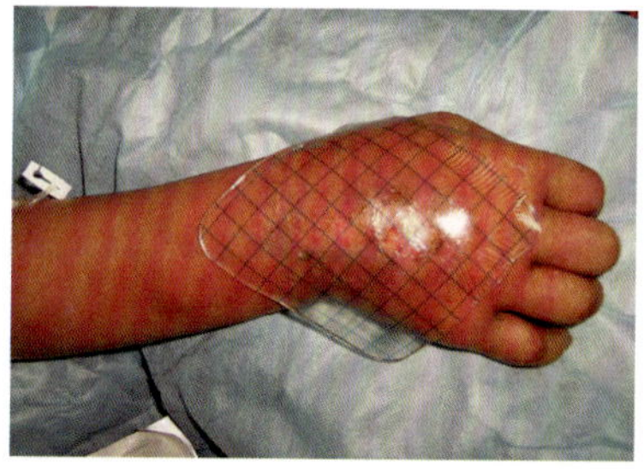
图 9-1-6b　水凝胶敷料覆盖

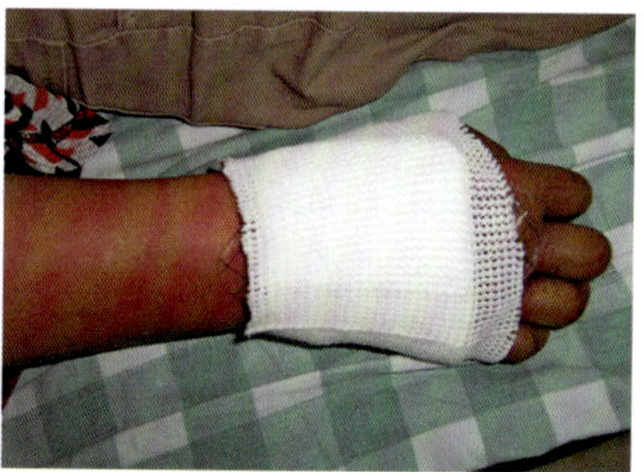
图 9-1-6c　网套固定

【健康教育】

1. **抬高患肢**　指导患者站立和坐位时以绷带固定患肢于胸前，尽量避免下垂；平卧位时以枕头抬高患肢以促进局部的血运回流。

2. **手指功能锻炼**　嘱咐患者尽量进行手指的握拳和放松动作，以促进局部血运循环。

3. **避免弄湿创面**　嘱咐患者沐浴时注意避免弄湿创面。

4. **预约再次就诊时间**　嘱咐患者儿子隔天再次带患者来院处理伤口。

5. **暂停上肢化疗**　伤口未完全愈合之前建议暂停化疗，如继续按期进行第 3 疗程化疗，宜在下肢进行。

【结果】

1. **处理后第 1 天**　患者儿子电话告知，患者昨天疼痛已经大大减轻，昨天晚上终于能入睡了。

2. **处理后第 2 天**　患者面带笑容自行走路，在其儿子的陪伴下前来就诊。患者儿子告知，患者这 2 天睡眠好，疼痛基本消退，疼痛评分 5 分。上肢肢体肿胀已经消退至腕关节上 6cm 处；创面 100% 黄色组织覆盖，且伤口 12 点位置之上 1cm 处见与伤口相通的小伤口（约 1cm，黄色组织覆盖），渗液少（图 9-1-6d）。5 个手指能握半拳。继续予水凝胶片状敷料处理。

3. 处理后第 4 天 上肢肢体肿胀已经消退至手背；疼痛评分 4 分；创面 100% 黄色组织覆盖，可见白色筋腱，且伤口 12 点位置之上 1cm 处见与伤口相通的小伤口（约 1cm，暴露白色筋腱），渗液少（图 9-1-6e）。5 个手指已经能进行完全握拳动作。将松脱的黄色组织清除后予水凝胶片状敷料处理，外层敷料选用纱布覆盖。因患者离院很远，建议回当地医院整形外科进行修复处理。

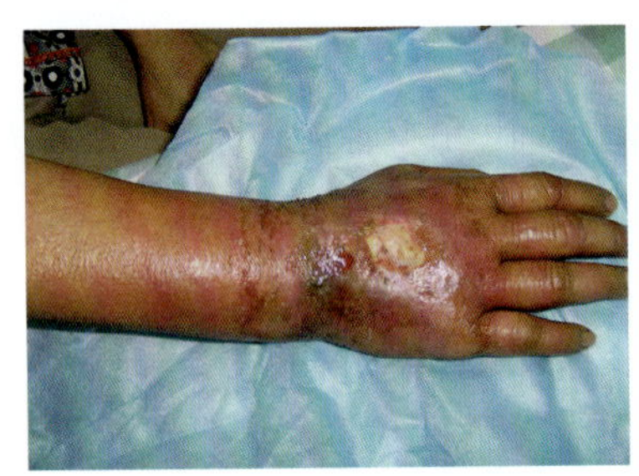

图 9-1-6d 创面 100% 黄色组织

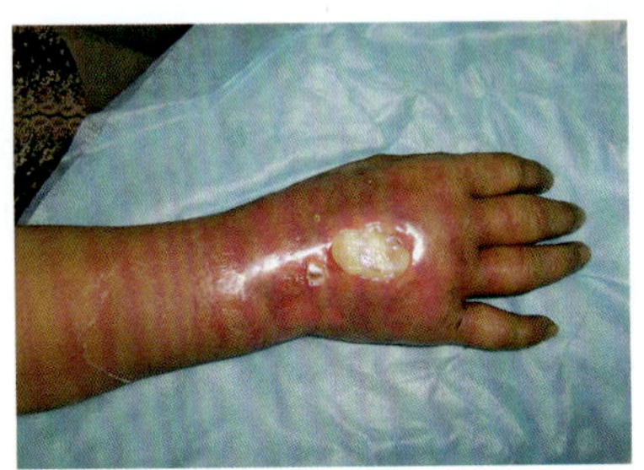

图 9-1-6e 创面暴露白色筋腱

【重点 / 难点】

1. 敷料的选择和固定 根据患者就诊的评估，首要护理目标是消除肿胀，减轻疼痛，水凝胶片状敷料含水分多，且能吸收少量的渗液，溶解坏死组织。覆盖在患者的创面上，患者有冰凉感，有效降低局部的温度，利于红肿的消退。因敷料有一定的重量，且无自黏性，如固定不妥敷料很容易脱落，选用网套能将敷料稳妥固定。

2. 避免手背筋腱的损伤 多柔比星是阿霉素类药物，一旦发生渗漏，往往会导致局部发生坏死。手背脂肪组织层薄，创面覆盖黄色组织，但应掌握好保守锐性清创的时机，否则容易损坏筋腱。在肢体仍然处于水肿的情况下，不宜急于采用保守锐性清创的方法清除创面黄色组织，宜在水肿完全消退后，黄色组织松脱后才进行。

3. 促进右上肢血运循环 患者依从进行抬高患肢、5 个手指握拳放松锻炼很重要。5 个手指握拳放松动作对正常人很容易进行，但对手指肿胀、疼痛的患者来说，是难以依从的。因此，应告知其锻炼的重要性，鼓励患者每天坚持至少 2 ~ 3 次锻炼。也许开始的时候 5 个手指仅仅能进行轻微的弯曲，但随着肿胀的逐渐消退，弯曲的幅度应能逐渐增加，一定要克服疼痛的影响。

（郑美春）

第十章 其他伤口患者的护理

第一节 烧烫伤患者的护理

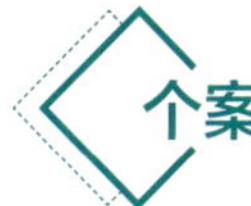

个案1 电热水袋导致足背损伤患者的护理

引起烫伤的原因往往是寒冷季节用于取暖的热水袋、电暖宝等设备。低温烫伤是指长时间接触高于体温的低热物体造成的烫伤，接触70℃的温度持续1分钟，皮肤可能就会被烫伤；当皮肤接触近60℃的温度持续5分钟以上时，能造成烫伤。

【患者资料】

患者于女士，57岁，因糖尿病肾病、肾功能不全入院，入院后规律血液透析。因天气寒冷，陪人夜间使用电热水袋置于足部取暖，不慎将左足背烫伤，左足背伤口表皮脱落，大小11.5cm×6cm，100%粉红色组织，渗液饱和，无臭味，疼痛面部表情尺评分3级；处理过程中发现患者伤口床颜色由粉红色变为瘀紫、变黑，请烧伤整形科会诊后，在硬外麻下行左足背伤口清创术，术后给予负压吸引术，持续1周后再次转介伤口/造口护理专科护理。

【全身评估】

患者神清，双目失明，言语欠清；反复发热38.0℃～39.1℃。白细胞计数15.38×10^9/L，中性粒细胞百分比80.1%，淋巴细胞百分比14.3%，中性粒细胞绝对值12.33×10^9/L，血小板计数314×10^9/L；葡萄糖6.23mmol/L；尿素12.68mmol/L，肌酐336mmol/L，白蛋白32.1g/L。

【局部评估】

患者伤口位于左足背，伤口大小11.5cm×6cm，伤口表面见表皮缺失，100%粉红色，渗液为淡黄色，藻酸盐敷料饱和，皮温不高，患者疼痛用数字等级评定量表评分3分（图10-1-1a）；经过处理伤口无明显好转，3天后伤口床颜色呈现深部组织淤血状态（图10-1-1b）；15天后伤口颜色100%黑色，伤口周围皮温高，有红、肿，清创后有肌腱暴露，伤口床有脓性分泌物流出（图10-1-1c）。

【护理目标】

1. 控制伤口感染。
2. 促进伤口愈合。

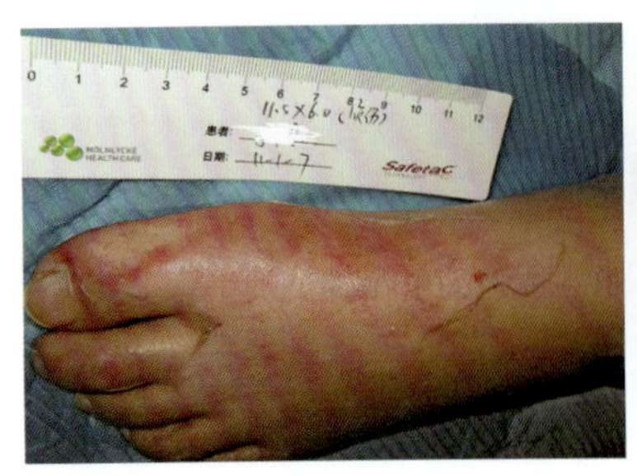

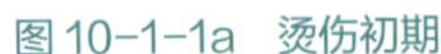
图 10–1–1a　烫伤初期

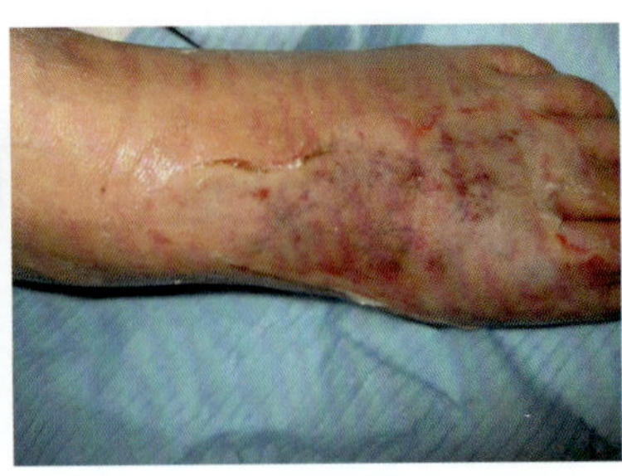
图 10–1–1b　烫伤 3 天后伤口床颜色发生变化

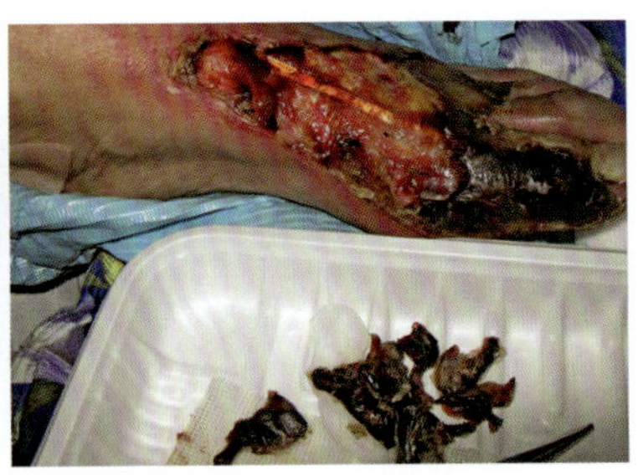
图 10–1–1c　烫伤 2 周后伤口感染情况

【处理过程】

1. 初诊时，患者硬膜外麻醉下行左足背溃疡清创术，术后给予负压吸引术 1 周后，负压解除（图 10–1–1d）。

2. 用 0.9% 氯化钠注射液清洗，去除松动的黄色坏死组织后拭干，用水凝胶敷料涂抹在暴露的肌腱、骨头处，再用亲水性纤维银敷料覆盖在伤口床上，棉垫固定，视渗液情况更换敷料。

3. 会诊后伤口分泌物细菌培养，鲁氏不动杆菌；会诊 2 周后血红蛋白 88g/L，葡萄糖 7.38mmol/L，肌酐 541mmol/L，白蛋白 27.6g/L；全身使用抗生素、白蛋白等营养支持。

4. 处理 34 天后，患者左足部伤口床黄色坏死组织消失，红色肉芽组织生长良好，已将肌腱覆盖，部分骨头仍暴露，渗液潮湿，采用水凝胶敷料涂抹在暴露的骨头处，泡沫敷料固定，视渗液情况 1 周更换敷料 2 ～ 3 次（图 10–1–1e）。

5. 处理 81 天后，患者左足背伤口大部分完成上皮化过程，剩下伤口大小 1.3cm × 1.5cm、1.5cm × 1.0cm，仍见骨头暴露，继续使用水凝胶敷料涂抹骨头处，外用泡沫敷料固定。视渗液情况 1 周更换敷料 2 次（图 10–1–1f）。

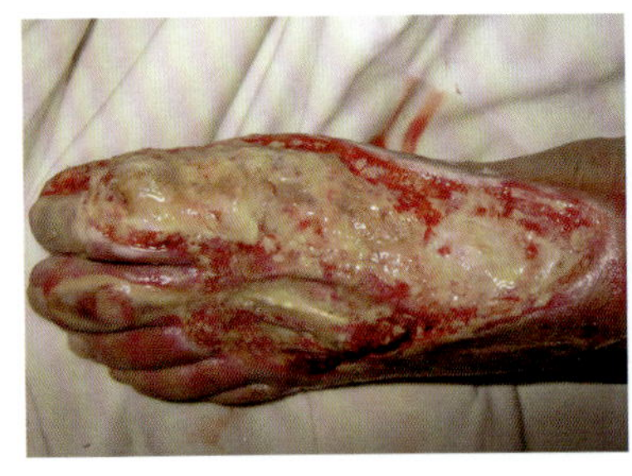
图 10–1–1d　清创术后负压 1 周后接诊伤口情况

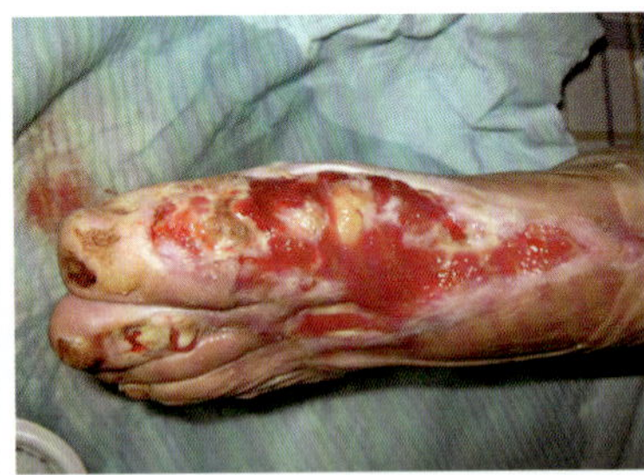
图 10–1–1e　处理 34 天伤口情况

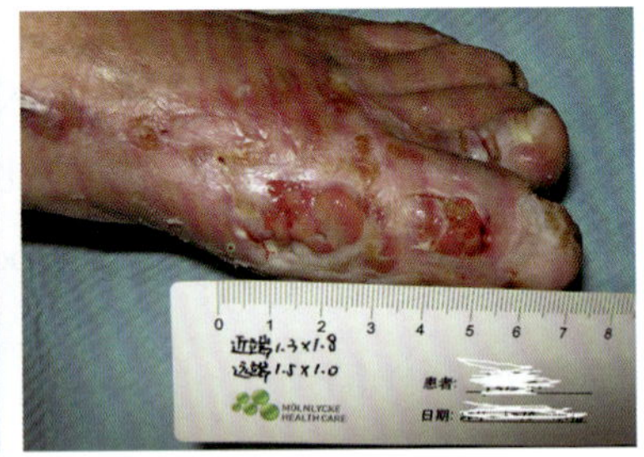
图 10–1–1f　处理 81 天伤口情况

【健康教育】

1. 患者有糖尿病和血液循环障碍，皮肤热敏感度低，应尽量避免使用局部皮肤接触类取暖物品，如需使用取暖物品应随时注意皮肤情况，避免低温烫伤。

2. 向患者及家属解释伤口愈合与血糖控制的关系，空腹血糖控制在 3.9 ～ 7.2mmoL/L，餐后 2 小时血糖控制在 10.0mmoL/L 以内。饮食清淡规律，每日摄入烹调油 20g 为宜，每日食盐摄入不超过

6g，每天饮食的时间点和进食量要相等。计算每日饮食总量，标准体重 × 对应 [kJ/（d · kg）]= 每日食物总能量；进食牛奶、鸡蛋、瘦肉、蔬菜、鱼、米饭等。

【结果】

患者空腹血糖及餐后血糖控制好，白蛋白、血红蛋白纠正在正常水平低值，伤口 163 天愈合。处理 34 天后，患者左足部伤口床黄色坏死组织消失，红色肉芽组织生长良好，已将肌腱覆盖，部分骨头仍暴露；处理 81 天后，患者左足背伤口大部分完成上皮化过程，仍见骨头暴露；伤口 163 天愈合。

【重点 / 难点】

1. 电热水袋烫伤初期，深度不易判断，往往容易忽视其严重性。低温烫伤是真皮浅层向真皮深层及皮下各层组织渐进性损害，往往表面看起来只是一个小水疱，体征类似Ⅱ度烧伤，但其实可能已伤及皮下组织，甚至肌肉、神经、血管。其创面特点是：水疱较小，外观颜色较深，疱液多带有血性，创面基底部苍白色，可有淤血或坏死斑。损伤皮肤全层，有的深达皮下组织、肌肉、肌腱及骨骼，所以难以愈合。

2. 一般情况下，早期手术是低温烫伤的最佳治疗方法；一些特殊情况下应考虑其他治疗方法，例如，患者年龄大，或伴有一些基础疾病如糖尿病，不能耐受手术或手术效果不好，长期换药则成为唯一可选的治疗方式。

3. 要将电热水袋损伤的严重性解释给家属、主管医生听。特别患者合并糖尿病，伴有神经病变，其严重性更大。

4. 足背伤口肌腱、骨头暴露时，要使用水凝胶敷料保护好，避免其发生坏死。

（朱燕英）

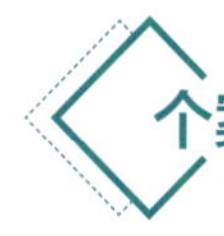

个案 2　Ⅲ度烫伤并低蛋白血症患者的护理

烧伤是由热水、蒸汽、火焰、电流、激光、放射线、酸、碱、磷等各种因子引起的身体组织伤害，Ⅲ度烧伤伤及皮肤全层，甚至可深达皮下、肌肉、骨等，创面的治疗需经过脱痂、清创、肉芽组织生长、上皮覆盖的修复过程，病程长，易转化为慢性溃疡。对于小面积Ⅲ度烧伤创面，传统上使用抗菌纱条湿敷的治疗方法，但其不能有效地促进烧伤创面的修复，特别是患者合并严重低蛋白血症时，创面更难愈合。因此，对低蛋白血症的Ⅲ度烧伤患者，如何运用合适的处理方法与伤口敷料以促进伤口愈合，以及纠正影响伤口的因素，显得非常重要。对本例患者由于炎性肠病、长期腹泻致低蛋白血症合并Ⅲ度烫伤并感染，通过动态评估与分析创面情况，运用伤口床准备理论的 TIME 原则，选择合适的伤口处理方法与适合的伤口敷料进行伤口护理，并结合整体干预，有效控制伤口感染，促进伤口愈合。

【患者资料】

患者苏某，女，21 岁。3 年前无明显诱因出现双下肢水肿，曾在当地医院行对症治疗后双下肢水肿好转，但其后仍反复发作。8 个月前无明显诱因出现腹泻，平均每天 5 ~ 6 次，最多每天 10 多次，为黄色水样便，量多，恶臭，无脓血、黏液及油脂，伴乏力、进行性消瘦，体重下降，无力行走，再到当地医院就诊。胃镜示慢性浅表性胃窦炎，肠镜示直肠炎性改变；上腹部 CT 示肠系膜多发肿大淋巴结，双侧胸腔积液及少量腹水。1 月前由于肢体肿胀，用热水袋热敷时导致右前臂烫伤，在家自用芝麻油处理伤口，伤口情况逐渐恶化，后拟①腹泻查因：小肠淋巴管扩张症可能性大；②右前臂烫伤后溃疡形成收入院治疗。入院后予纠正水电解质平衡、抗感染、补充蛋白质、营养支持、调节肠道菌群等治疗，并请造口治疗师会诊要求协助处理伤口。

【全身评估】

入院后患者体温 36.5℃ ~ 38.5℃，血压 80 ~ 95/58 ~ 71mmHg。每天腹泻 7 ~ 8 次，为黄色水样便、无脓血、黏液及油脂，量中，无腹痛。患者入院后半流饮食，食欲一般。血液总蛋白 47 ~ 54.4g/L，白蛋白 10 ~ 33.7g/L，球蛋白 20.7 ~ 22.4g/L，血钾 2.7 ~ 3.7mmol/L，血红蛋白 93 ~ 103g/L，丙氨酸氨基转移酶 11 ~ 38U/L，天冬氨酸氨基转移酶 38 ~ 91U/L。下腹部 CT：①小肠壁增厚，系膜及腹膜后多发淋巴结影，考虑炎性肠病；②中度脂肪肝；③双下肺炎症，双下胸膜增厚，双侧胸腔少量积液；④心腔密度显著减低，为贫血表现。由于病情疑难，已经长时间诊断和治疗，家庭经济负担重。患者焦虑、忧郁，对疾病预后表示担心，但能配合治疗。家庭关系良好，家属常陪伴身边。

【局部评估】

右前臂肘窝下方有一大小约 7.5cm × 7.0cm 溃疡，基底 25% 黄色坏死组织，75% 黑色坏死组织，已出现液化分离，创面有脓性分泌物，伤口敷料（大、小方纱各 1 块）呈饱和状态，伴臭味，揭除敷料及清洗创面时患者疼痛明显，疼痛评分 7 分（数字等级评定量表法）。按医嘱服用镇痛药。创面周围皮肤无红肿、浸渍等情况（图 10-1-2a）。

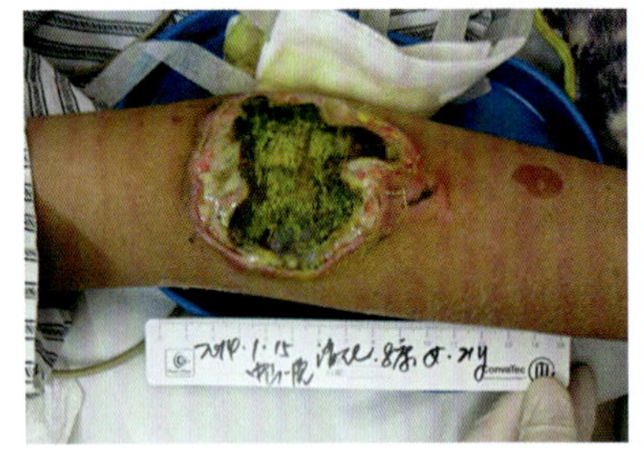

图 10-1-2a　接诊时伤口情况

【护理目标】

1. 控制伤口感染。
2. 促进伤口愈合，减少愈合后瘢痕形成。

【处理过程】

每次伤口换药前评估创面的面积、基底组织颜色、渗液性质与渗液量、周围皮肤情况，使用疼痛模拟数字评分法评估患者的疼痛情况，根据创面评估结果和伤口床准备原则，在创面的不同时期采取不同的处理方法。

1. 创面黑色期　首次评估时，创面上大量黑色结痂及黄色坏死组织，根据伤口床准备原则，此期处理的重点是清除无活性组织。用 0.1% 聚维酮碘溶液消毒创面及周围皮肤，使用保守锐器清创方法，用无菌手术剪将液化分离的黑色坏死组织剪除。清创时注意动作轻柔，减少创面出血和患者疼痛。清创后用 0.9% 氯化钠注射液棉球清洗创面脓性分泌物及坏死组织，小方纱轻轻拭干水分。

2. 创面黄色期　清除黑色坏死组织后见基底为 100% 黄色坏死组织，与基底粘连紧密。渗液为脓性，量大，有臭味，疼痛评估为 5 分。此时创面处理的重点是抗感染，将亲水性纤维含银离子敷料按伤口的大小进行剪裁，然后敷贴在伤口基底处，外层覆盖无菌方纱，用绷带做好固定，根据伤口敷料渗液吸收情况每天或隔天更换 1 次。6 天后伤口渗液性减少，改用亲水性纤维含银敷料 + 泡沫敷料覆盖，根据伤口敷料吸收情况 3 ~ 5 天更换 1 次。亲水性纤维含银敷料是亲水性纤维羧甲基纤维素钠和高效抗菌剂银离子（1.2%）组成。既能控制感染又能吸收大量渗液，同时敷料柔软无刺激，撕除敷料时不会引起疼痛。泡沫敷料是一类由高分子材料（PU）发泡而成的敷料，表面覆盖一层聚氨酯半透膜，能吸收大量伤口渗液，保持伤口湿润愈合环境和保持伤口温度，利用肉芽组织生长，而且可锁住水分，不浸渍周围皮肤，促进伤口愈合。

3. 创面红色期　11 天后创面明显好转，创面大小 7.2cm × 6.8cm，基底 100% 红色组织，渗液无臭味，伤口敷料呈潮湿状态，疼痛评分 3 分。创面感染已控制，边缘可见粉红色表皮移行。根据伤口床准备原则，此期处理的重点是有效管理渗液、维持合适的湿润环境，促进肉芽组织生长和上皮移行。用 0.9% 氯化钠注射液棉球清洗创面及周围皮肤，小纱布轻轻拭干后选择藻酸盐敷料覆盖伤口，外层使用泡沫敷料覆盖，绷带包扎固定敷料。根据渗液量情况 3 ~ 5 天更换 1 次。

4. 创面粉色期　当肉芽组织填平伤口床时，创缘周围皮肤向伤口中央移行而覆盖伤口，称为上皮化。换药 1 个月后创面缩小至 4.5cm × 4cm，肉芽组织生长已平皮肤平面，创缘上皮移行良好，创面渗液减少至湿润状态。此期重点是处理创面的边缘，促进上皮生长。改用水胶体敷料封闭创面，敷料大小超出创缘 2cm 左右，5 ~ 7 天更换 1 次，直至上皮完全覆盖。水胶体敷料含羧甲基纤维素钠、动物胶、果胶、弹性体、增塑剂等，能保持伤口湿润的愈合环境，促进上皮移行。

【健康教育】

1. 营养支持指导　营养是影响伤口愈合的最主要因素，营养缺乏可导致白细胞生成减少，吞噬功能低下，损害胶原蛋白合成及白细胞的活性，导致肉芽组织形成受阻。组织修复和再生需要大量蛋白质，因此蛋白质损耗会导致一系列的不良后果，例如免疫反应和炎症反应受损，细胞增殖、成熟和重构改变。患者因腹泻、食欲减退致营养摄入减少 8 个月余，体质指数为 17.5kg/m^2，为消瘦状态。并出现水电解质紊乱、严重低蛋白血症及贫血等情况，严重影响创面的愈合。针对患者病情，按医嘱给予静脉营养等支持治疗，并指导患者进食高蛋白、高热量、低脂肪及高维生素饮食，如猪肉、鱼、蛋等。嘱积极进食高维生素食物，如新鲜蔬菜、水果，并注意少量多餐及饮食卫生，避免刺激性食物，减少对胃肠道的不良刺激。

2. 肢体活动指导　由于患者为深度烧伤，创面愈合后瘢痕形成会影响肢体活动功能。因此，应将肢体功能康复前移至伤口处理过程中。指导患者适当进行肢体功能训练，如屈伸肘关节、进行一些日常生活活动等，避免关节僵硬。

【结果】

本案例患者应用湿性愈合理论与运用创面床准备的TIME进行伤口处理，同时配合感染控制、纠正水电解质平衡、补充蛋白质、营养支持、调节肠道菌群等治疗，接诊当天应用保守锐器清创方法完成黑色坏死组织的清创，并应用银离子敷料和泡沫敷料控制伤口感染、管理伤口渗液和继续行黄色坏死组织的自溶性清创，6天后创面感染控制，11天后创面肉芽组织生长良好，100%红色，57天后创面缩小至1cm×1.8cm（图10-1-2b），肢体功能及关节活动正常，用水胶体敷料促进创面上皮移行。患者准备出院，指导出院后回当地医院继续换药处理。

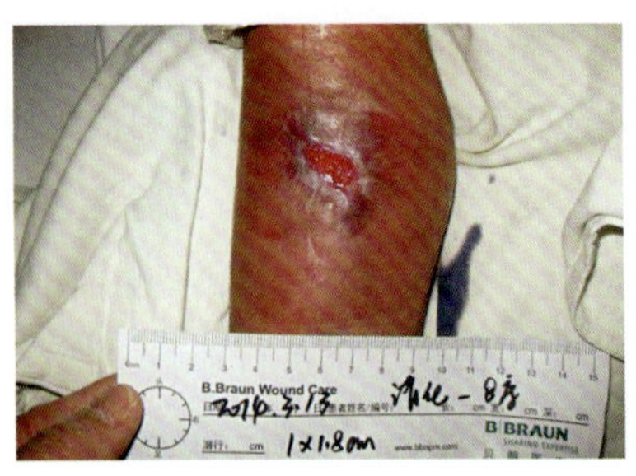

图10-1-2b　57天后伤口明显好转

【重点／难点】

1. 患者长期腹泻、呕吐致营养不良、低蛋白血症、贫血，且应用激素治疗等均影响伤口愈合。因此，在伤口局部处理的同时，基础疾病治疗及营养支持尤为重要。

2. 采用自溶性清创结合保守锐性清创可有效清除坏死组织，缓解伤口疼痛。

3. Ⅲ度烧伤创面愈合后可能因瘢痕增生而影响关节的活动功能。在病情不适宜行手术修复时，选择湿性敷料可缩短伤口愈合时间以及减少愈合后瘢痕形成。

（黄漫容）

第二节　表皮松解症伤口患者的护理

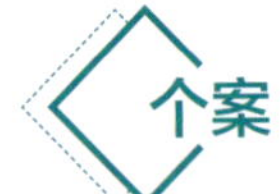

个案1　先天性大疱性表皮松解症患者的护理

先天性大疱性表皮松解症是一种极其少见以出生时或生后不久出现的皮肤和黏膜起疱的遗传性疾病，特点是皮肤受到轻微摩擦压迫后出现松弛水疱、糜烂、表皮坏死松解、脱落，可发生于身体任何部位，以四肢、关节的伸面最为常见。该病发病原因不明，有学者认为可能是皮肤组织中胶原纤维酶活性增高，细胞间质溶解所致。治疗原则为预防感染，加强护理；加强营养与支持治疗；大剂量维生素E治疗以抑制过多胶原纤维酶活性；根据血培养及痰培养结果选择敏感抗生素以控制感染；对症处理，如呼吸暂停给呼吸机人工通气治疗，适当用肾上腺皮质激素等。对皮肤伤口护理临床上常予外涂药物或伤口暴露疗法进行处理，护理难度大。如果护理不当，表皮剥脱暴露伤口则易继发感染，合并败血症可使病情加重而危及生命。因此，治疗、护理的关键是保护伤口，减少摩擦，保持合适的温湿度，严格消毒隔离，以达到减少发病、减轻病情、促进伤口愈合、降低病死率的目的。

【患者资料】

患儿王某，女性，出生21天。因出生后发现全身疱疹性皮肤破损，当地医院拟“天疱疮”治疗2周，但效果不明显，后拟“先天性大疱性表皮松解症”收入院进一步治疗。入院后造口治疗师接到会诊通知，要求协助处理伤口。

【全身评估】

患儿为足月顺产，Apgar评分为10分。患儿神志清，反应可，哭声响，呼吸平稳，心、肺听诊正常，腹软，四肢肌张力好，正常生理反射存在。入院后排除先天性梅毒及宫内感染可能，血培养（-），大小便正常。

【局部评估】

患儿头面部、胸腹部、腰背部、双上肢、双下肢、骶尾部及臀部均可见散在性水疱（或血疱）（图10-2-1a），0.5cm×0.5cm至2cm×2cm不等，疱壁紧张、疱液清晰；上述部位部分水疱及双侧腹股沟、双手背、各手指间水疱已穿破，伤口1cm×1cm至8cm×10cm不等，暴露的伤口鲜红，易出血。口腔黏膜多处溃疡。

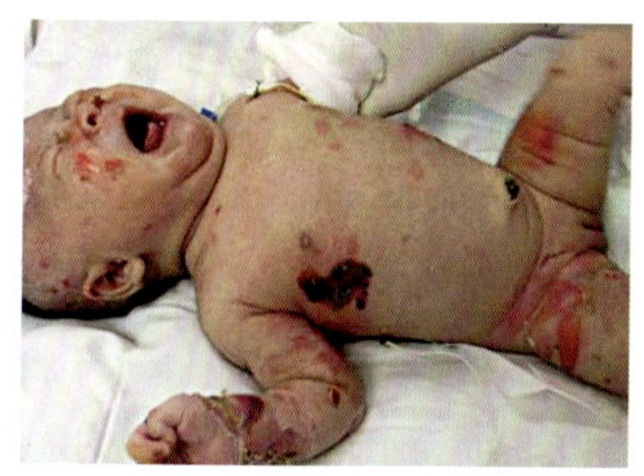

图10-2-1a 全身散在水疱及皮肤破损

【护理目标】

1. 严格消毒隔离，防止伤口感染。
2. 减少摩擦，保护伤口和正常皮肤。
3. 保持合适的温湿度，促进伤口愈合。

【处理过程】

1. 严格消毒隔离，防止感染 先天性大疱表皮松解症是一种少见的遗传性疾病。由于皮肤黏膜大面积破损，加之先天免疫力低下，如果护理不当，则易继发感染，合并败血症可使病情加重而危及生命。因此，加强护理、预防感染是减少大疱性表皮松解症患儿死亡的关键。需要对患儿实行保护性隔离。每天行房间消毒，使用消毒的床单被服，护理患儿前后洗手。换药前先用1∶5000高锰酸钾温溶液浸洗沐浴，对松脱分离的痂皮轻轻清除，沐浴后及时行伤口换药处理。换药时穿消毒隔离衣，戴口罩、帽子，戴无菌手套，注意无菌操作。保持会阴部、臀部清洁，排尿、便后及时清洗，避免尿、便污染皮肤伤口。必要时按医嘱使用抗生素预防与控制感染。

2. 减少摩擦，保护伤口 先天性大疱性表皮松解症疱疹多见于手指、足趾、踝部、腕部、耳朵等易受压摩擦部位，所以减少摩擦是关键。患儿因疼痛表现为烦躁不安，肢体摩擦增多，容易导致水疱破裂、干痂脱落或加剧皮损，影响伤口愈合。必要时按医嘱给予镇静剂，以减少患儿哭闹及减轻烦躁，避免因皮肤间摩擦和刺激而致的皮肤破损；及时修剪指甲，避免患儿抓伤皮肤，必要时约束双手；各种护理操作集中进行，动作轻柔，减少对皮肤的刺激，扶持肢体时不能直接用手握住肢体皮肤，可以用棉垫包裹肢体后扶托；根据皮损程度及面积大小、肢体循环情况采用灵活翻身法，翻身时将患儿抱起，避免拖、拉、推、拽等动作，尽可能减少水疱破损。皮肤正常的部位可用赛肤润或液状石蜡涂抹，每天 2 ～ 3 次，以滋润皮肤，减轻局部摩擦力，预防新的水疱或皮损发生。

3. 保持合适的温湿度，促进伤口愈合 大疱性表皮松解症患者由于基因缺失，影响皮肤的附着性，压力、摩擦和热力等均可引发水疱、血疱，如不及时处理，小水疱即可融合成大水疱，形成皮损，带来疼痛。因此，每天及每次伤口换药时观察皮损的变化情况，包括有无新发红斑、水疱；原有水疱是否破损及其范围和程度；皮肤破损伤口是否有感染迹象；新鲜的组织伤口有无水肿、糜烂及血液循环不良；口腔、鼻咽、眼、会阴部及肛周黏膜有无充血、糜烂及溃疡。对水疱或血疱，用 0.1% 聚维酮碘溶液消毒后用 5ml 注射器在水疱或血疱低位处穿刺抽液，并用无菌小方纱轻轻将水疱内液体全部压出，尽量保护水疱皮，避免水疱内液体积聚逐渐扩大经摩擦破裂引起感染；而对已破损的皮肤伤口，用 0.9% 氯化钠注射液棉球清洗后，方纱轻轻拭干；然后根据伤口大小、部位、渗液量等不同情况选择非黏性敷料或黏性不强的伤口敷料覆盖，如四肢选用泡沫敷料或自黏性软聚硅酮敷料或脂质水胶体敷料加方纱覆盖，并用绷带包扎固定（图 10-2-1b）；头面部、骶尾部、臀部等难以包扎的部位选用有黏边的泡沫敷料覆盖以免容易脱落，换药移除黏性敷料时注意保护皮肤，一手轻压皮肤，一手慢慢移除，必要时涂抹液状石蜡后慢慢移除，手指伤口包扎时需将各手指分隔，以防手指伤口粘连，由于新生儿手指较小，难以逐个手指分开包扎，可以用无菌剪刀将非黏性泡沫敷料按手指的大小相隔剪开 4 个小缺口，然后将各手指分别套入泡沫敷料内，最后用绷带将泡沫敷料绷扎固定（图 10-2-1c）。如伤口泡沫敷料无脱落、伤口泡沫敷料渗液吸收未饱和或无尿、便污染可 4 ～ 5 天更换 1 次。自黏性软聚硅酮泡沫敷料，不粘连湿润伤口表面，防止再创和疼痛；具有高吸收能力和减压能力，换药时间和换药周期大大降低；垂直吸收，阻止渗液浸渍伤口周围皮肤；具有良好的伤口保湿、保温和透气能力；顺应性好，患者感觉舒适。泡沫敷料有自溶性清创、吸收渗液的作用，泡沫敷料用于骶尾部等受压部位还有缓解局部压力的作用，同时可使伤口密闭，降低感染的机会，保持伤口低氧状态和恒定的温度和湿度，促进伤口愈合。脂质水胶体敷料，采用独特的脂质水胶体技术，将水胶颗粒（羧甲基纤维素钠）散布有凡士林油纱覆盖的聚酯网上，由于网孔间隙小，新生的肉芽组织不会越过敷料生长，换药时不损伤新生的肉芽组织或上皮组织，避免了揭除敷料时的创伤而引起疼痛和出血，有利于组织修复生长；脂质水胶体水胶层与伤口渗液接触后形成水凝胶保护膜，为伤口愈合提供一个最佳的湿性愈合环境。2 周后患儿皮肤伤口部分愈合，部分已开始上皮移行，但其余部位皮肤仍有散在性水疱产生。

4. 静脉通道的建立与固定 患儿全身皮肤散在性水疱与破溃，且有出血和渗出，给静脉穿刺、消毒及固定带来很大困难。应尽量避免在四肢行周围静脉穿刺，有条件时行 PICC 置管，注意固定导管，必要时缝线固定。如确需周围静脉穿刺，建议应用静脉留置针，尽量减少穿刺的次数。同时避免直接扎止血带于皮肤上，可用油纱及棉垫缠绕皮肤再扎止血带，避免人为损伤皮肤；固定穿刺针头时尽量避免将胶布直接粘贴于皮肤上，可用超薄水胶体覆盖于需粘贴胶布的部位，然后将胶布粘贴于水胶体上。患儿住院期间行 PICC 置管并以缝线固定，保证了静脉通道的畅通。

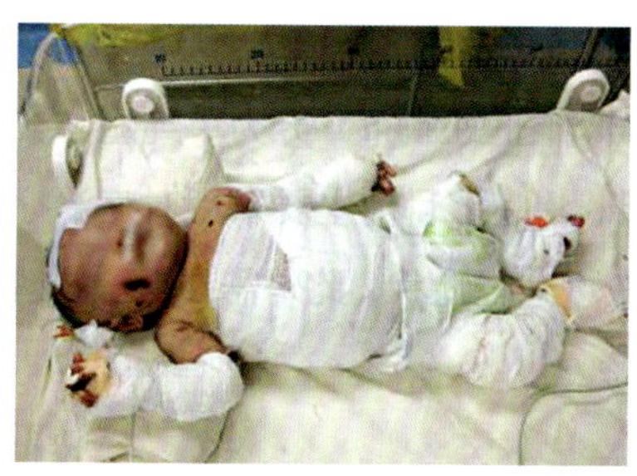

图 10-2-1b　躯干及四肢伤口包扎

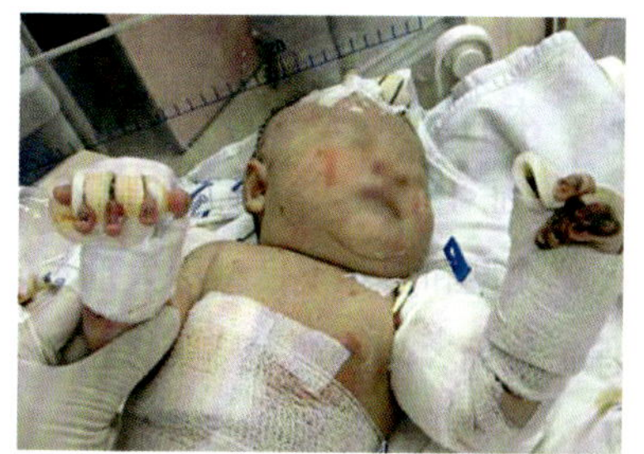

图 10-2-1c　手指包扎

【健康教育】

父母及家属的健康教育对保证患儿顺利康复非常重要。如果是单纯型表皮松解症，随着小儿年龄的增长，表皮和真皮的连接会逐渐牢固，皮肤会逐渐好转。指导患儿家属出院后注意事项，不能自行应用中草药敷于皮肤伤口上，以免增加皮肤损伤的危险。保持皮肤清洁，衣服宽松柔软，衣服、尿布应选用全棉材料，避免摩擦。按需母孕喂养，保证营养，增强抵抗力。

【结果】

经过皮肤局部换药处理及全身抗感染和支持等治疗，患儿伤口没有出现感染情况，渗液逐渐减少，2 周后原皮肤损伤伤口部分已愈合，部分开始上皮化，但身体其余部位仍不断有散在性水疱出现。家长要求出院回当地医院继续治疗。

【重点 / 难点】

1. 患儿皮肤黏膜大面积破损，加之先天免疫力低下，极易感染。注意病房环境控制，采取保护性隔离措施，伤口换药中严格执行无菌操作，预防伤口感染。

2. 根据患儿皮肤伤口不同情况、不同部位等选择合适的伤口敷料和固定方法，尽可能减少伤口换药频率，保持伤口合适的温湿度以促进伤口愈合。

3. 护理上不仅仅关注已破溃皮肤的伤口护理，还要对正常皮肤进行有效的保护，所有护理操作以不伤害患儿皮肤为前提。

4. 控制换药产生的疼痛，注意动作轻柔，使用不黏性敷料，必要时在换药前按医嘱使用镇静剂。

5. 由于患儿全身大面积皮肤伤口，且由于疼痛哭闹增加换药操作的难度，因此需有足够的时间和人力协助完成操作。

（黄漫容）

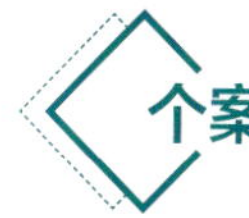

个案 2　双下肢遗传性大疱性表皮松解症患者的护理

遗传性大疱性表皮松解症是一组较常见的以皮肤和黏膜轻微外伤后出水疱为特点的遗传性疾病；临床表现特点为皮肤摩擦后出现大小不等的水疱、血疱、糜烂、结痂和色素沉着，摩擦部位如手足、膝、

摩擦、受热等因素作用下可能会反复发作，需要长期护理。创面护理使用的特殊敷料虽效果显著，但价格相对较贵、可能需要长期使用，事先与家长沟通讲解敷料选择的理由及好处，签署自费耗材同意书。出院时宣教家庭护理注意事项并异常随诊。

【结果】

患儿入院后3周余（图10-2-2c），创面基本愈合，但新生上皮菲薄而易破，仍需继续使用软聚硅酮伤口接触层敷料保护。建议患儿出院家庭护理/门诊换药，因家属担心家庭护理不当而要求继续住院观察，并于入院后4周余顺利出院。

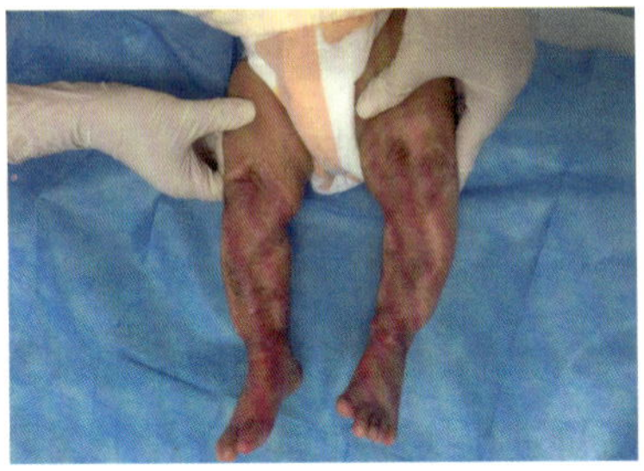

图10-2-2c　创面基本愈合

【难点/要点】

1. 疼痛管理　患者的疼痛管理越来越受到广大医护人员的重视。该患儿入院后初次创面处理采用了凡士林纱布，在专科护士介入处理时，创面与敷料粘连难以分离，以至于根据Wong-Baker表情评估工具创面疼痛评分达到10分，表现为剧烈哭闹及四肢活动、创面渗血难以止血并继发血疱。因此对于遗传性大疱性表皮松解症的患儿，疼痛管理非常重要。首先，换药前必须做好充分的疼痛评估，新生儿建议使用Wong-Baker表情评估工具，根据评估结果选择镇痛措施，例如药物镇静镇痛处理、安抚处理等；其次，必须选择不粘连创面的创面保护敷料，以避免因揭除敷料而带来的剧烈疼痛，甚至出血、血疱；再次，创面清洗应避免棉球擦洗、创面抹干，应避免纱布擦干等刺激性操作，以免加重疼痛，宜采用冲洗法清洗及吸干水分。

2. 创面保护敷料的选择　遗传性大疱性表皮松解症患儿创面保护至关重要，良好的创面保护可促进创面愈合，避免再次损伤及继发感染。湿润性不粘纱布是由传统纱布经液状石蜡、羊毛脂等浸润而成，如凡士林纱布，其优点是减少粘连，湿润环境、有利表皮生长。但凡士林纱布并不适用于遗传性大疱性表皮松解症的创面，建议使用软聚硅酮伤口接触层敷料。软聚硅酮伤口接触层敷料由覆有硅胶的聚酰胺网制成，可保护创面、促进创面愈合而不粘连伤口，揭除时不会损伤新生组织，减少换药导致的创面疼痛；可间隔5～6天更换一次，减少换药频次。

3. 家庭护理指导　遗传性大疱性表皮松解症患儿出院后的家庭护理效果直接影响患儿的生活质量，必须引起医护人员及患儿家属的高度重视。患儿出院前护理人员需指导患儿家属全面认识遗传性大疱性表皮松解症，掌握日常生活护理注意事项，例如，保持皮肤清洁，但不宜使用碱性、刺激性沐浴产品；宜淋浴，不宜擦浴；衣物需柔软舒适，最好是纯棉材质；卧位的安置应避免易患部位的受压及摩擦；避免外伤、摩擦、受热等因素刺激皮肤，以免再次出现水疱；出现小水疱应注意保护，待其自行吸收，避免破溃及继发感染；出现大水疱应及时到医院寻求专业人员处理；出院带药需按时服用；异常随诊等。

（邝云莎）

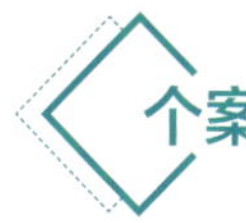

个案 3　膀胱癌晚期综合治疗后并发大疱性皮肤病患者的护理

大疱性皮肤病是指一组以大疱为基本损害的皮肤病，如天疱疮、类天疱疮等。由自身免疫反应引起，是自身免疫性疾病。天疱疮是抗原、抗体之间反应导致角质形成细胞棘刺松解造成皮肤水疱形成。天疱疮抗体诱发的棘层松解是一种特殊的免疫学损伤，它既不需要补体，也不需要淋巴细胞的参与，是自身抗体诱发的特殊的组织损伤。棘层松解的过程可总结为：由于某种始发因素的作用而产生天疱疮抗体，该抗体与表皮细胞膜上相应的抗原结合，使表皮细胞释放或活化蛋白酶，后者分解细胞间基质，破坏了正常细胞与细胞间的粘连，从而导致了棘层松解。天疱疮尤其是红斑性天疱疮常常与其他自身免疫性疾病同时存在，如胸腺瘤、重症肌无力、红斑狼疮、银屑病等。皮质激素和免疫抑制剂对天疱疮的治疗有肯定的效果，血浆置换疗法除去血清中的自身抗体也可获得临床缓解，还有大剂量静脉用人免疫球蛋白冲击治疗等。皮质激素治疗为首选，激素副作用、激素导致败血症已经成为主要死亡原因。免疫抑制剂目的是为减少激素的用量及所致副作用。

临床上天疱疮分为四型：寻常型、增殖型、落叶型、红斑型。

1. 寻常型天疱疮　皮损特点是松弛性大疱，易破裂，形成糜烂面且不易愈合。皮损部位，可泛发于全身，60% 首先口腔受累；发生年龄是中老年常见，预后最差。

2. 增殖型天疱疮　是寻常型的异性。特点是蕈样增殖或乳头瘤样增生，部位常见于腹股沟等皱褶部位和口鼻周围。

3. 落叶型天疱疮　皮损特点是松弛性水疱，广泛糜烂，叶状结痂，常见部位是可泛发全身，口腔受累少，预后差。

4. 红斑型天疱疮　是落叶型的良性型，皮损特点：红斑、结痂，类似脂溢性皮炎，部位常见于头、面，胸、背上部，预后好，可向落叶型或寻常型转化。

【患者资料】

患者韦先生，65 岁，诊断：①膀胱癌、肾盂癌双肺转移综合治疗后；②肠梗阻；③感染性休克；④急性肾衰竭；⑤心肺复苏后。患者转入 ICU 后予呼吸机辅助通气，予以 3 联抗生素联合抗感染，胃肠减压，营养支持，大剂量多巴胺、去甲肾上腺素升压，扩容，纠酸等治疗。

入 ICU 第 2 天予行右股静脉穿刺留置血滤导管，行床旁血液滤过治疗，给予依诺肝素钠注射液抗凝。

入 ICU 第 5 天起，患者解鲜血便或柏油样便，量 40 ~ 1000ml，予留置大便失禁管理套件收集排泄物。行胸部 + 上腹部 + 下腹部 CT 检查结果回报：腹部肠管扩张并肠腔内积液积气，考虑肠梗阻，考虑患者有消化道出血，遂行泛影葡胺灌肠造影示无明显肠穿孔，予凝血酶和云南白药灌肠处理，予奥曲肽抑制肠道分泌物治疗，继续加强抑酸护胃治疗。

入 ICU 第 8 天起，患者逐渐出现全身各处皮肤的蜕皮、水疱样改变。

入 ICU 第 10 天，患者出现发热，最高体温 39℃，予血培养检查，同时停用已达 10 天的联合抗生素，更改抗生素。

入 ICU 第 27 天，患者家属要求转院治疗，予以出院。

【全身评估】

心肺复苏后转入 ICU，予呼吸机辅助通气，禁食，精神紧张，担心随时病危死亡。入 ICU 后血小板（7 ~ 70）× 10^9/L、血红蛋白 56 ~ 96g/L，白蛋白 21.9 ~ 32.2g/L，$PaO_2$27 ~ 95mmHg（3.6 ~ 12.7kPa），$PaCO_2$32.8 ~ 53mmHg（4.4 ~ 7.1kPa），凝血酶原时间（PT）14 ~ 28.1 秒，活化部分凝血活酶时间（APTT）33.1 ~ 127.9 秒，D- 二聚体 4.45 ~ 24.99 μg/ml，降钙素原（PCT）1.78 ~ 33.51 μg/ml。体温：36.6℃ ~ 39℃。腹部陈旧伤口瘢痕，腹胀腹痛，解鲜血便、柏油样水样便。身高 168cm，体重 60kg。

【局部评估】

全身水肿，以双下肢明显，右前胸部有 5cm × 10cm 融合性瘀斑，躯干及四肢多处瘀斑，以四肢为甚，下肢瘀斑处逐渐有水疱生成，融合性红斑伴水疱、糜烂和结痂，口腔及口唇黏膜糜烂、溃疡、出血，右足第 4 趾缺血坏死，骶尾部和肛周有 10cm × 10cm 融合性瘀斑，予留置大便失禁管理套件。伤口疼痛数字等级评定量表评分 4 分。

【护理目标】

1. 促进皮肤的愈合。
2. 掌握天疱疮的护理。
3. 心理支持。

【处理过程】

1. 加强皮肤局部护理，水疱处消毒后用 1 或 2ml 注射器抽疱液，尽量保留疱壁。

2. 接诊第 1 天，部分水疱破损后，疱液多。用 0.9% 氯化钠注射液清洗伤口，用脂质水胶体覆盖在伤口处，用大棉垫及绷带包裹，避免摩擦。操作过程动作轻柔，避免增加患者的损伤和疼痛。

3. 接诊第 3 天后，第 2 次换药，控制水疱局部感染。由于患者血小板计数低，发热 38.9℃。瘀斑处水疱破损出血，再加上局部摩擦，在肛周围、股内外侧、阴茎、龟头、小腿后面、双足掌面的大疱破裂出血，大部分形成黄色腐肉，少部分形成出血伤口，周边皮肤稍微泛红，伤口潮湿（图 10-2-3a、图 10-2-3b、图 10-2-3c、图 10-2-3d）。创面用 0.9% 氯化钠注射液清洗，然后根据创面

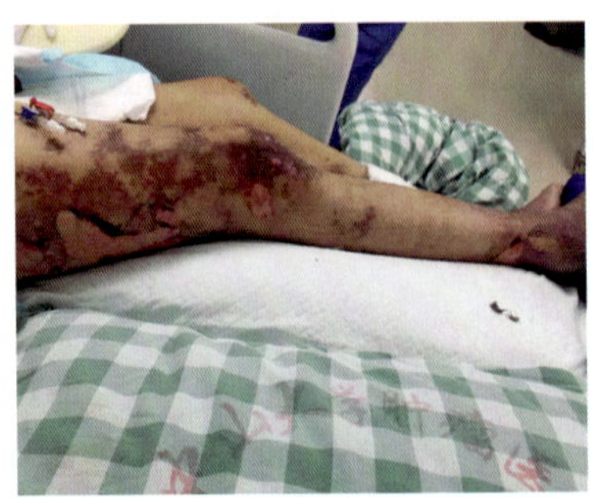

图 10-2-3a 下肢黑色痂皮

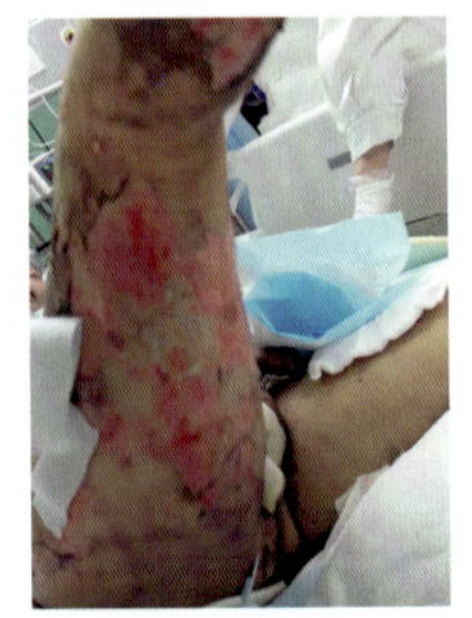

图 10-2-3b 大腿脱皮渗血

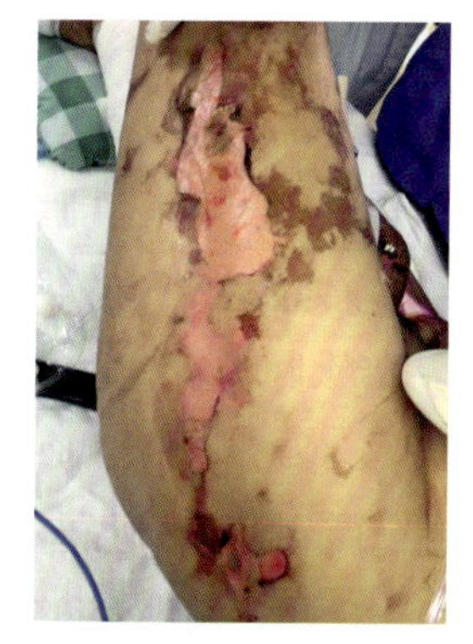

图 10-2-3c　大腿外侧皮肤脆弱、溃烂

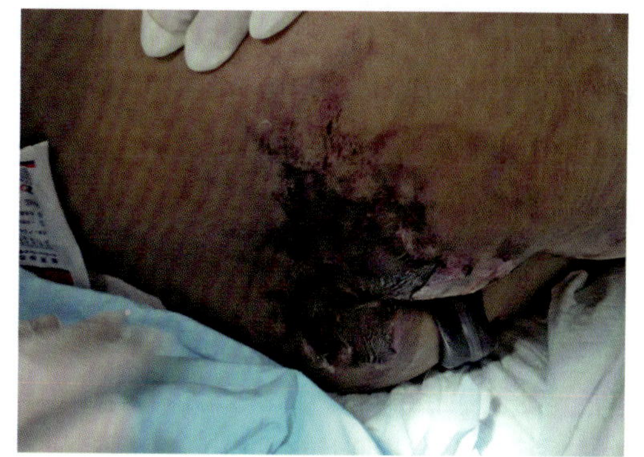

图 10-2-3d　骶尾部皮肤黑痂潮湿

的大小，用亲水性纤维银敷料直接覆盖于创面；在股内侧、阴茎、龟头用亲水性纤维银敷料后不用外敷料，以免增加局部的压力，而是利用伤口渗液，亲水性纤维银敷料自动粘紧伤口，保护伤口、杀菌。此后，视渗液情况更换敷料，2 ~ 3 天更换敷料 1 次。

4. 保护患者，保护伤口，避免交叉感染。患者重病、全身水肿，一般情况差、免疫力差，全身多处瘀斑、水疱溃烂的伤口，因此接触患者的护理操作时，需要带上无菌手套，保护患者、保护伤口。

5. 避免皮肤撕裂伤。患者全身水肿、末梢循环差，全身，特别是下半身多处皮肤瘀斑或水疱破溃，伤口周围皮肤表皮薄，没有弹性，很容易撕裂伤（图 10-2-3e）。尽量用无创伤性的敷料、不带来皮肤撕裂伤的包扎及固定方法，尽量避免使用黏性大的胶布直接贴在皮肤上，用自黏性软聚硅酮敷料保护伤口及周围皮肤，再覆盖棉垫，然后用自黏性绷带固定（图 10-2-3f、图 10-2-3g）；对小伤口，或不能绑自黏性绷带的部位，直接用水胶体超薄片敷料固定自黏性软聚硅酮敷料。对伤口周围皮肤比较好的部位，使用纸胶布部位，注意撕除旧胶布的动作，避免撕伤。

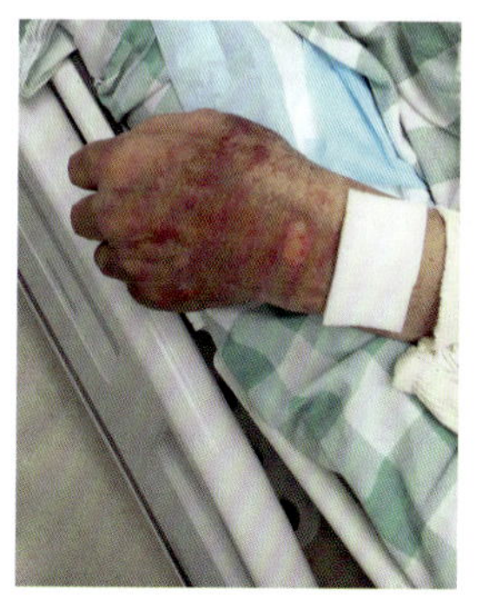

图 10-2-3e　会诊见皮肤撕脱伤

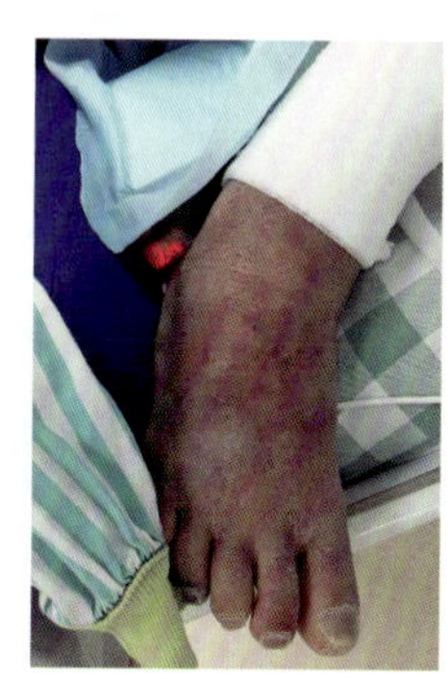

图 10-2-3f　胶布不贴在脆弱的皮肤上

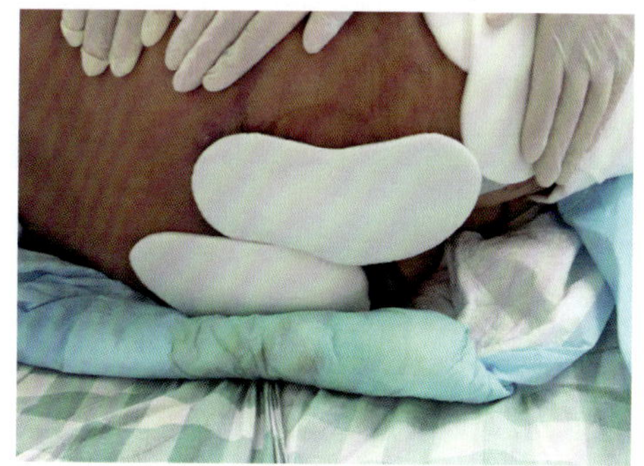

图 10-2-3g　保护脆弱皮肤

6. 促进上皮爬行、肉芽生长。2 周后，患者一般情况好转，伤口明显好转，对于创面粉红、渗液少、周边皮肤正常、无感染表现的伤口，用自黏性软聚硅酮敷料吸收渗液，用棉垫保护伤口周围正常皮肤，用自黏性绷带加压包扎，避免再次受撕裂伤。伤口腐肉清除后，伤口比较大、渗液多，主要呈现红色肉芽的组织，用亲水性纤维敷料吸收渗液、促进肉芽生长、上皮爬行，3 ~ 5 天更换敷料 1 次。

7. 压力性损伤的预防。肛周及骶尾部位瘀斑出血伤口用亲水性纤维银敷料，再盖自黏性软聚硅酮敷料保护骶尾部皮肤，减低局部压力，促进愈合。同时使用防压力性损伤床垫，及时更换患者弄湿的衣服或被套；根据患者皮肤情况，定时帮助改变体位。

8. 由于患者肝、肾功能异常，进入ICU后一直行持续性血液净化治疗，予输注同型血小板、同型红细胞及血小板生成素（特比澳）及白蛋白治疗。1周后，患者水肿明显消退、双股外侧溃疡明显好转成红色或粉红色上皮、部分愈合。肛周、股内外侧、阴茎、龟头、小腿后面的黄色腐肉比前减少，伤口湿润。伤口局部继续同前治疗，视伤口渗液更换敷料，3 ~ 5天更换敷料1次。19天后，随着患者全身水肿消退，全身皮肤比较有光泽，瘀斑消退，黄色腐肉、黑色痂皮大部分变成红色肉芽、粉红上皮（图10-2-3h、图10-2-3i、图10-2-3j、图10-2-3k、图10-2-3l、图10-2-3m）。

9. 患者大便失禁，留置大便失禁管理套件，每8小时用0.9%氯化钠注射液冲洗套件，能有效引流粪便，没有从肛周渗漏。

10. 右足趾缺血坏死黑痂处每天用碘伏消毒液消毒2次，避免感染，保持干燥，报告医生，向患者家属做好解释工作（图10-2-3n）。

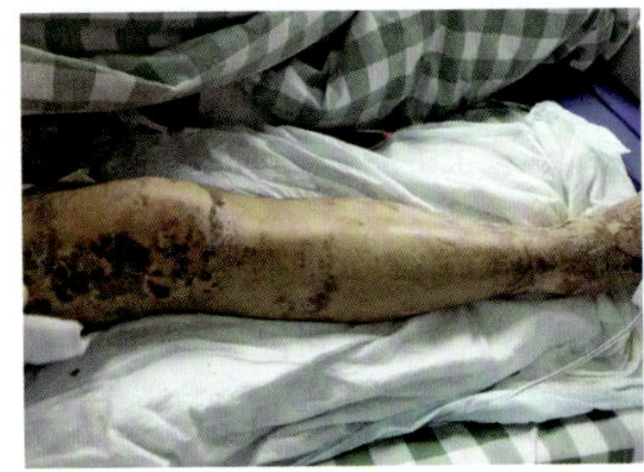
图10-2-3h 换药19天小腿长出粉色新皮

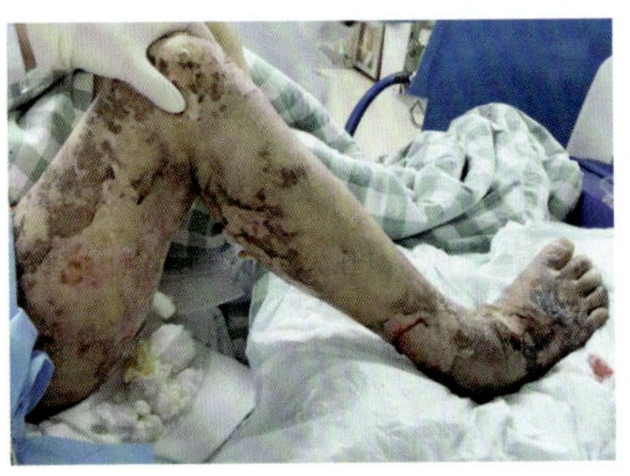
图10-2-3i 换药19天足背黑痂脱掉

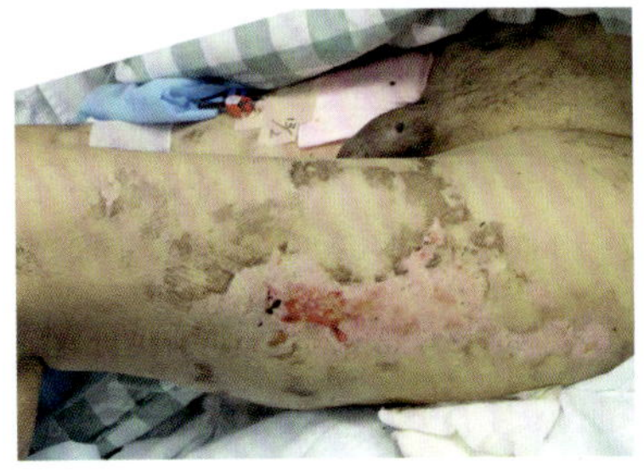
图10-2-3j 换药19天大腿外侧长出粉色新皮

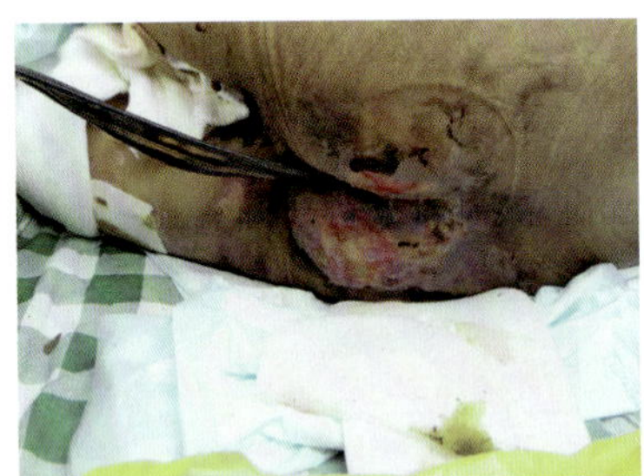
图10-2-3k 换药19天骶尾部黑痂脱落见红色组织

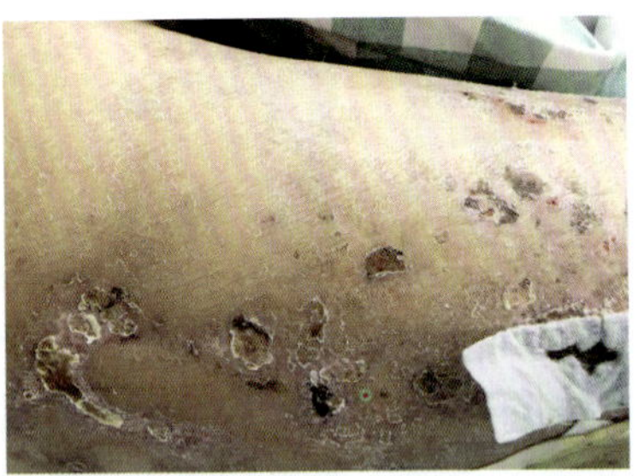
图10-2-3l 换药19天伤口干爽

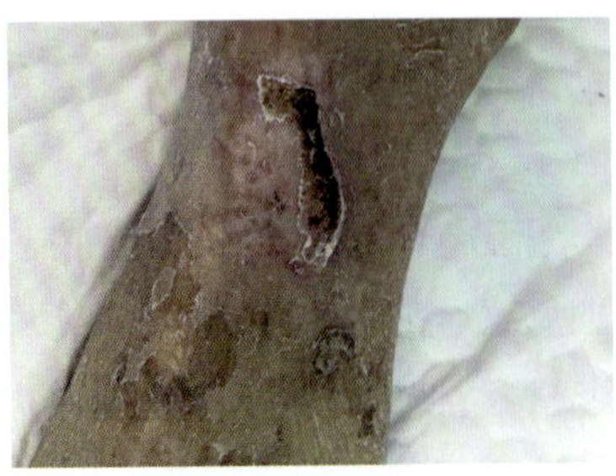
图10-2-3m 换药19天伤口结痂

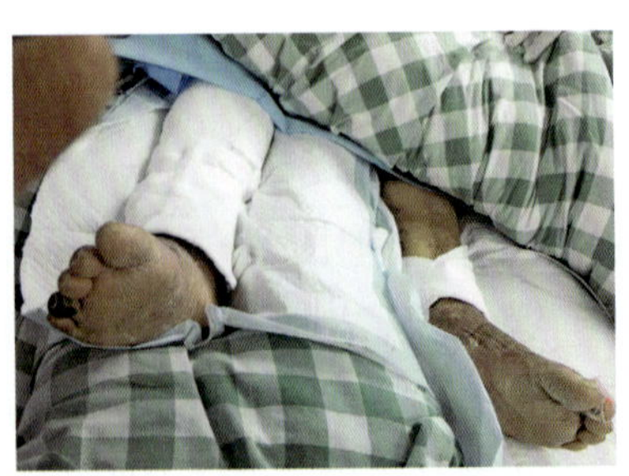
图10-2-3n 右足第4趾变黑

11．口腔护理每天 4 次，口腔黏膜糜烂、溃疡、出血，遵医嘱配制口腔护理液：普鲁卡因 150ml+复方维生素 B_{12}50ml＋庆大霉素 32 万单位＋普鲁卡因 300ml＋0.9% 氯化钠注射液 100ml，每天 5 次，必要时增加含漱频次。因为疼痛，口腔护理时患者不配合治疗，口腔黏膜愈合不良。

12．遵医嘱做好营养支持及抗感染等治疗。

13．患者所在的 ICU 为万级层流洁净病房。每天床单位及患者所接触的物品（听诊器、输液泵、监护仪器等）使用含季铵盐成分的消毒湿巾擦拭。

【健康教育】

1．强调疱壁的重要性，指导患者感到疼痛或不适时，切记勿用手去抓撕 。

2．鼓励患者床上主动活动，配合护士做好被动活动，定时改变体位。

3．做好病情的解释工作，解释天疱疮是一种自身免疫性疾病。低蛋白血症等相关因素可能导致愈合不良。伤口愈合需要营养，现阶段给予肠外营养；治疗天疱疮需要糖皮质激素及人免疫球蛋白冲击治疗。患者肝、肾功能异常，每天床旁血液过滤治疗，治疗费用昂贵，患者及家属表示理解。

4．及时告知病情的进展，缓解患者及家属的疑惑和紧张情绪。

【结果】

患者入住 ICU 后第 2 天予行床旁连续肾脏替代疗法（continuous renal replacement therapy CRRT），共行床旁 CRRT 19 次（期间曾因活化部分凝血化酶时间明显延长，血小板减少暂停 CRRT）。治疗期间患者有心房颤动伴快速心室率，继续予微泵静注胺碘酮抗心律失常治疗。进入 ICU 第 5 天出现消化道出血、第 10 天发热，天疱疮第 19 天结痂、脱屑，愈合。

【重点 / 难点】

1．患者为膀胱癌、肾盂癌双肺转移综合治疗后，肠梗阻、感染性休克、心肺复苏后，全身皮肤的损害考虑由严重感染引起的中毒性皮肤坏死分解。住院期间应用大剂量多巴胺、去甲肾上腺素升压、应用抗凝行床旁血液过滤治疗，末梢循环差。

2．患者重病，全身水肿，一般情况差，免疫力低下，在肛周、股内外侧、阴茎、龟头、小腿的大疱破裂出血，大部分形成黄色腐肉，少部分形成出血伤口，周边皮肤稍微泛红，伤口潮湿。因此护理时接触患者需要带上无菌手套，保护患者，保护伤口。

3．患者末梢循环差，双下肢多处皮肤水疱破溃，表皮薄，没有弹性，容易引起撕裂伤。尽量使用无黏性敷料、不带来皮肤撕裂伤损伤的包扎及固定方法，尽量避免使用胶布固定敷料，对下肢伤口，先保护好下肢伤口及周围皮肤，后用绷带加压包扎。

4．水疱破损后，患者主动或被动活动时，主诉疼痛，活动受限，遵医嘱予适当的镇痛及镇静治疗。

5．患者口腔溃疡出血，引起疼痛，配合口腔护理的依从性较低，口腔黏膜愈合较差，仍需汲取更多的经验。

6．右足第 4 趾缺血坏死，呈黑痂状，而患者一般情况差，局部处理上是密切观察有无感染、保持局部干燥，每天黑痂表面涂抹碘伏，预防感染，并报告医生，通知患者家属。

（高敏芝　孙仲文）

第三节　化疗相关性皮肤毒性反应伤口患者的护理

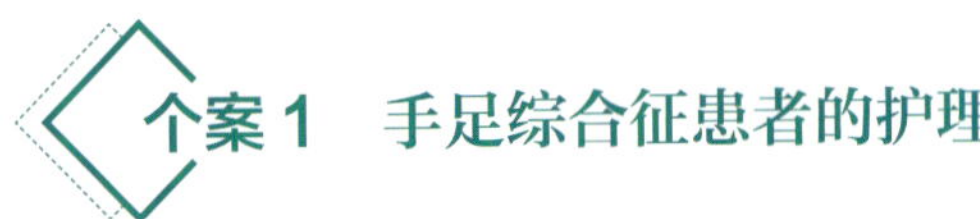

个案 1　手足综合征患者的护理

盐酸多柔比星脂质体，活性成分为盐酸多柔比星，是蒽环类细胞毒性抗生素，在临床常见用于乳腺癌的治疗，最常见的不良反应是骨髓抑制和口腔溃疡，手足综合征的发生率为 33%。

手足综合征（HFS）是手掌、足底感觉迟钝或化疗引起的肢端红斑，是化疗引起的皮肤毒性反应，主要发生在受压区域，一般发生在治疗 6 周或以上，可能与剂量相关。首发症状为皮肤瘙痒、充血，指趾末端疼痛感，皮肤红肿、感觉迟钝、麻木，皮肤粗糙、皲裂，少数可有水疱、脱屑、脱皮、渗出，严重者导致生活自理能力丧失。目前对手足综合征有多种分级方法，其中以美国国立癌症研究所分级标准较为常用。该分级将手足综合征分为 3 级：1 级为轻微的皮肤改变或皮炎伴感觉异常，但不影响日常活动；2 级皮肤改变如 1 级，伴疼痛，轻度影响日常活动，皮肤表面完整；3 级为溃疡性皮炎或皮肤改变伴剧烈疼痛，严重影响日常生活，具有明显的组织破坏（如脱屑、水疱、出血、水肿）。

美国一项回顾性研究分析了维生素 B_6 对化疗相关性手足综合征的预防作用。结果显示，维生素 B_6 治疗组与对照组的手足综合征的发病率差异无统计学意义（63% 对 53%），但维生素 B_6 治疗组的治疗获益率显著高于对照组（65% 对 12%，$P < 0.001$）。Kara 等对 5 例卡培他滨联合多西他赛治疗后发生 2/3 级 HFS 的转移性乳腺癌患者给予了口服维生素 E（300mg/d）治疗，1 周后，5 例患者因症状减轻而无须减量用药。Pendharkar 等对 13 例出现 2/3 级卡培他滨相关性 HFS 患者给予尿素霜（角质层分离剂）局部外涂，每天 2 次，在使用 2 ~ 3 天后起效，脱屑、疼痛、不适等症状明显减轻，患者均按计划完成化疗，无须停药及减量。

手足综合征的主要病理特点是基底角质细胞空泡变性、皮肤血管周围淋巴细胞浸润、角质细胞凋亡和皮肤水肿。显微镜下可见炎性改变、血管扩张、水肿和白细胞浸润，但尚未发现明确的标志物。

【患者资料】

患者冯女士，50 岁，3 个月前行左乳乳腺癌改良根治术，诊断为左乳浸润性导管癌，$PT_2N_3M_0$ 术后用 EC-T 方案化疗 3 个疗程（每个疗程用盐酸多柔比星脂质体注射液 60mg、环磷酰胺 0.9mg ），口服维生素 B_6 20mg 每天 3 次。第 2 程结束后，手掌足底皮肤色素沉着、干燥脱屑、皲裂，曾用艾沃喷雾，手掌足底皮肤变得滋润。第 3 程结束后，双足背部出现皮肤色素沉着、溃烂的红色组织与黄黑色痂皮散在存在，因为化疗后手足综合征而入院治疗。

【全身评估】

患者精神一般，食欲欠佳，前 3 个疗程白细胞正常，第 3 疗程血红蛋白偏低，血红蛋白 105.4g/L，淋巴细胞占比 17%，C- 反应蛋白测定 25.69。身高 158cm，体重 58kg，体温正常。疼痛评分为 4 分（数字等级评定量表法）。全身静脉滴注抗生素和 5% 葡萄糖加维生素 B_6。心情开朗，经济支持好。

【局部评估】

从患者日常穿的鞋及双足背溃烂范围显示，人字拖鞋与足背皮肤摩擦导致溃烂相关。左足 3 个足趾背部皮肤溃烂，左足内侧跖骨范围皮肤溃烂，7cm × 5cm，75% 红色水肿肉芽，25% 黄黑色痂皮，伤口湿润，周围皮肤有浸渍现象；右足 5 个足趾背部皮肤溃烂，右足内侧跖骨范围皮肤溃烂，7cm × 4cm，75% 红色水肿肉芽，25% 黄黑色痂皮，伤口湿润，周围皮肤有浸渍现象（图 10-3-1a、图 10-3-1b）。

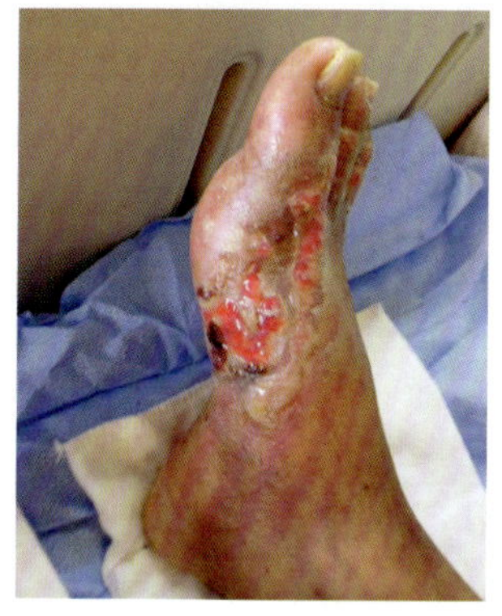
图 10-3-1a　右足与人字拖鞋摩擦有关的溃烂范围

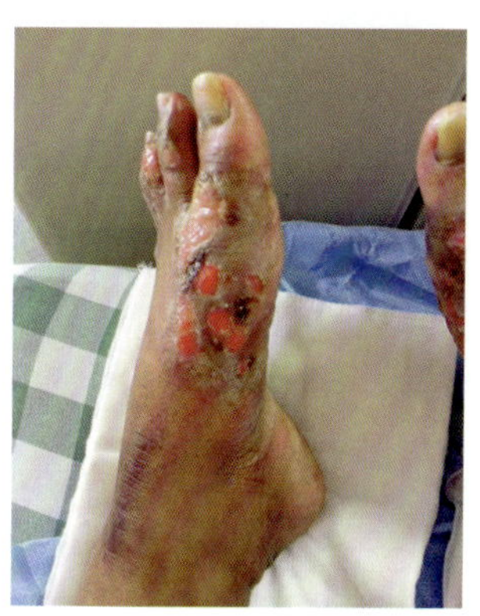
图 10-3-1b　左足与人字拖鞋摩擦有关的溃烂范围

【护理目标】

1. 清除腐肉，避免感染，促进伤口愈合。
2. 理解手足综合征的康复知识，减轻心理压力。

【处理过程】

1. 用 0.9% 氯化钠注射液彻底冲洗双脚，抹干。剪去疏松的黄黑痂皮。用亲水性纤维敷料覆盖红色肉芽伤口（图 10-3-1c），通过垂直吸收渗液，保护伤口周围皮肤亦保持伤口湿润，促进肉芽生长、上皮爬行。其上覆盖纱布，用网套固定（图 10-3-1d）。因为首次处理伤口过程患者伤口疼痛，给予镇痛药，30 分钟后再换药。

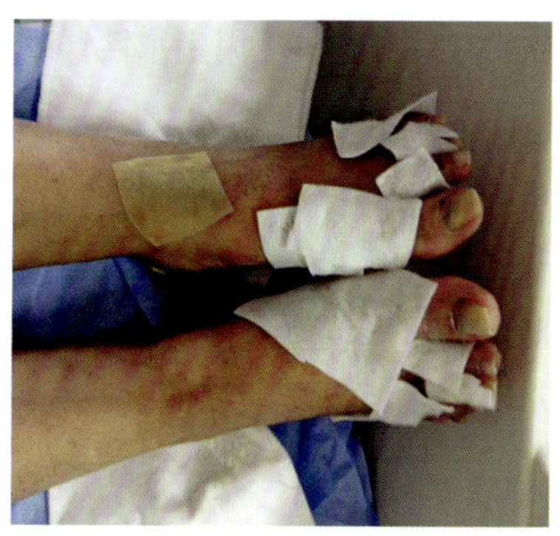
图 10-3-1c　用亲水性纤维敷料覆盖

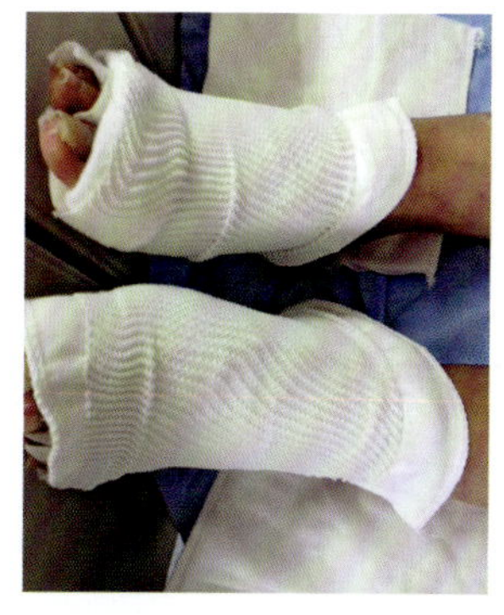
图 10-3-1d　用纱布棉垫覆盖

2. 4天后第2次换药，见敷料湿润，红色肉芽平实，有光泽，周围皮肤没有浸渍，伤口周边有少量粉紫色新生上皮。伤口疼痛减轻，不再用镇痛药。继续原来的处理并使用亲水性纤维敷料。这时已经开始停用抗生素。

3. 第3次即会诊8天后换药，见双足伤口缩小，伤口湿润，伤口周边见新生粉紫色上皮，用0.9%氯化钠注射液清洁后，水胶体敷料覆盖，第4次换药，即会诊13天后，足部伤口愈合（图10-3-1e、图10-3-1f）。

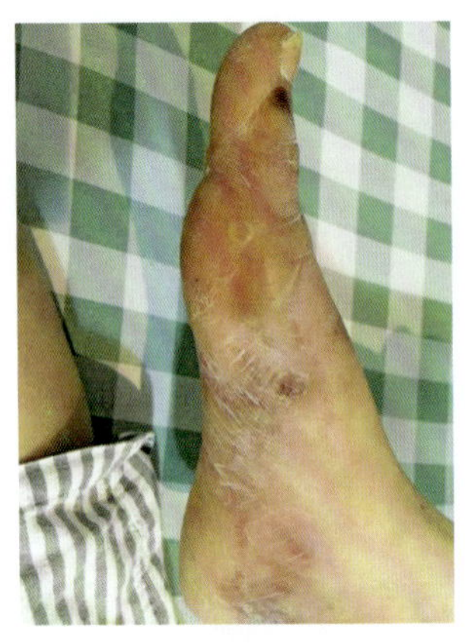

图10-3-1e　13天愈合
右足

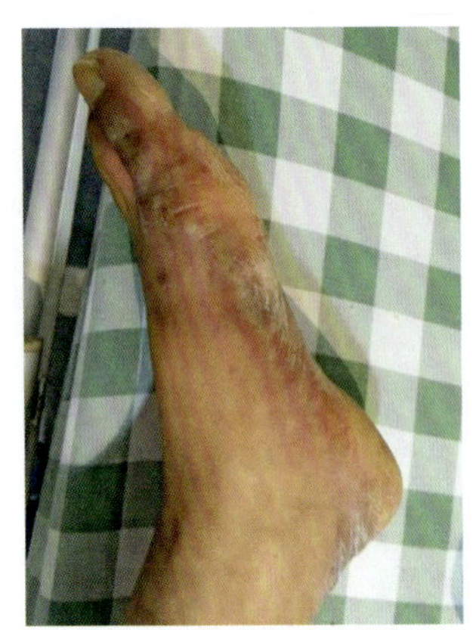

图10-3-1f　13天愈合
左足

【健康教育】

1. 患者心情开朗，理解化疗引起的手足综合征，但是，担心伤口会越来越大，难以愈合。彻底清洁伤口，全身抗生素防感染；伤口局部的敷料吸收渗液，形成凝胶，促进肉芽生长、上皮爬行。

2. 患者治疗期间，不再穿人字鞋，尽量在床上活动，必要时穿大口棉拖鞋，并同意她伤口愈合回家后，可在家干净地板上散步活动。

3. 饮食上食用新鲜蔬果，并在出院后继续口服维生素B_6。

4. 主管医生计划下一疗程用另一种化疗药，避免加重手足综合征的症状，让患者比较舒心。

【结果】

患者用盐酸多柔比星脂质体注射液第3个疗程结束后，双足背部出现皮肤色素沉着、溃烂的红色组织与黄黑色痂皮散在存在，经过全身运用抗生素、局部伤口运用亲水性纤维敷料及随后的水胶体敷料，13天伤口愈合。患者明白出现手足综合征的原因，避免局部再受压摩擦，防止复发。

【重点/难点】

1. 手足综合征的预防需要采用循症护理的方法，不随便用药。

2. 预防中，要重视手足局部的卫生情况、受压摩擦情况，以免加重手足综合征。

3. 患者接受局部伤口换药时注意有无感染情况，及时正确评估，避免加重病情。

（张惠芹）

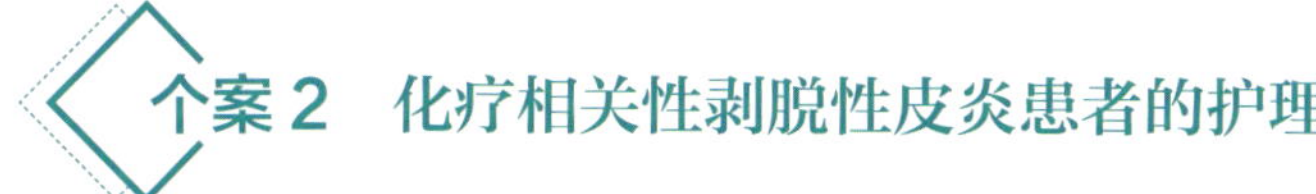

个案 2　化疗相关性剥脱性皮炎患者的护理

非霍奇金 T 细胞性淋巴瘤皮肤蕈样霉菌病变，是起源于记忆性辅助 T 细胞的低度恶性的皮肤 T 细胞淋巴瘤，约占所有皮肤 T 细胞淋巴瘤的 50%。呈慢性渐进性，初期为多种形态的红斑和浸润性损害，后期可发展为肿瘤，晚期可累及淋巴结及内脏。本病的病因和发病机制还不十分清楚，研究提示，遗传、环境和免疫因素参与了本病的发生。临床表现首先是红斑期，皮损分为萎缩性斑片和非萎缩性斑片，非萎缩性斑片表现为表皮萎缩、光亮或出现皱纹，伴有毛细血管的扩张，色素沉着或减退，皮损多发生于躯干；非萎缩性斑片表现为扁平、淡红色、鳞屑性斑片。瘙痒为早期或唯一自觉的症状，常常难以忍受，常规治疗难以缓解；其次为斑块期，此期浸润不断增加，往往成暗红色厚垫状、环状或不规则隆起的斑块，表面紧张、光亮、高低不平，甚至呈疣状或表面反复渗出结痂呈蛎壳状，斑块有的可以自行消退不留痕迹；最后是肿瘤期，是在浸润斑块的基础上逐渐出现肿瘤，可见淋巴结肿大，几乎所有的内脏器官均可以受累。晚期患者考虑化疗。

皮肤是人体最大的器官， 许多抗癌药物均能对皮肤产生毒性作用，尤其是随着新的抗肿瘤药物的不断发展，抗癌药物引起的皮肤反应日益增加。肿瘤化疗中皮肤黏膜并发症的发生率与受影响组织的高增殖特性有关，如黏膜、皮肤、头发、指甲等，易受到化疗药物的影响。虽然皮肤的毒性反应很少致命，但是认识到其潜在的反应可能导致容貌损害和心理困扰，有利于更好地为患者提供优质的护理。

化疗导致的相关皮肤反应主要包括脱发、口腔炎、色素沉着、变态反应、手足综合征等。脱发是化疗引起的最常见的皮肤毒性反应，是化疗引起头发基质细胞在毛囊毛发生长期的高有丝分裂活动突然中止所致。脱发通常是可逆的，在全部化疗结束 1 ~ 2 个月以后毛发可再生，恢复。口腔炎是化疗药物可直接介导对口腔黏膜基底层的干细胞损伤的结果，软腭和口咽常常被涉及，是导致吞咽疼痛的主要原因。改善口腔状况会降低黏膜炎的发生风险或严重程度，治疗期间应指导患者进行有效的口腔清洁，使口腔卫生维持在高卫生水平。皮肤色素沉着是一种常见的皮肤表现，皮肤、黏膜、毛发、指甲、牙齿都可能会受到影响。其发生机制尚不清楚。这一般不会给患者带来身体上的不适，也不影响化疗的继续，大多数情况下可在化疗结束后逐渐消退。变态反应最常表现为一过性红斑和荨麻疹，可分为局部性和全身性两种。一般在用药数小时后出现，持续数小时后消失。亦可在数天后发生，表现为迟发型变态反应症状，可引起严重的剥脱性皮炎。变态反应一旦发生，应根据其类型及程度采取不同的处理措施。对于严重的变态反应者如出现低血压、支气管痉挛、咽喉痉挛等症状，应立即皮下注射肾上腺素。对于严重过敏性体质的患者，在用药前可先做皮肤过敏试验。手足综合征通常发生在应用氟尿嘧啶、卡培他滨、阿糖胞苷、阿霉素和脂质体阿霉素时，有手掌和脚掌感觉迟钝的前驱症状，包括疼痛、麻木，对称性，边界清楚的肿胀和红斑，而后进入脱屑期，严重者可进展为全层表皮坏死，进而上皮逐渐再形成而进入恢复期。红斑和肿胀通常出现在大小鱼际隆起处、手指侧面和远端指骨垫，手比足更易受累。其治疗包括局部伤口的护理、抬高患肢和镇痛药的使用。

【患者资料】

患者何女士，42岁，诊断为非霍奇金T细胞性淋巴瘤(皮肤蕈样霉菌病变/MF)，入院时患者颜面部、躯干和四肢近端有红斑，少量脱屑，伴有剧烈瘙痒。行第一程GND方案化疗（吉西他滨+脂质体阿霉素+长春瑞滨），化疗后出院。化疗后第7天患者出现皮疹加重，以摩擦部位及躯干加重明显皮肤充血泛红、部分皲裂出血，双手掌和双足脱屑严重，伴色素沉着。化疗第12天后，开始出现高热，皮肤破溃渗液遍布全身伴剧烈疼痛，尤以皮肤皱褶摩擦部位为重，无法穿衣。当地医院行清洁、抗感染治疗无明显好转，于化疗后第16天车床入院。

入院时间是18：00，患者出现畏寒高热，最高体温40℃。全身皮肤破溃同前。申请第2天早上伤口专科、静脉导管治疗专科及重症专科专家进行会诊，探讨全身皮肤伤口的保护及促进愈合措施；指导病情观察及并发症预防的健康指导。

【全身评估】

入院时体温40℃，口腔上颚及舌两齿缘均有溃疡，上覆伪膜，全身皮肤破溃、渗液伴有臭味和剧烈疼痛，自觉疼痛难忍，不敢起床活动。患者入院时体温40℃，心率127次/分，呼吸26次/分，血压115/63mmHg，入院时实验室检查示白细胞计数$22.2 \times 10^9/L$，中性粒细胞计数$19.4 \times 10^9/L$，血小板计数$161 \times 10^9/L$，血红蛋白93g/L，总蛋白63.7g/L，白蛋白36.1g/L，球蛋白27.6g/L，凝血功能与电解质水平大致正常。患者小学文化，家庭主妇，家属关爱照顾，但仍有两个小孩在读书，经济情况一般。近2天没有排便，尿量正常。

因为皮肤疼痛，疼痛即评分为8分（数字等级评分量表法）患者卧床，不穿衣服，予以清洁床单包裹身体，留置尿管，遵医嘱留取血培养等标本，盐酸羟考酮镇痛，用亚胺培南西司他丁钠、替奈唑胺、伏立康唑抗菌，以及对乙酰氨基酚退热等对症治疗，并予以制霉素溶液、康复新液交替漱口。

见留置经外周静脉留置中心静脉导管（PICC）管道，留置尿管。

【局部评估】

患者口腔上颚及舌两齿缘均有溃疡，上覆伪膜，颜面部、全身躯干及双上肢、双下肢近端、足背部皮肤发热、充血、泛红、肿胀、干燥、脱屑，间中皲裂出血、溃疡，其中在颈前皱褶处、前胸及腹部（图10-3-2a）、双侧腋窝、双肘窝、双腹股沟躯干左右腰侧位及背部皮肤（图10-3-2b、图10-3-2c、图10-3-2d、图10-3-2e、图10-3-2f）成片皮肤充血、干燥、皲裂、糜烂溃疡、渗液、结痂，不同部分溃疡见25%～100%黄色腐肉或和红色组织，溃疡周围皮肤没有发红感染现象，伴有剧烈疼痛，双下肢见部分皮肤色素缺失（图10-3-2f）。

【护理目标】

1. 控制及预防感染，促进黏膜及皮肤的愈合。
2. 避免压力性损伤、坠积性肺炎等严重并发症的出现。
3. 心理支持。

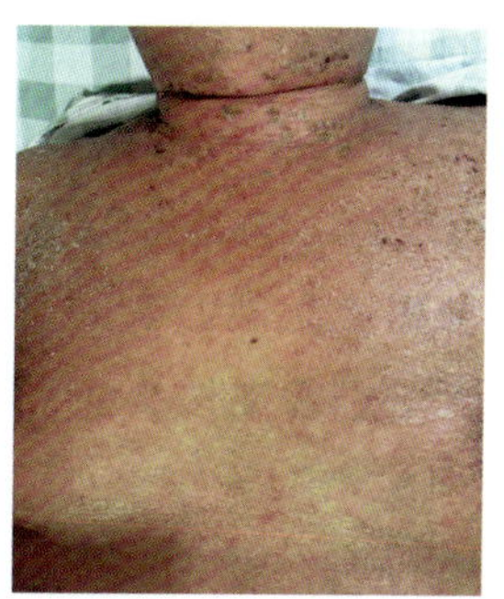

图 10-3-2a　颈前、胸壁皮肤成片糜烂渗液

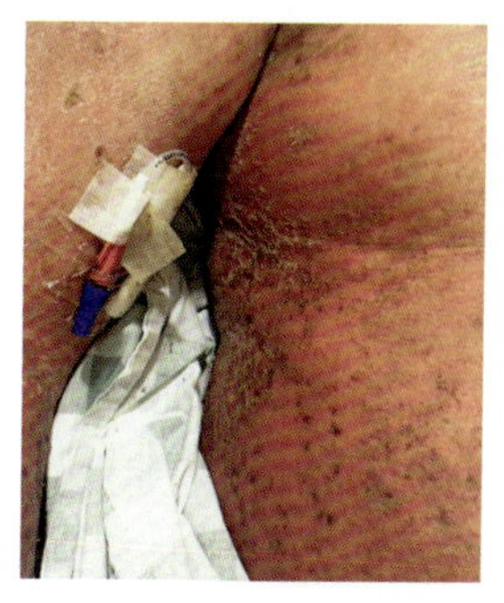

图 10-3-2b　腋窝、腹外侧皮肤成片糜烂渗液

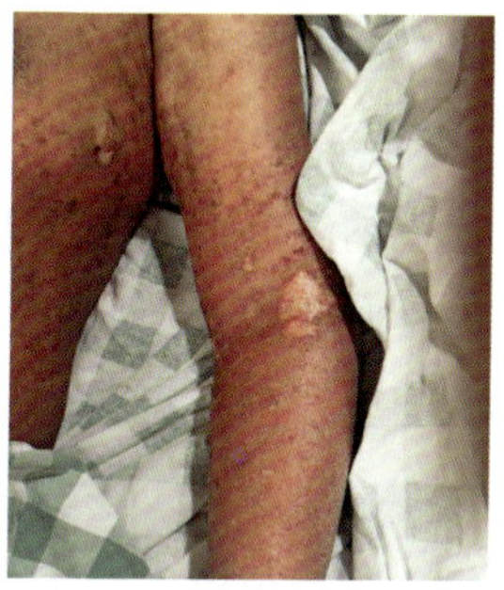

图 10-3-2c　肘窝皮肤溃疡

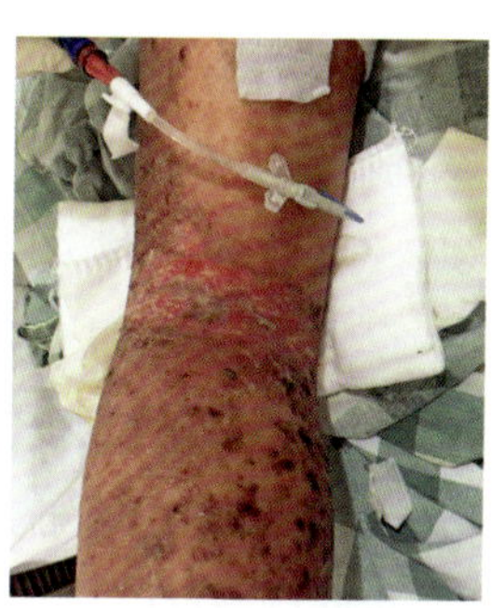

图 10-3-2d　肘窝临近 PICC 处皮肤溃疡

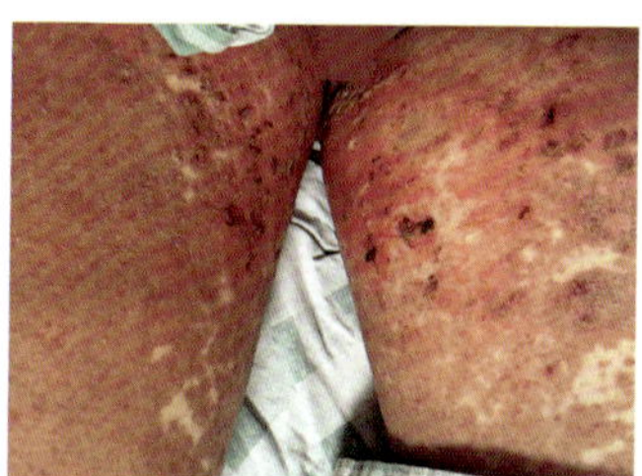

图 10-3-2e　腹股沟内侧皮肤溃疡

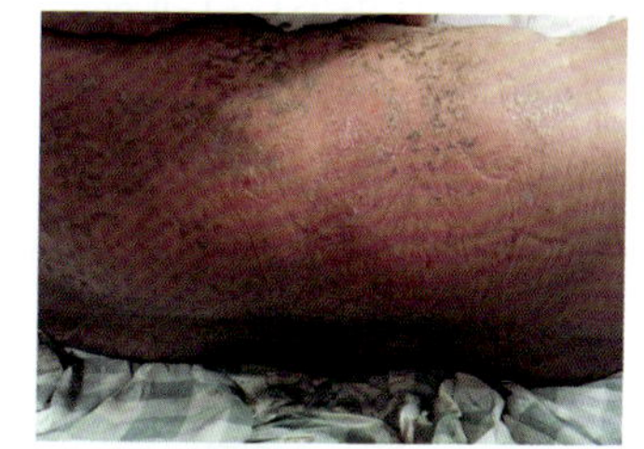

图 10-3-2f　腰背部大片皮肤糜烂渗液

【处理过程】

1. 请求全院护理专科小组人员会诊，制订护理计划，与主管医生沟通，达成一致的护理目标。根据护理会诊计划，采取相应的措施。

2. 保护性隔离，病房单元空气紫外线消毒，患者使用的床上用品一律经过高温灭菌消毒，并每天更换；床单位每天用 1∶10000 次氯酸钠消毒液抹洗，患者所接触的所有物品（听诊器、输液泵、体温计等）用消毒湿巾抹洗。接触患者时带上无菌手套，避免交叉感染。

3. 保护全身黏膜皮肤，避免加重黏膜皮肤损伤，促进愈合。

（1）口腔护理，避免使用加重黏膜损害的药液，继续用制霉素溶液、康复新液交替漱口，每天 4 次。

（2）会阴护理，用稀释碘伏消毒会阴部，每天 2 次。

（3）双侧腋窝、腹股沟、股内侧及肘窝这些部位溃疡伤口，因见黄色腐肉及周围皮肤红肿，用亲水性纤维银敷料覆盖抗菌。血培养结果提示溶血葡萄球菌，口腔溃疡面分泌物培养金色葡萄球菌感染，二者的敏感性药物均是利奈唑胺，早期、足量的用药使患者的感染很快受到控制，同时也促进了伤口的愈合。对皮肤成片皲裂糜烂溃疡渗液较多的伤口，避免使用加重皮肤损害的药液，使用0.9% 氯化钠注射液（微波炉加温至不冷不热为度）冲洗的方法，避免擦拭增加伤口局部疼痛，用棉垫及尿片垫于腰侧下方接收冲洗出来的渗液，不用塑料袋接收冲洗液，以减少对伤口、患者床单位污染。避免使用会造成皮肤损伤的敷料，用亲水性纤维敷料覆盖伤口（图 10–3–2g）。这种敷料的特点是大量吸收渗液，促进上皮爬行肉芽生长，而且吸收渗液后能自动紧密粘贴伤口床，可以不用额外敷料固定，垂直吸收伤口渗液的特性又能防止渗液浸渍伤口周围的皮肤。

（4）对充血发热、泛红、干燥、脱屑的皮肤，使用 0.9% 氯化钠注射液（微波炉加温至接近体温为度）棉球擦洗，用艾沃保湿修护霜滋润皮肤，消除皮肤干燥干裂，并解除皮肤疼痛，缓解皮肤刺激症状，每天擦拭 3 次，效果好，几分钟后能镇痛，充分滋润皮肤，对干燥皮肤及手足综合征患者有特效。但是，对皲裂的皮肤会引起疼痛，所以只用在没有皲裂溃烂的干燥疼痛皮肤上。

（5）对皮肤皲裂不多、渗液少的部位，用 0.9% 氯化钠注射液棉球擦拭清洁皮肤后，直接撒上造口皮肤保护粉（图 10–3–2g）。造口皮肤保护粉能吸收少量渗液，促进上皮爬行肉芽生长，不用外敷料固定，每天撒造口皮肤保护粉 2 次，皲裂的皮肤很快干燥脱屑，长出新皮肤。

（6）每天观察伤口情况，患者面部、胸腹部前面皮肤充血发热、泛红、干燥、脱屑的皮肤用艾沃保湿修护霜后疼痛减轻，皮肤刺激反应减缓；皮肤皲裂出血现象也好转；糜烂溃疡部位的皮肤上亲水性纤维敷料、亲水性纤维银敷料紧贴伤口（少部分敷料移位，清洁局部皮肤后用自黏性软聚硅酮敷料代替覆盖，因当时没有亲水性纤维敷料供应了）（图 10–3–2h、图 10–3–2i、图 10–3–2j），渗液逐日减少。4 天后，第 1 次更换敷料，看到此敷料中的伤口渗液潮湿，决定更换敷料。因为亲水性纤维敷料紧密粘贴伤口，取出敷料的过程需要动作轻柔，避免带来新的创伤，用 0.9% 氯化钠注射液冲洗亲水性纤维敷料和皮肤交界处（图 10–3–2k），充分湿润后取出敷料，没有带来脆弱皮肤

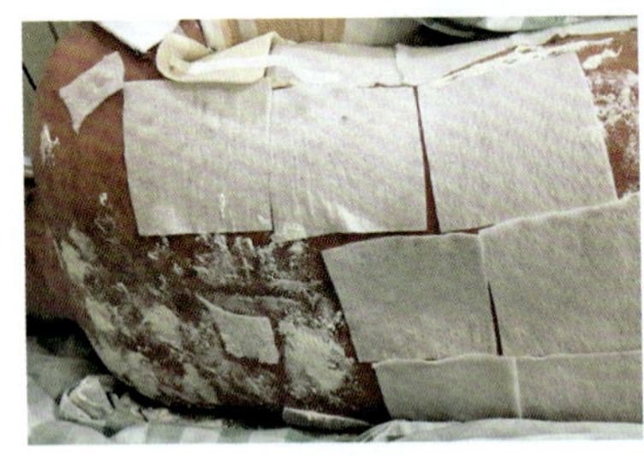

图 10–3–2g　渗液多处用亲水性纤维，渗液少处用造口皮肤保护粉

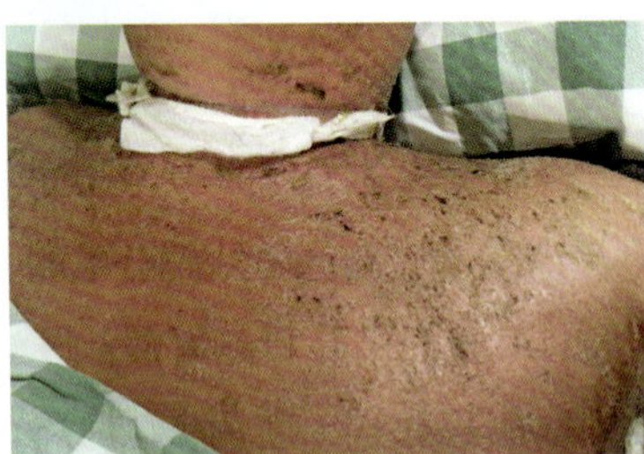

图 10–3–2h　糜烂渗液多处用亲水性纤维

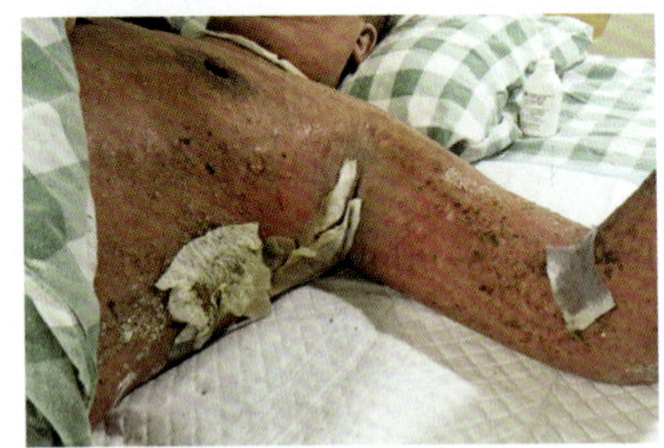

图 10–3–2i　溃疡并红肿皮肤用亲水性纤维银敷料

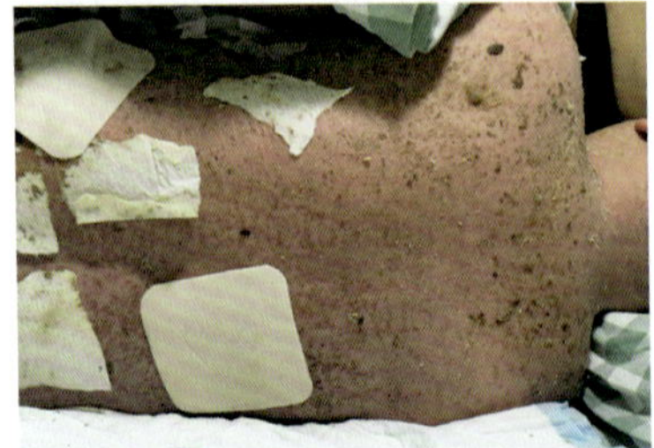

图 10–3–2j　敷料 1 天后，自黏性软聚硅酮于渗液少处

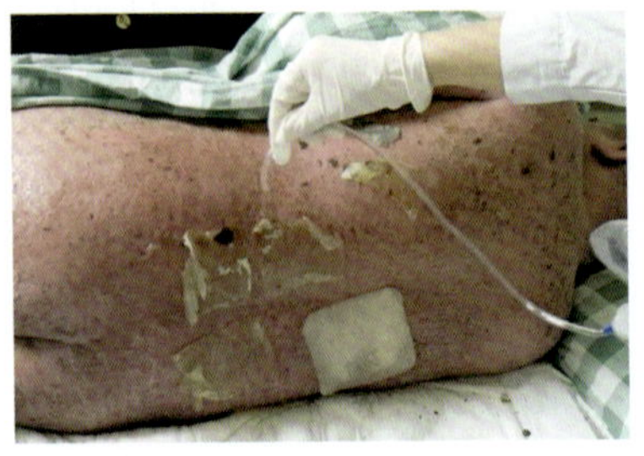

图 10–3–2k　冲洗伤口及敷料，棉垫尿片在下方

的损伤，能见到敷料下原来成片皲裂糜烂伤口已经变成粉紫红色皮肤。患者体温最高 37.6℃，无畏寒等症状，疼痛明显减轻。第 5 天（入院第 6 天），疼痛减轻、停用镇痛药等，没有发热，全身皮肤及伤口明显好转，患者要求穿衣服。入院第 7 天开始，患者全身陈旧的皮屑大量脱落，可离床活动。指导患者用温盐水进行沐浴，洁身后检查皮肤，皮屑脱落的地方均可见粉红色新鲜的嫩皮，无破损，皮肤弹性差，嘱患者继续使用艾沃保湿修护霜外涂保湿，避免大动作牵扯到刚长出来的皮肤。第 8 天，口腔溃疡已痊愈。遵医嘱停抗真菌的药物，拔除尿管。

4. PICC 管道的维护。入院后 PICC 置管部位自穿刺点起 15cm × 15cm 的范围，使用安多福碘溶液进行消毒，3 分钟之后用 0.9% 氯化钠注射液清洗穿刺点以外的皮肤，距离穿刺点下方 3cm、上臂肘窝部分皮肤溃烂 3cm × 7cm，75% 红色组织 25% 黄色组织，周围皮肤红肿，使用亲水性纤维银敷料覆盖伤口，预防感染。取一张 10cm × 10cm 软聚硅酮类敷料剪 Y 形切口，粘贴在 PICC 处，并覆盖周围皮肤，并用胶布固定管道在软聚硅酮敷料上，然后自肘窝至腋下整个上臂及腋窝糜烂的皮肤均用软聚硅酮类敷料覆盖，没有溃烂的皮肤用大棉垫覆盖，再次用胶布及自黏性绷带固定 PICC 管道在敷料上，外铺上大棉垫，最后使用自黏性绷带缠绕固定（图 10-3-2l）。每 3 ～ 4 天更换敷料 1 次，PICC 置管处没有感染，周围的皮肤也在第 3 次换药、入院 11 天后，长出粉嫩的完整皮肤，这时患者体温最高 37.2℃。

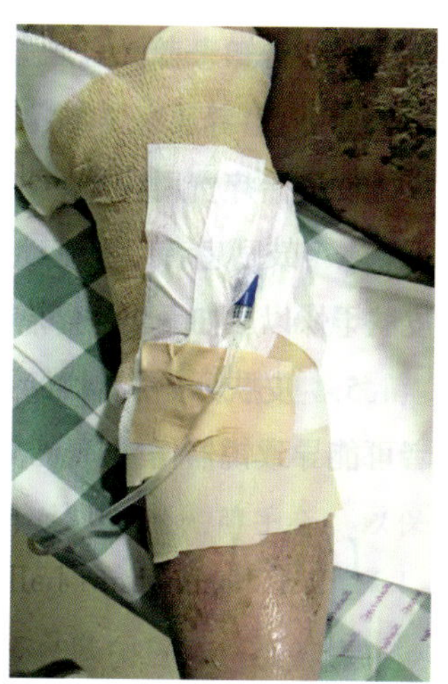
图 10-3-2l　PICC 周围用软聚硅酮类

5. 预防压力性损伤，入院头 3 天，患者皮肤疼痛，协助患者定时转动身体，予以斜枕协助其侧卧，尽量减少因为触碰而给患者带来的疼痛。用自黏性软聚硅酮敷料保护骶尾部皮肤，减低局部压力。使用静态防压力性损伤床垫；及时更换患者脱屑及渗液弄湿的床单被套，每天都更换一次床单。

6. 患者一般营养状况尚可，但蛋白质低于正常，遵医嘱予以每天输注人血白蛋白和丙种球蛋白，鼓励患者尽可能进食高营养、高蛋白、高纤维素的食物，避免骨刺、粗糙的食物。护士每天评估进食情况，进食差时予以静脉高营养或肠内营养支持。

7. 按医嘱按时使用抗生素等药物，并观察用药的情况；患者发热时按医嘱准确抽取各种血液标本，予以低流量吸氧。入院第 11 天，患者皮肤基本完好（图 10-3-2m、图 10-3-2n、图 10-3-2o），弹性佳，体温连续 3 天正常。

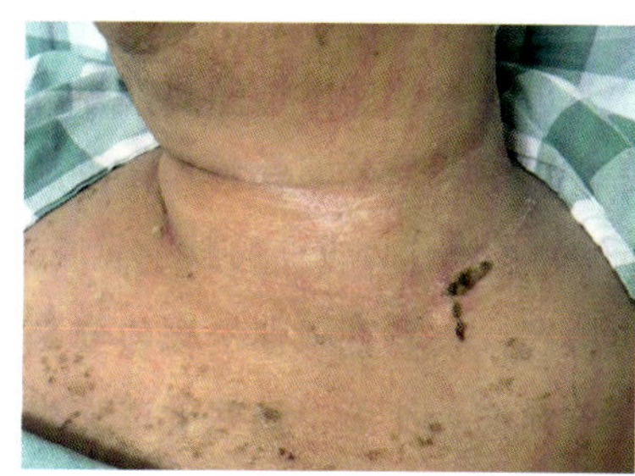
图 10-3-2m　系统治疗 11 天后颈部皮肤长出新皮

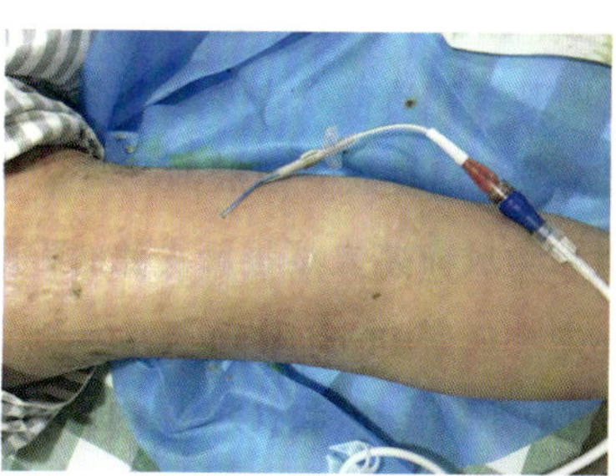
图 10-3-2n　系统治疗 11 天后上臂皮肤长出新皮

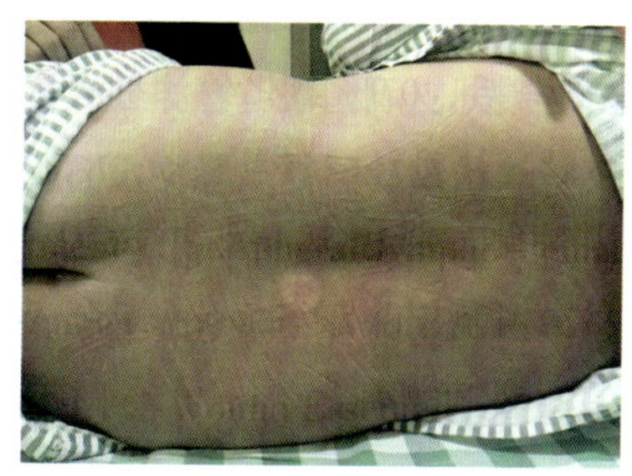
图 10-3-2o　系统治疗 1 天后背部皮肤长出新皮

性材料是关键。本案例患者的皮肤撕脱正是由于不恰当撕除医用胶布所致。通过本案例对皮肤撕脱的诊断、原因分析和及时正确处理，促进撕脱的快速愈合，确立预防为主、正确使用医用胶布避免皮肤撕脱的思想。

【患者资料】

患者李先生，60 岁，因右上肢前臂黑色素瘤 1 个月余入院。平素健康，否认高血压、冠心病、糖尿病史，否认外伤史、皮肤病史，否认手术史，否认输血史，否认肝炎、结核或其他传染病史；无药物过敏史；个人史无特殊；家族史无特殊。入院后在全麻下行右上肢前臂上黑色素瘤切除术。术后医生主管予以患肢局部加压包扎，更换伤口敷料。术后第 10 天，因患者右上肢前臂手术切口周围呈撕脱伤，疼痛 2 天，难以入睡，请造口治疗师会诊。

【全身评估】

患者右上肢前臂黑色素瘤切除术术后第 10 天，皮肤撕脱伤第 2 天，主诉疼痛明显，焦虑，夜间难入睡。术前、后实验室检查示生化、血常规均无明显异常。生命体征稳定，无发热及其他不适，二便正常。身高 160cm，54kg，BMI 为 21.09kg/m^2。大学文化，经济情况尚可。已经出院回家居住（家住医院附近），有配偶及子女照顾。

【局部评估】

患者右上肢前臂纱布覆盖（已经除去加压胶布），可见多处散在皮肤撕脱，从右手腕关节一直延伸到肘关节，围绕手臂呈圈状分布（图 10-4-1a），最小撕脱伤 0.1cm × 0.1cm，最大撕脱伤 3cm × 6cm。分布在使用敷料和医用胶布粘贴的范围，撕脱伤皮肤部分呈暗红色水疱，或表皮缺失呈鲜红色组织，湿润（图 10-4-1b），根据 STAR 皮肤撕脱分级标准为 2 级，周围皮肤轻度肿胀，疼痛评分为 4 分（数字等级评定量表法）。

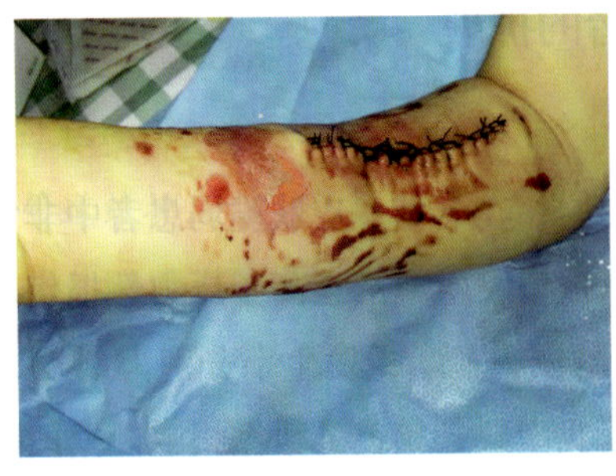

图 10-4-1a　前臂包扎范围皮肤撕脱伤

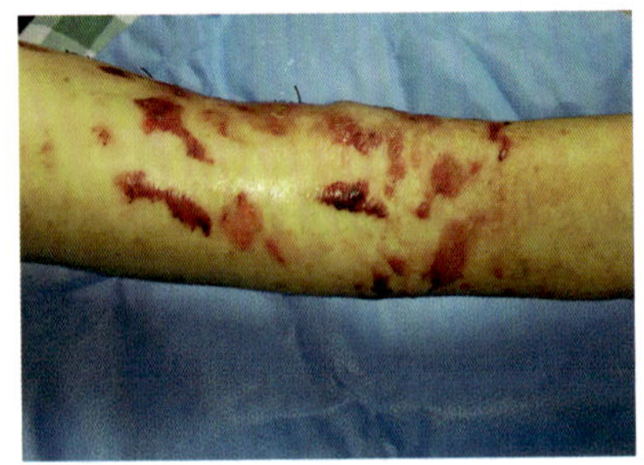

图 10-4-1b　前臂包扎范围皮肤脱伤

【护理目标】

1. 促进患者皮肤撕脱伤口愈合。
2. 患者缓解疼痛，促进舒适。
3. 心理支持。

【处理过程】

1. 伤口清洗　用 0.9% 氯化钠注射液冲洗皮肤撕脱创面，以免棉球擦洗带来疼痛，用纱布轻印干创面，避免擦拭、摩擦等动作。

2. 敷料选择　选软聚硅酮超薄泡沫敷料覆盖皮肤撕脱的创面，吸收渗液，促进上皮生长（图 10-4-1c）。同时利用其无创移除的特性，在下次更换敷料时能避免敷料粘连创面，造成二次损伤。由于患者肤撕脱创面较小，渗液量不多，选择超薄装的泡沫敷料吸收少至中等量渗液即可。

3. 外固定　使用绷带缠绕数圈，避免施压，覆盖在泡沫敷料外层，松紧度以能固定内层泡沫敷料即可。由于手臂活动较多，使用医用胶布围绕绷带粘贴数圈加固，避免绷带和敷料松脱（图 10-4-1d），再套手上网套固定。包扎固定泡沫敷料后患者疼痛减轻。

4. 考虑到皮肤撕脱伤口渗液量通常较少（除整块皮瓣缺失除外），第 1 次更换敷料是 4 天后，创面呈现粉红上皮化过程（图 10-4-1e、图 10-4-1f），伤口不再疼痛，睡眠好，食欲好。继续用软聚硅酮超薄泡沫敷料覆盖 1 周后，患者电话回复伤口愈合，不需要回医院换药。

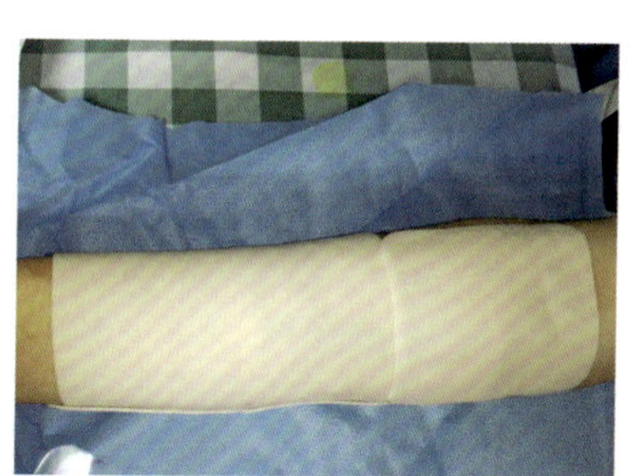

图 10-4-1c　软聚硅酮敷料覆盖

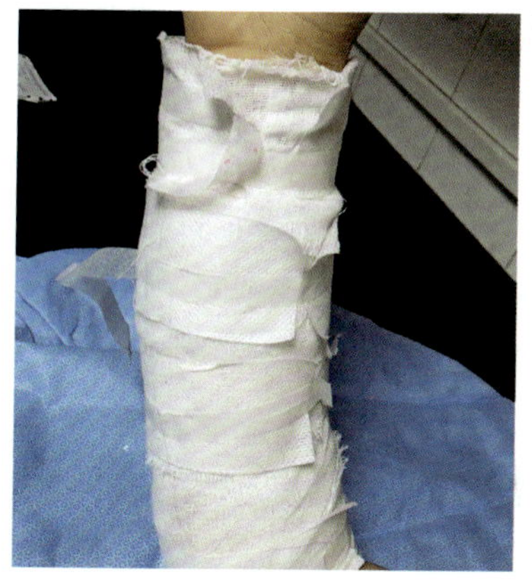

图 10-4-1d　胶布固定纱布上，再网套固定

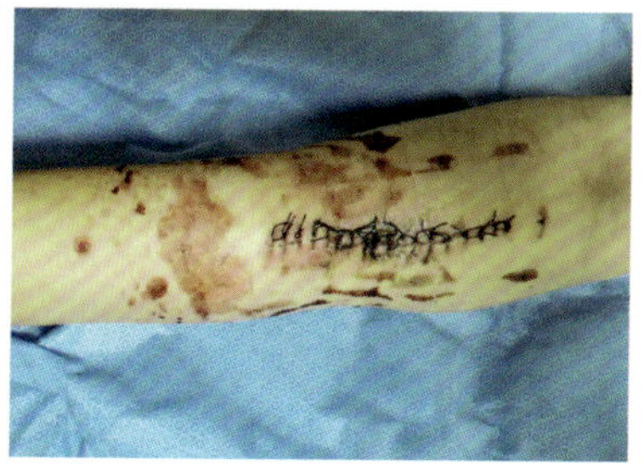

图 10-4-1e　4 天后前臂内侧撕脱伤见上皮化

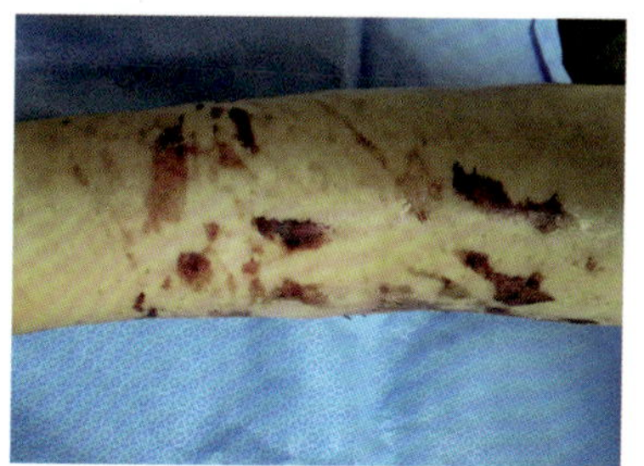

图 10-4-1f　同样 4 天后前臂背面水疱干爽

【健康教育】

1. 解释伤口疼痛是皮肤撕脱损伤引起，能治愈的，使患者正确认识疾病，解除了患者对疾病的顾虑。

2. 敷料被渗液浸湿、固定的胶布和绷带松脱时要及时告诉医护人员重新固定，避免随意胶布固定。

3. 加强营养，进高能量、高蛋白、高维生素的饮食。

4. 指导医护人员掌握医用胶布撕除的正确手法，避免医源性损伤。

【结果】

患者皮肤撕脱使用软聚硅酮超薄泡沫敷料覆盖，4 天后换药，创面粉红上皮化，再过 1 周，患者皮肤撕脱伤康复。

【重点 / 难点】

1. 清洗伤口避免擦洗，增加患者疼痛。

2. 根据皮肤撕脱共识意见指出，皮肤撕脱的敷料选择推荐首选泡沫敷料，渗液量较多时可选择藻酸盐敷料或亲水纤维敷料。透明敷料、免缝胶带、水胶体敷料则明确指出不建议使用。本案例选择不与创面粘连、无创移除的泡沫敷料，吸收渗液、促进表皮生长的同时，避免引起皮肤二次损伤。

3. 正确掌握粘贴性敷料、医用胶布的撕除手法。正确的手法为，180° 撕除，用手固定另一侧皮肤。大角度或快速撕除可引起强的剥离力，造成皮肤层的分离或破坏皮肤下微小血管而引起淤血。

4. 敷料或医用胶带撕除过程，如与皮肤粘贴牢固，不可强行撕除，可使用沾湿 0.9% 氯化钠注射液的棉签协助固定皮肤，再缓慢撕除或待敷料或胶带彻底浸湿与皮肤脱离后再缓慢撕除。

5. 对于水肿、干燥、皮肤疾病等薄弱高危皮肤，可使用液体皮肤保护膜为皮肤提供一层保护屏障。当移除粘贴性产品时，保护膜代替皮肤角质细胞随之被移除。

（罗宝嘉）

第十一章　淋巴水肿患者的护理

（一）淋巴水肿管理的历史性回顾

在人们清楚地认识淋巴组织的病理、生理之前，淋巴水肿的治疗就已经开始了。传统疗法包括局部抬高、穿着弹力袜、间歇气压装置、利尿剂和苯吡喃酮类等。目前，部分传统疗法仍被过度使用，而实际上应该限制使用。

1. 局部抬高　局部抬高是临时缓解Ⅰ期淋巴水肿的方法。淋巴水肿的组织中不断增加的大分子代谢物锁住水分，使其抵抗重力影响，从而使抬高效果下降。处理间质的胶质渗透压升高，重点应该集中于提高淋巴管的功能，而非仅仅位置的改变。否则淋巴水肿会进一步发展。此外，仅仅用抬高下肢治疗淋巴水肿也是不切实际的，因为它改变了长期以来的生活习惯。

2. 弹力袜　弹力袜是国际淋巴协会（ISL）对Ⅰ和Ⅱ期淋巴水肿的独立的治疗方法，其余的淋巴水肿不应该将弹力袜视为独立的治疗方法。但是如果没有人工淋巴引流提高淋巴管运输能力，大分子的代谢废物将不能被去除。在淋巴水肿的长期管理中，弹力袜能提供持续压力，是保持完全淋巴疗法重塑效果的基础。

3. 间歇气压装置　它持续或间歇将淋巴液泵入接近阻塞的淋巴结，将使得受累的部位更多淋巴液聚集，导致情况恶化。有淋巴液被泵入周围区域导致附近或甚至生殖器水肿的报道。

4. 苯吡喃酮类和利尿剂　苯吡喃酮类通过减少体液中蛋白质累积而减少肿胀。它的机制是促进巨噬细胞向细胞间液移行，从而促进间质体液中的蛋白质水解。目前，苯吡喃酮类还没有被证实治疗淋巴水肿有效。有报道显示，其可能会导致肝衰竭。

利尿剂（如呋塞米）不能用于蛋白质丰富的淋巴水肿患者的治疗，尽管利尿剂将身体的水分排了出去，但留下了高浓度的亲水蛋白。长时间使用利尿剂，会导致纤维化。

（二）淋巴水肿治疗的全球概况

全球大约有14000万人遭受淋巴水肿，占总人口的2%。实际的发病率可能更高，因为淋巴水肿的诊断还不完善，部分患者被误诊为其他疾病。

2010年，世界卫生组织（WHO）发布了《伤口和淋巴水肿管理》的白皮书。这个文件作为有限资源的单位发展临床实践指南的基础，从而促进健康护理系统中不同水平医疗单位的伤口和淋巴水肿的综合管理。

此外，世界伤口淋巴水肿护理联盟（World Alliance for Wound and Lymphoedema Care，WAWLC）于2008年成立。WAWLC的任务是协调利益相关者，共同提高伤口和淋巴水肿管理，尤其是资源有限的医疗单位。WAWLC的主要目标是提高人们对慢性伤口和淋巴水肿的经济及社会影响的重视。

在过去20余年，世界各地在现代伤口护理和淋巴水肿管理方面取得了巨大的进步。这主要取决于新的科技知识、技术和材料的进步。这些进步主要发生在发展中国家。原发的和继发的慢性伤口和淋巴水肿的诊断和治疗涉及了所有的医学专科和各个年龄段。

（三）香港淋巴水肿治疗的概况

淋巴水肿的发病率很难调查，因为淋巴水肿是一个相对较新的概念，目前没有统一的国际定义，常常被误诊或陷于困惑。带有伤口的淋巴水肿患者常没有得到正确的治疗。这些患者常选择咨询伤口专家。而实际上，伤口专家会请求其他医疗成员的帮助，如物理治疗师、职业治疗师使用弹力袜或间歇气压装置等。有开放性伤口的患者却不能使用这些特殊的治疗，又因为大量的伤口分泌物使伤口难以愈合或不会愈合，如此形成恶性循环。

在香港医院管理局的专家顾问团论坛中，造口治疗师顾问团提出“改善下肢相关溃疡患者的淋巴水肿管理规定中的伤口护理服务先导计划”。这个试点计划已被实施，并在香港将军澳医院和明爱医疗中心取得了成效。有两位经过培训和认证的造口治疗师提供淋巴水肿和伤口治疗服务，以改善目前伤口和淋巴水肿治疗服务的不足。试行的伤口护理服务提升计划的目标陈述如下。

1. 为伤口和淋巴水肿患者提供综合消肿治疗。
2. 加强延续护理。
3. 缩短伤口治疗时间和患者的住院时间。
4. 减少伤口复发和非计划性的再住院。
5. 提高患者的生活治疗，预防蜂窝织炎和丹毒。
6. 促进护理事业的发展和促进护理自主。

个案 1　综合消肿治疗在象皮腿（全下肢淋巴水肿）患者管理中的运用

淋巴水肿是一种慢性水肿，由淋巴液聚集所致。淋巴水肿会导致外形改变、减低患肢活动能力和疼痛，发生感染形成蜂窝织炎。因此，仅皮肤感染可能就会住院治疗。不经治疗的肢体会逐渐增粗，最终造成外形的巨大改变，如象皮腿。

由癌症和癌症治疗引起的继发淋巴水肿可能容易被区分。患者在接受淋巴结清扫后和放疗后容易发生淋巴水肿。

【患者资料】

患者，何女士，27 岁，诊断为左下肢继发性淋巴水肿（Ⅲ期）3 年。Stemmer 征阳性。患者因宫颈癌，于 2004 年行剖腹根治性子宫切除术和盆腔淋巴结清扫术。术后同年完成放疗和化疗。患者曾经有过蜂窝织炎，肢体淋巴水肿不能使用物理治疗和弹力袜控制。后使用多普勒超声排除深静脉血栓。右下肢有轻微的踝部水肿。

【全身评估】

患者的不自信，性格安静、孤僻，但其丈夫给予了很好的支持。发热，白蛋白水平比正常高一点，左下肢 > 右下肢（图 11-1-1a、图 11-2-1b）。

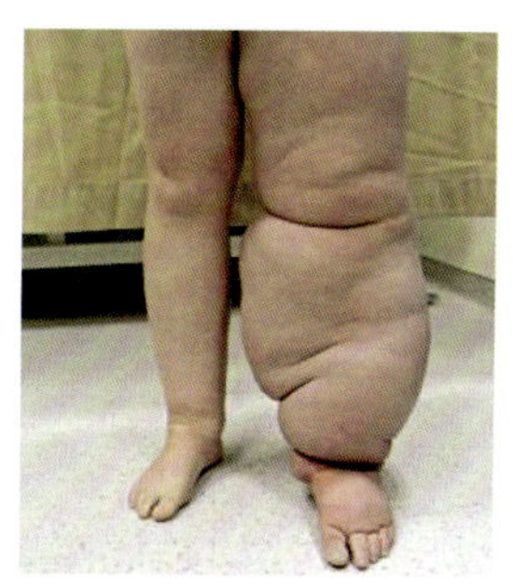
图 11-1-1a　初诊时患者情况（前面观）

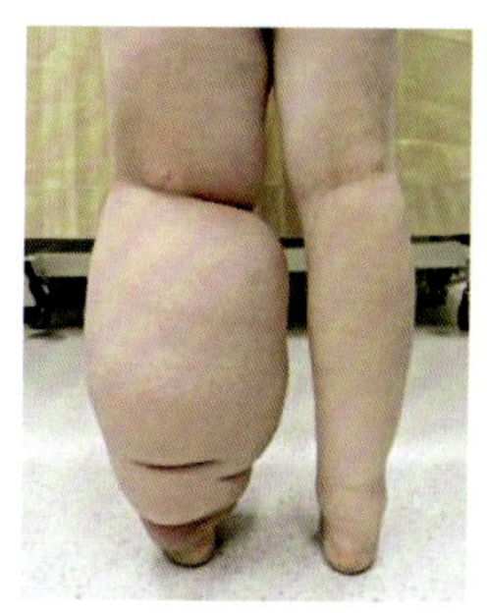
图 11-1-1b　初诊时患者情况（后面观）

【局部评估】

体查示皮肤情况好，皮肤组织坚硬。较深的皮肤皱褶处有真菌感染和轻微的磨损。

【护理目标】

1. 能够改善症状，提高生活质量。
2. 伤口能够愈合，皮肤感染能够得到治疗和预防。

【处理过程】

1. 左下肢的淋巴水肿的处理

（1）第一阶段　即急性治疗阶段，综合消肿治疗用于强化治疗，例如手法淋巴引流疗法、伤口/皮肤护理、多层低弹力绷带缠绕压迫和功能锻炼。综合消肿治疗是一种安全的非侵入性的治疗。在强化治疗阶段，患者每周 2 ~ 3 次到诊室就诊。

（2）手法淋巴引流术　是一种轻柔浅和有方向感的按摩手法，需由接受过培训和认证的治疗师提供；每周 2 ~ 3 次，每次 15 ~ 20 分钟。

（3）皮肤护理　治疗期间为皮肤规律保湿，以保持皮肤柔软，防止皮肤撕裂。如果伤口液体或者淋巴液流出，应使用特殊的敷料和洁肤露予以处理。例如泡沫敷料，每 2 ~ 3 天换 1 次，使用洁肤露。

（4）多层低弹力绷带缠绕压迫　通过阶梯性的压力，引流和疏散受累肢体或区域的急性阶段的淋巴液；每 2 ~ 3 天重新包扎 1 次，共 11 周。

（5）运动（如慢走）　身体的肌肉收缩可促进组织液和血液回流。此外，当使用弹力袜或弹力绷带时，运动可促进淋巴管运动。因为渐进压力提供了反作用力，它能够促进淋巴液回流至胸导管。

（6）第二阶段　即稳定治疗阶段，维持强化治疗阶段后的患肢形态，如患肢淋巴水肿受控、已去纤维硬化、活动能力改善等。当受累的下肢水肿减少到稳定状态时（受累下肢的体积或周径不再下降时）停止强化治疗，开始稳定治疗。它包含简单的徒手淋巴引流术、皮肤护理、终身穿着弹力袜和规律随访等。

2. 右下肢使用间歇气压装置治疗　同一时段执行，但淋巴水肿没有改善，共 11 周。

【健康教育】

1. 解释淋巴水肿的原因。
2. 使患者理解淋巴水肿的治疗。

【结果】

接受综合消肿治疗后 11 周，左下患肢体积下降了 76%（图 11-1-1c、图 11-2-1d）。皮肤变得柔软，顺应性好。右下肢使用间歇气动装置治疗，没有体积的变化。建议患者长期穿着弹力袜。因为患肢的体积减小了，患者的外科医生提议其进行淋巴移植手术（接下来患者将会进行进一步手术）。本例提示综合消肿治疗能治疗淋巴水肿，并能取得明显的效果。

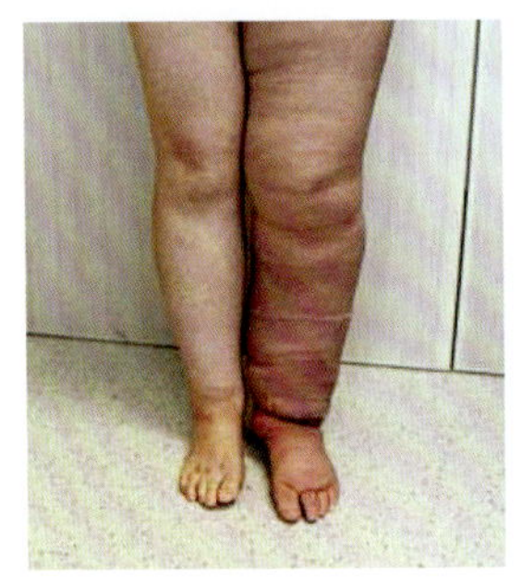

图 11-1-1c 治疗 11 周后（前面观）

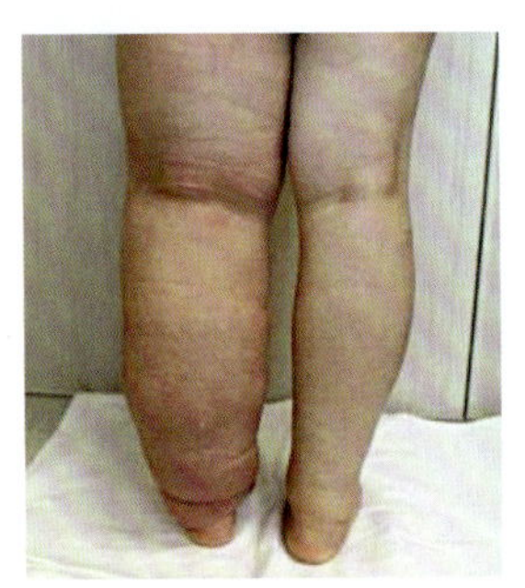

图 11-1-1d 治疗 11 周后（后面观）

【重点 / 难点】

患者因错过了早期“黄金”治疗期，引致严重淋巴水肿和皮肌纤维化，影响日后下肢功能，患者的服从性和决心对治疗成效有很大影响。综合消肿治疗是长时间的治疗，也不是根治淋巴水肿的方法，而是控制淋巴水肿最佳的非入侵性疗法。

（黄广合）

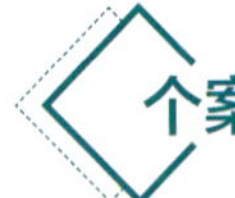

个案 2 下肢继发性淋巴水肿患者的保守处理

淋巴水肿是淋巴系统无法从细胞间隙除去流体所造成的。慢性水肿的患者除了下肢比较沉重，导致行动不便，影响自理能力，严重的更会有自我形象低落和自我孤立，影响社交生活。患者的皮肤亦常产生并发症，如蜂窝织炎或丹毒、角化过度、纤维化和淋巴溢。

继发性淋巴水肿的常见原因包括丝虫病、医源性手术后和放疗后的并发症等。继发性下肢淋巴水肿或淋巴静脉病也可以从慢性静脉功能不全演化出来（图 11-1-2a、图 11-1-2b）。英国的伤口护理专家团队制定了一套疾病演化的理论，其中通过临床症状解释早期静脉性的疾病进展到晚期的淋巴静脉疾病的病情演化。淋巴静脉疾病也可以在患有慢性静脉功能不全期间突然发作。

淋巴水肿或淋巴静脉疾病未必能被使用在静脉溃疡的压力疗法所控制的。相反，复杂性淋巴疗法才是一个比较合适的治疗方案。它是过去几十年里有效且安全的淋巴水肿治疗的“黄金标准”，被认为是有效防止进一步的病情演化。

【患者资料】

患者汤先生，62 岁，因被右下肢肿胀和淋巴溢等问题困扰了数年，最终被转介做淋巴水肿治疗。他有前列腺癌的历史，并已完成手术及放疗的疗程。一向行动自如的他在 3 年前突然发现有大量渗液从右下肢的皮肤流出，其后虽接受了不同的治疗，但仍然无法治愈。在较早之前接受了 3 个月的用于处理静脉溃疡的压力治疗法和局部伤口护理治疗（图 11-1-2c），不但没有明显减少下肢水肿，反而皮肤状况有恶化的迹象，最后才转介至能提供复杂性淋巴疗法的造口及伤口护士诊所作治疗。

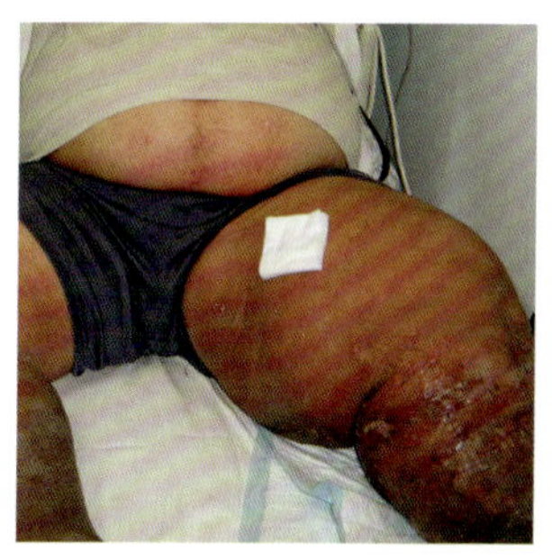

图 11-1-2a　交通意外术后淋巴水肿数年

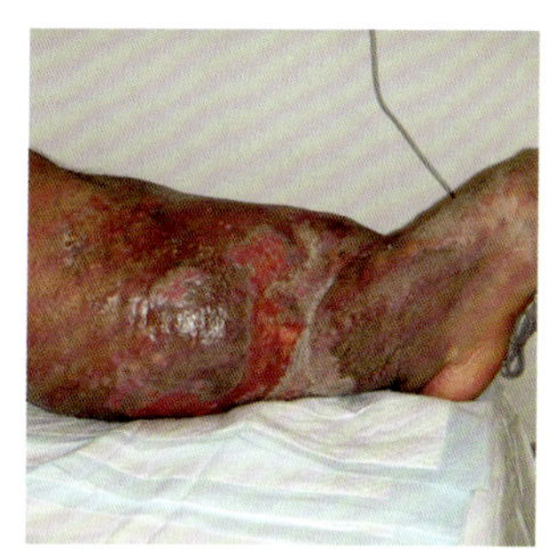

图 11-1-2b　下肢有伤口及淋巴溢，水肿蔓延至其他部位

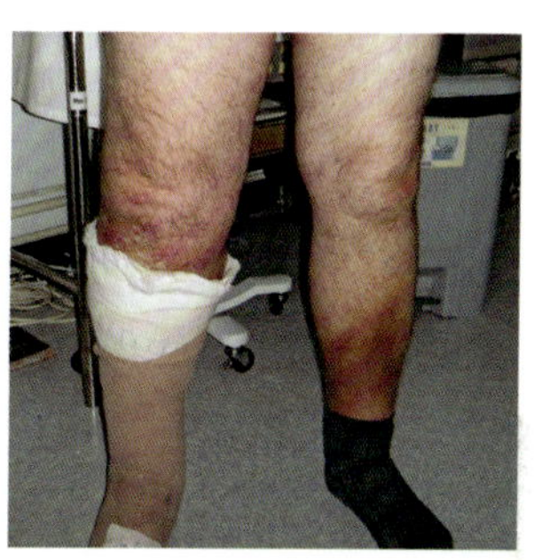

图 11-1-2c　3 个月静脉溃疡的压力治疗，情况没有改善

【全身评估】

患者为外籍人士，身材健硕，爱户外活动，因工作关系经常需要连续使用电脑数小时。患有间歇性心律不齐，毋需服用药物。前列腺癌亦在数年前治疗后痊愈，癌症指标及其他血液检查指标亦属正常水平。淋巴闪烁显像诊断患者右下肢淋巴回流没有阻塞，但回流速度较左下肢慢。多普勒超音波检查显示没有深静脉血栓形成的证据。对于不了解自己的病情，又找不到合适的治疗方案，患者感到困扰和忧虑。

【局部评估】

患者除了右下肢较左下肢肿胀外，还有数个细小的伤口，不断流出渗液。检查 Stemmer 征呈阳性，皮肤有严重的角化过度，苔藓病，严重的接触性皮炎或静脉性湿疹，皮肤组织纤维化，乳头状瘤和严重的淋巴溢（图 11-1-2d、图 11-1-2e）。检查踝肱指数是 1.25。右下肢的体积评估比左下肢大了约 15%。

【护理目标】

1. 向患者解释淋巴水肿的成因及治疗方法，需征得其同意及全力配合治疗。
2. 改善皮肤状态，制止淋巴溢，使伤口愈合。
3. 减少患处水肿，使下肢体积下降至患者可接受的水平。
4. 鼓励患者改变现有的不良生活习惯及多做运动。

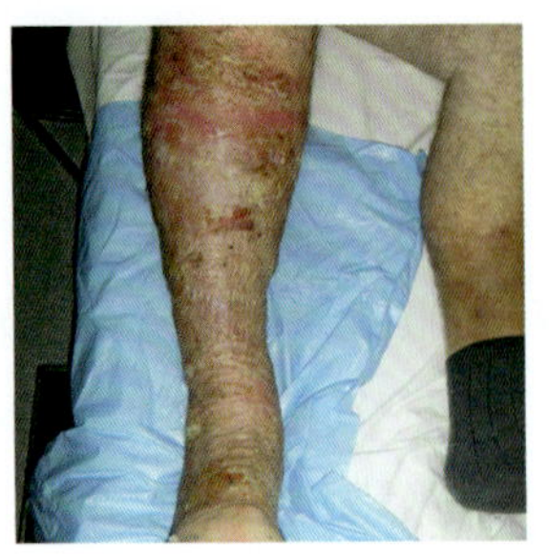
图 11-1-2d　复杂性淋巴疗法前皮肤情况

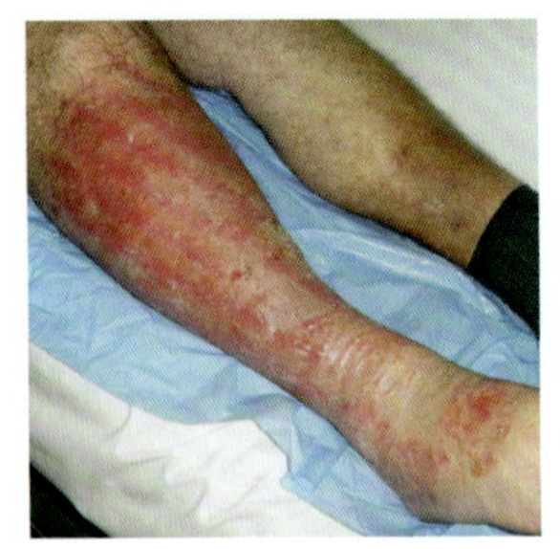
图 11-1-2e　角化过度、接触性皮炎、组织纤维化、乳头状瘤和严重的淋巴溢

【处理过程】

患者接受了 1 周 2 次的复杂性淋巴疗法，包括四个主要部分：皮肤护理、人工淋巴引流、压力治疗和运动。

1. 皮肤护理　彻底的皮肤和伤口清洁是最重要的，无论皮肤状况如何。适当的护肤可以防止蜂窝织炎发病和更深层次的感染，并可减低水肿的发生。指导患者在每次更换绷带时洗澡，把下肢的皮肤彻底清洁，并涂上润肤膏保持湿润度。

2. 人工淋巴引流　人工淋巴引流是一种温和的和表浅的按摩。它让淋巴液更有效地被淋巴管及淋巴结所收集，或从细胞间隙输送，最后通过局部淋巴结排走。每次清洁皮肤后替患者进行 10 分钟的人工淋巴引流，并教授简单的动作自我按摩淋巴结。

3. 压力治疗　压力治疗是以压力绷带缠绕法给水肿的患处增加外部压力，以减少间隙空间和减少淋巴液逆流，改善淋巴液的运输。多层的淋巴水肿压力绷带缠绕能减低水肿，降低肢体体积和重量，改善患者的活动能力和皮肤状况，在治疗重症阶段发挥重要的作用。逐渐加大由绷带所产生的压力，在达到治疗水平和患者可承受的程度之间取一个平衡点（图 11-1-2f）。

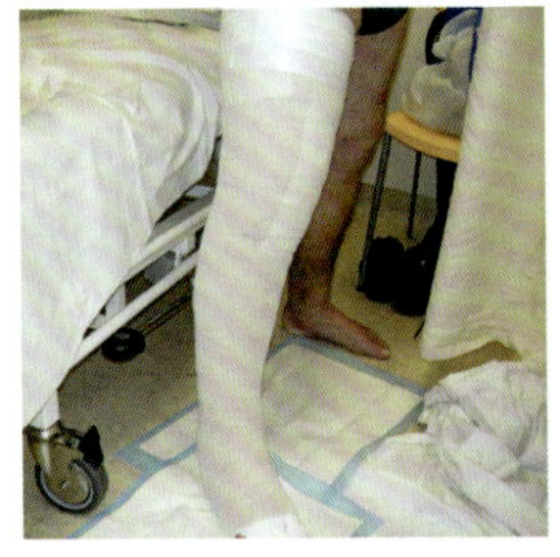
图 11-1-2f　多层的淋巴水肿压力绷带缠绕

4. 运动　运动旨在改善全身淋巴回流。一般的运动刺激肌肉泵，增加淋巴流动；有氧运动能增加腹内压，有助于血液和淋巴液的回流。

【健康教育】

1. 用在处理淋巴问题的多层压力绷带缠绕，给的压力很大。在鼓励患者服从治疗的同时，也要教育患者如何识别和留意症状，预防并发症的发生，例如检查足趾会否有缺血的征兆、感到严重脚麻痹或疼痛。

2. 缠上压力绷带后，须保持绷带清洁干爽及完整，患者需连续使用才能获得理想效果。鼓励患者多做伸展运动，多走路，以帮助淋巴液运行畅顺。

3. 避免长时间坐立而降低了淋巴液的流动性。

【结果】

患者接受了 2 个月的复杂性淋巴疗法，右下肢体积减少了 10%，和左下肢的体积相若。下肢伤口愈合，其他的症状如淋巴溢、接触性皮炎和角化过度也彻底消退，皮肤状况基本恢复正常。患者行动自如，并每天运动，以润肤膏做皮肤护理和穿上压力袜控制淋巴水肿及预防复发（图 11-1-2g、图 11-1-2h）。患者面带笑容，恢复旧有的社交生活，参加了到不同的国家旅游和远足等活动。

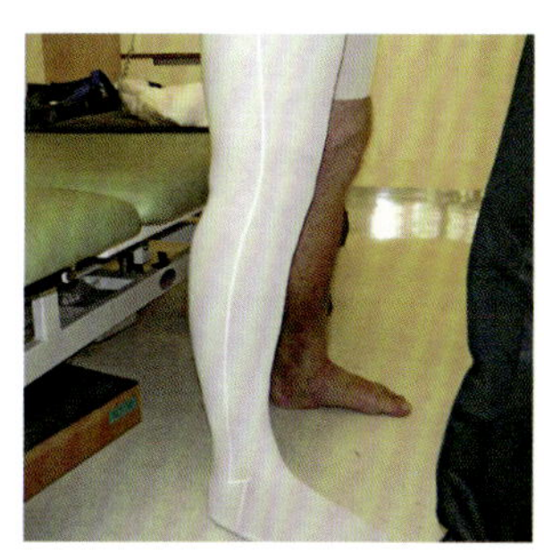

图 11-1-2g　整个疗程后 6 个月压力袜控制淋巴水肿及预防复发

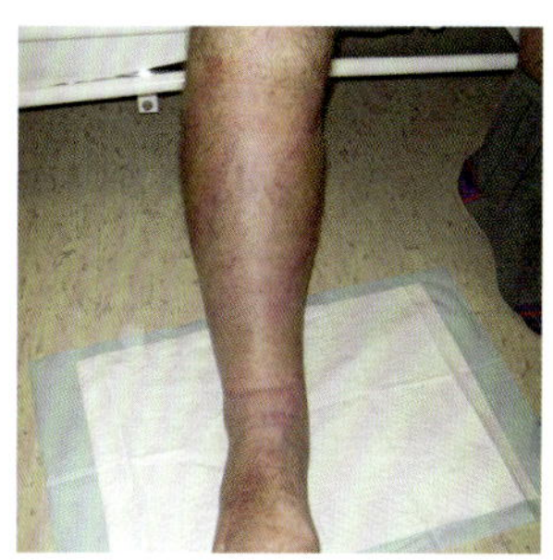

图 11-1-2h　完成整个疗程后

【重点 / 难点】

1. 皮肤角化往往很难除去。这可以通过应用不同效能的皮肤保湿剂，或采用水胶体敷料，结合使用乳膏、软膏或外敷类固醇乳膏能更有效改善皮肤，但切忌滥用外敷抗生素和类固醇乳膏。

2. 人工淋巴引流应该由认证的治疗师进行，与美容中心的按摩不同。过大的压力可能会导致微妙的淋巴管损伤；治疗师的手必须沿淋巴管的具体途径和方向轻柔并缓缓地移动，才能加强淋巴引流和刺激淋巴系统的活动。

3. 通过多层的淋巴水肿压力绷带缠绕，给予的压力比用在静脉溃疡时要大得多（>40mmHg）。在肌肉放松和收缩时，多层绷带创造了一个很大的压力波动，将刺激淋巴液的流动，以减少淋巴液静止。治疗师若本身没有接受相关的训练或是缺乏临床经验，很容易会产生并发症。此外，低弹力绷带的性质能产生一种按摩的效果，是高弹力绷带所不能做到的效果。

（钟献满）

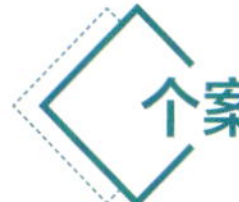

个案 3　乳腺癌术后患者患侧上肢淋巴水肿的护理

乳腺癌是女性最常见的恶性肿瘤之一，在我国及全球其他地区，尤其是西方发达国家，其发病率已居女性恶性肿瘤的首位。外科治疗是乳腺癌综合治疗的重要组成部分，上肢淋巴水肿是乳腺癌术后常见的并发症之一，其发生率达 30% ~ 50%。由于手术使淋巴系统受到破坏，导致淋巴液回流受阻，从而使患侧上肢肿胀、疼痛、继发感染、乏力和上肢功能障碍等。淋巴水肿易反复急性发作，每次发作后，淋巴水肿进一步加重。上肢淋巴水肿轻者随着侧支循环的建立症状可逐步缓解，重者由于其发病机制中存在自行加重的恶性循环，常会伴随患者终生，导致患者终生需忍受患肢外观异常、易感乏力、反复感染、患肢功能障碍等，严重影响患者术后的生存质量。因此，积极预防和治疗上肢淋巴水肿对改善乳腺癌术后患者健康状况和生存质量至关重要。

对于乳腺癌患者术后患肢淋巴水肿的治疗方法多种多样，主要包括手术治疗、药物治疗和物理治疗等。手术治疗在临床应用不多，且长期效果需进一步确定；药物治疗能够起到一定疗效，但仍没有治疗淋巴水肿的理想药物；目前，国际淋巴水肿协会确认治疗淋巴水肿物理治疗最有效的方法是综合消肿治疗 CDT 技术，推荐综合消肿治疗作为治疗乳腺癌术后患肢淋巴水肿的首选方法，其治疗效果也得到临床医生的广泛认同。综合消肿治疗包括专业化徒手淋巴引流、弹力绷带加压包扎、患肢功能锻炼及个性化皮肤护理。

【患者资料】

患者高女士，55 岁，3 年前行左乳乳腺癌改良根治术，术后病理示乳腺浸润性导管癌，术后行化疗 4 程及内分泌治疗。近 6 个月前开始出现患侧上肢淋巴水肿，曾予消炎、利尿治疗，效果欠佳。

【全身评估】

患者左上肢淋巴水肿，检查血常规、生化常规正常，乳腺及双侧腋窝、锁骨上下及颈部淋巴结、左上肢彩超检查排除肿瘤局部转移、复发及患肢血栓等情况。

【局部评估】

患者左乳乳腺癌改良根治术术后 3 年余，左上肢淋巴水肿，分别测量双侧上肢周长，结果示左上肢中度淋巴水肿，伴沉重、酸痛、皮肤紧绷感、重压感、麻木感、膨胀感。皮肤干燥、活动少许受限、不容易凹陷，左侧上肢肘关节背侧有纤维蛋白沉积、Stemmer 征阳性。

【护理目标】

1. **促进淋巴液回流** 减轻患肢淋巴水肿。
2. **改善心理状况** 提高生活质量。
3. **指导患者患肢自我护理** 按照淋巴水肿的预防标准做好患肢自我护理。

【处理过程】

1. **皮肤护理** 慢性淋巴水肿常伴有皮肤并发症。组织中的慢性炎症引起纤维蛋白和胶原沉积，使皮肤增厚变硬，水肿皮肤形成的沟纹有利于真菌和细菌的生长。维护皮肤的完整性和细心地处理慢性淋巴水肿皮肤出现的病变，能最大程度地减少感染。皮肤护理的目的是通过清洗和使用润肤剂来保护皮肤的屏障功能。

（1）使用中性天然肥皂清洗，并擦干。

（2）保持皮肤皱褶干净、干燥。

（3）保护皮肤，避免切伤、擦伤、蚊虫叮咬（尤其敏感皮肤）。

（4）每晚使用护肤品保护皮肤良好状态，使用润肤剂，避免含香精产品。

（5）高温时使用植物护肤品。

2. **徒手淋巴引流** 徒手淋巴引流是一种无创、依靠手法的治疗方法。在淋巴破坏之后，淋巴液累积到皮下组织浅淋巴管和组织液，徒手淋巴引流法是通过浅表淋巴抚摩的方式，开通淋巴通路及舒缓瘢痕组织，由远心端到近心端依次抚摩，促进淋巴液的回流，提高正常淋巴管的功能，使淋巴液绕过失效或堵塞的淋巴管，从而预防淋巴水肿的发生及发展。

徒手淋巴引流步骤：由经过统一培训的乳腺专科护士指导患者及家属进行徒手淋巴引流。

（1）开通淋巴通路　使患者在完全放松的状态下，指导患者及其家属用手掌大、小鱼际肌或者并拢的示指、中指和环指静止旋转抚摩浅表淋巴结，力度适中（约为25mmHg），顺序：颈部淋巴结区，包括耳前、耳后、颈部淋巴结；锁骨上下淋巴结区；腋窝淋巴结区；肩部、肘窝、胸部、背部及腹股沟淋巴结区。

（2）舒缓瘢痕组织　沿着伤口的上方按压瘢痕、胸部及腋窝组织，使瘢痕组织舒缓，疏松结缔组织，减少因瘢痕挛缩引起的淋巴回流受阻、肩关节活动能力下降，及胸部的紧缩感。

（3）淋巴引流　指导患者在患侧肢体从远心端向近心端沿浅表淋巴管走向用环状推进、旋转推进、勺状推进的手法进行抚摩。顺序：从胸部伤口处开始，将胸部伤口上侧淋巴液引流至对侧腋窝或同侧锁骨下淋巴结；将胸部伤口下侧淋巴液引流至同侧腹股沟淋巴结；将身体正面上臂内侧淋巴液引流至上臂外侧直至锁骨上淋巴结，身体背面上臂内侧淋巴液推向上臂外侧后，引流至背部腋窝或者经背侧躯体引流至同侧腹股沟淋巴结；将手背、手掌、前臂、肘窝淋巴液引流至上臂外侧。抚摩手法需轻柔，以不造成局部皮肤发红为宜。

3. 绷带加压包扎　压力绷带最常用于四肢淋巴水肿的治疗期和治疗后的维持期，规范的包扎才能取得良好的治疗效果。规范的包扎根据部位不同而选择相应的材料，例如包扎手指和足趾的选择网状绷带，包扎手掌和足背应用的低弹力绷带与包扎上肢和下肢的尺寸都不相同。其次，规范的包扎应注意每种材料使用时的顺序。最后要注意的是包扎时对肢体产生压力的大小，一般来说，肢体的远心端的包扎产生压力较近心端大，由此形成压力梯度。

绷带加压包扎方法：乳腺专科护士按照临床绷带包扎的要求分别为患肢包扎手部（需露出手指以便观察）、前臂及上臂。分三层进行包扎，由内到外依次为为固位绷带层、软棉衬垫层及压力绷带层。

（1）包扎前备齐所需物品　物品准备：管型绷带内衬、指部绷带、衬垫材料及低弹力绷带（图11-1-3a）。嘱患者取坐位或卧位，在患肢下方用软垫支撑。

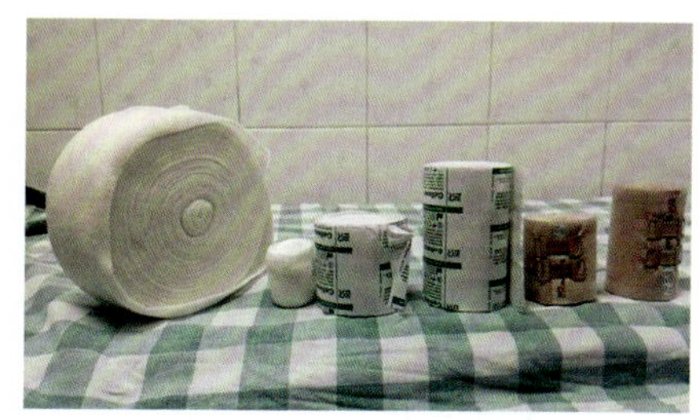

图11-1-3a　物品的准备

（2）打绷带前，用亲肤性pH值的皮肤乳液按摩患肢（图11-1-3b）。

（3）剪取管状绷带　长度为手背到肩膀长度的2倍。把管状绷带套在患肢，从手到肩膀，不要有折叠，在末端为大拇指剪一个洞（图11-1-3c）。

（4）给手指打绷带　先在手腕缠绕一圈以固定绷带，绷带轻度拉伸后缠绕各个手指，每个手指至少两圈，手掌心留空，每个手指绷带包扎后都在腕部缠绕一圈加以固定，前臂及上臂同临床绷带包扎手法（图11-1-3d）。

（5）用10cm宽的软棉衬垫缠绕患肢，软棉衬垫末端撕一小洞，拇指穿在其中，手部及前臂缠

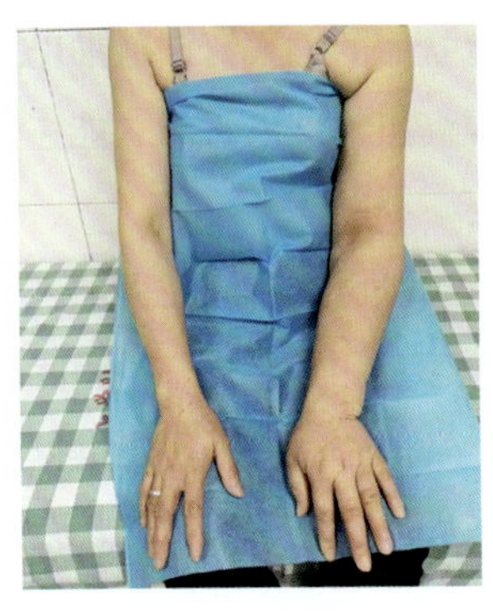
图 11-1-3b　皮肤护理、手动淋巴引流（MLD）

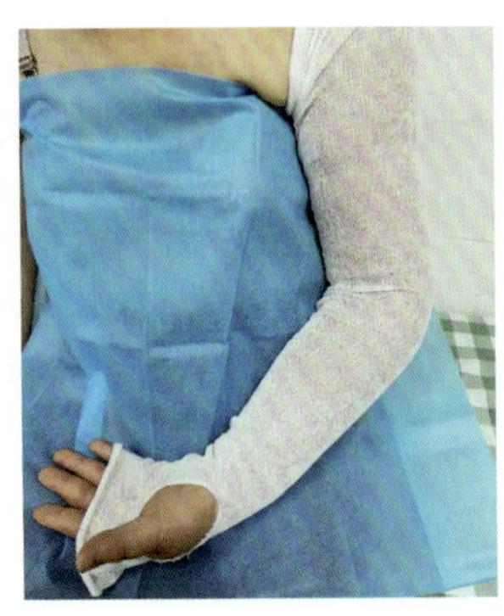
图 11-1-3c　管状绷带

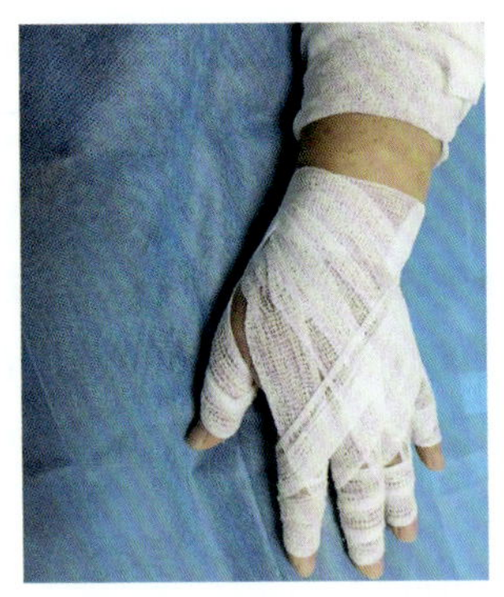
图 11-1-3d　手部包扎

绕手法同前（图 11-1-3e）。用提前折叠好的软棉衬垫保护好肘部，后用 15cm 宽的软棉衬垫从肘下向近心端缠绕直至患肢肩部，软棉衬垫的缠绕需以 50% 的重叠率缠绕患肢（图 11-1-3e）。

（6）用 6cm 的压力绷带加压包扎　先在手腕缠绕 1 圈固定绷带始端，然后绷带从手背到手心，再缠到手背，后绷带从拇指外绕过（为防止拇指和示指间有空隙，把上面一层绷带边缘往下压），重复手部绷带包扎步骤（图 11-1-3f）。

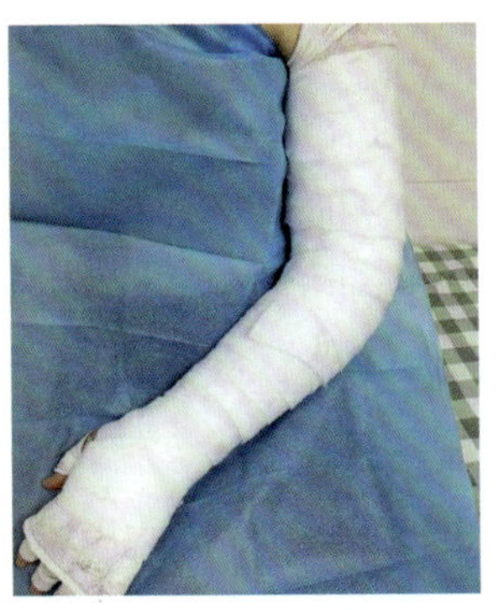
图 11-1-3e　软绵衬垫

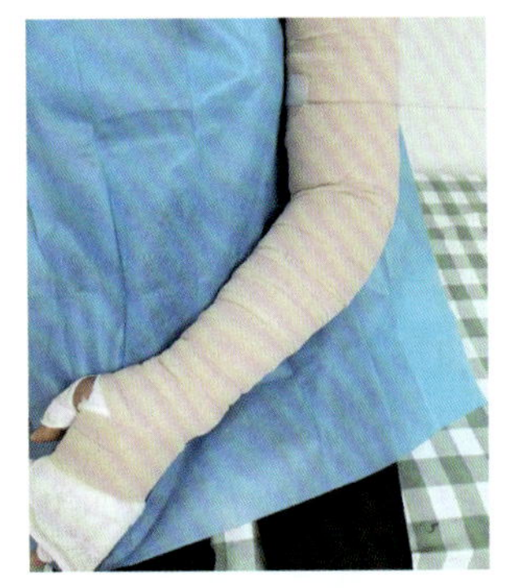
图 11-1-3f　低弹力绷带

（7）用 8cm 宽的压力绷带 8 字加压包扎，从腕部直至肘下方。

（8）使用 10cm 的压力绷带反向 8 字加压包扎，从肘下方一直至肩部。压力绷带层包扎范围要求不超出固位绷带层及软棉衬垫层，固定后将管状绷带末端翻折在压力绷带外面，主要为保护患肢皮肤。弹力绷带层包扎的松紧以能容纳一指为适宜，不宜过松或者过紧，过松则无法达到治疗效果，过紧则易影响患肢血运循环。

4. 功能锻炼　注意事项：患者必须在穿戴压力绷带或袖套的情况下锻炼。锻炼项目如下。

（1）热身　活动大关节 20 ~ 30 次。

（2）活动肩部及肩胛部　增加肌肉活动促进淋巴向颈部回流。

（3）消肿锻炼　患侧上肢和对侧下肢同时屈曲或伸展。

（4）伸展锻炼　上肢上举摸头部，伸拉胸肌和斜方肌。

（5）呼吸锻炼　扩胸呼吸、唱歌是最好的呼吸锻炼。

【健康教育】

1. 解释术后淋巴水肿发生、发展的原因。

2. 解释淋巴水肿恢复需要漫长的时间及精心的护理，鼓励患者坚持治疗。

3. 指导患者做功能锻炼。

4. 强调术后功能锻炼的重要性，当水肿减轻后，不能掉以轻心，应继续保持徒手淋巴引流及功能锻炼，并需终生维护。

5. 如果出现水肿加重，及时报告医务人员。

6. 有效的绷带包扎后，需要用弹力袖套维持治疗效果。

7. 绷带包扎需保持10小时以上，如果没有不适，最多可维持7天，然后自己将绷带拆除。第2天重复第1天的治疗，由专业治疗师做1个疗程，然后指导患者在家属帮助下自行在家包扎。20天为一疗程，治疗需要坚持6 ~ 12个月，需要终生用弹力袖套巩固疗效。

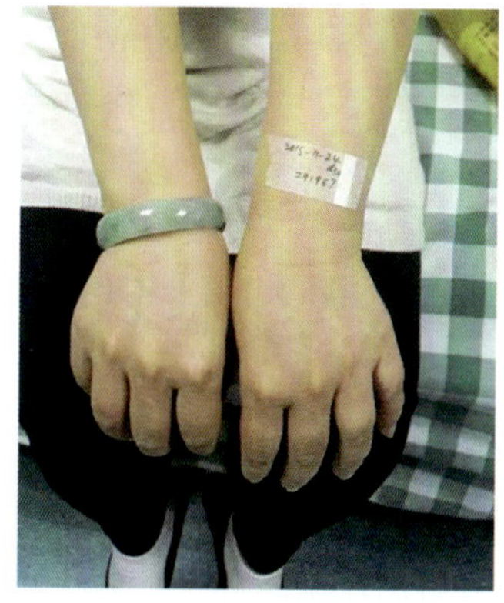

图 11-1-3g　治疗2个疗程淋巴水肿在消退

【结果】

患者经过2个疗程综合消肿治疗后，最明显处淋巴水肿减轻了3cm，从中度水肿缓解到轻度水肿（图 11-1-3g），皮肤无破损，上肢无酸痛，手部功能恢复，可以参加日常的照护。

【重点 / 难点】

1. 淋巴水肿目前还没有办法根治。

2. 患者心理负担重，注意心理护理。

（张丽娟　张慧珍　钟巧玲）

第十二章　肠造口并发症的护理

第一节　肠造口缺血坏死患者的护理

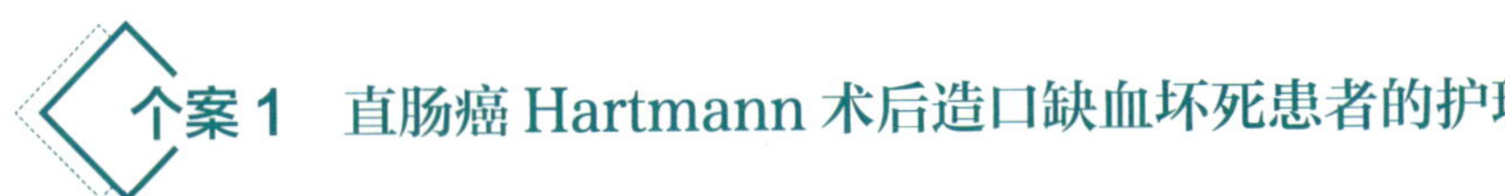

个案 1　直肠癌 Hartmann 术后造口缺血坏死患者的护理

直肠癌好发于乙状结肠直肠交接至齿状线之间，发病率在消化道肿瘤中居第二位。对于低位直肠癌患者，Miles 手术是外科最常施行的手术之一。我国估计每年新增结肠造口患者 10 万例，目前共计约 100 万例，并且有逐年增加的趋势。肠造口缺血坏死是造口术后最为严重的早期并发症，常发生于术后 24 ~ 48 小时内，若能得到及时适当的处理，绝大多数能够恢复。肠造口缺血外观表现是局部或完全变紫，若及时给予适当处理，变紫的肠造口组织可能会恢复正常，但如无改善则会变黑，最后出现组织坏死。更严重者会因排泄物渗入引起腹膜感染、腹腔感染而进行再次手术，给患者造成极大的痛苦。肠造口坏死后一般处理是去除加重缺血坏死的因素、造口观察、促进造口的血液循环、心理护理和处理继发性造口并发症。

【患者资料】

患者李女士，48 岁，已婚，直肠癌术前放化疗 8 周，拟行 Dixon 备 Miles 术，术中发现患者肠管血供不良，遂行 Hartmann 术。术前已向患者做造口定位，并告知手术的相关情况，安排看造口人，患者对保肛的期望值比较高。

【全身评估】

患者初中毕业，经济状况一般，医疗支付方式为新农村合作医疗，已婚，有两个小孩，目前照顾者是丈夫和妹妹，两者对其都很耐心，态度好。患者诉说平时比较注重形象，爱穿漂亮衣服。患者得知是永久性造口后，唉声叹气，闷闷不乐，仍对保肛念念不忘，诉说“怎么会这样，不要了，不要了”，遂给丈夫打电话，并默默地流泪，心理上难以接受，认为将给家庭、子女带来麻烦和不便，对治疗操作也说“不做了，不做了”，对自我及自我能力的评价处于紊乱状态，出现情景性自我贬低，指导其更换造口袋，患者总是说“怎么这么麻烦”。因手术伤口疼痛、整夜不能入睡而情绪烦躁感到孤独、无奈，对回归社会持悲观消极态度。

【局部评估】

术后第 1 天检查发现在脐与左髂前上棘连线内 1/3 处，有一椭圆形造口，1 ~ 6 点方向造口黏膜色泽较暗，发黑，造口周围皮肤完好，无排气排便。有碘仿纱缠绕造口一周，造口右侧沿脐部有纵形切口，造口黏膜透光试验阳性（图 12-1-1a）。

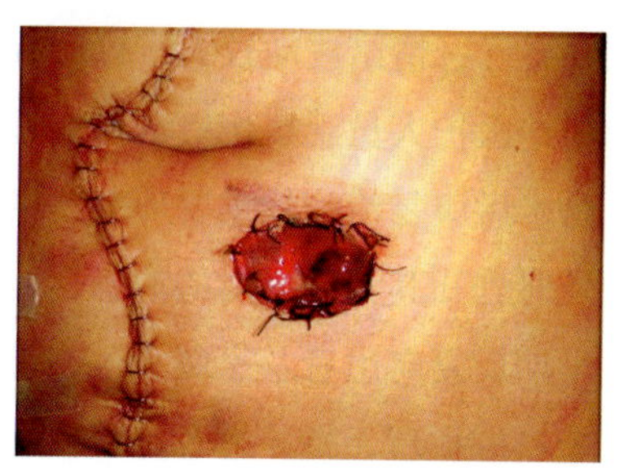

图 12-1-1a　造口黏膜缺血坏死

【护理目标】

1. 促进造口缺血坏死好转。
2. 舒缓其焦虑抑郁情绪。
3. 使患者掌握肠造口的护理。

【处理过程】

1. 立即去除缝合在造口周围的碘仿纱，以减轻肠造口的压力。后续观察坏死黏膜有无脱落，脱落后可能会出现造口狭窄或皮肤黏膜分离。

2. 造口袋的选择与粘贴及造口周围皮肤的处理　用 0.9% 氯化钠注射液棉球轻轻擦洗造口及周围皮肤，去除造口表面的渗血。选择一件装透明、底盘柔软的造口袋，以减轻对造口及周边皮肤的压迫，透明度高，便于观察，及时发现异常，同时价格低廉，配合使用性价比较高，减轻了患者的经济负担。按造口形状修剪底盘的开孔，揭去背衬，由下而上贴袋，从开孔处由内向外再次按压片刻。

3. 伤口术后 48 小时内会有轻微的渗血，要观察伤口渗液的颜色、量。

4. 引流管方面注意观察引流液的颜色和总量，观察引流管周围有无液体渗出。同时做好引流瓶的悬挂及固定，并保持通畅。

5. 疼痛管理　根据患者的主诉和疼痛评估量表（如数字评分和脸谱评分）的结果来选择是否使用镇痛药物。本案例患者疼痛较轻，没有使用镇痛药物，而是通过看电视、听音乐等转移注意力来缓解疼痛。

6. 心理护理与“自我形象紊乱”有关的心理问题　直肠癌患者一旦确诊后，突来的不幸及对医院的陌生感，患者在心理上会产生不同程度的压力。需要做人工肛门解决排便问题的患者，很容易导致患者情绪低落，丧失与疾病作斗争的信心，影响治疗和护理工作的进行。术后由于自身形体的改变，许多事情要自己面对，常感觉、自卑、害怕，担心被爱人嫌弃，不愿出席社交场合，甚至出现对生活的绝望感，对恢复原来的生活缺乏信心，出现退行性行为。

（1）创造良好的休养环境　环境对人的身心健康有着很大的影响，平时保持病房空气清新，布置合理，物品摆设有序，温、湿度适宜，减少噪声。更换造口袋时注意用屏风保护患者隐私，使患者觉得像住在家里一样，消除他们对医院的恐惧和陌生感。

（2）建立良好的护患关系　以和蔼的态度、委婉的语言、真诚的态度与患者进行沟通，坚持每天看望抚慰患者，给予精神鼓励，倾听其需求，还给患者讲述一些治愈病例的治疗过程和疗养方法。本案例中请了一位较为年轻的造口患者以现身说法与患者交流，使患者树立信心，在精神上得到鼓励，在治疗上看到希望。

（3）术后心理康复护理　肠造口对患者的精神和肉体都是一个沉重的打击，心理、精神上的创伤往往超过生理病痛，患者在术后第一天见到腹壁上外露的肠黏膜时感到害怕、失落、无奈甚至厌恶自己，情绪波动较大，有反常言行，因不能很好地适应排便方式的改变，有焦躁的行为表现，如拒绝医护人员观察伤口造口，且对刺激的敏感性增加，对恢复原来的生活缺乏信心。心理康复护理是术后康复治疗的重要环节。我们联合患者丈夫一起做术后患者的心理护理，当患者手术清醒后，及时告知其手术成功的消息，交代患者及家属术后注意事项。在操作时做到无异味、无漏粪。术后早期反复向患者及家属示范、讲解，传授结肠造口的护理知识和技巧，适时引导患者丈夫参与结肠造口的护理，指导患者自我训练，同时深入细致了解患者的心理状态，安慰、支持患者，鼓励患者尽早学习造口的护理方法，使其出院前具有自我护理的能力。

【健康教育】

1. 饮食指导 不忌口，不过尽量少食辛辣、刺激性、易产气和有异味的、易激惹的食物与饮料，选择高蛋白、高热量、高维生素、易消化、少渣食物，适量进食粗纤维食物，进食时细嚼慢咽，避免一次进食多种食物，避免暴饮暴食，保证患者足够的营养及保持粪便软且成形。

2. 日常生活指导 衣着方面，与术前衣着一样或适当宽松一些，避免腰带压迫造口。沐浴时患者可佩戴造口袋，尽量不要在浴缸中浸泡。在需要更换造口袋时，可揭下造口袋直接沐浴，沐浴完后再贴上新的造口袋。工作劳逸结合，避免过度劳累，更不要熬夜，保证足够睡眠。运动方面，术后1个月避免剧烈运动，以防腹压增高导致结肠外翻，或造口旁疝。平时可适当参加体育锻炼，如散步、打太极拳等，注意勿碰撞造口。性生活方面，指导患者在身体恢复的状况下可恢复性生活，在性生活前要做好造口检查工作，确保造口袋贴稳妥，不渗漏。外出或旅游方面，在身体状况恢复的情况下，鼓励患者外出或旅游，但造口用物要准备充足。排泄与气味处理方面，指导患者定时排放排泄物并清洁造口袋，气味较大时可使用带有碳片的造口袋或在造口袋内放入适量清新剂。

3. 并发症的观察 观察结肠造口局部黏膜颜色，排泄物及造口周围皮肤，当造口局部肠黏膜呈暗紫色或黑色，排泄物中有血或排泄物减少至无排便，造口周围皮肤有红肿、湿疹及皮炎时应及通知造口治疗师。

4. 造口袋的选择与应用 提倡因人而异，选择适合个人的造口袋，教会患者及家属使用造口袋。要求袋口的大小合适，袋口对准造口并盖紧，袋囊向下，贴放于造口处盛接粪便，造口袋平时要勤倒勤洗。

【结果】

1. 术后第3天，患者肠造口1～6点方向缺血坏死范围减小，颜色由黑色转为暗红色，并予继续观察。术后第7天坏死黏膜脱落，形成皮肤黏膜分离（图12-1-1b）。

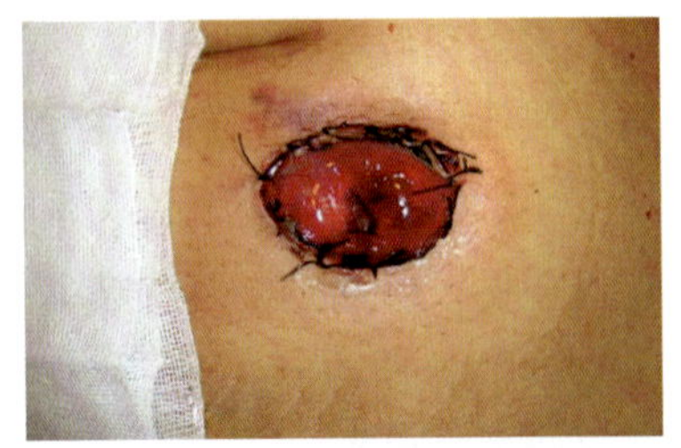

图12-1-1b 缺血坏死黏膜脱落

2. 术后第1天至术后第6天，每天去看望患者，并在术后第1天造口访问者的现身说法后，第2天患者心情明显改善，气色好了很多，能主动跟造口治疗师讲话，诉说跟别人对比自己幸运很多了，也主动配合治疗操作。术后第3天患者能主动询问换袋的注意事项和回归生活的疑问，其丈夫也在一边安慰鼓励，不那么总是依赖家属去学习更换造口袋。

患者逐渐浮现出笑容，并允许拍照留念，患者于术后第9天出院。

3．通过示范讲解，并让家属主动参与更换造口袋，家属初步掌握更换造口袋技巧。出院时患者及家属都能掌握造口袋的更换技巧及相关知识。

【重点／难点】

1．肠造口缺血坏死是一种严重的早期并发症，往往发生在术后24～48小时，主要是由于损伤结肠边缘动脉、提拉肠管时牵拉张力过大、扭曲及压迫肠系膜血管导致供血不足，或者因造口孔太小或缝合过紧，影响肠壁血供。本例患者肠造口缺血的原因与患者本身肠管血供不丰富有关。

2．护理问题　肠黏膜缺血坏死与患者本身生理结构血供不丰富有关；疼痛与术后切口有关；睡眠紊乱与疼痛有关；潜在并发症：造口狭窄、皮肤黏膜分离与造口缺血坏死后黏膜脱落有关；焦虑、绝望、认知错误与睡眠紊乱、疼痛、期望值过高、缺乏造口护理相关知识及如何回归社会有关。

3．护理难点　手术方式的改变及中年女性患者的爱美心态，使患者在认知上比男性患者或老年患者更难改变，加上患者保肛期望值过高，保肛失败后其认知难以转变。

4．在造口缺血发现初期，应立即去除缝合在造口周围的碘仿纱，以减轻肠造口的压力，同时选择底盘柔软舒适的造口袋，减少对造口及其周围的进一步压迫。透明度高，便于观察，及时发现异常，同时价格低廉，配合使用性价比较高，减轻了患者的经济负担。

5．心理护理　直肠癌永久性结肠造口的存在，使正常排便习惯及自我形象发生改变，对患者的肉体和精神上均有很大打击，因此，无论手术前后，护士应始终如一地保持关心，以同情、支持的态度对待患者，并针对患者的心理状态给予疏导，及时指导患者的健康行为，教会其基本卫生常识，让患者感到这些困难都可以解决，这些改变都可以适应，从而积极地配合治疗与护理，使其尽快回归家庭与社会。

（侯兵兵）

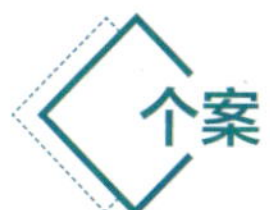

个案2　结肠造口黏膜缺血坏死患者的护理

肠造口黏膜缺血坏死是造口术后早期严重并发症，其发生原因可能是手术中损伤肠边缘动脉；肠造口腹壁开口太小；严重的动脉硬化；因肠梗阻引起肠肿胀导致肠壁长期缺氧；提出肠管时牵拉力过大、扭曲及压迫肠系膜血管；造口黏膜缝扎过紧；后期造口脱垂、黏膜摩擦也会引起造口黏膜缺血坏死。后续可能会发生造口皮肤黏膜分离，造口回缩、造口狭窄等。发生造口黏膜缺血坏死，有部分需要通过手术处理，造口重建。若出现肠造口黏膜回缩至真皮层及皮下组织，可能会继发造口皮肤黏膜分离，严重时排泄物渗漏导致肠造口周围感染，甚至引起腹腔内感染。后期因周围皮肤或肉芽组织增生，继之形成瘢痕、收缩，与皮肤切缘共同形成环状瘢痕狭窄，导致排便困难。

【患者资料】

患者李女士，58岁，排便性质改变3个月，门诊拟行胃肠镜检查，因口服泻药后不能排便，腹胀、腹痛 6 小时急诊入院。在气管内麻醉下行剖腹探查，坏死肠管切除，腹会阴联合直肠癌根治，乙状结肠造口术。术后即发现造口黏膜颜色暗红 - 发紫 - 黑色。请造口治疗师会诊，协助处理造口。

【全身评估】

接诊时，患者为直肠癌根治术后第 1 天，体温 38.2℃，心率 86 次 / 分，呼吸 24 次 / 分，血压 130 ~ 145/80 ~ 92mmHg。血红蛋白 102g/L，红细胞计数 3.2×10^{12}/L，白细胞计数 13.4×10^{9}/L，血生化指标正常。禁食，胃肠减压。腹部、会阴部各有一条引流管，引出淡红色液体。腹部、会阴部伤口无红肿、渗出，敷料干洁。静脉滴注抗生素和营养支持。患者神情疲倦，家属表现焦虑，担心愈合，家庭关系融洽。退休人员，医保支付医疗费用。既往有高血压病史，一直口服降压药治疗。

【局部评估】

左下腹结肠单腔造口，椭圆，直径 4.5cm，高度 3cm，造口黏膜外观暗紫色、湿润，造口袋内未见粪便和气体排出。造口周围皮肤正常，触之无疼痛和麻木（图 12-1-2a）。

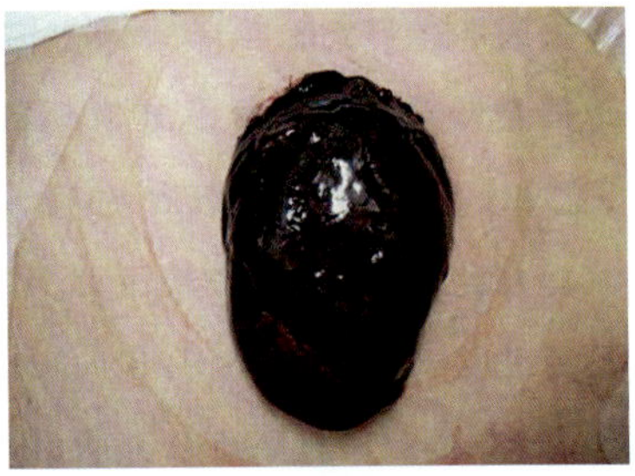

图 12-1-2a　接诊时的造口黏膜情况

【护理目标】

1. 做好并发症的观察，及时反馈给主管医生，避免病情进一步恶化。
2. 心理辅导和情感支持。
3. 提高造口者的自护能力。

【处理过程】

1. 评估引起肠管黏膜颜色变黑的原因，密切观察肠造口黏膜变化。以手电筒斜照肠黏膜，观察黏膜有透光，检查下端肠管的血运，行透光试验，具体做法：用一根透明试管，润滑后从造口开口处轻轻插入造口内，用手电筒垂直照射，观察下端肠管黏膜颜色（图 12-1-2b）。

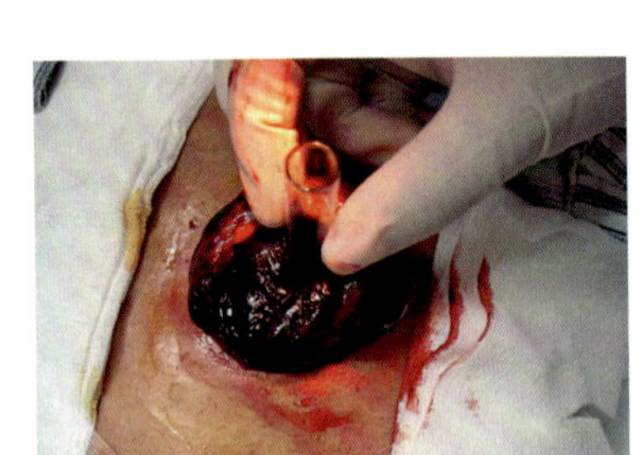

图 12-1-2b　检查造口血运

2. 判断患者下端肠管血运尚可，予保守观察，黏膜局部使用 0.9% 氯化钠注射液 + 地塞米松浸湿的纱块湿敷 20 分钟，每天 2 次，选用透明的一件式造口袋，便于观察，底盘剪裁稍大，勿压迫肠管加重血运障碍。

3. 6 天后坏死肠管与正常组织界限清楚，即予修剪坏死的肠造口。修剪后的肠管颜色红润有光泽，黏膜低于皮肤，11 点到 7 点方向皮肤黏膜分离 > 1cm，造口黏膜尚在腹壁外（图 12-1-2c）。清除坏死肠管后出现了回缩，造口黏膜均低于皮肤，使用凸面底盘加腰带已失去意义，改用两件装的造口袋，便于扩肛，预防造口狭窄（图 12-1-2d）。

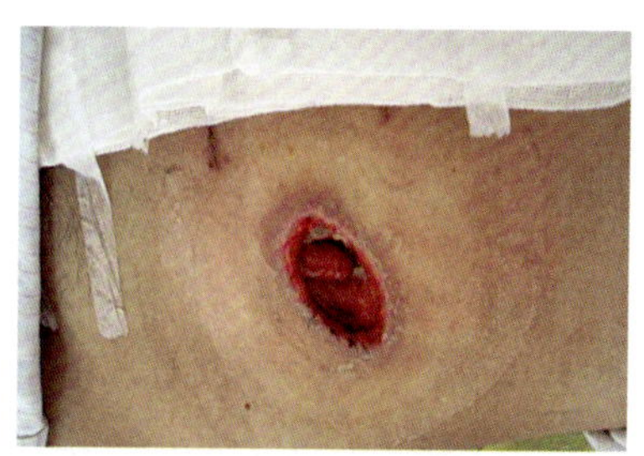

图 12-1-2c　修剪坏死的肠黏膜后

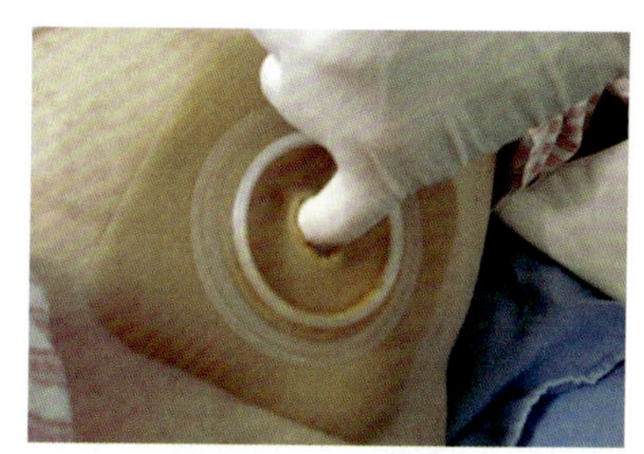

图 12-1-2d　手指扩肛

4. 教导患者出院后定时扩肛。戴橡胶手套的示指或尾指用凡士林润滑，深呼吸的同时将手指轻轻插入造口（开始先尝试用小拇指，慢慢好转后改用示指），在造口内停留 3 ~ 5 分钟后抽出。开始每天 1 ~ 2 次，根据感受依次插入小指第一、二指关节，示指第一、二指关节。

【健康教育】

1. 该手术为急诊手术，术前没有做充分沟通，术后留下一个永久造口，无论是对患者还是对家属都是一个打击。深入病房，与患者和家属充分沟通，安排造口探访，解除其思想顾虑，以良好的心态度过心理重创期。

2. 术前因腹胀，肠壁扩张，引起了肠管缺血、缺氧，术后容易出现此类现象。通过处理，症状会改善。指导造口扩肛的注意事项，若扩肛时造口与皮肤连接处疼痛、出血，就停止扩肛，以免外伤增加新的创伤，导致造口更加狭窄。

3. 指导造口袋的更换技巧及日常生活注意事项。避免进食难消化食物，如蘑菇、玉米等，以免堵塞造口。留意排便情况，若因便秘、狭窄堵塞造口，可指导患者口服泻药或造口灌肠。

4. 注意有无粪便变细及排便困难的症状。如有异常，及时复诊。建议定期门诊复查。

【结果】

1. 3 个月后患者诉小指不能插入造口，且插入时疼痛、出血，出现排便费力，粪便变细。复查见左下腹造口周围腹壁组织瘢痕性缩窄，直径 < 1cm（图 12-1-2e）。

2. 经充分胃肠道准备，外科医生采取了局部切除瘢痕组织并造口重建。

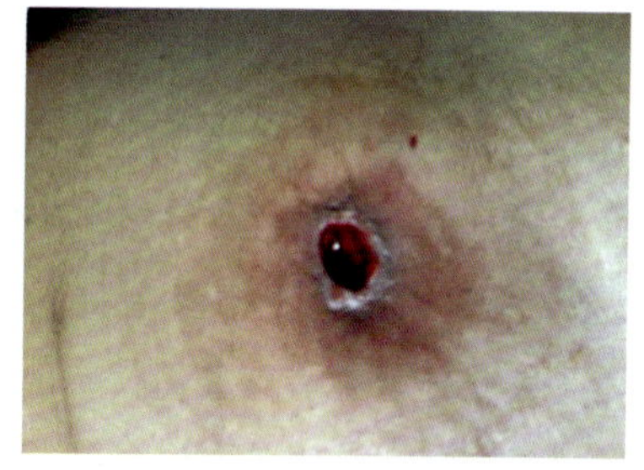

图 12-1-2e　造口狭窄

【重点 / 难点】

1. 排便方式的改变，使患者的形象发生改变，并发症的出现，加重患者的心理负担。患者表现抑郁，不愿与人沟通，对家属时常发脾气，护士作为照顾者，要细心观察患者的心理问题，多沟通，取得患者信任。患者慢慢表现出配合，主动询问，这时征询患者意见，安排造口探访者探视，与患者交流，减轻了患者的心理压力。

2. 准确的造口血运判断是处理的关键，确定是部分还是全肠管的坏死，是保守治疗还是手术治疗。

3. 预见可能出现的并发症，如造口狭窄，采取积极的预防措施。

（叶新梅　何丹丹）

个案 3　乙状结肠造口黏膜坏死患者的护理

Miles 术为直肠经腹会阴联合切除＋永久性乙状结肠造口术；乙状结肠是临床上直肠癌造口的首选肠段，乙状结肠长约 45cm，自左髂棘水平起自降结肠，沿左髂窝转入盆腔内，全长呈“乙”字形状弯曲。有系膜连与后壁，活动性较大。造口肠黏膜坏死是一种严重的早期并发症，往往发生在术后 24 ~ 48 小时。主要原因是因血液供应不足所致，与手术损伤结肠边缘动脉、肠造口腹壁开口太小或缝合过紧，影响肠壁供血；严重的动脉硬化或因肠梗阻过久引起肠肿胀，导致肠壁长期缺氧。坏死性肠造口外观局部、全部颜色改变为紫色或黑色，此时若能积极给予恰当治疗，有可能缓解或治愈肠造口缺血引起的颜色改变，严重的造口坏死，如全部造口黏膜呈黑色者需行二次手术重建造口。

【患者资料】

患者，张先生，71 岁，因半年前无明显诱因出现粪便形状改变、变细及变扁，次数增多，同时伴有下腹部隐痛不适及肛门坠胀感，门诊以“直肠新生物”（距肛门 3 ~ 4cm）收入治疗。患者既往有 2 型糖尿病史，一直应用胰岛素治疗（具体不详）。无药物过敏史、无心脏病史。入院后患者在全麻下行腹会阴联合直肠癌根治术＋永久性乙状结肠造口术（Miles），术后 2 天患者肠造口黏膜颜色出现异常呈深紫色（正常造口肠黏膜颜色为粉红或牛肉红），为进一步治疗请造口治疗师会诊。

【全身评估】

患者肠造口术后 2 天，禁食、水，体温 38℃，无明显的腹胀，切口处伤口有轻微疼痛、敷料干燥，无恶心呕吐，无咳嗽，双下肢无水肿，各引流管通畅。患者家里经济条件好；患者担心造口坏死及预后较差，患者及家属对造口的认识及相关知识缺乏；有糖尿病及长期大量饮酒史。

【局部评估】

患者腹部切口有少许脂肪液化，乙状结肠造口处无明显不适感觉，造口袋有气体及少量稀粪便排出；去除造口袋清洗造口黏膜及皮肤，可见造口肠黏膜颜色呈深紫色，1 ~ 6 点方向有一处呈黑色、缝线针眼处有红肿及分泌物（图 12-1-3a）；触摸探查肠黏膜颜色发黑处，患者述无痛觉、肠黏膜无弹性。用一次性透明试管，外涂液状石蜡轻轻插入造口里，用手电筒照射可见深处肠黏膜呈牛肉红色，属黏膜正常颜色。

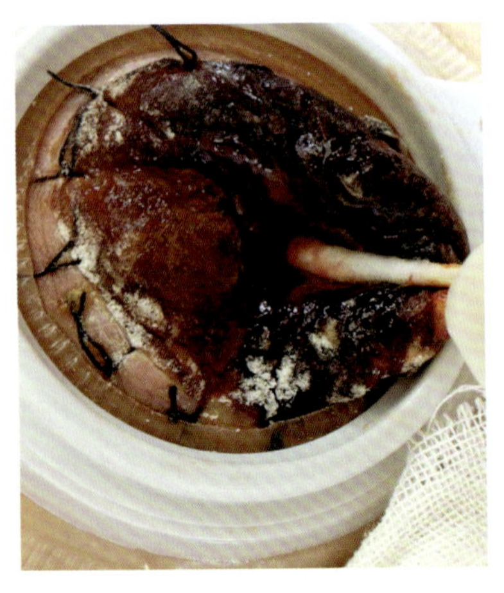

图 12-1-3a　初诊时肠黏膜缺血坏死情况

【护理目标】

1. 密切观察造口黏膜的颜色变化。
2. 预防造口感染。

3. 家属及患者理解造口护理方面的知识。

【处理过程】

1. 确定治疗方案，探查患者深处肠黏膜颜色正常。目前不建议再次手术重建造口，可以采取保守治疗。

2. 拆除碘仿纱布以减轻局部压力，间断拆除坏死黏膜处缝线。0.9% 氯化钠注射液清洗干净肠造口，肠黏膜上撒造口皮肤保护粉，造口皮肤保护粉为亲水性纤维伤口敷料，可以加快坏死自溶性清创（保持肠黏膜上始终有造口皮肤保护粉），减少肠黏膜坏死面积；肠黏膜边缘皮肤用防漏膏，预防肠黏膜坏死处被粪便污染，发生造口黏膜分离。

3. 造口袋选择两件式平面透明造口袋，便于观察肠黏膜及在肠黏膜处撒造口皮肤保护粉，根据肠造口大小裁剪合适造口底盘，正确粘贴造口袋。

4. 第 3 天更换造口袋，观察肠黏膜颜色、坏死肠黏膜有无清除、有无发生黏膜分离有异常应及时处理。

5. 第6天更换造口袋，造口1 ~ 6点方向坏死肠黏膜已经破溃，并与周围皮肤完全分离，其他肠黏膜颜色呈浅紫色。和医生一起清除坏死肠黏膜（清除坏死肠黏膜一定要掌握好时机，因过早的清除坏死组织没有与正常组织完全分离开，会造成出血；清除过晚易导致感染加重），0.9% 氯化钠注射液清洗、探查造口黏膜分离处，创面 100% 红色（图 12-1-3b），清洗干净，医生直接缝合肠黏膜与皮肤。造口皮肤保护粉撒在肠黏膜及缝合处，用伤口保护膜及透明水胶体和防漏膏密封缝合处，粘贴两件式造口袋。

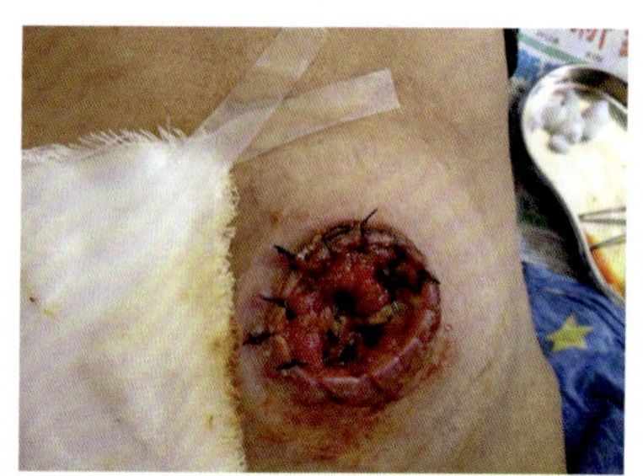

图 12-1-3b　坏死肠黏膜清除后

6. 第 8 天造口袋渗漏，去除造口袋，0.9% 氯化钠注射液清洗肠黏膜，发现清除坏死处肠黏膜颜色正常，呈红色。清洗造口周围皮肤，发现黏膜分离缝合处肠黏膜平齐皮肤，导致造口袋渗漏，更换两件式微凸造口袋，避免粪便引起缝合处感染。

【健康教育】

1. 告诉患者正常肠造口黏膜颜色为粉红色或牛肉红色，如出现异常颜色及时随诊。

2. 告诉患者肠黏膜坏死期间撒造口皮肤保护粉意义在于自溶清除坏死肠黏膜，保证肠黏膜的局部血供，以便取得家属和患者的积极配合。

3. 指导患者更换造口袋的正确方法与时间（造口袋正常时间 3 ~ 5 天更换，如出现渗漏随时更换）。

4. 告知患者及家属选取两件式平面及微凸造口袋的意义，取得家属理解与配合。

5. 饮食指导患者少量多餐。早期进食易消化、清淡饮食。

6. 告知患者及家属日常应注意观察有无造口并发症，如造口狭窄、粪水性皮炎及造口回缩，需要在出院后 4 周左右复诊，如有不适及时就诊。

【结果】

本案例肠黏膜坏死处理过程中，及时发现并积极正确地给予干预，是缓解肠黏膜坏死继续加重的关键，选择了两件式平面造口袋及造口皮肤保护粉的使用可以加快自溶性清创，缓解和促进肠黏膜的血液循环；坏死肠黏膜与正常组织分离时能够及时清除；造口黏膜分离伤口肉芽新鲜、及时给予缝合也加快了黏膜分离处愈合时间。

后期缝合处肠黏膜平齐皮肤导致造口袋渗漏，后为预防感染使用了微凸造口袋，两者的选择存在一定的关联性及创新型。

【重点 / 难点】

1. 能够认识到正常肠黏膜的颜色与缺血的区别。
2. 造口皮肤保护粉的选择使用，要了解和熟悉造口皮肤保护粉的成分与作用。
3. 两件式平面与微凸造口袋的选择时机要恰当，两者的选择和使用具有一定的挑战和创新性。
4. 坏死肠黏膜的清除一定要把握好时机，要及时与医生沟通患者病情。
5. 造口黏膜坏死后，有造口狭窄、造口回缩的可能，应重视复诊。

（唐小丹　李前方）

第二节　肠造口皮肤黏膜分离患者的护理

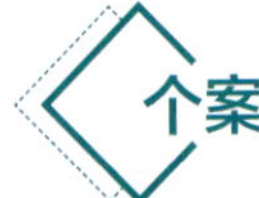

个案 1　Miles 术后结肠造口皮肤黏膜分离患者的护理

造口皮肤黏膜分离是指肠造口处黏膜与腹壁皮肤的缝合处发生分离，属于肠造口手术后的早期并发症之一，多发生于术后 1 ~ 3 周。多见于缝合不良、缝线感染脱落或造口缺血坏死后。可表现为部分或整圈造口周围皮肤黏膜分离，导致造口袋粘贴困难、粘贴不牢，引起患者情绪不安，增加伤口感染的危险，愈合后由于瘢痕收缩会引起造口狭窄等并发症。临床上常根据分离伤口的深浅应用不同的湿性愈合敷料与造口用品进行伤口处理和造口护理，直至愈合。但深部及大面积分离的伤口如单纯采用换药方法进行治疗往往愈合时间较长，且愈合后常常因瘢痕收缩造成造口狭窄，给患者带来很大的痛苦。本案例是 Miles 术后乙状结肠造口皮肤黏膜分离的患者，按照伤口湿性愈合理论做好伤口床准备后，适时对伤口进行二期缝合，8 天后拆除伤口缝线，伤口愈合良好，无出现造口狭窄和造口回缩等情况，患者能自我护理造口。

【患者资料】

患者蔡某，男，58 岁。因低位直肠癌做好术前各项检查和准备工作后，于气管内麻醉下行腹会阴联合直肠癌根治术（Miles 术）。手术过程顺利，术后予抗感染、禁食和静脉营养支持、对症处理和伤口造口换药等治疗护理措施，术后第 3 天造口有排气及有稀烂便排出，开始进食流质饮食。术后第 5 天造口治疗师护理造口时发现造口 7 ~ 3 点处皮肤黏膜缝线脱落，出现皮肤黏膜分离。

【全身评估】

患者生命体征稳定，体温正常。血常规：白细胞计数 7.6×10^9/L，红细胞计数 5.04×10^{12}/L，血红蛋白 107g/L，总蛋白 68g/L，白蛋白 35g/L，血糖 5.9mmol/L。体重 65kg，身高 172cm，体质指数 21.97kg/m^2。患者无腹部压痛、反跳痛和腹肌紧张等腹膜炎表现。出现造口皮肤黏膜分离后，患者及家属表现非常焦虑，担心治疗效果；患者家庭关系好，家属经常陪伴，经济状况一般。

【局部评估】

左下腹腹直肌内见一乙状结肠造口，大小约 2cm × 3.5cm，肠黏膜红润，造口 7 ~ 3 点方向皮肤黏膜缝线已松脱，出现创面分离，用 0.9% 氯化钠注射液棉球清洗干净造口皮肤黏膜缝合伤口后见皮肤黏膜分离伤口宽度 0.5 ~ 1cm，深度 1cm，基底组织黄色腐肉占 25%，红色组织占 75%；伤口内有黄色水样渗出物少量，无臭味；3 ~ 9 点方向肠黏膜高度平皮肤平面，9 ~ 3 点方向肠黏膜低于皮肤平面 0.5cm（图 12-2-1a）；按压造口周围皮肤患者无压痛、反跳痛及肌紧张等腹膜炎征象，造口已有排气及排便，为稀糊状便。造口周边皮肤潮红。

【护理目标】

1. 避免皮肤黏膜分离，伤口受粪便污染，促进伤口愈合。
2. 缩短伤口愈合时间。
3. 减少伤口愈合后发生造口狭窄及造口回缩的机会。

【处理过程】

1. 伤口处理 用 0.5% 聚维酮碘溶液棉球消毒造口皮肤黏膜缝线，再用 0.9% 氯化钠注射液棉球清洗皮肤黏膜，分离伤口和造口，注意先清洁伤口，再清洁造口；探查分离伤口的大小、深度，评估渗液的性质、量和气味，观察基底腐肉和肉芽组织所占比例，应用外科清创法清除分离的缝线和基底的坏死组织。考虑皮肤黏膜分离伤口是一感染性伤口，剪裁适当大小的亲水性纤维含银敷料填充伤口（图 12-2-1b），以控制感染和吸收伤口渗液，每天或隔天更换 1 次。银离子敷料是广谱抗菌敷料，可有效控制感染。研究证明，亲水性纤维含银敷料贴附于伤口时，能持续释放一定浓度的动态活性银，从而在一定时间内维持强效且持久的杀菌浓度。亲水性纤维含银敷料由羧甲基纤维素钠构成（含 1.2% 银离子），羧甲基纤维素具有亲水性，可大量吸收伤口中的渗液，避免过多的渗液侵蚀正常皮肤及愈合中的伤口，有效促进伤口愈合。该新型材料在慢性伤口形成了理想的潮湿环境，可减轻疼痛，维持有效的抗菌银离子浓度，减少组织坏死、提高慢性伤口内各种生长因子的生物活性，加速新生上皮形成。

2. 造口护理 伤口清洗干净并填塞亲水性纤维含银敷料后，在敷料上方涂抹防漏膏将皮肤黏膜分离伤口覆盖，以防粪水污染伤口。造口皮肤黏膜分离容易引起造口回缩，排泄物滞积于皮肤黏膜分离伤口不易排出，不利于伤口的愈合。因此，需选用凸面底盘的造口袋，将剪裁适当大小（造口底盘孔径比肠造口大 1mm 即可）的造口底盘沿着造口紧密地贴在皮肤上，用手指从内往外轻压底盘，使其与皮肤紧贴，最后扣上袋子和系好造口腰带（图 12-2-1c），调节好腰带的松紧度，腰带的松紧度稍偏紧，以不影响腹式呼吸为妥。使用凸面底盘和腰带使周围皮肤下压，造口乳头部突出，黏膜甚至高出皮肤，改善了回缩的现象。造口袋粪水达 1/3 满时要及时排放，防止粪水倒流，使造口底盘容易脱落而渗入伤口。掌握适宜的造口袋更换时间和更换频率，早期伤口渗液多需每天更换 1 次，或造口底盘渗漏时及时更换，肉芽生长期渗液减少时，可 2 ~ 3 天更换造口袋 1 次。

3. 伤口二期缝合 当皮肤黏膜分离伤口感染控制，渗液减少至湿润状态，基底 100% 红色组织，肉芽组织生长良好时，可根据患者的具体情况请医生对伤口进行二期缝合（图 12-2-1d）。缝合后密切观察皮肤黏膜缝合伤口有无红、肿、热、痛及渗液等情况。如使用一件式造口袋，可每 2 ~ 3 天以 0.9% 氯化钠注射液棉球清洗造口、皮肤黏膜缝合处及周围皮肤，方纱轻轻抹干后涂少量造口皮肤保护粉，并涂抹防漏膏，以避免缝合处受粪水污染，然后粘贴造口袋，但注意渗漏时需及时更换；如使用二件式造口袋，可于排便后及时清洗，或每天清洗 1 ~ 2 次，以保证缝合处免受粪水的浸渍。缝合 7 ~ 10 天后根据伤口的愈合情况拆除缝线。

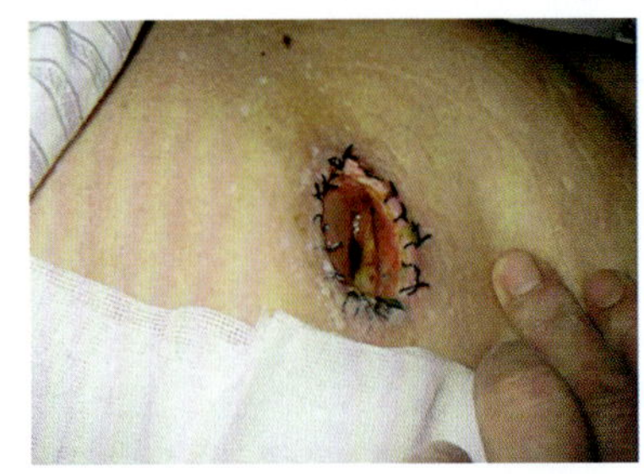
图 12-2-1a　7 点～3 点方向皮肤黏膜分离

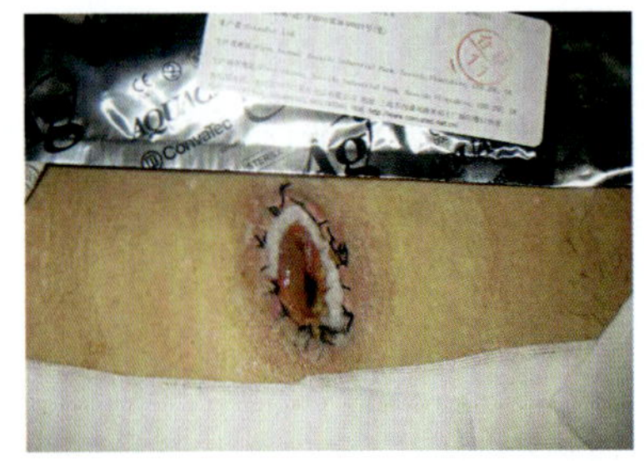
图 12-2-1b　亲水性纤维含银敷料填充伤口

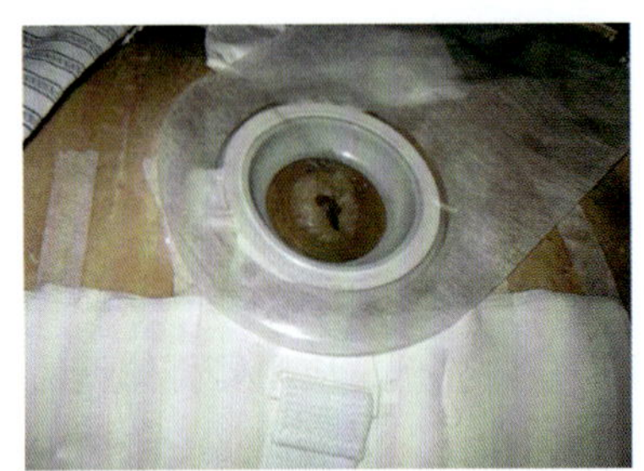
图 12-2-1c　使用凸面底盘 + 造口腰带

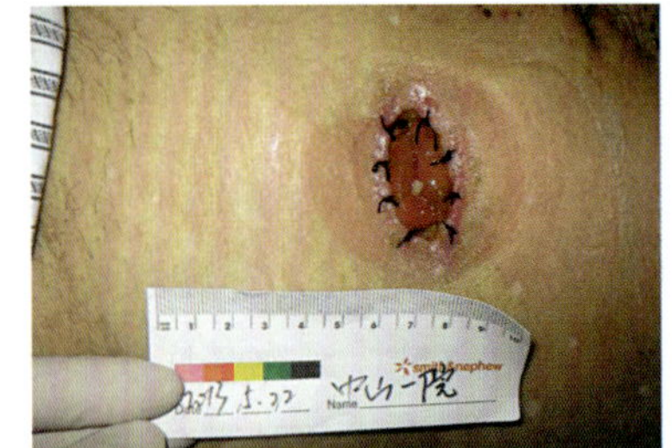
图 12-2-1d　二期缝合术后第 1 天

【健康教育】

1. 心理护理 由于造口术改变了患者的排便方式和身体外形，对患者的肉体和精神都是沉重打击。常会有抵触、恐惧、绝望、疑虑、紧张或抑郁等心理，加上造口术后出现皮肤黏膜分离的并发症，无疑给患者增加了心理负担和痛苦。因此，应多关心和安慰患者，积极与患者和家属沟通，向患者讲述处理方案，详细介绍护理干预措施的目的、要求、患者和家属需配合的方面，随时观察患者情绪变化，及时给予心理关怀。同时每次换药将伤口恢复情况告诉患者，让其看到治疗的效果和希望，消除焦虑心理。同时，熟练的操作技术和对患者显示出的自信也是减轻焦虑心理的重要方面。

2. 远期并发症的监测 造口皮肤黏膜分离愈合后常出现造口狭窄，主要是造口局部缺血坏死或黏膜皮肤分离愈合后形成瘢痕组织收缩导致压迫牵拉造口所致造口狭窄。因此，应观察排便是否困难和粪便形态及粗细，创腔愈合后，应及时行造口指检，出现造口狭窄时应根据造口狭窄的程度指导患者自行扩肛的方法与频率。并指导患者出院后定期到造口门诊复查，检查造口狭窄的缓解情况。

【结果】

该患者出现造口皮肤黏膜分离后应用亲水性纤维含银敷料进行换药处理，4 天后伤口渗液减少，肉芽组织开始生长，基底 100% 红色 ，请外科医生在局部麻醉下行伤口二期缝合。伤口二期缝合伤口愈合良好，第 8 天拆除缝线后伤口愈合，造口黏膜高于皮肤平面 0.5cm，造口指检未见造口狭窄情况。对患者进行造口门诊追踪检查与电话随访 6 个月，均未见造口狭窄及其他造口并发症发生。

【重点 / 难点】

1. 根据造口皮肤黏膜分离创面的深浅应用不同的方法进行处理。
2. 应用相应的造口用品与辅助用品封闭创面和进行粪水的收集，避免粪水污染创面。
3. 把握好皮肤黏膜分离创面二期缝合的时机，可提高创面二期缝合的愈合率。
4. 密切观察皮肤黏膜分离创面二期缝合后有无红肿、疼痛和渗液等情况。
5. 定时复查，观察有无造口狭窄、造口回缩等远期并发症，并做好预防。

（黄漫容）

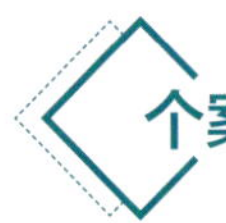

个案 2　贝赫切特综合征术后回肠造口皮肤黏膜分离患者的护理

贝赫切特综合征是一种以血管炎为病理基础，反复发作的，以复发性口腔溃疡、外阴生殖器溃疡和眼部红肿疼痛、视力下降为主要临床症状的综合征，可涉及皮肤、关节、心血管、胃肠道、神经系统和泌尿系统，胃肠道病变以溃疡最为常见，贝赫切特综合征合并肠道溃疡者又称肠型贝赫切特综合征，为贝赫切特综合征的特殊类型，严重者可出现溃疡出血或穿孔。肠型贝赫切特综合征无特异性治疗方法，除非合并严重并发症，一般不主张手术治疗。由于贝赫切特综合征疾病的特点，手术治疗并发症发生率高，患者心理、营养等影响，导致伤口愈合不良。本例患者因回盲部巨大溃疡行回盲部切除＋回肠、升结肠并列造口术，术后出现造口皮肤黏膜分离，通过去除坏死组织、运用新型湿性敷料和使用凸面造口底盘并配合使用腰带，根据渗液情况进行换药和更换底盘，配合心理疏导及营养支持治疗，为造口皮肤黏膜分离处的愈合提供可靠的保证。造口并发症不仅给患者带来疼痛不适，还引起患者沉重的心理负担，因此，及时采取正确的方法处理创面，保护创面，促进创面愈合是护理的关键。

【患者资料】

患者谢女士，26 岁，因反复右下腹痛 1 年余，再发 1 个月，收入院治疗。入院后予激素、抗感染、补液等支持治疗，肠镜提示：回盲部巨大溃疡，后来诊断为肠型贝赫切特综合征。后在静吸复合全麻辅助硬膜外麻下行回盲部切除 + 回肠、升结肠并列造口术，术后予禁食、抗感染、胃肠外营养等支持治疗，因造口出血请造口治疗师会诊。

【全身评估】

贝赫切特综合征是慢性疑难病，病程较长，患者情绪低落，担心预后。病情需要长期使用激素，长期使用激素会造成肠造口黏膜缝线处的组织愈合不良。患者血红蛋白 86g/L，组织的血流灌注不足直接导致组织缺氧，伤口再生能力低下。患者凝血功能正常，体温波动在 37℃ ~ 37.8℃，白细胞计数 12.4×10^9/L，红细胞计数 2.2×10^{12}/L，白蛋白 30g/L，经济情况一般，家庭关系和睦。

【局部评估】

本例患者的造口为升结肠和回肠的双筒造口，位于右下腹部，上方升结肠造口大小为 3cm × 3cm，形状为圆形，颜色红色，黏膜有轻度水肿，造口突出皮肤 1.5 ~ 2cm；下方回肠大小为 1.5cm × 1.5cm，造口平坦，颜色均呈牛肉红，表面平滑且湿润，造口袋见有暗红色血性液体，检查造口表面无活动性出血，造口 3 ~ 10 点钟方向有皮肤黏膜分离，大小约为 1.5cm × 4cm × 0.5cm（图 12-2-2a），创面有粪便污染，将创面清洗干净后见基底为 100% 黄色坏死组织，坏死组织难钳除，3 点方向创面碰触易出血，无潜行及窦道形成，疼痛评分为 4 分（数字等级评定量表法）。

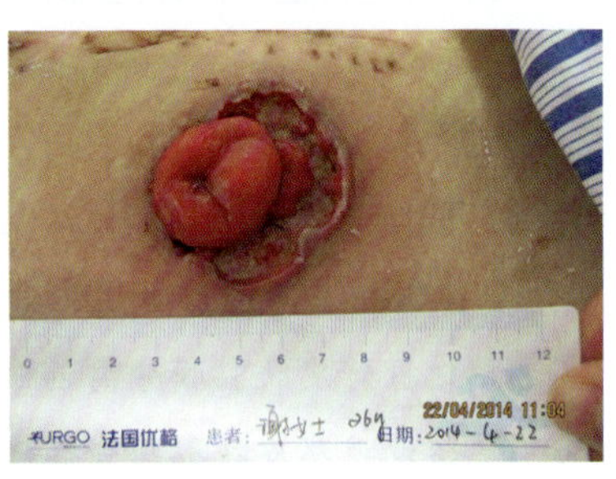

图 12-2-2a　造口皮肤黏膜分离

【护理目标】

1. 有效收集排泄物，防止粪便污染伤口。
2. 促进创面的愈合。
3. 患者心理压力缓解。

【处理过程】

1. 用 0.9% 氯化钠注射液清洗分离创面、造口及造口周围皮肤，抹干。

2. 采用藻酸钙盐敷料进行坏死组织的自溶性清创，剪裁合适大小的藻酸盐敷料填塞创面，填塞勿过紧（图 12-2-2b）。

3. 将防漏条覆盖在创面敷料上，以保护创面免受粪水的污染及延长敷料的使用时间。

4. 患者的回肠造口比较平坦，粪便为水样便，容易发生渗漏。为了避免粪便浸泡到创面中，且能更好的收集粪便，选用凸面的造口底盘，配合使用腰带，腰带松紧度适宜，以塞入一指为宜（图 12-2-2c）。

5. 2 天后换药，检查底盘无粪便残留，创面坏死组织基本已液化，评估患者凝血功能正常，征询医生意见，予机械清创，用止血钳钳起黄色坏死组织，剪刀剪除，创面有少量出血，予 0.9% 氯化钠注射液棉球压迫止血后无活动性出血，使用藻酸钙盐敷料填塞创面达到吸收渗液和止血的效果，再按上述方法粘贴造口袋并系好腰带。

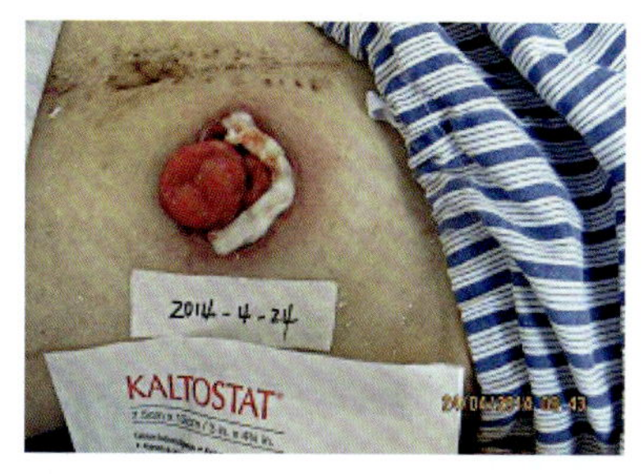

图 12-2-2b　创面放置适合大小的藻酸盐敷料

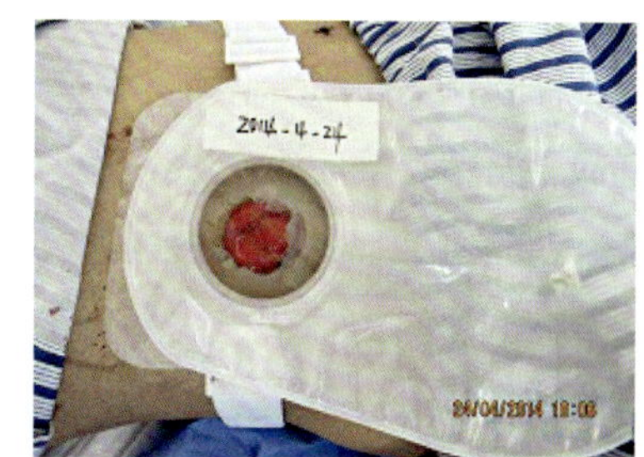

图 12-2-2c　使用凸面造口底盘及造口腰带

【健康教育】

1. 加强沟通，做好心理护理，耐心讲解，及时发现其心理状况，适时地给予开导，缓解其消极、悲观的想法，同时家庭的支持亦非常重要，在做好患者心理护理的同时，注意做好患者家属的思想工作。

2. 向患者解释换药的方法、目的，取得患者理解配合，指导患者清洗造口、清理粪便的方法，观察肠黏膜血运及排泄物性状，讲解造口腰带的使用注意事项。

3. 加强营养，回肠造口每天的排泄量大概在 800ml 以上，营养物质的消化吸收功能受到了严重的影响。请营养师会诊，制订饮食计划，及时了解患者水电解质，指导患者合理膳食，补充高蛋白、高热量饮食，嘱患者少量多餐，食物易消化，细嚼慢咽，以免引起食物性梗阻，每日饮水至少 2000ml，预防体液不足。

4. 按医嘱用药，激素药物勿漏服，勿自行增减剂量，注意有无恶心、呕吐、食欲不振等胃肠道反应，有无头晕、乏力、口干等不适。

【结果】

患者经过 4 天的换药处理，造口皮肤黏膜分离处创面缩小为 1cm × 3.5cm × 0.2cm，基底已变成 100% 的红色肉芽组织（图 12-2-2d）。换药处理后 21 天患者皮肤黏膜分离已基本愈合，由于患者疾病原因，造口下方皮肤又出现新的溃疡（图 12-2-2e），大小 1.2cm × 2cm，创面基底 100% 红色肉芽水肿，用 0.9% 氯化钠注射液清洗创面、造口及造口周围皮肤，剪裁合适大小的高渗盐敷料覆盖创面，将防漏条覆盖在敷料上，继续选用凸面的造口底盘，配合使用造口腰带。

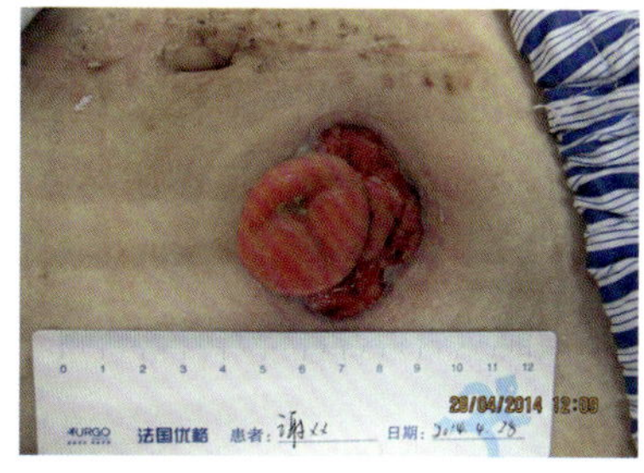

图 12-2-2d　4 天后创面情况

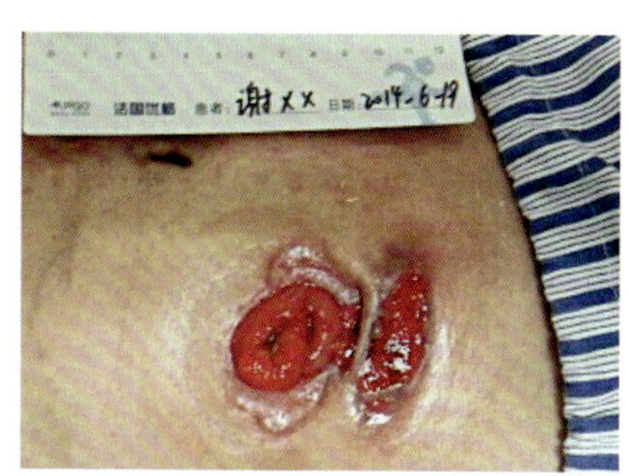

图 12-2-2e　21 天后创面情况

【重点 / 难点】

1. 贝赫切特综合征是慢性疑难病，病程较长，容易造成患者的心理问题，心理护理尤为重要。

2. 保护创面，预防粪便污染是伤口护理的关键一步。患者为升结肠、回肠双筒造口，回肠造口位置平坦，并出现了皮肤黏膜分离的并发症，且粪便性状为水样便，极易渗漏至创面，增加了创面保护的难度，可以利用防漏条有效地保护创面，同时注意及时换药及清理排泄物。

3. 加强营养，改善患者贫血，适当配合肠外营养。

4. 由于贝赫切特综合征疾病反复发作的特点，指导患者按时服药，按量服药，定期复查，提高依从性，保证治疗效果。

（叶新梅　刘　让）

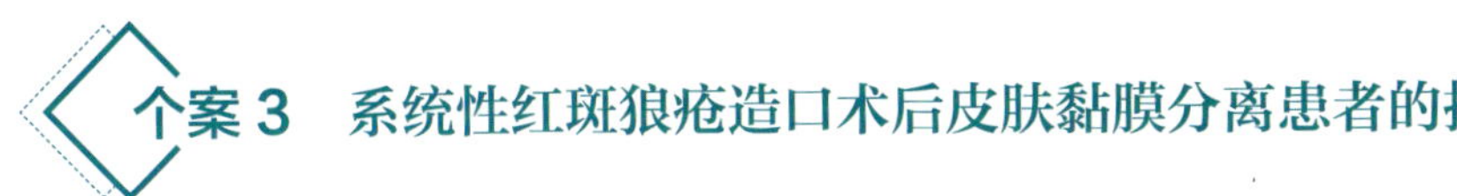

个案 3　系统性红斑狼疮造口术后皮肤黏膜分离患者的护理

系统性红斑狼疮是一种具有多种自身抗体及免疫复合物形成的自身免疫性疾病。常见有发热，皮肤黏膜、关节和肌、肾、心、呼吸系统、消化系统、神经系统等损害，肾上腺皮质激素为治疗本病的主药。系统性红斑狼疮本身存在多种免疫异常，如吞噬细胞功能缺陷、白细胞趋化性减少、补体缺乏、淋巴细胞因子减少、巨噬细胞及 NK 细胞功能异常等，加上治疗上长期应用糖皮质激素和免疫抑制，使患者极易合并感染，系统性红斑狼疮患者中医院感染的发病率 44.8%。而感染又是导致系统性红斑狼疮患者病死率增加的重要因素，也是影响患者病情和预后的主要因素。局部感染通常是以典型红、肿、热、痛和功能障碍的炎症症状和体征为特征。可是，在免疫抑制的患者中，局部感染的症状可以不明显。一些缺乏明显炎症反应的伤口，延迟愈合或不愈合，一些临床医生把这种局部感染细微症状描述为临界感染、隐性感染或神秘感染。

造口皮肤黏膜分离是指造口黏膜与造口周围皮肤愈合不良，使皮肤与黏膜分离造成伤口，是造口术后常见的并发症之一。常发生术后 1 周内，远期可能会出现造口回缩、狭窄。影响造口皮肤黏膜分离的因素包括造口肠壁黏膜部分坏死、造口黏膜缝线脱落、腹压过高、伤口感染、营养不良、长期使用类固醇药物或糖尿病患者。造口皮肤黏膜分离的处理：当伤口在部分皮层时，用 0.9% 氯化钠注射液清洗伤口，用造口皮肤保护粉，再涂上防漏膏，然后贴上造口袋，视情况更换造口袋；当伤口涉及全皮层时，用 0.9% 氯化钠注射液冲洗伤口，亲水性纤维或藻酸钙敷料填塞伤口，用防漏膏涂上，然后贴上造口袋。感染时按感染伤口处理。

伤口离不开人，伤口愈合需要适当的营养，维生素 A 对免疫功能和免疫反应起重要作用，缺乏维生素 A 导致胶原蛋白和肉芽组织减少，增加伤口感染风险。蛋白质不足导致炎症反应阶段延长、胶原蛋白合成不良。

【患者资料】

患者范女士，54 岁，系统性红斑狼疮 10 余年，服用泼尼松龙 5 年多，伴有低蛋白血症、糖尿病、高血压。因结肠息肉，在静脉全身麻醉下行胃镜、肠镜检查，并行结肠息肉摘除术。术后横结肠穿孔，行急诊横结肠造口术，术后第 11 天发现造口皮肤黏膜分离。

【全身评估】

患者术后第 1 ~ 5 天用甲泼尼龙静脉滴注冲击治疗，然后服用泼尼松龙控制系统性红斑狼疮，同时服用缬沙坦、酒石酸美托洛尔控制血压，注射生物合成人胰岛素控制血糖。术后血压 104~130/75~80mmHg，体温正常，术后第 7 天停用抗生素。血糖波动，最高 20.6mmol/L，术后第 8 天开始血糖稳定在 5.7 ~ 8.6mmol/L；白蛋白 26.3g/L，白细胞计数 9.3×10^9/L 、红细胞计数 3.14×10^9/L、血红蛋白 110g/L、尿蛋白 ++，术后第 9 天起每天静脉补充白蛋白。患者与家属担心伤口能否愈合，也担心造口自理能否完成。患者是医生，但缺乏造口护理方面知识。

【局部评估】

患者术后第 10 天拆除造口皮肤黏膜缝线，第 11 天造口皮肤黏膜分离，表现在造口 12 ~ 8 点的位置，最宽 0.5cm，最深达 0.8cm。疼痛不明显。造口周围皮肤无红肿。

【护理目标】

1. 把造口排泄物与伤口隔离，促进伤口愈合，避免伤口感染。
2. 收集造口排泄物，避免污染伤口。
3. 告知皮肤黏膜分离知识、造口护理知识，减轻患者和家人这方面的担忧。

【处理过程】

1. 隔离造口排泄物，避免污染伤口，促进伤口愈合。除去造口袋，简单清洁造口后，取侧卧位，腰下置塑料垃圾袋，用 0.9% 氯化钠注射液冲洗造口及伤口，抹干，用造口皮肤保护粉撒入伤口，其上涂防漏膏，再贴上一件式造口袋。每天更换造口袋，清洗皮肤黏膜分离的伤口一次。

2. 造口皮肤黏膜分离，伤口扩大。连续 5 天的局部换药后，造口皮肤黏膜分离的伤口没有愈合现象，有扩大趋势，伤口床出现黄色腐肉，周围皮肤泛红（图 12-2-3a），没有发热。改用甲硝唑 100ml 冲洗伤口，用亲水性纤维银敷料覆盖伤口，以抗菌、吸收伤口渗液和溶解腐肉，涂上防漏膏后贴上造口袋，每天更换造口袋。3 天后伤口腐肉明显减少，继续此处理方案 1 周，伤口明显缩小，然后只用造口皮肤保护粉加防漏膏，贴上造口袋。局部换药 19 天后伤口愈合（图 12-2-3b）。

3. 随着患者逐渐康复，逐步对患者及家属进行造口护理指导，从示范、参与到患者及家属一起完成造口换袋，出院时患者及家属不再担心造口自理问题。

4. 患者治疗系统性红斑狼疮的激素在术前就处于逐渐减量的阶段，因为担心造口皮肤黏膜的伤口不能愈合，于术后第 16 天停用激素治疗。术后第 21 天起腹胀、恶心、呕吐、食欲不振、全身疲乏，通过留置胃管、胃肠减压，腹胀没有减轻，经内分泌专家会诊，决定重服激素治疗。

2. 防止粪水污染伤口，促进伤口愈合。

3. 患者心理压力缓解。

【处理过程】

1. 拆除伤口部分缝线，扩创引流，并取伤口分泌物培养，伤口处填塞高渗盐敷料引流，切口的下方（近造口旁）放置胃管包裹高渗盐敷料接墙式中心负压吸引，防止创腔积液（图 12-2-4b）。3 天后分泌物培养结果为金黄色葡萄球菌感染，即拆除伤口缝线、清创，主管医生给予局部使用甲硝唑冲洗伤口，丁胺卡拉霉素局部湿敷。3 天后停用抗生素湿敷，伤口基底红色，创缘仍有黄黑色腐烂组织。经清创后可看到造口黏膜与皮肤分离，伤口与造口之间距离接近底盘粘贴的位置，仅余 0.8cm，皮下脂肪组织已液化坏死，修剪清除后仅剩余一层表皮相连，伤口与造口黏膜相通（图 12-2-4c）。

2. 有效收集粪水，使用防漏膏、防漏条填补造口周围皮肤凹凸不平处，再贴造口袋，选一普通胃管放入造口袋内，远端接负压抽吸稀水样便，避免粪水流入伤口。

3. 防止粪水污染伤口，促进伤口愈合，用 0.9% 氯化钠注射液冲洗伤口，边冲洗边用负压吸引器吸除冲洗液，伤口基底用纱块吸干水分。在伤口与造口相通之间填塞凡士林油纱，以阻隔造口的粪水渗入，用撕除了聚氨酯膜自黏性软聚硅酮普通型泡沫敷料包裹经灭菌处理的鼻胃管作负压管道，鼻胃管的导管前端交叉侧面间隔 1 ~ 1.5cm 剪一小孔，以伤口长度修剪 7 ~ 8 个小孔，填塞伤口，确保敷料填充伤口基底，不留死腔，塑形后用薄膜敷料封闭创面，鼻胃管远端接墙式负压，调整压力为 100 ~ 200mmHg（13.3 ~ 26.7kPa）持续抽吸。造口周围皮肤用防漏膏和防漏条填补凹凸不平部分，扩大了粘贴的范围，应用微凸造口底盘，装上造口袋，并在造口袋内置入引流管低负压抽吸，使造口与伤口之间负压平衡，粪水不至于抽吸入伤口，可间隔 2 ~ 3 天换药和更换造口袋（图 12-2-4d）。

4. 护理过程重视疼痛护理。

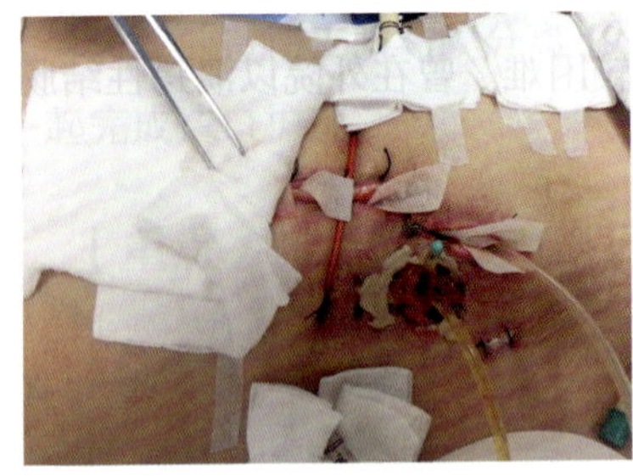
图 12-2-4b 首次处理的情况

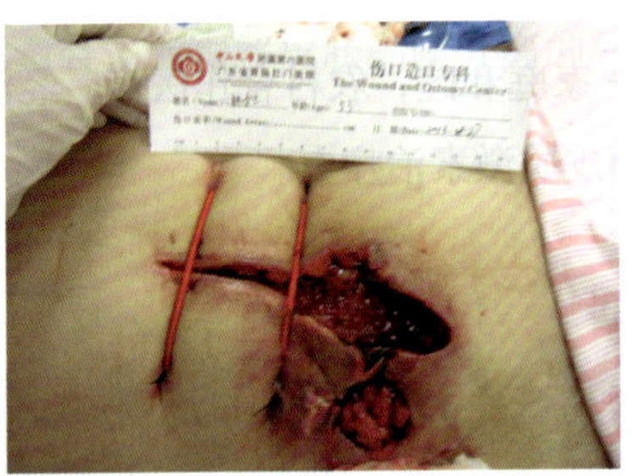
图 12-2-4c 伤口基底和造口相通

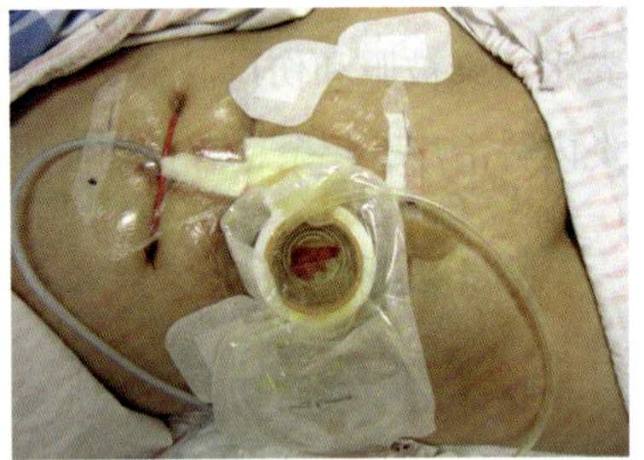
图 12-2-4d 负压处理的伤口、造口

【健康教育】

1. 讲解负压吸引的作用可以快速有效地收集较多量的渗液，减少渗液淤积对伤口的影响，也可防止渗液内坏死组织的毒素回吸收，促进局部血液循环，促进伤口的愈合。

2. 强调负压吸引治疗过程中，压力在 100 ~ 200mmHg（13.3~26.7kPa），不要自行调节压力表，超过压力范围及时报告医护人员。有效的负压吸引伤口薄膜及引流袋紧紧黏附于伤口或造口黏膜之上，引流管会由于吸力的缘故上下晃动；如负压失效，薄膜及袋内空气膨胀，引流液积聚在伤口或造口，或引流液不晃动，及时报告医护人员。

3. 鼓励患者离床活动，分别指导不脱离中心负压和脱离中心负压的活动方式。

4. 溃疡性结肠炎为免疫性消耗性疾病，在规范应用激素治疗的同时请营养专科会诊，指导患者经口进食高蛋白、高热量、高维生素的具体饮食种类及分量，同时静脉配制 TPN，双管齐下促进伤口的愈合。

5. 由于激素的影响，伤口愈合过程会比正常伤口愈合慢，因此在换药需及时对伤口及造口进行评估，主动与患者及家属进行沟通，告知进展情况，家属的参与可减低患者紧张不安及焦虑的情绪。

【结果】

患者经过 45 天的处理，伤口明显缩小，造口皮肤黏膜分离处已愈合（图 12-2-4e），造口袋能有效收集糊状粪便，伤口干洁，无出现再次感染现象。

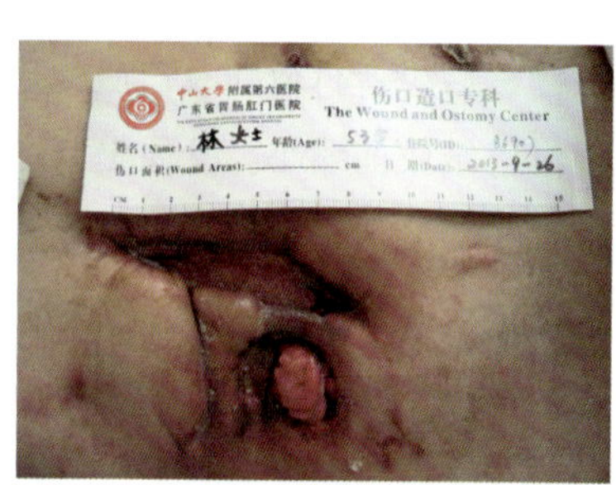

图 12-2-4e　处理 45 天后的伤口、造口

【重点 / 难点】

1. 伤口与造口距离仅 0.8cm，造口袋难于粘贴；造口和伤口基底相通，粪水流入伤口，有效收集粪水是难点。

2. 早期的伤口处理只在伤口处使用负压吸引，发现一侧压力会导致旁边的造口粪水因压力的原因吸入伤口。后处置时同时在造口袋也放置了引流管负压吸引，使两边的负压平衡。避免了粪水污染伤口，并延长了造口袋的粘贴时间。

3. 由于造口与伤口皮肤连接部分的皮肤范围较小，还存在粘贴不牢的现象，使用了防漏条、防漏膏、凸面底盘和腰带，使造口的基部膨出，并配合负压及时将粪水吸出，减少了粪水在袋内的停留时间，减少渗漏。

4. 自黏性软聚硅酮普通型泡沫敷料，将含软聚硅酮的一面填塞伤口，取出敷料时不会粘连伤口，对新生肉芽组织有保护作用，并能促进肉芽生长。

5. 引流管应选用粗大的肛管做引流，不必担心因粪渣而堵管。

（叶新梅　雷育青）

个案 5　拉合方法运用在肠造口皮肤黏膜分离患者中的护理

肠造口处肠黏膜与腹壁皮肤的缝合处分离，属于肠造口手术后的早期并发症之一，多发生在造口术后 1 ~ 3 周。造口局部缺血坏死，造口形成时皮肤开口过大导致造口张力过大，手术缝合过少，患者对缝线敏感或吸收不良继发感染，术前放疗等，都是导致肠造口皮肤黏膜分离的原因。临床表现为部分或一周造口周围皮肤黏膜分离，常导致造口袋粘贴困难、粘贴不牢；手术切口与造口较近者则会增加感染的风险；愈合后由于瘢痕收缩会引起造口狭窄。此外，也常引起患者疼痛，增加患者痛苦和不安。目前，临床上对肠造口皮肤黏膜分离处理方法多是运用湿性愈合理论，对皮肤黏膜处创面的坏死组织清除，有效控制渗液，促进分离处创面愈合和选择适宜的造口产品有效收集大便，保护伤口和周围皮肤。本案例中尝试将伤口拉合促进愈合的原理应用至肠造口皮肤黏膜分离的处理，利用免缝胶带令伤口减张、抗张、防止开裂的特性对分离的皮肤黏膜拉合，促进愈合的同时亦降低瘢痕的形成，效果理想。

【患者资料】

患者刘女士，60 岁，因直肠恶性肿瘤放化疗 3 个月余入院。患者自述 3 月前因出现便血后在外院行肠镜检查取病理，结果提示中分化鳞状细胞癌，侵润肠壁深肌层。遂来院拟手术治疗，入院后查 MRI 示：直肠下段癌（T4N1Mx），距肛缘 2cm，累及肛管，环周切缘阳性。建议患者先行放化疗治疗，后患者行放疗及口服化疗药物治疗。2 个月前放化疗后复查 MRI 示：直肠病变较前缓解，盆前淋巴结较前缩小。既往史：平素健康，否认有高血压、冠心病、糖尿病史。30 年前有十二指肠溃疡病史，经治疗好转。有胃炎病史。否认外伤史。否认手术史。否认输血史。否认肝炎、结核或其他传染病史。有青霉素过敏史。家族史无特殊。查体：体温 36.6℃，脉搏 95 次 / 分，呼吸 20 次 / 分，血压 148/85mmHg。直肠指诊肛门括约肌紧张度正常，于距肛缘约 2cm 触及一菜花样肿物，位于直肠后壁，环绕肠腔 1/2 周，不能推动，指套退出有血染。入院后在全身麻醉下行直肠癌根治术（Miles 术式），术后第 9 天造口出现皮肤黏膜分离，经使用造口皮肤保护粉加防漏膏粘贴微凸底盘后未见好转，分离面积扩大（如图 12-2-5a）。术后第 15 天造口治疗师介入。

【全身评估】

患者直肠癌 Miles 术后 15 天，焦虑，担心造口皮肤黏膜难以愈合。血生化白蛋白 25.4g/ L，白细胞正常。无发热，造口有排便、排气。身高 156cm，体重 52kg。既往有青霉素过敏史。中专文化，退休干部，缺乏造口并发症预防、治疗及护理方面的知识，经济一般，住院有丈夫及儿子关爱照顾。

【局部评估】

患者造口 10 点至 2 点有一大小为 3.0cm × 1.0cm × 0.2cm 的皮肤黏膜分离，造口 8 点至 2 点有一大小为 2.8cm × 1.5cm × 0.3cm 的皮肤黏膜分离，缝线未完全脱落。伤口基底 100% 红色组织（图 12-2-5a），少量渗液，无异味，疼痛评分为 2 分（数字等级评定量表法），周围无红肿，皮温正常。

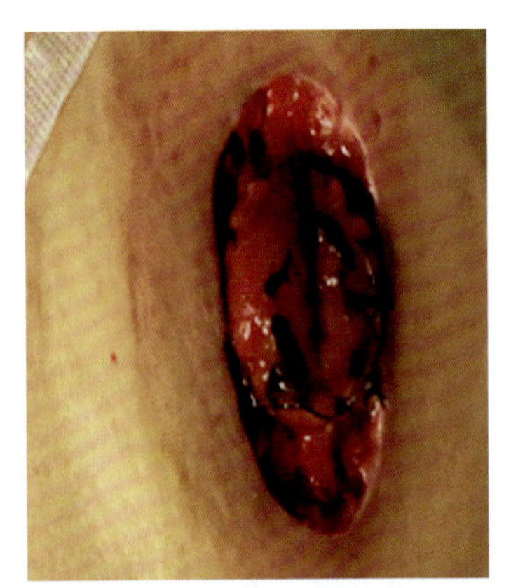

图 12-2-5a　造口右和左侧两处皮肤黏膜分离

【护理目标】

1. 促进造口皮肤黏膜分离愈合。
2. 患者及家属掌握造口并发症预防及造口常规护理。
3. 心理支持。

【处理过程】

用拉合伤口方法促进造口皮肤黏膜分离的愈合。

1. 使用0.9% 氯化钠注射液清洗伤口及造口周围皮肤，纱布抹干。

2. 拆除造口周围未脱落的缝线。

3. 选用造口底盘中等大小的一件式造口袋，裁剪造口底盘比造口大2mm。

4. 在皮肤黏膜分离处喷撒薄薄一层造口皮肤保护粉（图12-2-5b）。

5. 在造口周围皮肤喷洒上造口皮肤保护膜。

6. 粘贴造口袋时，首先粘贴在对侧皮肤黏膜分离伤口的边缘，另外一人协助往造口拉合，尽量使分离的皮肤与造口黏膜粘合；另外一侧同样的方法，由另外一人先将皮肤往造口黏膜方向送，然后使快速底盘贴在皮肤上。

7. 在造口与底盘之间的缝隙涂上防漏膏（图12-2-5c）。

8. 考虑到伤口渗液或粪便漏到造口周围皮肤可能引起局部皮肤浸渍或炎症，也预防粪水漏到皮肤黏膜分离处，更换造口袋的频率为2 ~ 3天/次。

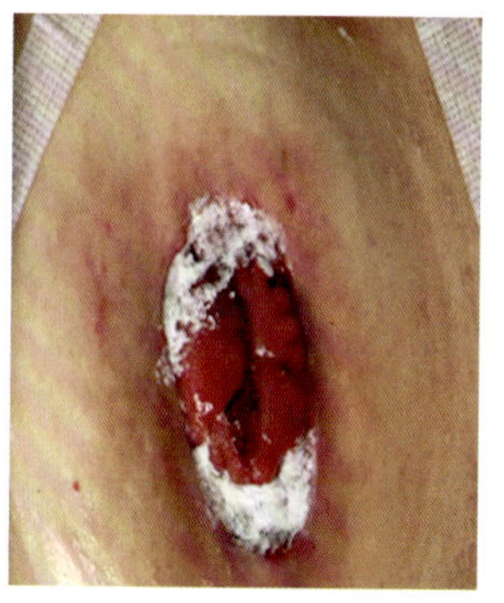

图12-2-5b　皮肤黏膜分离处喷洒造口保护粉

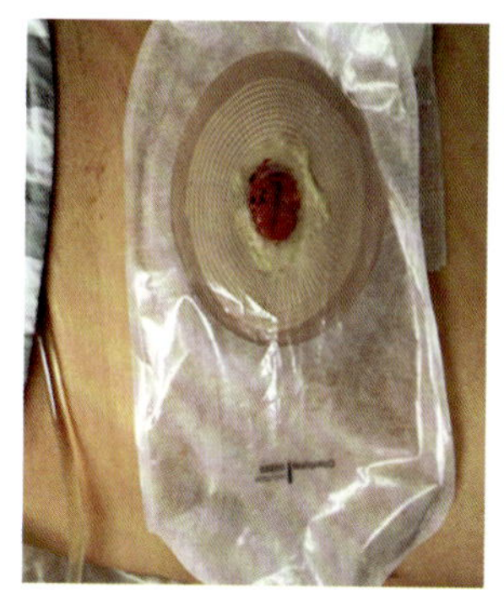

图12-2-5c　造口底盘拉合，造口与底盘间缝隙涂防漏膏

【健康教育】

1. 解释采用造口袋拉合的目的是促进造口皮肤黏膜分离的愈合，缩短愈合时间。

2. 强调在使用造口袋拉合过程中，由于牵拉作用，有可能会导致局部皮肤损伤，如感觉到局部皮肤疼痛，及时报告医务人员。

3. 及时倾倒造口袋里的粪便（达造口袋1/3），避免重力过大易脱落。

4. 加强营养，进高能量、高蛋白、高维生素的饮食。

5. 出院后1个月内到造口门诊复查，及时指导扩肛，预防造口狭窄。

【结果】

患者两处造口皮肤黏膜分离，经过5次拉合，13天的治疗，造口皮肤黏膜分离已经愈合（图12-2-5d、图12-2-5e、图12-2-5f）。在拉合过程，患者皮肤无损伤、无浸渍、造口袋无渗漏。

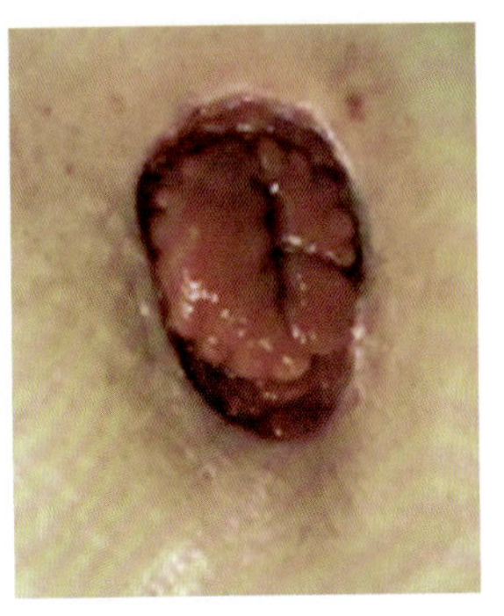
图 12-2-5d　第 3 次拉合后皮肤黏膜分离变小

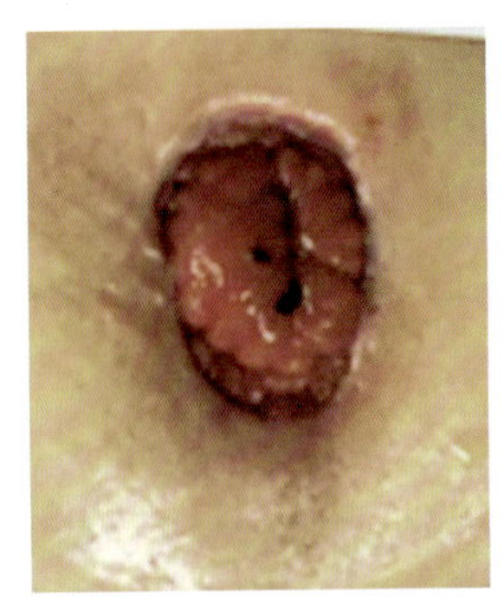
图 12-2-5e　第 4 次拉合后皮肤黏膜分离更小

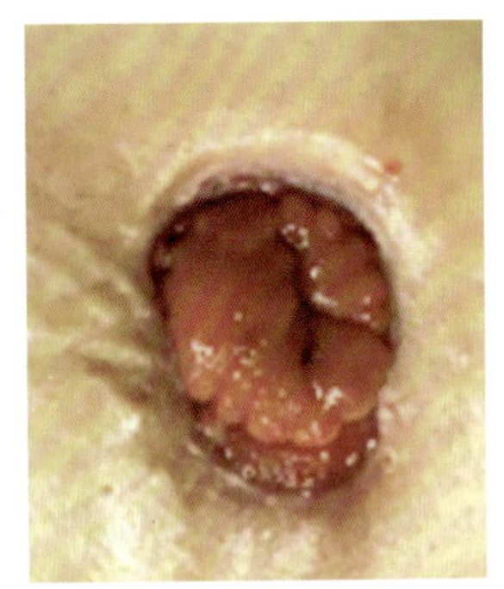
图 12-2-5f　经过 13 天拉合后皮肤黏膜分离更小

【重点 / 难点】

1. 在皮肤黏膜分离的伤口上使用造口皮肤保护粉，目的是吸收渗液，促进肉芽组织生长及上皮爬行，且不影响拉合。

2. 在皮肤上使用皮肤保护膜，减轻皮肤损伤的概率。

3. 选用合适造口底盘。

4. 拉合时，拉力不宜过大，以免造成皮肤损伤，不要勉强一步到位，可以分多次拉合。

（班翠珍　罗宝嘉）

第三节　其他造口并发症患者的护理

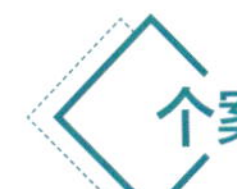

个案 1　临时肠造口术后早期肠造口水肿引致梗阻患者的护理

临时肠造口是一种用于缓解远端肠道吻合口压力以及减少术后吻合口漏带来的风险（如盆腔感染、败血症等的）常见的治疗手段，目前最为常用的是回肠袢式造口和横结肠袢式造口。肠梗阻是指因肠道部分或完全闭塞导致肠内容物排出障碍。肠道手术后将近 5% 的患者会出现肠道阻塞和腹部疼痛，这主要与肠造口水肿、肠蠕动缓慢、肠道粘连、疝气等因素有关。肠道梗阻在改变肠管解剖结构和功能的同时，也会导致全身生理功能紊乱，严重者更会危及生命。目前针对肠梗阻的治疗方式较多，包括传统手术、支架置入以及肠腔内置管引流。支架置入是治疗肠梗阻的一线治疗方案，手术优点为创伤小且操作方便，缺点为支架移位发生率高达 10%，近 5% ~ 10% 的患者在置入支架后会出现胰腺炎、出血、肠穿孔等并发症甚至死亡。相对于传统手术治疗，肠腔内置管引流被认为是治疗肠梗阻更为有效的方式。近年来对于行回肠袢式造口术后早期因肠造口水肿引致的肠梗阻患者，可直接经肠造口插管引流粪水，经肠造口插管操作简便，创伤小，效果非常满意。

【患者资料】

患者李先生，63 岁，入院诊断为“直肠癌放化疗后（T4N2M0，ⅢC 期）”。患者入院后第 6 天于全麻下腹腔镜行根治性 Dixon 术 + 回肠袢式造口术，术中留置引流管、肛管、胃管各 1 条。术后第 2 天，患者血常规白细胞计数较高，使用抗生素预防感染，术后第 3 天，患者诉腹胀，叩诊呈鼓音，肠造口无排气、排便，予生长抑素对症治疗，开塞露经肠造口注入，以润滑肠道。术后第 4 天，患者肠造口排出 200ml 粪水。术后第 5 天，患者诉腹胀，回肠造口排出少量粪水，医生经回肠造口插入软性尿管，静脉营养支持治疗。术后第 6 天，患者白细胞计数较前明显升高，引流液颜色加深，继续使用抗生素及进行腹水培养。术后第 7 天，患者主诉腹胀、腹痛难忍，引流液培养结果提示大肠埃希菌感染，考虑为吻合口微小瘘，医生邀请造口治疗师会诊并继续予抗感染、维持水电解质平衡、胃肠减压以及静脉补液支持治疗。

【全身评估】

患者卧床，因吻合口瘘经盆腔引流管予 0.9% 氯化钠注射液 3000ml 持续冲洗 + 负压吸引治疗。主诉腹胀伴间歇性腹部绞痛，使用镇痛药物治疗无效；多天无法入睡，焦虑，担心二次手术。疼痛评估 8 分（数字等级评定量表法），腹部 X 射线检查示不完全性梗阻。生化检查结果显示白细胞计数 14.1×10^9/L，血钠 128mmol/L，余无明显异常，无发热。患者身高 164cm，体重 55kg，中学文化，种植业，自费，经济负担重。

【局部评估】

1. 肠造口评估　肠造口位于右下腹。粘贴两件式透明造口袋，造口袋内见回肠造口留置导尿管（图 12-3-1a），造口袋内可见约 100ml 绿色粪性液体，护士统计 24 小时肠造口排出量 200ml。回肠造口周围 11～5 点位置明显膨隆（图 12-3-1b）。拔除留置的导尿管（尿管留置深度约 20cm），见尿管前端有肠黏液。回肠造口为椭圆形，大小为 3cm × 2cm，高 1cm，有上下两个开口是回肠袢式造口（之前留置尿管的开口为上面的开口），牛肉红，肿胀。

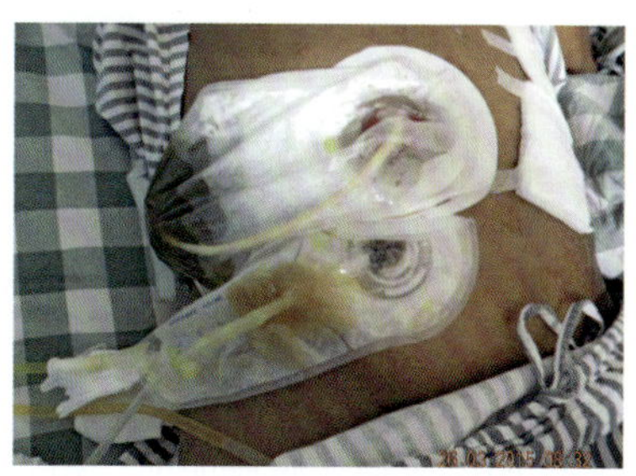

图 12-3-1a　回肠造口留置导尿管

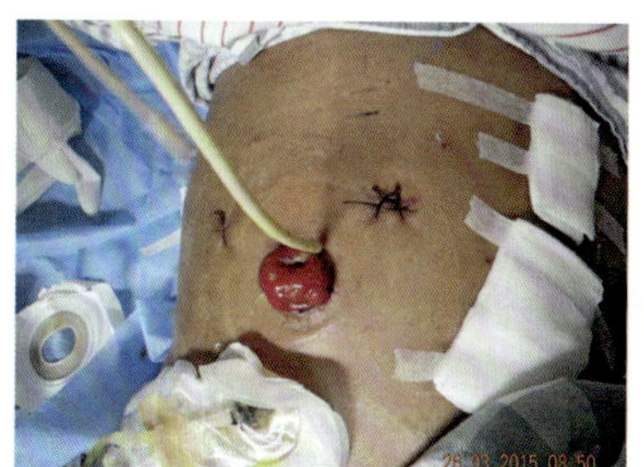

图 12-3-1b　回肠造口周围 11 ～ 5 点位置明显膨隆

2. 腹部评估　腹部膨隆，为蛙状腹，腹围为 81.5cm，腹部叩诊可闻及明显鼓音。

【护理目标】

1. 解除肠道梗阻，促进粪水排出。
2. 减轻患者的焦虑。

【处理过程】

1. 判断回肠袢式造口的近端和远端开口 判断方法为用棉签深入肠袢里进行检查，结果上面开口（原来留置导尿管的开口）无绿色粪水粘黏，而下面开口棉签粘黏了绿色粪水，最后确认下面开口是回肠袢式造口的近端，之前留置的尿管置入了远端肠袢。

2. 经回肠袢式造口近端肠袢留置胃管引流粪水

（1）造口袋的选择 选择两件式造口袋，清洁肠造口周边皮肤，根据肠造口形状裁剪两件式底盘并粘贴。

（2）留置管道的选择及准备 在造口袋正面（预计留置管道顺应方向）贴上约 2cm × 2cm 水胶体超薄敷料，借助止血钳将 14 号胃管（预先在前端剪侧孔 2 ～ 3 个）经水胶体超薄敷料上的小孔穿过造口袋，胃管近端套入圆头奶嘴（图 12-3-1c）。

（3）插管 润滑胃管前段及圆头奶嘴后将胃管沿着肠管走向插入回肠造口的近端肠袢里，约 15cm，胃管插入肠造口 6cm 左右，可见大量墨绿色粪水持续经胃管流出，因忘记了操作前将胃管与床边尿袋连接而导致粪水流出，污染了地面，立刻将胃管远端与尿袋连接（图 12-3-1d）。

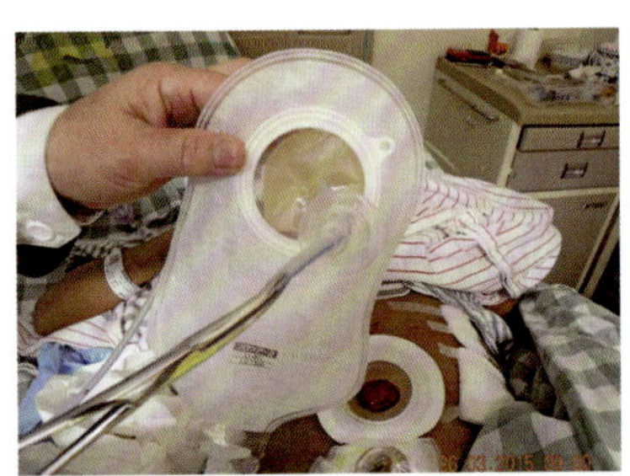
图 12-3-1c 胃管近端套入圆头奶嘴

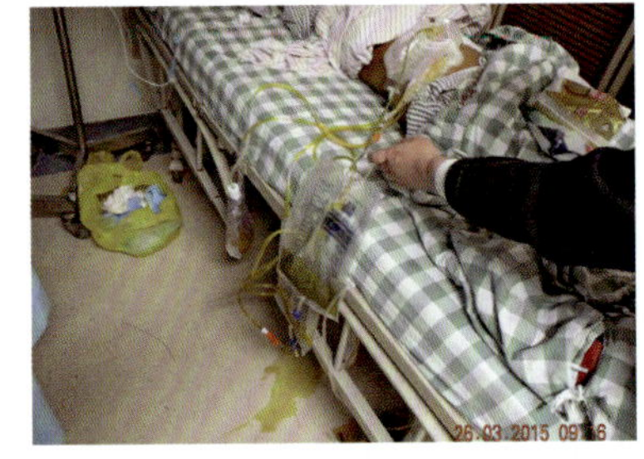
图 12-3-1d 胃管远端与尿袋连接

（4）管道固定 采用缝线将圆头奶嘴两端缝合固定于造口底盘上（图 12-3-1e）。将造口袋扣合在造口底盘上，造口袋表面胃管穿入处应用水胶体超薄敷料及胶布密封，稳妥固定管道（图 12-3-1f）。

3. 操作后初步评估 操作完毕（约 15 分钟），引流液约 200ml，再次测腹围为 80cm。患者感觉腹胀、腹痛症状明显减轻。

4. 心理护理 患者临时性回肠造口术后排气、排便受阻，腹痛、腹胀明显，担心疾病预后及住院费用，心理负担较重。在为患者解除肠道梗阻及进行肠造口护理时，要关注患者心理变化，告知患者只要积极配合治疗，病情是有希望缓解的。当经回肠造口留置胃管引流出大量粪水，患者腹痛症状明显减轻时，要进一步鼓励患者，缓解患者的心理压力，同时积极鼓励患者自己动手更换造口袋，患者提出疑问时及时给予回答。鼓励家属多关心，多陪伴。

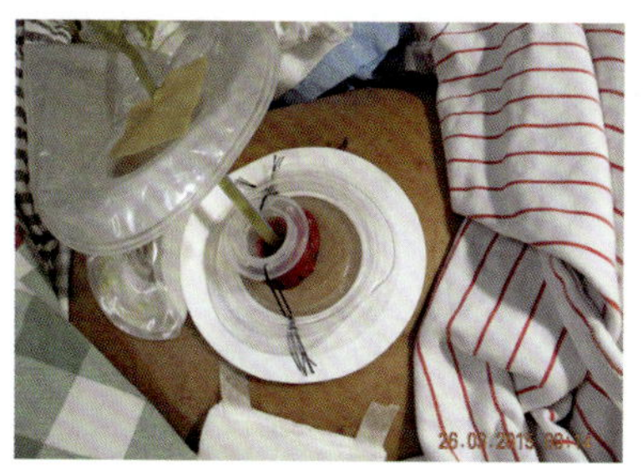

图 12-3-1e　奶嘴两端缝合固定于造口底盘上

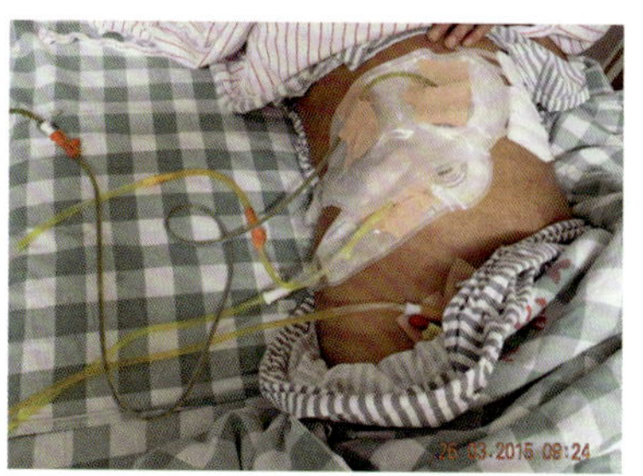

图 12-3-1f　外露胃管高举平台固定

【健康教育】

1. 患者健康教育

（1）向患者解释肠梗阻的发生原因以及经肠造口置管治疗肠梗阻的原理，争取患者的理解和配合。

（2）经肠造口留置胃管后，告知患者勿自行移动插管装置，以免引发肠道穿孔。

（3）梗阻解除后，多下床边（因患者吻合口瘘墙式负压保守治疗）走动以及顺时针方向按摩腹部，促进肠蠕动的恢复。

（4）每次下床活动前，先将尿袋及引流瓶用别针扣于一侧衣角，以免管道牵拉导致脱管。

（5）卧床时引流瓶及尿袋放置位置不宜高于腋中线，以免发生引流液或粪水反流。

（6）肠梗阻解除遵医嘱半流质饮食，少量多餐。

2. 病房护士健康教育

（1）注意观察回肠造口置管后的排出量，并做好交接班。

（2）每班测量患者腹围，观察腹胀、腹痛症状缓解情况。

（3）患者进食后注意观察是否再次发生腹胀、腹痛。

【结果】

1. 患者表示理解经肠造口插管解除肠道梗阻的原理，并对治疗效果表示满意。

2. 经回肠袢式造口的近端肠袢留置胃管后，排泄物排出通畅，每天排出量达 800 ~ 1000ml。肠道梗阻症状完全解除。留置胃管后的第 3 天考虑患者可以进食半流饮食，排泄物水分逐渐减少，术后已经超过 1 周，严重水肿期已过，给予拔除留置的胃管。拔管后，排泄通畅，粪便为糊状，再无发生梗阻症状。

【重点 / 难点】

1. 注意与粘连性肠梗阻鉴别　因肠梗阻的发生受多因素影响，在经回肠袢式造口近端肠袢留置管道引流之前要分析梗阻发生原因。注意与粘连性肠梗阻鉴别。如因回肠袢式造口水肿引致的梗阻常发生于术后 2 ~ 3 天，且回肠袢式造口周围常常会局部隆起。袢式造口的近端肠袢留置管道过程中会感觉有阻力，管道通过狭窄的部位后会立刻有大量粪水像负压抽吸样不断流出。如粘连性肠梗阻通常仅腹部膨隆，肠造口周围无局部隆起现象，留置管道后仍不会有粪便排出。

2. 留置管道的选择　留置的管道不宜过软，管道太软，放置过程容易打折而堵管；留置的管道管径不宜过小，如留置导尿管，导尿管虽然光滑，对肠黏膜损伤小，但管腔小，容易堵管，且无直孔，引流不够通畅；选择14号胃管，管径比较大，且管道前端光滑、有直孔和侧孔能确保回肠袢式造口术后早期水样便的顺畅排出。

3. 确认回肠袢式造口的近端开口　如水肿不会导致完全性梗阻时，会有粪水流出，这种情况的判断很容易，凡是有粪水流出的开口，就是近端开口。操作时刚好患者肠造口无排泄，或者发生完全梗阻时，就给判断带来难度，一般可通过棉签探查的方式进行判断，必要时与手术医生进行确认。

4. 插管前确保管道润滑　因肠造口术后水肿，难以通过指探了解肠袢的走向，因此插管过程动作不宜过于大，以免损伤肠管。同时插管前，必须用润滑剂将管道润滑。

5. 保持留置胃管引流通畅　留置管道保持排泄物的通畅是治疗的最佳方法，但注意做好留置管道的固定（使用圆头奶嘴可避免缝线对肠黏膜的损伤，及留置管道对肠造口黏膜的损伤），以免引起管道对肠黏膜的刺激，造成损伤，一般留置2～3天，水肿症状逐渐消退，梗阻症状消退即可；随着时间延长，粪便也会逐渐黏稠，会引起堵管。选用两件式造口底盘，便于将奶嘴固定于底盘上。将留置的胃管透过两件式造口袋引伸出来，并在造口袋上进行高举平台的固定，有利于避免牵拉而导致牵拉脱管，达到加强管道的稳妥固定；连接床边尿袋，便于准确记录排出量。

（郑美春）

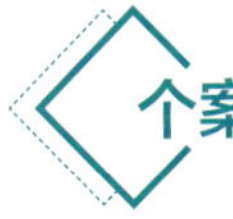

个案2　横结肠袢式造口远端肠管脱垂患者的护理

肠造口脱垂是指肠袢由肠造口内向外翻出。多发生于横结肠袢式造口，脱出的肠段多为肠造口的远端肠袢。因脱垂的肠管在腹部蠕动像男性生殖器；有时肠袢受到摩擦而损伤发生渗血，又像女性的月经来潮，所以这一并发症会给患者带来心理上的打击，同时脱垂的肠袢容易发生水肿、炎症，甚至缺血坏死。因此，做好充分评估及制定针对性的护理措施，缓解脱垂带来的并发症，减轻患者的痛苦，非常重要。

【患者资料】

患者钟女士，49岁，主诉“不规则阴道流血半年”，诊断为“宫颈癌”，全身麻醉下行“横结肠袢式造口+双侧输尿管支架置入术”。术后行盆腔外照射放疗，同期进行“替加氟+奈达铂”方案化疗。化疗第3疗程后因严重呕吐后发现肠造口肠管变长，且越来越长，2个多月后门诊复查，收入院准备行横结肠袢式造口回纳术，但因脱出的肠管明显水肿和病情原因未能行横结肠造口回纳术，请造口治疗师会诊，协助处理横结肠造口并发症问题。

【全身评估】

患者体质消瘦，脸色苍白，但精神尚好，手的灵活性好，能自我护理其横结肠造口。与丈夫一起生活，家庭和睦。患者自诉脱出的肠管像男性生殖器经常在腹部活动且渗血，非常担心。

【局部评估】

1. **肠造口的位置** 患者肠造口位于左上腹部，佩戴一件式透明开口袋。

2. **肠造口类型的判断** 揭除造口袋后可见肠造口为横结肠袢式造口，肠造口颜色苍白，右侧无脱垂，见糊状便排出，是横结肠袢式造口的近端开口；左侧肠袢脱出，无排便，为横结肠袢式造口的远端。

3. **脱垂肠袢情况** 患者站立体位时远端肠管脱出 11cm，严重水肿，前端糜烂、渗血且见黄白色腐肉组织，脱垂的肠袢与造口袋接触（图 12-3-2a）。患者告知，这些黄白色区域之前是暗红色。患者脱出肠袢的前端硬、肿胀，平躺腹部肌肉放松后脱垂的肠袢无法完全复位（图 12-3-2b）。

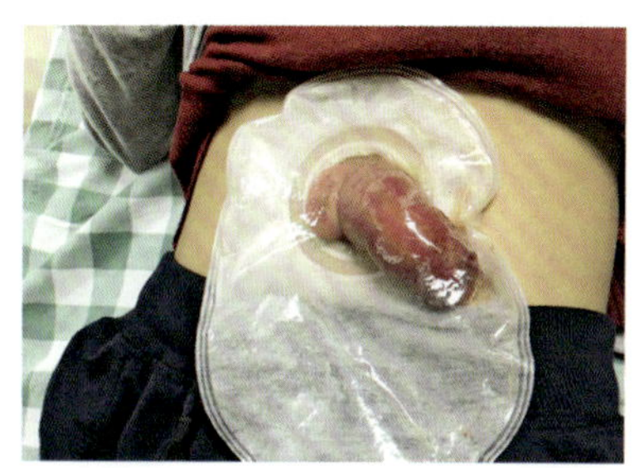

图 12-3-2a 脱垂的肠袢肿胀、变暗，糜烂

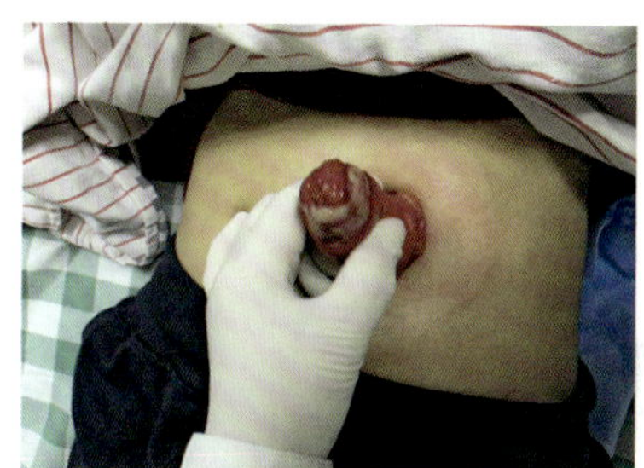

图 12-3-2b 脱垂的肠袢无法完全复位

【护理目标】

促进横结肠远端脱垂肠袢炎症消退，能进行手法复位。

【处理过程】

1. **消除患者的恐惧感** 告知脱出肠管活动是正常的现象，是肠道本身的正常蠕动；脱出的肠管因为接触造口袋受到摩擦而引致渗血，较为少量，不会引发生命危险。只要配合处理，这种现象很快就能消退。

2. **造口袋的选择** 给予更换较大型号的一件式开口造口袋。

3. **造口袋的裁剪** 指导患者裁剪造口袋时根据肠造口的椭圆形大小来裁剪，造口底盘的胶纸先剪开两段后原位贴回。

4. **造口袋的粘贴** 指导患者粘贴造口袋时一手将脱垂肠管提起，造口袋先套入远端脱垂肠袢，最后才套入近端肠造口。确认位置摆向合适，再用柔软的草纸抹干肠造口周围皮肤，一手撕除造口底盘的胶纸，一手抚平确保造口底盘粘贴平顺无皱褶。

5. **处理脱垂肠袢炎症** 指导家属协助患者对脱垂的肠管进行呋喃西林溶药湿敷（图 12-3-2c）。每天 3 ~ 4 次，每次 20 ~ 30 分钟。停止湿敷期间使用皮肤保护粉直接喷洒在缺血的肠造口黏膜上促进坏死组织脱落。

【健康教育】

1. **避免脱垂肠管的摩擦** 造口袋内放入柔软的一团纸巾或少量气体，避免脱垂的肠管接触造口袋而发生摩擦损伤。

2. 湿敷 每天坚持 3 ~ 4 次使用呋喃西林溶液对脱垂肠管进行湿敷。

3. 避免腹压增高 指导患者起床时宜采用右侧姿势，左手掌放在肠造口部位，主要依靠右肘关节用力起床；避免提重物。同时，尽量多平卧，放松腹部肌肉。

4. 1 周后回院复查 如炎症消退后将考虑对横结肠袢式造口的远端脱垂的肠袢进行手法复位，并采用圆头奶嘴进行固定，避免脱出。

【结果】

1. 1 周后，患者女儿微信告知，原来脱垂的肠袢经过湿敷后，肠管水肿、炎症逐渐消退。第 7 天患者晚上睡觉平躺后原来脱出的肠袢能自动回缩，次日起床后发现肠管无再脱出。指导患者继续使用原来的一件式造口袋。注意避免腹压增高。

2. 处理后的第 15 天，回院复查，见患者佩戴第 1 次就诊时使用的造口袋，横结肠袢式造口无脱出，肠造口黏膜正常（图 12-3-2d）。

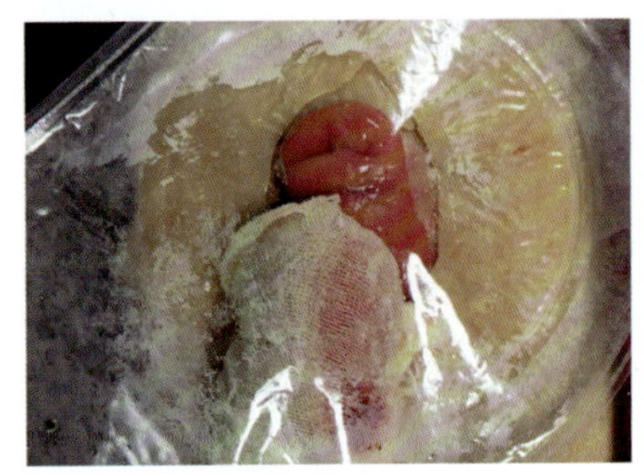

图 12-3-2c 脱垂的肠管予呋喃西林溶药湿敷

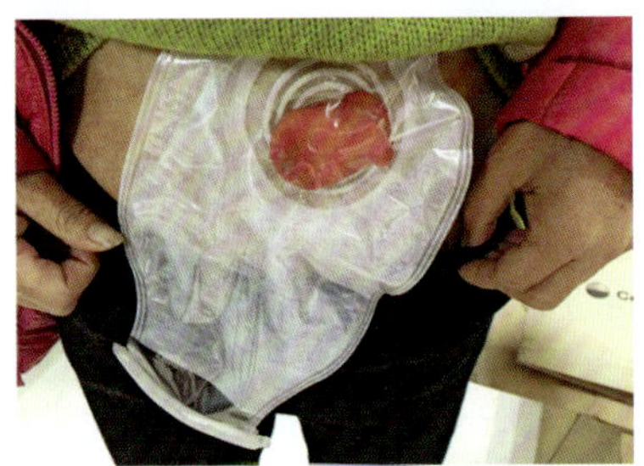

图 12-3-2d 袢式造口无脱出，肠造口黏膜正常

【重点 / 难点】

1. 判断脱垂的肠袢是近端还是远端 最直接的判断方法是近端开口会排出粪便。如就诊时肠造口无排便，可询问患者。

2. 判断脱垂肠袢能否进行手法复位 脱垂的肠袢能否复位，处理方法的选择很重要。让患者平躺放松，操作者戴手套，一手握着脱出的肠袢，另一手示指润滑后从开口处插入，轻轻刺激肠袢，如能复位可见肠袢逐渐变短，直至完全回纳。

3. 脱垂肠袢炎症的处理 首选呋喃西林溶液进行湿敷，每天 3 ~ 4 次，每次 20 ~ 30 分钟；每次湿敷结束使用皮肤保护粉喷洒，外涂于肠造口的黏膜上。

4. 注意横结肠造口远端肠袢再次发生脱垂 原来脱垂炎症、肿胀的肠袢经过呋喃西林溶液湿敷后炎症、肿胀能很快消退，且能自动回纳。但应告知患者注意观察横结肠造口远端肠袢是否再次发生脱垂，同时避免腹压增高。告知其家属，因患者肿瘤较晚期，随着肿瘤的继续增长，腹部会膨隆，也会增加再次发生肠造口脱垂的现象；一旦发生脱垂随时回院处理。

（郑美春）

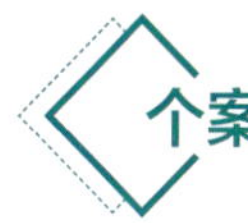

个案 3 乙状结肠袢式造口远端肠袢脱垂患者的护理

袢式肠造口是指肠造口从腹壁上一个开口开出，手指探查可探查到 2 个开口的肠造口，其中一个开口与上消化道相通，粪便从该开口排出，也称为近端开口；另一个开口与肛门相连接，也称为远端开口。乙状结肠袢式造口是临床上最为少见的肠造口类型之一。肠造口脱垂常因患者腹部肌肉薄弱、手术时腹壁造口处肌层开口过大、未将肠造口肠袢及系膜适当地固定、结肠太松弛、腹部长期用力（如咳嗽、便秘、剧烈呕吐）等原因而诱发或导致。肠管脱出长度不等，轻度肠管外翻 1 ~ 2cm，严重时脱出 12 ~ 35cm 不等，受累肠段可表现为水肿、易出血、容易受到创伤、造口袋不易佩戴等。一旦出现肠管严重缺血时，可能需行肠造口重建手术等。因此，如何指导患者做好脱垂肠袢的管理，避免脱垂带来并发症尤显重要。

【患者资料】

患者何先生，50 岁，8 年前因患直肠癌入院在全身麻醉条件下行 Miles 术，有永久性乙状结肠单腔造口，术后恢复良好，肠造口黏膜颜色、排便正常。1 年后患者因乙状结肠单腔造口严重脱出无法将肠管回纳，再次入院行永久性乙状结肠袢式造口术；4 年后患者开始发现其肠造口黏膜逐渐脱出，但无疼痛和不适，患者仍自行进行常规肠造口的护理，未做特殊处理。近期患者肠造口远端肠袢脱垂长度明显增加，脱出的肠袢蠕动影响患者白天日常活动，而且脱出的肠管因摩擦经常发生渗血，为进一步治疗，步行到造口门诊就诊。

【全身评估】

患者精神很好，饮食正常，营养状况良好，目前体重较手术前重了 10 多千克，体质指数为 23.04（超重）。患者及妻子对肠造口完全接纳，夫妻恩爱。肠造口护理均由患者护理，肠造口排便正常。但对肠管的脱出感到恐惧和焦虑，担心肠管越来越长需要再次手术。脐部两侧可见手术瘢痕。患者手术后 6 个月开始一直坚持工作，且没有进行导致腹压增加的运动。

【局部评估】

1. 肠造口位置评估 肠造口位于左上腹，佩戴一件式造口袋收集肠造口排泄物，造口袋内无粪便。

2. 肠造口的形状及黏膜情况 患者站立体位见肠造口为半月型、肿胀、无皱襞，右侧脱出约 4cm，左侧肠袢约 8cm，并且肠袢与造口袋相接触（图 12-3-3a）。患者告知，粪便从右侧开口排出，为成形条状便；左侧脱出的肠袢无粪便排出。让患者平卧位后，揭除造口袋检查造口底盘未见粪便，肠造口为袢式造口；平卧位后腹肌松弛，脱垂的肠袢逐渐缩小、皱襞逐渐呈现（图 12-3-3b）。肠造口黏膜无糜烂，血运好。

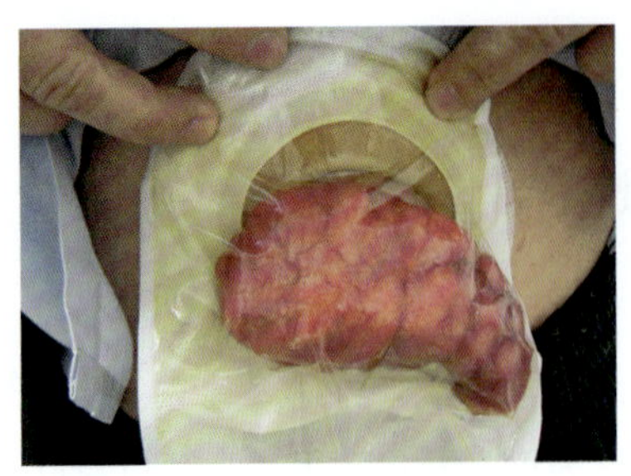
图 12-3-3a　肠造口黏膜脱垂

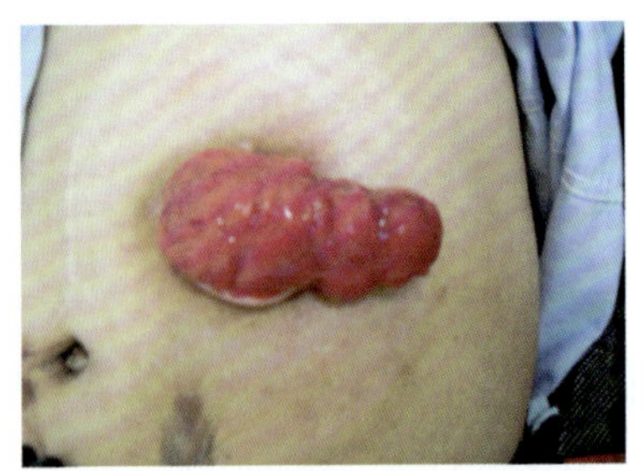
图 12-3-3b　脱垂的肠袢逐渐缩小，皱襞逐渐呈现

【护理目标】

1. 将脱垂的肠袢回纳，避免脱垂加重。
2. 减轻肠造口局部压力。

【处理过程】

1. **手法复位**　患者平躺放松约 20 分钟，脱垂肠袢逐渐回缩，见肠袢皱襞时缓慢将肠袢的黏膜顺肠腔方向推回肠腔内（图 12-3-3c），直至完全复位（图 12-3-3d）。

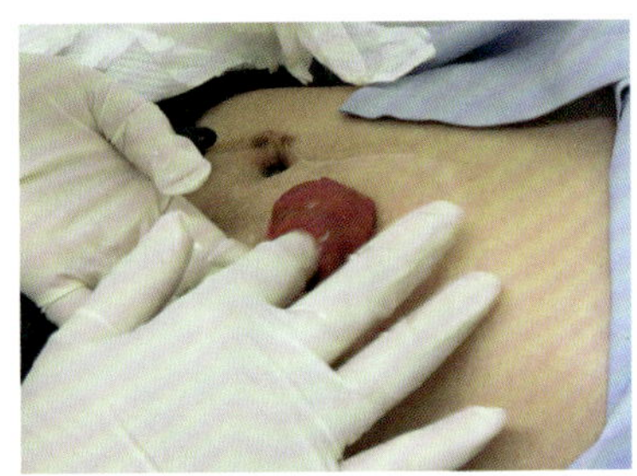
图 12-3-3c　脱垂肠袢手法复位

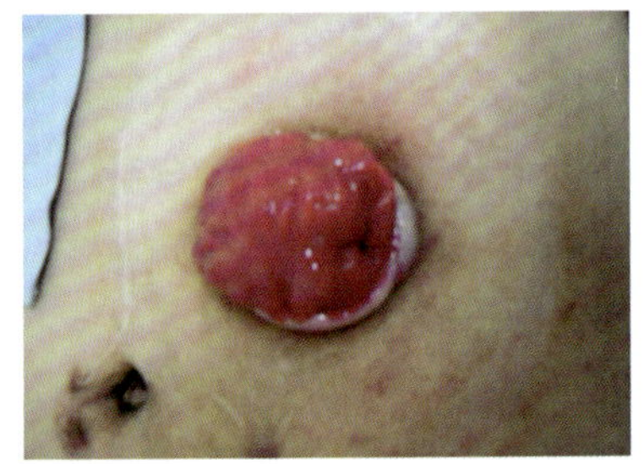
图 12-3-3d　脱垂肠袢完全复位

2. **造口袋的选择**　告知患者可继续使用原来的一件式造口袋，也可以尝试使用两件式造口袋。患者最后决定改用两件式造口袋。待脱出的远端肠袢完全复位后粘贴两件式底盘，并选用圆头奶嘴堵塞固定（图 12-3-3e），最后套上两件式造口袋（图 12-3-3f）。

3. **减轻乙状结肠造口局部压力**　指导患者购买造口弹力腹带减轻乙状结肠造口周围的腹部压力，并指导其正确佩戴，通过造口弹力腹带的圈环将奶嘴固定（图 12-3-3g）。

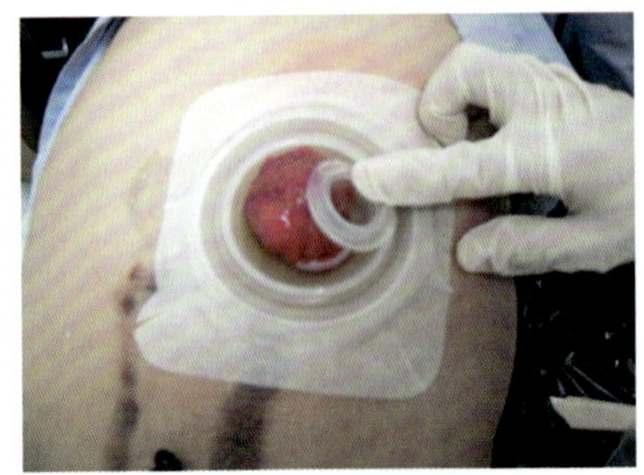
图 12-3-3e　圆头奶嘴堵塞固定

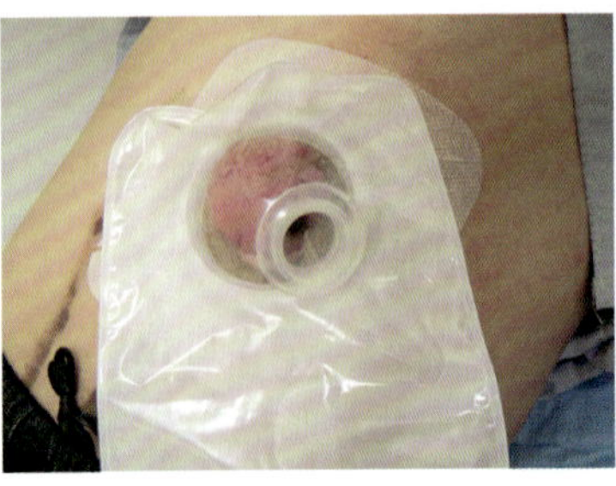
图 12-3-3f　套上两件式造口袋

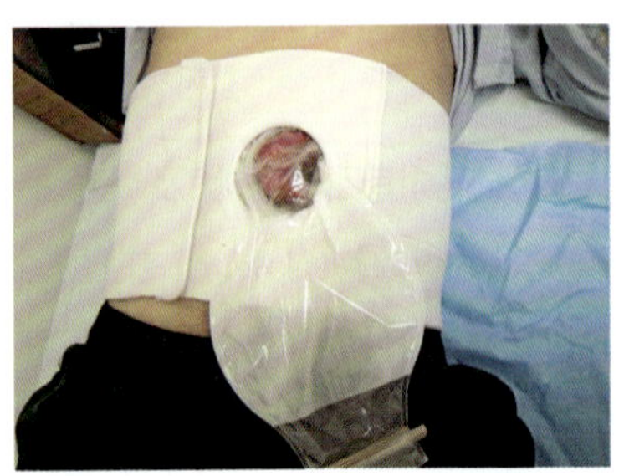
图 12-3-3g　造口弹力腹带的圈环将奶嘴固定

【健康教育】

1. 告知使用圆头奶嘴固定及配合佩戴造口弹力腹带的重要性　告知患者一定将脱出的肠袢完全回纳后才能使用奶嘴固定。虽然奶嘴堵住了，但如不配合造口弹力腹带的使用，起床活动后腹压会增加，脱垂的肠袢仍然会脱出，佩戴造口弹力腹带既可减轻乙状结肠造口的局部压力，又可以将奶嘴固定。

2. 注意观察乙状结肠造口近端肠袢排便情况　乙状结肠造口近端开口与远端开口相邻，远端肠袢使用奶嘴固定后可能会对近端肠袢产生压力而使近端肠袢变窄影响粪便的排出。一旦发生此情况，可将奶嘴移出，让粪便排出后再使用奶嘴固定回纳的远端肠袢。

3. 注意观察乙状结肠造口黏膜血运情况　造口弹力腹带如佩戴过紧会使乙状结肠造口黏膜受压而影响血供，因此，佩戴造口弹力腹带不能过紧，以 2 根手指可放入的松紧程度为宜。佩戴过程中注意观察乙状结肠造口的黏膜血运情况，一旦颜色变暗，要及时调整造口弹力腹带的松紧，必要时停止佩戴。

4. 指导患者减轻体重　患者没有进行导致腹部压力增加的运动，其工作也不会使腹压增高。估计患者乙状结肠造口发生脱垂的原因与近期体重增加了 10 多千克有关。因此，要求患者制定减轻体重的计划。

【结果】

1. 1 周后造口专科门诊复查　患者反馈使用此方法后，乙状结肠袢式造口远端肠袢未再发生脱出，肠造口的黏膜血运正常；但发现乙状结肠造口近端排便性状变细，及时拔出奶嘴后排便通畅。

2. 造口袋的佩戴情况　改用两件式造口袋后还没有自行更换，更换造口底盘后评估无渗漏现象。因考虑其经济问题，建议其还是恢复使用原来的一件式造口袋。

3. 造口弹力腹带的佩戴情况　佩戴造口弹力腹带已经能适应，但内圈偶尔会移位。指导患者对造口腹带进行小改良：在内圈位置上加上一块塑料片（如营养粉的塑胶瓶盖）并使用宽胶带进行固定（图 12-3-3h）。这种改良方法可让固定奶嘴的力度均匀，且受力小，对肠造口黏膜损伤小。患者使用后反馈此改良方法很好。

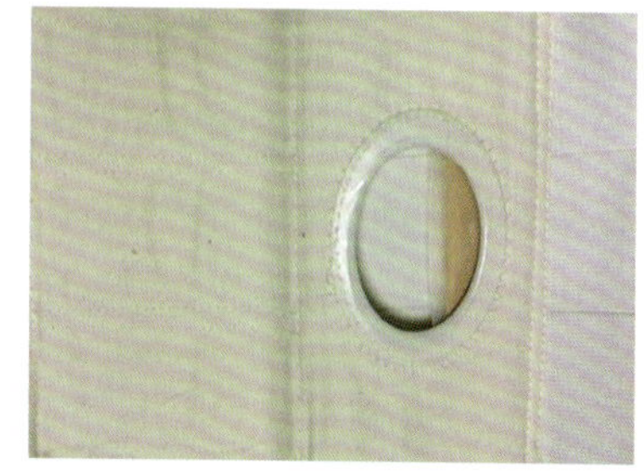

图 12-3-3h　腹带内圈加上一塑料片并用宽胶带固定

【重点 / 难点】

1. 判断脱出的肠袢是否为远端　患者年轻，能自行护理自己的乙状结肠造口，且行乙状结肠袢式造口将近 2 年的时间，虽然接诊时患者的乙状结肠造口无排便，但患者能明确告知排便的出口。

2. 判断采纳加压固定方法处理的关键　是否马上可以使用加压固定方法进行处理的关键是脱出的肠袢能否回纳。患者告知日常睡觉时，脱出的肠袢会变小，造口门诊就诊时让患者平躺后脱出的肠袢能逐渐变小，为立刻对回纳肠袢进行加压固定提供了很好的依据。

3. 造口弹力腹带改良方法　在造口弹力腹带内圈附加小塑料片，选材要注意不能太硬，过硬容易增加肠黏膜压力性损伤的风险，太软又难以起到固定的效果。选用肠内营养粉瓶盖硬度适中，且临床中很多患者都服用肠内营养粉，能将这些盖子收集起来提供给患者很方便，且不需花费。但塑料片粘贴固定要注意方法，像本例患者的乙状结肠袢式造口是左右结构，且脱垂的肠袢在左侧，塑料片应贴在造口弹力腹带的右侧（图 12-3-3h）。但如果脱出的肠袢是上下结构时，塑料片应贴在造口弹力腹带内圈的上方或下方才能压倒脱出的肠袢，同时可避免对近端肠袢排便的影响。

（郑美春）

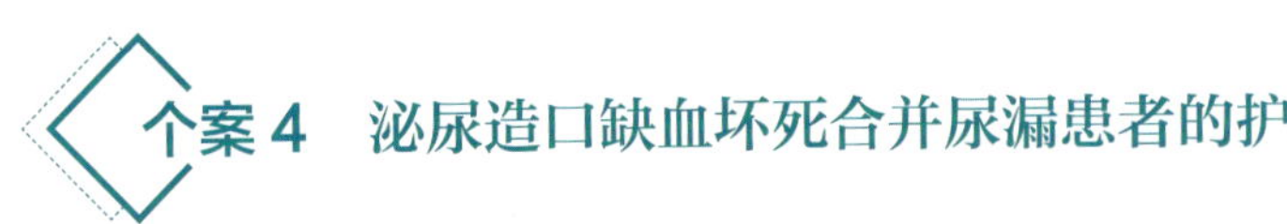

个案 4　泌尿造口缺血坏死合并尿漏患者的护理

泌尿造口缺血坏死合并尿漏在临床上极为罕见。手术的过程中，将两条输尿管的末端缝合在游离的一小段回肠上，这段回肠的一端被缝合。另一端则缝于腹部的一个开口上，便成为回肠导管泌尿造口。造口缺血坏死是造口术最严重的早期并发症，常发生于术后 24 ~ 48 小时内，通常是手术因素所致，导致造口血液供应不足。相关因素包括手术中损伤肠边缘动脉、提出的造口肠管牵拉张力过大、扭转压迫肠系膜血管、肠造口腹壁开口太小或缝合过紧影响肠壁的血液供应等。若发生腹壁内肠管坏死、继发腹膜炎等，感染严重甚则危及生命。常见造口缺血坏死后续并发皮肤黏膜分离、造口回缩、造口狭窄等。

【患者资料】

患者陈先生，52 岁，因膀胱移行细胞癌左侧输尿管嵴膀胱部分切除术后 2 年复发，而在全麻下行根治性膀胱切除 + 回肠导管泌尿造口术。术后 2 天发现造口灰暗伴塌陷，造口存在缺血。术后 5 天泌尿造口腹膜外端造口坏死腐烂，恶臭味，回肠导管的引流管接床边袋出现胀气现象。术后 1 周泌尿造口间中引出黄色带渣的引流物，引流袋仍不时出现胀气；腹正中的手术切口也出现大量黄色清稀液体渗出。综合上述临床表现确诊造口缺血坏死合并尿漏。

【全身评估】

患者神志清醒，精神疲倦，乏力，贫血貌，生命体征稳定，体温 38℃为术后吸收热范围，手术切口局部压痛，无反跳痛、无腹肌紧张等腹膜炎表现等情况。出现造口缺血坏死合并尿漏，患者及家属表现非常忧虑，担心治疗效果；家庭关系好，妻子和儿女在旁及时给予安慰及心理支持；信任医务人员，经济状况良好。

【局部评估】

造口坏死腐烂组织由主管医生清创后判断深达腹膜外缝合层，8 点方向有 1cm × 1cm 缺口与盆腔相通，有少量黄色带渣的流出物（图 12-3-4a），回肠导管引流及两条输尿管支架管引流尿液清。腹正中手术切口中下方段有大量淡黄色渗液，主管医生

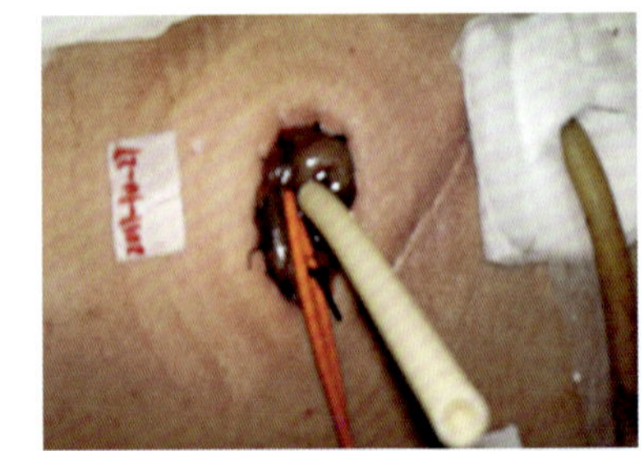

图 12-3-4a　泌尿造口引出黄色带渣的引流物

拆除切口中下方部分皮肤缝合线。造口方向有大量淡黄色尿液渗出，基底 100% 黄色组织，12 点方向沿皮下层潜行至脐部，切口触痛评分 6 分（数字等级评定量表法）。切口周围皮肤轻度水肿，盆腹引流管引出淡红色液体 30ml。

【护理目标】

1. 清除坏死组织。
2. 引流控制尿漏液。
3. 促进造口、手术切口愈合。
4. 预防造口狭窄。

【处理过程】

1. 判断造口血供不足　术后 2 天造口治疗师查看造口出现灰暗伴塌陷，经试管电筒光照，可视段肠黏膜灰暗较腹壁外造口淡，光泽与充盈度差（图 12-3-4b）。立即报告手术医生和主管医生，造口严重缺血，并更换底盘大、孔径剪大 1cm 的两件式尿路造口袋，以方便医生进一步处理。

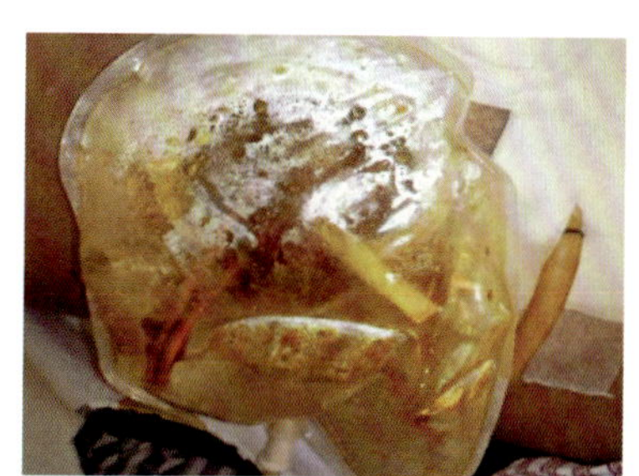

图 12-3-4b　泌尿造口坏死

2. 清除造口坏死组织　术后 5 天泌尿造口坏死腐烂，恶臭味，回肠导管接床边引流袋出现胀气。与手术医生商量讨论后对泌尿造口坏死部分肠管进行清创。清除坏死部分肠管深达腹膜外缝合层，清创中发现 8 点方向有 1cm × 1cm 缺口与盆腔相通，造口皮肤黏膜分离。维持新膀胱回肠导管及双输尿管支架管引流，外贴造口袋。

3. 利用低压引流尿液，避免尿液进入盆腔，减少尿液漏入手术切口　术后 1 周手术切口出现大量黄色清稀液体渗出，已清创的造口引流液间有黄色带渣的引出物，引流袋仍不时胀气。利用负压引流原理，在回肠导管引流管加装负压引流管，维持回肠导管引流通畅，避免回肠导管尿液积累、尿液进入盆腔和减少尿液漏入手术切口，引起泌尿道感染或腹膜炎或盆腔炎；在手术切口渗漏段贴造口袋，内装负压引流管，目的为引流尿漏液、改善局部血液循环、促进手术切口愈合。回肠导管低压引流，利用肛管内套 12 号胃管的管套管方式接壁式低压引流，减少负压对肠黏膜吸附损伤，造口仍贴两件式尿路造口袋，输尿管支架管引至造口袋外分别接床边袋，负压引流至回肠导管和手术切口的尿漏停止才解除；手术切口渗漏尿液用两件式尿路造口袋收集，在造口袋密封基础上同步内置负压引流管接壁式低压，理论上利用两件式卡环压力加负压的拉力和压力，可以拉合尿漏缺口，临床实践也达到预期效果，直至引流液减少至 < 50ml，持续 3 天拆除手术切口负压治疗。两处负压压力 < 100mmHg（13.3kPa）（图 12-3-4c）。

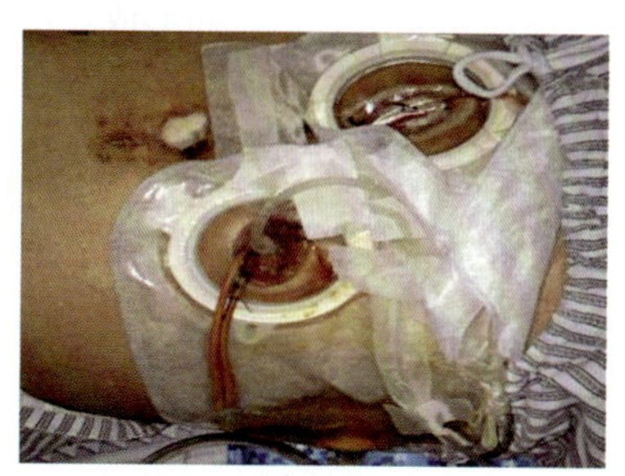

图 12-3-4c　泌尿造口及手术切口均使用负压治疗

4. 应用湿性敷料，促进手术切口愈合　运用湿性愈合原理，根据伤口不同情况和愈合阶段应用不同的湿性愈合敷料进行换药处理。测量创腔大小、深度，评估渗液的性质、量和气味，观察基底腐肉和肉芽组织所占比例，然后根据创腔具体情况选择合适的敷料。手术切口渗出尿液较多时运用负压治疗；渗出量减少至中量时，尿漏停止后（用回肠导管冲洗亚甲蓝方式判断尿漏是否停止）考虑手术切口曾被回肠导管尿漏的尿液所污染，故选用含银离子敷料外敷3天后改填充藻酸钙钠盐敷料；渗出量减少至少量时，肉芽鲜红，深度变浅至原来的1/2时，改用生肌膏加藻酸钙钠盐敷料外敷创面。银离子敷料具有较强杀菌作用，同时有较强吸收渗液作用的；藻酸钙钠盐敷料可以将创面内的分泌物完全吸收到敷料内，使伤口保持适宜的湿度，同时对伤口内的坏死组织进行自溶性清创，促进新生肉芽组织的生长；生肌膏加藻酸钙钠盐敷料可以吸收少量的渗出，为伤口提供湿润的环境，加速上皮细胞的移行。

5. 继发性造口并发症的处理 造口缺血坏死后皮肤黏膜分离愈合后可形成瘢痕，导致造口狭窄、造口回缩。因此，为了防止造口进一步狭窄，长期留置1根20号尿管作支架引流管，2周更换（图12-3-4d）。由于造口回缩，因此外贴凸面两件式造口袋收集尿液。指导家属掌握造口更换及造口自我护理。

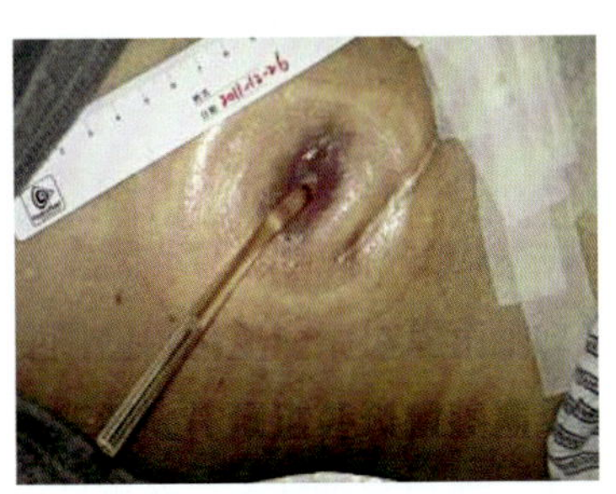

图12-3-4d 泌尿造口回缩狭窄，引流管扩张造口

6. 定期随访 出院后半年每月电话随访，半年后每3个月电话随访至1年，1年后每半年电话随访，患者或家属有疑问随时电话咨询。

【健康教育】

1. 由于泌尿造口术改变了患者的排尿方式和身体外形，对患者的肉体和精神都是沉重打击。加上造口缺血坏死，合并尿漏的并发症，无疑给患者增加了心理负担和痛苦。因此，应多关心和安慰患者，向患者讲述处理方案，争取积极配合。

2. 每次处理进展情况告诉患者，让其看到治疗的效果和希望，消除焦虑心理。同时，熟练的操作技术和面对患者的自信也是减轻患者焦虑心理的重要方面。

【结果】

患者手术切口、泌尿造口愈合出院，造口回缩、狭窄，插20号尿管防止造口进一步狭窄，持续14天更换引流管，造口袋3～5天更换。患者家属掌握造口袋粘贴和自我护理方法。随访1年6个月，出现泌尿系感染3次，表现为发热，其中两次回院治疗复查。1年后因自行停止造口插管引流而出现尿潴留1次，切口疝形成。切口疝使用腹带保护，造口使用尿扩器扩张后重置18号尿管引流。

【重点/难点】

1. 造口缺血坏死处理 肠造口黏膜正常外观为牛肉红色或粉红色，表面平滑且潮湿，用手电筒侧照呈现透光状。若外观造口黏膜局部或全部呈现暗红色时，可能逐渐恢复正常，如无改善则会变黑色，最后组织坏死。因此当造口外观变紫时，应立即报告医生并密切观察肠造口黏膜变化，检查时以小手电筒斜侧光照肠造口黏膜，观察黏膜有无呈红色、有无透光。用手指按压肠造口黏膜，放开时观察有无恢复红色，必要时以软式直肠镜检查。如短时间变为黑色时，报告医生，择期施行肠造口重建术，若只是部分肠黏膜变紫色时，有可能是肠造口边缘缝线太紧，此时报告医生将变紫区缝线拆 1 ~ 2 针后用 0.9% 氯化钠注射液纱布清洗干净、控干，拆线裂缝处撒少许水胶体粉，再用防漏膏均匀涂抹，再贴造口袋，需继续密切观察肠造口黏膜的变化。对于部分坏死肠管，一旦坏死组织与正常组织界限清楚，立即将坏死部分清除。本案例为腹膜外段肠管坏死，由主管医生分次清除坏死组织。

2. 造口缺血坏死合并肠漏、尿漏处理　本案例为腹膜外段肠管坏死，由主管医生清除坏死组织后出现尿漏现象。为了防止尿漏液进入盆腔引起感染，也为了防止尿液潴留积聚在回肠导管泌尿造口，引起腹腔内尿漏，在回肠导管泌尿造口内采用管套管方式低负压 100mmHg（13.3kPa）引流，能有效保持引流通畅，并防止负压损伤回肠导管泌尿造口黏膜。负压引流持续使用至尿漏停止，瘘口愈合。造口坏死组织清除出现皮肤黏膜分离，造口内陷皮下，故用二件式凸面造口袋粘贴。

3. 手术切口尿漏处理　手术切口大量淡黄色液渗出，需准确判断渗液的性质，属尿液还是淋巴液？可通过实验室检查确认性质。确诊为尿漏后须准确评估尿液的来源，评估瘘口位置、大小、渗漏量等资料来确定治疗方案。经检查尿瘘经皮下与造口相通，切口渗出尿液收集可用造口袋收集，但切口长时间被尿液污染，不利于手术切口愈合，甚至引起感染。需充分积极引流则采用二件式造口袋密闭，手术切口置管负压引流辅助治疗。手术切口负压治疗与造口负压引流达到平衡点就需要调整手术切口负压引流的量。若造口负压引出量少，而手术切口负压引出量大则表示手术切口负压过大了，把手术切口负压适当降低，造口治疗师须频繁巡视、调整有效负压，并做好护嘱交当班护士观察。手术切口负压治疗至尿漏停止，伤口肉芽生长良好后解除。

4. 造口狭窄处理　回肠导管泌尿造口出现狭窄，多发生在肠黏膜与皮肤分离的后遗症，轻度狭窄不影响尿液排出，但出现尿液排出不畅的造口狭窄易引起尿液潴留、尿液反流、肾积水、泌尿系感染、泌尿系结石等。为保持尿液引流畅通，防止造口进一步狭窄，采取造口间歇插导尿管扩张。但本案例造口内陷，造口周围皮肤瘢痕挛缩严重，间歇插导尿管每次需选择小一号导尿管或需金属导尿管引导，故造口采取长期留置导尿管引流尿液及对抗造口进一步狭窄。用皮夹在造口袋外面把扩张尿管夹牢固定，避免尿管滑出造口外，不宜用气囊或水囊固定，易引起肠黏膜损伤致血尿。建议 1 ~ 2 周更换导尿管，每天清洗造口袋，防尿酸结晶形成。

（王小俊）

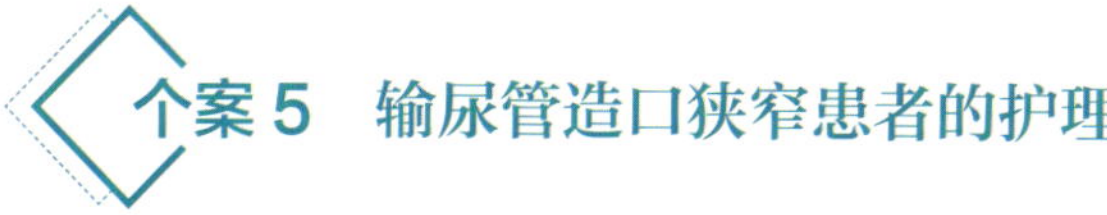

个案 5　输尿管造口狭窄患者的护理

泌尿造口并发症与肠造口并发症不完全类同，一般书籍介绍泌尿造口的并发症为尿结晶。临床上泌尿造口远期并发症多发泌尿系感染、泌尿系结石、肾积水。泌尿造口排泄液为尿液，理论上造口如针眼大小都不应影响其排出尿液，但在临床中泌尿造口也会发生造口狭窄，虽然少见，往往发生的多见输尿管腹壁造口或回肠导管泌尿造口坏死后回缩、狭窄的。出现泌尿造口狭窄并发远期并发症的发生率大大升高，进一步影响泌尿造口人的生活质量。

【患者资料】

患者阮先生，73 岁，患者因右侧输尿管腹壁造口 4 个月余无尿 2 天急诊入院。诊断前列腺癌、双侧输尿管腹壁造口术后、右侧输尿管腹壁造口处梗阻并感染、2 型糖尿病，原发性高血压 3 级。入院前在急诊室行扩开右侧腹壁造口，当时有大量尿液流出，入院右侧腹壁造口尿液排出不畅，有右腰酸胀感，在医师配合下行右侧输尿管腹壁造口扩张 + 尿管置入 + 缝线固定术。

【全身评估】

患者神志清醒，精神稍倦，生命体征稳定。患者略为紧张，家属较担忧；家庭关系好，妻子和儿女在旁及时给予安慰及心理支持；信任医务人员，经济状况良好。

【局部评估】

右侧输尿管腹壁造口内陷，周围 1cm 范围红肿，尿液滴状排出（图 12-3-5a），用两件式可塑型造口袋，由患者妻子进行患者造口家庭护理。

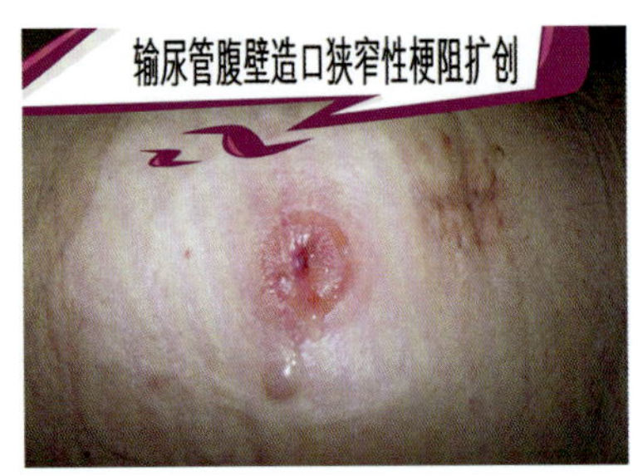

图 12-3-5a 初诊时

【护理目标】

维持右侧输尿管腹壁造口排尿通畅，预防造口狭窄加剧。

【处理过程】

1. **解除右侧输尿管腹壁造口梗阻** 患者因右侧输尿管腹壁造口无尿 2 天，伴右腰侧胀痛感，晚间电话咨询情况，建议患者立即前往医院急诊。急诊室医生予行双肾 B 超检查示右肾积水严重，并查右侧输尿管腹壁造口闭阻，立即行造口闭阻扩开，造口扩创后排出较多尿液，暂解除造口梗阻不能排出尿液情况。

2. **扩张造口** 无菌操作下与医师共同在造口置入硅胶型 8 号尿导管，维持右侧输尿管腹壁造口排尿通畅，并行造口持续扩张，预防造口狭窄进一步发展（图 12-3-5b、图 12-3-5c）。外贴两件式可塑型造口袋，造口扩张管可持续放置 1 个月更换。此后更换扩张的硅胶导尿管 2 次，并不缝合皮肤固定。曾采用捆绳方式固定，但有尿液从缝线渗出造口袋外现象，后改用小长尾夹在造口袋外夹住导尿管的固定方式，效果良好。持续扩张 3 个月后拔除扩张硅胶尿管，观察 3 天，排出尿量无减少，腰侧无不适，可停止造口扩张。

3. **饮食调理** 肾以通为用，患者肾功能尚可，因此在饮食上保证每天入液量 2000 ~ 3000ml，一般入液量以每天尿量加 800ml 左右为指导。多吃含维生素 C 和胡萝卜素丰富的蔬菜水果，碱化尿液，减少尿路感染。如酸果蔓是一种天然抗菌保健水果，具有预防尿路感染的功效；不宜食菠萝、芒果、荔枝、竹笋等湿热毒之品。

4. **定期随访** 要求此患者半年内每月复查 1 次，复查前 3 天做好排尿日记。拔除造口扩张管 1 周内每天做排尿日记，尿量异常以短信方式报告，目的确保右侧输尿管腹壁造口排尿通畅，预防造口再次发生梗阻堵塞。

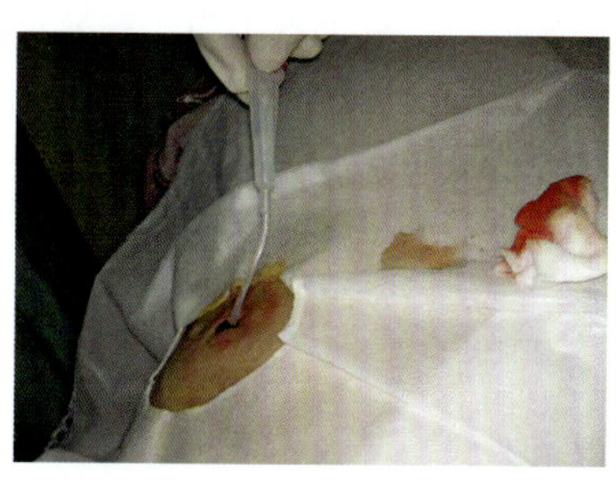

图 12-3-5b　无菌操作下扩张

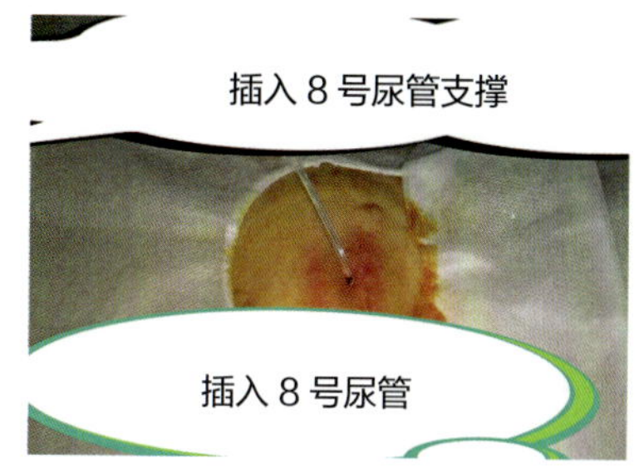

图 12-3-5c　无菌硅胶管持续扩张

【健康教育】

由于泌尿造口术改变了患者的排尿方式和身体外形，给患者的肉体和精神予以沉重打击。居家护理 4 个月后出现右侧输尿管腹壁造口无尿 2 天，患者及家属担心害怕。因此，及时处理造口梗阻引出尿液，以实际行动解决患者担心之事，让其及家属释怀。增加患者及家属对造口治疗师的信任，得到患者与家属积极配合造口扩张。造口的居家护理离不开造口治疗师的指导与定期随访交流，定期评估居家护理行为是否健康，出现不良居家护理行为时应及时告知危害情况，并予以纠正，如换洗的造口袋暴晒消毒，用刺激性大的清洗液清洗造口，长期用含碘或醇的消毒液消毒造口周围皮肤，担心形象不敢外出，不愿意自己更换造口袋等。

【结果】

患者右侧输尿管腹壁造口持续扩张 3 个月后排尿通畅，本案例患者属长期跟踪随访的对象。

【重点 / 难点】

解决输尿管腹壁造口狭窄堵塞的方法是扩创狭窄造口，置入型号适合硅胶导尿管持续扩张造口，目的是对抗造口周围瘢痕挛缩引起的再次狭窄堵塞。而输尿管腹壁造口置入与固定导尿管是难点，在置管过程中出现插管有阻力时应更换小 1 号尿管，不宜粗暴置管，防止穿破输尿管并发尿漏；建议请泌尿外科医生进行输尿管腹壁造口置入导尿管，而固定导尿管用简单易于操作的方式，并告知患者及家属置入导尿管脱出时不能自行插入，防感染，防损伤。

输尿管腹壁造口狭窄扩张有别于肠造口狭窄扩张，肠造口扩张方式采用患者手指间歇性扩张造口即达到目的。但输尿管腹壁造口排出无菌尿液，造口扩张应由医务人员在无菌操作下进行，置入管道需放置时间长，造口袋更换时间则不宜太长，一般不超过 5 天，置管期间观察排出尿液情况，做好随访工作。

（王小俊）

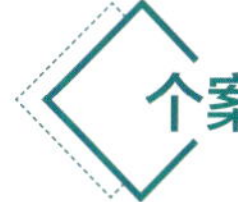

个案 6　泌尿造口术后疑似尿酸结晶患者的护理

膀胱癌是泌尿系最常见的肿瘤之一，目前治疗方法多以手术为主。全膀胱切除回肠导管术曾是应用最普遍的尿路改道方式。这种手术方式拯救了患者的生命，但改变了患者正常的排尿方式，术后腹壁泌尿造口终身存在和需要佩戴泌尿造口袋收集尿液，一旦护理不当，容易发生并发症，严重影响患者的生活质量。正常情况下，泌尿造口排出的尿液酸碱值（pH 值）呈弱酸性 pH 5.5 ~ 6.5，当各种原因引起的尿液呈碱性时，与皮肤长时间接触可形成由三磷酸盐（钙盐、镁盐、磷酸铵盐）或尿酸盐结晶构成的斑壳，依附在泌尿造口及其周围皮肤上。

【患者资料】

患者余老伯，78 岁，因“意识改变、气促 1 天余”入住 ICU，入院后给予呼吸机辅助呼吸，保持气道通畅、抗感染、解痉平喘、祛痰，维持内环境等治疗。治疗后第 6 天，患者病情稳定转出普通病房。患者 5 年前因患膀胱癌行全膀胱癌切除 + 泌尿造口术，因此，请造口治疗师协助处理泌尿造口护理问题。

【全身评估】

患者意识清，烦躁不安，呼吸急促，不能平卧，食欲、睡眠欠佳，消瘦。吸烟史：吸烟 20 年，每天 20 支，已戒 10 年。入院血液检查：尿素氮 25.25mmol/L，肌酐 168.6 μmol/L，总蛋白 56.8g/L，白蛋白 31.7g/L，凝血酶原时间 20.0 秒，红细胞计数 3.39×10^{12}/L，血红蛋白 77g/L。咨询患者儿子得知，患者的泌尿造口一直由其妻子护理。

【局部评估】

1. 泌尿造口及其周围情况 泌尿造口位于右下腹部，佩戴两件式造口袋收集尿液，尿液颜色为淡黄色，尿量正常。外观造口底盘裁剪比泌尿造口大约 3mm，泌尿造口底盘边缘可见黄色尿液渗漏。揭除泌尿造口袋后可见泌尿造口黏膜颜色红润，圆形，直径为 28mm；但泌尿造口黏膜及其周围皮肤覆盖较厚的白色结晶体（图 12-3-6a）。患者儿子告知，患者泌尿造口白色的异物已经发生 3 年多，开始仅仅是少量的，逐渐增多，且单纯使用清水清洁无法清除。术后 5 年来没有再到医院就诊过。

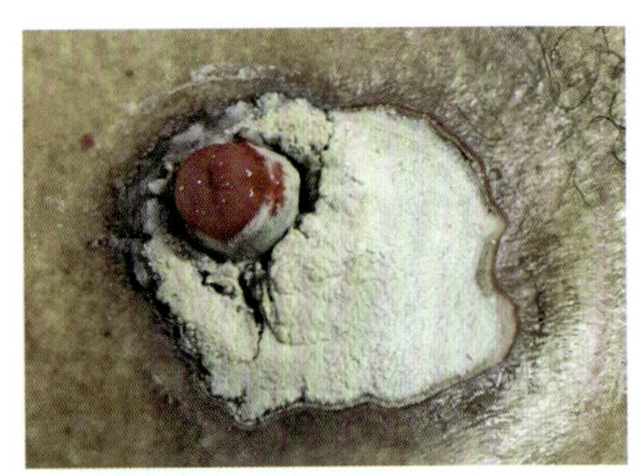

图 12-3-6a 泌尿造口黏膜及其周围皮肤覆盖较厚的白色结晶体

2. 并发症的诊断 结合患者的临床症状，泌尿造口黏膜及其周围覆盖的并发症疑似尿酸结晶，并覆盖喉风散。

【护理目标】

1. 清除泌尿造口周围皮肤异物，促进泌尿造口周围皮肤愈合。
2. 对患者家属进行泌尿造口护理指导，让其掌握造口护理的正确方法。

【处理过程】

1. 第 1 次处理 入住 ICU 的第 1 天，因患者病情重，仅仅给予粘贴一件式粘贴型泌尿造口袋收集尿液。

2. 第 2 次处理 患者已经转出普通病房，患者意识已经清醒，气促症状已经基本缓解。考虑到泌尿造口黏膜及其周围皮肤上的白色结晶体黏附较厚，皮肤腐蚀情况不明，如按常规使用稀释的醋酸清除尿酸结晶效果可能欠佳，因此，征得家属同意，给予机械性清创。

（1）清创　患者取半卧位，用棉垫置于泌尿造口上，以便及时吸收尿液，棉垫湿透后立即更换。给予安尔碘消毒液消毒泌尿造口周围皮肤，刀片清除部分松软的白色结晶体（图 12-3-6b），动作轻柔，避免出血。

（2）创面的处理　干纱块抹干泌尿造口周围皮肤，喷洒皮肤保护粉，按创面大小覆盖藻酸盐敷料，裁剪片状水胶体敷料贴在藻酸盐敷料上，以泌尿造口为中心粘贴水胶体敷料，外缘超过疑似尿酸结晶范围，泌尿造口周围涂一圈防漏膏，减少尿液渗入创面，粘贴一件式泌尿造口袋。

3. 第 3 次处理 第 2 次处理后的第 1 天，更换造口袋时可见已经清创的伤口基底红润，继续清除部分剩余坏死组织，原方案处理。

4. 第 4 次处理 第 2 次处理后的第 3 天，泌尿造口黏膜及其周围皮肤上的结晶已清除（图 12-3-6c），泌尿造口周围皮肤创面基底 25% 黄色腐肉组织、25% 粉红色组织、50% 红色组织。清除部分黄色腐肉，喷洒皮肤造口皮肤保护粉，以泌尿造口为中心粘贴水胶体敷料，并在泌尿造口边缘涂上一圈防漏膏，粘贴一件式泌尿造口袋。

5. 出院 第 2 次处理后的第 5 天患者签字出院，告知患者居家处理方法。未再继续跟踪。

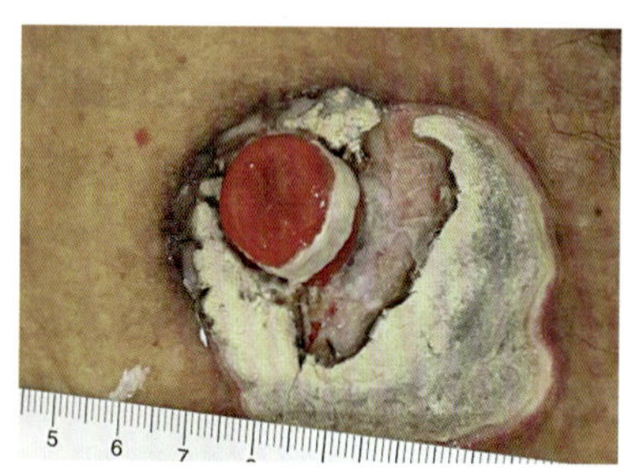

图 12-3-6b　刀片清除部分松软的白色结晶体

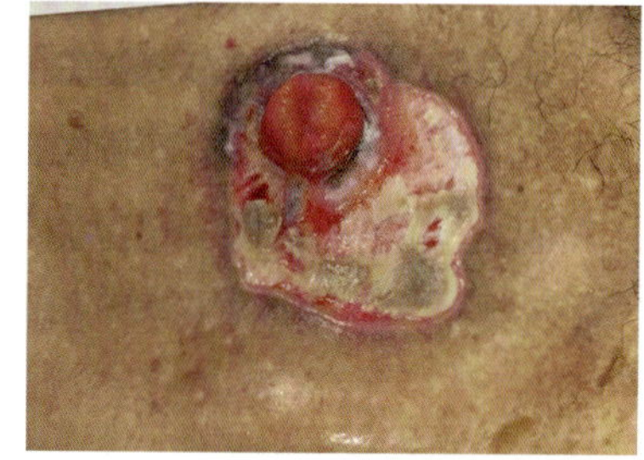

图 12-3-6c　泌尿造口黏膜及其周围皮肤上的结晶已清除

【健康教育】

1. 指导患者家属造口底盘裁剪不宜过大，一般比肠造口大 1 ~ 2mm，如无渗漏 3 ~ 5 天更换一次造口袋，发现渗漏随时更换。日间及时倾倒尿液，夜间床边接引流袋，防止尿液反流。
2. 加强全身营养，鼓励患者多喝水，每天饮水量应达 1500 ~ 2000ml，多吃新鲜蔬菜及水果。
3. 日常更换造口袋时局部皮肤可用弱酸性沐浴液清洗。
4. 勿用对肾功能有损害的药物。
5. 给予患者提供造口门诊联系方式，遇到问题及时沟通。

【结果】

患者经过分次保守锐性清创及自溶性清创相结合去除尿酸结晶，肠造口周围皮肤逐渐恢复正常，家属比较满意。

【重点 / 难点】

1. 清除泌尿造口周围疑似尿酸结晶体的方法　本案例疑是比较严重的尿酸结晶并肠造口周围皮肤损伤。肠造口周围疑似尿酸结晶体很厚，单纯靠使用 1∶3（醋酸∶水）的溶液进行清洗方法来消退，可能需要很长时间，选用保守锐性清创应该是较为理想的清创方法。

2. 保守锐性清创的注意事项　利用刀片锐器清除尿酸结晶前需征求家属同意，安全起见，不能一次性清除，应看效果分次清除；患者中度贫血，四肢肌力无法配合，身体时有抖动，清创时动作要小心，避免清创过度造成出血不止；处理前要准备好造口用物，裁剪合适的造口底盘，从清洗到粘贴造口袋时动作要迅速。

（刘惠娇　郑美春）

第十三章　肠造口周围并发症患者的护理

第一节　肠造口周围皮炎患者的护理

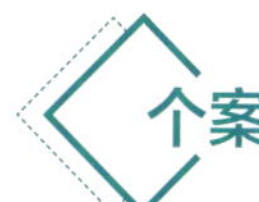

个案 1　回肠造口回缩并刺激性皮炎患者的护理

回缩的造口是指造口排泄物直接排在皮肤水平或皮肤水平以下。许多回缩的造口伴随造口周围凹陷的轮廓。有人认为，最佳的回肠造口高度是 2.5cm。据报道，理想的造口袋佩戴至少是 1 ～ 2 天，在美国，回肠造口袋的佩戴时间是 5.01 天。但是，对回缩的造口合并造口周围皮肤凹陷者，标准的造口底盘不能完好地保护造口周围皮肤。据报道造口周围皮肤并发症的发生率高，89 例患者中有 31 例是化学刺激性皮炎，其中 19 例（45%）是回肠造口。造口底盘渗漏引起的刺激性皮炎在造口周围皮肤并发症中占 13.5%。

造口治疗师必须有能力利用能得到的造口用品处理造口袋的难粘贴情况，并且尽可能使造口护理过程简单。这样造口人和或照顾者就能掌握自我造口护理过程，及时完成造口护理操作。

【患者资料】

患者何先生，75 岁，在外院因直肠癌放化疗后行直肠癌 Dixon 术，术中做了临时回肠造口，出院时使用一件式造口袋，每 3 天更换 1 次造口袋，造口周围皮肤完好，术后 10 天出院。术后 20 天，造口底盘渗漏，每天渗漏 3 ～ 6 次，并有造口周围皮肤溃烂、疼痛，严重影响着生活和休息。改用两件式 Fc 凸面底盘后，造口底盘还是渗漏，每天渗漏 1 ～ 3 次，来造口门诊就诊。

【全身评估】

患者精神食欲一般，消瘦，体重 50kg，身高 170cm。因为造口底盘容易渗漏，不能自己护理造口，家属请了 58 岁的男性照顾者（小学文化）帮忙护理造口。术后 20 天，每天渗漏 3 ～ 6 次，并有造口周围皮肤溃烂、疼痛，影响睡眠和休息。目前在家里休养，家庭经济好，有医保，有女儿关爱。

【局部评估】

患者干性皮肤，使用的一件式造口袋及 Fc 系列产品很难从正常皮肤分离，造口周围皮肤溃烂（图 13-1-1a），底盘发泡膨胀松脱。造口圆形，近端开口在造口 1 点的位置、远端开口在造口 7 点位置，平卧时造口回缩，开口在皮肤水平，坐位时造口稍微突出。造口排泄物为稀粪便。因为患者高龄又消瘦，造口周围皮肤呈不规则的凹陷，且造口 8 ～ 9 点位置临近髂前上棘，髂前上棘明显高出造口，造成造口排泄物直接排在造口周围皮肤上。刺激性皮炎和机械性损伤造口周围皮肤 DET 评分 7 分，数字等级评定量表疼痛评分 4 分。每次换袋都用造口皮肤保护粉及创口保护膜，各 3 层错开使用在溃烂皮肤上，效果差。

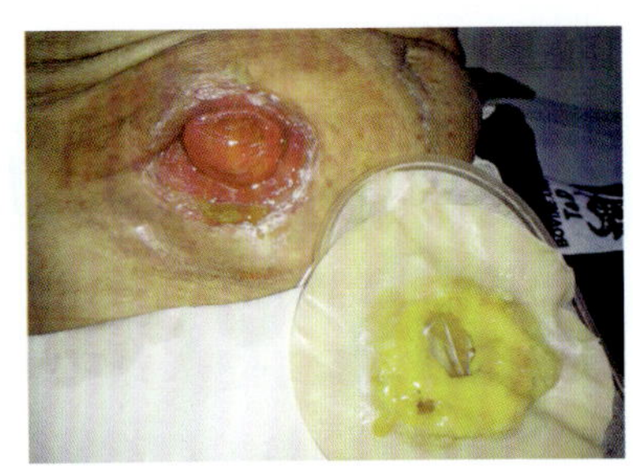
图 13-1-1a　患者半坐卧位时回肠造口周围皮炎

【护理目标】

1. 保护造口周围皮肤，促进愈合。
2. 完好收集造口排泄物。
3. 照顾者及家属掌握造口护理技巧。

【处理过程】

1. 保护造口周围皮肤，促进愈合

（1）每次用温清水彻底冲洗造口及周围皮肤，让患者造口侧侧身，塑料袋置于腰下，塑料袋和皮肤之间垫上棉垫 2 块，用温水冲洗造口及周围皮肤，避免摩擦导致糜烂的造口周围皮肤疼痛，然后轻轻印干周围皮肤的水分，减轻疼痛。

（2）保护周围皮肤，用皮肤保护粉及创口保护膜，各 3 层错开使用在溃烂皮肤上，使用创口保护膜要等 30 秒后再喷粉，以便形成膜。然后用小块水胶体超薄片贴在溃烂皮肤上，远离造口 5mm 的位置，以保护损伤的皮肤，促进愈合；避免底盘难以从皮肤取出，造成机械损伤。因为水胶体超薄片只能吸收少量的水分，太靠近造口黏膜容易导致底盘渗漏。

2. 完好收集造口排泄物

（1）填平造口周围皮肤，并用凸面底盘配合袋子。剪出 3 块小片长方形猪油膏，贴在位于造口周围皮肤凹陷位置，其中 8 点 ~ 11 点的位置需要粘贴 2 层猪油膏才能填平周围皮肤（图 13-1-1b）。选用预先开口的凸面底盘，开口比造口直径大 2mm，凸面底盘配合透明造口袋收集排泄物。因为造口 8 ~ 11 点位置临近髂前上棘，髂前上棘明显高出造口。因此，在造口 8 ~ 11 点位置对应的底盘上，剪去底盘上浮动环外圈塑料部分，以免髂前上棘运动时与底盘摩擦。配合腰带使用。

（2）检查照顾者造口护理能力。要求照顾者参与门诊的造口护理过程，开始 1 周到造口门诊参与造口护理 2 次。然后连续 2 周，照顾者每周在家造口护理 1 次，到门诊复查 1 次。第 1 次复查，见造口底盘周围粘贴胶布，并且底盘下很多防漏膏（图 13-1-1c），而防漏膏难以取出。用医用松节

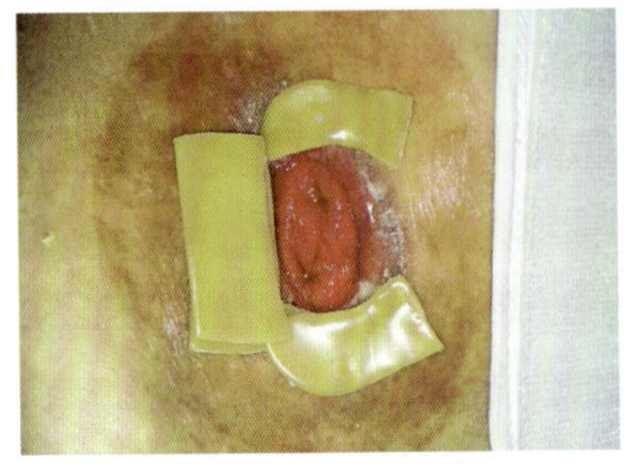
图 13-1-1b　长方形猪油膏贴在造口皮肤保护粉 + 保护膜上

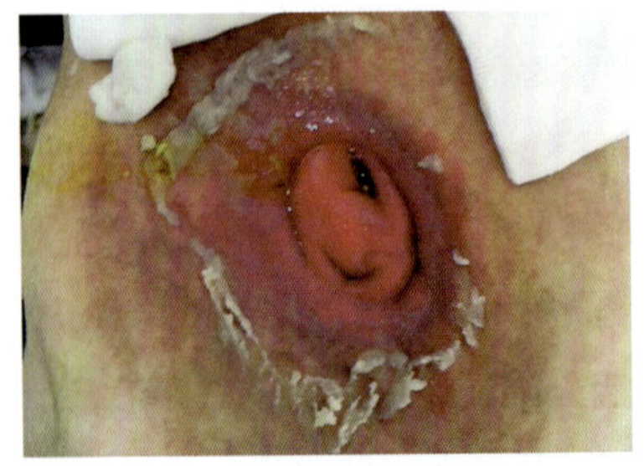
图 13-1-1c　1 周后复查造口周围很多防漏膏

油搽在防漏膏和皮肤之间，慢慢取出防漏膏，清水彻底清洁皮肤。防漏膏难清除，防漏膏越多，皮肤负担也越重，清除防漏膏的过程也会增加皮肤摩擦损伤。解释可以不用防漏膏，就用片状猪油膏填补凹陷多部位（图 13-1-1d、图 13-1-1e）。此后，每 3 天更换 1 次造口袋，造口周围皮肤比前好转，造口底盘膨胀溶解在合理范围，没有造口排泄物渗漏现象。但是邻近造口周围的皮肤容易溃烂，建议饮食配合。换袋选择时间宜在餐后 2 小时后或空腹进行，避免餐后肠蠕动增加导致频繁粪水涌出，增加照顾者换袋的困难。

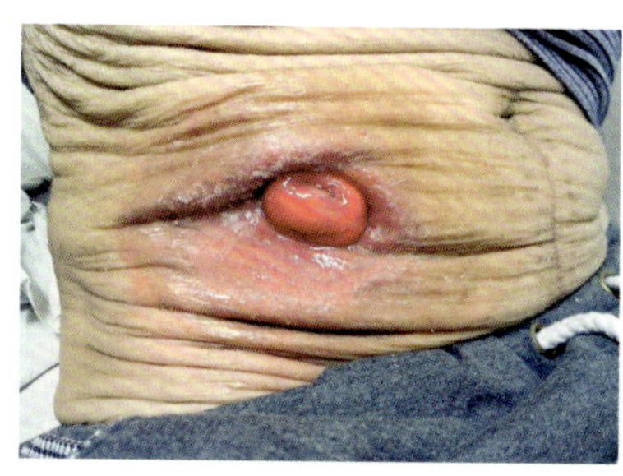
图 13-1-1d　坐位时造口及周围皮肤

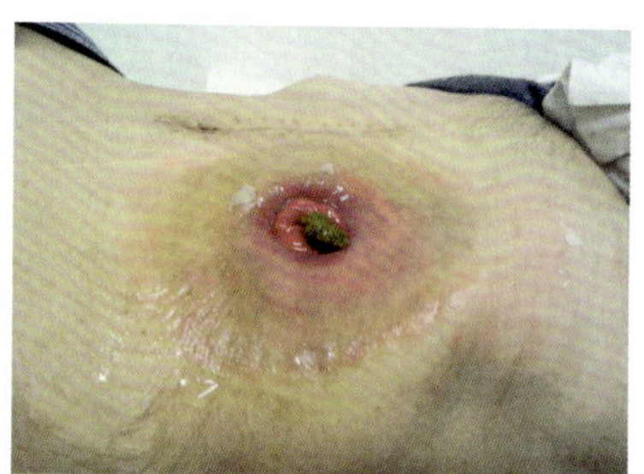
图 13-1-1e　3 周后情况好转

【健康教育】

1. 解释造口周围皮肤的溃疡是回肠排泄物刺激引起的，回肠液高碱性及蛋白水解酶长期接触皮肤引起刺激性皮炎。由一件式平面底盘的造口袋及凸面底盘造口袋不能有效收集排泄物，不适合使用，容易渗漏。反复多次清洗局部，可造成机械损伤。所用的底盘粘贴太紧，难于取出，也可造成机械性损伤，加重局部损伤。

2. 解释猪油膏补片裁剪可以是剪成长方形，比较容易记忆、剪裁。解释 8 ～ 11 点在坐位时凹陷更深，需要增加猪油膏补片，然后，凸面底盘及造口袋配合腰带使用，能充分收集回肠造口的排泄物。大面积防漏膏用于底盘上并无防漏作用，反而增加清理难度。

3. 照顾者是男性，50 多岁，造口护理时没有表现得很灵巧，选用合适的预先开口的凸面底盘，减少照顾者工作量。辅导造口护理时允许造口者家属对护理关键细节拍照，帮助记忆。裁剪猪油膏补片及水胶体超薄片时，尽量形象化、简单化，以方便记忆。在造口门诊参与护理过程，连续 3 周在造口门诊，参与护理，让造口治疗师检查照顾者在家造口护理的情况，逐渐提高照顾者的造口护理能力。

4. 建议进食一些食物，以能使排泄物变稠，如米饭、面包、蒸苹果、烤苹果、炒土豆等，效果好，2 周后，患者造口袋没有渗漏，能安静入睡，身体也逐渐恢复，1 个月后患者体重增加 1kg，3 个月后，体重增加，不用猪油膏补片了，皮肤也完好无损。

【结果】

患者回缩回肠造口伴造口周围皮炎时，选用凸面底盘及造口袋加猪油膏补片，配合腰带使用，每 3 天更换造口袋 1 次，造口周围皮肤正常，没有皮炎发生。在本次护理过程中，重视照顾者护理能力的培训，让照顾者的造口护理从逐步参与→回馈护理过程→检查护理结果→独立完成造口护理，同时配合饮食调整，以使排泄物变稠，整体效果好。

【重点 / 难点】

1. 造口底盘渗漏，需要评估造口产品是否匹配、评估造口局部、评估照顾者的造口护理技巧。

2. 造口局部的评估对选择造口袋起重要的作用，评估造口时，通过造口者卧、坐、站的姿势，彻底了解造口高度、开口、造口周围皮肤皱褶或凹陷、骨凸位置对造口底盘的影响。患者不同体位，造口周围的皱褶明显不同。造口排泄物性质、性状的评估也很重要。

3. 通常情况下，回肠造口回缩并造口周围皮肤平坦时，需要用到凸面底盘，配合腰带。合并造口周围皮肤深度凹陷时，用深度凸面底盘也难于完全收集，需要用到猪油膏补片，配合腰带。使用猪油膏补片时，需要尽量简单化，并用形象、具体的语言描述猪油膏补片的大小及放置的具体位置，方便照顾者掌握护理。

4. 有些造口底盘使在干性皮肤的造口者中，粘贴太紧而难于从皮肤中取出，容易造成机械性损伤，加重造口周围皮炎的发生。高龄者真皮层薄，需要重视皮肤保护。

5. 配合饮食，让粪便变稠，也能延长底盘使用时间，但是，在造口底盘不合适时，则完全没用。

6. 重视造口者照顾者的造口护理能力培训，逐渐增加护理能力，重视护理效果检查。

（张惠芹）

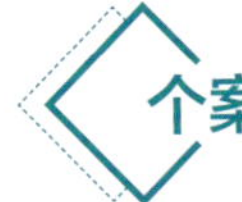

个案 2　高排出量回肠造口凹陷并刺激性皮炎患者的护理

造口刺激性皮炎是由于造口排泄物持续刺激造口周围皮肤引致表皮脱落所致，可表现为皮肤发红、糜烂、出血、刺痛和瘙痒等症状，严重影响患者的睡眠及生活质量。据报道，刺激性皮炎占造口周围皮肤并发症的 22%，是最常见的造口周围并发症之一。而排泄物刺激皮肤严重度以回肠造口的水样便最为严重，因为回肠造口排出的粪便稀薄，粪便中的胆汁、胰液、碱性肠液和消化酶对腹壁造口周围皮肤产生强烈的化学刺激，1 小时内即可引起红斑，数小时后可引发皮肤表面溃疡。特别是出现回肠造口周围凹陷或造口回缩，更易引起粪水溢漏，加速刺激性皮炎的发生。

【患者资料】

患者麦某，女性，51 岁。因反复腹痛、排黏附血便 1 年余，经检查拟“溃疡性结肠炎”入院治疗。入院后完善术前各项检查和准备工作后在气管内麻醉下行全结肠切除术 + 回肠直肠肌鞘吻合 + 回肠造口术。术程顺利，术后按医嘱予抗感染、营养支持及伤口造口护理，并指导家属造口护理技巧，住院期间没有出现造口刺激性皮炎等并发症。患者恢复顺利，术后第 7 天出院。出院第 5 天因无明显诱因出现尿量减少，每日排尿 2 次，总量小于 400ml，伴回肠造瘘口引流量增多，每天粪水量 1500 ~ 2000ml，造口袋容易渗漏，每天需更换造口袋 3 ~ 5 次，造口周围皮肤严重溃烂、疼痛，同时由于食欲差，出院后体重减轻 6kg，于术后第 14 天再次入院治疗。

【全身评估】

患者神志清，精神萎靡。体型消瘦，身高 156cm，体重 42kg。生命体征平稳，体温正常。血常规检查示血红蛋白 98g/L，红细胞计数 3.2×10^{12}/L，白蛋白 31g/L，其余检验结果无异常。患者由于造口袋容易渗漏、造口周边皮炎疼痛影响休息和睡眠而精神不振，心情郁闷，情绪低落。患者家庭关系良好，女儿常伴左右，协助造口袋更换等造口护理工作，家庭经济状态良好。

【局部评估】

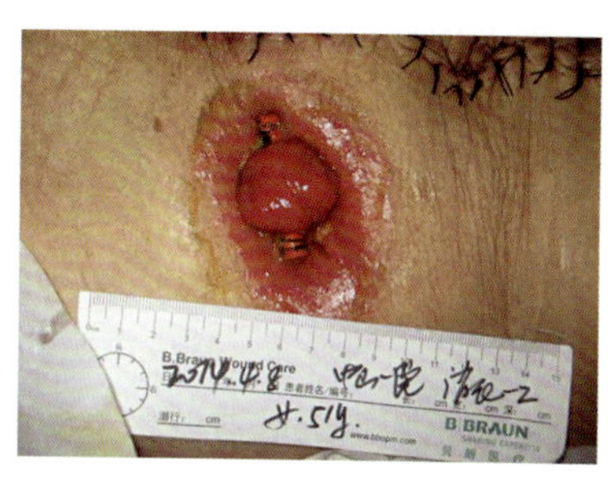

图 13-1-2a　入院时造口刺激性皮炎情况

左下腹可见一椭圆形回肠袢式造口，大小约为 3cm × 2.7cm，肠黏膜红色，有光泽；造口支架管未拆除；造口有排气、排便，粪便为水样便，每天粪水量 1500 ~ 2000ml；造口近端开口于造口上边缘，远端开口于造口下边缘，开口均紧贴于皮肤；由于患者消瘦，舟状腹，造口周边皮肤凹陷，令造口肠黏膜低于皮肤平面；造口近端开口黏膜与皮肤连接处有糊状粪便积聚，造口四周皮肤出现刺激性皮炎，表现为皮肤开放性损伤，部分皮肤层缺失，但没有累及到皮下组织（图 13-1-2a），采用 SACS™ 评估工具对造口周围皮肤进行评估和分级，结果为 L2，TV，患者主诉造口周围皮肤疼痛，疼痛评分为 8 分（数字等级评定量表法）。

【护理目标】

1. 造口袋粘贴牢固，不易发生渗漏。
2. 造口刺激性皮炎愈合。
3. 患者及家属掌握正确的造口护理方法。
4. 患者心理压力缓解。

【处理过程】

1. 造口周边皮炎的护理　用 0.9% 氯化钠注射液棉球彻底清洗造口及周围皮肤，因患者皮炎处疼痛，故注意动作轻柔，采用轻拍式或冲洗的方法清洗，避免采用来回擦洗的方法或用粗糙的纸巾或毛巾擦洗以免加重皮肤损伤；由于回肠造口排泄物较多且稀，最好选在患者空腹或进食两小时后更换造口袋。清洗过程中，可以用纱布或纸巾盖住造口近端出口，避免更换过程排泄物涌出。清洗后用干纱块抹干造口周围皮肤，然后均匀涂抹少量皮肤保护粉，再距离皮肤 10 ~ 15cm 喷洒皮肤保护膜待干。由于患者造口刺激性皮炎较为严重，因此间隔 15 秒左右再重复上述涂粉喷膜步骤 2 ~ 3 次，造成类似“封漆”的效果。皮肤保护粉属于粉末状亲水性敷料，它的主要成分是羧甲基纤维素钠，含有亲水性粒子，与水反应形成凝胶，阻断了肠造口排泄物皮肤创面的刺激，达到止痛的效果，同时含有软化纤维原，能进行自溶性清创，并能刺激新的血管组织生长，促进上皮的愈合。皮肤保护膜是一种多分子聚合物，形成透明膜，有透气不透水阻隔细菌的作用。皮肤保护膜对于皮肤病灶处起到了一定的隔离功效，能够有效减小摩擦，为创面愈合提供了一定的条件；于靠近肠造口黏膜的边缘涂抹防漏膏，并在周围凹陷部位予防漏膏填平，可起到防渗漏的作用。

2. 造口袋的粘贴与固定　选用两件式凸面造口袋，测量造口大小后剪裁造口底盘。注意造口底

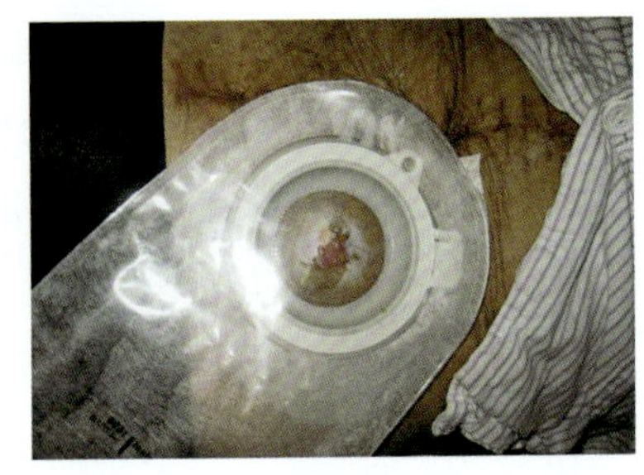

图 13-1-2b　使用凸面造口袋 + 腰带固定

盘剪裁勿过大，比肠造口大 1 ~ 2mm 即可。裁剪后，用手指将造口底盘内圈剪裁后的棱角抹平，以免底盘内圈直接碰触造口导致黏膜损伤出血。然后粘贴造口底盘，由于患者消瘦，皮肤皱褶明显，应注意绷紧皮肤后粘贴，将底盘沿着造口紧密地贴在皮肤上，用手指从内往外轻压底盘，使其与皮肤紧贴，扣上造口袋，外加专用造口腰带固定（图 13-1-2b），然后用弹性柔棉宽胶带将造口底盘外侧边缘粘胶封边固定，并让患者手掌捂着造口底盘 5 ~ 10 分钟，使其粘贴更牢固。应用凸面底盘是为了加压于造口周围皮肤，使用腰带后底盘与周围皮肤完全接触，皮肤下压，使肠黏膜抬高，造口乳头部膨出，改善造口凹陷的现象，减少渗漏的机会。注意腰带的松紧度要适宜，稍偏紧，以不影响腹式呼吸为妥。为了防止腰带引起器械相关性压力性损伤，应在腰带硬扣与皮肤之间放置棉垫。造口袋粪水达 1/3 满时要及时排放，防止粪水倒流使造口底盘容易渗漏脱落。造口周边皮炎严重阶段，造口袋没有渗漏时 2 ~ 3 天更换 1 次，皮炎愈合后可 3 ~ 5 天更换 1 次，但造口袋渗漏时需及时更换。

【健康教育】

1. **饮食指导**　营养缺乏是阻碍伤口愈合的重要因素。告知患者饮食应有规律，增加营养，保持适宜的体重；饮食宜清淡易消化，忌食辛辣、刺激性食物，多吃含粗纤维食物，如玉米、山药、腰果等，食物应充分咀嚼，帮助消化；每日饮水 1500 ~ 2000ml，注意饮食卫生，食物冷热应适宜，避免进食容易导致腹泻的食物，如咖喱、油炸食品等。

2. **造口护理指导**　指导患者和家属造口及周围皮肤的清洗技巧和皮炎的处理方法、造口用品及辅助用品的选择与使用技巧。告知患者及家属排泄物满造口袋的 1/3 ~ 1/2 时应及时排放，防止粪水倒流浸泡造口袋粘胶而易脱落，加重造口刺激性皮炎。造口袋底盘的更换时间应根据造口周围皮炎的具体情况而定，皮炎严重时一般不超过 3 天，皮炎情况改善或愈合后可 3 ~ 5 天更换 1 次，如发现底盘粘胶发白部位距边缘处 <1cm 或已有渗漏现象，应及时予以更换。

3. **心理护理**　造口改变了患者原有的排便方式，患者尚未完全适应，容易产生抗拒、悲观、依赖，甚至绝望的心理。当造口出现并发症时，会更加重其心理负担，而负性情绪又会影响患者的康复。详细向患者解释引起造口周围皮炎疼痛的原因是因为粪便刺激皮肤引起，只要解决了粪便渗漏的问题，疼痛就会消失。向患者及家属解释使用两件式底盘加腰带固定可有效减少渗漏的问题，并指导患者活动或运动时注意造口部位的保护，避免造口袋由于造口部位皮肤过度改变而易脱落。告诉患者通过双方的共同努力，造口袋渗漏与刺激性皮炎的问题可以解决，以增强其治疗信心，使其以愉快的心情接受治疗。

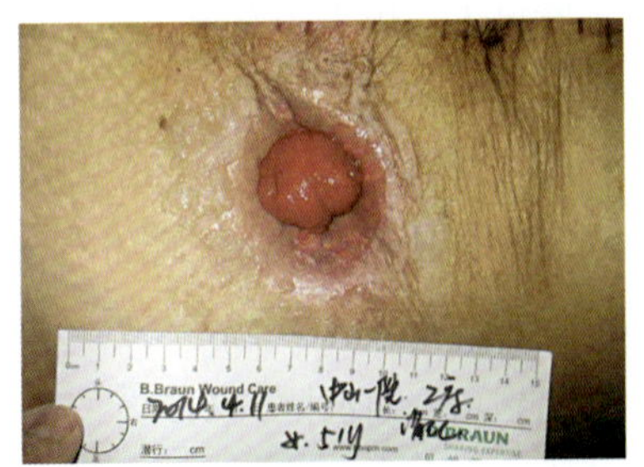

图 13-1-2c　3 天后造口刺激性皮炎明显好转

【结果】

应用凸面底盘后，造口袋可维持 2 ~ 3 天不渗漏，3 天后患者造口周围皮炎面积及渗出较前减少（图 13-1-2c），疼痛评分为 3 分（10 分法），每晚睡眠可达 6 小时以上。患者心情渐开朗，食欲好转，患者与家属能够积极参与并能正确护理造口，第 7 天造口皮炎愈合出院。

【重点 / 难点】

1. 造口周边皮肤凹陷致使造口袋容易渗漏产生刺激性皮炎，而皮肤炎性渗出使造口底盘容易渗漏脱落，使皮肤经常受到粪水刺激而使皮炎加重，形成恶性循环。

2. 对严重刺激性皮炎的创面采取有效的渗液管理措施，以减少皮肤渗液对造口底盘的影响，延长造口底盘的使用时间。

3. 造口周边皮肤凹陷应用凸面底盘加腰带固定的方法，可有效减少渗漏的机会。

4. 观察患者或家属自我护理造口的过程，找出引起刺激性皮炎的原因，并指导正确的护理方法是预防造口刺激性皮炎再发的关键。

（黄漫容）

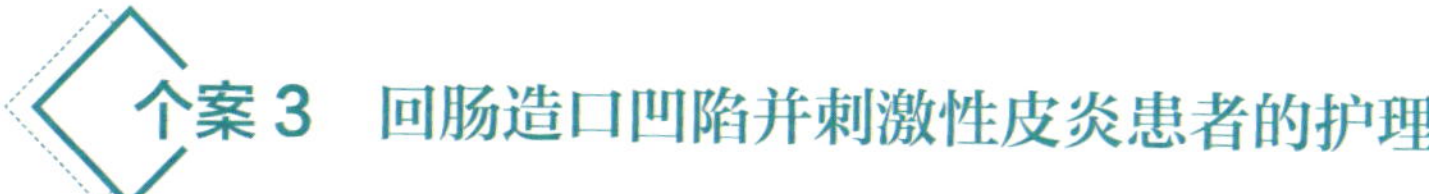

个案 3　回肠造口凹陷并刺激性皮炎患者的护理

刺激性皮炎是肠造口术后常见的并发症之一。由于粪便经常刺激而引起造口周围皮肤的糜烂。造口周围皮炎约占并发症 36.5%，肠造口周围皮炎的发生以粪便渗漏引起的刺激性皮炎居多。回肠造口排泄物刺激性很大，一旦与皮肤接触，1 小时内即可引起红斑，数小时可引发皮肤表面溃疡。发生刺激性皮炎的原因是回肠造口排泄物的强腐蚀性、造口外露黏膜低于皮肤或与皮肤平齐；坐位时造口周围皮肤不平整；造口底盘裁剪形状大小不合适；支撑棒留置时间过久及移位。皮肤的潮红、糜烂，不但增加患者身体的痛苦，还影响造口袋的粘贴，给护理带来麻烦。

【患者资料】

彭先生，男，66 岁，因造口袋粘贴不稳，造口周围刺痛急诊入院。该患者 2 周前因直肠癌行直肠癌根治（Dixon）、回肠末端造口术。术后第 2 天开始排气、排便，恢复良好，术后 1 周出院。出院当天下午造口袋渗漏、脱落，之后造口袋粘贴不稳，2 天更换了 10 个造口袋，严重影响睡眠；造口周围皮肤刺痛。收住院后请造口治疗师急会诊，协助处理造口。

【全身评估】

接诊时患者无腹部压痛、反跳痛和腹肌紧张等腹膜炎表现及体温升高等情况，生命体征稳定；因无法粘贴造口袋，造口周围皮肤刺痛而出现焦虑、抑郁。家庭关系和睦，子女孝顺，一直是患者儿子陪伴和更换造口袋。退休人员，经济状况良好。

【局部评估】

肠造口在右下腹部，圆形，直径 4cm，为回肠双腔造口，突出皮肤 1cm，但近端造口（排便出口）在 6 ~ 7

点方向，与皮肤平齐，仰卧位时造口周围皮肤无凹陷、皱褶；坐位时见造口边缘黏膜低于皮肤，特别是5～10点方向，排便出口低于皮肤，并见糊状便排出，表皮脱落、渗出；2～10点方向的皮肤潮红（图13-1-3a）。采用DET评估工具对造口周围皮肤进行评分10分，疼痛评分9分（10分法）。

【护理目标】

1. 造口袋粘贴牢固，不发生渗漏。
2. 促进造口皮炎愈合。
3. 患者及家属掌握正确的造口护理方法。
4. 患者心理压力缓解。

【处理过程】

1. 清洗　先用软纸巾清洁粪便，再用冷开水或自来水沾湿棉布或不碎纸巾轻柔清洗造口和造口周围皮肤，不建议用0.9%氯化钠注射液或消毒水清洗，以免造成破损皮肤的刺激。清洗干净后拭干皮肤，用湿纸巾包绕在造口黏膜处，防止粪便流出，污染已清洁的皮肤。

2. 造口周围皮肤保护　在皮肤糜烂处涂抹造口皮肤保护粉及喷洒创口保护膜敷料，尤其是造口开口与皮肤连接的缝隙处。嘱患者坐起，用防漏条将凹陷处填平，预防侧漏和保护皮肤。

3. 裁剪造口底盘与贴袋　选用二件式微凸面底盘，该底盘为螺旋型粘胶，更好地保护造口周围的皮肤；袋子为新型薄膜，更有效地屏蔽异味，袋子背后的无纺布衬里可以增加舒适度；使用腰带加压凸面底盘与造口周围皮肤，使造口乳头部膨出，减少了造口周围皮肤浸泡在粪水中的机会（图13-1-3b）。将造口袋底盘裁剪成比造口内径大1～2mm的圆形，裁剪后，用手指将造口底盘裁剪的棱角抹平，以免底盘内圈棱角擦损造口黏膜，引起出血。将防漏条填平造口周围皮肤凹陷处，确保底盘与造口周围皮肤粘贴紧密，防止排泄物经此处流出，对皮肤造成损伤；可有效地防止造口排泄物对造口袋底盘的侵蚀，从而延长产品的使用时间。

4. 病情允许时，尽量吃固体类食物或可溶性纤维食物，使粪便成形，以减少粪水的刺激。

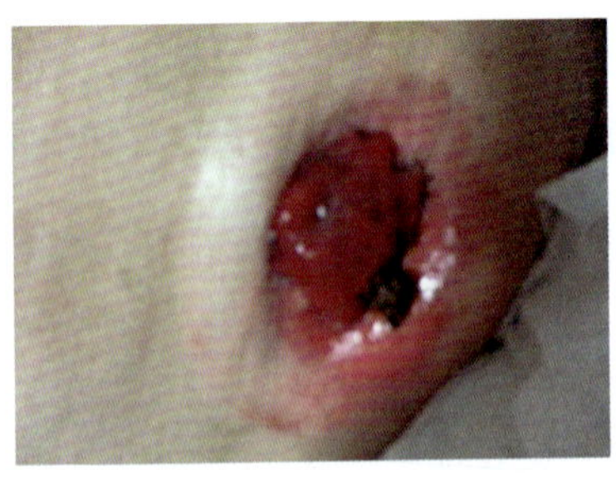

图13-1-3a　接诊时的造口周围皮肤情况

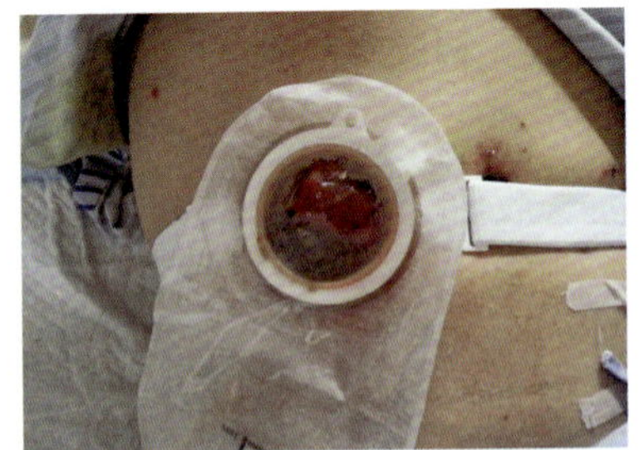

图13-1-3b　凸面底盘加腰带

【健康教育】

造口术改变了患者的排便方式和身体外形，对患者的肉体和精神给予沉重打击，加上出院后出现造口袋粘贴不稳，造口周围皮肤糜烂、刺痛，更给患者增加了心理负担和痛苦。因此，医护人员应主动接近患者，深入了解其心理状态，多关心和安慰患者；向患者讲述处理方案。仔细给患者及家属讲解出现此状况的原因、处理方法；介绍造口护理相关知识，明确告诉患者该问题是可以解决的，以增强其治疗信心；同时指导家属、患者积极参与造口的自我护理，让其看到治疗的效果，消除心理焦虑。

【结果】

出现刺激性皮炎后，及时寻找原因，指导正确的造口护理。通过饮食调节，正确地清洁造口和造口周围皮肤，配合使用造口皮肤保护粉、皮肤保护膜、防漏条、凸面底板与腰带，保证了造口袋的有效粘贴，避免了排泄物渗漏至皮肤导致的刺激性皮炎的发生，4 天后造口周围的皮肤糜烂区域基本愈合，无诉疼痛（图 13-1-3c）。造口周围皮肤的并发症得到了有效地控制和预防，减轻了患者的痛苦，提高了患者的生活质量。

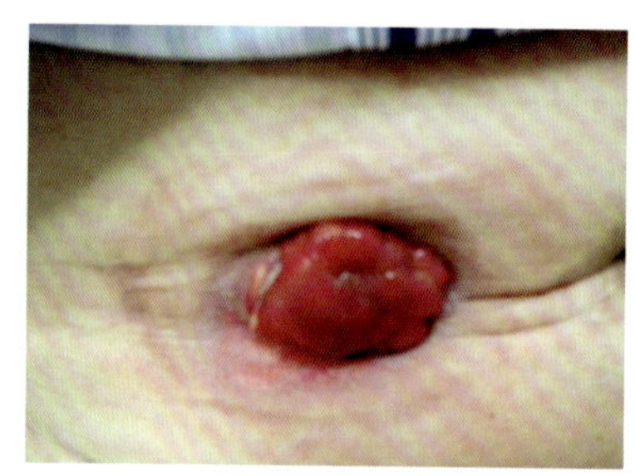

图 13-1-3c　经过处理后的造口周围皮肤情况

【重点 / 难点】

1. 患者喜喝浓茶、稀饭，易导致回肠造口排泄物较稀，稀水样便易侵蚀造口底盘及皮肤，生活习惯不容易改变，稀水样便难以避免。

2. 排便出口低于皮肤，又是回肠造口，如何阻隔粪水，不使粪水接触皮肤，需要一定的技术。

3. 出院后患者活动增多，坐起时造口周围皮肤有凹陷皱褶，普通造口底盘粘贴不密实，粪水易从低洼处渗漏底盘下，引起造口袋脱落，皮肤受刺激糜烂。

（叶新梅　刘爱红）

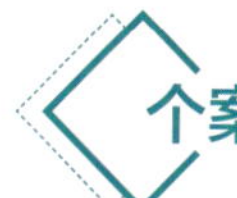

个案 4　高排出量回肠造口并刺激性皮炎患者的护理

肠造口高排出量是临床上较为常见的术后并发症之一，但并未被明确定义且常常被临床工作者忽视。有学者将肠造口高排出量定义为肠造口排出粪便量每日大于 2000ml，也有学者认为持续超过 3 ~ 5 天肠造口排出量均超过 1500ml 即为高排出量。一些研究表明，回肠造口高排出量的发生率为 1% ~ 17%，是引起 4% ~ 43% 患者再入院的原因，增加了患者的经济开支，延缓了患者的康复。因此，应关注高排出量回肠造口。当发生这种情况时，应明确其原因并进行处理，包括口服和（或）静脉补充水和电解质、使用抑酸和止泻药、营养支持等。否则，它容易导致机体脱水、水电解质紊乱、肾功能不全；同时，持续大量的粪便排出使回肠造口周围皮肤更容易受到侵害，继而发生刺激性皮炎。近年来，有学者将肠造口周围刺激性皮炎（粪水性皮炎和尿源性皮炎）归类为肠造口周围潮湿相关性皮肤损伤，它是由于肠造口周围皮肤长期受到粪便或尿液的刺激所导致的皮肤损伤，表现为皮肤发红、溃疡等，患者诉有烧灼感。一旦发生刺激性皮炎，应做好肠造口排泄物的管理，避免皮肤继续暴露于潮湿源（即肠造口排出物）中，预防创面发生感染，同时选择合适的敷料促进创面的愈合。

【患者资料】

患者余女士，56 岁，主诉“无明显诱因粪便带血 3 个月余”，结肠纤维内镜检查见肛门距直肠 8cm 处肿块 3 ~ 4cm，活检病理示直肠中分化腺癌。遂行术前放化疗，放化疗后病变范围明显缩小。放疗结束后 6 周入院，全身麻醉下腹腔镜行 Dixon+ 回肠造袢式造口手术。术后第 7 天出院，出院后第 6 天因少尿、呕吐，伴全身乏力、出冷汗等症状而再次入院。入院后回肠造口的评估及护理措施如下。

【全身评估】

患者直肠腺癌综合治疗后，出现少尿、呕吐，伴全身乏力、出冷汗，诊断为肾前性肾功能不全。患者既往有原发性高血压、2 型糖尿病、胆囊结石、脂肪肝。退休职工，经济条件良好，家庭和睦，住院时其丈夫、女儿照顾。缺乏回肠造口护理知识，回肠造口一直由其女儿护理。

【局部评估】

1. 回肠造口位于右下腹部。佩戴预留孔径 32mm 的两件式凸面开口袋 + 造口腰带，收集到黄绿色水样便。其女儿告知回肠造口排出量大，每天约 1500ml，患者因食欲欠佳，以进食瘦肉汤和肠内营养粉为主，喝得多排出也多，而且基本喝完 5 ~ 10 分钟就排出。每隔 1.5 小时左右排放 1 次，因渗漏每 1 ~ 2 天更换造口底盘 1 次。今佩戴的造口底盘是前 1 天上午更换的，刚好 24 小时。

2. 造口底盘无渗漏，分离造口袋后见回肠造口仅 1 个开口（见粪水排出），揭除患者使用的两件式凸面造口底盘后，见底盘孔径周围黏胶上粘贴着还不完全溶解的水胶体超薄敷料，可见回肠造口为袢式造口。近端和远端 2 个开口为左右结构相连在一起，近端开口在左侧高 1.5cm，圆形，直径 3.0cm，肠造口黏膜水肿，无见肠袢皱襞，开口偏向 6 点方向；远端开口在右侧，为椭圆形，开口小，大小为 2.3cm × 1.0cm，且与肠造口周围皮肤平齐，不认真观看还难以判断。回肠造口周围 3 ~ 12 点方向皮肤损伤，SACS ™ 评估工具评估为 L2，T Ⅱ、T Ⅲ & T Ⅳ损伤（图 13-1-4a）。患者诉回肠造口周围皮肤烧灼感，其家属告知 7 天前回院拆线发现皮肤红，而转换使用此款造口底盘，前日更换底盘时发现回肠造口皮肤损伤，而粘贴了水胶体敷料。站立和坐位时回肠造口周围皮肤凹陷。

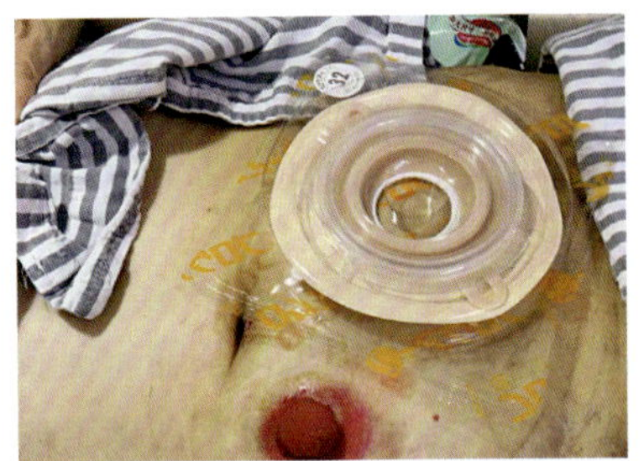

图 13-1-4a　造口周围刺激性皮炎

【护理目标】

1. 促进回肠造口周围刺激性皮炎的愈合。
2. 保护回肠造口周围皮肤，避免粪水对周围皮肤的再次刺激。
3. 配合医疗，纠正急性肾功能不全。

【处理过程】

1. 清洗　使用 0.9% 氯化钠注射液清洗回肠造口周围皮肤，清洗时采用蘸洗的方法轻柔地对皮肤进行清洗后抹干，避免用力擦洗。

2. 回肠造口周围皮肤刺激性皮炎的处理 皮肤抹干后，在受累最深的范围内使用亲水性纤维敷料吸收渗液，并选用 10cm × 10cm 的水胶体敷料按回肠造口的大小和形状进行裁剪后粘贴（图 13-1-4b）。粘贴水胶体敷料的目的是对皮肤损伤渗液少的区域进行处理，而对没有损伤的皮肤起到保护的作用，同时因已经使用亲水性纤维敷料的区域无法与造口底盘稳固粘贴，而水胶体敷料能与造口底盘稳妥粘连；另一方面，整块水胶体的粘贴比剪裁多块水胶体粘贴的稳妥性强。

3. 选择合适的造口袋 因患者的回肠造口并非圆形，且回肠造口周围皮肤凹陷（坐位和站立体位尤为明显），之前选用的预留圆形孔径的凸面造口底盘对患者不适合，因此，考虑给患者改用其他类型的凸面造口袋。该患者既可选用可塑型的凸面造口袋，也可选用可裁剪的凸面造口袋，经与患者及其家属沟通，患者最终决定先尝试可塑型两件式凸面造口袋（图 13-1-4c），并指导配合两件式尿袋 + 床边一次性 2000ml 大容量尿袋来收集回肠造口排出的粪水。目的是减少患者及家属频频排放粪水影响休息，同时可准确收集排出量。为了确保凸面底盘粘贴的稳固有效性，让患者佩戴造口腰带。

4. 病区护士交班 告知病区主管护士准确记录回肠造口排出量和尿量的重要性，并记录 24 小时总出入量。注意观察患者血生化、常规的结果，发现危急值应及时报告医生。

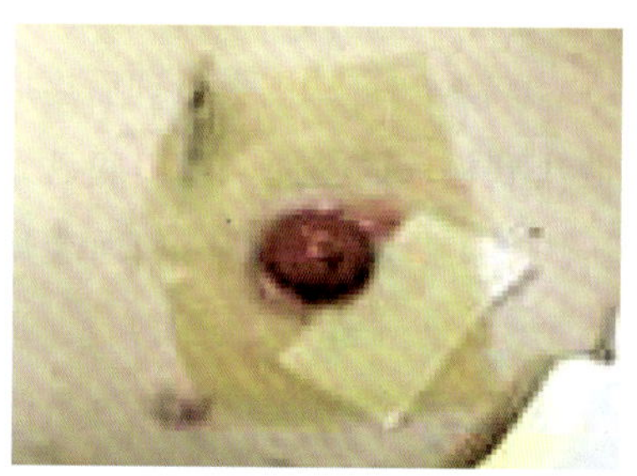

图 13-1-4b 亲水性纤维和水胶体处理皮炎

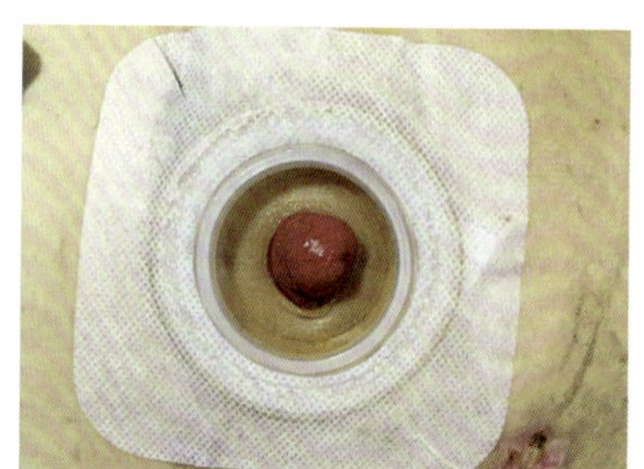

图 13-1-4c 可塑型凸面造口底盘

【健康教育】

1. 让患者和其家属认识回肠造口的特点 告知其回肠造口是袢式造口，有近端开口和黏液瘘管（远端开口）两个开口，前者排出粪便，后者会偶有肠黏液分泌出来。该患者及家属只知道排出粪便的近端出口，却不知道远端开口。告知其远端开口的存在及功能，教会其识别近端开口和远端开口（图 13-1-4d），以免佩戴造口袋时造口底盘将远端开口盖住，影响造口袋粘贴的稳妥性而导致渗漏等问题。一般情况下，造口底盘更换频率为 3 ~ 5 天，如造口底盘每天发生渗漏而需更换属于不正常现象。

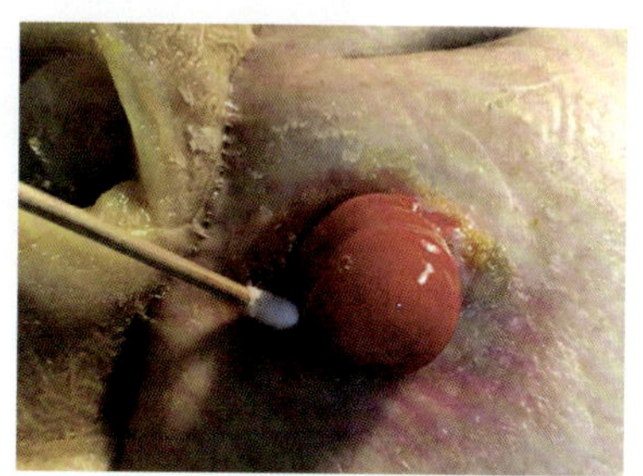

图 13-1-4d 识别造口近端开口和远端开口

2. 详细讲解造口附属产品和伤口敷料的使用方法 之前患者已经购买了皮肤保护粉、创口保护膜、水胶体超薄敷料，也了解回肠造口刺激性皮炎发生率高等知识，但对各种附属产品的适应证和使用方法还不是很清楚，再次给患者及其家属进行详细讲解。

3. 指导患者及其家属掌握可塑型造口底盘的使用方法 告知可塑型底盘的特性、操作步骤、使用和保管的注意事项、造口底盘的购买方式等。在以上的处理过程中从旁指导让其家属亲自参与操作过程。告知如回肠造口排泄的粪便含水分较少、排出频率减少后可改两件式开口袋。

4. 要求患者及其家属测量和记录每天从回肠造口排出的粪便量 小肠不像结肠那样吸收水分。回肠造口术后早期排出量大，一般为 800 ~ 1200ml，水样便；之后，随着近端小肠对液体的吸收和肠的“适应”，排出量为 500 ~ 800ml，且多为糊状便。当回肠造口排泄物超过正常排出量（24 小时内超过 1200ml 的水样便）时，容易发生脱水，排出量越大脱水风险越高。因此，要测量和记录每天从回肠造口排出的粪便量。同时注意观察尿量。一旦发生口干、少尿、尿色深、恶心、呕吐、乏力、出冷汗时，应及时就医。

5. 饮食指导 患者回肠造口排泄物一直是水样，宜饮用更多的液体并摄入一些盐水。每天保持至少 8 ~ 12 杯（2000 ~ 3000ml）液体饮入量，指导其每次排空造口袋后都喝些液体。可选择含盐及含钾的运动功能饮料、瘦肉汁等，也可冲服肠内营养品。避免进食容易引起粪便稀烂的食物和水果，如咖喱、洋葱、莲雾、哈密瓜、西瓜、香瓜等；可进食苹果，但注意果皮不宜食用，避免引起食物堵塞。

【结果】

1. 皮炎愈合 回肠造口周围刺激性皮炎处理后，患者告知自从皮炎处理后疼痛感降低，患者进食米饭后，回肠造口排出粪便含水量减少，造口袋收集到松软的粪便。造口底盘无渗漏，揭除造口底盘后可见皮炎明显好转（图 13-1-4e）。再次告知其家属识别近端开口和远端开口。继续予水胶体超薄敷料处理后粘贴可塑型底盘（图 13-1-4f）。整个操作过程由其家属执行，造口治疗师从旁指导。因患者住家离医院较远，指导其家属居家护理注意事项，造口治疗师通过微信平台与其保持沟通和指导。

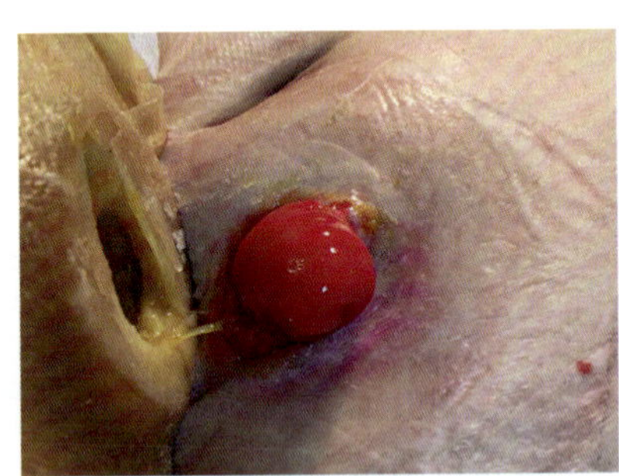

图 13-1-4e 刺激性皮炎明显好转

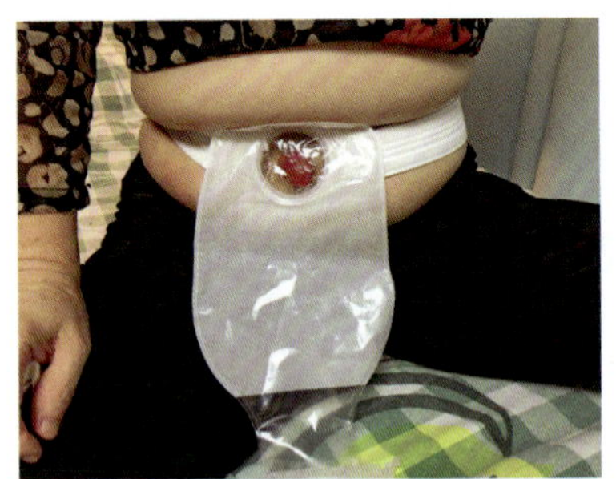

图 13-1-4f 继续佩戴两件式凸面可塑性造口袋

2. 肾功能改善情况 患者入院后对症处理 3 天后，血尿素氮、肌酐、尿酸指标下降至正常。

3. 回肠造口按期回纳 患者及家属认为可塑型底盘无需裁剪、使用方便，且其“龟颈”效应使底盘与其逐渐缩小的回肠造口贴合紧密，能有效保护回肠造口周围皮肤，因此，一直至回纳前患者都选用可塑型两件式造口底盘。经处理后，回肠造口周围皮肤刺激性皮炎 6 天后完全愈合。于术后 2 个月，再次入院行回肠造口回纳术。期间无再发生刺激性皮炎。

【重点 / 难点】

1. 分析造成造口底盘发生渗漏的原因很重要。文献报道高排出量回肠造口刺激性皮炎发生率较高，该患者手术时医生已经意识到，特别改良将回肠造口的近端开口做成一定的高度，以便粪水很好收集，这种新型的做法，按常规造口底盘渗漏的机会应该很低，加上患者已经使用两件式凸面底盘＋造口腰带来确保造口底盘粘贴的稳固性。但患者的底盘为何仍容易发生渗漏，是临床首先需思考的问题。

2. 评估患者和家属掌握回肠造口护理相关知识和技能是关键。

3. 分析判断回肠造口周围皮肤损伤的类型，并针对创面情况选用合适的敷料进行处理。

4. 选择合适的造口袋并正确使用才能确保回肠造口排泄物的完好收集。患者的回肠造口是椭圆形，之前选用的预留圆形孔径的凸面造口底盘对患者不适合，患者既可选用可塑型的凸面底盘，也可选用可裁剪的造口底盘，经与患者及其女儿沟通，最终决定先尝试可塑型的，结果患者佩戴满意，一直使用至回纳前。

5. 指导患者及时补充水分和营养，是避免再次发生电解质平衡紊乱的最有效措施。

（郑美春）

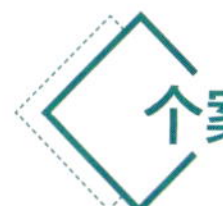

个案 5 造口周围放射性皮炎患者的护理

放疗是肿瘤治疗的最常见的方法之一，70% 的肿瘤患者需要行放疗。在放疗过程中，射线不仅对肿瘤细胞有杀伤作用，而且对正常组织及全身也有同样的杀伤作用。放射性皮炎是由于放射线（主要是 β 射线和 γ 射线及 X 射线）照射引起的皮肤黏膜炎症性损害。在临床放疗中，皮肤辐射损伤的病理改变主要与照射剂量直接相关。临床表现为损伤部位奇痒、剧烈疼痛，小剂量辐射对皮肤的影响是隐匿和蓄积的，损害发生的迟早及轻重与放射线的性质、剂量及患者的个体差异有关。文献显示，皮肤皱褶部位如腋窝、腹股沟，潮湿部位如乳腺下、会阴部较易出现皮肤反应，造口周围皮肤长期受粪水侵蚀、反复粘贴底盘，导致局部抵抗力弱，在放疗中更易发生皮肤损害。造口周围放射性皮炎发生后应立即脱离辐射源，病情严重者应进行营养及支持疗法，局部使用黏性较弱的底盘，并使用促进表皮组织再生的敷料等。

【患者资料】

患者苏先生，40 岁，因排便习惯改变 2 个月入院，诊断为直肠癌。入院完善检查后经腹会阴行直肠癌根治术，术后病理检查为直肠中分化腺癌，侵犯肠壁全程；肠旁淋巴结 1/8 可见癌转移。术后 45 天行腹部放疗，放疗结束 1 周后患者主诉造口周围皮肤灼热感、疼痛，皮肤红、破溃，造口袋无法牢固粘贴而到造口伤口中心求诊。

【全身评估】

患者神志清，呼吸平顺，痛苦面容，疼痛数字等级评定量表评分 3 分，血常规及生化检查结果正常。目前放疗已经结束，没有应用药物，无药物过敏史。

【局部评估】

腹平软，左下腹有一永久性肠造口，圆形直径3.5cm，造口高2cm，肠黏膜红润，有糊状粪便排出。手术后至皮肤破溃前一直使用两件式底盘，无粪水渗漏。造口周围皮肤有直径约10cm的皮肤红，表皮破溃，渗液少量，诊断为放射性皮炎Ⅲ级。用造口周围皮肤评分工具DET评分:7分（D：3+2，E：1+1，T：0+0）（图13-1-5a）。

【护理目标】

1. 避免放射性皮炎部位继续受损，促进组织修复。
2. 正确使用造口袋，妥善收集粪便，防止粪便侵蚀破损的皮肤。

【处理过程】

1. 用0.9%氯化钠注射液清洁伤口，无菌纱布印干。
2. 使用造口保护粉均匀涂抹在伤口上，底盘粘贴位置的皮肤使用自黏性软聚硅酮敷料覆盖。
3. 造口周围使用防漏膏，防止排泄物渗漏。
4. 使用凸面底盘，加腰带固定（图13-1-5b），以防止排泄物污染，增加底盘牢固性和安全感。
5. 1周后第2次换药，评估肠造口及造口周围的皮肤，肠黏膜红润，造口袋粘贴牢固，周围皮肤红较前消退，有色素沉着，造口周围皮肤无明显渗液，疼痛评分0级，DET评分：2分（D:1+1，E:0+0，T:0+0），处理同前。
6. 2周后第3次换药（图13-1-5c），评估肠造口及造口周围皮肤，肠造口无异常，造口袋粘贴牢固，造口周围皮肤红已经消退，有少许色素沉着，皮炎已基本愈合，疼痛评分0级，DET评分：0分。

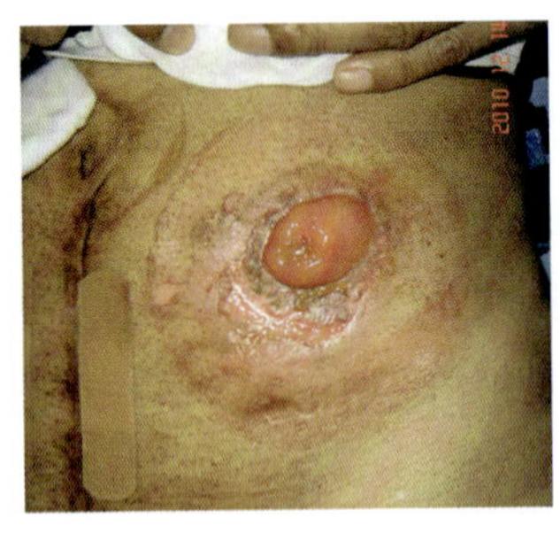
图13-1-5a　造口周围放射性皮炎

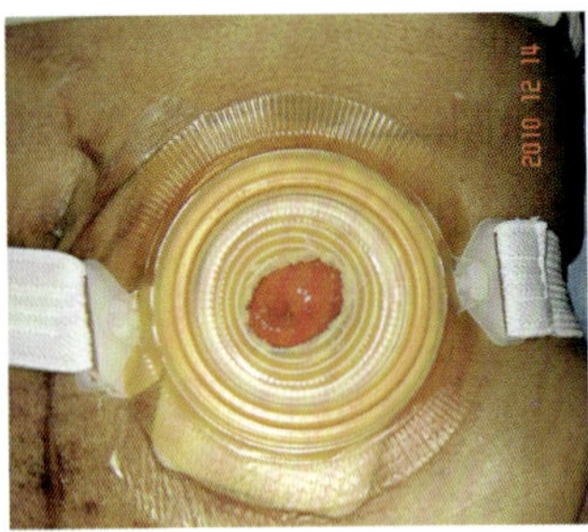
图13-1-5b　敷料＋凸面底盘

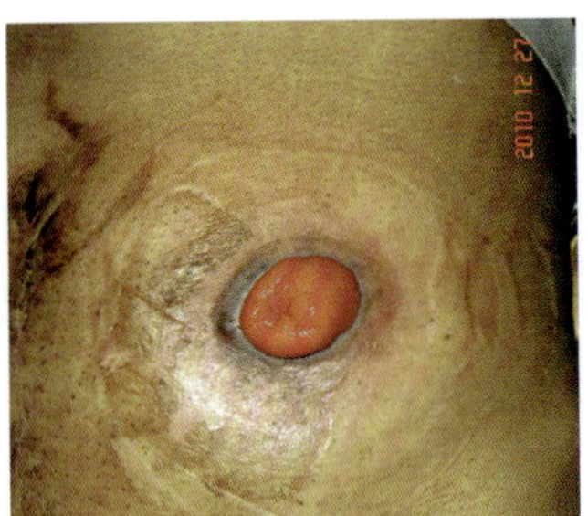
图13-1-5c　放射性皮炎愈合

【健康教育】

1. 告知患者及家属放疗期间要多饮水，以排出毒素，饮食以高蛋白、高维生素为佳，不要吃生冷的食物，注意个人卫生；多喝酸奶，多吃水果、蔬菜等粗纤维等食物保持粪便规律成型，防止腹泻。
2. 及时倾倒排泄物，防止渗漏，刺激皮肤。

【结果】

造口周围放射性皮炎2周痊愈。

【重点 / 难点】

1. 造口周围的放射性皮炎容易与刺激性皮炎、接触性皮炎混淆。根据患者有放射性接触史，损害发生于放射部位及与热灼伤相似的临床特点。造口周围刺激性皮炎是由于经常接触粪水而引起造口周围皮肤的糜烂，是由于造口位置不好，或造口装置欠佳，或肠管黏膜外翻不充分等原因导致排泄物溢漏而引起的皮肤破溃。临床中只要认真询问病史，查看创面的表现就可以将两者区别开来。

2. 造口周围发生皮炎后要求使用黏性较弱的造口底盘保护受损的皮肤，同时又能妥善收集粪便。使用自黏性软聚硅酮敷料盖在受损的皮肤上，外层用凸面底盘加腰带固定，能很好地防止粪便渗漏又能保护受损的皮肤组织。

（朱小妹）

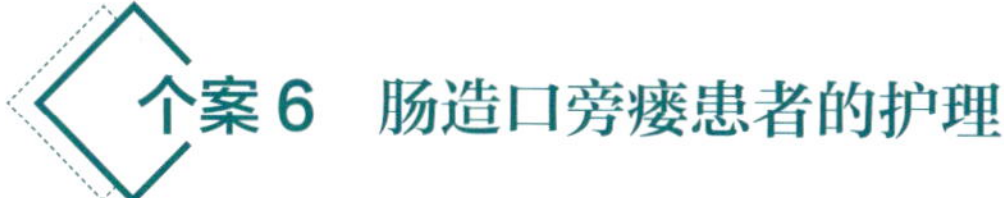

个案 6　肠造口旁瘘患者的护理

肠造口旁瘘是临床上较为少见的并发症，发病率为 0.41%。引发肠造口旁瘘的病因较多，手术过程中肠管缝合不当、术后肠道梗阻、长期便秘、肠造口周围感染、检查方法过于粗暴等都有可能导致肠造口侧壁黏膜或周围皮肤出现瘘口。患者一旦发生肠造口旁瘘，将会有粪水从瘘口流出，腐蚀肠造口周围皮肤而引致刺激性皮炎，同时影响造口底盘粘贴的稳固性。肠造口旁瘘属于肠瘘，但不同于腹内瘘，只要护理得当，便不会引起腹腔感染及其他严重后果。

【患者资料】

患者苏先生，58 岁，直肠癌 Miles 术后第 10 年，近日突然发现肠造口旁发生小创口且有粪水样液体渗出，与妻子步行前来造口门诊就诊。自诉创面疑似因抱孙子时孙子脚踩伤而导致。

【全身评估】

患者精神很好，对肠造口完全接纳，家庭和睦，夫妻恩爱。因病 2 年前提前办理了退休，目前与妻子一起照顾 6 个多月的孙子。肠造口一直自我护理。问诊得知近月来肠造口排便较为干硬，每 3 ~ 5 天排便 1 次，且尚需要用双手按摩肠造口周围才能顺畅将粪便排出体外，饮水量较少，每天约 500ml，蔬菜、水果进食少。造口袋医疗保险可以报销。平常仅妻子前来购买造口袋，患者自我感觉康复良好，将近 3 年没有前来检查。

【局部评估】

肠造口位于左下腹，佩戴一件式开口袋收集肠造口排泄物，造口袋内无粪便。撕下造口袋后，检查造口底盘未见粪便，乙状结肠单腔造口为圆形，直径为 2.8cm，高 0.6cm，肠造口 7 ~ 11 点见疣状物（增生），另肠造口 5 点位置离开肠造口约 0.8cm 处见一直径约 0.5cm 大小的创面，创面未见粪便（图 13-1-6a）。

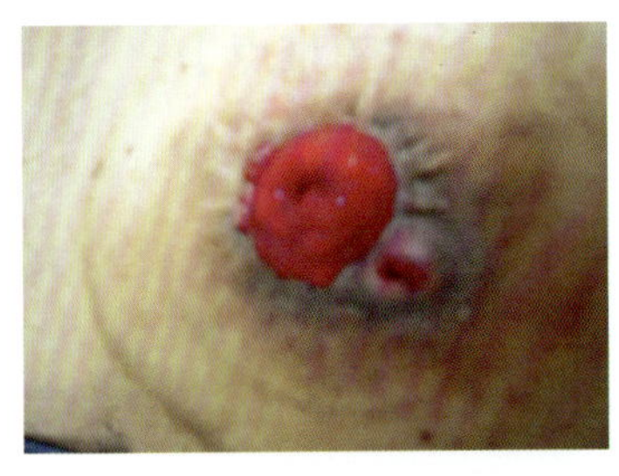
图 13-1-6a　肠造口 5 点位置见创面，未见粪便

【护理目标】

1. 明确肠造口旁创面发生的原因及诊断。
2. 促进创面的愈合。

【处理过程】

1. 转介医生进一步检查

（1）因考虑患者直肠癌 Miles 术后已经第 10 年，且 3 年未回院复查。疑似肠造口旁瘘但不排除肿瘤转移。因此建议患者找医生进一步检查。

（2）嘱检查完毕再次来造口门诊就诊。

（3）创面处理　因诊断不明，暂不进行特殊处理，继续粘贴一件式造口袋，但裁剪时将缺损部分暴露出来（图 13-1-6b），以免底盘被创面渗液弄湿而需频繁更换造口袋或渗液对皮肤的刺激。

2. 1 周后返回造口门诊就诊

（1）造口袋排泄物　患者自诉 2 天前才进行了钡灌肠检查。打开患者衣服见到左下腹的肠造口粘贴一件式开口袋，造口袋收集到黄白色糊状的排出物，量约 50ml。

（2）乙状结肠造口周围情况　撕除造口袋后可见肠造口 7 ~ 11 点出现疣状物，另肠造口 5 点位置离开肠造口 0.8cm 处见一直径约 0.5cm 大小的创面，创面见黄白色钡剂排出（图 13-1-6c）。

（3）钡灌肠　直肠癌 Miles 术后经肠造口注入钡剂，钡剂通过肠腔顺利，肠造口旁未见明显肠瘘征象，结肠各段充盈良好，结肠袋形正常，未见充盈缺损及肠腔狭窄，黏膜皱襞正常，肠壁柔软，扩张收缩自如，蠕动正常。

（4）初步诊断　从钡灌肠结果可排除肿瘤转移的可能性。因从肠造口周围皮肤的创面有钡剂渗漏，疑似肠造口旁瘘。也许瘘口较浅，同时从肠造口插入管道灌钡剂时将瘘口位置压住了而未能检查出来。

（5）暂按肠造口旁瘘进行处理　根据钡灌肠检查后从肠造口旁缺损处渗出钡剂的结果，初步诊断为肠造口旁瘘。选用 0.9% 氯化钠注射液清洗干净肠造口周围皮肤及创面，并用纱布抹干后对创面撒上皮肤保护粉，然后采用防漏膏遮挡，再选用两件式可塑型造口袋收集粪便（图 13-1-6d），同时佩戴肠造口腰带，达到加强按压的作用，使粪便不从瘘口漏出。

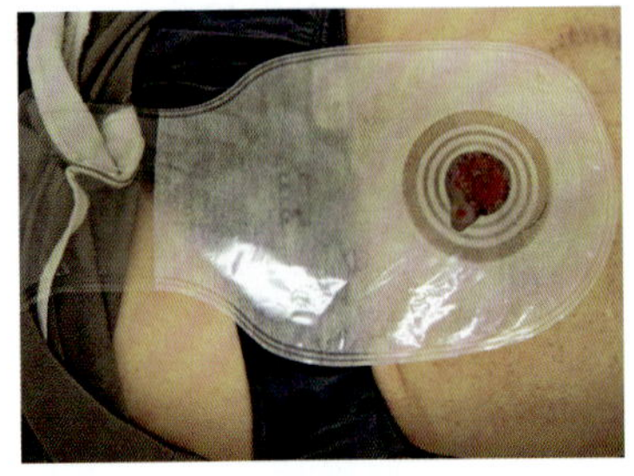
图 13-1-6b　粘贴造口袋时将缺损部分暴露出来

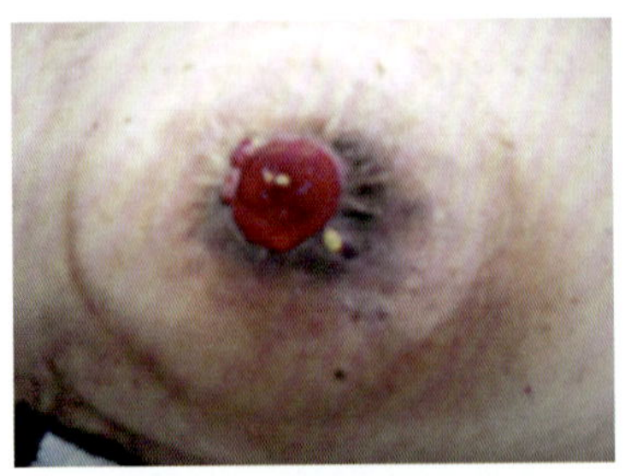
图 13-1-6c　创面见黄白色钡剂和粪便

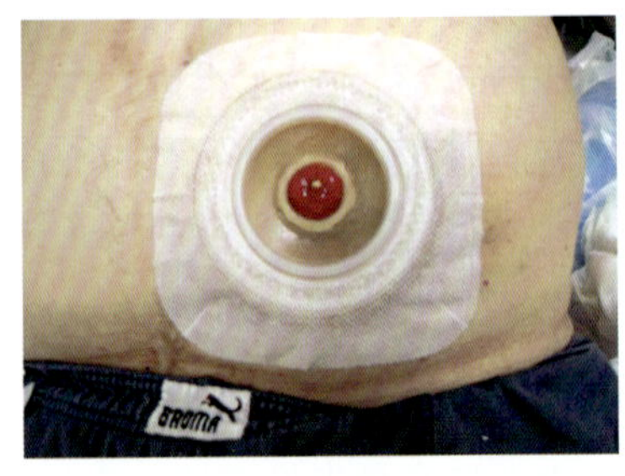
图 13-1-6d　可塑型两件式造口袋收集粪便

此外，将患者转介给医生，为其进行结肠纤维内镜检查，从而进一步明确诊断。同时，建议服用润肠药，促进排便的药物，如乳果糖。

3. 初步处理 1 周后患者再次就诊

（1）结肠内镜检查结果　经肠造口进镜，肠道准备差，影响观察，进境顺利。送达部位达升结肠，因粪便壅塞，未能继续进镜。所有结肠黏膜光滑，未见异常。距离肠造口 1cm 左侧壁见一瘘口，约 0.5cm × 0.5cm（图 13-1-6e）。检查结论示直肠癌 Miles 术后结肠瘘。

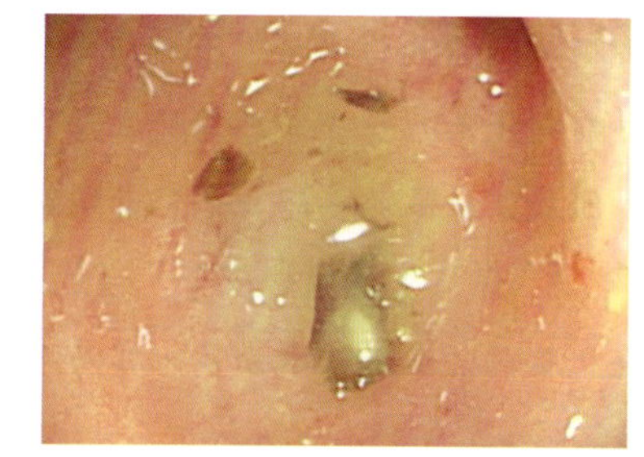

图 13-1-6e　肠造口 1cm 左侧壁见一瘘口

（2）前 1 周创面处理效果评价　7 天时间内底盘无渗漏及更换，揭除下来的底盘无粪便或钡剂污染，仅见创面位置有淡红色的渗液痕迹。

（3）处理方法　创面继续撒上皮肤保护粉 + 防漏膏处理，同时继续使用可塑型两件式凸面底盘 + 造口腰带加压配合处理。

【健康教育】

1. 告知创面的发生原因及诊断　向患者解释创面的发生并非孩子造成的，估计与排便干硬有很大关系。该创面是肠造口旁瘘，瘘口较为表浅和细小，因发现能及时来就诊，并告知患者处理过类似的案例并获得很好疗效，对其他此类情况如配合处理应该有信心治愈。

2. 饮食指导　增加粗纤维的食物，尤其多进食叶类蔬菜，冲服番薯叶等促进肠造口排便通畅。多喝水，每天液体入量至少达 1500ml。

3. 指导者自我护理造口　告知造口底盘如没有发生渗漏，直至下周就诊时再更换，若底盘发生渗漏，应及时更换，并注意观察评估底盘是否被粪便污染；指导患者掌握可塑型底盘的使用方法及注意事项。

4. 暂停专科检查　如创面愈合后，3 个月内不宜行结肠纤维内镜、钡灌肠以及肠造口指检等侵入性检查，以免原来肠造口旁瘘再次复发。

【结果】

1. 患者非常配合，每周坚持来造口门诊检查和处理。经过 3 周连续使用可塑型凸面底盘 + 造口腰带的加压处理，创面完全愈合（图 13-1-6f）。患者及其妻子对处理表示非常满意。

2. 肠造口旁增生有缩小，肠造口 7 ~ 11 点的增生较前有所缩小。

3. 经过饮食调整，粪便变软，成形。每天肠造口均有排便。

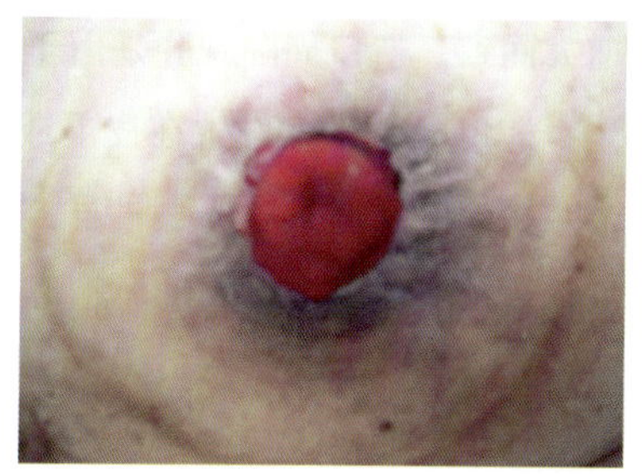

图 13-1-6f　肠造口旁瘘创面完全愈合

【重点 / 难点】

1. 明确诊断　明确诊断对处理方法的制定非常重要，因此接诊时应及时转介给相应的医生给予专科检查，尽快明确创面的性质。

2. 加压治疗　虽然患者不同体位肠造口周围皮肤无凹陷，但选用佩戴凸面造口底盘＋造口腰带可使肠造口周围受到压力让原来细小的瘘口位置抬高，避免粪便渗入皮下组织。可塑型底盘可将肠造口周围密闭得更好，有利于避免粪水侵入造口底盘而影响创面的愈合，同时对肠造口周围增生并发症也能治疗。告知患者晚上睡觉时腰带可取下，但起床活动前必须佩戴后离床活动。最好能 24 小时佩戴，效果会更好。如患者能购买造口弹力腹带并佩戴，效果会更为理想。

3. 保持粪便柔软成形　通过饮食＋药物疗法让患者干结的粪便变软，成形；同时注意饮食卫生，避免腹泻，如粪便水分多，容易渗入瘘口，影响愈合。

（郑美春）

第二节　造口周围脓肿患者的护理

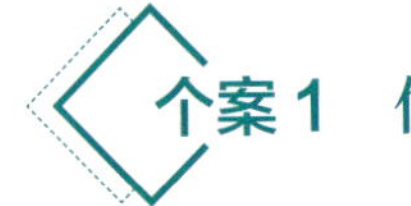

个案 1　伤口感染、造口周围脓肿合并造口皮肤黏膜分离患者的护理

手术切口感染的主要原因之一是因术前肠道准备不足，手术人员在术中未能很好地保护切口，使渗液、脓性液或肠液污染了切口。在术后，手术人员又未能充分地冲洗切口或在关闭切口时未冲洗手套和使用过的器械，从而造成了切口的二次感染。

肠造口皮肤黏膜分离是指由于某些因素导致肠造口处黏膜与腹壁皮肤缝合处分离，相当于一个手术后切口的裂开。是造口术后早期严重的并发症。肠造口黏膜缝线固定不牢而脱落，主要是缝合肠造口黏膜与皮肤的可吸收肠线比较细滑，若打结不牢，或缝线断裂，使得缝线脱落而致。造口周围皮下组织切除过多，肠造口周围皮下组织切除过多而残留空腔导致不愈。造口结构差、位置不佳，有的造口位于脐旁左腰线皱褶处，造口周围皮肤凸凹不平，在粘贴造口用品时，过度拉伸皮肤造成缝线张力过大而致。血液循环系统功能不良，有的患者术后造口周围组织血液灌注不足，组织坏死，造成皮肤黏膜分离。腹压过高，由于患者术后咳嗽、咳痰，造成腹压过高，皮肤黏膜缝线处牵张力增大而致。造口周围脓肿是由于造口周围皮肤破损、细菌感染引起造口周围组织感染。

造口旁感染常发生在皮下或较深的腹壁层内，其原因多因术前肠道准备不足或粪便污染造口部所致，往往与造口坏死、回缩、穿孔等并发症合并存在。本案例患者术后伤口感染、造口周围脓肿、造口皮肤黏膜分离与术前肠道准备不足或粪便污染造口周围有关。

【患者资料】

患者李先生，75 岁，4 个月前诉患者出现腹痛、腹胀、排便困难。因一直未排便，肛门停止排便排气，门诊以“便秘、高血压、脑梗死、前列腺增生”收住入院。入院第 2 天因肠梗阻症状加重，保守治疗难以解除，下午 5 时急诊行剖腹探查术＋乙状结肠切除术＋阑尾切除术＋降结肠永久造口术。

【全身评估】

患者术后第 5 天，一般情况可，神志清楚，表情淡漠，肠功能已经恢复，已进食流质饮食，造口袋类可见黄色软便。血生化：白细胞计数 12.77×10^9/L，红细胞计数 3.39×10^{12} /L，血红蛋白 96g/L，白蛋白 33.1g/L，静脉给予抗炎、对症支持治疗，可进食高热量、高蛋白、丰富维生素的食物。患者有 3 个孩子和妻子照顾，孩子文化素质一般，依从性差，依赖性强，不能很好地配合治疗及护理，缺乏疾病及护理相关知识。

【局部评估】

术后第 5 天，患者诉伤口及造口疼痛，查看伤口见腹部正中有一 20cm 手术切口，伤口见少许脓性分泌物，在下腹部切口处用血管钳撑开切口，流出灰白色的脓性分泌物量约 50ml，左下腹造口离切口 1cm，6 ~ 12 点方向可见造口皮肤黏膜分离，至分离处黏膜流出灰白色脓性分泌物量约 50ml，至黏膜分离处探查造口周围，可见 3 ~ 8 点方向有一窦道，深及腹膜外，最深处达 4cm，和伤口不相通；造口突出皮肤 2cm，直径 4cm，黏膜红润，造口袋内见棕黄色稀软便。伤口周围皮肤红肿不明显，患者对疼痛评分 7 分（数字等级评定量法）。造口治疗师接管伤口及造口护理。

【护理目标】

1. 促进切口的愈合。
2. 促进造口并发症（造口周围脓肿及造口黏膜分离）的愈合。
3. 心理支持。

【处理过程】

1. 拆除腹部切口下方 10cm 处的手术缝线，暴露伤口床。

2. 于伤口与造口皮肤连接处的脂肪层用血管钳人工制造出一瘘管，利于造口周围脓肿的引流（图 13-2-1a）。

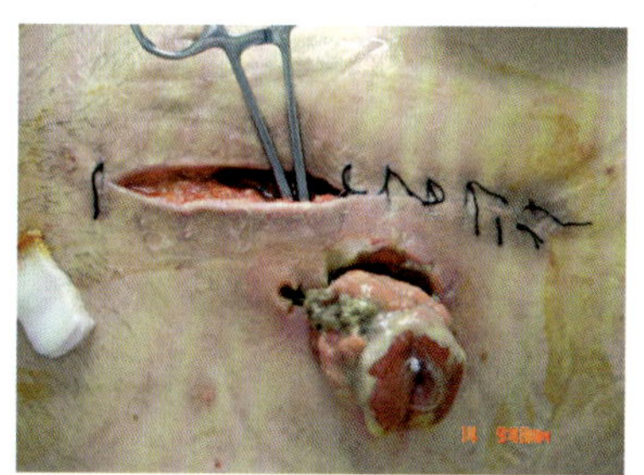

图 13-2-1a　伤口与造口皮肤周围脓肿引流

3. 两静脉穿刺针去除钢针，保留钢针以外的细管，每隔 0.5 至 1cm 处剪 0.05cm 小侧孔，至伤口 – 造口人工瘘管处放置于造口 3 点处的潜行位置，约 7cm 长，另一去钢针的细管沿腹部伤口方向放置。用网状脂质水胶体银离子敷料半块包裹，将它置入伤口至造口人工形成的瘘管于造口 3 点处的潜行位置；另外半块网状脂质水胶体银离子敷料包裹剪有侧孔的吸氧管前端，并将它置入腹部伤口的伤口上，用纱布连接伤口和造口之间的伤口，然后用透明薄膜敷料形成一密闭的环境，再将吸氧管的另一端直接连接至墙式中心负压吸引装置的负压引流瓶上，行成一个密闭墙式负压引流系统，调节负压在 125mmHg（16.7kPa）（图 13-2-1b）。处理过程重视疼痛护理。

4. 消毒造口黏膜分离处（图 13-2-1c），填塞藻酸盐银离子（图 13-2-1d），防漏膏填补缝隙及凹陷处（图 13-2-1e），溃疡贴剪裁至造口形状粘贴在造口及皮肤分离处黏膜上（图 13-2-1f），大底盘造口袋收集造口处的排泄物（图 13-2-1g）。

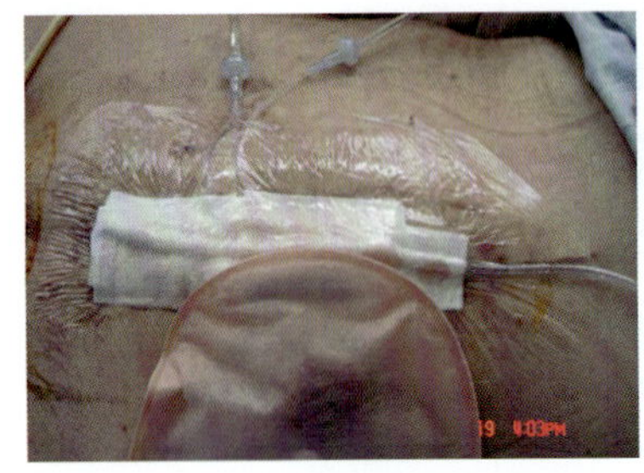

图 13-2-1b　建立墙式负压引流

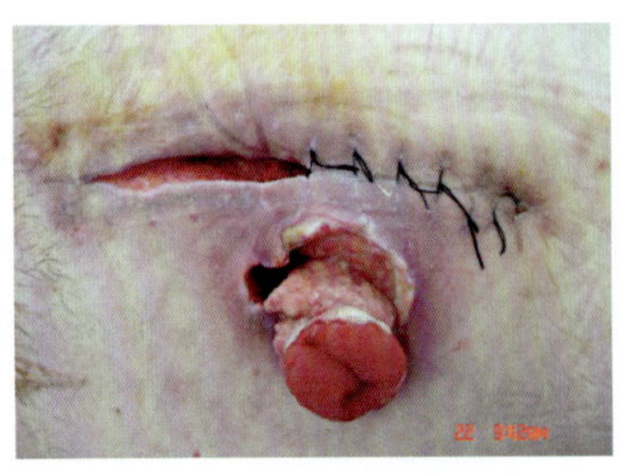

图 13-2-1c　消毒造口黏膜分离

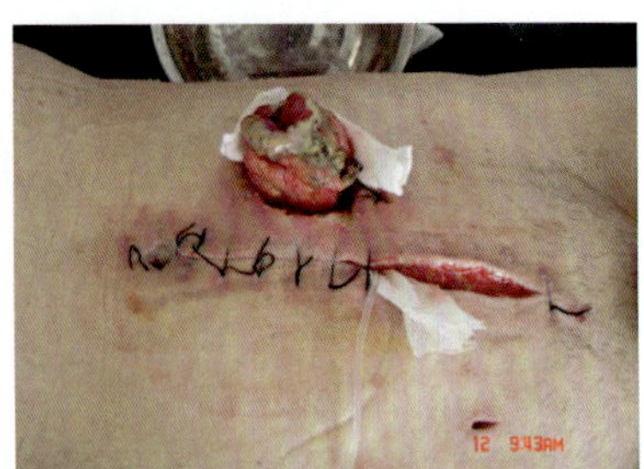

图 13-2-1d　填塞藻酸盐银离子

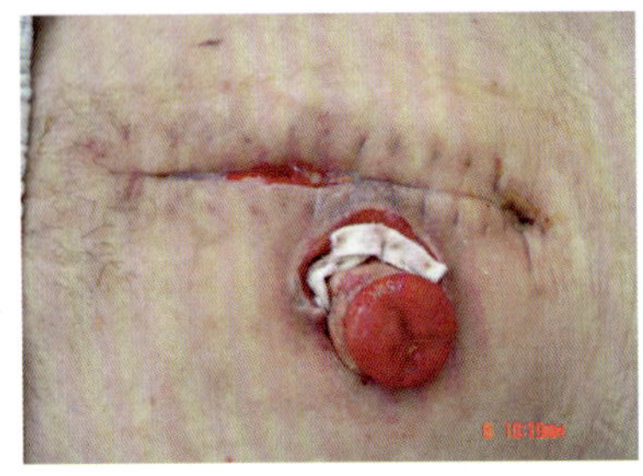

图 13-2-1e　防漏膏填补缝隙及凹陷处前准备

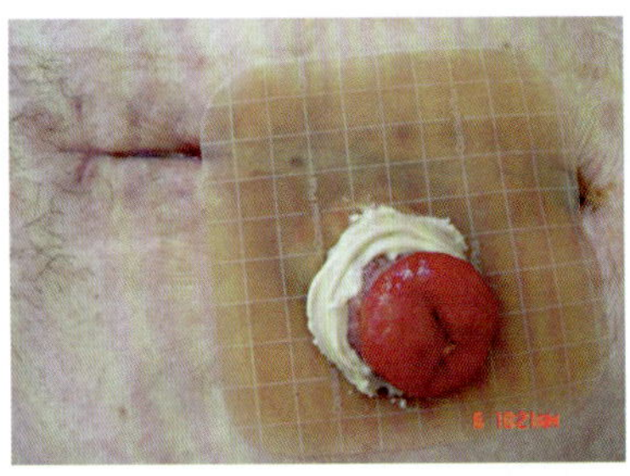

图 13-2-1f　溃疡贴剪裁和粘贴

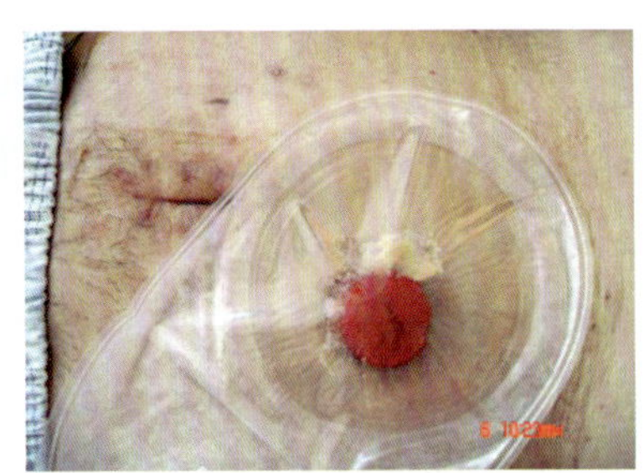

图 13-2-1g　粘贴造口袋

5. 将两瓶 0.9% 氯化钠注射液 250ml 连接输液器和两个静脉穿刺针的连接管，以 20 滴 / 分的速度滴入，形成一个持续性边冲洗边引流的环境。

6. 每 24 小时更换敷料及管道和造口袋，因为溃疡贴吸收渗液的能力有限，容易引起渗漏，影响负压引流效果。

7. 持续墙式负压吸引治疗 8 天后，患者无腹痛腹胀，无发热，引流液由浑浊变的清亮，伤口及造口皮肤黏膜分离处的基底已经无明显的脓性分泌物，造口周围创面较前清洁，患者已经可以在床边适量活动。持续墙式负压吸引由 1 次 / 天改为 2 次 / 天，以减少医护的工作量，减轻患者的经济负担，促进伤口及造口并发症的愈合。

8. 持续墙式负压吸引 15 天后，伤口及造口清洁，造口周围脓肿愈合，皮肤黏膜分离处基底红润，肉芽组织新鲜，创面较前变浅，造口黏膜红润，排气排便通畅，双下肢不肿。缝合腹部手术切口下端，对造口周围皮肤黏膜分离处继续行藻酸盐填塞 + 溃疡贴覆盖 + 防漏膏 + 造口袋，以促进造口周围皮肤黏膜分离处的皮肤自行愈合。若由于造口皮肤黏膜分离较为严重，溃疡贴吸收渗液能力有限，继续行墙式负压吸引，每 2 天换药 1 次。

9. 持续换药 28 天，伤口基本愈合，渗液较少，停止持续的墙式负压吸引，改对造口周围皮肤黏膜分离处继续行藻酸盐填塞 + 溃疡贴覆盖 + 防漏膏 + 造口袋，以促进造口周围皮肤黏膜分离处的皮肤自行愈合（图 13-2-1h）。

10. 持续换药 34 天，伤口已完全愈合，造口皮肤黏膜分离明显缩小，继续行造口周围皮肤黏膜分离处继续行藻酸盐填塞 + 溃疡贴覆盖 + 防漏膏 + 造口袋，每 3 ~ 4 天换药及更换造口袋一次，以促进造口周围皮肤黏膜分离处的皮肤自行愈合（图 13-2-4i）。患者出院，改门诊换药。

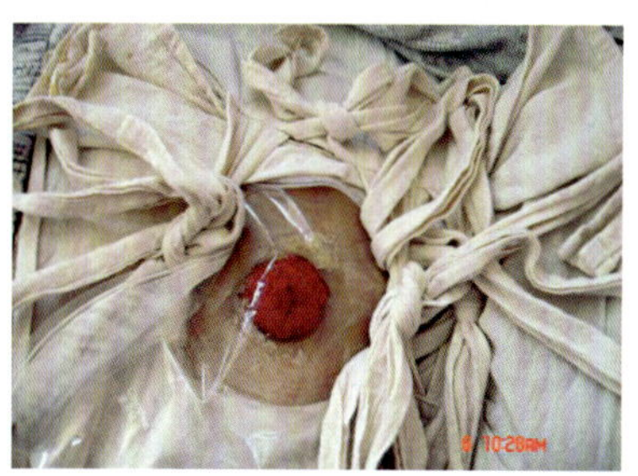

图 13-2-1h　加压包扎，促进造口周围皮肤黏膜分离处愈合

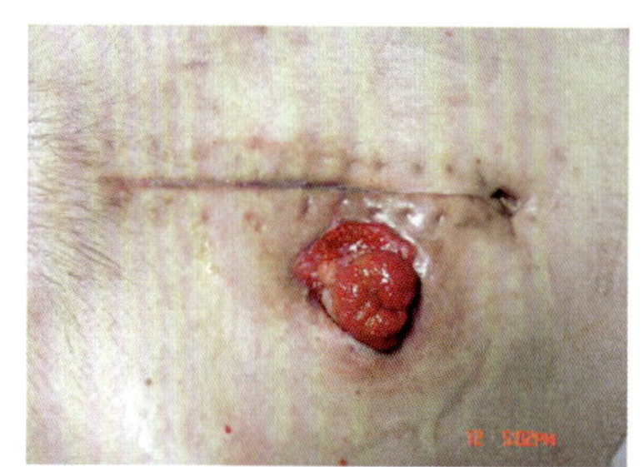

图 13-2-1i　造口周围皮肤黏膜分离处皮肤愈合

【健康教育】

1. 加强医、护、患三者之间的有效沟通，取得患者及家属的理解及配合。

2. 耐心解释伤口感染的原因，以及医护人员针对此类伤口需采取的治疗目的及方法。

3. 解释此类伤口处理的首要步骤是管理好造口，防止肠内容物再次污染伤口；其次是处理好造口周围脓肿及伤口感染。

4. 让患者家属参与伤口处理的全过程，取得患者家属的理解及信任。

5. 解释负压边吸引边冲洗的目的是减少造口周围脓肿及伤口的细菌，减轻局部水肿，促进局部血液循环，促进造口周围脓肿及伤口的愈合。

6. 强调墙式负压吸引治疗过程中，压力在 125mmHg（16.7kPa），不能自己调节压力表，超过压力范围时，应及时报告医务人员。

7. 有效的墙式负压吸引的伤口敷料会紧紧黏附在伤口上，冲洗液冲洗通畅；如果没有负压时，伤口上敷料松动，有气泡，伤口渗液明显时，应及时报告医务人员。

8. 在不脱离中心负压机时也可以下床，在床边做轻微的活动，防止术后肠粘连。脱离墙式负压机时，先关闭负压，用无菌纱布包裹导管的两个分离端。暂停负压的时间每天总计不超过 2 小时。

9. 动态复查患者蛋白质情况，伤口愈合需要营养，低蛋白血症亦是伤口不愈的主要因素。根据患者蛋白质情况及时补充蛋白质，指导患者加强营养，进食高蛋白、高能量、高维生素的饮食。

10. 有效地管理好肠造口的粪便，及时告知伤口的进展，缓解患者及家属的疑虑。

【结果】

患者伤口感染，造口周围脓肿并造口皮肤黏膜分离，经过 34 天的换药 + 持续墙式负压吸引和冲洗，伤口愈合，造口周围脓肿愈合，造口皮肤黏膜分离明显缩小，愈合理想，家属及患者满意。

【重点 / 难点】

1. 肠道手术本身即是污染手术，伤口容易感染；因患者急诊手术，肠道准备不完善，更加重伤口及造口周围感染的可能。

2. 造口离伤口距离较近，仅 1cm，伤口和造口是两个独立的伤口，想要同时处理伤口及造口的问题比较困难，所以，将伤口和造口周围皮肤人为的形成一个瘘管，以便自伤口处引流出造口周围的脓液，同时管理好造口的粪便。

3. 单纯吸引造口及伤口的渗液，达不到清洁伤口的目的。用注射细针管剪侧孔放置在造口周围脓肿最深的位置及伤口的位置，外接0.9%氯化钠注射液500ml，形成持续冲洗、持续墙式负压吸引引流，以达到清洁伤口的目的。

4. 造口周围脓肿愈合后，因造口皮肤黏膜分离较为严重，溃疡贴吸收的能力有限，影响造口袋的粘贴效果，每天至少需要换药一次。继续使用墙式负压吸引，可增强造口袋的粘贴效果，减少渗漏，可延长造口袋的使用时间，减少医护工作量。

5. 造口皮肤黏膜分离范围较大，不能行再次皮肤和肠黏膜缝合，延缓了造口皮肤黏膜的愈合速度。

（张　冰）

个案2　结肠造口周围脓肿患者的护理

肠造口周围脓肿是由于造口周围皮肤破损、细菌感染引起的造口周围组织感染。由于创腔在造口边缘，极易被粪水渗入而导致创腔加深或愈合困难，是肠造口护理的难题。造口周围脓肿常发生在皮下及腹壁中，腹腔内脓肿少见，其发生原因为结肠造瘘腹壁缝合时缝针刺入过深，穿过肠壁及缝线过度牵拉肠壁导致局灶性坏死；肠袢拖出腹壁时污染了腹壁，特别是急诊手术时，肠道准备不够充分，且肠管已在腹腔内已切开，更容易使腹壁发生感染；双腔造口时肠袢切开太早，造口周围尚未形成保护性黏膜，少许粪便及肠液顺着肠管与腹壁的缝隙渗入皮下，形成皮下脓肿；造瘘口狭窄及肠袢处理不当，血运不佳致肠管坏死也可引起脓肿。发生造口周围脓肿的临床表现有：造口周围皮肤红肿，皮温较高，有压痛，按压有波动感，从皮肤黏膜缝合处或造口旁切口缝合处有少量或大量脓液流出，探查均可见局部脓腔形成。造口周围脓肿最初往往是皮肤切口感染，表现为潮红、肿痛，继而形成脓肿，部分自行穿破流脓。

【患者资料】

患者，男性，59岁，汉族。主诉“直肠癌术后1年余、便血1个月”收入院。入院时诊断：①直肠癌术后吻合口复发；②2型糖尿病现病史，患者1年前因直肠癌行直肠癌根治，术后患者规律化疗，规律复查。1个月前患者无明显诱因出现粪便带血，门诊复查肠镜并活检提示：直肠癌术后吻合口复发。入院6天后在气管内麻醉下行腹会阴联合直肠癌根治术（Miles），术后第3天造口出现浅层皮肤黏膜分离，主管医生予重新缝合，3天后患者诉造口周围疼痛，医生予拆除两针缝线后引流出脓血性液10ml，主管医生转介造口治疗师进行换药处理，同时全身予抗炎支持治疗。

【全身评估】

患者精神紧张，食欲欠佳，担心造口脓肿难以愈合。术后10 ~ 15天均有发热，体温最高达

39.2℃，腹部局部有压痛，无反跳痛，无肌紧张。查血白细胞计数 13.9×10^9/L 凝血酶原时间 15.3 秒；空腹血糖 8.2mmol/L，餐后血糖 7.1 ～ 13mmol/L 。有糖尿病史多年，不规律服降糖药。中学文化，个体老板，家庭成员关系融洽，经济条件良好。

【局部评估】

患者左下腹有一结肠造口，肠黏膜红润，可见有黄色烂便排出；造口边缘拆除局部缝线后，探查有一局部脓腔形成，创腔外口大小 1.5cm×1cm，潜行：1 ～ 4 点 2cm，5 ～ 6 点 5cm；造口周围有压痛，但无明显红肿、无波动感，中等量脓血性渗液，用镊子撑开创腔外口可见黄色腐肉占 50%（图 13-2-2a），创腔行分泌物培养结果示：金黄色葡萄球菌；换药时可闻及腥臭味，疼痛评分为 8 分（数字等级评定量表法）。

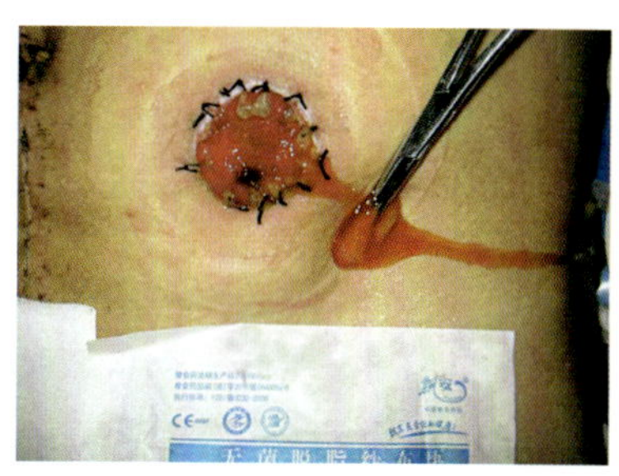

图 13-2-2a　造口皮肤黏膜缝线处有脓血性渗液流出

【护理目标】

1. 扩创引流。
2. 控制感染，促进创腔的愈合。
3. 心理支持。

【处理过程】

1. 脓肿形成阶段予扩创引流，应用银离子敷料控制感染。造口周围脓肿形成后，在脓液渗出最明显处用 0.1% 聚乙烯吡咯烷酮碘消毒液消毒后拆除皮肤黏膜缝线 2 ～ 3 针，扩创伤口以利引流脓液，用 30ml 注射器连接 8 号吸痰管以 0.9% 氯化钠注射液将创腔反复冲洗并回抽至流出液澄清，并用 0.9% 氯化钠注射液棉球清洗创腔，再根据创腔大小剪裁磺胺嘧啶银脂质水胶体引流条填塞引流，引流条的尾端留在伤口外，记录放置引流条的数量，每天更换 1 次（图 13-2-2b）。运用湿性愈合原理，根据伤口不同情况和愈合阶段应用适当的湿性愈合敷料进行换药处理。每次处理时评估渗液的性质、量和气味，观察创腔基底腐肉和肉芽组织所占比例，根据创腔情况选择合适的敷料。创腔脓性液减少时改用亲水性纤维银离子敷料填充引流，根据渗液情况每天或隔天更换 1 次以控制感染。处理过程重视疼痛护理。

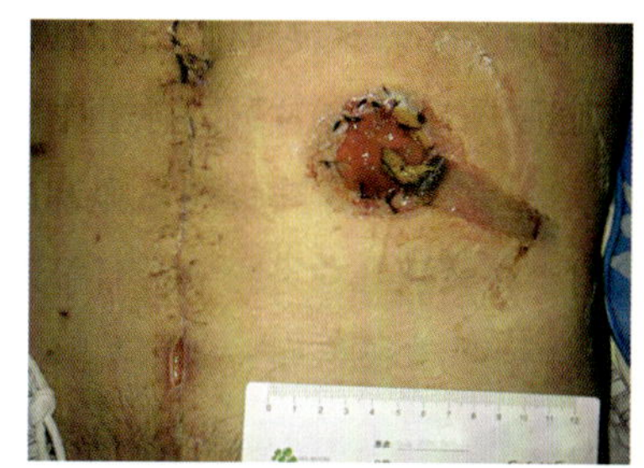

图 13-2-2b　填塞引流条

2. 联合使用防漏材料及造口袋有效收集粪水，避免粪水污染创腔，促进创腔的愈合。放置引流条后，方纱抹干，按创腔外口形状及比外口略大的尺寸剪裁皮肤保护皮，粘贴在创腔上方，靠近肠造口黏膜的边缘用防漏膏填平，以防渗漏，造口底盘剪裁恰当，大小比肠造口大 1mm，用手从内往外轻压底盘周围使其与皮肤紧贴。由于早期创腔渗液多，需频繁更换造口袋，故选用一件式造口袋。一件式造口袋顺应性好、粘贴牢固、价格相对便宜，故符合成本效益的原则（图 13-2-2c）。造口袋 1/3 满时要及时排放，防止粪水倒流使造口底盘容易脱落而渗入创腔。

3. 创腔渗液由脓性转为浆液性，渗液减少至中量或少量，肉芽鲜红，潜行逐渐变浅。1 ~ 4 点潜行已贴合，少量浆液性渗液，这时创腔内无需再放敷料，让其自然贴合生长。

4. 本案例出现造口回缩时，应用凸面底盘的造口袋并使用腰带系好固定（图 13-2-2d）。使用凸面底盘和腰带使周围皮肤下压，造口乳头部突出，黏膜甚至高出皮肤，改善回缩的现象。

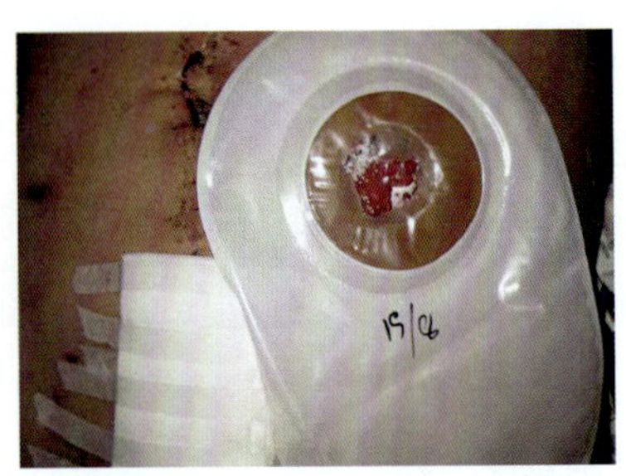

图 13-2-2c　选用一件式造口袋

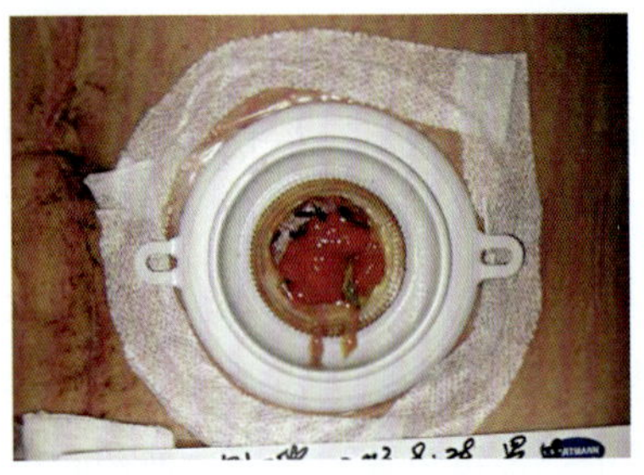

图 13-2-2d　选用凸面底盘及造口袋

5. 造口扩肛，预防和处理继发性并发症。万德森认为肠造口周围脓肿愈合后可形成瘢痕，导致造口狭窄。因此，应观察排便是否困难和粪便形态及粗细十分重要，创腔愈合后，及时行造口指检。指导患者自行扩肛，预防和处理造口狭窄。

【健康教育】

1. 本案例患者对出现在造口周围脓肿表现出非常焦虑，担心治疗效果。此时应多关心和安慰患者，向患者讲述护理方案，争取其积极配合。

2. 每次换药将创腔恢复情况告诉患者，让其看到治疗的效果和希望，减轻焦虑心理。

3. 向患者解释控制血糖稳定对伤口愈合的重要性。

4. 向患者解释营养对伤口愈合的重要性，指导其进食易消化、高蛋白、高维生素食物。

5. 指导患者出院后定时到造口门诊复查，以及时发现问题及时处理。

6. 鼓励其家属多关心支持患者，指导患者及家属掌握造口护理的方法。

【结果】

本案例患者出现造口周围脓肿后通过扩创引流、控制感染，2 ~ 6 天后创腔脓性液逐渐变少，创腔变浅。每天清洗换药 1 次，臭味消失，体温恢复正常，无发生造口底盘渗漏，25 天创腔基本愈合（图 13-2-2e）；造口排便正常，血糖控制稳定。患者情绪稳定，能掌握造口自我护理的方法，每 2 周到造口门诊复查 1 次，随访 3 个月未出现造口狭窄。

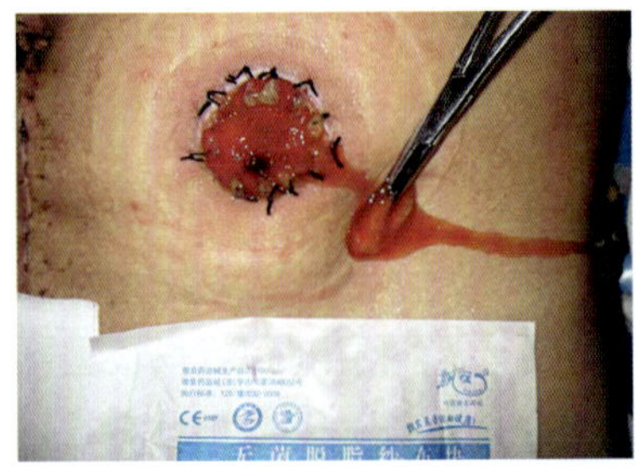

图 13-2-2e　造口周围脓肿创腔愈合

【重点 / 难点】

1. 深部感染伤口的处理原则　本案例造口周围脓肿是一例特殊的深部感染伤口，其深部感染的特点是皮肤表面无明显的红肿、无波动，但患者出现发热、局部有压痛、创腔有脓血性液以及分泌物细菌培养阳性，因此在评估时要特别留意。在感染伤口的处理时，首先要扩大创腔、充分清洗、充分引流，使用银离子敷料控制感染状况，然后根据渗液情况选用相应的敷料，以促进创腔的愈合。

2. 联合应用造口防漏材料及造口袋进行阻隔和收集粪水，避免粪水污染创腔　本案例由于是造口旁感染伤口，其创腔在造口边缘，极易被粪水渗入而导致创腔加深或愈合困难，所以本案例的疑难复杂性与处理重点在于如何收集粪水，避免粪水污染创腔。在处理伤口后同时联合使用造口防漏材料及造口袋进行阻隔和收集粪水，可取得一定的护理成效。

（李敏宜　黄漫容）

第十四章　其他肠造口患者的护理

第一节　双造口患者的护理

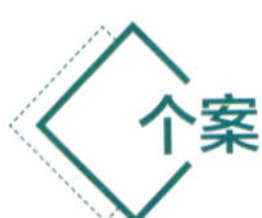

个案　全盆清扫术后双造口患者的护理

随着医学科学的发展，挽救晚期肿瘤患者的治疗方式也在不断增加。全盆腔廓清术用于治疗盆腔疾病，其适用对象一般为妇科晚期恶性肿瘤侵犯膀胱、直肠或输尿管等盆腔器官，且无盆腔外转移者，主要包括宫颈癌治疗后中心复发累及膀胱和直肠者、晚期阴道癌、晚期复发性子宫内膜癌、放射性坏死导致直肠膀胱阴道瘘、选择性用于黑色素瘤患者。全盆腔廓清术为晚期妇科恶性肿瘤患者提供5年生存率50% ~ 60%的治愈希望。然而，全盆腔廓清术带来了乙状结肠造口（粪流改道）和回肠导管泌尿造口（尿流改道），改变了患者原来的排泄途径，改变了患者的身体形象。如果患者不能适应有造口的生活，该手术将严重影响患者的生活质量。造口者需适应有造口的生活，造口用品必须能有效收集造口排泄物。其次，造口人能简单地自己使用造口用品。然而，由于疾病影响和手术因素等造成造口高度、造口周围皮肤情况、双造口之间的水平位置不在理想范围，造成护理困难，加重患者心理负担。

【患者资料】

患者熊女士，38岁，因宫颈癌复发，行全盆腔廓清术，术后有乙状结肠造口及回肠导管泌尿造口。

【全身评估】

患者第1天精神、食欲好，四肢灵活，视力好，没有其他基础疾病。术后不用放化疗。全盆腔廓清术带来乙状结肠造口（粪流改道）和回肠导管泌尿造口（尿流改道），术后患者很担心能否自理这双造口。而泌尿造口开口在皮肤水平及周围皮肤深度凹陷给造口护理带来一定的难度，增加了患者及家属忧虑；患者家庭关系好，可以得到家属及时的安慰及心理支持；病后经济收入受影响，只靠家属的微薄收入维持。

【局部评估】

回肠导管泌尿造口、乙状结肠造口黏膜血运正常，两造口在腹部同一水平面。乙状结肠造口高出皮肤0.8cm、开口向上、圆形，造口周围皮肤平坦，乙状结肠造口用造口袋能有效收集粪便；回肠导管泌尿造口在9 ~ 12点位置开口在皮肤上，在2 ~ 8点位置造口高出皮肤0.5 ~ 1cm（图14-1-1a），即造口高度倾斜，而且泌尿造口周围皮肤凹陷，尤其3～4点位置及8～9点位置的造口周围皮肤深度凹陷，用一件式泌尿造口袋或两件式凸面底盘FC系列泌尿造口袋时，不到半天就会渗漏尿液，不能有效收集尿液。

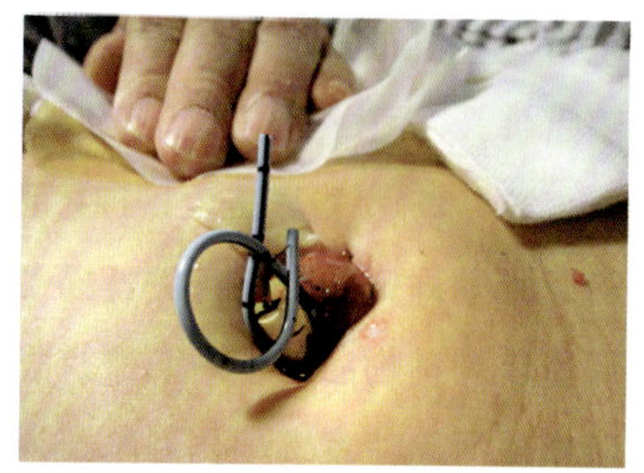

图14-1-1a 泌尿造口开口在9～12点皮肤水平

【护理目标】

1. 有效收集尿液及粪便。
2. 从易到难，分步骤学习造口护理。
3. 减轻心理压力。

【处理过程】

1. 选用深度凸面的底盘加上长方形猪油膏补片，填平造口周围皮肤凹陷（图14-1-1b），并配合腰带使用。用两件式FC25底盘，在造口3点和9点位置对应的凸面底盘上做记号（也就是在底盘对应的系腰带的位置），将猪油膏补片剪出两块一样的长方形，约1.5m×2cm，将这两块小的长方形贴在造口3点和9点位置对应的凸面底上，猪油膏补片无黏性的一面紧贴底盘有黏性的一面；另一块长方形约1.5cm×5cm，贴在底盘3～9点位置余下的空位上，也就是说把猪油膏补片在底盘上贴成U字型，U字的开口对着造口的6点位置（图14-1-1b）。这种简化的粘贴方法，容易学容易记，教患者及家属，分次教3次，就完全掌握了。这样的凸面底盘加补片，能吻合造口周围皮肤的深度凹陷。配合腰带使用，4～5天更换1次造口袋，没有尿液渗漏。

2. 双造口腰带4点维系法的制作。由于FC系列的凸面底盘比较重，再加上补片后容易与皮肤分离，需要用腰带来加强与皮肤的粘贴性。正常情况下使用造口腰带是把腰带系在造口底盘3点及9点的位置，然而，由于患者是双造口，单造口者常规使用腰带的方法，在双造口者中容易使另一肠造口受压迫，为此，造口治疗师专门为熊女士自行设计一种固定方法，双造口腰带4点维系法双造口腰带后期制作（图14-1-1c）。初期这4点维系法双造口腰带的制作步骤是：① 棉绳围绕底盘浮动环外圈一圈，打结；② 准备两条松紧带（图14-1-1d），长度都是腹围长度再加6cm；把两条松紧带的一端各与第一步骤中底盘上的棉绳打结，各固定在底盘2点及4点的位置，这两条松紧带的另一端都绕过腹部，然后分别在底盘8点和10点位置的棉绳打结固定。松紧带的松紧适中，松紧带下不觉松紧能放入2根手指不觉松紧；这两条松紧带需要另外缝上布套，以减低松紧带对皮肤的

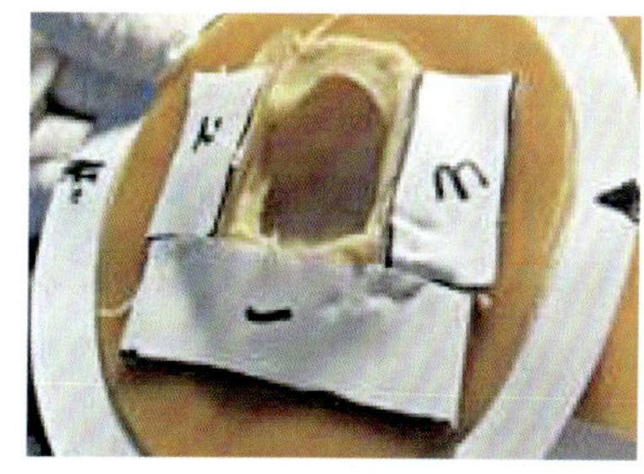

图14-1-1b U字形的猪油膏补片粘贴法

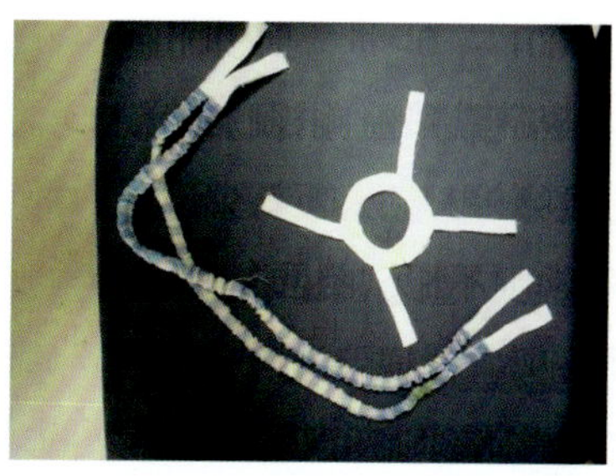

图14-1-1c 后期制作4点维系法腰带

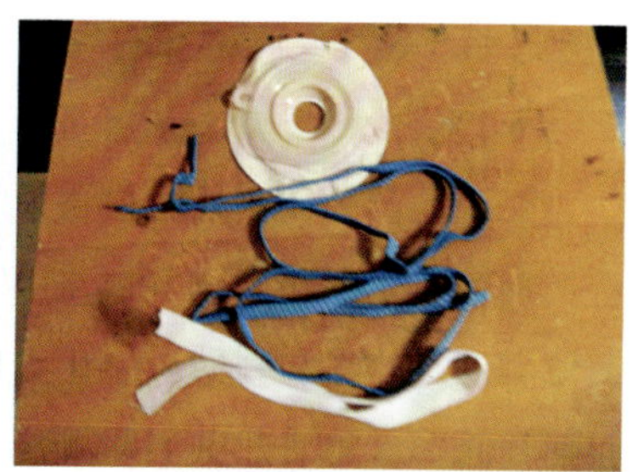

图14-1-1d 初期双造口腰带准备

压力，避免压力性损伤的产生。患者接受这样的固定方法，教患者及家属2次，就能完全掌握。方法简单、方便、实用，为患者自信、自尊的生活提供必要条件。

3. 分阶段指导造口护理技巧　乙状结肠造口高度适当，造口周围皮肤平坦，比较容易贴造口袋，因此，安排患者先学比较容易掌握的乙状结肠护理，后学泌尿造口护理。分5阶段辅助造口护理，从造口护理物品准备→旧造口袋的取出→造口清洁→造口袋剪裁→粘贴造口袋→垃圾清理→日常生活相关活动注意事项，并给予乙状结肠造口护理及泌尿造口护理备忘录手册，帮助记忆（附后），直至患者及家属掌握。

4. 了解到患者经济困难，选用价格低廉的造口袋用于乙状结肠造口，保证合适、能用。科室内有临时造口人剩余的两件式造口袋也可给予患者，并教会其使用方法。

【健康教育】

1. 初期用作腰带的松紧带最好外套布套（住院期间先用毛巾包裹），松紧以能容入2根手指为好，以防压力性损伤。

2. 强调造口护理前后要洗手。造口护理时，先做泌尿造口护理，洗手后再做肠造口护理，以防泌尿造口感染。

3. 注意泌尿造口的尿量，交代注意正常尿量应为1000 ~ 1500ml，注意尿路感染的表现。

4. 造口6 ~ 8周会变小，及时造口门诊随诊，选用合适的造口产品。留下联系电话和地址。

5. 给予衣食住行等方面与日常生活相关的建议，并给造口护理备忘录手册。

【结果】

患者回肠导管泌尿造口在9 ~ 12点位置开口在皮肤上，在2 ~ 8点位置造口高出皮肤0.5 ~ 1cm（图14-1-1a），即造口高度倾斜，而且泌尿造口周围皮肤凹陷，尤其3 ~ 4点位置及8 ~ 9点位置的造口周围皮肤深度凹陷，用双造口腰带4点维系法固定泌尿造口底盘，避免另一造口受压；用深度凸面的底盘再加猪油膏补片，猪油膏用U形粘贴法，容易记容易学，出院前患者及家属掌握了此法，泌尿造口底盘可以保持4 ~ 5天更换1次，期间不渗漏，患者能接受。逐步教患者造口护理，并有造口护理备忘录，患者及家属对双造口的护理也不再担忧。出院后3个月患者回医院，仍然用双造口4点维系法固定腰带（图14-1-1e）。

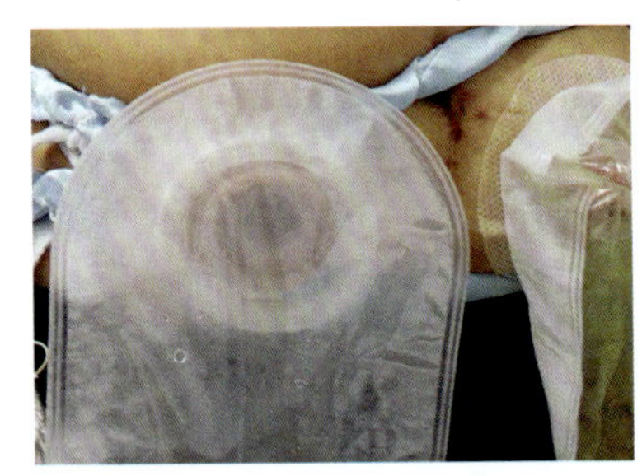

图14-1-1e　双造口腰带的使用

【重点/难点】

1. 造口人每天用于造口护理的时间越长，对患者的生命质量影响越大。双造口者因为腹部左右两边都有造口，遇到的造口护理问题会更多一些，需要花更多的造口护理时间，如何选用适当的造口护理产品及配件、如何简化造口护理过程、如何让造口者尽快适应有造口的生活在双造口者的护理中显得尤为重要。

2. 目前，国内市场可供选择的深度凸面底盘的品种太少，造口辅助用品比如造口猪油膏圈、造口套也没有。采用传统的手工裁剪半月形猪油膏补片垫高底盘的方法费时间、费精力，这种情况下，要考虑如何节省时间、精力，凸面底盘加3块长方形猪油膏补片，易学易记，方便操作，能收集造口排泄物，解决了此类造口者的困扰。

3. 双造口四点腰带维系法，避免了单造口腰带在同一水平双造口者中运用的尴尬。用作腰带的松紧带需要配上布套使用。

4. 双造口护理中，护理前后要洗手；造口换袋时，先换泌尿造口，洗手，再换肠造口袋，以防泌尿系感染。

5. 造口定位时，对双造口者不要让两个造口在腹部同一水平。

附　　造口护理备忘录手册

造口治疗师联系电话：　　　；姓名：　　　；造口门诊时间：　　　；门诊地址：　　　。

1. 造口换袋护理

（1）环境准备　可以在洗手间，注意调节室温，避免患者受凉，光线充足，注意保护的隐私。造口护理完毕注意及时抽风通风。有条件配备专门洗手池、水龙头。

（2）物品准备　家里准备专用抽屉或纸箱或木箱做工具箱（放置在避光、不潮湿的位置）：放置造口袋、折叠好了的棉布和抹手纸、旧报纸、大毛巾单（必要时）、棉签、防漏膏及皮肤保护粉各一瓶，平头弯剪刀一把，垃圾袋1打。专用小盆1个。要用到老花镜的准备好老花镜。

（3）换袋的体位准备　坐位或站位，必要时躺着。换袋前、后要洗手。

（4）换袋过程　① 将用物放置易取的位置。② 露出造口部位，铺毛巾或旧报纸于造口的下方。③ 取下旧的造口袋，将旧的造口袋捆扎紧密，弃置于污物袋中，两件式的造口袋可清洗干净重复使用。④ 清洗造口及周围皮肤由外到内。注意清洗时要使用柔软的卫生纸或棉布。伤口愈合后，可以洗澡，也可同时洗造口。从外到内抹干造口，尽量不要擦造口。⑤ 观察造口周围皮肤和身体其他部位的皮肤是否一样不痒，有无红斑、溃疡等。⑥ 裁剪造口底盘口径裁剪的大小一般比造口大2 ~ 3mm。⑦ 粘贴造口袋，从造口的下方到造口的上方贴造口袋。⑧ 清理用物，不能把造口袋丢弃在厕所里，以免造成堵塞。

（5）小贴士

① 造口袋内排泄物的排放时间：排泄物在袋内有1/3量时排放，或造口袋胀满气体时排放，打开夹子即可，也可以使用含碳的造口袋，自动排气。当造口底盘外面有粪便漏出时及时换袋。倾倒造口袋内粪便窍门：先在造口袋内抹婴儿润肤油，袋内粪便类容易滑出造口袋。

② 造口袋清洗，尽量用专用水龙头水，先冲洗造口袋，再用中性清洗液清洗造口袋。不能用热水清洗造口袋，以免造成袋子产生臭味，可用软毛牙刷轻抹。袋子洗干净后袋内放置一团棉布，防止造口袋的两片塑料粘连在一起。

③ 造口袋储存阴凉处晾干，避免存放在阳光下及潮湿空气中；避免储藏在通风口、高温地方，如汽车尾箱高温处。

④ 造口袋3 ~ 5天换一次，造口用棉布轻轻抹洗，造口周围皮肤可以用肥皂洗干净。

⑤ 伤口愈合后可以洗澡，同时可拆下造口袋洗造口。不更换造口袋时也可洗澡，戴着造口袋直

接洗澡，也可以用纸胶布贴一圈在造口底盘周围，洗澡后撕去纸胶布，吹干造口袋周围的水分。

⑥ 手术后 6 ~ 8 周造口尺寸稳定下来后，不用每次测量造口口径的尺寸。

⑦ 造口袋粘贴后应让患者保持体位不变 5 分钟，并用手轻轻地按压在底盘处，使其在体温的作用下与皮肤粘贴的更牢。

⑧ 冬天准备暖炉，防止更换造口袋时受凉，造口底盘可以稍微烤热点，这样容易粘紧皮肤。

⑨ 对较难剥离的造口底盘，或清理造口底盘的残胶时用剥离剂分离或清除（尽量避免使用难剥离的造口袋），也可以用医用松节油清理残胶。

⑩ 对脆弱的皮肤或回肠及泌尿造口周围皮肤，可以用保护膜保护皮肤，使皮肤与造口排泄物、黏胶隔离。糜烂的皮肤配合皮肤保护粉（严重时看造口治疗师）使用。一层薄薄的粉后，喷一层创口皮肤保护膜，30 秒后重复，如此 3 次。

2. 常见造口及造口周围并发症的处理

（1）造口水肿　可见造口黏膜轻度水肿，一般不必处理，1 周后开始慢慢消肿，术后 6 ~ 8 周水肿消退。严重的造口黏膜水肿呈灰白色，肿胀明显，需要看医生或造口治疗师。正常造口黏膜是粉红色或牛肉红色。

（2）造口出血　造口黏膜上充满毛细血管，清洁造口时容易摩擦出血，或各种原因导致血液凝血功能障碍。预防方法是更换造口袋时避免与黏膜的摩擦，使用软质棉布清洗造口。出血时用纱布压迫止血。出血严重时或排便带血时，及时就诊。

（3）刺激性皮炎

① 由于造口排泄物（粪液或尿液）长期接触皮肤，或清洁皮肤用的清洁剂长期不良刺激造成。表现为造口周围皮肤凹陷等部分容易接触造口排泄物，皮肤红、肿、疼痛，轻者皮肤部分皮层损伤；重者皮肤全皮层损伤。

② 预防方法是选择合适的造口底盘，皮肤凹陷或有皱褶需要用凸面造口底盘，并配合腰带，造口底盘的口径不能太大，造口口径大 1 ~ 3mm 就好；造口底盘粘贴时间不能过长，一般不超过 7 天；造口袋内的排泄物要及时处理，减少粪水对皮肤的接触；避免使用对皮肤有刺激的消毒液，如碘酊、75% 乙醇、过氧化氢，只用温水或 0.9% 氯化钠注射液清洁造口周围皮肤就可以；更换造口袋时要彻底清洁造口周围的皮肤，待皮肤干后再贴造口袋。底盘内圈裁剪合适，内圈过大时，容易渗漏。回肠造口者及泌尿造口者可以常规使用防漏膏。

3. 出院注意事项

（1）逐渐增加活动，恢复以前的工作。外出时随身背上小背包工具袋（造口袋、垃圾袋、手纸、棉布、湿纸巾、矿泉水瓶装自来水）。

（2）不做直接撞击造口的活动及增加腹压活动，如举重、提重物等。

（3）注意排便出血时要看医生（不是造口黏膜出血）。

（4）造口也会产生便秘和腹泻，注意水分和纤维的摄入，避免太油腻食物。

（5）按时回医院复查。

4. 泌尿造口护理

（1）尿液的观察　泌尿造口术后初期 2 ~ 3 天尿液淡红色，并有白色絮状物出现。白色絮状物是肠管分泌的黏液。正常尿液为浅黄色，澄清，摇晃后有少量白色或淡黄色泡沫。尿色发红提示血尿或有食用染色素、甜菜等，也可能是受利福平、大黄等药物的影响。尿液浑浊见于脓尿、菌尿。尿中产生大量泡沫见于大量蛋白尿。新鲜尿液有特殊微弱芳香气味，尿液搁置过久，细菌污染繁殖，尿素分解，有氨臭味；尿路感染者，尿中有氨水味。糖尿病酮症酸中毒尿中有芳香的水果味。

（2）尿量的观察　正常尿量为 1000 ~ 1500ml，正常日间尿量与夜间尿量的比为（3 ~ 4）：1。异常尿量，少尿每天少于 400ml，无尿每天少于 100ml，多尿为每天超过 2500ml。生理性少尿见于机体缺水或多汗时。病理性少尿时要及时就诊。

生理性多尿见于多喝水、咖啡或浓茶，或精神紧张、失眠，也见于输液过多或利尿剂的使用。病理性多尿时要看医生。

（3）泌尿造口换袋时间选择　泌尿造口换袋的时间选择在早上起床后，因为在早上在喝水前尿液少，方便更换造口袋。

（4）泌尿造口日常护理

① 清除泌尿造口肠管黏液　因为造口是一段带肠系膜的回肠，肠管能分泌黏液。术后造口黏膜上及尿袋中见到的白色无味的絮状物就是肠管分泌的黏液（白色鼻涕样），是正常现象。每天及时用软棉布清除。

② 预防尿液异味　现代泌尿造口袋设有防嗅膜，可以控制异味。芦笋、鱼、香料或一些药物等会增加尿液气味，蔓越莓汁、奶酪、牛奶可以减少异味。

没有心、肾疾病情况下，每天饮水量及粥汤果汁共 1500 ~ 2000ml，注意每天的饮水量，注意尿量是否正常。

泌尿造口袋尿液达到 1/3 ~ 1/2 满时，及时排空。睡觉时，泌尿造口袋连接床边一次性大容量尿袋，大容量尿袋 7 天更换 1 次。如果出现尿液浑浊、尿明显氨味、双侧腰背痛、发热、恶心、呕吐等现象，应及时看医生。

③ 常见的泌尿造口并发症　尿结晶是细菌将碱性尿液内的尿酸分解成结晶，依附在造口及造口周围皮肤上。处理：使用 1 ：3 的食用白醋与水清洗泌尿造口，再用清水洗。进食维生素 C 丰富的食物饮料。多进食酸性食物：鱼、蛋、核桃、花生；少食碱性食物：菠菜、绿豆芽、芥菜、杏仁。

（张惠芹）

第二节　小儿肠造口患者的护理

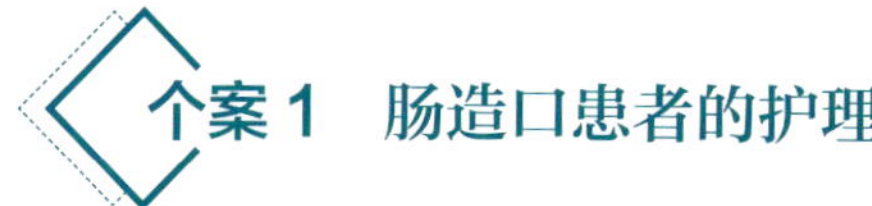

个案 1　肠造口患者的护理

先天性直肠肛门畸形是一种较常见的先天性畸形，发病率 1/4000 ~ 1/5000，大多数中高位畸形需要行分期手术。传统上一期手术多采用横结肠袢式造口手术，3 个月后再行二期手术，重建直肠肛门及泌尿生殖道，待肛门伤口愈合后，最后行三期的结肠关瘘术。2006 年辛辛那提儿童医院的 Pena 教授指出采用降结肠分离式造口术相对于其他造口手术方式有更大的优势，2014 年 Oda 等回顾了 144 例肛门直肠畸形造口手术方式再次证实了此结果，同时降结肠分离式造口术也逐渐广泛应用于国内。手术方式的改进给专科护理带来更多的挑战，需要我们不断探索。

【患者资料】

患儿，男，出生 8 小时，因先天性肛门闭锁于生后 24 小时摄倒立位片，结果显示直肠末端距肛门皮肤 2.1cm，确诊为高位肛门闭锁。于当日急诊在全麻下行降结肠造口术。术中取左下腹横切口入腹，在降结肠与乙状结肠交界处横断肠管，将肠内容物排空后，将近、远侧断端与腹膜及皮肤间断缝合分别固定于切口两端，以凡士林油纱覆盖造口周围皮肤及切口后纱布覆盖出室。术后予禁食、胃肠减压、抗感染、补液治疗，术后第 1 天腹软不胀，伤口敷料可见少量粪水渗出，医嘱予换药、行造口护理（图 14-2-1a）。

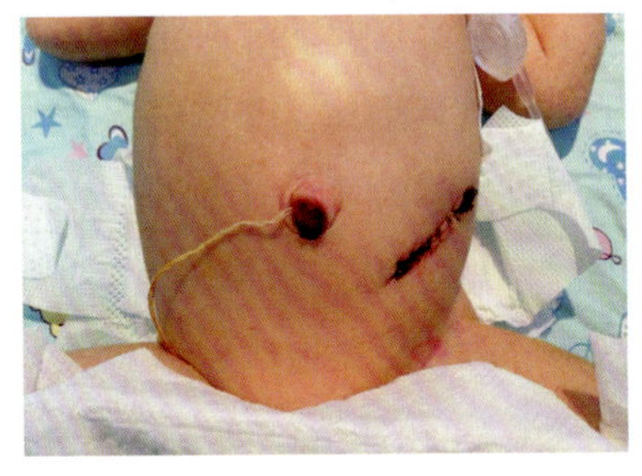

图 14-2-1a　小儿造口：术后第 1 天

【全身评估】

患儿精神反应可，生命体征平稳，口唇红润，四肢暖，腹软不胀。患儿母亲产后仍在成人医院住院治疗，患儿父亲前往照顾其母亲，宝宝几乎完全由奶奶照顾，其奶奶年老、视力差，新生儿护理知识缺乏，担心宝宝照顾不到位造成严重后果，家庭关系好，经济状况良好。

【局部评估】

患儿左侧中下腹可见一斜行手术切口，几乎与腹股沟平行，近、远端造口分离，分别位于伤口两端，为临时性降结肠分离式造口。伤口上端造口为近端，平于皮肤，可见较多糊状胎便排出；伤口下端造口为远端，稍回缩低于皮肤，可见少量糊状胎便排出。近、远端造口血运良好，相距 2cm，周围缝线固定。伤口无红肿及渗血渗液，可见缝线 5 根。造口及伤口周围皮肤完整，近端造口左侧距腋中线 1cm，上方距肋缘 1cm，远端距脐部 2.5cm，伤口及造口距左侧腹股沟 2.5cm。

【护理目标】

1. 保护伤口。
2. 收集造口排泄物。
3. 患儿家属熟悉造口护理知识，减缓焦虑情绪。

【处理过程】

1. 消毒清洗　因分离式造口术后伤口位于近、远端造口的中间，消毒清洗时应特别注意避免伤口污染，注意以伤口中心为起点向两端进行消毒及清洗，使用无菌纱布以伤口中心为起点向两端抹干。

2. 皮肤保护　因小儿皮肤角质层较薄，表皮与真皮的黏附性较低，容易受损，造口周围皮肤常规使用造口皮肤保护粉，均匀涂抹后将多余造口皮肤保护粉扫去，以免影响造口袋粘贴；使用不含乙醇的无痛伤口保护膜喷洒，待干。造口皮肤保护粉及伤口保护膜等非无菌造口护理用品应避免接触无菌伤口，使用时可使用无菌纱布保护伤口。

3. 伤口保护及促进愈合　选择无菌密闭的湿性愈合敷料——水胶体敷料一张，剪裁成5cm × 10cm大小，将其两端根据近远端造口大小及距离呈眼镜状剪孔。将剪裁好的水胶体敷料自伤口中间向两端造口方向粘贴。

4. 排泄物收集　术后早期通常选用不含过滤片、透明、开口的一件式儿童造口袋，便于观察排气排便、肠管血运及排放排泄物、保护小儿柔嫩皮肤。由于该患儿分离式降结肠造口近、远端相隔仅2cm，国内现有的儿童造口袋底盘大小均无法满足近远端造口分开佩戴造口袋的要求，因此首次使用造口袋时选择了单个儿童造口袋，自中央孔按照切口方向剪裁横孔，横孔横径为伤口包含近、远端造口长度。小儿腹平面小，该造口远端距脐部2.5cm，为了避开脐部，剪裁时将可能覆盖脐部的造口袋底盘边缘裁掉，将裁掉部分底盘经修剪后用于填充中央横口的伤口暴露部分。因其近端造口左侧距腹中线1cm，上方距肋缘1cm，伤口及远端造口距左侧腹股沟2.5cm，选择了顺应性较好的一件式造口袋顺应患儿体形剪裁。剪裁造口袋时还应根据造口的位置及患儿卧位预计一件式造口袋的开口方向，该患儿术后采用卧位或搂抱，上半身适当抬高，因此剪裁时预计造口袋开口位置位于左下方，以利于粪水自然引流及排放。造口袋剪裁完毕需及时捂热、涂抹防漏膏后上袋，过程动作迅速轻柔，以防粪水不断流出污染伤口，上袋前可使用棉球轻堵造口，以防止粪便排出，并及时吸收排出的少量粪便（图14-2-1b）。

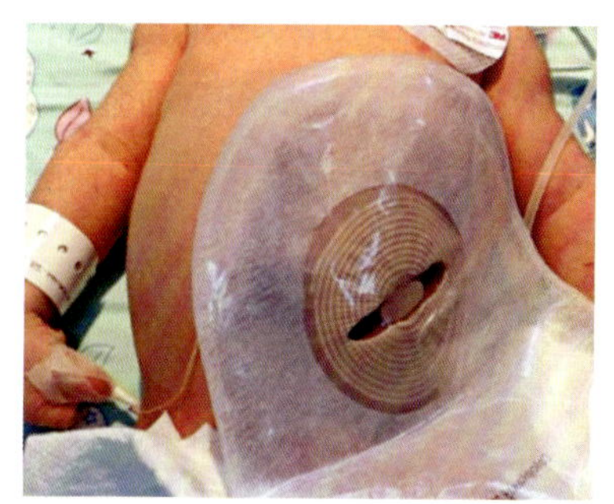

图14-2-1b　小儿造口：初次上造口袋后

5. 体位　该患儿为分离式降结肠造口，粪便呈糊状，此次上袋将近、远端造口同时套入一个造口袋，为防止粪便通过造瘘袋灌入远端结肠，此法上袋后应使患儿采取床头抬高20°～30°，左侧卧位20°～30°及平卧位交替，父母搂抱安抚时也应保持此体位。

6. 心理护理　由于患儿为刚出生不久的新生儿，患儿母亲及父亲基本不在院而宝宝几乎完全由奶奶照顾，其奶奶表现非常紧张、焦虑，担心患儿照顾不到位造成严重后果。责任护士主动联系其父母，向其宣教疾病相关知识、患儿奶奶的心理状态及不适合参与术后造口护理的理由，希望其参与术后护理并解释其重要性，取得了其父母的认可和积极配合。其父亲回院认真参与并观摩了护理过程，其母亲出院后也主动要求来院修养并陪伴患儿，护理人员为方便其休养特意为其调整安排了一个较安静的单人病房，患儿奶奶紧张、焦虑情绪得到缓解。护理人员适时对其父母的积极参与表示赞扬及鼓励，更有利于其充满自信并以健康的心态去面对治疗及护理。

【健康教育】

因患儿父、母初为人父、人母，新生儿护理及造口护理知识都非常缺乏，健康教育时应注意全面、细致，可采用口头宣教配合书面、讲座宣教。因患儿无法表诉造口、伤口及周围皮肤的不适，应告知其家属在护理人员关注患儿的同时，家属需要密切观察患儿情况及如何观察，如有无出血、排气、排便、腹胀及造口袋有无部分或完全渗漏等，分离式造口应特别注意观察造口血运及有无回缩，粪便黏附造口无法观察血运时可使用棉签自造口袋内将粪便轻轻拭去，发现出异常情况及时报告医生早期处理；造口袋内的粪便 1/3 ~ 1/2 满或胀气时需要及时排放，需教会家属排放方法及技巧；为尽量避免近端粪便进入远端结肠，近远端同时套入造口袋时应特别注意体位，并教会家长及时将附着在近端造口的粪便自造口袋表面向左下方推移；出院前应做好出院后衣、食、住、行等各方面的日常生活指导并提供合适的延续护理方案。护理人员针对该患儿进行了新生儿护理及造口护理知识的口头宣教配合书面、讲座宣教，宣教效果良好。

【结果】

本案例患者术后伤口愈合情况良好，造口无进一步回缩及发生其他并发症，术后第 4 天更换造口袋时家长开始部分参与，术后第 8 天伤口拆线，家长能够在护理人员指导下完成造口护理及上袋，术后第 12 天家长能够独立完成造口护理（图 14-2-1c），因治疗新生儿高胆红素血症于术后第 21 天顺利康复出院。家长对护理效果满意，予造口门诊随诊。

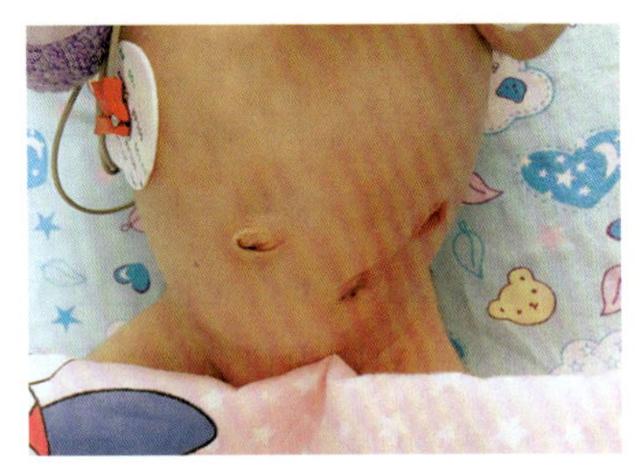

图 14-2-1c　小儿造口：术后 12 天

【重点 / 难点】

1. 近远端造口中间伤口的保护　先天性直肠肛门畸形行降结肠分离式造口术后伤口特点为位于近、远端造口的中间，任何一端的排泄物稍有渗漏即可污染伤口，增加伤口感染的发生率，甚至导致伤口愈合不良或裂开。因此伤口护理的过程中首先需要严格无菌操作，此类分离式造口及伤口的清洗、消毒、抹干均以先伤口、再造口为原则，严禁反向消毒、清洗及抹干；上袋前宜选择无菌密闭的湿性愈合敷料覆盖保护伤口，避免污染的同时促进愈合。此类分离造口敷料剪裁时可根据近、远端造口大小及距离呈眼镜状剪孔，粘贴时需注意方向，自伤口中间向两端造口方向粘贴，避免污染。

2. 造口袋的剪裁　小儿分离式造口的造口袋的剪裁非常困难，首先从造口位置方面来说，小儿腹平面小，近、远端造口通常距肋缘、脐部、腹股沟等骨突、非平坦部位较近，剪裁时很难同时避开这些凹凸不平的部位；另一方面分离式造口使用造口袋时最好将近、远端分开，避免粪便进入远端，而远、近端造口相距较近时，国内现有的儿童造口袋底盘大小均无法满足近、远端造口分开佩戴造口袋的要求，因此需要护理人员用心寻找剪裁方法并总结剪裁经验。由于该患儿分离式降结肠造口近、远端相隔仅 2cm，考虑到降结肠造口粪便多黏稠，不易流入远端造口，经医生同意后首次使用造口袋时选择了单个儿童造口袋，自中央孔按照切口方向剪裁横孔，将远、近端造口共同套入一个儿童造口袋。此法虽解决了收集粪便的问题，但难以完全避免粪便不进入远端造口。因此第二次上袋时，改良了剪裁方法，将儿童造口袋预计开口方向后，将底盘位于造口远端方向的边缘部分剪出缺口，以用于暴露远端造口，剪口时以不剪破造口袋为原则，尽量将缺口剪深；再将造口袋中心孔偏向远端造口方向根据近端造口大小剪孔，如果剪裁的中央孔已大小合适却仍然不能满足暴露远端的要求，应自中央孔继续偏向远端方向剪裁，直至满足恰好暴露远端要求，粘贴造口袋时再将裁下的底板小块填充于中央孔近端外侧暴露部分，暴露的远端造口因排泄物极少，可使用棉球或小纱块覆盖，污染或有排泄物排出后及时更换即可。此法既能解决收集粪便的要求，又能将近远端分隔，从而避免粪便进入远端，值得临床推广使用。当造口袋剪裁难以同时避开小儿腹部多个凹凸不平的部位时，应优先选择避开更容易导致渗漏的部位，同时尽量选择顺应性好的造口袋，也可将造口袋底板的边缘相隔 1 ~ 2cm 放射状剪开长约 1cm 的小缺口，以增加造口袋底板的顺应性。

（邝云莎）

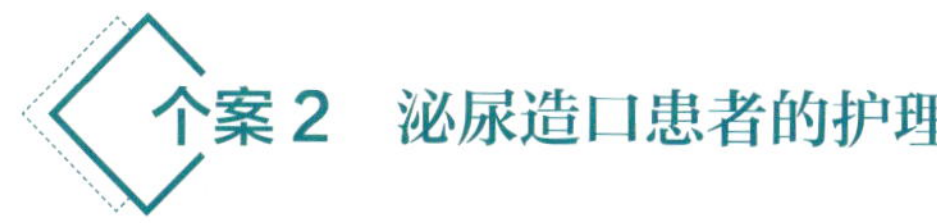

个案 2　泌尿造口患者的护理

小儿泌尿造口术常用于尿路梗阻性疾病、尿道外伤、泌尿道手术后确保尿路愈合等，几乎均为暂时性。小儿下尿路梗阻以先天性后尿道瓣膜为主，1 岁以下婴儿如无合适切除镜时应先做膀胱造口，以挽救生命。尿道外伤后，仅行膀胱造瘘的最大优点是手术简单、耗时短，有利于挽救患儿生命，并可待患儿稳定后择期行尿道修复。国内外关于小儿泌尿造口的护理报道甚少，需要我们不断总结经验，以减轻患儿痛苦，提高生活质量。

【患者资料】

患儿，女，4 个月，生后即发现右肾、右输尿管重复畸形，先后以急性尿潴留、双肾积水、泌尿系感染多次住院治疗，此期间予以完善磁共振尿路造影术（MRU）、膀胱造影、膀胱镜、静脉肾盂造影（IVP）检查，初步诊断为下尿路梗阻原因待查、膀胱憩室、右重复肾畸形、右重复输尿管畸形、右上肾积水、右上巨输尿管、右下肾积水、右下输尿管扩张、左肾积水、左输尿管扩张，感染控制后予出院行间歇性导尿治疗。此次因“食欲差、尿液浑浊 1 天”以泌尿系统感染再次收住入院，入院查尿常规：白细胞计数 17.0×10^9/L，入院后即予抗感染、碱化尿液、补液治疗。感染控制后在全身麻醉下行膀胱造口术，术中留置膀胱造瘘管一根，手术顺利，术后予预防感染、补液治疗。术后第 3 天拟拔除膀胱造瘘管行泌尿造口护理。

【全身评估】

患儿术后第 3 天，精神反应可，生命体征平稳，饮食睡眠好，腹软不胀，排便正常，尿量可；患儿母亲对泌尿造口护理知识缺乏，担心拔管后找不到有效的造口护理方法会增加患儿痛苦。

【局部评估】

患儿中下腹伤口敷料固定无渗血，可见少量淡黄色尿液渗出，打开伤口敷料后可见一横行膀胱造口，长约 1.2cm，位于脐下 1.3cm，周围缝线固定，未见膀胱黏膜，造口稍凹陷于皮肤，周围皮肤稍红，自造口留置膀胱造瘘管，管道固定通畅，自膀胱造瘘管引流出较多淡黄色清亮尿液（图 14-2-2a）。

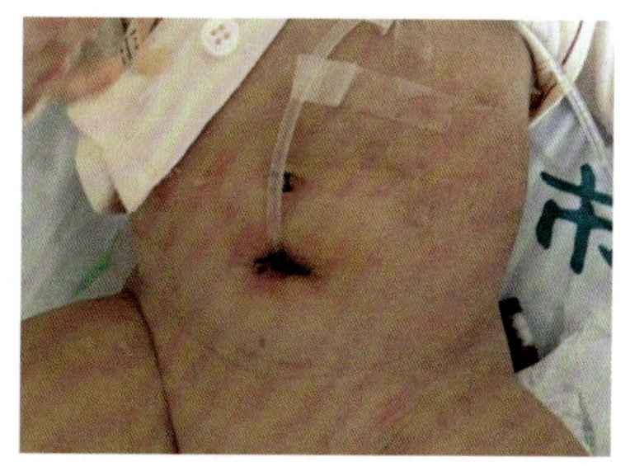

图 14-2-2a　膀胱造口术后第 3 天

【护理目标】

1. 主管医生理解粘贴式造口袋的作用。
2. 充分收集尿液。
3. 患儿家属熟悉泌尿造口护理知识，减缓家人紧张情绪。

【处理过程】

1. 造口护理方式的选择 小儿泌尿造口术在临床上并不多见，其护理的相关研究也相对少见。该患儿主管医生建议拔除膀胱造瘘管后使用纸尿布行常规护理，造口专科护士评估患儿病情后，主动与其主管医生沟通，向其讲解造口护理专科的发展及现状，使用纸尿布护理的缺点及使用泌尿造口袋护理的优点，经交流后主管医生同意并接纳使用泌尿造口袋的方式进行护理。

2. 造口袋的选择 根据评估结果该患儿宜使用底盘相对柔软、顺应性强、一件式、开口、透明的儿童泌尿造口袋，以利于造口及尿液的观察，减少渗漏，预防并发症。由于临床相关产品有限，本例患儿术后早期选择了最接近上述要求的一件式尿路造口袋，造口袋应于造口护理前测量、剪裁、捂热备用。

3. 消毒清洗 局部消毒清洗后拔除膀胱造瘘管，拔管后再次使用0.9%氯化钠注射液棉球清洗造口周围皮肤至清洁无尿渍。因该患儿膀胱造口稍凹陷于皮肤，且出口相对较大而开放，消毒清洗时应特别注意棉球的湿度，可使用双镊子稍做挤压，以湿润但擦洗时不外流液体为宜，避免过湿导致消毒液及清洗液渗入膀胱，引起细菌入侵或膀胱刺激，清洗后使用无菌纱布迅速抹干。

4. 皮肤保护 由于婴儿皮肤渗透性较强、角质层较薄弱等特点及相关底板造口袋产品限制，皮肤保护显得格外重要，纱布迅速抹干后常规使用不含乙醇的无痛伤口保护膜喷洒，必要时可重复，待干后迅速粘贴捂热备用的泌尿造口袋（图14-2-2b），造口袋根据渗漏情况2～3日更换一次。为避免皮肤保护过程中尿液渗出，可使用无菌纱布折叠后轻压于造口上方，迅速吸收渗出的少量尿液。

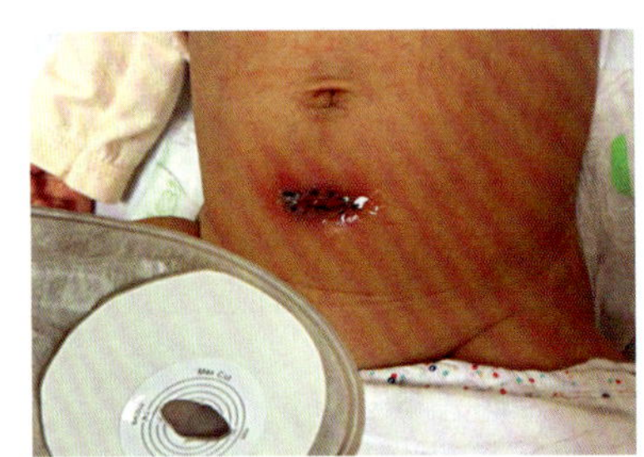

图14-2-2b 周围皮肤保护后用造口袋

5. 尿液的收集与排放 使用一件式泌尿造口袋时应特别留意造口袋的开口方向，由于婴儿多处于卧床或搂抱状态，建议剪裁、粘贴前应特别关注将造口袋开口方向预留于造口侧下方，以利于尿液的收集。婴儿泌尿造口使用泌尿造口袋后建议常规衔接一次性引流袋，并悬挂于床边，以减少造口袋的渗漏机会，注意一次性引流袋的位置需低于患儿膀胱。

6. 体位 膀胱造口清洗上袋前可采用侧卧位并适当按摩下腹部，以促进膀胱内尿液迅速排出，然后取平卧位迅速清洗上袋；上袋后为了达到体位引流的目的，尽可能在此法上袋后使患儿采取床头抬高20°～30°卧位，可与左、右侧卧位交替，尽量避免采用平体位。

7. 心理护理 患儿生后即发现泌尿系畸形，主要由其母亲照顾，疾病相关知识已基本熟悉，但泌尿造口护理知识缺乏，担心拔管后找不到有效的造口护理方法增加患儿的痛苦。造口专科护士应及时评估家长的心理状态，并尽早给予心理干预，主动与其母亲沟通，向其讲解膀胱造口术后目前的专科护理的现状与发展，提供康复案例，介绍护理团队实力，表示将全力帮助其学会患儿的膀胱造口护理并将持续给予出院后的延续护理，齐心协力促进患儿早日康复。经心理干预，患儿母亲紧张、焦虑情绪得到缓解，积极配合并观摩学习如何进行膀胱造口护理，护理人员适时对其领会的护理知识表示赞扬及鼓励，更有利于其充满自信，并以健康的心态去面对患儿的膀胱造口护理。

【健康教育】

1. 针对患儿家长膀胱造口护理知识缺乏，护理人员在上袋操作的同时向家长详细讲解其步骤及注意事项，并多次评估其掌握程度，由观摩操作到部分参与操作，最终使其掌握膀胱造口护理技术及相关知识。

2. 鼓励多饮水，可于两餐奶间添加饮水 30 ~ 50ml，告知多饮水可明显增加患儿尿量，稀释尿液，达到预防泌尿系感染的作用。

3. 强调夜间睡眠及翻身时避免引流管扭曲、折叠、受压，以免引流不畅，尿液集聚于造口袋内，翻身牵拉导致造口袋脱落。

4. 讲解泌尿造口并发症的观察要点，以便早期发现及处理，特别注意观察尿液的颜色、清澈度及量。

5. 推荐后期造口袋的选择，尽可能选择购买适宜婴儿使用的一件式、透明、开口式泌尿造口袋，如贝朗小儿一件式尿路造口袋。

【结果】

本例患者术后第 6 天及第 9 天更换造口袋时家长开始部分参与，术后第 12 天主管医生予拆除造口周围缝线，造口基本平于皮肤，可见膀胱黏膜，造口周围皮肤完整，尿常规检查结果正常，家长能够在护理人员的指导下完成膀胱造口护理及上袋（图 14-2-2c），顺利康复出院，家长对护理效果满意，行出院指导后造口门诊随诊。

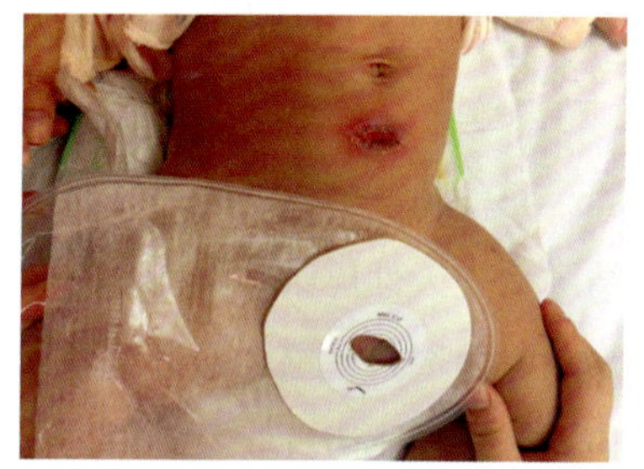

图 14-2-2c 术后第 13 天

【重点 / 难点】

1. 医护沟通与协作 该患儿如果严格按医生要求在拔除膀胱造瘘管后使用纸尿布行常规护理，就可能出现由于膀胱造口尿液持续外流，纸尿布持续潮湿，不可能随时更换，持续的潮湿及尿液浸渍导致造口周围皮肤的持续损害；纸尿布相对粗糙，可能引起造口及周围皮肤摩擦损害；使用纸尿布，尿液异味易散发，容易对邻近患者及家属造成影响，损害患儿及家属形象；纸尿布质量稍差，清洁度不符合要求、更换不及时，则易滋生细菌导致泌尿系感染；频繁更换纸尿布则费用昂贵，耗费人力等。而泌尿造口袋的合理使用达到了收集尿液、控制异味、避免摩擦及造口周围皮肤损害、促进康复的目的，患儿生活的质量得到提高，同时减少财力、人力耗费。因此医生、护士、患者都是医院最重要的角色，在医生不了解某些专科护理知识的情况下，专科护士应主动与医生沟通，只有做好医护沟通与协作，才能更好地为患者服务，促进患者早日康复。

2. 造口袋及附件用品的选择　由于婴儿皮肤渗透性较强、角质层较薄弱等特点，宜选择底盘粘胶成分适用于婴幼儿皮肤的儿童造口袋；膀胱造口排出物为稀薄尿液，排出量大，无括约肌控制，普通儿童造口袋易导致尿液反流而增加泌尿系感染的机会，宜选用防逆流、开口的泌尿造口袋；造口稍凹陷于皮肤的泌尿造口宜选用相对柔软、顺应性强的一件式造口袋增加其稳固性；术后早期宜使用透明袋，以利于造口及尿液及造口情况的观察，但目前国内几乎没有完全满足以上所有条件的泌尿造口袋，因此护理人员在造口袋的选择过程中需根据实际情况选择尽可能满足以上条件的泌尿造口袋。泌尿造口不推荐常规使用防漏膏，必要时可使用不含乙醇的防漏条；造口低于皮肤、出口大而相对开放的泌尿造口不推荐常规使用造口皮肤保护粉。

3. 泌尿系统感染的预防与观察　小儿膀胱造口术后尿液直接自膀胱腹壁开口排出，尿路明显缩短的同时出口无括约肌控制而无防尿液逆流的功能，较易发生泌尿系统感染，因此如何做好泌尿系统感染预防及观察成为膀胱造口术后护理的重点之一。首先，使用造口袋前应确保造口周围皮肤的清洁；其次，应使用有防逆流作用的泌尿造口袋，并注意造口袋的存放环境确保其清洁；体位的引流的作用也不可忽视，特别对于造口低于皮肤患儿；鼓励婴儿于两餐奶间添加饮水可增加患儿尿量，稀释尿液，达到自洁的作用；婴儿无法表诉尿路感染的典型症状，如尿频、尿急、尿痛等，应强调出院后需定时回院复查尿常规，并教会家长重点关注患儿尿液清澈度的改变、味道的改变，有无不明原因的哭闹、乏力、拒奶、发热等泌尿系统感染表现，发现异常及早就医。

（邝云莎）

个案 3　切口上造口患者的护理

儿科肠造口术是治疗小儿肛肠疾病的常用技术，常用于中、高位先天性肛门闭锁，长段型或全结肠型先天性巨结肠，坏死性小肠结肠炎，肠坏死，肠穿孔等疾病的手术治疗。小儿肠造口几乎均是临时性造口，绝大部分是急诊手术，无法进行术前造口定位，造口位置因病情而多变，常位于切口一侧。小儿切口上造口并发症发生率高，护理具有极大的挑战性。

【患者资料】

患儿，男，46 天，因腹胀查因经住院保守治疗 2 周余无好转，在急诊全身麻醉下行回肠末端造瘘、结肠肠壁活检、腹腔引流术，术中证实为坏死性小肠结肠炎伴升结肠狭窄。术中自回肠末端肠壁切口减压，减压后缝合关闭肠壁切口，再由切口提出置于切口右侧缘成袢式造口，以凡士林油纱包绕造口后纱布覆盖造口及切口出室。术后予禁食、胃肠减压、抗感染、补液治疗，术后第 1 天腹软稍胀，医嘱予开瘘、行造口护理（图 14-2-3a）。

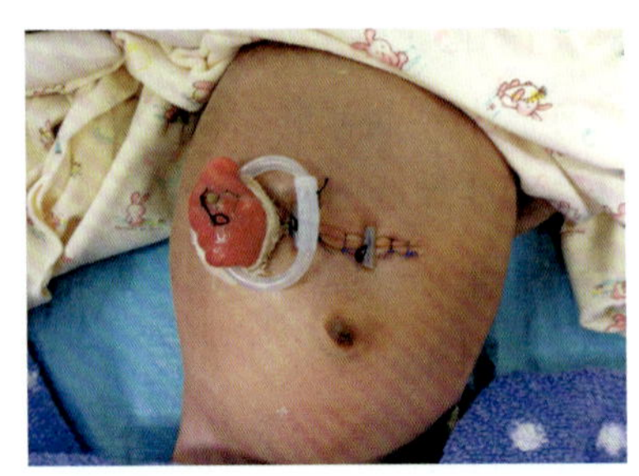

图 14-2-3a　切口上造口：开瘘前

【全身评估】

患儿精神反应可，生命体征平稳，口唇红润，四肢暖，腹软稍胀；自宝宝行造口手术后，其母亲表现非常紧张、焦虑，担心宝宝术后仍然腹胀不缓解、遭受痛苦，对术后护理有很多顾虑，家庭关系好，经济状况良好。

【局部评估】

患儿上腹部可见一横行手术切口，造口位于切口右侧，为临时性回肠袢式造口。造口血运良好，上大下小呈蘑菇状，周围由凡士林纱布包绕，去除凡士林纱布后可见造口周围缝线固定，中部可见支架环一个，顶部可见术中缝合关闭的缝线一条。伤口无红肿及渗血、渗液，可见缝线 7 根，其中减张线两根直接导致造口左侧凹凸不平整。造口及伤口周围皮肤完整，造口右侧距腋中线 2cm，右上方距肋缘 1cm，左下方距脐部 3cm。左下腹可见腹腔引流管 1 条，引流出少量淡红色血性液体。

【护理目标】

1. 保护患儿回肠造口周围的皮肤。
2. 收集造口排泄物。
3. 患儿家人熟悉造口护理方面的知识，减缓焦虑情绪。

【处理过程】

1. **开瘘**　因小儿回肠造口开瘘后即会有大量粪水自造口排出，开瘘前应提前做好造口周围皮肤及伤口的保护，开瘘动作迅速、轻巧，防止出血及伤口污染。首先使用无菌纱布将造口包绕并覆盖伤口，再将术中缝合关闭造口的缝线拆除，开瘘后常使用血管钳适当扩张近端造口，使其排便通畅。待存留的近端肠管粪水基本排出后，立即去除无菌纱布，消毒伤口，使用 0.9% 氯化钠注射液棉球清洗后抹干。消毒、清洗、抹干时均以伤口左侧为起点往造口方向进行，避免污染伤口。

2. **皮肤保护**　因小儿皮肤角质层较薄，表皮与真皮的黏附性较低，容易受损，而回肠造口术后粪水稀薄，含有丰富的消化酶，对造口周围皮肤刺激性大，皮肤保护非常重要。造口周围皮肤常规使用造口皮肤保护粉，均匀涂抹后将多余造口皮肤保护粉扫去，以免影响造口袋粘贴；使用不含乙醇的无痛伤口保护膜喷洒，待干。造口皮肤保护粉及伤口保护膜等非无菌造口护理用品应避免接触无菌伤口，使用时可使用无菌纱布保护伤口。

3. **伤口保护及促进愈合**　选择无菌密闭半透明的湿性愈合敷料 - 水胶体敷料一张，剪裁成 5cm × 10cm 大小，将其一端根据造口大小及位置剪孔，剪孔后在剪孔一侧剪开侧口以便于围绕粘贴，避免套入造口肠管时的困难或污染，将剪裁好的水胶体敷料自伤口向造口方向粘贴。

4. **粪水收集**　粪便污染是影响伤口愈合的关键因素，粪水收集至关重要。术后早期通常选用不含过滤片、透明、开口的一件式儿童造口袋，便于观察排气排便、肠管血运及排放排泄物，保护小儿柔嫩皮肤。小儿腹平面小，该造口右侧距腋中线 2cm，右上方距肋缘 1cm，左下方距脐部 3cm，应选择顺应性较好的一件式造口袋，并照患儿体形剪裁，剪孔时应偏向右侧，以避开脐部。使用油纱，用纱布去除多余油渍后围绕造口基底部，以修正造口形状，造口袋底盘剪孔时，以修正后的造口基底部大小剪裁即可。剪裁造口袋时，还应根据造口的位置及患儿卧位预计一件式造口袋的开口方向，该患儿术后采用卧位或搂抱，上半身适当抬高，因此剪裁时预计造口袋开口位置位于右下方，以利于粪水自然引流及排放。注意先使用防漏条，将伤口减张线造成的不平处填充，再使用剪裁合适、捂热并涂以防漏膏的造口袋粘贴，动作迅速轻柔，以防粪水不断流出污染伤口，造口袋及水胶体敷料的剪裁可在打开敷料后开瘘前进行，开瘘排便后可使用棉球轻堵造口近端，防止粪便排出并吸收排出的少量粪水。支架柔软而呈圆形，直径大于造口，粘贴造口袋时注意用手指轻轻将支架加压成椭圆形后再套入造口袋（图 14-2-3b）。

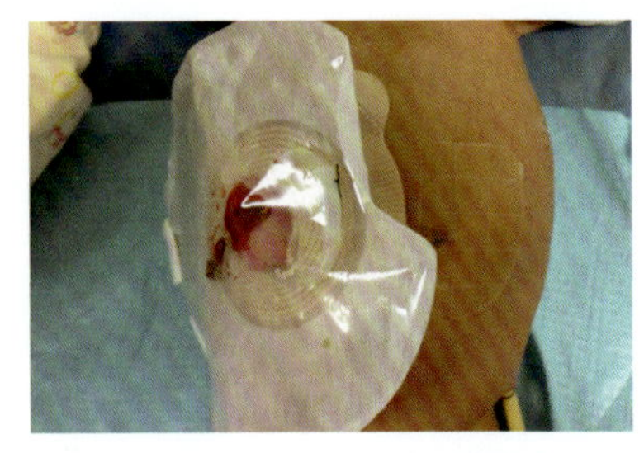

图 14-2-3b 切口上造口：开瘘上袋后

5. **体位** 该患儿造口为回肠袢式造口，粪便稀薄，而且其近端靠近伤口，体位不当则易导致粪水积聚于造口袋内伤口侧，造成伤口侧粪水渗漏并积聚于水胶体下、伤口上，导致伤口污染甚至感染、裂开。另外，该患儿左下腹留置腹腔引流管持续引流，更换卧位时应注意避免压迫，并保持有效引流。因此该患儿采取床头抬高 20° ~ 30°，以利于引流，右侧卧位 20° ~ 30° 及平卧位交替。父母搂抱安抚时也应保持此体位，避免造口的摩擦碰撞及保持引流管的固定通畅。

6. **心理护理** 由于患儿年龄幼小，而且造口术改变了患儿的排便部位和方式，第一次直视患儿造口及伤口，并参与观摩护理过程，无疑会给患儿家属带来沉重的心理负担，导致其焦虑、紧张，并存在手足无措感，担心自己无法承担日后的造口护理并给宝宝增加痛苦。因此，开瘘前应提前做好家属的安抚及疏导工作，向家属讲述详细的开瘘过程及护理方案，使其有一定的思想准备，并争取积极配合。必要时列举近期成功护理并康复的类似案例，让其看到治疗及护理的效果和希望，消除其顾虑。家属参与观摩护理过程的同时，护理人员再根据患儿情况给予适时讲解及安抚，促进其积极、乐观地逐步参与并学会造口护理。同时，熟练的操作及丰富的造口护理知识也能对家属显示出护理人员的专业技术水平及带来康复的希望，也能减轻家属紧张、焦虑情绪。该患儿母亲术后紧张、焦虑情绪明显，家庭关系好，因此护理人员安抚及疏导的同时应鼓励其他家属如患儿父亲、外公、外婆等给予更多的关心和安慰，帮助其渡过难关。

【健康教育】

因患儿无法表述造口、伤口及周围皮肤的不适，应告知其家属在护理人员关注患儿的同时，家属仍需要密切观察患儿情况及如何观察，如造口颜色及有无出血、排气、排便、腹胀，造口袋有无部分或完全渗漏等。发现出血、排气排便停止、腹胀等异常情况及时报告医生早期处理；出现造口袋部分渗漏或完全渗漏等及时报告护理人员，特别是伤口侧，需要及时更换造口袋预防伤口感染。造口袋内的粪水 1/3 ~ 1/2 满或胀气时需要及时排放，教会家属排放方法及技巧。

【结果】

本案例患者自开瘘使用造口袋后，造口及伤口情况良好，无渗漏及并发症发生。术后第 4 天更换造口袋时家长开始部分参与，术后第 7 天更换造口袋时间断拆线，第 10 天拆除余线及支架后家长能够在护理人员指导下完成造口护理及上袋，患儿顺利康复出院（图 14-2-3c）。其母亲逐渐充满自信并能够保持良好心态，予造口门诊随诊。

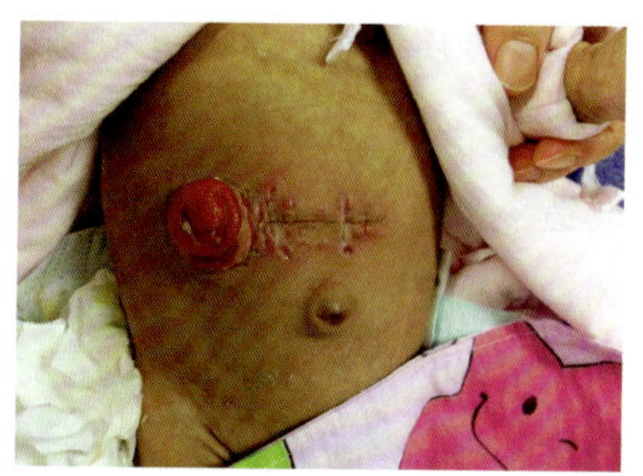
图 14-2-3c　切口上造口：出院前

【重点 / 难点】

1. 造口旁伤口的保护　切口上造口的护理难点首先是造口旁伤口的保护，因造口位于伤口上，粪水稍有渗漏即可污染伤口，增加伤口感染的发生率，甚至导致伤口愈合不良、部分或全层裂开需要再次手术清创缝合，国内报道小儿造口术后伤口裂开发生率为 3.13%。因此切口上造口护理的过程中首先需要严格无菌操作，清洗、消毒、抹干均以先切口、再造口为原则，严禁反向消毒、清洗及抹干；开瘘前应提前使用无菌纱布覆盖伤口，做好伤口保护，开瘘动作迅速，防止伤口被粪水污染；开瘘时至上袋前尽量将患儿取适当造口侧卧位，避免粪水流向伤口导致污染；上袋前宜选择无菌密闭的湿性愈合敷料覆盖保护伤口，避免污染的同时促进愈合；敷料为透明或半透明更佳，以利于伤口情况的观察，及早发现异常情况；此类伤口上袢式造口的敷料剪裁时可根据造口大小及位置呈偏侧单孔剪裁，由于造口上大下小的蘑菇形状及造口支架的存在，为避免粘贴困难可将敷料剪孔后在剪孔一侧剪开侧口以便于围绕粘贴；敷料粘贴时需注意方向，需自伤口向造口方向粘贴，避免污染；同时护理人员娴熟、规范的操作技术也是至关重要的一环，可有效避免操作中的伤口污染及上袋后的粪水渗漏。

2. 造口袋的剪裁　由于该患儿回肠末端袢式造口上大下小的蘑菇形状及造口支架的存在，造口袋底盘中心孔的大小剪裁出现困难，以造口基底部大小剪裁将使造口袋难以通过支架及造口顶部，易损伤肠造口黏膜；以造口顶部大小剪裁则易暴露造口周围皮肤及伤口，易导致皮肤及伤口受排泄物的刺激而损伤。因此可使用油纱用纱布去除多余油渍后围绕造口基底部以修正造口形状，然后以修正后造口基底部大小剪裁造口袋底盘中心孔即可，此法既可顺利上袋又可保护造口周围皮肤及伤口，值得临床推广。从造口位置方面来说，小儿腹平面小，此类切口上袢式造口多距肋缘、脐部等骨突、非平坦部位较近，剪裁时应优先选择避开更容易导致渗漏的部位，顺应患儿体形剪裁，以减少渗漏的概率及避免磨损脐部、肋缘皮肤。造口右侧距腹中线 2cm，为避免造口袋翘起脱落，增加渗漏风险，可将造口底板的右侧边缘相隔 1 ~ 2cm 放射状剪开长约 1cm 的小缺口，以增加造口袋底板的顺应性。

（邝云莎）

个案 4　罕见多发畸形肠造口患者的护理

重复阴茎是一种少见的畸形，发生率约 1/500 万，大部分有重复尿道及独立的海绵体组织；并发畸形很常见，包括尿道上裂、尿道下裂、膀胱外翻、重复尿道、隐睾、重复膀胱、耻骨联合分离、肾发育不良、肛门直肠畸形及心血管畸形等；治疗方案为切除发育不良的阴茎海绵体及尿道，对发育较好的阴茎实施成形术，同时治疗其他并发畸形。先天性肛门直肠畸形是小儿最常见的消化道畸形，新生儿发病率为 1/1500 ~ 1/5000；根据肛门直肠畸形 Krickenbeck 分类法，男性分为高位、中间位、低位及罕见畸形；中、高位肛门直肠畸形的治疗部分学者主张在新生儿时期先施行结肠造瘘术，结肠造瘘术后再行根治术，术后并发症显著减少。在儿科，同时发生重复阴茎、重复尿道、高位肛门闭锁、重复肛门、耻骨联合分离、扁平骨盆、骶尾骨畸形、腹壁肌层缺损的病例非常罕见，每个部位的畸形治疗均存在极大的不确定性和高风险，分次完成所有根治手术时间跨度可达 3 ~ 5 年，需要多部门、多学科协作，各专科护理均存在极大挑战。

【患者资料】

患儿，男，3 岁，生后因发现下腹部膨出、双阴茎、肛门闭锁诊断为脐膨出、重复阴茎、重复尿道、重复肛门伴肛门闭锁，于当地医院行乙状结肠造口、腹壁修补术，因条件限制一直未得以根治，术后 3 年为求进一步治疗收治入院。入院查体腹平软，左下腹可见一双腔肠造口，肠管突出皮肤约 1cm，肠管血运好，周围皮肤正常。中下腹部可见一 8cm × 6cm 的腹壁肌层缺损区，表面为瘢痕皮肤；骨盆扁平，双侧耻骨分离，间距约 8cm。外生殖器可见左右并列重复阴茎，阴茎海绵体均稍细，长度尚可。左侧阴茎无扭转弯曲，尿道开口位置正常；右侧阴茎发育较左侧差，尿道外口位于阴茎头腹侧，不窄，阴茎扭转 180° ，略弯曲，两阴茎根部间距约 5cm；双侧阴囊分裂，距离约 7cm，发育差，其内各可扪及一睾丸，大小发育如常。会阴部正常肛门开口处未见肛门，两侧各可见凹陷，间距约 4.5cm，右侧触之有收缩反应较左侧明显。双下肢基本等长，等粗，四肢肌力、肌张力正常，双侧膝反射、跟腱反射正常。入院诊断：重复阴茎、重复尿道、重复肛门伴高位肛门闭锁、耻骨联合分离、骶尾骨畸形、横结肠造口术后、脐膨出修补术后、腹壁缺损。入院后经讨论先行肠造口移位手术，将位于左下腹的乙状结肠造口移为中上腹横结肠造口，为骨科骨盆截骨手术创造条件。2 个月后由胃肠外科、骨科、泌尿生殖外科等多学科合作行一次性根治手术，包括骨盆截骨、耻骨闭合、骨盆外固定支架固定术、腹腔探查、腹会阴肛门成形术、腹直肌交叉移位、重复尿道切除、阴茎海绵体重建、膀胱尿道镜检查、阴囊成形术、导尿术。术后予多学科合作护理。

【全身评估】

患儿头低脚高位，下肢牵引中，持续咪达唑仑镇静、芬太尼镇痛下间断有清醒。呼吸机辅助通气下有自主呼吸触发，口唇红润，心率 130 ~ 150 次 / 分，心律齐，血压偏高。术后有发热，最高体温 38.8℃。腹部稍胀，肠鸣音弱。骨盆外固定支架牢固。各管道固定通畅，胃肠减压管引流出少量黄绿色液体，腹腔引流管引流出淡红色液体约 30ml。尿管引流出较多黄色伴少许血性尿液。四肢肌张力稍低，双侧足背动脉搏动良好。辅助检查：白细胞计数 12.09×10^9/L ，中性粒细胞比例 74.1%，血红蛋白 130g/L。其父母亲表现非常紧张、焦虑，担心患儿遭受痛苦、手术不能成功，家庭关系好，经济由慈善机构支持。

【局部评估】

患儿腹部、会阴部手术伤口由纱布覆盖，有淡黄色伴少许血性液体渗出。中上腹可见一横结肠单腔造口伴脱垂，肠管血运正常，已使用一件式透明儿童造口袋，造口袋内暂无气体及粪便排出，造口袋开口为左侧下方（图 14-2-4a）。肠造口被各重要手术切口、引流管口及针道包围，距双侧骨盆支架针道约 7cm，距下腹部手术切口约 2.5cm，距左下腹腹腔引流管口约 8.5cm，距会阴部手术创面约 10cm。去除造口袋，肠造口周围皮肤完整。

图 14-2-4a　术后第 1 天

【护理目标】

1. 预防手术切口感染。
2. 有效收集造口排泄物。
3. 促进患儿舒适。

【处理过程】

1. 保护手术切口及针道　将该患儿的肠造口护理清洁操作升级为无菌操作，严格执行无菌操作规程。操作前洗手，戴无菌手套、帽子、口罩，穿无菌手术衣，双人配合完成。操作全程使用无菌纱布建立无菌区及无菌防护墙，稍有渗湿立即更换，确保操作过程中粪水不会污染手术切口及针道。可能被儿童造口袋底盘覆盖的手术切口使用无菌水胶体敷料保护，促进愈合。操作过程双手自支架上下空隙穿入进行，动作轻柔，避免碰撞支架及会阴部。

2. 肠造口脱垂处理　肠造口脱垂常因各种原因导致腹内压增高，引起肠管自肠造口处外翻、脱垂，轻度肠管外翻 1 ~ 2cm，严重时整个结肠肠管外翻脱出，在横结肠造口尤为多见；肠造口脱垂时，医护人员应指导患者平躺放松，戴上手套，用冷的 0.9% 氯化钠注射液纱布盖在肠造口黏膜部位，顺势缓慢将肠管推回腹腔。患儿术后肠造口脱垂约 10cm，严重影响肠造口护理操作。为了避免污染，行肠造口护理前通过儿童造口袋将脱垂肠管先行手法复位，待无菌区建立后再揭除儿童造口袋，揭除后立即使用无菌纱布轻压肠造口，防止操作过程中再次脱垂，污染操作区域（图 14-2-4b），直到佩戴上儿童造口袋。整个过程需在患儿安静状态下进行，以免疼痛、紧张导致难以复位或再次脱出。医生考虑患儿的肠造口脱垂与骨盆手术术后腹腔容积减少有关，予调整骨盆固定支架。

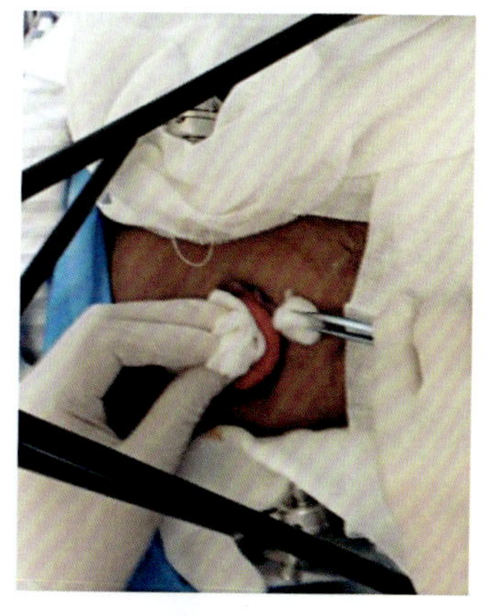

保护手术切口的造口护理

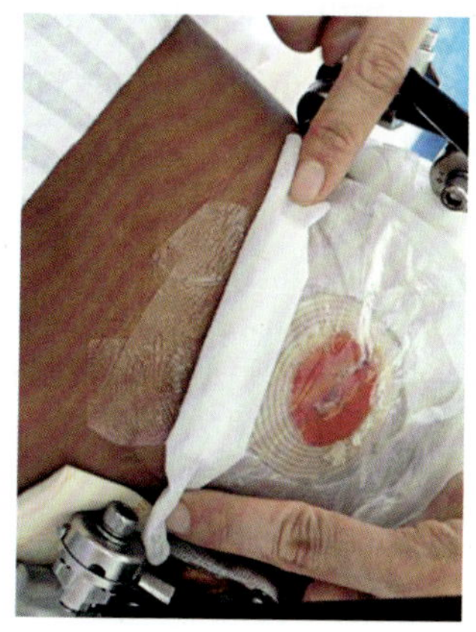

为保护手术切口及时换袋

图 14-2-4b　护理过程

3. 有效收集排泄物 因可供佩戴造口袋的空间限制，需时刻关注肠管血运及排气、排便情况，需为患儿选择底盘大小适宜的一件式、透明、柔软、不含过滤片的儿童造口袋收集排泄物。因该患儿肠造口周围皮肤情况良好，在使用0.9%氯化钠注射液清洁、抹干后，无需使用造口皮肤保护粉及伤口保护膜，直接使用儿童造口袋即可。上袋动作需敏捷迅速，避免粪便排出及肠造口再次脱垂。

4. 预防排泄物排放污染 为了避免粪便排放时污染伤口敷料及重要手术切口、针道，上袋时将儿童造口袋的开口方向由侧下方调整为侧上方；同时因患儿需采取头低脚高卧位，此开口方向利于粪水在儿童造口袋内体位引流至开口。每次排放前在儿童造口袋开口下方铺无菌巾，排放结束时将儿童造口袋的开口消毒后封口，并确保封口严密。

5. 预防造口袋渗漏，延长儿童造口袋使用时间 上袋前使用无菌纱布充分吸干肠造口周围皮肤上的水分，保持肠造口周围皮肤清洁、干爽。上袋前将儿童造口袋底盘使用双手捂热，增加其稳固性。儿童造口袋剪裁大小合适，约比肠造口大1mm，并辅以防漏膏填充空隙。上袋后使用透明敷贴将儿童造口袋的底盘封边（图14-4-2b），增加儿童造口袋的顺应性及稳固性。此外，使用透明敷贴将儿童造口袋的底盘封边的好处还在于儿童造口袋少量渗漏后，粪便能被透明膜包裹并可视。

6. 心理护理 由于患儿手术复杂、难度高，术后需在ICU进行监护治疗，其父母难免对其手术是否能成功、是否会非常痛苦等充满担忧及焦虑；另一方面停止镇痛，患儿清醒后可能难以忍受长期卧床、体位限制、伤口疼痛、操作刺激、与父母分离等不适。因此，术前医护人员非常重视与家属及患儿的沟通，将手术团队的技术地位、成功的把握、术后的理想效果、可能出现的各种并发症及不适提前交流，并取得其理解，增强其对治愈的信心，与其建立充分信任的协作关系，帮助其渡过难关；术后及时告知患儿手术状况、术后恢复情况，定时让其父母入ICU进行探视患儿，对其父母做好心理安抚及疏导工作，让家属安心；因患儿清醒后可以表诉造口、伤口及周围皮肤的不适，应鼓励其表述，必要时使用讲故事、多媒体设备等分散患儿注意力，缓解不适。

【健康教育】

向患儿及家属详细讲解术后肠造口、手术切口、针道的护理方案及相互影响，使其有一定的认识，并争取积极配合专科护理工作。在护理人员关注患儿的同时，当患儿表诉不适、发现有渗漏前兆等，及时告知护理人员。造口袋内的粪水1/3～1/2满或胀气时需要排放时告知护理人员，由护理人员进行排气、排便及换袋操作，避免污染伤口敷料、手术切口及针道。讲解肠造口脱垂的相关知识，让患儿及家属正确认识肠造口脱垂，积极配合医护人员，避免腹内压增高等预防肠管脱出。

【结果】

本案例患者术后伤口敷料、手术切口、针道做到了零粪便污染，每个儿童造口袋可使用7～9天，腹部、双侧髋部、会阴部伤口均愈合情况良好，无刺激性皮炎及继发感染、伤口愈合不良等并发症发生。术后3个月拆除骨盆固定支架（图14-2-4c），术后3个月余关闭肠造口，手术成功，术后4个月顺利康复出院。骨盆环成功塑形，耻骨联合闭合、无分离，双下肢行走近常人，

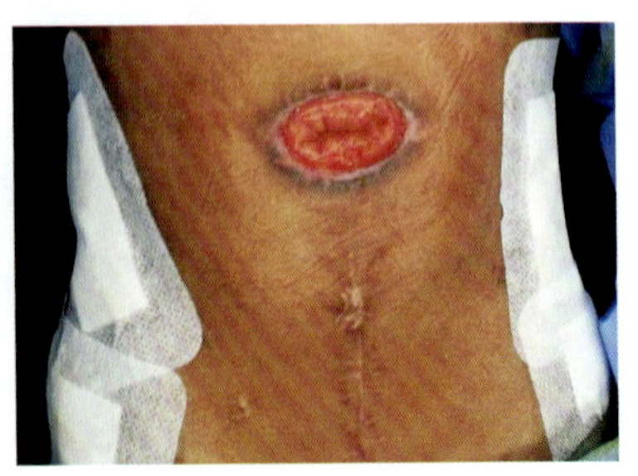

图14-2-4c 关瘘前

步态良好，阴茎成型满意，排尿成线，无尿失禁，阴茎勃起功能正常，两支海绵体勃起同步，肛门成型满意，存在一定的控便能力。

【重点 / 难点】

1. 如何做到伤口敷料、手术切口、针道零污染 如此罕见的多发畸形多学科合作行一次性根治手术几乎为世界首例，患儿的病情导致排便的肠造口位于各重要手术切口伤口敷料的中央，手术切口及针道的感染预防效果将直接决定手术的成败，特别是位于肠造口下方的会阴部伤口及两侧的骨盆支架针道，做到伤口敷料、手术切口、针道的零污染至关重要，专科护理富有挑战性。经过多次专科疑难病例讨论，采取的肠造口护理措施有：更换儿童造口袋时，将清洁操作升级为无菌操作，严格执行无菌操作规程，操作全程建立无菌区及无菌防护墙，保护肠造口周围的手术切口及针道；可能被儿童造口袋底盘覆盖的手术切口使用无菌水胶体敷料保护；更换儿童造口袋前通过儿童造口袋将脱垂的肠管先行手法复位，待无菌区建立后再揭除儿童造口袋，揭除后立即使用无菌纱布轻压肠造口，防止操作过程中再次脱垂污染操作区域；选择底盘大小适宜的一件式、透明、柔软、不含过滤片的儿童造口袋有效收集排泄物；将儿童造口袋的开口方向由侧下方调整为侧上方，利于头低脚高卧位的体位引流，避免排放污染肠造口下方及两侧伤口敷料及针道；排放儿童造口袋内的粪便时，在儿童造口袋开口下方铺无菌巾建立排放区，排放结束时将儿童造口袋的开口消毒后封口，并确保封口严密；使用透明敷贴将儿童造口袋的底盘封边，以至于在儿童造口袋少量渗漏后，粪便能被透明膜包裹并可视；同时因操作空间狭小、要求高，娴熟的专科护理操作也较为重要。

2. 如何延长儿童造口袋的使用时间 儿童造口袋的更换一般 2 ~ 5 天更换一次，具体可参照 ARC 原则选择更换间隔时间。由于该患儿肠造口位置及手术切口、针道的关系特殊，稍有渗漏即可能导致伤口敷料及重要手术切口、针道的污染，从而继发感染；另一方面，手术专家希望尽可能延长儿童造口袋的使用时间，减少更换次数，降低污染风险。因此如何预防儿童造口袋的渗漏、延长儿童造口袋的使用时间至关重要。首先，上袋前确保吸干肠造口周围皮肤上的水分；其次，上袋前将儿童造口袋底盘用体温捂热；再次，儿童造口袋需剪裁合适并辅以防漏膏填充空隙；上袋后使用透明敷贴将儿童造口袋的底盘封边，增加儿童造口袋的顺应性及稳固性。最终做到了每个儿童造口袋使用 7 ~ 9 天无渗漏、无刺激性皮炎的满意效果。

（邝云莎）

第三节 肠造口患者的肠道清洁

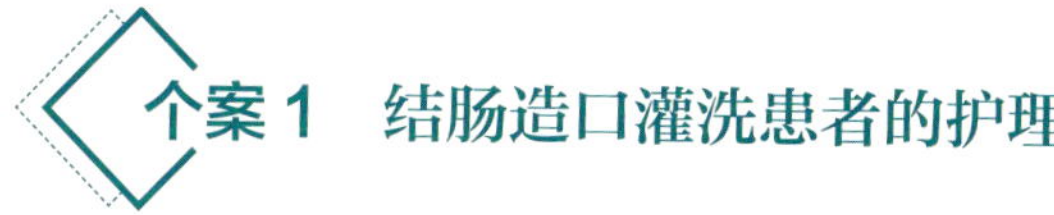

个案 1 结肠造口灌洗患者的护理

直肠癌是我国常见的消化道恶性肿瘤，而且以中低位多见。对于距离肛缘小于 4cm 的超低位直肠癌，仍然多采用Miles手术，手术要切除肛门，故带来乙状结肠造口问题，如造口不自主排便排气、造口周围皮肤炎症和造口袋周围粪便渗漏等，令不少患者感到不适、烦恼或痛苦。虽然适当的造口袋能有效收集造口排泄物，防止造口周围皮炎的产生及避免造口袋的渗漏，但是，对于不愿戴造口袋或对造口袋过敏的人，造口袋也是烦恼的事情。对此，可以考虑造口灌洗。肠造口灌洗是通过造口向结肠内灌入一定量的液体，结肠容受性扩张后反射性收缩，短时间内较彻底排出液体和粪便，两次灌洗之间无粪便排出。通过这种人工排泄的方式管理肠造口，就可形成与正常人类似的规律排便。国内外结肠灌洗多从术后3个月开始，或放化疗结束半年后进行。

结肠造口灌洗适用于全身一般情况良好，肠道功能正常，无肿瘤远处转移，家中有良好的卫生设备，愿意并能完成整个灌洗过程的永久性结肠单腔造口者。结肠灌洗能够帮助造口患者重新建立有规律的排便习惯，减少排便次数和减轻人工肛门的异味。在两次灌洗之间，造口处常不需要造口袋，盖一块小棉布即可，这就为造口者参加社交和娱乐活动创造了条件。造口灌洗的器具可以重复使用，从长久来看，也节省了医疗开支。另外，结肠灌洗还能降低造口周围皮肤并发症的发生率。

【患者资料】

造口者，陈女士，32岁，直肠癌 $T_1N_0M_0$ Ⅰ期，Miles术后3个月，因对多种造口底盘过敏而就诊，使用过很多品牌的造口底盘，有一件式、两件式造口袋，使用了这些粘贴性造口袋后，底盘周围皮肤、红、肿、热、局部感觉不适；分别用过造口皮肤保护粉、皮炎平处理过敏的皮肤，效果好，但是再用粘贴性造口底盘时，过敏的皮炎又出来，即使先用水胶体超薄片贴在造口周围的皮肤上，再贴造口袋，也会过敏，仅表现比较轻。不使用粘贴式造口袋则难以收集粪便、气味，不能上班，不能参加社交活动，并为此烦恼。

【全身评估】

造口者为大学教师，已婚，育有1男孩；身高165cm，体重40kg。因为对目前国内市场的粘贴式造口底盘过敏，为此很苦恼，特来医院寻求帮助。同时，患者咨询能否上班，能否再生育，饮食有无禁忌，平素喜欢吃腌制品。

【局部评估】

患者右下腹乙状结肠造口，除去使用的一件式造口袋后，见造口开口向上，黏膜颜色淡粉红色，造口高出皮肤约0.8cm，直径3cm的圆形，造口周围皮肤平坦，造口周围皮肤泛红，如同造口底盘大小范围，诉局部感觉不适，稍有疼痛。

【护理目标】

1. 熟悉造口术后控制排便方法。
2. 掌握结肠灌洗操作及常见并发症的处理。
3. 造口护理知识的健康教育。

【处理过程】

1. 解释不使用粘贴式造口底盘时，有两种造口排泄物管理方法，一种是用传统的非粘贴性橡胶造口袋收集造口排泄物，此法容易漏气漏味，造口者不能接受；另一种是用结肠造口灌洗法，造口者表示愿意尝试。

2. 准备一套结肠灌洗袋，先告知造口者一套灌洗袋的名称和作用，如灌洗袋、底盘、带调节器的输水管、锥形灌洗头、夹子、袖状引流袋、腰带。

3. 灌洗前的准备，医用润滑油（建议造口者回家后最好用水溶性润滑剂代替液状石蜡）、手套，灌洗液及物品准备：36℃ ~ 38℃温水 1000ml、腰部围巾、手纸、垃圾袋、厕所、洗手盆。示范灌洗选在患者午餐后 1 小时 40 分钟进行。

4. 示范操作方法

（1）悬挂高度为水袋底部与肩平齐，并解释超过该高度容易引起恶心、呕吐，低于该高度灌洗缓慢。关闭输水管，将温水灌入水袋，然后打开夹子，让水进入输水管及锥形灌洗头内，排出空气。锥形灌洗头涂少许润滑油备用。

（2）造口者取坐位，除去用过的造口袋，袖式引流袋用腰带固定于结肠造口处，远端开口置于坐厕便器内。

（3）首次灌洗需要明确结肠造口行走方向，示范戴手套，尾指涂少许润滑油，缓慢插入造口内，以探明结肠造口行走方向，然后，轻柔地将锥形灌洗头随结肠造口行走方向缓慢插入造口。

（4）开放调节器，控制流速 60ml/min，使水注入，灌入 500ml 后，患者腹痛，暂停灌洗，观察没有伴有心悸、出冷汗、出血情况。嘱深呼吸镇静，撤出锥形灌洗头，造口排出排泄物，腹痛好转。

（5）灌洗结束后，建议陈女士用中性清洁液清洗灌洗袋系列物品，清洗完后用一团棉布放入灌洗袋中间，防止两层塑料黏在一起，晾干，袖状引流袋也同样处理。

5. 造口者表示第 2 次可以自己灌洗。留下灌洗步骤宣传单及造口治疗师联系电话，并建议灌洗第一周内，每天还是要贴上造口袋。贴袋前，每天用水胶体超薄片保护造口周围皮肤，以防过敏，第 2 周每天可以不用造口袋。

6. 造口者灌洗第 3 天，造口治疗师电话回访，造口者述灌洗后第 2 天没有排便，不戴造口袋，也没有过敏了，而且已经去旅游了。但是，第 2 次灌肠灌入 500ml 后，还是会腹痛，排便后就会缓解。饮食上不敢吃青菜、水果等粗纤维食物，担心灌洗后第 2 天排便。及时解释，水温过冷、灌洗水流过快都容易腹痛，注意避免；一般的粗纤维食物容易使粪便成形，也是每日健康饮食必不可少的食物；油腻食物、汽水、啤酒等产气食物及辛辣食物容易令排便次数增加，尽量避免。

【健康教育】

1. 解释结肠灌洗过程，解释结肠灌洗是被动排泄的方法，让造口者选择是否要进行结肠灌洗。

2. 解释结肠灌洗有利于重新建立有规律的排便习惯，能减少排便次数和减轻造口的异味，在 2 次灌洗之间，不需要造口袋。因此，每次灌洗时间都要相对固定，可以选在晚上 8 时左右或方便的时间，而且每次灌洗的时间相差不超过 1 ~ 2 小时。

3．造口者第 1 次示范灌洗选在中午，故第 2 次灌洗选在固定时间点，即晚上 8 时。

4．灌洗以后要注意饮食，建议造口者进食容易让粪便成形的食物，避免进食使排便次数增加的食物，如油腻食物、产气多的食物，以免灌洗后还是要使用造口袋。建议日常活动中，随身携带水胶体超薄片及造口袋各一件，还有垃圾袋及纸巾，以防腹泻等意外情况。

5．灌洗的温度、高度、水量都要按照要求，以免发生意外。特别需要强调的是，不能用导管或普通灌肠管代替套装灌洗袋进行结肠造口灌洗，以免发生结肠穿孔。

6．灌洗后如果没有粪便排出，可能是由于前一天喝水少，继续在下一次定时灌洗，注意每天喝水量；如果灌洗后第二天排便次数多，注意排除饮食因素，继续下一次定时灌洗，第 3 次电话回访表示没有这些现象。

7．造口者表示想再生个女儿，建议听取医生意见后，再考虑生育事情。

8．腌制品的亚硝酸盐是致癌物质，尽量少吃，多吃新鲜食材。

【结果】

造口者从第 1 次灌洗起，灌洗排泄完后第 2 天就没有粪便排出，不愿也不用戴造口袋；没有造口周围皮肤过敏现象。心情开朗，休息 1 个半月后重新恢复工作至暑假结束。不再吃腌制品。

【重点 / 难点】

1．结肠灌洗要自愿。

2．解释灌洗过程的具体要求，并给予文字手册。

3．第 1 次造口灌洗要示范，并探明结肠造口的走向。根据造口人对灌洗的掌握情况决定是否要第 2 次或第 3 次灌洗示范。第一周最好还是戴上造口袋，以防造口不定时排便，第二周起可以不戴。

4．灌洗过程出现腹痛、出血、心悸、出冷汗时暂停灌洗，情况严重时看医生，注意灌洗水温过冷、灌入水流过快都容易腹痛，注意避免。精神紧张也会出现腹痛。

（张惠芹）

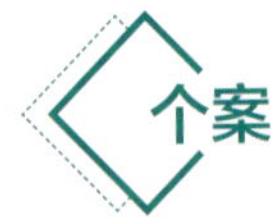

个案 2　乙状结肠远端袢式造口清洁灌肠患者的护理

预防性乙状结肠袢式造口临床上很少见，常见于直肠癌梗阻患者术前放化疗时为确保粪便排泄通畅而施行的治疗方式。患者经过放化疗治疗后 4 ~ 6 周会再次入院行肿瘤切除和或乙状结肠袢式造口回纳术。直肠癌切除术前应进行充分的肠道准备，避免术中污染和术后感染。

【患者资料】

患者梁先生，46 岁，因排便 6 ~ 7 次 / 天，粪便有少量鲜血，于当地医院结肠纤维内镜检查。病理诊断为直肠腺癌，当地医院手术探查，术中发现“直肠巨大肿瘤，质硬”，改行“乙状结肠袢式造口 + 阑尾切除术”。后来就诊，进行同期放化疗治疗。同期放化疗后肿瘤明显缩小，拟全麻下行 Dixon 术 + 乙状结肠袢式造口回纳术。术前 1 天需进行肠道清洁。

【全身评估】

患者身体结实，手的灵活性很好，一直自我护理其乙状结肠造口。治疗依从性高。与妻子、儿子一起生活，家庭和睦。从事摄影工作。无腹泻、腹痛等不适。

【局部评估】

1. **肠造口的位置**　乙状结肠造口位于左下腹，佩戴一件式透明开口袋。粪便成形。

2. **肠造口及其周围皮肤情况**　揭除造口袋后可见乙状结肠造口为袢式造口，开口为上下结构，患者告知其上方开口排粪便；肠造口周围皮肤较正常皮肤白，咨询原因可能与整个造口底盘涂抹防漏膏有关；9 ~ 3 点周围皮肤隆起（半凸型）。

【护理目标】

清除乙状结肠袢式造口的近端和远端肠道粪便，确保手术顺利进行。

【处理过程】

1. **乙状结肠造口近端肠袢清洁**　按医嘱给患者口服导泻药。

（1）术前 1 天下午 4 时左右，按医嘱指导患者口服复方聚乙二醇电解质散 3 盒加温开水 3000ml（每盒溶解于 1000ml 水中）；首次服 500ml，以后每隔 15 分钟服 1 次，每次 250ml。告知患者服用过程中宜来回走动，以便促进肠蠕动。服完 1 小时左右开始排便，一般排便 5 ~ 8 次，排出无色或黄色透明水样便即可。如服用后无排便，将给予清洁灌肠。

（2）指导患者口服泻药开始排便时，宜坐于坐厕上，打开一件式开口袋的开口，连接大的垃圾袋，并延伸入坐厕里排放粪便，直至粪便排泄干净。也可坐于床上进行，打开一件式开口袋的开口，连接垃圾袋，垃圾袋 1/2 满时及时清倒。

2. **乙状结肠袢式造口的远端肠袢**　顺时性清洁灌肠。

（1）物品准备　温水（39℃ ~ 41℃）约 1000ml，润滑剂，灌肠袋 1 套（包括肛管 1 条，带有胶管和调节开关的集水袋 1 只），圆头奶嘴 1 只，剪刀 1 把，夹子 2 只。将圆头奶嘴与肛管、集水袋相连接，排气挂于厕所内待用（图 14-3-2a）。

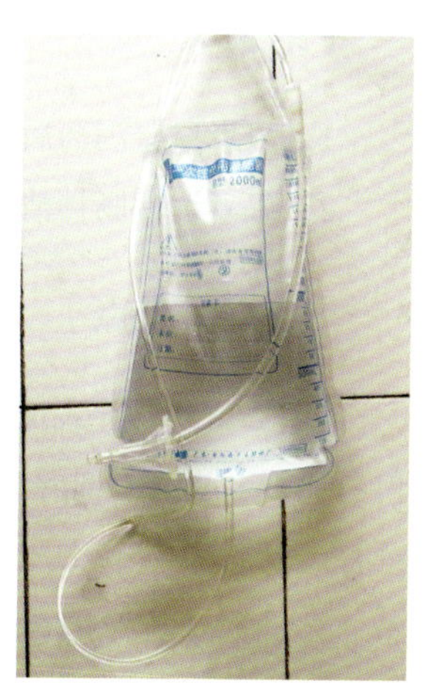

图 14-3-2a　奶嘴与肛管、集水袋相连

（2）患者准备　让患者了解乙状结肠袢式造口的远端开口；指导患者更换新的一件式开口袋（图 14-3-2b），开口袋的开口使用便带夹夹闭，于远端开口的上方将造口袋剪约 3mm 的横向小缺口（图 14-3-2c）；安置患者坐于坐厕上，衣服卷起并使用夹子固定，充分暴露乙状结肠造口。天气寒冷时注意保暖。

（3）灌洗　护士戴手套用示指蘸润滑剂后探查乙状结肠袢式造口远端开口肠袢的方向；润滑灌洗圆锥头，顺肠袢的方向插入乙状结肠袢式造口的远端开口内，一手轻压固定灌洗圆锥头（预防灌洗液逆流）；另一手打开调节器让灌洗液流入肠腔中，一般控制流速在 100ml/min 左右，灌洗量一般 800 ～ 1000ml；于患者有较强的便意时停止灌洗，将调节器关闭，停留 3 ～ 5 分钟后拔除灌洗圆锥头。迅速用夹子将造口袋的缺口夹闭（图 14-3-2d）。嘱咐患者如无法憋住便意时可排便，排便结束告知护士，然后再重复灌洗，直至粪便完全清洗干净为止。

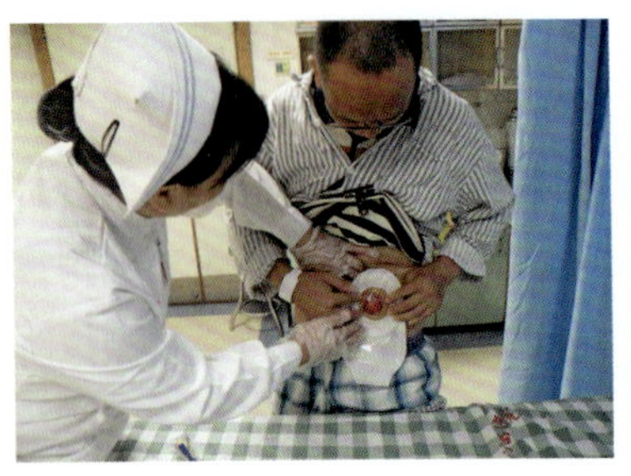

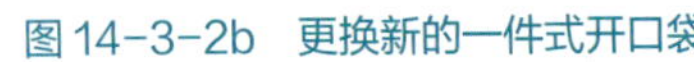

图 14-3-2b　更换新的一件式开口袋

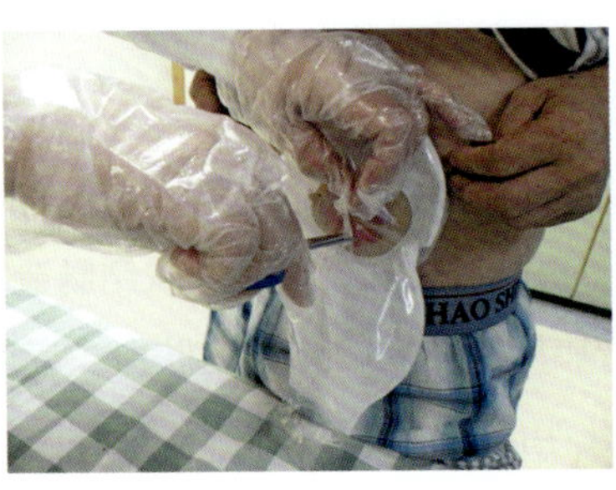

图 14-3-2c　造口远端上方将造口袋剪小开口

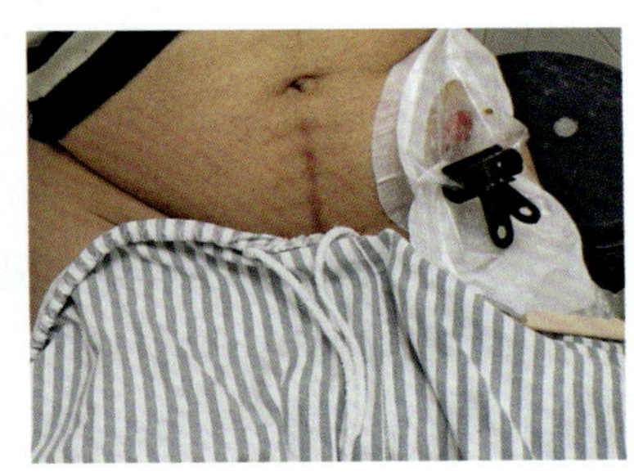

图 14-3-2d　造口袋小开口予夹子夹闭

【健康教育】

1. **告知清洁灌肠的目的**　告知患者其乙状结肠袢式造口近端和远端肠袢肠道清洁的目的、方法和注意事项，让患者配合，确保肠道清洁的顺利完成。

2. **口服泻药期间**　按时按量服用泻药，以免影响远端肠袢的肠道准备，影响晚上睡眠。近端肠袢口服泻药期间如发生腹痛、腹胀等不适或无排便应告知护士。口服泻药期间多走动，以促进排便。口服泻药后的排泄情况配合护士做好观察，如排泄效果不理想，仍需要从乙状结肠袢式造口的近端进行清洁灌肠。

3. **乙状结肠袢式造口远端肠袢清洁灌肠期间**　注意保暖，可穿外套和使用大毛巾覆盖双下肢。清洁灌肠期间如发生腹痛、腹胀等不适或无排便应告知护士，灌入液体后如有难以忍受的便意感应及时告知操作护士。

【结果】

1. 患者口服泻药后 1 小时左右，乙状结肠袢式造口近端开口开始排泄，2 小时左右排泄干净。
2. 患者远端肠袢清洁灌肠顺利。

【重点 / 难点】

1. 乙状结肠袢式造口近端和远端肠袢的清洁顺序　因乙状结肠袢式造口的近端和远端开口处于同一高度，患者口服导泻药后排泄物往往不成形，尤其到最后是水样便，近端肠袢排出的粪便容易流入远端肠袢。因此，远端肠袢的清洁灌肠宜在患者近端肠袢清洁后才进行，且术前晚清洁灌肠后，第 2 天手术日早上就不需再进行清洁灌肠了。这样既可减少护士的工作量，又可避免患者术晨早起进行清洁灌肠而影响睡眠。

2. 患者口服泻药后排便观察　服药 1 小时后，肠蠕动加快，排便前可能感到腹胀，指导患者如有严重腹胀或不适，可放慢服用速度或暂停服用，及时告诉值班护士 / 主管护士，待症状缓解或消失后再服用，直至排出水样清便。如服用后无排便，应给予清洁灌肠。清洁灌肠方法和步骤与远端肠袢清洁灌肠一样，但粪便从近端开口排出。因此，患者必须佩戴开口袋，并想办法如采用大型垃圾袋、废弃的输液 3L 袋等延伸至坐厕内进行排放粪便或使用垃圾袋收集粪便等。

3. 清洁灌肠患者的体位　患者的精神、体质都很好，宜让患者坐在坐厕上进行，这样可以解决清倒粪便问题；加上远端肠袢从乙状结肠袢式造口的远端进行顺时性灌洗，灌洗后患者直接就从肛门排便，避免了患者跑厕所排便潜在跌倒的风险。

（郑美春）

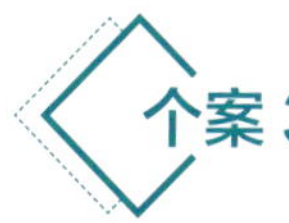

个案 3　双肠造口清洁灌肠患者的护理

大肠癌患者行双肠造口临床上很少见。一般是因初次手术治疗患者行肠造口手术，后因发生术后早期肠瘘、肠梗阻等并发症时急诊再次手术时而行回肠或结肠袢式造口，以解决粪便分流。3 ~ 6 个月后患者身体体质恢复、肠瘘愈合或肠梗阻缓解，将行临时性肠造口关闭术。临时性肠造口关闭前需要对临时性袢式肠造口的远端肠袢进行清洁灌肠，排空肠道内的粪便，以确保术前钡灌肠、结肠纤维内镜检查和临时肠造口关闭术的顺利进行。

【患者资料】

患者胡先生，69 岁，1 年前肠镜检查提示距肛门 19cm 直肠乙状结肠交界处可见环腔肿物；距离肛门 8cm 直肠见一息肉肿物，确诊为乙状结肠癌、直肠腺瘤。1 个月后开始进行放化疗。5 个月后，腹 + 盆腔 CT 示乙状结肠癌膀胱瘘。半年后全身麻醉下行“Hartmann+ 全膀胱切除 + 回肠导管术 + 小肠部分切除 + 小肠结肠端侧吻合术”。术后左下腹部留有盆腔引流管，左上腹留有降结肠造口，右下腹留有泌尿造口。术后因发生肠吻合口瘘，急诊行剖腹探查 + 回肠袢式造口术；同时患者因回肠导管发生尿瘘，进行了双侧肾造瘘术。下午将行钡灌肠检查远端肠道问题，医嘱要求给患者回肠袢式造口的远端肠袢进行清洁灌肠。

【全身评估】

患者体质消瘦，体质指数 17.58kg/m^2，但精神尚好，双手颤抖（家属和患者告知已经有 10 多年不明原因的病史），肠造口护理一直由其妻子帮助。与妻子、女儿一起生活，家庭和睦。

【局部评估】

1. 肠造口的位置（图 14-3-3a）　患者左上腹的降结肠造口位于左上腹部，予纱布覆盖，左下腹回肠袢式造口佩戴两件式透明开口袋。右下腹部泌尿造口粘贴两件式泌尿造口袋，佩戴自制

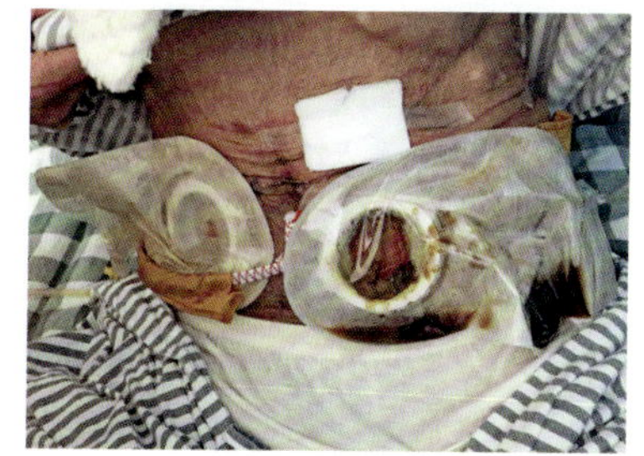

图 14-3-3a　患者肠造口的外观

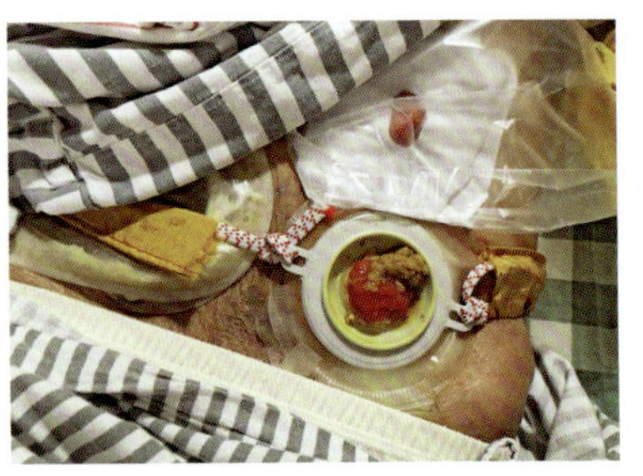
图 14-3-3b　回肠袢式造口的近端开口排出粪便

腰带加强固定；肾造瘘管分别位于两侧腋中线，连接床边尿袋。

2. 降结肠造口和回肠造口的情况　揭除覆盖于左上腹降结肠造口的纱布后，纱布无污染粪便，患者妻子告知，术后 1 个月后降结肠造口无排出粪便，但会有白色黏液排出，一直使用纱布覆盖，每天更换 1 次，肠造口血运好。回肠袢式造口两开口为上下结构，高度一致；粪便从上面的开口（近端开口）排出，为糊状粪便（图 14-3-3b）。

【护理目标】

清除回肠袢式造口远端肠袢的粪便，确保钡灌肠检查顺利进行。

【处理过程】

1. 物品准备　温水（39℃ ~ 41℃）约 1000ml，润滑剂，灌肠袋 1 套（包括肛管 1 条，带有胶管和调节开关的集水袋 1 只），圆头奶嘴 1 只，剪刀 1 把，夹子 1 只、量杯、水温计。准备塑料小桶 1 只（内套垃圾袋 2 只）。

2. 患者准备　因患者双手颤抖，体质消瘦，清洁灌肠全程约需 1 小时，坐于坐厕上进行清洁灌肠患者难以承受，因此宜选用平卧位进行。协助患者平卧位，注意保暖。左上腹的降结肠单腔造口粘贴一件式造口袋（较长型），开口套入套有两重垃圾袋的小塑料桶内（图 14-3-3c），指导其妻子帮忙固定塑料桶；更换回肠袢式造口的两件式造口袋，开口使用便袋夹关闭，于远端开口方向在造口袋上剪约 3cm 宽的横切口（图 14-3-3d）。

3. 操作步骤

（1）制作灌洗圆锥头（图 14-3-3e）　根据肛管的直径将圆头奶嘴的顶端剪成圆形缺口，然后将肛管套入奶嘴内并伸出 1 ~ 2cm（过肛管的测孔即可），制作灌洗圆锥头。

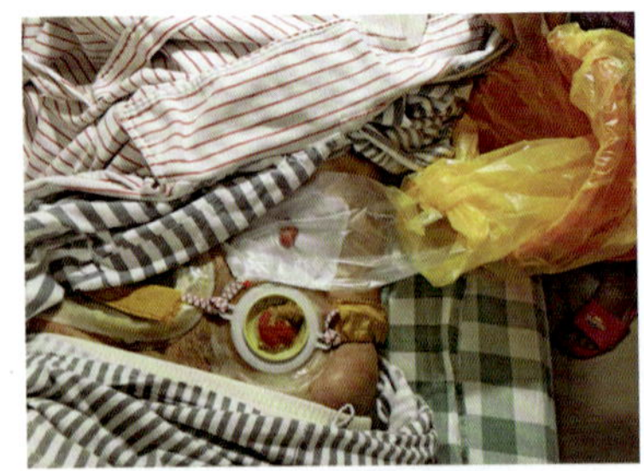
图 14-3-3c　降结肠造口粘贴造口袋开口套入垃圾袋内

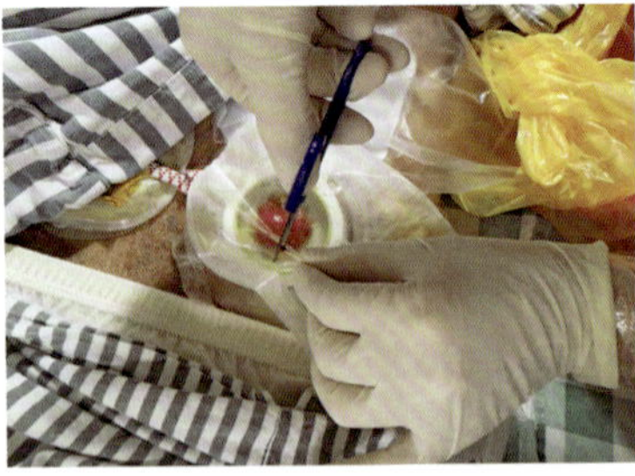
图 14-3-3d　远端开口上的造口袋上剪约 3cm 横切口

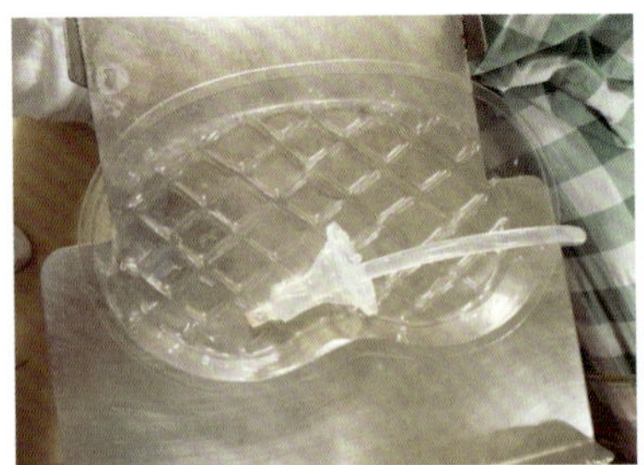
图 14-3-3e　自行制作的灌洗圆锥头

（2）灌洗装置的连接　连接好灌洗装置（集水袋与灌洗圆锥头的肛管连接），将水注入集水袋内；打开流量控制器排尽空气；调整水压，灌洗袋的液面离肠造口的高度 45 ~ 60cm。

（3）灌洗　护士戴手套用示指 / 小指蘸润滑剂后探查回肠袢式造口远端开口肠袢的方向（图

14-3-3f）；润滑灌洗圆锥头顺肠袢的方向插入回肠袢式造口的远端开口内（图 14-3-3g），一手轻压固定灌洗圆锥头（预防灌洗液逆流）；另一手打开调节器让灌洗液流入肠腔中（图 14-3-3h），一般控制流速在 100ml /min 左右，灌洗量一般 800 ~ 1000ml；灌洗完毕，将调节器关闭，停留 3 ~ 5 分钟后拔除灌洗圆锥头。迅速用夹子将造口袋的缺口夹闭（图 14-3-3i），防止粪水从缺口流出。15 ~ 30 分钟后，大部分排泄物已经排出，然后再重复灌洗，直至粪便完全清洗干净为止。

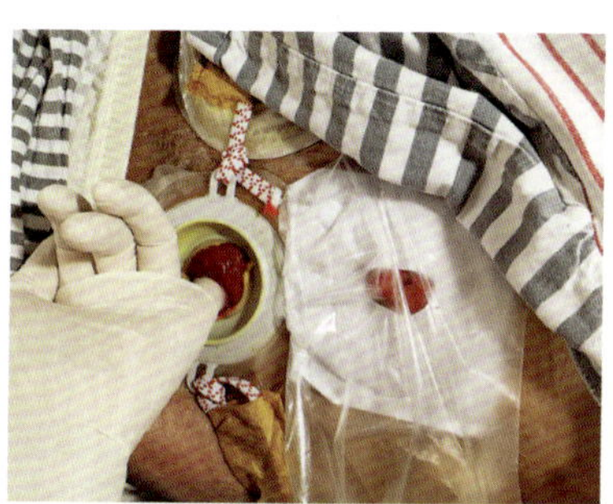
图 14-3-3f　探查回肠袢式造口远端开口肠袢的方向

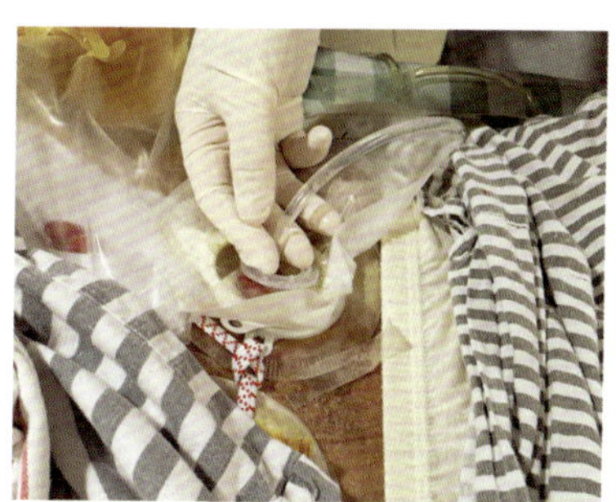
图 14-3-3g　圆锥头润滑后插入远端开口

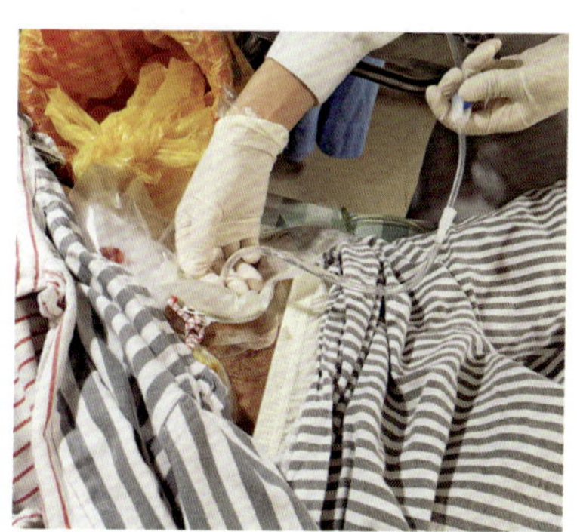
图 14-3-3h　一手按压圆锥头，另一手调节速度

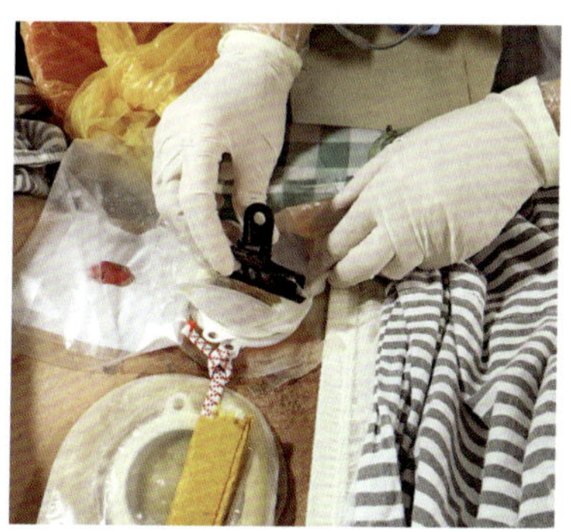
图 14-3-3i　造口袋的缺口予夹子夹闭

（4）更换造口袋　灌洗完毕嘱患者更换回肠袢式造口的造口袋。降结肠造口粘贴的造口袋可以维持至下午检查后才揭除。

（5）清倒粪便　清理用物。

【健康教育】

1. 告知患者及其妻子钡灌肠检查和清洁灌肠的目的，清洁灌肠的操作步骤，让患者和家属能配合，确保清洁灌肠的顺利进行。

2. 告知患者在清洁灌肠过程中如发生腹痛、腹胀等不适应马上告知，并在清洁过程中不断询问。

3. 清洁灌洗过程中宜保持平卧位或左侧卧位，便于收集清洁灌肠后从降结肠造口排出的粪水。

4. 告知患者因下午钡灌肠检查仅是对回肠袢式造口的远端肠袢进行检查，进食不会影响检查，午餐正常饮食。

5. 下午前往钡灌肠检查室时，宜带一套患者服和 1 只两件式造口袋，以便检查弄脏时能及时更换。

6. 钡灌肠检查结束回到病房后，及时告知值班护士，并准备再次清洁灌肠，以便将肠袢里的钡剂及时排空。

【结果】

1. 清洁灌肠后，灌洗液能顺畅地从降结肠造口排出。经过 2 次清洁灌肠后排出物无粪渣，结束清洁灌肠，按时送患者到钡灌肠室检查。

2. 因肠道准备较好，患者的钡灌肠检查顺利完成。检查结果示：小肠 - 升结肠吻合口通畅，宽约 13mm，未见明显吻合口瘘。

【重点 / 难点】

1. 判断肠造口的类型　患者腹部有 3 个肠造口，注意鉴别判断，尤其对回肠袢式造口的近端和远端开口。操作评估时刚好回肠造口排出粪便，排出粪便的开口就是回肠袢式造口的近端开口。

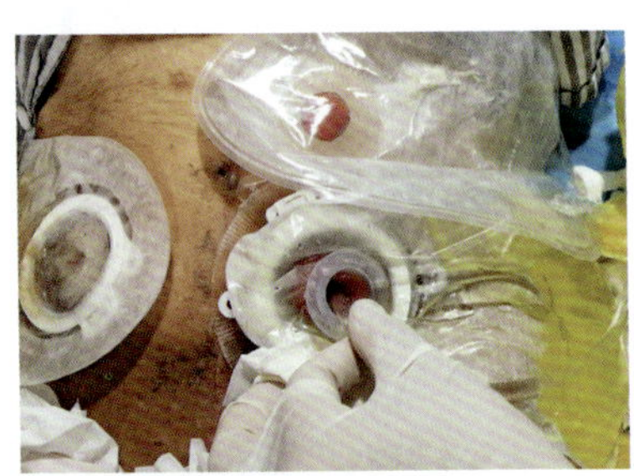

图 14-3-3j　降结肠造口贴泌尿造口袋连接床边尿袋

2. 降结肠造口造口袋的选择　因降结肠造口位于左上腹部，接近肋弓的下缘，因此不宜选用两件式造口袋；第 1 次进行清洁灌肠时因不知排出物的性状，宜选用一件式造口袋，但需要准备排泄物的接收器；当患者行钡灌肠检查后再次清洁灌肠时，宜选用一件式泌尿造口袋连接床边尿袋（图 14-3-3j）。

3. 清洁灌肠患者的体位，评估患者的精神、体质情况　如患者一般情况良好，最宜让患者坐在坐厕上进行，患者降结肠造口上粘贴的造口袋开口垂直方向，并套入大的垃圾袋（低端剪开缺口）延伸入坐厕内。这样可以解决倾倒粪便问题。但如患者身体虚弱，宜在床上平卧位或侧卧位进行。

4. 清洁灌肠过程中需密切观察病情　因患者肠吻合口瘘行回肠袢式造口术后 4 个多月，现是第 1 次进行清洁灌肠，不排除原来肠吻合口瘘的瘘口未完全愈合。因此，清洁灌肠过程中和清洁灌肠后应注意观察患者是否发生腹痛不适，一旦出现应立即停止灌肠，并报告医生。

5. 清洁灌肠的速度不宜过快　因清洁灌肠时灌洗液会经过原来肠吻合口瘘的位置，如瘘口愈合，可能会形成瘢痕，导致肠腔变窄，因此清洁灌肠的速度不宜过快，速度过快会导致灌洗液逆流，影响灌洗效果。

6. 灌洗后注意观察排出物的性状　要确保灌洗肠袢的粪便能排空，往往需要反复 1 ～ 2 次，甚至多次的清洗才能达到肠道清洁的目的，因此，每次灌洗结束后需注意观察排泄物的性状。

（郑美春）

第十五章　尿失禁、大便失禁患者的护理

第一节　尿失禁患者的护理

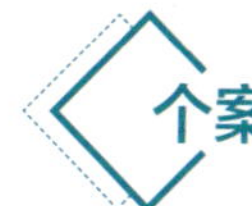

个案 1　压力性尿失禁患者的护理

当腹压突然增加，膀胱颈和尿道括约肌阻力不足导致尿液流出，同时并无逼尿肌收缩的情况出现，称为压力性尿失禁。压力性尿失禁的临床症状：身体伸展时有尿渗出，通常渗尿量少。治疗方法可分非手术性治疗和手术性治疗。非手术性治疗成效也可达 80% 左右。

压力性尿失禁占女性尿失禁人数的约一半，影响患者的生活质量。

【患者资料】

莫女士，50 岁，家庭主妇，从 17 岁开始已有尿频及尿失禁。从社区门诊转介理疗科护士门诊。

【全身评估】

患者已婚，与家人共住；洗手间位置在屋内；出入如厕无问题。是兼职清洁工，丈夫为经济支柱；有抑郁症病史，现已无需服药及复诊；自然分娩 2 次。

【专科评估】

1．尿频及尿失禁 33 年　如厕次数，1.5 ~ 3 小时一次；夜尿是每晚 1 ~ 2 次。排尿时无疼痛；无延迟时间排尿；无血尿；尿无异味；无排尿后不清感；有膀胱胀满感；无夜遗尿；正常尿流。有尿失禁；发生率：每天 1 次；失禁量是少量，未使用失禁用品，诱因是咳嗽，跳跃，打喷嚏；憋尿时间是 15 分钟。

2．排便情况　排便次数每日 1 次；质：软粪；便秘：无；直肠排血：无；能否控制：可自控。

3．活动能力，自如；功能活动，自助；心智方面，正常沟通方面，正常；饮食方面，每日 8 杯水及 2 杯奶；对失禁的态度，正面；身体检查，腹部，软无硬块。皮肤健康。

4．阴道检查　骨盆底肌 2/8/8/8；无阴道前 / 后壁膨出；无阴道萎缩情况；压力性试验呈阳性；直肠检查，肛门肌肉正常；直肠排空；尿流率，排尿 400ml；残余尿 150ml；最高尿流达，每秒 23ml；确诊为“压力性尿失禁”。

【处理过程】

指导骨盆底肌运动。

1. 解释骨盆底肌结构及肌肉动作。

2. 教导如何正确进行骨盆底肌运动。慢速反应纤维是持久耐力训练部分：收缩 10 秒，放松 10 秒为一回，重复 10 回为一组，每天最少 3 组。快速反应纤维是快速用力收缩，然后放松重复 5 次，为 1 组，每天最少 3 组。

3. 教导如何自测骨盆底肌运动是否正确，教导在何时使用骨盆底肌运动。

【健康教育】

1. 改变饮食习惯，每天饮水量 1500 ~ 2000ml，尽量在白天摄入，睡前 2 小时避免饮水，可减少夜间尿量。

2. 多吃粗纤维食物，预防便秘。

3. 减少增加腹压的生活习惯及动作，如避免拿过重的物品。

4. 控制体重，减轻体重有助预防压力性尿失禁的发生。

【结果】

患者经过 12 周的骨盆底肌肉运动已无压力性尿失禁的情况，对控制尿失禁信心大大提高，生活质量有改善，故无需手术治疗。

【重点 / 难点】

1. 骨盆底肌运动是第一线治疗压力性尿失禁方法，要通过 8 周正确训练才有成效。

2. 训练期间要给予鼓励，提高其信心。

3. 压力性尿失禁改善后，仍需继续进行，作预防之用。

4. 如第一线治疗无效才考虑手术治疗，治疗率可达 85% ~ 90%。

（陈秀娟）

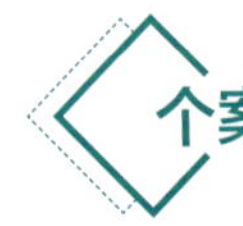

个案 2 急切性尿失禁患者的护理

急切性尿失禁是指有尿急感立即有尿液从尿道不自主地渗出，也是膀胱过度活动症其中的一种症状，也称为湿性膀胱过度活动症。有很多个案，患者同时会有压力性尿失禁。

【患者资料】

患者，郑女士，77 岁，主诉“尿急时不自控地有小便渗出”。从日间医院转介理疗科护士门诊。

【全身评估】

患者丧偶，与子女同住。洗手间位置在屋内，出入如厕无问题；子女供养；过往病史，高血压、高血脂。去年，头部受伤，脑内膜出血，曾做手术，现继续复诊脑外科。自然分娩3次，有肥婴1个。

【专科评估】

患者尿急时不自控尿失禁超过1年，如厕日间每小时2～3次至每3小时1次。夜尿每晚3次。有尿急感，有排尿时疼痛，无排尿延迟，无血尿，尿有异味；有排尿后不清感，有膀胱胀满感；无夜遗尿；尿流正常；有尿失禁，失禁次数是每天3～4次，失禁量少；有使用失禁用品，每天2片尿垫，诱因是尿急，无憋尿时间。

1. **排便情况**　排便3天1次（服食轻泻药物，每日服新来福草本通便丸15mg），质硬，有便秘，直肠无排血；能否控制：可自控，活动能力：使用拐杖；功能活动：自如；心智方面：正常；沟通方面，左耳聋，右耳用助听器。饮食方面，每天2～3杯水，2杯奶茶及1杯咖啡；对失禁态度：正面。身体检查，腹部柔软，皮肤完整。

2. **阴道检查**　骨盆底肌2/10/6/5；无阴道前/后壁膨出，无阴道萎缩；压力性试验呈阴性；直肠检查：肛门肌内正常，无粪便嵌塞；尿流率：排尿100ml，残余尿：0ml；尿流速：每秒12ml，中流尿检验；确诊为“急切性尿失禁”。

【处理过程】

行为治疗是第一线治疗方法，若有需要时可结合药物治疗。

1. **膀胱训练**　目的是训练膀胱达至正常容量（300～500ml），因而减少尿失禁及尿频的次数。教导患者认识膀胱的功能，认识以往排尿习惯的错误之处，改变患者生活方式；排尿日记，详细准确记录最少2～3天饮水量、排尿时间、尿量、失禁次数及原因；按排尿日记计划，患者排尿时间最少约1小时才如厕1次，延迟排尿时间；患者有尿急时，指导她坐下收缩骨盆底肌肉，增加尿道阻力，直至尿急感消失才看预先安排排尿时间是否已到。如已到，则慢慢步行如厕，如仍未到，则不要如厕，待下次再有尿急感，重复延迟排尿训练。透过膀胱训练，慢慢延长排尿间隔时间，增加膀胱容量，减少尿频及失禁情况。

2. **生活方式改变**　严格限制咖啡因之饮料，如咖啡、奶茶等。增加日常的饮水量为1500ml。高纤维食物，有助保持排便通畅。

3. **排便训练**　餐后30分钟，坐厕所15分钟训练排便习惯。

4. **失禁用品**　指导正确使用失禁用品。

5. **尿动力学检查**　患者经过10周膀胱训练，排尿间隔时间有轻微改善，约每小时如厕1次，但仍有尿失禁情况，与患者商讨，进行尿动力学检查。

尿动力学检查呈膀胱过度活跃症，逼尿肌压力上升至60cmH$_2$O（5.88kPa），尿不自主渗出，膀胱容量较少，150ml，排尿正常。无梗阻及残余尿。向患者解释尿动力学检查结果，建议结合药物治疗（抗胆碱性药物：奥昔布宁每天2次，一次2.5mg），增加治疗效果。向患者解释服用药物的剂量，作用及不良反应。作用：可减少逼尿肌收缩力，减少尿失禁出现；不良反应为口干、便秘、意识障碍及尿潴留，因此每次复诊均需要量度残余尿量。

6. 排尿间隔时间 根据排尿日记，治疗期间监察膀胱训练成效，调整排尿间隔时间，逐渐增加排尿间隔达到 2 ~ 3 小时为止。

【结果】

患者服食奥昔布宁每天 2 次，一次 2.5mg，结合膀胱训练及排便训练，急切性尿失禁得到控制，日间每 2 ~ 3 小时如厕，尿急时可憋 15 分钟，无需使用失禁用品。每次随访监察成效，逐渐调整奥昔布宁次数至停用，如只用膀胱训练，急切性尿失禁得到控制，便可结束个案。

【重点 / 难点】

1. 护理人员要与患者有良好沟通，鼓励其要有自信心，膀胱训练要患者自我监测，提供准确排尿日记。

2. 护理人员按进度训练才获得良好的成效。行为治疗 12 周后仍然无效，应重新评估，考虑结合其他治疗措施——药物治疗，剂量要按患者对药物不良反应可耐受性、残余尿量而作调整，如以上治疗方法无效，可考虑其他有创性治疗外科手术（膀胱扩大手术）、针灸、肉毒素注射等。

（陈秀娟）

个案 3　神经源性膀胱患者的护理

神经源性膀胱是由于神经系统有病变引致膀胱和（或）尿道功能障碍而引致排尿和（或）潴尿的症状。

【患者资料】

患者吕先生，男，40 岁，保安员，主诉 10 年前开始白天和晚上有自主渗尿，从社区门诊转介理疗护士门诊。

【全身评估】

患者已婚，独居，妻子在异地；洗手间位于房外，出入如厕无问题；从事夜间保安员工作。过往病史中，10 年前怀疑神经炎引致下肢麻痹及尿潴留，留院达 6 个月。康复后，左边较软，但仍活动自如，无外科手术病史。不抽烟，偶尔有应酬时才喝酒，性功能：阳痿。

【专科评估】

1. 急切性尿失禁及夜遗尿 10 年，情况越来越差，如厕次数：约 30 分钟至 3 小时 1 次；夜尿：每晚 7 ~ 8 次（早上 9 时至下午 3 时）；常常有尿急感；有排尿时疼痛；有延迟时间排尿；无血尿；

尿无异味；有排尿后滴尿；有排尿后不清感，有膀胱胀满感；有夜遗尿；尿流间断及弱尿流率；特别方法助排尿：要用力排尿；有尿失禁，发生率：每天 2 ~ 3 次。失禁量少；使用失禁品，有尿垫；无憋尿时间。

2. 排便情况：排便次数不定，2 ~ 3 天才 1 次排便，质硬，有便秘，无直肠排血；能否控制：可自控；活动能力：自如；功能活动：自助；心智方面：正常；沟通方面：正常；饮食方面：每日 750ml 水 + 2 杯奶茶 +1 碗汤；没有吃水果，每天半碗蔬菜。对失禁态度：正面。

3. 身体检查：腹部微硬，皮肤完整；直肠检查：肛门肌肉正常；前列腺正常；直肠排空。国际前列腺症状评分：35/35。生活质量：6 分，十分痛苦。尿流率：排尿 118ml。

4. 残余尿：370ml。最大尿流率：5ml/s。化验室检验，中流小便：正常。肾功能：尿酸 6mmol/L，肌酐 94 μmol/L，钠：142mmol/L，钾：4.5mmol/L。禁食血糖：5.2mmol/L。X 射线脊椎片：大致正常只有轻微退化现象。

5. 临床症状，大量残余尿，最大尿流率偏低，10 年前有怀疑神经炎及尿潴留病史，故怀疑神经源性膀胱。与患者商讨，进行影像尿动力学检查，然后确立诊断。

6. 影像尿动力学检查（图 15-1-3a）结果为膀胱外形参差不齐。当注入 365ml 溶液时，逼尿肌压力高达近 100cmH_2O。患者欲排尿时呈现右边有血流至不扩张的肾杯肾盏。只能排 30ml，有大量残余尿。确诊为神经源性膀胱。

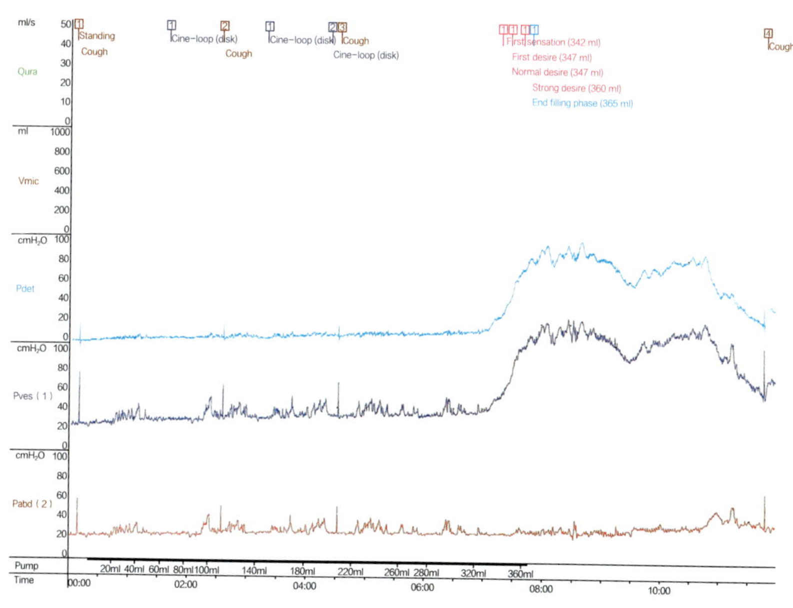

图 15-1-3a　影像尿动力学检查图谱

【处理过程】

1. 解释治疗策略主要为保护肾功能，而不提高控尿能力。

2. 建议服食抗胆碱性药物（奥昔布宁 5mg，每天 2 次，一次 2.5mg），减低逼尿肌压力及施行间歇性导尿术，排清膀胱，减少失禁及泌尿系统感染。

3. 患者接受药物治疗，但拒绝间歇性导尿术，原因是工作时间长达 12 小时并住劏房，没有独立洗手间，故未能施行间歇性导尿术。

4. 综合考虑患者身体状况、生活环境、工作环境和潜在的风险，故建议用经尿道保留导尿管及药物治疗，上班时用尿控阀，睡觉时再用尿控阀连接床边引流尿袋。

5. 解释保留导尿管的护理方法

（1）更换时间：约2周或4周更换导尿管，更换时间长短根据导尿管的材料而决定。

（2）尿控阀跟导尿管一起更换。

（3）如何开关尿控阀。

（4）睡觉时连接尿袋，起床时分离尿袋。

（5）解释抗胆碱性药物作用及不良反应。

（6）个人清洁：每天沐浴最少1次。

（7）每天进水约2000ml。

6. 随访　定期随访可以及早发现并发症，及时调整治疗方案。

（1）监察奥昔布宁的作用及不良反应，每6个月做肾功能检查，每12个月做一次B超，检查反流情况。若出现尿液浑浊、臭味或发热则需作尿培养检查，尽早进行治疗。

（2）若患者想更改治疗方案，用间歇性导尿术，尽快教导之。

【重点／难点】

神经源性膀胱是终身问题，直接影响患者的生活质量，家人的了解及支持很重要。如有需要安排其妻来院，使之明白。

（陈秀娟）

第二节　大便失禁患者的护理

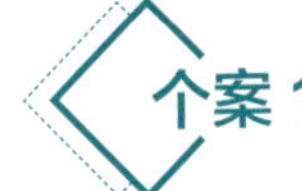

个案1　自制置入式粪便收集器运用在大便失禁患者中的护理

大便失禁是指气体、液体、固体残渣不由自主地排出肛门，属于排便功能紊乱的一种。重症监护室患者由于病情危重，常因神经功能紊乱、肛门括约肌松弛或由于长期大量应用广谱抗生素致胃肠道内菌群失调而引起大便失禁。大便失禁容易导致失禁性皮炎或压力性损伤的发生，引发相关尿路感染，不仅给患者带来痛苦，产生心理危机，还会增加治疗成本，给护理工作带来负担。近年来，越来越多的护理工作者使用一件式造口袋、一次性气管插管等工具来进行大便失禁的管理，有的临床护士在此基础上使用了负压吸引。但在实际应用中发现造口袋易松脱，袋内粪便、气体难清理；气管插管太硬，使器械相关性压力性损伤的发生风险增加，装置制作和使用过程复杂，难以在临床推广。下面是在文献基础上对大便引流装置进行改良，自2012年起，使用自制大便引流收集装置对大便失禁患者进行管理，取得了较好的效果。

【患者资料】

患者李先生，男性，77岁，无明显诱因出现气促、乏力，活动后加重，后经穿刺活检确诊为鳞癌，行粒子植入术及生物治疗。3个月后PET-CT显示：双锁骨上、右腋窝、纵隔及腹膜后多个淋巴结转移；右侧胸膜多发病灶代谢活跃；肝脏S4病灶代谢活跃；多个骨病灶代谢活跃，后行化疗。化疗1个月后突然出现意识障碍，$SPaO_2$下降，血压下降，意识障碍，经会诊诊断为肺部感染、呼吸衰竭，立即转入ICU行气管插管接呼吸机辅助通气治疗。

【全身评估】

转入ICU 2天后患者出现高热，神清，精神状态稍差。血压持续用去甲肾上腺素维持，血压维持在90/60mmHg。持续中心静脉测压：8～10mmHg（1.1～1.3kPa）。患者尿量偏少，持续予呋塞米泵入治疗，当日患者排便为1820ml。患者为高中学历，经济条件好，家庭支持也较好。

【局部评估】

由于患者近两日排便较多，肛周出现了部分皮层缺失，伴有出血、渗出，皮肤表现为深红色，诊断为重度失禁性皮炎（图15-2-1a）。

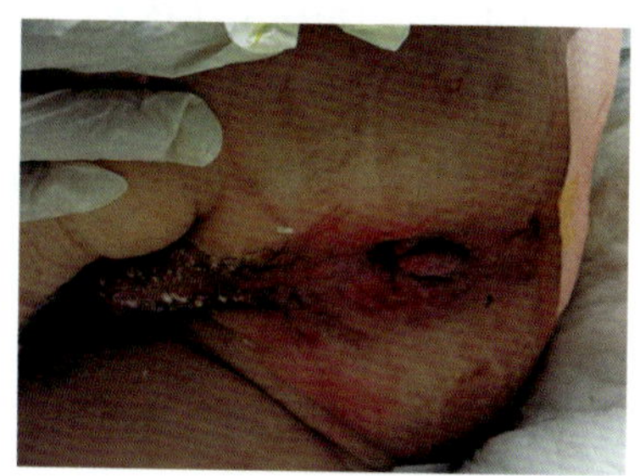

图15-2-1a　失禁性皮炎

【护理目标】

1. 有效地引流粪便。
2. 促进失禁性皮炎的愈合。
3. 纾缓其焦虑抑郁情绪。

【处理过程】

1. 大便失禁引流装置的制作　大便引流收集装置主要包括以下部分：鼻咽通气管、圆头硅胶奶嘴、一次性胸瓶连接管、一次性尿袋（图15-2-1b）。制作过程如下。

（1）将圆头奶嘴尖端剪直径0.5cm的小孔，使用血管钳将鼻咽通气管尖端从小孔穿过，停留在距鼻咽通气管另一端带固定膜的一侧，6～8cm处。

（2）鼻咽通气管尖端连接一次性胸瓶的连接管（直径约1cm，更换一次性胸瓶时剩余较多此种连接管），胸瓶连接管另一端直接开口于尿袋上方，用薄膜敷料或宽胶带紧密粘贴连接处。剪掉尿袋的连接管因其管腔太小，不利于引流（图15-2-1b）。

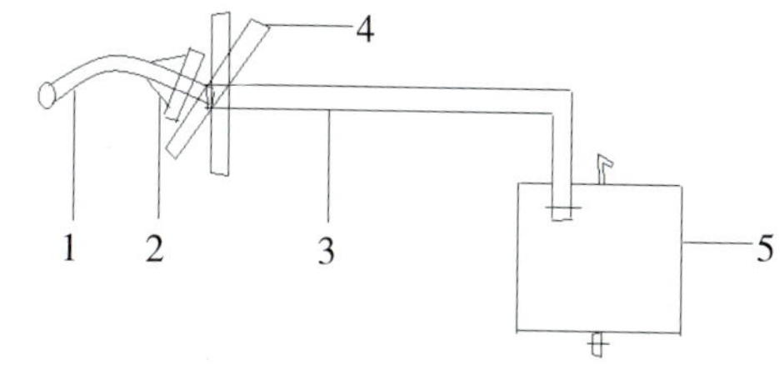

图15-2-1b　大便失禁引流装置示意图

1. 鼻咽通气管　2. 奶嘴　3. 一次性胸瓶连接管　4. Mefix胶布　5. 一次性尿袋

2. 大便失禁引流装置置管及护理过程

（1）用 0.9% 氯化钠注射液棉球轻轻擦洗肛门周围皮肤，肛周喷洒创口保护膜，使用水胶体保护创面皮肤。

（2）保持患者侧卧，用石蜡油润滑鼻咽通气管 + 圆头奶嘴连接处，嘱患者深呼吸，于呼气末缓缓将装置经肛门插入，至奶嘴完全塞住肛门；用两条 2.5cm × 30cm 的胶带交叉粘贴奶嘴尾端管道，将其固定于两侧臀部，尿袋悬挂于床边。

3. 纾缓其焦虑、抑郁情绪

（1）运用真诚、尊重、温暖、共情等心理沟通技术，建立互相信任的治疗性护患关系。

（2）因患者无法经口说话，鼓励患者通过写字板、肢体语言、面部表情等方式表达自我感受，接纳患者的情绪，允许并引导患者以安全的方式宣泄压抑或潜在的焦虑、抑郁情绪。

（3）减轻患者的孤独感，允许患者床头摆放亲人的照片，使患者较容易看到；将家属探视时间由 30 分钟延长至 60 分钟，引导家属在不影响治疗的前提下对患者增加握手、抚触、拥抱、亲吻等身体接触，以及言语鼓励。

（4）运用积极关注技术，帮助患者形成新的思考角度认识问题，寻找自身和现实中的正面优点，获取心理力量，增强自尊感和自我效能。

（5）应用 MP3 等音乐播放设备，指导进行渐进性肌肉放松训练，每天 2 次，每次 15 分钟，降低疼痛等躯体不适感，缓解焦虑和抑郁情绪。

（6）运用正面心理暗示方法，肯定患者取得的每一点进步，当病情有好转趋势时及时告知患者，适当放大正面消息或弱化负面信息，不断鼓励并强化患者的信心和斗志。

（7）与患者共同分析其拥有的各方面资源，鼓励其挖掘自身潜能进行自我身心调节，促进有效应对上呼吸机等治疗带来的生理与心理改变，增强心理功能和应对能力。

（8）根据患者情况选择适合的方式，引导回顾其人生和以往成就，感受生命价值，肯定人生意义，注入生活希望。

【健康教育】

1. 向患者解释清楚留置大便引流管的必要性，引流管插入肛门肯定会引起不舒服，嘱患者不要用手去拔除，教会患者放松，转移注意力，慢慢会适应这条引流管。

2. 如果自己感觉大便有渗漏或引流管脱出、腹痛、腹胀，要及时告诉医生护士。

3. 鼓励患者多在床上活动，及时转身，但活动不能太剧烈，以免拉扯到其他管道。

【结果】

大便失禁引流管固定完好，粪便有轻微渗出；患者的肛周皮肤经过大便引流及敷料的保护，创面逐渐愈合，但因患者全身情况较差，故愈合的速度较慢，没有压力性损伤的发生；患者的焦虑、抑郁情绪得到缓解，能较为主动配合治疗。

【重点 / 难点】

1. 自制大便引流装置的制作方面，奶嘴的剪口不可过大。确保患者没有肛管或肛门方面的疾病，最好做一个肛门指检。在插引流管时，一定要充分润滑，取得患者的配合，遇到阻力时不可蛮插；固定引流管时，最好在患者皮肤上贴水胶体，把胶贴在水胶体上，以免因张力过大引起皮损。

2. 注意观察患者粪便性状变化，如果粪便变稠或很少，粪便引流出来则会堵塞，需要拔除引流管，改用其他大便失禁管理办法。

3. 每天检查患者肛周皮肤，如有渗漏及时调整奶嘴位置，并喷洒创口保护膜。

（侯兵兵）

个案 2　一次性负压引流瓶配合冲洗运用在大便失禁患者中的护理

大便失禁是危急重症、昏迷及截瘫患者的常见症状。由于皮肤长期或反复暴露在粪便中易引起的皮肤损伤与炎症。失禁性皮炎可造成患者极度不适，皮肤屏障功能受损，二次感染进一步加重损伤；治疗费时，且护理时间及费用成本增加；同时发生压力性损伤的风险增加。失禁性皮炎的预防和治疗除了尽快地移除粪便刺激，进行皮肤清洗、滋润和保护外，使用辅助器具进行大便管理，避免粪便刺激皮肤显得尤为重要。肛周粘贴一件式造口袋进行粪便收集可有效保护肛周皮肤，预防及治疗失禁性皮炎，如肛周有创面，可保护创面免受粪便的污染，为创面愈合创造良好的环境。

【患者资料】

患者王女士，64 岁。因糖尿病肾病居家透析治疗 8 年余，1 周前出现腹痛、腹部压痛及反跳痛，透出液浑浊，发热收入院治疗。入院后完善各项检查，并予床边腹膜透析、抗感染、利尿及对症治疗等处理。入院时患者意识清醒，但较烦躁，有大便失禁，为稀烂便，至少每 2 小时需更换尿布垫和床单、被服。检查肛周皮肤出现中度刺激性皮炎，病区予局部清洗，涂抹皮肤保护粉及喷洒皮肤保护膜等处理。3 天后患者肛周皮肤情况未见明显改善，请造口治疗师会诊，要求协助肛周皮肤护理。

【全身评估】

患者神志清醒，但烦躁不安；体温 37.8℃ ~ 38.5℃，余生命体征平稳；血常规示：白细胞计数 11.28×10^9/L，血红蛋白 98g/L，白蛋白 30g/L；全身皮肤重度水肿；患者女儿陪伴，家庭关系良好，经济状况一般。

【局部评估】

接诊时见患者使用的尿布垫已有粪水外渗，粪水浸渍肛周、会阴部及臀部皮肤，污染床单被服（图15-2-2a）。肛周皮炎创面病区已涂抹皮肤保护粉及喷洒皮肤保护膜进行保护，但涂抹皮肤保护粉过多而凝结成小块覆盖创面上。清洗干净后见肛周皮肤潮湿，会阴部皮肤水肿明显，2 ~ 4点方向及7 ~ 11点方向皮肤光亮潮湿，伴有针尖状出血和皮肤缺损，范围分别为4cm×3cm及4.5cm×3cm（图15-2-2b）；清洗时疼痛评分8分（可视疼痛数字模拟评分法）；患者肛门括约肌松弛，不断有稀烂便流出。由于频繁失禁，护理人员需1 ~ 2小时进行肛周皮肤清洗和创面换药。

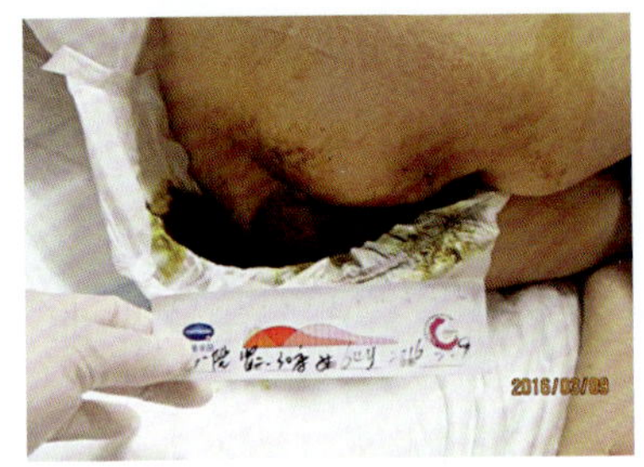

图15-2-2a　接诊时患者大便失禁情况

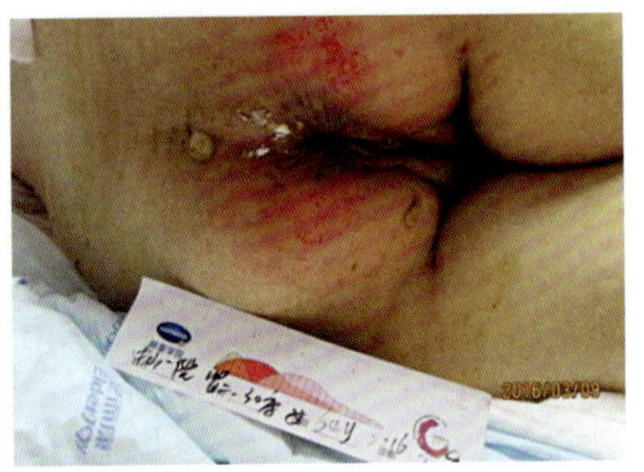

图15-2-2b　接诊时肛周皮肤情况

【护理目标】

1. 有效收集粪水，避免粪便污染创面。
2. 促进创面愈合。
3. 减少皮肤护理时数，节省患者治疗成本。

【处理过程】

1. 创面处理

（1）创面及周边皮肤清洁　用0.9%氯化钠注射液棉球彻底清洗皮肤创面分泌物及残留的皮肤保护粉，清洗被粪便浸渍的皮肤。清洗时注意力度温和，避免摩擦、用力擦洗皮肤造成损伤加重，清洗之后用小方纱轻轻拭干水分。

（2）皮炎创面处理　在创面上洒上薄薄一层皮肤保护粉并涂抹均匀（图15-2-2c），然后距离创面10 ~ 15cm喷洒皮肤保护膜待干（图15-2-2d）。皮肤损伤渗出严重者待喷膜干燥后再重复涂粉及喷膜步骤2 ~ 3次，以造成类似“封漆”的效果。

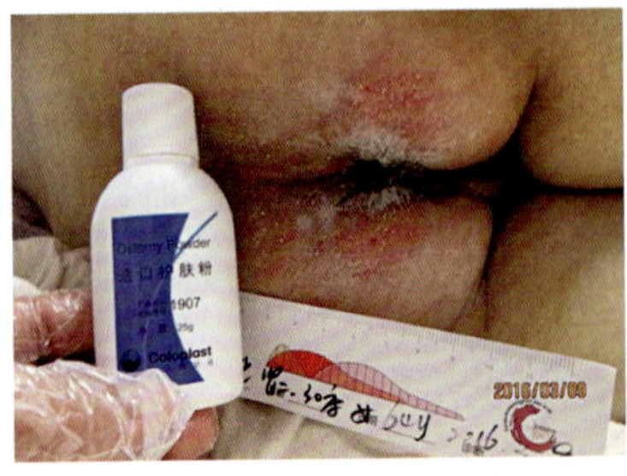

图15-2-2c　涂抹造口皮肤保护粉

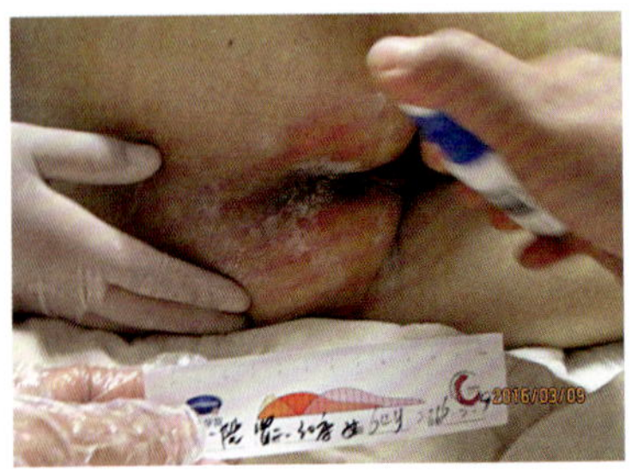

图15-2-2d　喷洒伤口保护膜

2. 粪水收集　对于严重的大便失禁或腹泻的卧床患者，特别是合并骶尾部、臀部及肛周创面的患者，为了保护皮肤及创面免受粪便的污染，可在肛周粘贴一件式造口袋进行收集粪便。

（1）患者体位　协助患者采取侧卧位，上面腿部膝盖朝向胸部，保持此姿势到操作完成 10 分钟，待造口袋粘贴稳固才翻身或变换体位。

（2）造口袋准备　将一件式造口袋底盘沿中央孔径剪裁，开口至比肛门括约肌稍大，一般 30 ~ 40mm，再将造口袋底盘外周边缘相隔 1 ~ 2cm 呈放射状剪裁，撕开造口袋底盘粘贴纸。

（3）粘贴造口袋　用手撑开肛周皮肤皱褶，将造口袋中央孔径对准肛门，排放口摆向下肢方向，紧贴患者皮肤贴上造口袋，注意勿留有缝隙以防渗漏。粘贴后用手由内向外抚平并按压底板 2 ~ 3 分钟，臀裂及会阴方向按压时间稍长，使底盘粘胶与皮肤紧贴牢固。用宽胶布或透明薄膜将造口袋外侧缘封边固定。

（4）连接负压抽吸　将连接一次性负压引流瓶的大胶管从造口袋的排放口放入 4 ~ 6cm，用 2 根橡皮筋将造口袋排放口扎紧（图 15-2-2e）。当造口袋收集粪水或胀气时，及时挤压负压瓶将粪水或气体排出。必要时可将 1 根输液延长管或吸痰管连同连接负压瓶的大胶管一起放入造口袋内，再用橡皮筋扎紧开口处，当糊状便难以抽吸时，通过输液延长管或吸痰管注入清水稀释粪便，再行抽吸。

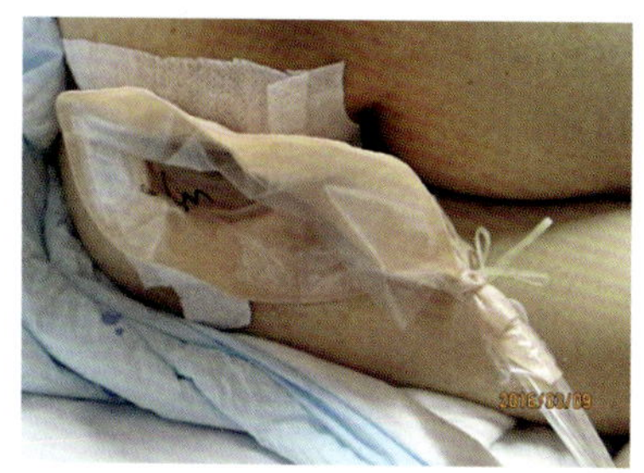

图 15-2-2e　肛周粘贴一件式造口袋

（5）更换时间　造口袋出现粪水渗漏时需及时更换，如无渗漏可 2 ~ 3 天更换 1 次。撕除造口袋时一手轻压皮肤，一手轻轻移除粘胶，避免损伤皮肤。

【健康教育】

指导患者进食高蛋白、富含维生素饮食，进食易消化、富含纤维素的新鲜食物，注意饮食卫生，忌食生冷、辛辣、油煎炸的食物，防止腹泻。指导护理人员注意观察肛周造口袋粪便收集情况，有粪便或胀气时及时挤压负压瓶，防止渗漏以延长造口袋使用时间，促进创面愈合。一旦造口袋渗漏，应及时通知护理人员更换。

【结果】

接诊后对肛周会阴部皮肤进行彻底清洗，应用皮肤保护粉和皮肤保护膜进行局部皮肤保护，并于肛周粘贴一件式造口袋收集粪水，指导护理人员定时挤压负压瓶以排放气体和粪水，2 天后造口袋仍粘贴牢固没有出现渗漏，2 天后移除造口袋见肛周皮炎创面基本愈合（图 15-2-2f）。

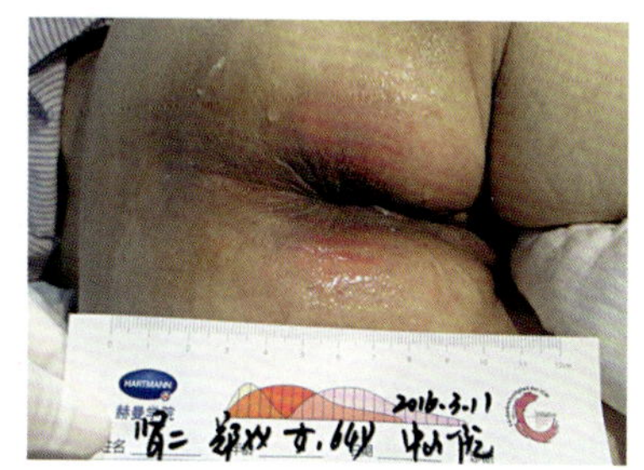

图 15-2-2f　2 天皮炎创面基本愈合

【重点 / 难点】

1. 皮肤保护粉不应涂抹太多。因太多的皮肤保护粉吸收水分后凝结成块，反而会在皮肤与接触面间形成摩擦力，同时影响造口袋粘贴的牢固性。

2. 当造口袋胀气或有粪便时，应及时挤压负压瓶抽吸气体与粪水，防止因气体或粪水排放或引流不及时使造口袋渗漏。

3. 患者全身皮肤水肿，移除造口袋时注意动作轻柔，一手按压皮肤，一手以水平方向慢慢移除造口袋，避免粗暴操作引致皮肤撕脱伤等问题。

4. 患者留置尿管，会阴冲洗时应尽量避免冲洗液流至造口袋，以免液体渗入造口袋底盘影响粘贴的牢固性。停留尿管的女性患者最好采用会阴抹洗的方法进行会阴部清洁，且应将湿棉球稍为拧干，以延长造口袋的使用时间。

（黄漫容）

参考文献

[1] 韩斌如．王欣然．压力性损伤护理 [M]．北京：科学技术文献出版社，2013.

[2] 李炳辉，谷涌泉，王鹏华．糖尿病足及下肢慢性创面修复 [M]．北京：人民军医出版社，2011.

[3] 张金哲，潘少州，黄澄如．实用小儿外科学 [M]．北京：人民卫生出版社，2005.

[4] 张学军．皮肤性病学 [M]．5 版．北京：人民卫生出版社，2001.

[5] 江载芳，申昆玲，沈颖，等．实用儿科学 [M]．北京：人民卫生出版社，2015.

[6] 邵肖梅，叶鸿瑁，丘小汕．实用新生儿学 [M]．北京：人民卫生出版社，2013.

[7] 江载芳，申昆玲，沈颖，等．实用儿科学 [M]．北京：人民卫生出版社，2015.

[8] 张金哲．小儿外科学 [M]．北京：人民卫生出版社，2013.

[9] 冯杰雄，郑珊．小儿外科学 [M]．北京：人民卫生出版社，2014.

[10] 吴惠菱．最新伤口护理学 [M]．台北：华杏出版股份有限公司，2013.

[11] 蒋琪霞．压力性损伤护理学 [M]．北京：人民卫生出版社，2015.

[12] 胡爱玲，郑美春，李伟娟．现代伤口与肠造口临床护理实践 [M]．北京：中国协和医科大学出版社，2010.

[13] 于博芮．最新伤口护理学 [M]．2 版．台北：华杏出版股份有限公司，2013.

[14] 何琼芳．居家护理 [M]．2 版．台北：新文京开发出版股份有限公司，2010.

[15] 万德森．临床肿瘤学 [M]．4 版．北京：科学出版社，2014.

[16] 许樟荣，冉兴无．糖尿病足病规范化诊疗手册 [M]．北京：人民军医出版社，2015.

[17] 李金忠，李鑫，郑家伟．早期口腔癌检查及诊断方法的研究进展 [J]．中国口腔颌面外科杂志，2012（6）：516-521.

[18] 陈波，赍道锋，夏照帆．负压创面治疗技术的研究应用进展 [J]．中华损伤与修复杂志（电子版），2014（2）：198-202.

[19] 钟芳晓，冯志听，孔彦芳，等．VSD 负压封闭引流技术治疗四肢创伤性软组织缺损的效果研究 [J]．健康研究，2016（1）：74-76.

[20] 卢昱，黄建琼．封闭负压辅助愈合治疗技术用于“4·20”地震伤皮肤软组织缺损的护理 [J]．华西医学，2016（2）：332-334.

[21] 李晨阳，马兵．负压引流技术在临床应用中的研究进展 [J]．华西医学，2011（10）：1461-1465.

[22] 张思维，张敏，李光琳，等．2003-2007 年中国食管癌发病与死亡分析 [J]．中国肿瘤，2012，21（4）：241-247.

[23] 田烨，周凌霄，任光国. 1208 例食管癌患者术后吻合口瘘风险因素分析 [J]. 重庆医学，2014，43 (15)：1924-1927.

[24] 李燕，程垚，徐斌，等. 食管癌患者术前营养风险评估与干预的效果评价 [J]. 中华护理杂志，2015，50 (2)：166-169.

[25] 陆云芬. 下咽癌术后咽瘘患者的进食护理 [J]. 护士进修杂志，2011，26. (19)：1771-1772.

[26] 梁伟，陈长河，李冀，等. 负压吸引治疗方法的研究进展 [J]. 中国骨与关节外科，2012，5 (6)：533-537.

[27] 张惠芹，温咏珊. 壁式中心负压吸引在头颈部恶性肿瘤术后口底瘘中的应用 [J]. 现代临床护理，2012，11 (5)：17-18.

[28] 雷程，王海江，尹东，等. 689 例食管癌切除术后并发症情况分析 [J]. 中国肿瘤临床，2009，36 (18)：1040-1043.

[29] 李桂珍，齐海妮，高杨，等. 负压吸引在治疗食管癌术后颈部吻合口瘘中的作用 [J]. 中国误诊学杂志，2010，10 (2)：283-284.

[30] 赵峻，薛奇，程贵余，等. 食管癌切除术后颈部吻合口屡分析 [J]. 中国肿瘤临床与康复，2008，15 (6)：534-536.

[31] 朱晋国，任建安，王新波，等. 肠液回输对肠外瘘患者肠内营养物质吸收的影响 [J]. 中华普通外科杂志，2006，21 (10)：724-726.

[32] 王革非，任建安，黎介寿. 围手术期复杂性腹腔感染及其规范化治疗 [J]. 中国实用外科杂志，2014，34 (2)：137-140.

[33] 顾国胜，任建安，陈军，等. 经腹腔穿刺器置双套管引流治疗腹腔脓肿 [J]. 中华胃肠外科杂志，2011，11 (7)：509-510.

[34] 王革非，任建安，张文波，等. 腹腔负压填塞在腹腔感染合并腹腔大出血中的应用 [J]. 医学研究生学报，2008，21 (10)：1053-1055.

[35] 胡永明. 湿性敷料及免缝胶带在腹部切口脂肪液化的应用 [J]. 中华全科医学，2015，13 (2)：337-338.

[36] 亓晶. 瘢痕早期应用免缝胶带治疗的观察及护理 [J]. 中国社区医师 (医学专业半月刊)，2012，21 (14)：332-333.

[37] 徐玲，蒋琪霞. 我国 12 所医院压力性损伤现患率和医院内获得性压力性损伤发生率调研 [J]. 护理学报，2012 (9)：9-13.

[38] 蔡蕴敏，戚晓霞，陆慰英. 自黏性海绵敷料治疗乳腺癌患者放射性皮炎的疗效观察 [J]. 中国临床医学，2015，22 (3)：401-405.

[39] 解怡洁，张媛，蒋琪霞. 含银敷料在伤口治疗中的作用研究进展 [J]. 医学研究生学报，2012，25 (8)：889-892.

[40] 王雪晶，金凤竹，王建梅，等. 水胶体敷料治疗静脉炎 11 例的疗效观察及护理 [J]. 当代医学，2012，18 (9)：130.

［41］王敏，刘建红，张柳柳. 应用里葆多至手足综合征的观察和处理［J］. 齐齐哈尔医学院学报，2011，32（24）：4087-4088.

［42］林雅芳，林朝春，林云月. 乳腺癌患者使用多柔比星脂质体所致手足综合征的护理［J］. 临床护理，2013，7（4）：135.

［43］石建华，周雪鸿，单振潮. 新生儿皮下坏疽诊治体会［J］. 宁夏医学杂志，2009，31（1）：81-82.

［44］杨星海，丁峰，刘先苞. 新生儿皮下坏疽153例［J］. 临床小儿外科杂志，2007，6（5）：41-42.

［45］袁越. 大疱性类天疱疮患者36例护理［J］. 山西医药杂志，2011，40（1）：101-102.

［46］万艳华，胡庆霞，章小庆，等. 探讨伤口造口皮肤黏膜分离联合伤口处理对患者愈合的影响［J］. 当代医学，2016，22（14）：116-117.

［47］赵静，吴玲，戴晓冬，等. 18例体表癌性蕈状溃疡患者的创面护理［J］. 中华护理杂志，2014，49（1）：560-562.

［48］周芳，吴玲，范英华. 渗液收集袋用于恶性肿瘤伤口的临床研究［J］. 护士进修杂志，2014，29（5）：456-457.

［49］徐洪莲，何海燕，蔡蓓丽，等. 回肠造口粪性皮肤炎的原因分析及对策［J］. 中华护理杂志，2011，46（3）：247-249.

［50］曾少娜. 预防性回肠造口周围粪水性皮炎的护理［J］. 全科护理，2012，10（1）：52-53.

［51］温咏珊，张惠芹. 造口患者造口底盘渗漏的原因分析及护理对策［J］. 现代临床护理，2015（7）：50-52.

［52］邱群，陈静. 6例直肠癌根治术后造口皮肤黏膜分离伴造口旁瘘患者的护理［C］. 中国上海：2014.

［53］张洁，杨茜. 回肠造口旁瘘的原因分析和护理体会［C］. 中国湖南长沙：2012.

［54］黄漫容，肖萍，李敏宜，等. 腹会阴联合直肠癌根治术后造口旁瘘的护理［J］. 中华护理杂志，2012（03）：265-266.

［55］张娜，叶赟，吴娟，等. 使用导管引流护理大便失禁患者效果的Meta分析［J］. 护理学报，2012，19（12B）：1-6.

［56］刘欣，蒋斌，白彦红，等. 气管导管在重症监护室大便失禁病人中的应用及护理［J］. 全科护理，2010（2）：106-107.

［57］吴丽，潘霞，容英，等. 重症监护室患者预防肛周皮肤损伤多种护理方法的对比［J］. 广东医学，2012（15）：2364-2365.

［58］雷伶俐，文燕舞，徐雪平，等. 一件式造口袋用于大便失禁患者保护肛周皮肤的效果观察［J］. 护理学报，2010（10）：39.

［59］魏红云，张艳，周燕莉，等. 造口袋负压吸引用于危重病人大便失禁肛周皮肤护理的效果观察［J］. 护理学报，2013（10）：24-26.

［60］周姓良，胡靖青，王庆云，等. 大便冲洗引流装置的制作及其与造口袋的联合应用

［J］．中华护理杂志，2014（9）：1137–1138.

［61］孙金霞．音乐护理对改善 ICU 患者心理状态的探讨［J］．实用临床医药杂志，2010，（14）：76–77.

［62］李国逊．肠外瘘诊疗风险防范．［2011–11–06］http://liguoxun.haodf.com/huanyouhui/thread/548172311.htm.

［63］白晓兔．蕈样真菌病.（2013–03–29）［2013–04–02］. http：//baike.so.com/doc/5357899–5593452.html.

［64］Baranoski S, Ayello EA.Wound care essentials practice principles［M］. 2nd ed.Ambler: Lippincott Williams & Wilkins, 2008.

［65］Macdonald JM. Lymphoedema and the chronic wound: the role of compression and other interventions. In: Macdonald J M, Greyer M J (eds). Wound and lymphoedema management［J］. World Health Organization, 2010, 63 – 83.

［66］Saki N, Nikakhlagh S, Kazemi M. Pharyngocutaneous fistula after laryngectomy: Incidence, predisposing factors,and outcome［J］. Arch Iranian Med, 2008,11(3): 314–317.

［67］Davis K,Bills J,Barker J, et al. Simultaneous irrigation and negative pressure wound therapy enhances wound healing and reduces wound bioburden in a porcine model［J］.Wound Repair Regen, 2013, 21(6): 869–875.

［68］ Singh RD, Haridas N, Shah FD, et al. Gene polymorphisms, tobacco exposure and oral cancer susceptibility: a study from Gujarat, West India［J］. Oral Dis, 2014, 20(1): 84–93.

［69］Andrews B T, Smith R B,Hoffman H T, et al. Orocutaneous and pharyngocutaneous fistula closure using a vacuum–assisted closure system［J］.Ann Otol Rhinol Laryngol, 2008, 117(4): 298–302.

［70］ Dryden M, Baguneid M, Eckmann C, et al. Pathophysiology and burden of infection in patients with diabetes mellitus and peripheral vascular disease: focus on skin and soft–tissue infections［J］.Clin Microbiol Infect, 2015,21 (Sup2): S27–32.

［71］Sartelli M, Viale P, Catena F, et al.2013WSES guidelines for management of intra–abdominal infections ［J］.World J Emerg Surg, 2013, 8(1): 3.

［72］Roberts D J, Zygun DA, Grendar J, et al. Negative–pressure wound therapy for critically ill adults with open abdominal wounds［J］. Trauma Acute Care Surg, 2012, 73(3): 629–639.

［73］Condé-Green, Alexandra MD, FICS. Incisional negative–pressure wound therapy versus conventional dressings following abdominal wall reconstruction: a comparative study［J］. Ann Plas Surg, 2013,71(4): 394–397.

［74］ Butranova OI, Razdrogina TN. Antibiotics for skin and soft tissues infections in type 2 diabetes mellitus［J］. Int J Risk Saf Med, 2015, 27(Sup1): S57–8.

［75］Lahmann NA ,Kottner J. Relation between pressure, friction and pressure ulcer categories: a secondary data analysis of hospital using CHAID methods［J］.Int J Nurs Stud, 2011,48(12): 1487–1494.

［76］Black JM, Edsberg LE, Baharestani MM, et al. Pressure ulcers: avoidable or unavoidable? Results of the national pressure ulcer advisory panel consensus conference [J] . Ostomy Wound Manage, 2011,57(2): 24–37.

[77] Slowikowski GC, Funk M. Factors associated with pressure ulcers in patients in a surgical intensive care unit [J] . J Wound Ostomy Cont, 2011,37(6): 619–626.

[78] Borchert K, Bliss D, Savik K, et al. The incontinence-associated dermatitis and its severity instrument [J] . J Wound Ostomy Cont, 2010, 37(5): 527–535.

[79] Gray M, Beeckman D, Bliss DZ, et al. Incontinence-associated dermatitis: a comprehensive review and update [J] . J Wound Ostomy Cont, 2012,39(1): 61–74.

[80] Feight D, Baney T, Bruce S,et al.Putting evidence into practice: evidence–based interventions for radiation dermatitis [J] .Clin J Oncol Nurs, 2011,15(5): 481–492.

[81] Raymond Javan Chan , Joan Webster , Bryan Chung,et al.Prevention and treatment of acute radiation–induced skin reactions: a systematic review and meta–analysis of randomized controlled trials [J] . BMC Cancer ,2014, 14: 53.

[82] Bazire L, Fromantin I, Diallo A, et al. Hydrosorb versus control (water based spray) in the management of radio–induced skin toxicity: Results of multicentre controlled randomized trial [J] . Radiotherapy and Oncology ,2015 (117): 229–233.

[83] LeBlanc K, Baranoski S. Skin tears: state of the science: consensus statements for the prevention,prediction, assessment, and treatment of skin tears [J] . Adv Skin Wound Care. 2011, 24(9suppl): 2–15.

[84] Lopez V, Marie A, Parke J, et al.Skin tear prevention and management among patients in the acute aged care and rehabilitation units in the Australian Capital Territory: a best practice implementation project [J]. Int J Based Health, 2011,9: 429–434.

[85] LeBlanc K, Christensen D, Cook J, el al. Prevalence of skin tears in a long term facility [J] .J Wound Ostomy Cont,2013,40(6): 580–584.

[86] LeBlanc K, Baranoski S. Skin tears: best practices for care and prevention [J] .Nursing, 2014,44(5): 36–46.

[87] McNichol L, Lund C, Rosen T, et al. Medical adhesives and patient safety: state of the science: consensus statements for the assessment, prevention, and treatment of adhesive-related skin injuries [J] . J Wound Continence Nurs, 2013,40(4): 365–380.

[88] LeBlanc K, Baranoski S, Christensen D, et al. International skin tear advisory panel: a tool kit to aid in the prevention, assessment, and treatment of skin tears. Using a simplified classification system [J] . Adv Skin Wound Care, 2013,26(10): 459–475.

[89] International Society of Lymphology. The diagnosis and treatment of peripheral lymphoedema: Consensus document of the International Society of Lymphology [J] . Lymphology. 2013,46: 1–11.

[90] Rice, J. Lymphoedema: Managing patients with related wounds [J] . Wound Essentials. 2011,6: 93–97.

[91] Choi H J, Yoon S C, Kim Y J. Two cases of laparoscopic adhesiolysis for chronic abdominal pain

without intestinal obstruction after total gastrectomy [J] . Journal of Gastric Cancer, 2012, 12(4): 249.

[92] Chick J F,Mandell J C,Mullen K M,et al. Classic signs of closed loop bowel obstruction [J] . Intern Emerg Med, 2013, 8(3): 263–264.

[93] Rice AD, Reed ED, Patterson K,et al. Clearing bowel obstruction and decreasing pain in a terminally ill patient via manual physical therapy [J] . J Palliat Med, 2013, 16(3): 222–223.

[94] Ni Q,Yun L,Liu Z,et al. Comparative study of conventional surgery and internal intestinal splinting with long nasointestinal tube in the treatment of acute small bowel obstruction [J] . Hepatogastroenterology, 2013, 60(127): 1660–1664.

[95] Davis M, Nakhdjevani A, Lidder S. Suture/Steri-strip combination for the management of lacerations in thin-skinned individuals [J] . Emerg Med, 2011,40(3): 322–333.

[96] Rolstad B S, Ermer-Seltun J, Bryant R A . Relating knowledge of anatomy and physiology of the skin to peristomal skin care [J] . Gastrointesting Nursing, 2011, 9(Sup3): 3–9, 2011, 32(1): 4–10.

[97] Sibbald R G, Goodman L, WookY, et al. Special considerations in wound bed preparation 2011: an update? [J] . Adv Skin Wound Care, 2011, 24(24): 437–8.

[98] Bianchi J, Vowden K. Whitaker J. Chronic oedema made easy [J] . Wounds UK, 2012,8(2): 1 – 4.